U0909409

大别山药物志略

DABIESHAN YAOWU ZHILUE

河南羚锐制药股份有限公司 编著

河南科学技术出版社
·郑州·

图书在版编目（CIP）数据

大别山药物志略/河南羚锐制药股份有限公司编著. —郑州：河南科学技术出版社，2010. 7

ISBN 978-7-5349-4539-7

Ⅰ. ①大… Ⅱ. ①河… Ⅲ. ①大别山—中药志 Ⅳ. ①R281. 4

中国版本图书馆 CIP 数据核字（2010）第 071646 号

出版发行：河南科学技术出版社

地址：郑州市经五路 66 号　　邮编：450002

电话：（0371）65788613　　65758627

网址：www. hnstp. cn

策划编辑：马艳茹

责任编辑：邓　为

责任校对：柯　姣

封面设计：张　伟

版式设计：栾亚平

责任印制：朱　飞

印　　刷：河南省瑞光印务股份有限公司

经　　销：全国新华书店

幅面尺寸：185 mm×260 mm　　印张：28. 25　彩插：70　字数：600 千字

版　　次：2010 年 7 月第 1 版　　2010 年 7 月第 1 次印刷

定　　价：90. 00 元

《大别山药物志略》编撰人员名单

主任委员	熊维政			
副主任委员	赵志军	吴希振		
委　　员	张军兵	李福康	杨义厚	程剑军
	熊维平	李　进	汤　伟	夏　辉
	武惠斌	卢玉斌	乐仁汉	石　磊
	姜家书	李敦明		
编写人员	王忠跃	潘永峰	黄明意	纪晓宁
	杨明荣			
摄影人员	潘永峰	王忠跃	陈随清	黄明意

序

中国医药学是一个伟大的宝库。独特的中医药学是中华民族在与疾病长期斗争的过程中积累的宝贵财富，是中华民族优秀文化的重要组成部分，曾为中华民族的繁衍昌盛乃至人类的健康事业做出了不可磨灭的贡献。在当今经济社会发展中，中医药仍然发挥着重要的预防医疗疾病和康复保健作用。但是也面临着新的挑战，这就是要解决中医药医疗服务总体能力不高，中医药现代产业不强和科学基础薄弱等问题；同时，更要完整地继承发扬中医药学整体观、辩证观思想和理论体系精华，总结新中国建立以来中医药界进行的广泛探索和临床实践积累的经验，并融合和运用当代生物技术、信息科学、电子科学、生命科学、系统科学和复杂科学等，开展中医药理论创新和技术创新，使传统的中医药走向现代化、国际化。

企业是发展中医药的重要力量。成长于大别山革命老区新县的河南羚锐制药股份有限公司自生产中药透皮贴剂起步，秉承“诚信立业、造福人类”的企业理念，弘扬“团结、进取、创新、奉献”的企业精神，经过十数年不懈努力，逐步发展壮大，现在已拥有十数种产品剂型，上百种中药药品、化学药品、保健食品，生产经营业绩骄人，促进了地方经济腾飞和人民医疗保健事业的发展。尤其是在开发利用当地中药资源方面进行了有益的探索，深受社会称道。今天，羚锐人正在以更加饱满的激情，更加坚定的信念，与业界同仁携手并进，继续探索中医药创新发展之路。

大别山位于祖国腹地，中药分布独具区域特色。羚锐公司此次组织专业技术人员，聘请专家学者，在调查澄清大别山区药用动、植物资源分布的基础上，编撰是书，实属传承中医药文化之举。此举意蕴深远，必将有利于基层人民的医疗保健，有利于培育和保护大别山区的中药资源，有利于当地天然中药的开发利用，也将有利于激发更多的有志之士为振兴中医药事业而努力。

是为序，共勉。

2010 年 1 月 16 日

前言

大别山区是一个天然的药物宝库。20 世纪 70 年代开展的中草药运动，80 年代开展的中药资源普查以及现代中药化学、药理和临床研究新发现，为我们进一步认识和深入研究大别山区天然药物奠定了丰厚的基础。为了有利于大别山区天然中药的生产经营和科研开发利用，便于基层医务工作者对天然中药的辨认、采集和临床应用，有计划、有目的地保护和培育大别山区的天然药用物种，不断丰富中医药伟大宝库、传承中医药文化，我们萌生了编撰本书的意愿。

大别山地属豫鄂皖三省五市（信阳、孝感、黄冈、六安、安庆）45 个县（市、区），总面积近 8 万平方千米。其中大别山南麓的蕲春县蕲州镇是《本草纲目》作者李时珍的故乡。

大别山地理坐标位于北纬 30°10′～32°30′，东经 112°40′～117°10′；西接桐柏，东延为霍山（也称皖山）和张八岭；北濒淮河，南临长江，为江淮的分水岭；海拔最高峰在霍山县境内白马尖为 1 774 m。大别山属北亚热带温暖湿润季风气候区，雨量充沛，气候温和，适于多种动、植物生长和繁衍，蕴藏着丰富的药物资源。这里有历史记载的中药珍品，如“蕲州四宝”（蕲艾、蕲蛇、蕲龟、蕲竹），“霍山石斛”，“息半夏”，还有传说的“新县三宝”（金钗、石斛、马蹬草）等。但是，近数十年来人类的一些行为使大别山地区动、植物中药资源发生了变化。有些物种因无节制采集而濒临枯竭，而另一方面，又出现一些过去不存在的物种，或者过去稀少而现在人为培育发展得很丰富的物种，如新县的引种颠茄及银杏种植基地建设、罗田的“茯苓之乡”建设等。尽管对中药种植存在争议，但可以肯定的是，现在种植的所谓“道地药材”，最初都是野生的。历史经验告诉我们，环境是决定中药材质量的重要因素。在大别山区发展适合种植的中药材，以满足市场需求，前景广阔，大有可为。

经过调查、考证和搜集整理本地有关记载资料，澄清了大别山地区分布的药用动、植、矿物等物种共有1 413种（按药用部位计算包含2 600多种中药），其中药用动物154种，药用植物1 251种，药用矿物8种；另外，还有加工及其他类25种。本书正文收编了其中较具特色的259种药物，包括动物药13种（16种来源），植物药246种（299种来源）。其余药用动、植、矿物等则以名录形式收编在书后。正文中每种药物一般列有名称（包括拼音）、别名、来源、原植（动）物、药材、化学成分、药理作用、性味归经、功能主治、用法用量、选方及附注等12项内容，其中除功能主治为必备项外，其余项目若资料不全则斟酌从略。本书力求突出大别山地区特色，如别名则只记载大别山地区的习用名；若有多来源之药物，仅收载大别山地区有分布的植（动、矿）物，其他来源物种、药用部位在“附注”中说明。另外，常见药物的来源植物或动物多配以彩色图片。编写中除书后所列参考文献外，在撰写化学成分和药理作用时，还通过中国知网（http：//www.cnki.net）、中国学术文献网络出版总库（http：//epub.cnki.net）查阅参考了近年来有关的研究报道，由于本书的篇幅所限，恕不能一一列出。

大别山区人民历来有应用中药的习惯，已故新县民间老中医陈登榜先生在世时孜孜不倦地发掘当地的药材资源，应用中医药造福乡里、积极传播中药知识，还有许多医药工作者亦为此付出诸多心血。编撰此书一为告慰他们的夙愿，二为后来者留下参考资料。

此书在编写过程中，侯士良、周桂生、周可范、王浴铭、曹继华、李振国、雷留成等专家、教授给予了我们诸多指导，信阳市食品药品检验所委派了专业人员参与，在此一并谨致谢忱！

由于水平所限，时间仓促，不足之处定在不少，希望读者不吝赐教。

编　者

2009年10月

目　录

一至三画

一枝黄花 …… 1
八角枫 …… 2
九头狮子草 …… 3
三白草 …… 4
三颗针 …… 6
三叶爬山虎 …… 6
土大黄 …… 7
土牛膝 …… 8
土狗子 …… 10
土荆芥 …… 11
土茯苓 …… 12
大血藤 …… 13
大过路黄 …… 15
山药 …… 16
山楂 …… 17
山橿 …… 19
山木通 …… 20
山胡椒 …… 21
山莴苣 …… 22
山藿香 …… 23
小蓟 …… 23
千里光 …… 25
女贞子 …… 26
马兜铃 …… 28
马鞭草 …… 30
马蹬草 …… 32

四画

天麻 …… 33
天冬 …… 35
天花粉 …… 36
天南星 …… 38
天葵子 …… 40
木贼 …… 42
木通 …… 43
木槿皮 …… 45
木鳖子 …… 47
太子参 …… 48
五加皮 …… 50
五味子 …… 52
五倍子 …… 54
车前草 …… 56
中华胡枝子 …… 58
乌药 …… 58
乌桕叶 …… 60
乌梢蛇 …… 61
乌蔹莓 …… 62
丹参 …… 64
火炭母 …… 66
水蛇 …… 67

水蛭 …… 67
水龙骨 …… 69
水杨梅 …… 69
水菖蒲 …… 71

五画

玉竹 …… 72
艾叶 …… 73
石韦 …… 75
石蒜 …… 77
石龙芮 …… 78
石菖蒲 …… 79
龙葵 …… 81
叶下珠 …… 82
四叶参 …… 84
仙人掌 …… 85
仙鹤草 …… 87
白及 …… 89
白芍 …… 91
白英 …… 92
白蔹 …… 94
白马骨 …… 95
白头翁 …… 97
白茅根 …… 99
白屈菜 …… 100
白首乌 …… 102
白接骨 …… 103
白鲜皮 …… 103
白花地丁 …… 105
瓜子金 …… 106
冬凌草 …… 107
玄参 …… 108
兰草 …… 110
半夏 …… 111
半边莲 …… 113
半枝莲 …… 114

六画

地榆 …… 116
地柏枝 …… 118
地骨皮 …… 119
芒萁骨 …… 121
老鹳草 …… 121
百合 …… 124
百部 …… 126
百脚虫 …… 128
百蕊草 …… 129
延胡索 …… 130
合欢皮 …… 132
多花蔷薇 …… 133
关黄柏 …… 134
寻骨风 …… 136
阴行草 …… 137
防风 …… 139

七画

麦冬 …… 140
杜仲 …… 142
杜衡 …… 144
芫花 …… 145
芫荽子 …… 146
花椒 …… 147
苍术 …… 150
苍耳子 …… 152
芡实 …… 154
连翘 …… 155
连钱草 …… 157
吴茱萸 …… 158
何首乌 …… 160
皂角 …… 163
谷精草 …… 164
龟甲 …… 166
迎春花 …… 167
辛夷 …… 168
灵芝 …… 170
灵贝 …… 171
鸡矢藤 …… 172

八画

青蒿 …… 174

青风藤 …… 175
枇杷叶 …… 177
松香 …… 179
刺猬皮 …… 180
茉莉花 …… 181
苦参 …… 182
苦蘵 …… 184
苦荬菜 …… 185
郁李仁 …… 185
虎杖 …… 186
虎耳草 …… 188
罗布麻叶 …… 189
败酱草 …… 190
委陵菜 …… 192
佩兰 …… 193
金线草 …… 194
金钱草 …… 195
金雀根 …… 197
金银花 …… 198
金樱子 …… 200
金线吊乌龟 …… 202
狗舌草 …… 203
鱼腥草 …… 204
闹羊花 …… 205
油茶子 …… 207
油桐子 …… 209
泽兰 …… 210
单叶铁线莲 …… 212
空心苋 …… 213
卷柏 …… 214

九画

珍珠透骨草 …… 216
枳椇子 …… 217
栀子 …… 219
枸骨叶 …… 221
胡颓子叶 …… 223
荆芥 …… 224
南山楂 …… 226
南五味子 …… 227
茜草 …… 229
荞麦 …… 231
荞麦三七 …… 232
茯苓 …… 234
歪头菜 …… 237
厚朴 …… 237
威灵仙 …… 240
点地梅 …… 242
省沽油 …… 243
映山红 …… 244
香加皮 …… 245
香附子 …… 247
重楼 …… 249
鬼臼 …… 251
鬼针草 …… 252
鬼箭羽 …… 254
追风草 …… 256
姜 …… 257
前胡 …… 259
穿山龙 …… 261
娃娃鱼 …… 262
络石藤 …… 263
绞股蓝 …… 265

十 画

桔梗 …… 267
莴苣 …… 268
盐肤子 …… 269
夏天无 …… 270
夏枯草 …… 273
柴胡 …… 274
铁线莲 …… 277
射干 …… 277
臭梧桐 …… 279
徐长卿 …… 280
海金沙 …… 282
瓶尔小草 …… 283
益母草 …… 284
拳参 …… 286
桑叶 …… 287

十一画

菝葜 …… 289
菊花 …… 291
黄精 …… 293
黄药子 …… 295
接骨木 …… 296
常春藤 …… 298
蛇蜕 …… 299
蛇床子 …… 300
蛇总管 …… 302
野菊花 …… 303
野花椒叶 …… 305
野颠茄 …… 306
银杏叶 …… 306
银线草 …… 308
犁头草 …… 309
盘龙参 …… 310
猪苓 …… 311
猫爪草 …… 312
猕猴桃根 …… 313
旋覆花 …… 315
鹿藿 …… 317
鹿衔草 …… 318
商陆 …… 319
淫羊藿 …… 321
淡竹叶 …… 323
剪夏罗 …… 325
绵枣儿 …… 325
断血流 …… 327

十二画

斑蝥 …… 329
博落回 …… 330
葛根 …… 331
喜树果 …… 334
紫草 …… 335
紫藤 …… 336
紫薇叶 …… 337
紫花地丁 …… 338
紫茉莉根 …… 340
紫萁贯众 …… 341
景天三七 …… 342
鹅不食草 …… 342
隔山消 …… 344

十三画至二十画

椿皮 …… 346
槐花 …… 347
蒲黄 …… 349
蒲公英 …… 351
路路通 …… 354
蜈蚣 …… 355
矮地茶 …… 357
锦灯笼 …… 358
酸模 …… 360
豨莶草 …… 361
辣椒 …… 363
槲寄生 …… 366
蝙蝠葛 …… 367
墨旱莲 …… 368
薤白 …… 370
薏苡仁 …… 371
糙苏 …… 373
壁虎 …… 374
檵花 …… 375
瞿麦 …… 376
藿香 …… 377
糯米藤 …… 379

参考文献 …… 380

附编

附编Ⅰ …… 382
附编Ⅱ …… 385
附编Ⅲ …… 387
附编Ⅳ …… 411
附编Ⅴ …… 416

索引

拉丁学名索引 …… 419
中文笔画索引 …… 429

图片

原植(动、矿)物图片编号说明 …… 442
图片目录 …… 443

一至三画

一枝黄花
Yizhihuanghua

【来源】 为菊科植物一枝黄花 *Solidago decurrens* Lour. 的全草。秋季花果期采挖，除去泥沙，晒干。

【原植物】 多年生草本，茎直立，高 30～80 cm，上部有分枝，略带红色，下部无毛。下部叶呈卵形、近圆形或长椭圆形，长 2.5～6 cm，宽 1.5～4 cm，先端急尖或钝，基部渐狭，下垂，边缘有粗或浅锯齿；叶柄长 2～4 cm，有翅；中部叶呈卵形、长圆形或宽披针形。头状花序直径约 1cm，排列成总状或总状圆锥状；总苞宽钟形，总苞片 4～6 层，外层苞片卵状披针形，内层苞片披针形；外围有 1 层结实的舌状花，舌片黄色；中央有多数结实的两性花，花冠筒状，黄色。瘦果圆柱形，全部无毛，极个别在瘦果顶端有疏毛。花期 10 月，果期 11 月。(图片 A118－02，彩图见 494 页)

生长在山坡、路旁。

【药材】 本品根茎粗，簇生淡黄色细根。茎为圆柱形，表面黄绿色、灰棕色或暗紫红色；质脆，断面纤维性，有髓。叶多皱缩、破碎。头状花序，偶尔有黄色舌状花残留。瘦果细小，冠毛黄白色。气微香，味微苦、辛。

【显微鉴别】 叶表面观：下表皮细胞多角形，垂周壁略作念珠状增厚。非腺毛有 2 种：表皮非腺毛由 3 个细胞组成，壁薄，顶端一个细胞常萎缩成鼠尾状；叶缘睫毛由 3～7 个细胞组成，壁厚，较粗壮，长 180～500 μm。

【化学成分】 全草含黄酮类、三萜、皂苷类、酸酯类、挥发油、酚酸类、鞣质等。主要有槲皮素、山柰酚、芦丁 (Rutin)、山柰酚－3－芦丁糖苷、异槲皮苷、山柰酚－葡萄糖苷；β－乙酰香树脂醇乙酸酯（β－amyrin acetate)、一枝黄花酚苷（leiocarposide)；2，6－二甲氧基苯甲酸苄酯、当归酸－3－甲氧基－4－乙酰氧基桂皮酯；咖啡酸（caffeic acid)、绿原酸（chlorogenicacid)、反式桂皮酸、水杨酸等。

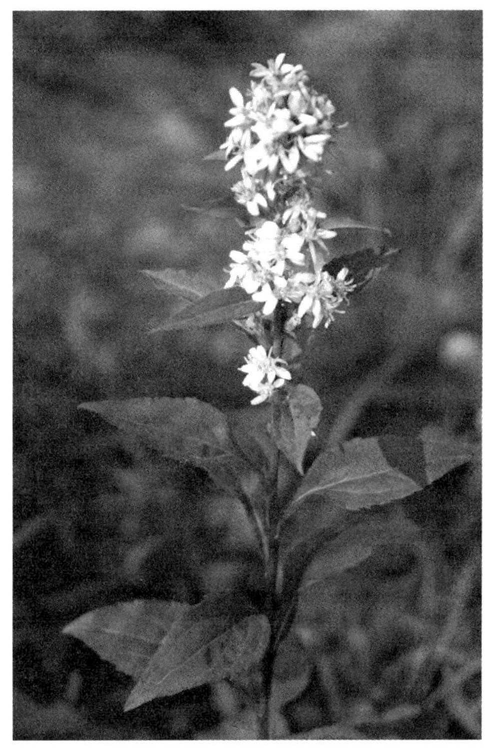

一枝黄花

【药理作用】

①抗菌作用：煎剂在试管内对金黄色葡萄球菌、肺炎双球菌、绿脓杆菌及舒氏、宋内氏痢疾杆菌有不同程度的抑菌作用；其水煎醇提液有抗白色念珠菌的作用。

②平喘祛痰作用：对于由氨引起的家兔实验性气管炎，用本品煎剂内服，可解除喘息症状，亦有祛痰作用。

③降压作用：一枝黄花煎剂能显著降低麻醉兔血压，抑制蟾蜍心收缩力，降低蟾蜍心率和心输出量，其降压幅度和降压持续时间与异丙肾上腺素相当。

④其他作用：提取物给小白兔皮下注射，有利尿作用，剂量太大，反可使尿量减少；对于急性肾炎（出血性）有止血作用。一枝黄花皂苷对小鼠腹腔注射的 LD_{50} 为2.9mg/kg。

【性味】 微苦、辛，平。

【功能主治】 疏风清热，抗菌消炎。用于感冒，急性咽喉炎，扁桃体炎，疮疖肿毒。

【用法用量】 10～15g。

【选方】

①治感冒，咽喉肿痛，扁桃体炎：一枝黄花9～30g。水煎服。

②扁桃体炎：一枝黄花、白毛鹿茸草各30g。水煎服。

八角枫
Bajiaofeng

【别名】 白龙须。

【来源】 为八角枫科植物华瓜木 *Alangium chinense*（Lour.）Harms 及瓜木 *Alangium platanifolium* Harms 的细根及须根。夏、秋季采挖，除去泥沙，晒干。

【原植物】

①华瓜木：落叶灌木或小乔木，高2～6m。树皮淡灰色，小枝有黄色疏柔毛。叶互生，卵形或圆形，长5～18cm，宽7～10cm，先端渐尖，基部心形，两侧偏斜，全缘或2～3裂，幼时两面有疏柔毛，后仅脉腋及沿脉有短柔毛；基出脉4～5条。花8～30朵组成腋生2歧聚伞花序，花萼6～8裂，疏生柔毛，花瓣6～8，白色，长6～14mm，雄蕊6～8，花丝短而扁，有柔毛，花药长为花丝的4倍。核果卵圆形，长5～7mm，成熟后黑色；种子1个。花期5～7月，果期7～11月。（图片 A078－01，彩图见478页）

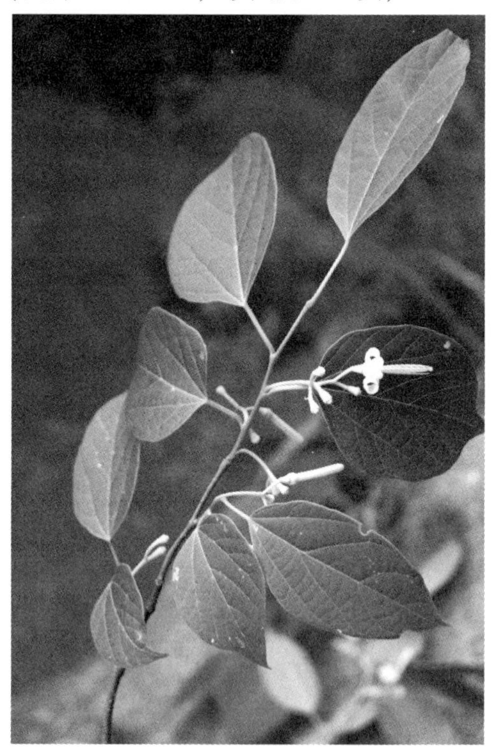

华瓜木

②瓜木：落叶灌木或小乔木，高1～5m。树皮平滑淡灰色。小枝被短柔毛，叶互生，近圆形，长7～19cm，宽6～16cm，常3～5裂，先端渐尖，基部近心形或宽楔形，幼时两面被柔毛，后仅叶脉及脉腋有柔毛；基出脉3～5条。花1～7朵组成腋生的聚伞花序；花萼6～7裂，花瓣白色或黄白色，长2.5～3.5cm，花丝偏扁，密生短柔毛。核果卵圆形，长9～12mm，花萼宿存。成熟后黑色；花期3～6月，果期7～9月。（图片 A078－

02，彩图见 478 页）

以上两种均生于山野路旁、灌木丛或杂木林中。

【药材】根粗细不一，外表面黄棕色或灰褐色，具细纵纹，有的外皮纵裂。质硬而脆，切面黄白色。气微，味淡。

【化学成分】根含生物碱、酚类、氨基酸、有机酸、树脂。主要有八角枫碱（Anabasine，又称消旋毒藜碱 dl－Anabasine）等成分。

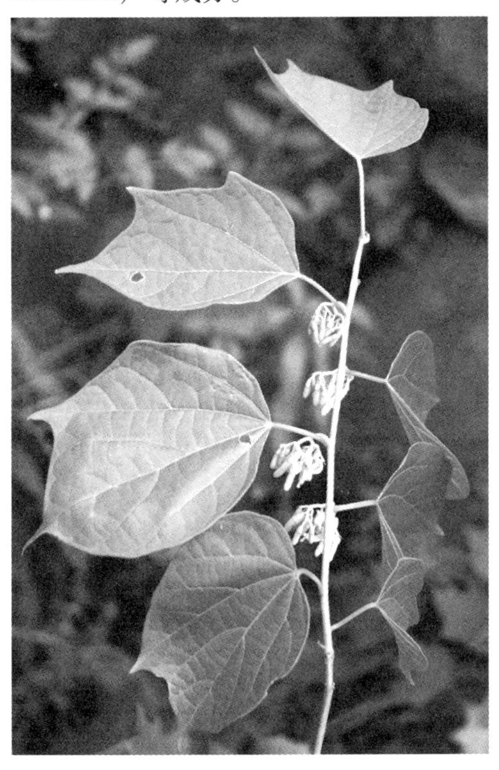

瓜　木

叶含皂苷、酚苷、megastigmane 苷类、挥发油等。主要有甲基八角枫皂苷；水杨苷、6'－O－β－D－吡喃木糖水杨苷、6'－O－反式－咖啡酰水杨苷；（6S，9R）－玫瑰苷、（9R，7E）－9－羟基 megastigmane－5，7－二烯－4－酮－O－樱草苷；挥发油主要成分有 1，8－桉叶素、β－侧柏烯、丁香酚甲醚、α－松油醇、α－蒎烯等。

【药理作用】主要起肌肉松弛及镇痛作用，所含总生物碱，对兔、大鼠、小鼠及狗均可引起肌肉松弛。静脉注射时，在产生肌肉松弛作用前，有短暂的肌肉震颤现象。小鼠腹腔注射煎剂后，除引起肌肉松弛外，尚可使痛觉反应消失。其须根作用强于粗根。肌肉松弛作用之有效成分主要为生物碱。

毒性　八角枫总碱对兔的 LD_{50} 为 5.65mg/kg。

【性味归经】辛，微温；有小毒。归心、肝经。

【功能主治】祛风除湿，舒筋活络，散瘀止痛。用于风湿痹痛，四肢麻木，跌扑损伤。

【用法用量】3～10 g。

【注意】本品有毒，孕妇、小儿和年老体弱的病人慎用。

【选方】风湿麻木：八角枫，男用 7 g，女用 3 g 泡酒 60 mL。每次服药酒 15 mL。

【附注】华瓜木 *Alangium chinense*（Lour.）Harms 及瓜木 *Alangium platanifolium* Harms 的叶（八角枫叶）、花（八角枫花）亦供药用。鲜叶捣敷可治跌打损伤；花蒸鸡蛋服可治头风痛及胸腹胀满。

九头狮子草
Jiutoushizicao

【来源】为爵床科植物九头狮子草 *Peristrophe japonica*（Thunb.）Brem. 的全草。夏、秋季采收，晒干。

【原植物】多年生草本。茎直立，高 30～60 cm，分枝，常绿色，节膨大，无毛。叶对生，卵状长圆形或长圆状披针形，长 3～9 cm，宽 1.2～2.6 cm，先端渐尖，基部楔形，全缘，青绿色，两面被短柔毛；叶柄长约1cm。花序由2~10个聚伞花序组成，每1个聚伞花序下有2枚总苞状苞片；苞片叶状，长椭圆形或卵状长圆形，略不等，长1.5~2.5cm，花萼5深裂，裂片钻形，长约3mm；花冠粉红色至微紫色，长2.5~3cm，外疏生短柔毛，2唇形，下唇微3裂；雄蕊2枚，花丝被毛，花药2室，一上一下；子房上位，2室，花柱细长，柱头2裂。蒴果长1~1.2cm，疏生短柔毛，成熟时纵裂，胎座不从基部弹起，上部有4颗种子，下部实心；种子具小瘤状突起。花期7~8月，果期9~10月。（图片A109-01，彩图见489页）

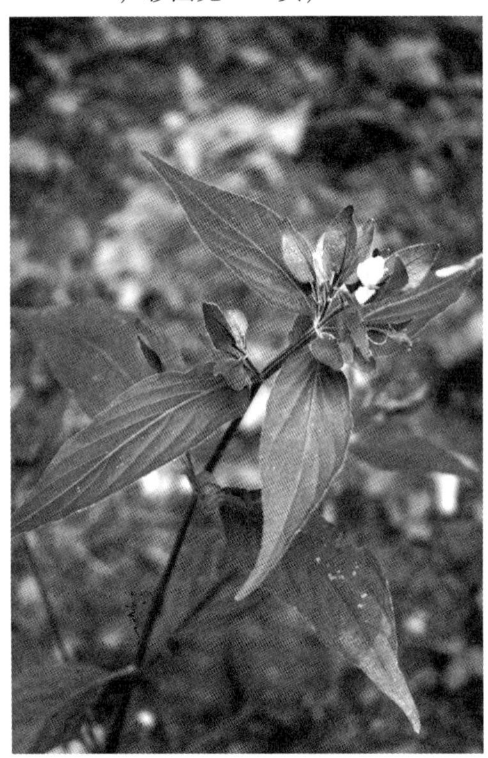

九头狮子草

生长在山坡林下、路边或荒地。

【药材】 本品根呈须状，浅棕黄色。地上部分暗绿色，被毛。茎有棱，节膨大。叶片多皱缩，展平后呈卵形、卵状长椭圆形或披针形，先端渐尖，基部楔形，全缘。聚伞花序集生于枝梢的叶腋，花冠常脱落。气微，味微苦、涩。

【化学成分】 含琥珀酸（succinicacid）、芝麻素（sesamine）、汉黄芩素（wogonin）、β-胡萝卜苷（β-daucosterol）、麦角甾醇（β-ergosterol）、β-谷甾醇和豆甾醇的葡萄糖苷、尿囊素等。

【药理作用】 九头狮子草全草的乙醇提取和水煎浓缩得到的药液对金黄色葡萄球菌、溶血性链球菌、绿脓杆菌、肺炎克雷伯菌有较强的抑制作用。大鼠口服九头狮子草醇浸膏和水浸膏均可明显抑制大鼠血清中ALT和AST两种转氨酶的升高（$P<0.05$），九头狮子草正丁醇提取浸膏可抑制D-半乳糖胺所致肝损伤所引起的转氨酶升高。

【性味】 辛、微苦，凉。

【功能主治】 发汗解表，清热解毒。用于感冒，咽喉肿痛，小儿高热；外治痈疖肿毒，毒蛇咬伤。

【用法用量】 15~30g；外用鲜品适量，捣烂敷患处。

【选方】

①肺热咳嗽：鲜九头狮子草30g，加冰糖适量。水煎服。

②咽喉肿痛：鲜九头狮子草60g，水煎服。或捣烂绞汁30~60g，调蜜服。

三白草
Sanbaicao

【别名】 大水白草。

【来源】 为三白草科植物三白草 *Saururus chinensis*（Lour.）Baill. 的干燥地上部分，夏、秋季割取。晒干。

【原植物】 多年生草本。根状茎粗，横走。茎直立，高50~100cm。叶狭卵形至宽卵形，长 5 ~ 15 cm，宽 3 ~ 8 cm，先端急尖，基部耳状心形，有 5 脉，全缘，下面淡灰色；叶柄长 1 ~ 5 cm，有纵棱，基部稍抱茎；茎端花序下的叶 2 ~ 3 枚，常于夏初变为白色。总状花序长 10 ~ 15 cm，生于茎上端，与叶对生，多数花较密生，初下垂，后直立，被卷毛；花梗长 2 ~ 3 mm；苞片卵圆形，宽 1.5 mm；花小，无花被；雄蕊 6 ~ 7 枚；心皮 4。无毛。花期 4 ~ 8 月。果期 6 ~ 9 月。（图片 A001 – 01，彩图见 451 页）

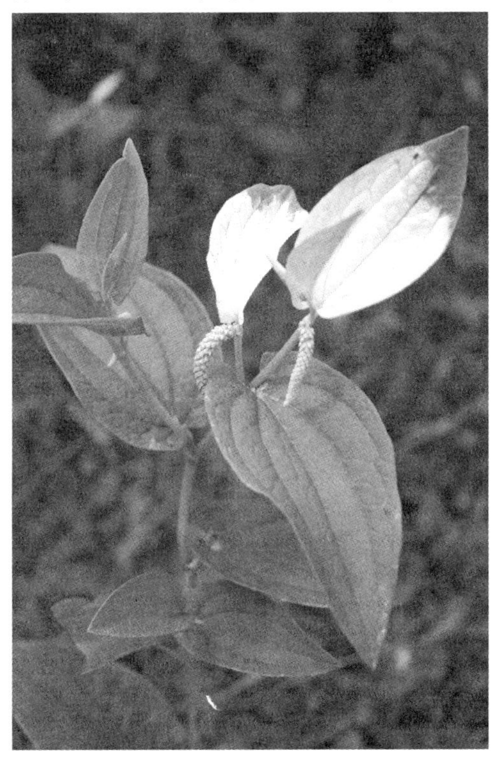

三白草

生长在沟旁、沼泽等低湿及近水的地方。

【药材】本品茎呈圆柱形，有纵沟 4 条，一条较宽广；断面黄色，纤维性，中空。单叶互生，叶片卵形或卵状披针形，长 4 ~ 15 cm，宽 2 ~ 10 cm；先端渐尖，基部心形，全缘，基出脉 5 条；叶柄较长，有纵皱纹。总状花序于枝顶与叶对生，花小，棕褐色。蒴果近球形。气微，味淡。

【化学成分】含黄酮类、木脂素类、生物碱类、鞣质、多糖、氨基酸等。主要有槲皮素（quercetin）、异槲皮苷（isoquercetin）、槲皮苷（quercitrin）、金丝桃苷（hyperin）、瑞诺苷（reynoutrin）、阿芙苷（afzerin）、芦丁（rutin）、扁蓄苷（avicularin）；三白脂素（saucernetin）、奥斯楚拜脂素 – 5（austro-bailignan – 5）、三白脂素 – 8（saucernetin – 8）、三白脂素 – 7（saucernetin – 7）、三白草酮（sauchinone）、三白草醇（saucerned）A ~ E；马兜铃内酰胺 A（aristolactam A）；鞣花酸、柯里拉京等。

【药理作用】

①抗炎作用：三白草所含的金丝桃苷具有明显的抗炎作用；三白脂素 – 8 对角叉菜胶所致的大鼠急性炎症和棉球肉芽肿均具有明显的抗炎活性。

②降血糖作用：三白草所含的槲皮素和槲皮苷等为醛糖还原酶抑制剂，能抑制葡萄糖和半乳糖还原成相应的多元醇，对于阻止由糖尿病引起的白内障、神经病和血管类疾病的发生具有重要作用。

③保肝作用：三白草中的 2 个黄酮醇葡萄糖醛酸苷及 3 个非对映木脂素三白草酮、三白草酮 A 和 1′– 表三白草酮能显著降低四氯化碳损伤的大鼠肝细胞中谷丙转氨酶（GPT）的分泌，提示其具有明显的保肝作用。

【性味归经】甘、辛，寒。归肺，膀胱经。

【功能主治】清热解毒，利尿消肿。用于小便不利，淋沥涩痛，白带，尿路感染，肾炎水肿；外治疮疡肿毒。湿疹。

【用法用量】15 ~ 30 g；外用适量，

鲜品捣烂敷患处。

【选方】

①腹肌脓肿：鲜三白草 90～120 g，水煎服；外用适量，药捣烂药外敷。

②肝癌：三白草根、大蓟根各 90～120 g，分别煎水，去渣后加白糖适量饮服，上午服三白草根，下午服大蓟根。

三棵针
Sankezhen

【来源】为小檗科植物大叶小檗 *Berberis amurensis* Rupr. 的根及茎枝。春、秋季采收，晒干。

【原植物】落叶灌木，高 1～3.5m。枝灰黄色或灰色，微有棱槽；刺三分叉，长 1～2 cm。叶纸质，矩圆形、卵形或椭圆形，长 5～10 cm，宽 2.5～5 cm，先端急尖或圆钝，基部渐狭，边缘有 40～60 刺状细锯齿，齿距 1～2 mm，背面有时具白粉。总状花序长 4～10 cm，有花 10～25 朵；花淡黄色，萼片排列成 2 轮，花瓣状；花瓣长 4.5～5 mm，顶端微凹；子房有胚珠 2 个。浆果椭圆形，长 6～10 mm，红色。花期 4～5 月；果熟期 8～9 月。

生长在山地林缘、溪边或灌丛中。

【化学成分】含生物碱等。主要为小檗碱（Berberine），以及少量木兰碱、氧基小檗碱、药根碱、黄栌木碱、受巴枯碱等。

【药理作用】大叶小檗根的水、乙醇提取物能显著抑制二甲苯和巴豆油引起的小白鼠耳郭炎性肿胀，明显降低冰醋酸致小白鼠的扭体次数，提高小白鼠的痛阈值，证明大叶小檗根的水、乙醇提取物均具有较好的抗炎镇痛作用。大叶小檗酊剂能使兔引起子宫肌收缩，加快心率，增加心肌收缩，降低血压。

【性味】苦，寒。

【功能主治】清热燥湿，泻火解毒。治急性肠炎，痢疾，黄疸，热痹，瘰疬，肺炎，结膜炎，痈肿疮疖，血崩。

【用法用量】5～10 g。

【选方】治瘰疬：鲜小檗根 15～30 g，水煎或调酒服。

三叶爬山虎
Sanyepashanhu

【别名】三爪金龙。

【来源】为葡萄科植物三叶爬山虎 *Parthenocis sus himalayana*（Royle）Planch. 的全草。全年可采。

【原植物】落叶攀缓藤本。茎密被红褐色粗毛；卷须短而分枝，螺旋状，顶端有圆形吸盘。叶与卷须对生；叶片掌状，小叶 3 枚；中间小叶倒卵形至阔披针状卵形，长 6～12 cm，宽 2～7 cm，先端渐尖，基部楔形，侧生小叶斜卵形，略小，边缘有尖锯齿，两面无毛或下面脉上有短柔毛；叶柄长 3～12 cm。聚伞花序顶生或与叶对生；花两性，5 数，有时 4 数；萼浅盘状；花瓣黄绿色，矩圆形；雄蕊 5 枚；雌蕊 1 枚。浆果球形，成熟时黑褐色。（图片 A061－01，彩图见 474 页）

生长在山坡或山沟岩石上。

【药材】藤呈扁圆柱形或类扁圆柱形，直径 1～1.5 cm，藤的腹面（底面）生有众多较小且密集的须状不定根，直径仅 0.2 cm 左右。表面棕色或淡棕褐色，不定根色略深，藤表面略见纵向皱纹。断面淡棕黄色。气微、味淡。

【鉴别】藤茎横切置显微镜下观察：外侧为5～6列木栓细胞，腹面可见许多不定根生长。皮层窄，可见较小的皮层纤维束和含针晶的大型黏液细胞。韧皮部具有两轮较厚且发达的韧皮纤维束，每束有5～6列韧皮纤维，排列较整齐，其间被韧皮射线所分割。韧皮射线单列，薄壁细胞中含有草酸钙簇晶。木质部发达，木射线中可见小型的纤维束分布，单列。髓部较小。

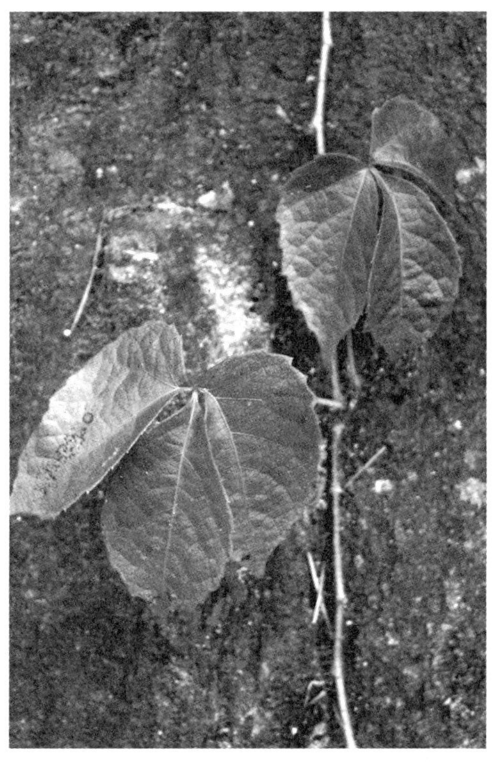

三叶爬山虎

【性味】辛，温。

【功能主治】治跌打损伤，骨折，风湿。

【选方】治跌打损伤：三叶爬山虎、竹叶椒根各30g。泡酒服。

土大黄

Tudaihuang

【别名】牛舌头棵。

【来源】为蓼科植物土大黄 *Rumex daiwoo* Makino. 的根。9～10月采挖，晒干。

【原植物】多年生草本。茎粗壮直立，高约1m，绿紫色，有多数纵沟。根出叶长大，具长柄；托叶膜质；叶片卵形或卵状长椭圆形，长15～30cm，宽12～20cm，先端钝圆，基部心形、全缘，下面有小瘤状突起；茎生叶互生，卵状披针形，至上部渐小，变为苞叶。圆锥花序，花小，紫绿色至绿色，两性，轮生而作疏总状排列；花被6，淡绿色，2轮，宿存，外轮3片披针形，内轮3片，随果增大为果被，缘有细齿，背中肋上无瘤状突起；雄蕊6；子房1室，具棱，花柱3，柱头毛状。瘦果卵形，具3棱，茶褐色。种子1粒。花期5～6月，果期7～8月。

生于林缘、路边或溪边。

【药材】主根较粗大，外表暗褐色，皱折而不平坦，残留多数细侧根。一般切成块状，断面黄色，表面有凹入的深沟纹。味苦。

【化学成分】根主含蒽醌类。

【药理作用】本品煎剂可使小鼠凝血时间显著缩短（毛细血管法）；蟾蜍全身血管灌流试验表明其可使血管收缩。

【性味】苦、辛，凉。

【功能主治】清热，祛瘀，杀虫，解毒。治咯血，肺脓疡，肺结核，腮腺炎，便秘；跌打损伤，烧烫伤，痈疖肿毒，湿疹，疥疮。

【用法用量】10～15 g。外用适量，捣敷或磨汁涂患处。

【选方】

①治痨伤吐血：土大黄鲜根连叶20～30 g，百合10 g，冰糖30 g。水煎服。

②治腮腺炎：鲜土大黄根、鲜天葵根各适量，酒糟少许，捣烂外敷。

③治皮炎，湿疹：土大黄适量，煎水洗。

④治大便秘结：土大黄根5～15 g，水煎服。

土牛膝

Tuniuxi

【来源】为苋科植物牛膝 *Achyranthes bidentata* Bl. 的野生种及柳叶牛膝 *Achyranthes longifolia*（Makino）Makino 的根。冬春间或秋季采挖，除去茎叶及须根，晒干。

【原植物】

①牛膝：多年生草本，茎直立，高可达1m，略呈灰褐色，节部及节下部通常带紫红色，在节部生出向上斜升的对生枝。幼茎有细毛，老茎节上有细毛，叶椭圆形或披针形，长4～15 cm，宽1.5～4.5 cm，先端渐尖，基部楔形，全缘；叶柄长1～3 cm，紫红色。花小，绿色，排成顶生或腋生的穗状花序，花后花序梗伸长，可达15 cm，花向下折而贴近总花梗，每花有苞片1枚和小苞片2枚；小苞片针刺状，先端稍向外弯，基部两侧各有1膜质小裂片；萼5片，绿色；雄蕊5枚，花丝长，下部合生，退化雄蕊顶端平圆且略带波状，花丝线形，略短于子房。胞果长圆形，外有苞片；种子小，长圆形，黄褐色。花期5～8月，果期8～10月。（图片 A017－01，彩图见455页）

②柳叶牛膝：多年生草本。茎直立，高约1m，叶长圆状披针形或宽披针形，长10～18 cm，宽2～5 cm，先端渐尖，基部楔形，全缘，两面散生细毛；叶柄长2～10 mm，被有细毛。穗状花序顶生及腋生，细长，花序梗有细柔毛；小苞片有卵状三角形薄膜；萼5片；雄蕊5枚，短于花萼，花丝基部联合，退化雄蕊近方形；子房倒卵状球形，花柱长约1 mm。

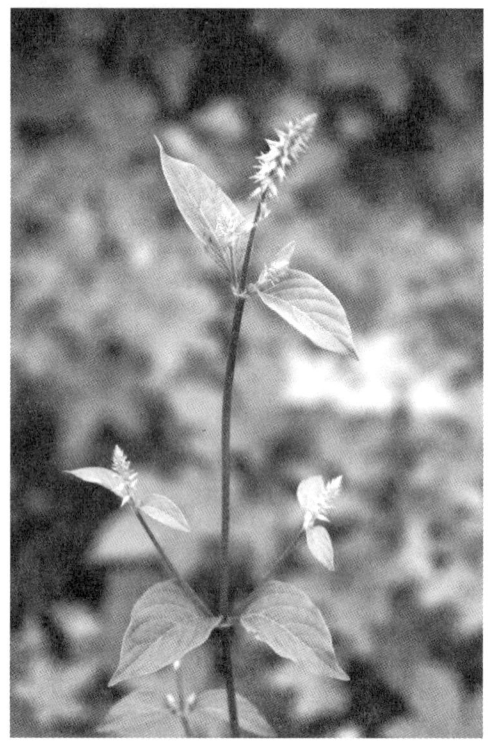

牛膝

胞果包在宿存花萼中。花期5～8月，果期8～10月。

生长在山坡林下、村边路旁或河边。

【药材】

①牛膝（野生者）：根茎呈圆柱状，长1～3 cm，直径5～10 mm，灰棕色，上端有茎基残留，周围着生多数粗细不一的根。根长圆柱形，略弯曲，长15 cm以

下，直径2～4mm；表面淡灰棕色，有细密的纵皱纹。质稍柔软，干透后易折断，断面黄棕色，可见成圆状散列的异型维管束。气微，味微甜。

②柳叶牛膝：根茎粗短，长2～6cm，直径1～1.5cm。根4～9条，长10～20cm，直径0.4～1.2cm，向下渐细。表面淡黄褐色，具细密的纵皱纹及须根除去后的痕迹。质硬而稍有弹性，易折断，断面皮部淡灰褐色，略光亮，可见多数点状散布的维管束。气微，味初微甜后涩。

【化学成分】 含皂苷类、甾酮类、多糖类、生物碱和微量元素等。主要有牛膝皂苷（achyranthoside）Ⅰ～Ⅳ、齐墩果酸、竹节参苷（chikusetsaponin）Ⅳa、Ⅴ，人参皂苷Ro（ginsenoside Ro）；β－蜕皮甾酮（β－ecdysterone）、25－S－牛膝甾酮（25－S－inokosterone）、漏芦甾酮B（rhapontisterone B）、旌节花甾酮D（stachysterone D）、红苋甾酮（rubrosterone）等。

【药理作用】

①免疫调节作用：牛膝多糖能提高小白鼠单核巨噬细胞功能，显著增加小白鼠血清溶血素水平和抗体形成细胞数量，对小鼠的体液免疫和非特异性免疫有较显著的增强作用。

②抗病毒作用：体外抗病毒实验表明牛膝多糖硫酸酯有很强的抑制乙型肝炎病毒（HBbAg）和乙型肝炎e抗原（HBeAg）的活性，对单纯性疱疹病毒也有明显的抑制力。

③抗衰老作用：牛膝可延长家蚕的龄期，减轻家蚕体重，并减缓家蚕身长增长；牛膝水煎液可明显提高小鸡自发活动，对早期胚胎发育有明显促进作用；可显著提高衰老模型小鼠超氧化物歧化酶（SOD）活力，降低血浆过氧化脂质（LPO）水平。

④抗炎和镇痛作用：牛膝根200%提取液有较强抗炎消肿作用，肾上腺皮质功能实验表明牛膝无肾上腺皮质激素样作用，其抗炎消肿机制在于牛膝可提高机体免疫功能，激活小鼠MΦ对细菌的吞噬能力以及扩张血管、改善循环、促进炎症病变吸收等作用；牛膝总皂苷具有明显的镇痛作用，且作用强度与剂量呈现一定的量效关系。牛膝醇提物能显著减轻佐剂性关节炎大鼠关节肿胀，降低关节炎症指数，能有效抑制关节滑膜增生。

【性味】 苦、酸，平。

【功能主治】 活血散瘀，祛湿利尿，清热解毒。治淋病，尿血，妇女经闭，癥瘕，风湿关节痛，脚气，水肿，痢疾，疟疾，白喉，痈肿，跌打损伤。

【用法用量】 10～15g。

【选方】

①治男女淋病，小便不通：土牛膝连叶，以酒煎服。

②血滞经闭：鲜土牛膝30～60g，或加马鞭草鲜全草30g。水煎，调酒服。

③肝硬变水肿：鲜土牛膝18～30g（干者12～18g）。水煎，饭前服，日服2次。

④白喉并发心肌炎：鲜土牛膝15g，鲜万年青根10g，捣烂取汁，加白糖适量，温开水冲服。

⑤急性中耳炎：鲜土牛膝适量，捣汁，滴患耳。

⑥跌打损伤；土牛膝10～15g。水煎，酒兑服。

土狗子
Tugouzi

【别名】蝮蛇。

【来源】为蝮蛇科动物蝮蛇 *Agkistrodon halys*（Pallas）除去内脏的全体。春、夏间捕捉。捕得后，剖腹除去内脏，烘干。

【原动物】全长 54 ~ 80 cm。头部呈三角形；吻端圆，吻鳞宽稍大于高。鼻间鳞较宽，其后缘向外侧方斜出。前额鳞大，长宽略相等；额鳞之长和两颅顶鳞间的缝合线的长度相等；颅顶鳞之长与额鳞加前额鳞 1/2 的和相等。眼上鳞长于额鳞，小于颅顶鳞。鼻孔位于 2 鼻鳞间，前鼻鳞比后鼻鳞大 1 倍。眼前鳞 2 片，眼后鳞 2 ~ 3 片，眼下鳞 1 片，前端与第 3 上唇鳞相接。上唇鳞 7 片，第 3 片入眼；下唇鳞 10 片，前 4 片与前额鳞相接。前颏鳞大，左右并立；后颏鳞小，左右分开，中间隔 1 对小鳞；后颏鳞和第 1 腹鳞间有 5 对左右的小鳞片。体鳞起棱，通常 23 ~ 21 ~ 17 行。腹鳞 138 ~ 168 片；肛鳞单一；尾下鳞 28 ~ 56 对。背面为暗褐色，体侧各具黑褐色圆斑 1 行，约 30 个。两侧斑纹在背中央往往相连接。头顶灰褐色，从眼后到口角有一黑褐色阔条纹；上、下唇和头部腹面均淡黄色。腹面灰白色，散有黑色斑点，有时全呈灰黑色。尾短，焦黄色。（图片 ZC17 - 01，彩图见 510 页）

【化学成分】蛇体含脂肪酸、甾醇、核苷、蛋白质、氨基酸等。主要有十六烷酸、十八烷酸、9 - 十八烯酸；胆甾 - 3 - 醇、胆甾醇；腺苷、鸟苷、次黄嘌呤、尿嘧啶等。

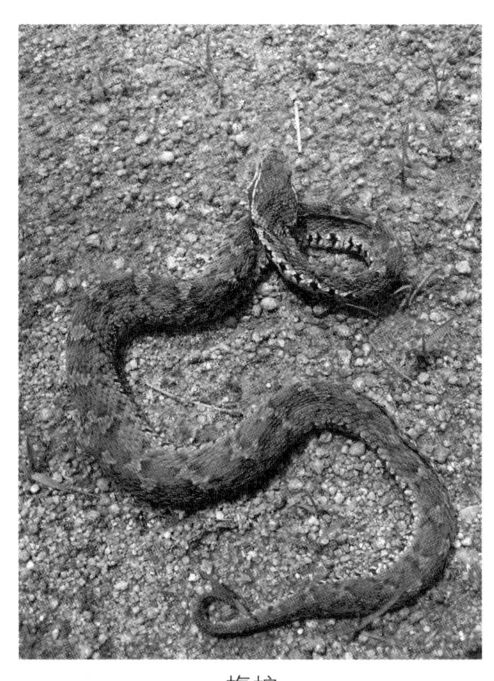

蝮蛇

蛇毒为蛇毒腺分泌的有特殊腥味的蛋清样黏稠液体。成分比较复杂，含有蛋白质 12 ~ 18 种，酶类 10 ~ 15 种及多种毒素。蛇毒的毒性成分主要存在于蛇毒中的固体内，固体物质中 90% 以上是蛋白质或多肽，这些是具有毒性和生物活性的主要部分，也是经过分离可用于医学诊断治疗的组分。蛇毒的主要成分是蛋白质类化合物，含有类凝血酶、纤溶酶、水解蛋白酶、精氨酸酶、磷酸二脂酶等多种酶类。

【药理作用】蝮蛇毒中的类凝血酶（thrombin-like enzyme，TLE）在体外能水解纤维蛋白原，使之凝聚，从而促进血液凝固。而在体内则因血纤蛋白原水平显著下降，同时生成的血纤蛋白凝块结构疏散，抑制蛋白原的生成，降低血浆纤维蛋白原浓度和血浆黏度；蛇毒纤溶酶是一种纤肽酶，具有降解纤维蛋白和纤维蛋白原的作用；磷脂酶 A_2（Phospholipase A_2，PLA_2）可作为神经毒素，肌肉毒素以及心脏毒素，并有溶血、抗凝和诱导形成水肿等多方面的作用。因此，腹蛇毒的抗凝、溶栓和扩血管生物活性已被应用于临床治疗脑血栓等疾病。

【性味】 甘，温；有毒。

【功能主治】 祛风解毒。治麻风，癫疾，皮肤顽痹，瘰疬，痔疾。

【用法用量】 1.5～3 g。内服：浸酒或烧存性研末。外用：浸油、酒渍或烧存性研末调敷。

【选方】 治疮疡肿毒，创伤溃烂等症，将土狗子用白酒或70%乙醇浸泡1个月后，外用。

土荆芥
Tujingjie

【别名】 臭草、杀虫芥。

【来源】 为藜科植物土荆芥 *Chenopodium ambrosiodes* L. 的带有果穗的全草。秋季采收全草，置通风处阴干。

【原植物】 一年生或多年生直立草本，有香气。茎直立，高50～90 cm，多分枝，茎具钝棱，单叶，互生，具短柄；有短柔毛并兼有具节长柔毛，有时近于无毛。叶片长圆状披针形多披针形，先端急尖或渐尖，边缘具稀疏不整齐的大锯齿，基部渐狭具短柄，上面平滑无毛，下面散生黄色腺点，沿叶腺稍有毛，下部叶长达15 cm，宽达5 cm，上部叶逐渐狭小而近全缘。花两性及雌性，常3～5朵聚集，生于上部叶腋；花被5片，稀3片，绿色，果时闭合；雄蕊5枚；花柱不明显，柱头3枚，稀为4枚，丝形，伸出花被外。胞果扁球形，完全包于花被内。种子横生和斜生，黑色或暗红色，平滑，有光泽。花果期6～10月。（图片A016－01，彩图见455页）

生长在村旁、路边、荒地。

【药材】 干燥带有果穗的茎枝。茎下部圆柱形，粗壮，光滑；上部方形有纵沟，具毛茸。下部叶大多脱落，仅留有茎梢线状披针形的苞片；果穗成束，簇生于枝腋及茎梢，触之即落，淡绿色或黄绿色；剥除宿萼，内有1个棕色的果实。有强烈的特殊香气，味辣而微苦。

【化学成分】 含黄酮类、挥发油、三萜皂苷、甾醇类等。主要有山柰酚－7－鼠李糖苷、土荆芥苷（Ambroside）；挥发油中主要成分为驱蛔素、对聚伞花素、土荆芥酮、柠檬烯等。

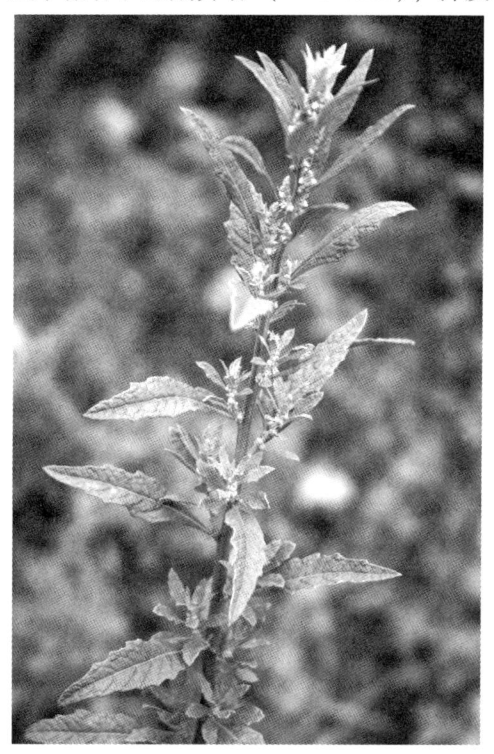

土荆芥

【药理作用】

①杀虫作用：土荆芥油对蛔虫先兴奋，后麻痹，最后产生不可逆性强直；其主要有效成分为驱蛔素；对钩虫、阿米巴也有效，但略差。

②抗肿瘤作用：土荆芥乙醇提取物可以抑制小鼠肿瘤细胞的生长。

③抗真菌作用：土荆芥挥发油对真菌，如发癣菌有良好的抑制作用；用其治疗顽固性股癣，疗效显著；用土荆芥煎剂防治稻田皮炎，可达到杀虫止痒的目的。

毒性 土荆芥油在肠内易被吸收，吸收后一部分经肺排出，使呼气中有特殊臭气。本药有剧烈的刺激性。大剂量时可引起恶心、呕吐，被吸收后能麻痹肠而引起便秘，还能引起耳鸣、耳聋和视觉障碍。中毒剂量则产生昏迷、呼吸迟缓，偶发惊厥。对肝肾也有毒性。急救可用泻剂、兴奋剂。虚弱、营养不良者应慎用或减量。小儿较成人敏感。有肾、心及肝脏疾病或消化道溃疡者禁用。有蓄积性，2～3 周内不应重复应用。用药不宜空腹。须严格掌握剂量。

【性味】辛，温；有毒。

【功能主治】祛风，杀虫，通经，止痛。治皮肤风湿痹痛，钩虫、蛔虫、痛经、经闭，皮肤湿疹，瘙痒，蛇虫咬伤。

【用法用量】3～6 g（鲜者 15～20 g），或入丸、散。外用：煎水洗或捣敷。孕妇忌服。

【注意】有肾、心及肝脏疾病者禁用。

【选方】

①钩虫病：鲜土荆芥 5 000 g，切碎，加水 1 500 g，水蒸气蒸馏，收集馏出液的上层金黄色液体，即为土荆芥油。成人每次服 0.8～1.2 mL，儿童每岁 0.05 mL。

② 蛔虫病：土荆芥研成细末，早晨空腹时服 0.6～2 g，连服 2 天。

土茯苓
Tufuling

【来源】为百合科植物光叶拔葜 *Smilax glabra* Roxb. 的块茎。夏、秋季采挖，除去须根，晒干；或趁鲜切成薄片，晒干。

【原植物】攀援灌木。根状茎粗厚，块状，粗 2～5 cm，常与匍匐茎相连接。茎长 1～4m，枝条光滑，无刺。叶薄革质，狭椭圆状披针形至狭卵状披针形，长 6～12 cm，宽 1～4 cm，先端渐尖，下面通常绿色，有时带苍白色；叶柄长 5～15 mm，占全长的 1/4～3/5 具狭鞘，有卷须，脱落点位于近顶端。伞形花序单生于叶腋，有花 10 余朵；总花梗长 1～5 mm，明显短于叶柄，稀与叶柄近相等长；在总花梗与叶柄之间有一芽；花序托膨大，连同多数宿存的小苞片多少呈莲座状，宽 2～5 mm；花绿白色，六棱状球形，直径约 3 mm；雄花外花被片近扁圆形，宽约 2 mm，背面中央具纵槽；内花被片近圆形，宽约 1 mm，边缘有规则齿；雄蕊靠合，与内花被片近等长，花丝极短；雌花外形与雄花相似，但内花被片边缘无齿，具 3 枚退化雄蕊。浆果直径 7～10 mm，熟时紫黑色，具粉霜。花期 7～11月。果期 11 月至翌年 4 月。

生长在山坡，及山谷丛林中。

【药材】本品略呈圆柱形，稍扁或呈不规则条形，有结节状隆起，具短分枝，长 5～22 cm，直径 2～5 cm。表面黄棕色或灰褐色，凹凸不平，有坚硬的须根残基，分枝顶端有圆形芽痕，有的外皮现不规则裂纹，并有残留的鳞叶。质坚硬。切片呈长圆形或不规则形，厚 1～5 mm，边缘不整齐；切面类白色至淡红棕色，粉性，可见点状维管束及多数小亮点；质略韧，折断时有粉尘飞扬，以水湿润后有黏滑感。气微，味微甘、涩。

【化学成分】含皂苷类、黄酮及其苷类、酚苷类、挥发油、甾醇、有机酸、鞣质、树脂、淀粉等。主要有菝葜皂苷元、薯蓣皂苷元、提果皂苷元；落新妇苷（astilbin）、异落新妇苷（isoastilbin）、异黄杞苷（isoengelitin）、槲皮素（quercetin）、土茯苓苷（smiglianin）、3，5，4′-三羟基芪（Resveratrol）、（-）表儿茶精［（-）epicatechin］；正丁基-β-D-吡喃果糖苷、正丁基-α-D-吡喃果糖苷、正丁基-β-D-吡喃葡萄糖苷等。

【药理作用】

①对心血管系统的作用：土茯苓醋酸乙酯提取物0.5g/kg灌胃家兔，能预防耳静脉注射肾上腺素50μg/kg引起的家兔心律失常；土茯苓所含的甾体皂苷能显著降低实验性鹌鹑动脉粥样斑块发生率，对动脉粥样硬化有预防作用；土茯苓苷具有直接对抗异丙肾上腺素的作用，以及透过对异丙肾上腺素介导形成的氧自由基的直接清除，阻止脂质过氧化回应，从而保护缺血性心肌损伤。

②抗癌作用：土茯苓对黄曲霉毒素（$AF-B_1$）致大鼠肝癌的作用研究证明，进食土茯苓的大鼠肝γ-谷氨酰转肽酶（γ-GT）灶小于对照组平均每个灶的面积，差别非常显著，表明土茯苓对$AF-B_1$致肝癌有一定抑制作用。土茯苓在体外试验对子宫颈癌培养株系JTC226有抑制作用，抑制率在90%以上。

③抗炎作用：土茯苓能明显抑制二甲苯所致的耳壳及蛋清所致的小鼠足趾炎症；土茯苓水提物能明显抑制小鼠佐剂性关节炎。

④抗胃溃疡作用：土茯苓苷对水浸应激、利血平、幽门结扎所致的实验性胃溃疡小鼠模型显示能减少胃黏膜脂质过氧化反应，抗自由基损伤，促进胃液分泌，提高胃液pH值，从而从不同角度保护胃黏膜，减少溃疡的发生。

⑤其他作用：土茯苓中提取的落新妇苷对大鼠有明显的利尿作用；对感染钩端螺旋体的豚鼠有一定的保护作用。土茯苓煎剂对棉酚毒性有拮抗作用，而对棉酚的抑精作用无明显影响。

【性味归经】甘、淡，平。归肝、胃经。

【功能主治】除湿，解毒，通利关节。用于湿热淋浊，带下，痈肿，瘰疬，疥癣，梅毒及汞中毒所致的肢体拘挛，筋骨疼痛。

【用法用量】15～30g。

【选方】杨梅疮毒：土茯苓30g，水酒浓煎服。

大血藤
Daxueteng

【别名】红藤。

【来源】为木通科植物大血藤 *Sargentodoxa cuneata*（Oliv.）Rehd. et Wils. 的藤茎。秋季采收，切段或切片，晒干。

【原植物】落叶攀援灌木，长达10m。茎褐色，圆形，有条纹，光滑无毛。3出复叶，互生；叶柄长，上面有槽；中间小叶菱状卵形，长7～12cm，宽3～7cm，先端尖，基部楔形，全缘，有柄；两侧小叶较中间者大，斜卵形，先端尖，基部两边不对称，内侧楔形，外侧截形或圆形，几无柄。花单性，雌雄异株，总状花序腋生，下垂，具苞片，花多数，芳香；雄花黄色，花萼6片，长圆形，花瓣小，6片，菱状圆形，雄蕊6枚，花丝极短；雌花与雄花同；而有不发育雄蕊6枚，子房上位，1室，有1胚珠。浆果卵圆形。种子卵形，黑色，有光泽。花期3～5月。果期7～10月。（图片A027－01，彩图见459页）

生长在林下、溪边。

【药材】本品呈圆柱形，略弯曲，长30～60 cm，直径1～3 cm。表面灰棕色，粗糙，外皮常呈鳞片状剥落，剥落处显暗红棕色，有的可见膨大的节及略凹陷的枝痕或叶痕。质硬，断面皮部红棕色，有数处向内嵌入木部，木部黄白色，有多数细孔状导管，射线呈放射状排列。气微，味微涩。

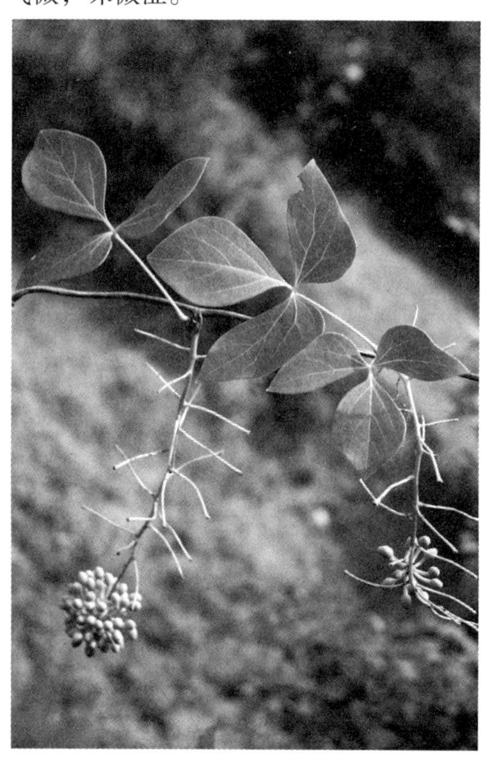

大血藤

【化学成分】茎含蒽醌类、三萜类、苷类、木质素、酚酸类、黄酮类、甾醇、鞣质及挥发油等。主要有大黄酚（chrysophanol）、大黄素（emodin）、大黄素甲醚；崩大碗酸（madasiatic acid）；毛柳苷（salidroside）、鹅掌楸苷、红藤苷（sargencuneside）、无梗五加苷（acanthoside）；（＋）－二氢愈创木脂酸；1－O－（香草酸）－6－（3″，5″－二－O－甲基－没食子酰基）－β－D－葡糖苷、（－）－表儿茶素、阿魏酸－对羟基苯乙醇酯、3－O－咖啡酰奎宁酸、3－O－咖啡酰奎宁酸甲酯、罗布麻宁（apocynin）、香草酸、3，4－二羟基－苯乙醇、4－羟基－苯乙醇、香荚兰酸（vanillic acid）、原儿茶酸（protocatechuric acid）、对－香豆酸－对－羟基苯乙醇酯；β－谷甾醇、β－胡萝卜苷；挥发性成分主要有δ－荜澄茄烯、α－杜松醇、δ－杜松醇等。

【药理作用】

①抑菌抗病毒作用：用平碟法试验，25%煎剂对金黄色葡萄球菌、乙型链球菌有极敏感抑菌作用，对大肠杆菌、绿脓杆菌、甲型链球菌、卡他球菌、白色葡萄球菌均有较高敏感抑菌作用。大血藤中分离出的三萜皂苷有明显的抗病毒效应。

②对胃肠道平滑肌作用：1%及5%大血藤水提醇沉液对小鼠肠段有明显的抑制作用，而对豚鼠离体肠段只需0.5%及2.5%即表现先兴奋后抑制作用。大剂量时能减弱乙酰胆碱的作用，大血藤5 g/kg及10 g/kg能明显抑制小鼠肠蠕动速度。

③抗炎抗过敏作用：藤茎中提取的糖苷类物质，能明显抑制绵羊生殖腺前列腺素合成酶的活性，也有明显的抗炎活性。复方红藤片治疗急性单纯性、早期化脓性阑尾炎，有效率达到90%以上。

④对心血管系统的作用：0.5%水提醇沉液对离体蟾蜍心脏有轻度抑制作用，

表现在心缩力减弱，心率减慢，心输出量减少；大血藤水溶性提取物给心肌梗死家兔和狗100 mg/kg静脉注射，能使已抬高的ST段显著下降，并能缩小心肌梗死范围和改善心肌梗死所致的心肌乳酸代谢紊乱。1%水提醇沉液对猪冠状动脉有短暂的收缩作用，其后出现持久的松弛作用。对治疗冠脉痉挛更有利。股静脉给麻醉猫大血藤0.1 g/kg，出现一过性降压作用，这种作用可被阿托品阻断，当切除两侧迷走神经，降压作用没有影响。提示大血藤的降压作用可能与外周胆碱能系统有关。连续7～10 d给小鼠腹腔注射大血藤3 g/kg（相当1/4 LD_{50}），血浆中cAMP（环核苷酸）量可明显增加，cGMP（环鸟苷酸）量减少不明显。大血藤水溶提取物能抑制血小板聚集，增加冠脉流量，抑制血栓形成，提高血浆cAMS水平，提高实验动物耐缺氧能力，扩张冠状动脉，缩小心肌梗塞范围。

⑤抗肿瘤作用：绿原酸对人慢性髓性白血病K562细胞的半数抑制浓度（IC_{50}）为972 μg/ mL，N－（对－羟基苯乙基）－阿魏酸酰胺在100μg/ mL浓度下对K562细胞的增殖抑制率为466%。流式细胞术检测表明，缩合鞣质B2对小鼠乳腺癌tsFT210细胞和K562细胞均显示G2/M期抑制作用，为一新的细胞周期抑制剂。

⑥其他作用：大血藤50 g/d长期服用治疗放化所导致的放射性白血病；红藤注射液能显著增加小鼠心肌对（^{86}铷）的摄取量；大血藤水提醇沉物小鼠腹腔注射（2 g/kg），能明显提高小鼠耐缺氧能力；注射液能显著提高小鼠常压缺氧或者减压缺氧存活时间。

【性味归经】 苦，平。归肝、大肠经。

【功能主治】 清热解毒，活血，祛风。用于肠痈腹痛，经闭痛经，风湿痹痛，跌扑肿痛。

【用法用量】 9～15 g。

【选方】

①风湿筋骨疼痛，经闭腰痛：大血藤18～30 g。水煎服。

②肠胃炎腹痛：大血藤10～15 g，水煎服。

③跌打损伤：大血藤、骨碎补各适量共捣烂，敷伤处。

大过路黄
Daguoluhuang

【来源】 为报春花科植物叶头过路黄 *Lysimachia phyllocephala* Hand-Mazz. 的全草。夏季采收，晒干。

【原植物】 茎高10～20 cm，下部生根，有沟，密被多细胞的长柔毛。单叶对生，至顶端则密集；叶片纸质；阔心脏形或卵形、卵状披针形，长3～5.5 cm，全缘，有睫毛及小腺点，上面深绿色，下面肉红色。花单生于枝顶部的叶腋内，密集成头状；苞片椭圆形，呈叶状；花萼5深裂，裂片披针形；花冠黄色，下部筒状，先端5裂，花丝上分下合；子房上位，卵圆形，柱头头状。蒴果球形，褐色，基部有宿存萼；种子近圆形。花期4～7月。果期6～9月。（图片A089－03，彩图见481页）

生长在丘陵路边、沟溪或河边。

【性味】 淡，平。

【功能主治】 祛风，清热，化痰。治风热喉痛，咳嗽，大便带血，坠胀，肚子硬痛，热毒疮。

【用法用量】 25～50 g。外用：捣敷。

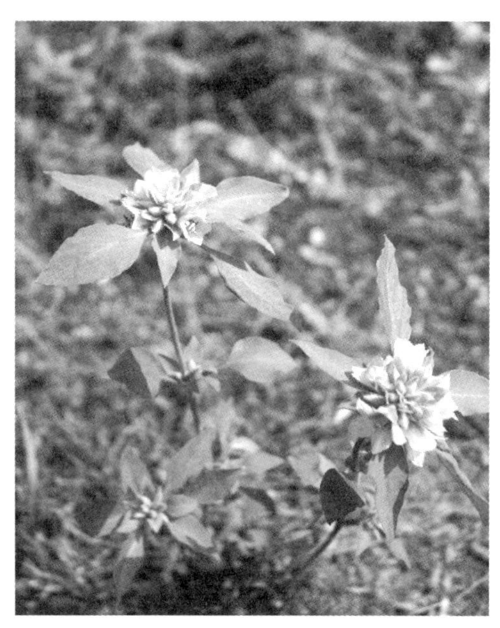

叶头过路黄

山　药
Shanyao

【来源】为薯蓣科植物薯蓣 *Dioscorea opposita Thunb*. 的根茎。秋、冬季茎叶枯萎后采挖，切去根头，除去外皮及须根，干燥。

【原植物】多年生缠绕草本。块茎肉质肥厚，略呈圆柱形，垂直生长，长可达1m，直径2～6cm，外皮灰褐色，生有须根。茎细长，蔓性，通常带紫色，有棱，光滑无毛。叶对生或3叶轮生，叶腋间常生珠芽（名零余子）；叶片形状多变化，三角状卵形至三角状广卵形，长3.5～7 cm，宽2～4.5 cm，通常耳状3裂，中央裂片先端渐尖，两侧裂片呈圆耳状，基部戟状心形，两面均光滑无毛；叶脉7～9条基出；叶柄细长，长1.5～3.5cm。花单性，雌雄异株；花极小，黄绿色，成穗状花序；雄花序直立，两至数个聚生于叶腋，花轴多数成曲折状；花小，近于无柄，苞片三角状卵形；花被6片，椭圆形，先端钝；雄蕊6枚，花丝很短；雌花序下垂，每花的基部各有2枚大小不等的苞片，苞片广卵形，先端长渐尖；花被6；子房下位，长椭圆形，3室，柱头3裂。蒴果有3翅，果翅长几等于宽。种子扁卵圆形，有阔翅。花期6～9月，果期7～11月。（图片A136－02，彩图见506页）

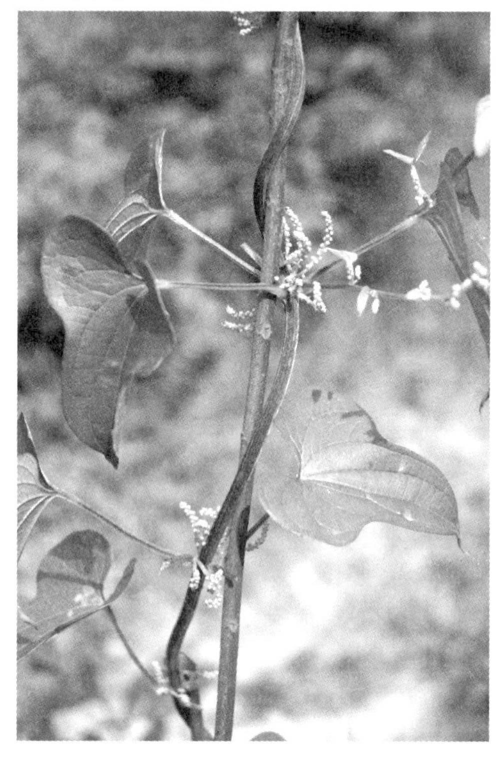

薯　蓣

生长在山谷林下，溪边，路旁及山野向阳处。

【药材】本品略呈圆柱形，弯曲少而稍扁，长5～30 cm，直径1.5～6 cm，表面黄白色或淡黄色，有纵沟、纵皱纹及须根痕，偶有浅棕色外皮残留。体重，质坚实，不易折断，断面白色，粉性。气微，味淡，微酸，嚼之发黏。

【化学成分】根主要含生物碱、皂

苷、黄酮类、蛋白质、氨基酸、脂肪、淀粉、黏液质、多糖及微量元素等。主要有盐酸多巴胺（dopaminehydro-choride），四氢异喹啉（tetrahydroisoquinoline），山药碱（batatasin）Ⅰ、Ⅱ、Ⅲ、Ⅳ、Ⅴ，尿囊素（allantoin）等。

茎叶含薯蓣皂苷元（diosgenin）、谷甾醇、豆甾醇、胆甾醇等。

【药理作用】

①免疫调节作用：淮山药多糖可明显促进正常小鼠腹腔巨噬细胞吞噬功能和正常小鼠的淋巴细胞转化，也可明显促进正常小鼠溶血素和溶血空斑的形成，同时也能明显提高正常小鼠外周血T细胞百分比。

②抗氧化、延缓衰老作用：腹腔注射山药多糖RP可以增加对D-半乳糖所致代谢衰老模型小鼠体内谷胱甘肽过氧化物酶、过氧化氢酶、超氧化物歧化酶和脑Na/K-ATP酶的活性，并降低过氧化脂质、脂褐质含量以及脑单胺氧化酶B活性，表现出明显的抗衰老作用；淮山药总黄酮提取液对Fenton体系产生的—OH自由基有很好的清除作用。

③降血糖、降血脂作用：山药能降低四氧嘧啶致糖尿病小鼠模型的血糖和血脂含量，提高肝糖元和心肌糖元含量；还能显著降低糖尿病小鼠组织丙二醛（MDA）的含量。以山药提纯淀粉喂食动脉粥样硬化的小鼠，能降低其血清类脂质浓度及其主动脉和心脏的糖浓度，饲喂游离胆固醇和含有胆固醇食物的小鼠，能降低其血液胆固醇浓度。

④抗肿瘤、抗突变作用：50 mg/kg的山药多糖对Lewis肺癌有显著地抑制作用，而150 mg/kg以上的山药多糖对B16黑色素瘤有显著的抑制效果；采用Ames标准平板掺入法（平皿掺入法）测定山药多糖具有抗突变作用。

⑤调节脾胃功能：山药能抑制正常大鼠胃排空运动和肠推进作用，也能明显对抗苦寒泻下药引起的大鼠胃肠运动亢进，胃肌电显示山药可降低大鼠胃电慢波幅，同时能明显对抗大黄所引起的慢波波幅升高；进一步的研究还表明，山药能明显拮抗氯化乙酰胆碱及氯化钡引起的大鼠离体回肠强直性收缩，但不能对抗盐酸肾上腺素引起的离体十二指肠或回肠的抑制作用；怀山药能提高利血平脾虚小鼠脑内单胺递质水平，显示健脾益气作用。

【性味归经】甘，平。归脾、肺、肾经。

【功能主治】补脾养胃，生津益肺，补肾涩精。用于脾虚食少，久泻不止，肺虚喘咳，肾虚遗精，带下尿频，虚热消渴。

【用法用量】15～30 g。

【选方】

①脾虚久泻：山药、党参各12 g，白术、茯苓各9 g，六曲6 g，水煎服。

②糖尿病：山药、天花粉、沙参各15 g，知母、五味子各9 g，水煎服。

【附注】薯蓣 *Dioscorea opposita* Thunb. 的藤（山药藤）、叶腋间的珠芽（零余子）亦供药用。山药藤味甘，性平，煎水熏洗或捣敷，治皮肤湿疹、丹毒。

零余子味甘，性温；归肾经。具有补虚，强腰脚之功能。可治病后耳聋等。

山　楂
Shanzha

【来源】为蔷薇科植物山楂 *Crataegus pinnatifida* Bge. 的果实。秋季果实成熟时采摘，切片，干燥。

【原植物】落叶乔木或大灌木，高达8m，树皮棕褐色，分枝多，枝条无刺具短刺，无毛。单叶互生，具托叶，托叶卵圆形至卵状披针形，边缘具锯齿；叶柄长2～4 cm；叶片阔卵形、三角卵形至菱状卵形，长6～12 cm，宽5～8 cm，先端尖，基部楔形，边缘有5～9羽状裂片，裂片有尖锐和不整齐的锯齿，上面绿色，有光泽，下面色较淡，两面脉上均被短柔毛；萼片5，绿色，基部连合成环状，上部五齿裂；花冠白色或带淡红色，直径8～13 mm，花瓣5片，离生，倒宽卵形，长和宽均为6 mm；雄蕊20枚，不等长；心皮5个，子房下位，5室，各室具一胚珠，花柱5个，柱头圆形。梨果球形或圆卵形，直径约2.5 cm，深红色。具多数白色斑点，果之顶端有外曲的宿存花萼。种子5枚。花期5～6月。果期8～10月。（图片A041－01，彩图见465页）

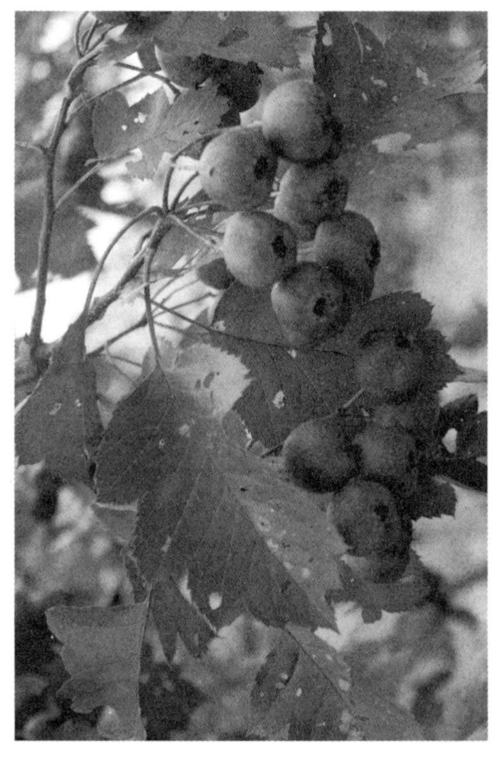

山楂

生长在河岸的沙土或干燥多沙石的山坡上。多为栽培。

【药材】本品为圆片形，皱缩不平，直径1～2.5 cm，厚0.2～0.4 cm。外皮红色，具皱纹，有灰白色小斑点。果肉深黄色至浅棕色。中部横切面具5粒浅黄果核，但核多脱落而中空。有的片上可见短而细的果梗或花萼残迹。气微清香，味酸，微甜。

【化学成分】含黄酮类、黄烷醇类及其聚合物、有机酸类、三萜类和氨基酸类。主要有洋芹素（apigenin），木犀草素（luteolin），牡荆素，异牡荆素，山楂苷（pinnatifinoside）A、B、C、D、I，红蓼素（orientin），异红蓼素（isoorientin），槲皮素（ouercetin），山柰酚（kaempferol），草质素（herbacetin）；儿茶素，表儿茶素，白矢车菊素；柠檬酸，安息香酸，没食子酸，原儿茶酸，氯原酸（chlorogenic acid），咖啡酸（caffeic acid），阿魏酸（fumalic acid），茴香酸，香草酸；熊果酸（ursolic acid）、科罗索酸（corosolic acid）、β－香树脂（β－amyrin）、乌发醇（uraol）、齐墩果酸（oleanolic acid）、山楂酸（crataegolic acid）、白桦醇（betulin）等。

山楂叶含黄酮及其苷类、三萜类、有机酸类、生物碱、氨基酸、多糖、维生素、微量元素等。主要有金丝桃苷（hyperoside）、牡荆素、山柰酚、槲皮素、芦丁；山楂酸、熊果酸、乌索酸；绿原酸、咖啡酸、苹果酸、枸橼酸等。

【药理作用】

①促消化作用：口服山楂能增加胃中酸酶类分泌，促进消化，所含解脂酶亦能促进脂肪类食物的消化。

②对心血管系统的作用：经动物试验证明，山楂可使血管扩张，冠状动脉血液流增加，血压下降。

③降血脂作用：山楂乙醇总提取物和40%乙醇洗脱部分能够明显的降低高脂血症小鼠血清中TC、TG、LDL－C水平和AI值，显著升高血清中HDL－C水平；水提取物、水洗脱部分和60%乙醇洗脱部分能够明显降低高脂血症小鼠血清中TG和AI，升高血清中HDL－C水平；20%乙醇洗脱部分能够明显降低高脂血症小鼠血清中TC、TG和AI；100%乙醇洗脱部分能够明显降低高脂血症小鼠血清中TC水平和AI值，显著升高血清中HDL－C水平。

④其他作用：山楂在体外对痢疾杆菌有较强的抑制作用；焦山楂对痢疾杆菌及绿脓杆菌均有抑制作用。山楂酸有强心作用，花、叶制剂亦有强心，降压作用。山楂叶总黄酮在体内、外均有明显的抗血小板聚集作用。山楂叶总黄酮浸膏对家兔有利尿作用。山楂对子宫有收缩作用。

【性味归经】 酸、甘，微温。归脾、胃、肝经。

【功能主治】 消食积，散瘀血，驱绦虫。治肉积，癥瘕，痰饮，痞满，吞酸，泻痢，肠风，腰痛，疝气，产后儿枕痛，恶露不尽，小儿乳食停滞。

【用法用量】 8～12 g；或入丸、散。外用：煎水洗或捣敷。

【选方】

①伤食腹胀，消化不良：炒山楂、炒麦芽、炒莱菔子、陈皮各9 g，水煎服。

②细菌性痢疾：山楂、红糖各30 g，红茶9 g，水煎服。

③血脂过高症：山楂根、茶树根、荠菜花、玉米须各30 g。水煎服，每天1剂。

【附注】

①中药山楂另一种来源植物为山里红 *Crataegus pinnatifida* Bge. *var. major* N. E. Br.。

②山楂 *Crataegus pinnatifida* Bge. 或山里红 *Crataegus pinnatifida* Bge. *var. major* N. E. Br. 的叶（山楂叶）亦供药用。山楂叶味酸，性平。归肝经。具有活血化瘀，理气通脉之功能。用于肠滞血瘀，胸闷憋气，心悸健忘，眩晕耳鸣。内服用量3～10 g；或泡茶饮。

山　橿
Shanjang

【别名】 钓樟、土沉香、香棍。

【来源】 为樟科植物山橿 *Lindera reflexa* Hemsl. 的干燥根及茎枝。秋、冬季或早春砍取茎枝，再挖取根。剁成块片状，阴干。

【原植物】 落叶灌木或小乔木，幼时被绢毛。小枝带棕紫色。叶互生，纸质，圆卵形至倒卵形，长6.5～10 cm，宽3.5～6.5 cm，先端钝，基部宽楔形至钝圆楔形，上面无毛，深绿色，下面较灰，稍被细毛，叶脉羽状，侧脉6～7对，侧脉之间有弯曲的网脉相连；叶柄细弱，无毛，长达1.2 cm。花黄色，先叶开放，着生裸枝的先端；伞形花序有短总梗，有花5朵，总苞片早落；花梗长7～9 mm，密被柔毛；花被片宽倒卵状长圆形，长约4 mm，反卷，稍被毛，密被透明小点；花药也有腺点。果近球形，熟时红色，先端微尖，直径5～6 mm，总梗长6 mm，果梗长约1.5 cm，均稍被柔毛，果梗先端稍膨大，粗约3 mm。花期3～4

月，果期7～8月。（图片A032－02，彩图见463页）

生长在山坡林缘或路旁灌木丛中。

【药材】本品为不规则的块片状，大小厚薄不等，长3～10 cm，宽2～5 cm，厚0.5～2 cm。表面残存红棕色栓皮，除去栓皮后为淡黄色，具少量支根及支根痕，劈开面呈淡黄色。纵向撕裂纹理纤维状。质地坚硬，不易折断，气香，味辛。

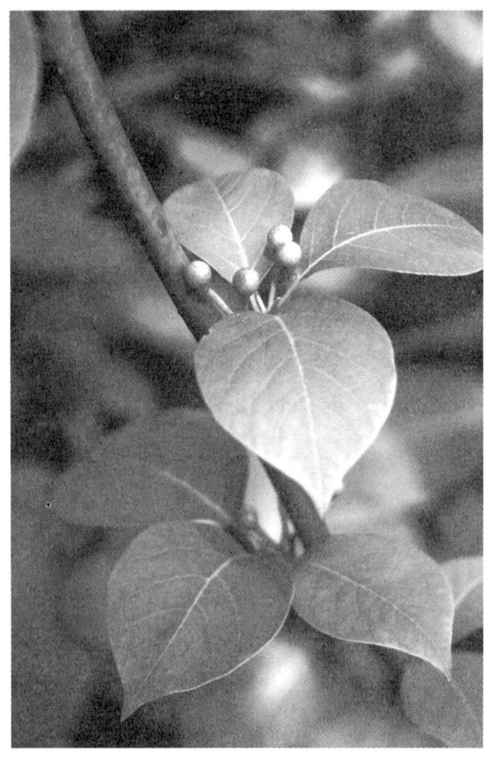

山　橿

【鉴别】取本品粉末1 g（茎枝2 g），加乙醇30 mL，水浴加热回流30min，取出，放凉，滤过，滤液于水浴上蒸至近干，残渣加乙醇1 mL溶解，作为供试品溶液。另取球松素对照品，用乙醇制成每1 mL含1mg的溶液，作为对照品溶液，分别吸取上述两种溶液各5 μL点于同一硅胶G薄层板上，以石油醚（60～90 ℃）－乙酸乙酯（9∶1）为展开剂，展开，取出，晾干，喷以10%氯化铝乙醇溶液，置紫外光灯（365 nm）下观察，供试品色谱中，在与对照品色谱相应的位置上，显相同颜色的斑点。

【化学成分】含黄酮类、生物碱、挥发油等。主要有球松素（pinostrobin）、生松素（pinocembrin）、乔松素、银松素；月桂碱（launobine）、钓樟卡品碱（lindcarpine）、新木姜子碱（laurolistine）。茎枝中含量均较低。

【药理作用】山橿挥发油、球松素对小白鼠试验均有抗炎、镇痛、抗溃疡和促进胃排空的作用；挥发油较球松素效果更好。

【性味】辛，温。

【功能主治】行气止痛，止血，消肿。治胃痛，胃胀，疥癣，风疹。

【用法用量】10～15 g。

【选方】①胃寒疼痛：山橿根剁碎15～25 g，水煎服。或服用其制剂胃疼宁片（以山橿为主药）。

山木通
Shanmutong

【来源】为毛茛科植物山木通 *Clematis finetiana* Levl. et Vant. 的全株。四季可采，晒干。

【原植物】藤本。茎长达4 m，无毛，有纵棱。3出复叶，间有单叶，对生；叶柄旋卷；小叶披针形、宽卵形或卵状长方形，长6～9 cm，宽2～3.5 cm，基部圆形，先端尖或长尖。全缘，革质。单花或2～3花，有时5花成总状花序，腋生；苞片线形，长尖或先端具3齿，有短直毛；花梗长5～12 cm，小苞片2枚，线形，有毛；花柄中间有时有微小苞片；

花白色，直径 3 ~ 5 cm，花被 4 片，有时较多，披针形，下面沿边有密绒毛，雄蕊多数，花丝扁；雌蕊甚密，子房及花柱均有长直毛。瘦果纺锤形而扁，长 5 mm，有黄色直毛，柱头宿存，有羽状毛。花期 5 ~ 6 月，果期 8 ~ 9 月。

生长在山坡疏林，溪边及路旁灌木丛中。

【性味】 苦，温。

【功能主治】 祛风利湿，活血解毒。治风湿关节肿痛，肠胃炎，疟疾，乳痈，牙疳，目生星翳。

【用法用量】 15 ~ 30 g。

【选方】 跌打损伤：山木通茎叶（鲜）60 g，茜草根 15 g。水酒煎服。

山胡椒
Shanhujiao

【别名】 牛筋树、牛筋条。

【来源】 为樟科植物牛筋树 *Lindera glauca*（Sieb. et Zucc.）Bl. 的果实。秋季果实成熟时采摘，晒干。

【原植物】 落叶灌木或小乔木，高达 6m。树皮平滑，灰白色。小枝深灰色或灰棕色，幼时有毛。叶互生，薄革质，长圆状椭圆形，长 4 ~ 8 cm，宽 2 ~ 4 cm，先端宽急尖，基部圆形或渐尖；羽状叶脉，叶脉在上面稍下陷，在下面稍隆起，上面暗绿色而无毛，下面灰色或苍白黄绿色，叶脉处被毛，其余各处稍被柔毛，后变无毛；叶柄长 3 ~ 6 mm，几乎无毛。雌雄异株，伞形花序近无总梗，先叶或与叶同时开放；雌花着生二年生枝条上，腋生，花梗被柔毛，花绿黄色，无毛，子房无毛，退化雄蕊 6 ~ 9 枚。果球形，直径 6 ~ 7 mm，成熟时黑色。花期 4 月，果期 8 ~ 9 月。（图片 A032 - 01，彩图见 463 页）

生长在丘陵、山坡的灌木丛或疏林中。

【化学成分】 果实含挥发油、脂肪酸等。其挥发油的主要成分有 α - 蒎烯（α - pinene）、β - 蒎烯（β - pinene）、莰烯（eamphene）、罗勒烯（ocimene）、1，8 - 桉叶素、龙脑、柠檬醛、对 - 伞花素、黄樟油素、乙酸龙脑酯、γ - 广藿香烯等。

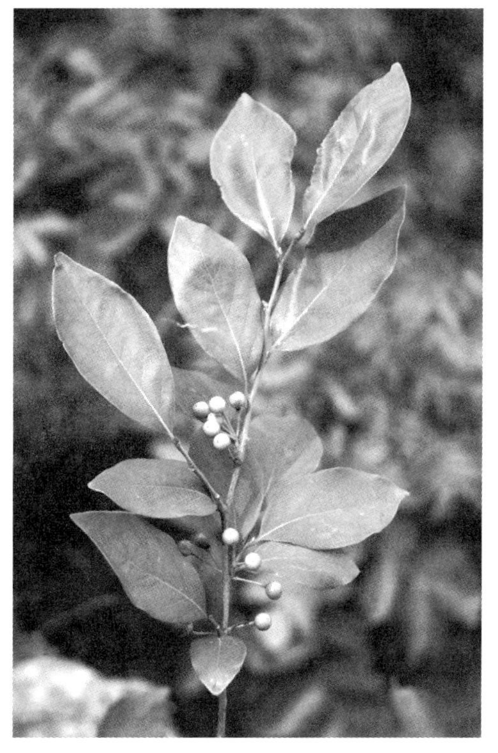

牛筋树

山胡椒的树皮中分离得到牛心果碱（+）- reticuline 和（+）- norcinna molaurin 等。

叶含挥发油，主要成分有 β - 水芹烯、月桂烯、香树烯、γ - 杜松烯、别罗勒烯、杜松烯、（+）- δ - 杜松烯等。

【药理作用】

①抗菌作用：挥发油对卡他奈氏球

菌、乙型链球菌、肺炎双球菌、甲型链球菌、炭疽杆菌和宋内氏痢疾杆菌的抗菌作用最强（抗菌效价为 1/640 ~ 1/5120）；对金黄色葡萄球菌、白色葡萄球菌，伤寒杆菌、鲍氏痢疾杆菌、福氏痢疾杆菌和绿脓杆菌次之（抗菌效价1/60 ~ 1/320），对大肠杆菌和变形杆菌亦有一定程度的抗菌作用（抗菌效价 1/80）。

②抗真菌作用：山胡椒果实挥发油（水蒸气蒸馏提取）对新型隐球菌、白色念珠菌、申克孢子丝菌、羊毛状小孢子菌、石膏样小孢子菌、黄曲霉、黑根霉和球毛壳霉均有明显的抑制活性。

③抗病毒作用：山胡椒果实挥发油在鸡胚外有抗流感病毒的作用，其效价为 1:80。

【性味】辛，温。

【功能主治】治中风不语，心腹冷痛。

【用法用量】3 ~ 15 g。

【选方】

①中风不语：山胡椒干果、黄荆子各 3 g。共捣碎，开水泡服。

②胃气痛：山胡椒根粉成细粉 5 g，温开水送服。

③治感冒头痛发热：山胡椒枝叶 30 g，白马骨 20 g。水煎服。

【附注】牛筋树 *Lindera glauca* (Sieb. et Zucc.) Bl. 的根（山胡椒根）、叶（山胡椒叶）亦供药用。山胡椒根味辛，性温。具有祛风湿，散瘀血，通络脉之功能。治风湿麻木，筋骨疼痛，脘腹冷痛，跌打损伤。内服用量 15 ~ 30 g，或泡酒用。

山胡椒叶味淡，性平。具有祛风，解毒，散瘀，止血之功能。治感冒，筋骨疼痛，痈疮肿毒，跌打创伤。内服用量 9 ~ 15 g；外用适量，捣敷或研末调敷。

山莴苣
Shanwoju

【别名】苦菜。

【来源】为菊科植物山莴苣 *Lactuca indica* L. 的全草。春季采收，晒干。

【原植物】二年生草本。茎直立，高 80 ~ 120 cm，或更高，无毛。叶互生，多变异，下部叶早落；中部叶无柄，线形或线状披针形，长 10 ~ 30 cm，宽 1.5 ~ 8.5 cm，先端渐尖，基部扩大呈戟形半抱茎，全缘或倒向羽状全裂或深裂，叶脉羽状；上部叶变小，线状披针形或线形，两面无毛或背面中脉被疏毛。头状花序顶生，排列成圆锥状；总苞下部膨大，苞片多列，呈覆瓦状排列；舌状花淡黄色；雄蕊 5 枚；子房下位，花柱纤细，柱头 2 裂。瘦果卵形而扁，黑色，喙短，喙端有白色冠毛一层。花期 7 ~ 9 月，果期 8 ~ 10 月。

生长在路边、荒地。

【化学成分】含黄酮类、三萜类、甾醇类及有机酸等。主要有木犀草素（luteolin）、芹菜素（apigenin）、槲皮素（quercetin）、槲皮素 -3-O- 葡萄糖苷、芹菜素 -7-O- 葡萄糖醛酸苷、芹菜素 -7-O- 葡萄糖苷；齐墩果酸（oleanlic acid）、α-香树脂醇（α-amyrin）、β-香树脂醇（β-amyrin）；蒲公英甾醇（Taraxasterol）、β-谷甾醇、胡萝卜苷；对羟甲基苯甲酸（p-hydroxymethyl benzoic acid）；正二十六醇等。

【性味】微苦。

【功能主治】清热解毒，凉血，消肿止痛。用于扁桃腺炎，咽炎，疮疖肿毒，乳痈，宫颈炎等。

【用法用量】6～9 g。外用适量，捣敷。

山藿香
Shanhuoxiang

【别名】血见愁。

【来源】为唇形科植物山藿香 *Teucrium viscidum* Bl. 的全草。7～8 月采收。

【原植物】多年生草本，高 30～70 cm。茎直立，上部混生腺毛和短腺毛。单叶对生；叶片卵形或矩圆形，长 3～6 cm，宽 1.5～3 cm，纸质，先端短尖，边缘有不规则的粗钝齿，基部楔形；上面绿色，秃净，主脉上具短毛；下面浅绿色，脉上有疏毛，老则渐次脱落，具腺点；叶柄长 1.7～3 cm。腋生及顶生的疏散分枝总状花序，长 2.5～5 cm；花柄有短毛；苞片披针形；萼钟状，宿存，5 裂，上唇 2 裂较大，下唇 3 裂，前端均尖，表面有黏质长毛及腺点，结果时较为膨大；花冠淡红色；雄蕊 4 枚，突出，花药 2 室，卵圆形；雌蕊 1 枚，柱头 2 裂。小坚果 4 枚，圆形，径约 1 mm，黄褐色，表面有微细皱纹。花期 7～8 月，果期 8～9 月。

生长在荒地、路边、林下阴湿处。

【化学成分】含二萜类、氨基酸、有机酸、糖类。主要有山藿香素（teucvin）、山藿香定（teucvidin）、teufflin、teuspinin、6－α－hydroxyteuscordin 等。

【性味】辛，凉。

【功能主治】凉血散瘀，消肿解毒。治吐血，肠风下血，跌打损伤，痈肿，痔疮，流火。

【用法用量】15～30 g；外用适量，鲜品捣烂外敷或煎水熏洗。

【选方】睾丸肿痛：山藿香 3～6 g，研末，冲酒服。

小　蓟
Xiaoji

【别名】刺儿菜、刺菜。

【来源】为菊科植物小蓟 *Cirsium setosum*（Willd.）MB. 的地上部分。夏、秋二季开花时采割，除去杂质，晒干。

【原植物】多年生草本，具长匍匐根。茎直立，高 25～50 cm。稍被蛛丝状绵毛。基生叶花期枯萎；茎生叶互生，长椭圆形或长圆状披针形，长 5～10 cm，宽 1～2.5 cm，两面均被蛛丝状绵毛，全缘或有波状疏锯齿，齿端钝而有刺，边缘具黄褐色伏生倒刺状牙齿，先端尖或钝，基部狭窄或钝圆，无柄。雌雄异株，头状花序单生于茎顶或枝端；总苞钟状，苞片 5 裂，疏被绵毛，外列苞片极短，卵圆形或长圆状披针形，顶端有刺，内列的呈披针状线形，较长，先端稍宽大，干膜质；花冠紫红色；雄花细管状，长达 2.5 cm，5 裂，花冠管部较上部管檐长约 2 倍，雄蕊 5 枚，聚药，雌蕊不育，花柱不伸出花冠外；雌花花冠细管状，长达 2.8 cm，花冠管部较上部管檐长约 4 倍，子房下位，花柱细长，伸出花冠管之外。瘦果长椭圆形，无毛，冠毛羽毛状，淡褐色，在果熟时稍较花冠长或与之等长。花期 5～7 月，果期 8～9 月。（图片 A118－19，彩图见 498 页）

生长在路旁、田间、荒丘。

【药材】本品茎呈圆柱形，有的上部分枝，长 5～30 cm，直径 0.2～0.5 cm；表面灰绿色或带紫色，具纵棱及白色柔

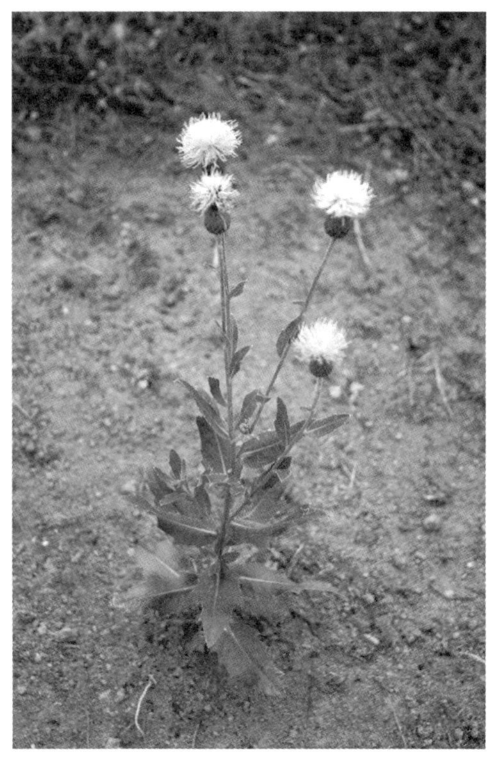

小 蓟

毛；质脆，易折断，断面中空。叶互生，无柄或有短柄；叶片皱缩或破碎，完整者展平后呈长椭圆形或长圆状披针形，长3～12cm，宽05～3cm；全缘或微齿裂至羽状深裂，齿尖具针刺；上表面绿褐色，下表面灰绿色，两面均具白色柔毛。头状花序单个或数个顶生；总苞钟状，苞片5～8层，黄绿色；花紫红色。气微，味微苦。

【化学成分】含黄酮类、有机酸类、三萜类、生物碱、木脂素类、甾醇类等。主要有蒙花苷（linarin）、芦丁（rutin）、刺槐素（acacetin）、苜蓿素（tricin）、芹菜素（apigenin）、苜蓿素－7－O－β－D－葡萄糖、洋芹素－7－O－β－D－葡萄糖醛酸丁酯；原儿茶酸（protocatechuicacid）、咖啡酸（protocatechuic acid）、绿原酸（chlorogenicacid）；乌苏甲酯、齐墩果酸、ψ－乙酰蒲公英甾醇、蒲公英甾醇（traxasterol）；4－羟基－β－苯乙胺（酪胺）（triacontanol）；β－谷甾醇（β－sitosterol）和豆甾醇（stigmasterol）等。

【药理作用】

①止血作用：小蓟浸剂能缩短小鼠断尾出血时间；水煎液及醚提部分能缩短小鼠凝血时间；止血有效成分是绿原酸及咖啡酸。小蓟止血主要通过收缩局部血管，抑制纤溶而发挥作用。

②对心血管系统的作用：小蓟水煎剂和乙醇提取物对离体兔心、豚鼠心房肌有增强收缩力和频率的作用，普萘洛尔可阻滞此作用。水煎剂能增强兔主动脉条的收缩作用，此作用可被酚妥拉明所拮抗，说明小蓟对肾上腺素能受体有激动作用，提取分离的有效成分酪胺对大鼠有显著升压作用。每克小蓟所含升压物质相当于去甲肾上腺素14μg，升压作用可为可卡因、麻黄碱增强，为麦角毒等所对抗。煎剂或酊剂按70mg/kg静脉注射，对麻醉犬、兔均有类似肾上腺素的升压作用，同时肾容积和脾容积缩小；对离体蛙心及兔心亦呈类似肾上腺素的兴奋作用；对兔耳血管及大鼠下肢灌流均可使血管显著收缩，这些作用的产生可能是儿茶酚胺类物质所致。

③抑菌作用：水煎剂对白喉杆菌、肺炎球菌、溶血性链球菌、金黄色葡萄球菌、绿脓杆菌、变形杆菌、福氏痢疾杆菌、大肠杆菌、伤寒杆菌、副伤寒杆菌等均有抑制作用；乙醇浸剂1∶30000时对人型结核菌即有抑制作用。

④抑癌作用：小蓟水提液能使人白血病细胞K562、肝癌细胞HepG2、宫颈癌细胞Hela、胃癌细胞BGC823的细胞形态发生皱缩、变圆、脱壁、裂碎等变化，生长受到明显抑制，抑制率最高可达

86.03%。

⑤其他作用：煎剂或酊剂对离体兔肠有抑制作用；对甲醛性关节炎有一定程度的消炎作用；能降低血胆固醇并有利胆作用。

【性味归经】 甘、苦，凉。归心、肝经。

【功能主治】 凉血止血，祛瘀消肿。用于出血，吐血，尿血，便血，崩漏下血，外伤出血，痈疽疮毒。

【用法用量】 5～12 g。外用鲜品适量，捣烂敷患处。

【选方】

①传染性肝炎：鲜小蓟根状茎 60 g，水煎服。

②功能性子宫出血：鲜小蓟 60 g，水煎分 2 次服。尿血另加荠菜 15～30 g。

千里光

Qianliguang

【别名】 九里明。

【来源】 为菊科植物千里光 *Senecio scandens* Buch, - Ham. 的干燥地上部分。夏、秋季枝叶茂盛，花将开放时采割，鲜用或晒干。

【原植物】 多年生草本。茎曲折，攀援，长 2～5 m，多分枝，初常被密柔毛，后渐无毛。叶有短柄，椭圆状三角形，或卵状披针形，长 6～12 cm，宽 2～4.5 cm，先端长渐尖，基部戟形至截形，边缘有深或浅齿，或叶的下部有 2～4 对深裂片，稀近全缘，两面无毛或下面被短毛。头状花序多数，在茎及枝端排列成复总状的伞房花序，总花梗常反折或开展，被密微毛，有细浅形苞叶；总苞筒状，长 5～7 mm，基部有数个线形小苞片，总苞片 1 层，有 12～13 枚，线状披针形，先端渐尖；舌状花黄色，有 8～9 朵，长约 10 mm；筒状花多数。瘦果圆柱形，有纵沟，被短毛；冠毛白色，约与筒状花等长。花果期 9～10 月。（图片 A118-16，彩图见 498 页）

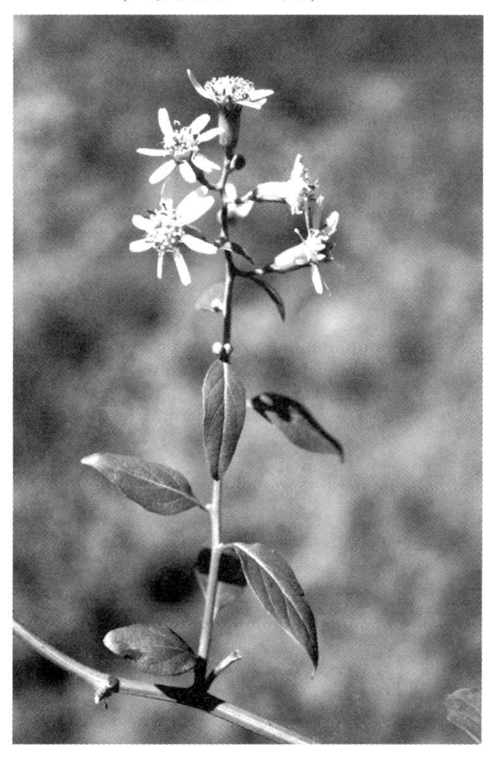

千里光

生长在路旁、沟边、林下及旷野间。

【药材】 本品茎细长，稍折曲，上部有分枝，基部木质，长达 1m 以上；表面灰绿色、黄棕色或紫褐色，具细纵棱。质坚硬，断面髓部白色。叶互生，多卷缩或破碎，完整者展平后呈三角形、卵圆形或卵状披针形，边缘有不规则的锯齿、微波状或近全缘，少有深裂，两面有细柔毛。有的枝稍带有橘黄色头状花序。气微，味微苦。

【化学成分】 含黄酮类、三萜类、生物碱、有机酸、酚类、挥发油、鞣质等。主要有金丝桃苷（hyperoside）、蒙花苷

(linarin)、毛茛黄素（flavoxanthin）、菊黄素（chrysanthemaxanthin）；羽扇烯酮（lupenone）、齐墩果烷（oleanane）；吡咯里西定生物碱（pyrrolizidine alkaloids, PAs）、adonifoline；β-谷甾醇、胡萝卜苷、对羟基苯乙酸、2-（1，4-二羟基环乙烷基）-乙酸、对羟基苯乙酸、香荚兰酸、水杨酸等。

【药理作用】

①抗菌杀虫作用：千里光水煎剂（浓度为1∶1）体外试验证明有广谱抗菌作用，尤其对金黄色葡萄球菌、白色葡萄球菌、固紫染色阴性球菌、流感杆菌、伤寒杆菌、痢疾杆菌、绿脓杆菌及钩端螺旋体均有较强的抗菌作用；且调节pH至酸性或除去鞣质后，对其抗菌作用并无影响。本品50%煎剂在体外有抗钩端螺旋体的作用；在体外对人阴道滴虫有一定的抑制作用。

②抗肿瘤作用：千里光碱可阻滞细胞周期，抑制肿瘤细胞DNA合成，促进细胞凋亡，改善黑色素瘤细胞的超微结构，从而发挥抑制肿瘤的作用。

③镇痛作用：千里光全草粉的70%乙醇提取液冻干粉（SCE），采用醋酸扭体法和热板法研究结果发现122.72 mg/kg SCE具有显著的镇痛作用；采用骨髓微核试验研究结果发现130.90 mg/kg SCE对雌雄小白鼠均不具有致突变作用。

毒性 千里光60%乙醇提取物对小鼠腹腔注射的LD_{50}为2.206 mg/kg，95%可信限为1.867～2.607 mg/kg，表明千里光60%乙醇提取物属低毒性物质。进一步研究发现，虽然吡咯里西啶生物碱类本身没有毒性，但是其在人体肝脏内的代谢产物——代谢吡咯（metabolic pyrroles）能迅速地同有关的酶、蛋白、DNA及RNA结合，引起各种毒性。PAs具有有趣的生理活性，其中一些有肝毒、致畸、致突变、致癌等毒性，而另一些则表现出抗肿瘤活性。

【性味】苦，寒。

【功能主治】清热解毒，明目，止痒。用于风热感冒，目赤肿痛，泄泻痢疾，皮肤湿疹，疮疖。

【用法用量】15～30 g。外用适量，煎水熏洗或捣敷。

【注意】本品所含生物碱有肝毒、致畸、致突变、致癌等毒性。内服宜慎。

【选方】

①各种炎症性疾病：千里光片，每日4次，每次服3片（相当于生药30 g）。

②急性、亚急性、慢性结膜炎、沙眼：50%千里光眼药水，滴眼，2～4 h 1次，每次1～2滴。

③皮肤瘙痒症，过敏性皮炎：千里光90 g，煎水洗。

女贞子
Nuzhenzi

【别名】女贞。

【来源】为木犀科植物女贞 *Ligustrum lucidum* Ait. 的成熟果实。冬季果实成熟时采收，除去枝叶，稍蒸或置沸水中略烫后干燥；或直接干燥。

【原植物】常绿大灌木或小乔木，高达10 m。树皮灰色至浅灰褐色，枝条光滑，具皮孔。叶对生，叶柄长1～2 cm，上面有槽；叶片革质，卵形至卵状披针形，长5～14 cm，宽3.5～6 cm，先端渐尖至锐尖，基部阔楔形，全缘，上面深绿色，有光泽，下面淡绿色，密布细小的透明腺点，主脉明显。圆锥花序顶生，长10～15 cm，直径8～17 cm；总花梗长约4cm，或无；苞片叶状，线状披针形，无柄，早落，小苞卵状三角形；小花梗极短或几无；花萼钟状，长约1.5mm，4浅裂；花冠管约与裂片等长，裂片4个，长方卵形，长约2mm，白色；雄蕊2枚，着生于花冠管喉部，花丝细，伸出花冠外；雌蕊1枚，子房上位，球形，2室，花柱圆柱状，柱头浅2裂。浆果状核果，长椭圆形，长6~12mm，幼时绿色，熟时蓝黑色。种子1~2枚，长椭圆形。花期6~7月，果期8~12月。（图片A094-02，彩图见482页）

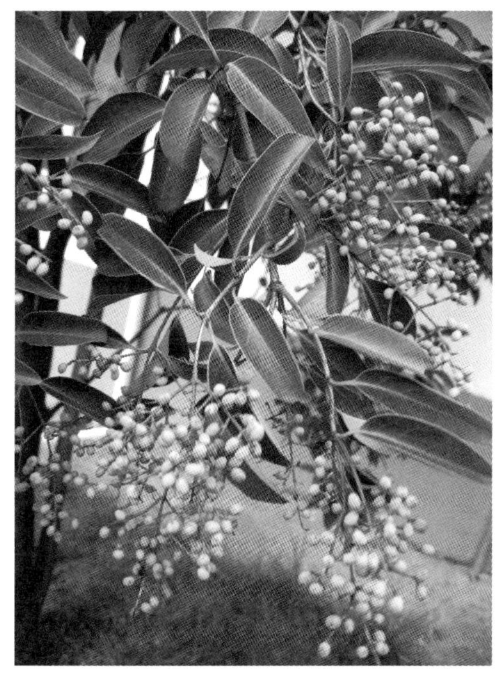

女贞

生长在村边路旁；多栽植于庭园。

【药材】本品呈卵形，椭圆形或肾形，长6~8.5mm，直径3.5~5.5mm。表面黑紫色或灰黑色，皱缩不平，基部有果梗痕或具宿萼及短梗。体轻。外果皮薄，中果皮较松软，易剥离，内果皮木质，黄棕色，具纵棱，破开后种子通常为1粒，肾形，紫黑色，油性。气微，味甘、微苦涩。

【化学成分】含三萜及环烯醚萜类、黄酮类、苯醇类、磷酯、挥发油、脂肪酸、多糖等。主要有齐墩果酸（oleanolic acid）、乙酰齐墩果酸（acetyloleanic acid）、熊果酸（ursolic acid）、α-乌索酸甲酯（α-urso-licacidmethyl ester）、委陵菜酸（tormentic acid）、女贞子苷（nuezhenide）、女贞酸（nuezhenidic acid）、特女贞苷（specneuzhenide）；木犀草素（luteolin）、木犀草素-7-O-β-D-葡萄糖苷、芦丁（rutin）、芹菜素（apigenin）、芹菜素-7-O-β-D-吡喃葡萄糖苷（cosmossin）；对羟基苯乙醇（p-hydroxyphenethyl）、对羟基苯乙醇-α-D-葡萄糖苷（p-hydroxyphen-ethyl-α-D-glucoside）；磷酸脂胆碱、磷酸酰乙醇胺、磷酸酰甘油、磷脂酸、磷酸酰肌醇及女贞子多糖等。

【药理作用】

①保肝作用：女贞子中的齐墩果酸对CCl_4引起的大鼠急性肝损伤具有明显的保护作用，能明显减轻肝细胞变性及坏死，使血清中谷丙转氨酶明显下降，肝内三酰甘油蓄积减少，糖原蓄积增加，还能拮抗溴苯、呋喃苯胺酸、秋水仙素、内毒素等诱发的肝脏毒性。女贞子中红景天苷（对羟基苯乙醇-β-D-葡萄糖苷）具有清除自由基的功能，可保护CCl_4、D-GalN、NCG+LPS引起的肝脏损伤，降低血清中ALT、NO及肝组织中MDA、TG的含量。

②免疫调节作用：女贞子水提液能提高T淋巴细胞的功能，促进PHA、ConA和PWM引起的淋巴细胞增殖，增强异种（人）淋巴细胞引起的大鼠局部抗宿主反应；女贞子多糖对正常小鼠和肾上腺皮质激素造型的阴虚小鼠脾T淋巴细胞增殖有显著促进作用。

③抗氧化、抗衰老作用：女贞子提取液能明显改善D-半乳糖引起的衰老小鼠学习和记忆能力，其作用与其提高抗氧化酶活性、清除自由基、减少过氧化脂质的生成密切相关。

④降血糖、血脂作用：女贞子水煎剂能明显对抗肾上腺素引起的血糖升高，显著降低四氧嘧啶造成的糖尿病小鼠的血糖，还可降低小鼠口服葡萄糖造成的外源糖引起的血糖升高。女贞子有降低灌饲胆固醇和猪油家兔的血清胆固醇及三酰甘油的作用。

⑤其他作用：女贞子提取物对H22、A548、LLC、LNCap等肿瘤细胞有抑制作用，抗肿瘤作用与其具有抑制肿瘤细胞逆转录酶及多种DNA聚合酶的作用有关。女贞子能促进毛囊生长，对体外培养的人头皮毛囊生长有增强作用，这与临床女贞子用于治疗须发早白的功效一致。

【性味归经】甘、苦，凉。归肝、肾经。

【功能主治】滋补肝肾，明目乌发。用于眩晕耳鸣，腰膝酸软，须发早白，目暗不明。

【用法用量】6～12g。

【选方】

①身体虚弱，腰膝酸软：女贞子10g，旱莲草、桑葚、枸杞子各12g，水煎服。

②慢性苯中毒：女贞子、旱莲草、桃金娘根各等量，共研细粉，炼蜜为丸，每丸6～9g。每服1～2丸，每天3次，10天为1个疗程。

【附注】女贞 *Ligustrum lucidum* Ait. 的根（女贞根）、树皮（女贞皮）、叶（女贞叶）亦供药用。女贞根味苦性平。具有散气血，止气痛之功能。治齁病，咳嗽，白带。

女贞皮浸酒治风虚，补腰膝；外用治烫伤。

女贞叶味微苦，性平。具祛风，明目，消肿，止痛之功能。治头目昏痛，风热赤眼，疮肿溃烂，烫伤，口腔炎。内服用量10～15g。外用捣汁含漱或熬膏涂。

马兜铃
Maduling

【来源】为马兜铃科植物北马兜铃 *Aristolochia contorta* Bge. 或马兜铃 *Aristolochia debilis* Sieb. et Zucc. 的成熟果实。秋季果实由绿变黄时采收，干燥。

【原植物】

①北马兜铃：多年生攀援草本，全株无毛，茎长达2m以上。叶三角状心形至宽卵状心形，长3～13cm，先端短急尖或钝，基部心形，无小油点，下面略带灰白色；叶柄长1～7cm。花3～10簇生于叶腋；花萼管喇叭状，直，长2～3cm，基部急剧膨大呈球形，上端逐渐扩大成向一面偏的侧片，侧片卵状披针形，带暗紫色，顶端渐尖而延长成长约1cm的长尾状线形；雄蕊6枚，贴生于花体周围；柱头6个。蒴果宽倒卵形至椭圆状卵形，长4～6cm。直径2～3cm，6瓣裂，果皮较薄，外果皮的纵脉、横脉细，但较明显，稍隆起。花期6～8月，果期7～9月。（图片A013-04，彩图见453页）

②马兜铃：多年生攀援草本。根长圆柱形。茎光滑无毛。叶互生，长圆状心形，长3～6cm，宽2～4cm，先端钝而有短尖头，基部心形，两耳圆形，中部以上渐狭，两面无毛，掌状叶脉在下面

凸起；叶柄细长。花单生于叶腋；花梗细弱，长约1 cm；花萼管呈喇叭状漏斗形，上部暗紫色，下部带绿色，内部有倒生细柔毛；雄蕊6枚，花药2室，外向纵裂；子房6室。蒴果椭圆形至球形，长2.5～4cm，直径2～3cm，成熟时淡灰

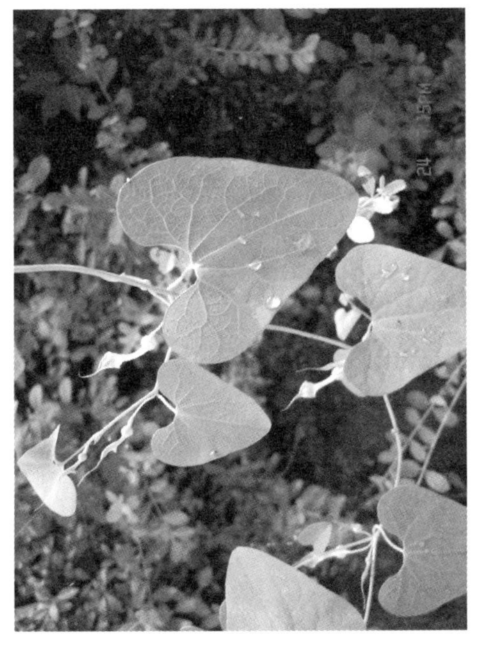

北马兜铃

褐色，室间开裂；种子近三棱形，扁平，膜质。花期6～7月，果期7～9月。（图片A013－03，彩图见453页）

北马兜铃生长在山坡、溪边或林缘的灌木丛间；马兜铃生长在低或平原地区的路旁或沟边。

【药材】本品呈卵圆形，长3～7 cm，直径2～4 cm。表面黄绿色、灰绿色或棕褐色，有纵棱线12条，由棱线分出多数横向平行的细脉纹。顶端平钝，基部有细长果梗。果皮轻而脆，易裂为6瓣，果梗也分裂为6条。果皮内表平滑而带光泽，有较密的横向脉纹。果实分6室，每室种子多数，平叠整齐排列。种子扁平而薄，钝三角形或扇形，长6～10 mm，

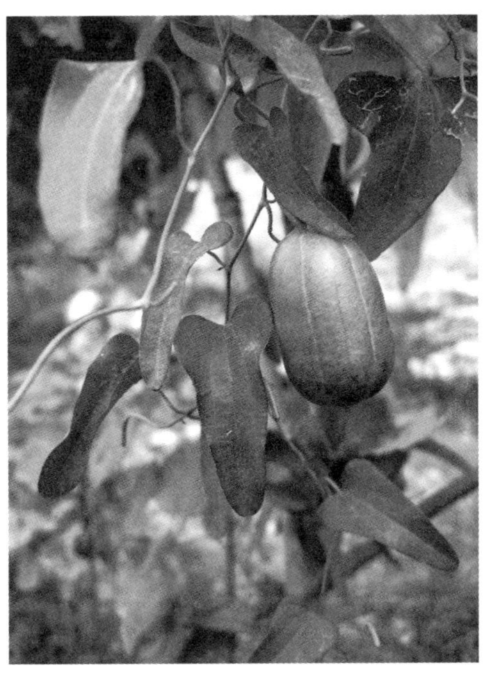

马兜铃

宽8～12 mm，边缘有翅，淡棕色。气特异，味微苦。

【化学成分】果实含有机酸及衍生物、挥发油、甾醇类等。主要有马兜铃酸（Aristolochic acid）、马兜铃酸（aristolochic acids）IVa、VII；马兜铃内酰胺[（aristolactam）－N－β－D－gluco pyanoside]、aristoloctam Ia N－β－D－glucopyanoside、松醇（pinitol）和胡萝卜苷（daucosterol）等。其挥发油组成为单萜、倍半萜、脂肪族、芳香族、吲哚类、喹唑啉类、噻吩类及肟类化合物；其中以石竹烯、氧化石竹烯等为主要成分。

根含马兜铃酸A（aristolochic acid A）、7－羟基马兜铃酸－A、7－甲氧基马兜铃酸－A、马兜铃酸－C、马兜铃酸E（7－甲氧基－8－羟基马兜铃酸）、青木香酸、马兜铃酮；木兰碱（magnoflorine）、尿囊素（allatoin）、β－谷甾醇及挥发油等。茎叶含马兜铃酸D、木兰碱、β－谷甾醇及挥发油等。

【药理作用】

①对呼吸系统的作用：用测定麻醉兔呼吸道黏液分泌的方法证明口服马兜铃煎剂（1 g/kg）有微弱的祛痰作用，效果不如紫菀及天南星。离体豚鼠支气管肺灌流试验证明1%浸剂可使其舒张，并能对抗毛果芸香碱、乙酰胆碱及组织胺所致的支气管痉挛，但不能对抗氯化钡引起的痉挛。

②抗菌作用：体外试验马兜铃浸剂（1:4）对常见皮肤真菌有一定的抑制作用。鲜北马兜铃果实及叶在试管内对金黄色葡萄球菌有抑制作用。

③镇痛抗炎作用：北马兜铃醇提物按5 g/kg，10 g/kg给小鼠腹腔注射，能明显减少小鼠冰醋酸刺激所致的扭体反应次数，提高小鼠热板法和辐射热照射法痛阈值。此外，北马兜铃茎叶、青木香提取得到的总生物碱均具有明显的镇痛作用。青木香、北马兜铃煎剂腹腔注射，能显著抑制二甲苯所致的小鼠耳壳肿胀，抗炎作用随剂量增加而增强。

毒性 马兜铃酸虽然具有抗肿瘤，增强吞噬细胞活性和提高细胞免疫等作用，但研究表明，马兜铃酸是迄今为止对啮齿类动物最强的致癌物之一。药代动力学研究显示马兜铃酸在人体内有蓄积；给雄性小鼠静脉注射马兜铃酸，可降低肾小球的滤过能力，增加血尿和肌酐酸，损害肾脏浓缩尿能力，引起肾衰竭。采用原位末端标记法，发现大鼠在服用马兜铃煎剂4周时肾小管及间质损伤，凋亡细胞增多；8周时病理表现较轻，肾功能恢复正常，凋亡细胞相对减少。灌胃给马兜铃酸A达到40 mg/kg时，90%大鼠死亡。

【性味归经】苦，微寒。归肺、大肠经。

【功能主治】清肺降气，止咳平喘，清肠消痔。用于肺热喘咳，痰中带血，痔疮肿痛。

【用法用量】3～10 g。

【选方】治腹水肚如大鼓者：取马兜铃水煎服。

【附注】北马兜铃 *Aristolochia contorta* Bge. 或马兜铃 *Aristolochia debilis* Sieb. et Zucc. 的根（青木香）、茎叶（天仙藤）亦供药用。青木香味辛苦，性寒。归肺、胃经。具行气，解毒，消肿之功能。治胸腹胀痛，痧症，肠炎下痢，疝气，蛇咬毒，痈肿，疔疮，皮肤瘙痒。但因其肾毒及致癌作用而被禁用。

天仙藤味苦，性温。归肝、脾、肾经。具有行气化湿，活血止痛之功能。用于治胃痛，疝气痛，风湿疼痛。内服煎汤用量3～6 g。外用适量，煎汤洗或捣敷。

马鞭草
Mabiancao

【来源】为马鞭草科植物马鞭草 *Verbena officinalis* L. 的地上部分。夏、秋之间花开时采割，除去杂质，晒干。

【原植物】多年生草本。高30～120 cm，分枝开展，幼时有短柔毛，茎节和棱上被刚毛。叶对生，两面有硬毛，基生叶有柄，倒卵形至长圆形，长3.5～8 cm，宽1.5～4 cm，边缘有粗齿或分裂；茎生叶菱形，无柄，深羽状分裂，或有齿，或成披针形。穗状花序细长紧密，后因花序轴延长而疏离，果熟期可延长达30 cm，成疏松的果穗；苞片约与花萼等长，外面有硬毛；花萼长约2 mm，5浅裂，外面有短柔毛和腺点；花冠淡蓝紫

色，长约4mm，5裂。蒴果长圆形。花期6～8月，果期7～10月。（图片A101－01，彩图见484页）

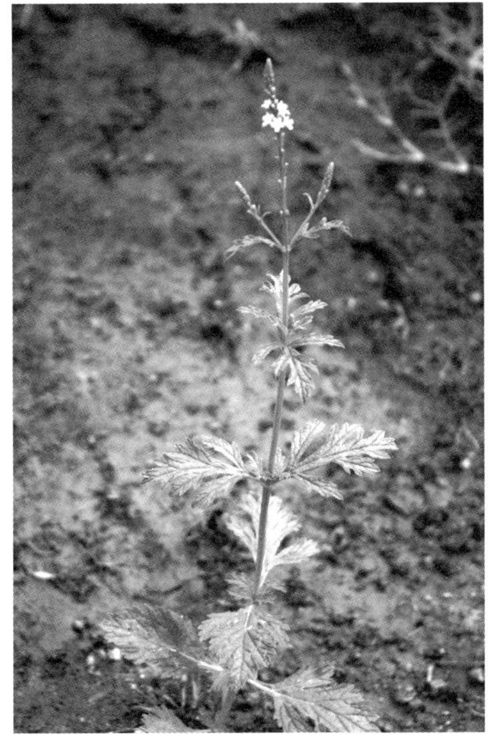

马鞭草

生长在河岸、荒地、路边、田边及草坡。

【药材】 本品茎呈方柱形，多分枝，四面有纵沟，长0.5～1m；表面绿褐色，粗糙；质硬而脆，断面有髓或中空。叶对生，皱缩，多破碎，绿褐色，完整者展平后叶片3深裂，边缘有锯齿。穗状花序细长，有小花多数。气微，味苦。

【化学成分】 含环烯醚苷类、黄酮及其苷类、三萜类、苯乙醇苷类等。主要有马鞭草苷（verbenalin）、5－羟基马鞭草苷、3，4－二氢马鞭草苷、龙胆苦苷（gentiopicrin）；木犀草素（luteolin）、山柰酚（kaempferol）、芹菜素（apigenin）、槲皮素（quercetin）、杨梅素（myricetin）、杨梅苷（myricetrin）、槲皮苷、桃叶珊瑚苷（aucubin）；熊果酸（ursolic acid）、3α，24－二羟基齐墩果酸（3α，24－dihydroxyolean－12－en－28－oicacid）、羽扇豆醇（lupeol）；毛蕊花糖苷、异毛蕊花苷（isoverbascoside）、阿克替苷（acteoside）、Parvifloroside B、Campneoside Ⅰ等。

【药理作用】

①消炎止痛作用：马鞭草的水及醇提取物对滴入家兔结膜囊内的芥子油引起的炎症都有消炎作用。后者的作用比前者好。后者中的水溶性部分又较水不溶性部分为好。前者可引起家兔食欲不振及体重减轻。后者的水溶性部分则无上述作用。水提取物的镇痛作用（家兔齿髓电刺激法），在给药后1h开始，3h后消失；醇提取物的镇痛作用在6h后尚未完全消失，水溶部分更久，而水不溶部分则无镇痛作用。

②免疫活性及抗乙肝作用：马鞭草醇提物20mg/kg对小鼠进行腹腔注射后对小鼠T淋巴细胞增殖能力、抗体形成细胞分泌抗体的能力具有明显的增强效应，对小鼠吞噬细胞功能则具有明显抑制效应，证明能增强小鼠T、B细胞免疫功能和抑制小鼠吞噬细胞功能。一定剂量马鞭草醇提物对小鼠白细胞介素－2（IL－2）的生物活性具有增强作用，提示该药在机体的抗感染、抗肿瘤作用可能与其免疫增强作用有关。马鞭草能抑制乙型肝炎病毒（HBV）和HbsAg，并能抗乙肝纤维化。

③抗癌作用：马鞭草醇提液对JAR细胞增殖有明显抑制作用，且具有特异性，这一作用可能与抑制EGFR的表达有关。对绒毛膜癌JAR细胞明显的增殖抑制作用，呈剂量及时间依赖。马鞭草水提取物和醇提取物对H22荷瘤小鼠均可

明显抑制体内肿瘤的生长。

④抗早孕作用：马鞭草煎剂在浓度为16 g/L时，对离体大鼠子宫肌条及非妊娠和妊娠人体子宫肌条有一定兴奋作用，马鞭草苷、3，4－二氢马鞭草苷和5－羟基马鞭草苷能显著增加子宫肌条的收缩频率和振幅，马鞭草苷较高浓度时对子宫肌条呈现先短暂兴奋后持续抑制的作用；马鞭草能抑制绒毛生长及滋养叶细胞分泌绒毛膜促性腺激素（HCG）的功能；抑制蜕膜细胞生长；促进凋亡；体外实验证明马鞭草能抑制滋养层细胞增殖分化；损伤细胞超微结构；抑制琥珀酸脱氢酶（SDH）的活性；干扰细胞能量代谢；造成滋养层细胞合成和分泌绒毛膜促性腺激素（HCG）减少；使蜕膜组织退变；胎盘血流量减少；导致胎儿生长发育停止。

【性味归经】苦，凉。归肝、脾经。

【功能主治】活血散瘀，截疟，解毒，利水消肿。用于癥瘕积聚，经闭痛经，疟疾，喉痹，痈肿，水肿，热淋。

【用法用量】5～10 g。外用适量，鲜品捣烂敷患处。

【注意】孕妇慎用。

【选方】治痱疮：马鞭草煎水洗。

马蹬草
Madengcao

【别 名】过桥草，过山蕨。

【来 源】为铁角蕨科植物过山蕨 *Camptosorus sibiricus* Rupr. 的全草。全年可采，晒干。

【原植物】植株高10～20 cm。根状茎短，直立，顶部密生狭披针形黑褐色鳞片。叶簇生，二型，草质，两面无毛；营养叶较短，叶片披针形或矩圆形，长1～2 cm，宽5～8 mm，钝头或渐尖，基部宽楔形；能育叶有长柄，叶片披针形，长10～15 cm，宽5～8 mm，先端渐尖并延伸而着地生根，产生新株。孢子囊群生于网脉的一侧或两侧；囊群盖短线形或矩圆形，膜质，灰色，全缘，向中脉方向开裂，偶有背中脉开裂。

生长在石岩脚下阴湿处。

【化学成分】含黄酮类、有机酸类、杂原子类及多元醇类等。主要有山柰酚（kaempferol）、山柰酚－7－O－α－L－鼠李糖苷、山柰酚－3－O－β－D－吡喃葡萄糖基（1→2）－β－D－吡喃葡萄糖苷；过山蕨酸（camptosoric acid）、咖啡酸（caffeic acid）、香豆酸（courmaricacid）、原儿茶酸（protocatechuic acid）、对羟基苯甲酸（4－hydroxybenzoic acid）、异香草酸（isovanillic acid）、2，4－二羟基苯甲酸（2，4－dihydroxybenzoic acid）、肉桂酸（cinnamicacid）、丁二酸（succinic acid）、棕榈酸（palmiticacid）；腺苷、环辛硫、2，2′－二硫二苯并噻唑、尿嘧啶、D－甘露醇、卫矛醇、赤藻糖醇等。

【性味】淡，平。

【功能主治】清热凉血，止血，消炎。治外伤出血，子宫出血。

【用法用量】1.5～3 g；或研末。外用：研末撒敷。

【选方】治子宫出血：马蹬草叶3～7片，水煎服；或用叶5片，研末，开水冲服。

四画

天　麻
Tianma

【别名】明天麻。

【来源】为兰科植物天麻 *Gastrodia elata* Bl. 的干燥块茎。立冬后至次年清明节前采挖，立即洗净，蒸透，敞开低温干燥。

【原植物】多年生寄生草本，高 60 ~ 100 cm，全体不含叶绿素。块茎肥厚，肉质长圆形，长约 10 cm，直径 3 ~ 4.5 cm，有不甚明显的环节。茎直立，圆柱形，黄赤色。叶呈鳞片状，膜质，长 1 ~ 2 cm，具细脉，下部短鞘状。花序为穗状的总状花序，长 10 ~ 30 cm，花黄赤色；花梗短，长 2 ~ 3 mm；苞片膜质，狭披针形或线状长椭圆形；花被管歪壶状，口部斜形，长 7 ~ 8 mm，基部下侧稍膨大，裂片小，三角形；唇瓣高于花被管的 2/3，具 3 裂片，中央裂片较大，其基部在花管内呈短柄状；子房下位，长 5 ~ 6 mm，光滑，上有数条棱。蒴果长圆形至长圆倒卵形，长约 15 mm，具短梗。种子多而细小，粉末状，花期 6 ~ 7 月，果期 7 ~ 8 月。（图片 A141 -02，彩图见 507 页）

生长在林下阴湿、腐殖质较厚的地方。有栽培。

【药材】干燥块茎呈椭圆形或长条形，略扁，皱缩而稍弯曲，长 3 ~ 15 cm，宽 1.5 ~ 6 cm，厚 0.5 ~ 2 cm。表面黄白色至淡黄棕色，有纵皱纹及由潜伏芽排列而成的横环纹多轮，有时可见棕褐色菌索。顶端有红棕色至深棕色鹦嘴状的芽或残留茎基；另端有圆脐形瘢痕。质坚硬，不易折断，断面较平坦，黄白色至淡棕色，角质样。气微，味甘。

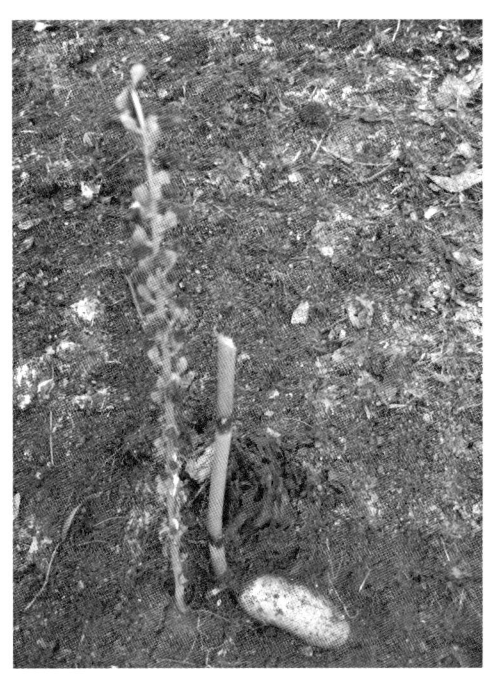
天　麻

【化学成分】天麻含酚性成分、苷类、甾醇类、有机酸类、含氮成分、挥发油及多糖等。含酚性成分有天麻素(gastrodin)、对羟基苯甲醇、对羟基苯甲醛（p - Hydroxybenzaldehyde）、3，4 - 二羟基苯甲醛、4，4′ - 二羟基二苯基甲烷、对羟苄基乙基醚、4，4′ - 二羟基二苄基醚、4 - 乙氧甲苯基 4′ - 羟苄基醚、香草醇（3 - 甲氧基 -4 - 羟基苯甲醇）、香草醛（vanillin）、4，4′ - 二羟基二苯甲亚砜、2，4 - 二 - （4 - 羟苄基）苯酚、4 - 羟苄基 4 - 羟基 - 3 - （4 - 羟苄基）苄基醚；苷类有对羟甲基 - β - D - 葡萄糖苷（p - Hydroxymethylpenyl - β - D - glucopyranoside）、对羟甲基苯 - β - D - 吡喃葡萄糖苷三［4 - （β - D - 吡喃葡萄糖氧）苄基］柠檬酸、1，2 - 二 -

［4－（β－D－吡喃葡萄糖氧）苄基］柠檬酸酯、1，3－二－［4－（β－D－吡喃葡萄糖氧）苄基］柠檬酸酯、双－（4－羟苄基）醚单氧－β－D 吡喃葡萄糖苷；甾醇及有机酸类有β－谷甾醇、豆甾醇、胡萝卜苷、柠檬酸、柠檬酸单甲酯、棕榈酸、琥珀酸、对羟基苯甲酸；含氮成分有天麻羟胺、L－焦谷氨酸、黏液质、腺嘌呤、腺嘌呤核苷、AmD2－9、AmD2－20（新型生物碱）、AmD2－28 等。

【药理作用】

①抗惊厥作用：天麻的抗惊厥作用与其主要成分天麻素、香草醛、香草醇等成分抑制脂质过氧化活性和对γ－氨基丁酸（GABA）系统的调节作用有关；天麻甲醇提取物的乙醚萃取部分可以对抗戊四氮引起的惊厥。

②神经保护作用：天麻甲醇提取物的乙醚萃取部分可以保护红藻氨酸所致的小鼠神经细胞损伤，可以减轻惊厥程度；香草醛和对羟基苯甲醛可以显著抑制谷氨酸引起的 IMR－32 人神经细胞瘤细胞的凋亡和胞内 Ca^{2+} 的升高；天麻对β－淀粉样肽引起的 IMR－32 人神经细胞瘤细胞的死亡具有保护作用，并对乙醚萃取部分的保护作用最好；天麻甲醇提取物的乙醚萃取部分可以保护沙鼠短暂局部缺血引起的海马神经细胞损伤；天麻素可以显著减小短暂大脑中动脉闭塞的大鼠的脑梗死体积和水肿体积，改善神经学功能；显著抑制缺氧缺糖和谷氨酸引起的神经细胞死亡，降低缺氧缺糖后的胞外谷氨酸水平，并显著抑制缺氧缺糖引起的 Ca^{2+} 和 NO 增加。

③改善学习记忆作用：天麻可以对抗东莨菪碱引起的小鼠避暗潜伏期缩短，表明天麻可以改善东莨菪碱引起的学习记忆损伤；或可以改善环己酰亚胺引起的记忆巩固障碍和脱水吗啡所致的记忆恢复障碍。

④抗焦虑作用：天麻有明显的抗焦虑作用，其主要成分对羟基苯甲醇和对羟基苯甲醛也有明显的抗焦虑作用，前者的抗焦虑作用与 5－HT 系统有关，而后者则与 GABA 系统有关。

⑤促进免疫作用：天麻注射液对小鼠机体的非特异性免疫有增强作用，能促进特异性抗原结合细胞的能力；天麻多糖具有增强机体非特异性免疫及细胞免疫的作用。

⑥镇静安神作用：天麻有一定的镇静作用，野生天麻比人工栽培的作用强。天麻注射液与戊巴比妥钠、水合氯醛及硫喷妥钠等均有协同作用，使小鼠睡眠时间延长。正常成人服用天麻素或天麻苷元后出现嗜睡感，脑电图 A2 波指数减低，出现睡眠波型。天麻素可以抑制自发活动。

⑦其他作用：天麻素具有降低血压和外周血管阻力，增加动脉血管中血流惯性，以及中央和外周动脉血管的顺应性等作用；天麻多糖具有很好的降血压功效；天麻对炎症早期的渗出有抑制作用，并能明显抑制多种炎症的肿胀；可显著升高小鼠皮肤温度，增加家兔原位小肠平滑肌张力和收缩次数，显示有肠管兴奋的作用；还有兴奋呼吸中枢的作用，所含琥珀酸（丁二酸）具有镇咳祛痰的作用，香荚兰醇能促进胆汁分泌；实验表明，天麻对血小板聚积的抑制效果较好，长期用药对花生四烯酸诱发的急性肺血栓致死的防护效果更好，且停药后作用仍可持续。另外，天麻还具有抗放射作用。

【性味归经】甘，平。归肝经。

【功能主治】平肝息风止痉。用于头痛眩晕，肢体麻木，小儿惊风，癫痫抽搐，破伤风。

【用法用量】3～10g；或入丸、散。

【附注】其茎叶（天麻茎叶）、果实（天麻子）亦供药用。天麻茎叶性寒，治热毒痈肿，捣烂外敷。天麻子“定风补虚，功同天麻”。

天　冬
Tiandong

【来源】为百合科植物天门冬 *Asparagus cochinchinensis*（Lour.）Merr. 的干燥块根。秋、冬二季采挖，洗净，除去茎基和须根，置沸水中煮或蒸至透心，趁热除去外皮，洗净，干燥。

【原植物】多年生草本。根状茎短，块根肉质，簇生，长椭圆形或纺锤形，长4～10cm，灰黄色。茎细，长可达2m，有纵槽纹。叶状枝2～3枚束生叶腋，线形，扁平，长1～（2.5～3）cm，宽1mm左右，稍弯曲，先端锐尖。叶退化为鳞片，主茎上的鳞状叶常变为下弯的短刺。花1～3朵簇生叶腋，黄白色或白色，下垂；花被6片，排成2轮，长卵形或卵状椭圆形，长约2mm；雄蕊6枚，花药呈“丁”字形；雌蕊1，子房3室，柱头3歧。浆果球形，径约6mm，熟时红色。花期4～5月，果熟期6～9月。（图片A134－11，彩图见505页）

生长在山坡、河边、路边、荒地或疏林下。

【药材】呈长纺锤形，略弯曲，长6～18cm，直径0.5～2cm。表面黄白色或浅黄棕色，半透明，光滑或具深浅不等的纵皱纹，偶有残存的灰棕色外皮。

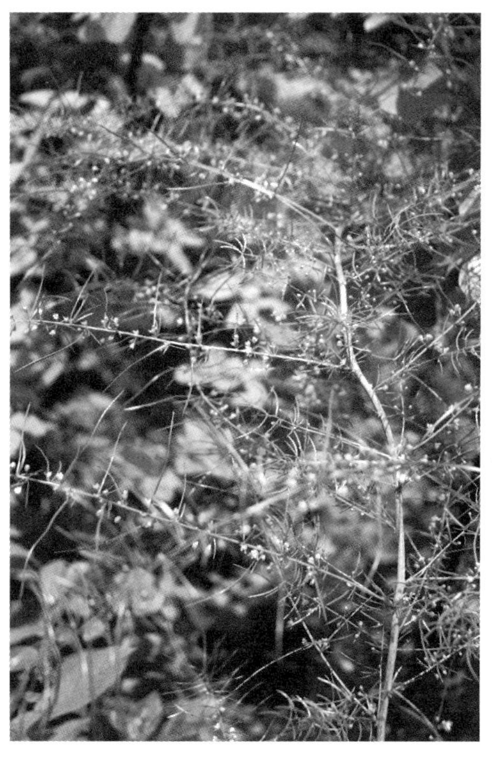

天门冬

质硬或柔润，有黏性，断面角质样，中柱黄白色。气微，味甜、微苦。

【化学成分】主含甾体皂苷类、蜕皮甾酮类、黄酮类、植物甾醇类、氨基酸类、寡糖类、多糖类。甾体皂苷类有菝葜皂苷元（smilagenin）、异菝葜皂苷元（isosmilagenin）、薯蓣皂苷元（diosgenin）、雅姆皂苷元（yamogenin）、萨尔萨皂苷元（sarsasopogenin）、菠莫皂苷元、纤细皂苷、薯蓣皂苷等；黄酮类有5，7－二羟基－6，8，4－三甲氧基黄酮、槲皮素等；植物甾醇类有β－谷甾醇、豆甾醇、胡萝卜苷；寡糖类有葡萄糖、果糖、新酮糖等7种；多糖类有天冬多糖A、B、C、D。此外，还含有阿魏酸、5－羟甲基糠醛、5－甲氧基甲基糠醛、正－三十二碳酸、棕榈酸等。

【药理作用】

①镇咳、祛痰作用：天冬水提物能

显著减少浓氨水所致的咳嗽次数，能减轻磷酸组胺诱导的豚鼠哮喘发作症状，能明显增加呼吸道中酚红排泌量。

②抗菌抗炎作用：天冬煎剂体外试验对炭疽杆菌、甲型及乙型溶血性链球菌、白喉杆菌、类白喉杆菌、肺炎双球菌、金黄色葡萄球菌、柠檬色葡萄球菌、白色葡萄球菌及枯草杆菌均有不同程度的抑菌作用；天冬水提物对中枢神经系统有一定的抗炎活性，对蛋清所致大鼠足跖肿和棉球所致大鼠肉芽肿都有良好的抑制作用。

③抗氧化、抗肿瘤作用：天门冬多糖有清除自由基及抗脂质过氧化活性，并对小鼠肉瘤 S180 有明显抑制作用；天冬水提物具有抑制实体型 S180 小鼠肿瘤生长，使荷瘤 BALB/c 小鼠瘤块重量减少，使 S180 腹水型昆明种小鼠平均存活时间延长；天冬水提物（1～100 $\mu g \cdot mL^{-1}$）能抑制酒精诱导肿瘤坏死因子－α（TNF－α）的分泌，并且有剂量依赖性；天冬水提物（1～100$\mu g \cdot mL^{-1}$）也能抑制酒精和 TNF－α 诱导的细胞毒性，并且还发现天冬水提物能抑制 TNF－α 诱导的人肝癌 HepG2 细胞凋亡；天门冬半乳葡聚糖（ACP）对人乳腺癌 MCF－7 及人口腔上皮癌 KB 有较好的抑制作用，经腹腔注射在 C_{57} 小鼠体内对 Lewis 肺癌肿瘤有一定的抑制作用。

④降糖作用：天门冬提取物给予四氧嘧啶糖尿病大白鼠具有明显的改善糖尿病症状、降低高血糖作用。

【性味归经】 甘苦，寒。归肺、肾经。

【功能主治】 养阴润燥，清肺生津。用于肺燥干咳，顿咳痰黏，咽干口渴，肠燥便秘。

【用法用量】 6～12 g；熬膏或入丸、散。

天花粉

Tianhuafen

【别名】 栝楼根。

【来源】 为葫芦科植物栝楼 *Trichosanthes kirilowii* Maxim. 或双边栝楼 *Trichosanthes rosthornii* Harms 的干燥根。秋、冬季采挖，洗净，除去外皮，切段或纵剖成瓣，干燥。

【原植物】

① 栝楼：多年生攀援藤本。块根圆柱状，灰黄色。茎多分枝，长 10m，有棱槽；卷须 2～5 叉。叶片轮廓近圆形，长 5～15 cm，宽约相等，常3～5 浅裂至中裂或不分裂，裂片菱状倒卵形，顶端钝、急尖，基部心形，弯缺，边缘常再浅裂，或有大的疏牙齿，两面沿脉上被硬毛，略粗糙；叶柄长 3～7 cm。花雌雄异株；雄花序总状或与一单花并生；总梗长 10～20 cm，上部着生花 3～8 朵，苞片倒卵形或宽卵形，长 15～25 mm，边缘在中部以上有齿，花托筒状，长约 3.5 cm，花萼裂片披针形，全缘，长约 1.5 cm，花冠白色，裂片倒卵形，顶端流苏状，长约 2 cm；雌花单生，子房卵形，柱头 3 裂或不规则。果实近球形，熟时黄褐色或橙黄色，光滑；种子多数，扁平，长椭圆形，长约 1.5 cm，浅棕色，近边缘具一圈棱线。花期 6～8 月，果熟期 9～10 月。（图片 A116－03，彩图见 493 页）

生长在山坡草地、林缘及路边；有栽培。

②双边栝楼：与栝楼主要区别表现为叶通常 5 裂几达基部，有时 3～7 深裂，裂片披针形或倒披针形。雄花苞片长 6～

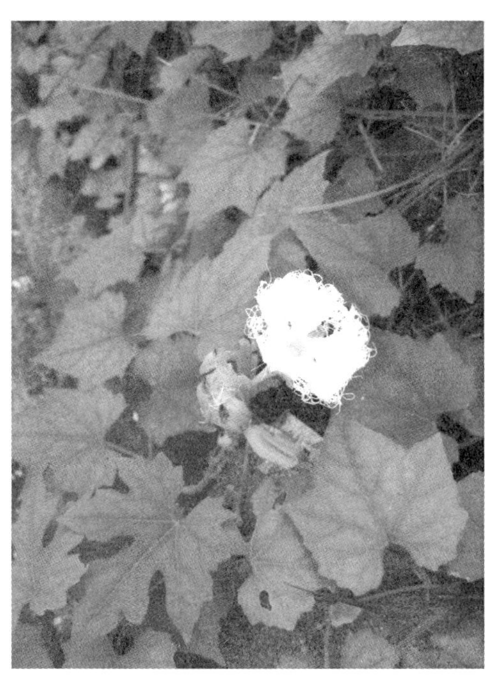

栝楼

14 mm；花萼裂片线形。种子棱线距边缘较栝楼远。

生长在海拔 400 ~ 1 000 m 的山沟路边。

【药材】 呈不规则圆柱形、纺锤形或瓣块状，长 8 ~ 16 cm，直径 1.5 ~ 5.5 cm。表面黄白色或淡棕黄色，有纵皱纹、细根痕及略凹陷的横长皮孔，有的有黄棕色外皮残留。质坚实，断面白色或淡黄色，富粉性，横切面可见黄色木质部，略呈放射状排列，纵切面可见黄色条纹状木质部。气微，味微苦。

【化学成分】 块根含天花粉蛋白（triehosanthin，TCS）、天花粉凝集素（TKA）、天花粉多糖、α－菠菜甾醇及其葡萄糖苷、$\triangle^7$－豆甾醇及其葡萄糖苷、棕榈酸、（Z，Z）－9，12－十八碳双烯酸、（Z，Z，Z）－9，12，15－十八碳三烯酸和 $\triangle^7$－豆甾烯醇等；另含瓜氨酸（L－citrulline）等多种氨基酸、淀粉等。

【药理作用】

①中程引产作用：天花粉蛋白对妊娠的小鼠及狗，均能杀死胎仔。因其具有较强的抗原性，对小鼠、豚鼠均能引起过敏反应，严重时可导致死亡。对狗可引起精神委靡，食欲减退，白细胞总数增高，及明显的左移现象；心电图有 S－T 段降低。大剂量可影响肝、肾功能，引起实质细胞的轻度变性，乃至出血、坏死。天花粉蛋白的作用机制已基本明确：天花粉蛋白直接作用在胎盘的滋养层细胞；它选择性地引起胎盘绒毛的合体滋养层细胞的损害，坏死破裂的细胞碎片和团块进入到胎盘的血循环中造成凝血，造成胎盘血循环的障碍，导致组织及胎儿的坏死最终发展为流产。

②抗癌、AIDS 病毒作用：天花粉蛋白已经在临床用于治疗多种肿瘤，如绒癌、腺癌、肺癌和肝细胞癌及其他消化道肿瘤等。天花粉蛋白抗 AIDS 临床验证结果证明确有一定疗效，但是其疗效和实验室近乎完美的抗 HIV 结果差距较大，且具有一定副作用，尤其在神经病学方面的中毒症状，个别病例出现痴呆、失语、神志不清、昏迷，甚至死亡。天花粉蛋白的毒副作用限制了其临床使用。

③凝血和降血糖作用：天花粉凝集素（糖蛋白）具有明显的凝血和降血糖作用。

④对人体免疫的影响：天花粉蛋白既可刺激，又可抑制淋巴细胞转化反应；既可增强，也可抑制体液免疫反应；可增强红细胞免疫功能；激活补体、激肽系统等，从多途径作用于免疫系统，具有双向免疫调节作用。天花粉多糖有明显的免疫增强作用，同时还具有显著的抗肿瘤和细胞毒活性。

【性味归经】 甘、微苦，微寒。归肺、胃经。

【功能主治】 清热生津，消肿排脓。用于热病烦渴，肺热燥咳，内热消渴，疮疡肿毒。

【用法用量】 10～15 g；或入丸、散；外用适量，研末撒或调敷。

【选方】

①治痈未溃：栝楼根、赤小豆等份。共研为末，醋调涂。

②治天疱疮：天花粉、滑石等份。共研为末，水调搽。

③治乳头溃疡：天花粉 60 g，研末，鸡蛋清调敷。

【附注】 上述两种来源于植物的干燥成熟果实（瓜蒌）、果皮（瓜蒌皮）、种子（瓜蒌子）亦供药用。

瓜蒌味甘、微苦，性寒。归肺、胃、大肠经。有清热涤痰，宽胸散结，润燥滑肠之功能。用于肺热咳嗽，痰浊黄稠，胸痹心痛，结胸痞满，乳痈，肺痈，肠痈肿痛，大便秘结。内服用量10～15 g。

瓜蒌皮味甘，性寒。归肺、胃经。有清化热痰，利气宽胸之功能。用于痰热咳嗽，胸闷胁痛。内服用量 6～10 g。

瓜蒌子味甘，性寒。归肺、胃、大肠经。有润肺化痰，滑肠通便之功能。用于燥咳痰黏，肠燥便秘。内服用量 10～15 g。

天南星
Tiannanxing

【别名】 山包米、野芋头。

【来源】 为天南星科植物天南星 *Arisaema erubescens* (Wall.) Schott、异叶天南星 *Arisaema heterophyllum* Bl. 或东北天南星 *Arisaema amurense* Maxim. 的干燥块茎。秋、冬季茎叶枯萎时采挖，除去须根及外皮，干燥。

【原植物】

①天南星：多年生草本，高 40～90 cm。块茎扁球形，外皮黄褐色，直径 2.5～5.5 cm。叶 1 片，基生；叶柄肉质，圆柱形，直立，长 40～55 cm，下部成鞘，基部包有透明膜质长鞘，白绿色或散生污紫色斑点；叶片全裂成小叶片状，颇似掌状复叶，裂片 7～23 片，披针形至长披针形，长 13～19 cm，宽 1.5～2.5 cm，先端渐尖，至末端呈芒状，基部狭楔形，叶脉羽状，全缘，两面光滑无毛，上面绿色，下面淡绿色。花雌雄异株，成肉穗花序，花序柄长 30～70 cm；佛焰苞绿色，偶为紫色，长 11～16 cm，先端芒状；花序轴肥厚，先端附属物棍棒状；雄花有多数雄蕊，每 2～4 枚雄蕊聚成一簇，花药黑紫色，孔裂；雌花密聚，每花由一雌蕊组成，子房卵形，花柱短。浆果红色。花期 5～6 月，果期 8 月。（图片 A127－04，彩图见 501 页）

②异叶天南星：多年生草本，高 60～80 cm。块茎近球状或扁球状，直径 1.5 cm 左右。叶 1 片，鸟趾状全裂，裂片 9～17 枚，通常 13 枚左右，长圆形、倒披针形或长圆状倒卵形，长 4～12 cm，宽 1.3～3 cm，先端渐尖，基部楔形，中央裂片最小。花序柄长 50～80 cm；佛焰苞绿色，下部筒状，花序轴先端附属物鼠尾状，延伸于佛焰苞外甚多。浆果红色。花期 7～8 月。（图片 A127－06，彩图见 502 页）

③东北天南星：多年生草本，高 35～60 cm。块茎近球状或扁球状，直径约 2.5 cm，上方须根放射状分布。叶 1 片，鸟趾状全裂，裂片 5 枚（一年生裂片 3 枚），倒卵形或广倒卵形，长 11～15

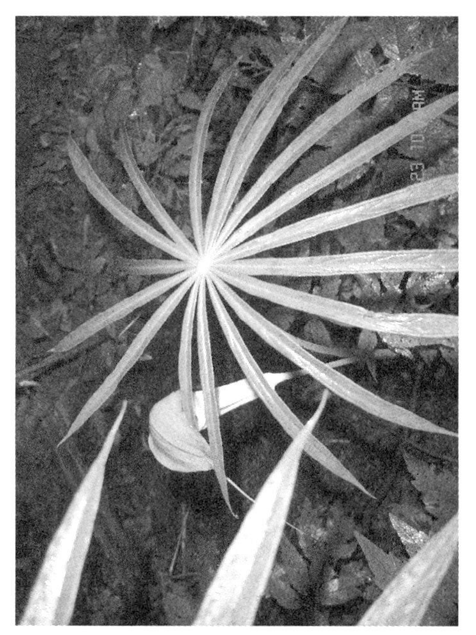

天南星

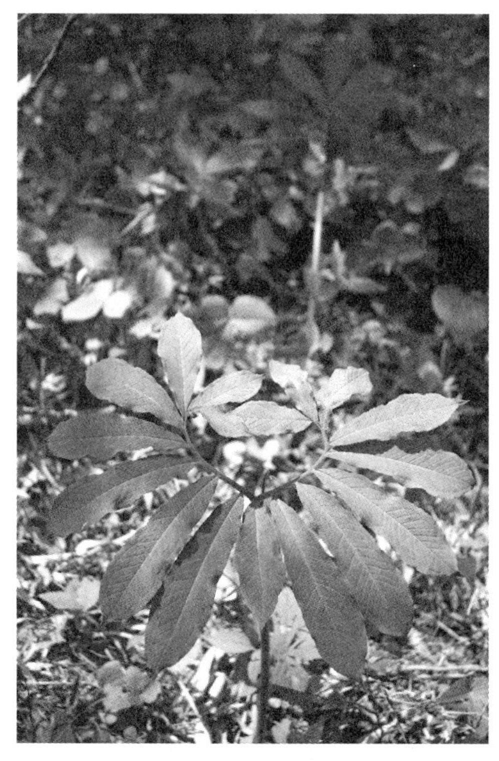

异叶天南星

cm，宽6～8cm，基部楔形，全缘或有不规则牙齿。花序柄长20～40cm，较叶低；佛焰苞全长11～14cm，下部筒状，

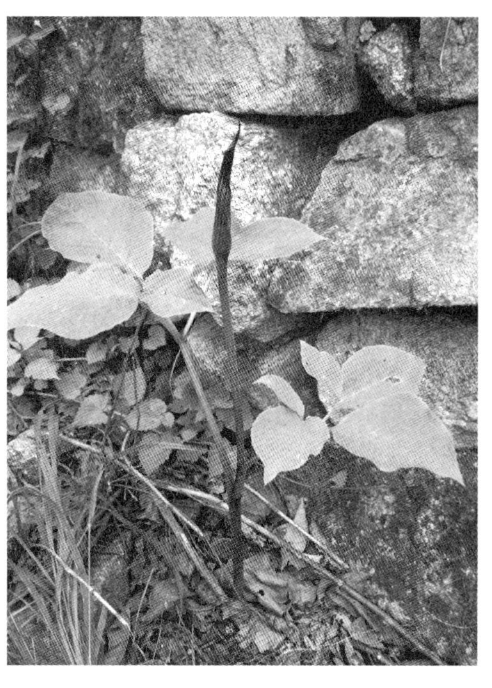

东北天南星

口缘平截，绿色或带紫色；花序轴先端附属物棍棒状。浆果红色。花期7～8月。（图片A127-05，彩图见501页）

均生长在阴坡较阴湿的树林下或山谷。

【药材】呈扁球形，高1～2cm，直径1.5～6.5cm。表面类白色或淡棕色，较光滑，顶端有凹陷的茎痕，周围有麻点状根痕，有的块茎周边有小扁球状侧芽。质坚硬，不易破碎，断面不平坦，白色，粉性。气微辛，味麻辣。

【化学成分】含黄酮类、生物碱类、苷类、酚酸及脂肪酸类、甾醇类、挥发性成分、凝集素类、氨基酸、矿物质等。主要有夏佛托苷（schaftoside）、异夏佛托苷（isoschaftoside）、芹菜素-6-C-阿拉伯糖8-C-半乳糖苷、芹菜素-6-C-半乳糖-8-C-阿拉伯糖苷、芹菜素-6，8-二-C-吡喃葡萄糖苷、芹菜素-6，8-二-C-半乳糖苷；aurantiamide acetate；没食子酸、琥珀酸、没食子酸乙酯、亚油酸、亚麻酸、棕榈酸；南星甾醇、β－谷甾醇、豆甾醇、谷甾醇、胆甾醇；挥发性成分主要为间位甲酚、芫荽醇、2，2'－次甲基呋喃、苯乙烯、2－烯丙基呋喃、2－呋喃甲醇乙酸酯等；另外东北天南星中还分出二酰基甘油基半乳糖苷类、脑苷脂类及2－甲基－3－（Z－丙烯酸甲酯基）－6－亚甲脲基－3－烯－氢化吡喃等。

【药理作用】

①抗惊厥作用：家兔腹腔注射天南星植物煎剂，能提高电惊厥阈值，但对大、小鼠的最大电休克则无影响；小鼠腹腔注射天南星水浸剂，可明显降低士的宁惊厥率和死亡率，并可降低戊四氮和咖啡因对小鼠所致的惊厥率。

②镇静与止痛作用：天南星煎剂分别给家兔、大鼠腹腔注射均有明显的镇静作用。也可以延长戊巴比妥对小鼠的睡眠时间；天南星60%乙醇提取液口服与戊巴比妥钠对于小鼠有明显的协同作用；天南星生药10.5 g/kg能够明显地抑制小鼠自主活动和延长戊巴比妥钠对小鼠的睡眠。

③祛痰作用：家兔灌胃天南星煎剂能显著增加呼吸道黏液分泌；采用小鼠酚红排泄法进行实验，天南星水剂口服有祛痰作用。

④抗肿瘤作用：生南星中的结晶D－甘露醇有抑制肿瘤活性，另外，体外实验表明，本品对人体肺癌、肝癌及胃癌细胞有直接杀伤或抑制作用；天南星提取物从2 mg/mL（$P<0.05$）到8 mg/mL（$P<0.01$）三组不同浓度的天南星提取物溶液均有不同程度抑瘤作用，4 mg/mL、8 mg/mL的浓度具有明显地诱导人肝癌SmmC－7721细胞凋亡的作用；天南星冷浸出物对士的宁引起的小鼠惊厥有明显抑制作用，且可明显降低惊厥小鼠的死亡率。提示天南星水溶性成分有一定抗惊厥作用，且这类成分加热可被破坏。

⑤其他作用：从天南星中分解得到一种外源性凝集素，它在2μg/mL浓度下就能凝聚兔子的红血球；另外，胆南星除外的各南星炮制品的水浸液有延长小鼠凝血时间的作用；天南星还有抗炎、催吐、泻下等作用。

毒性 天南星根茎生食有强烈的刺激作用，可使口腔黏膜中度糜烂，甚至部分坏死脱落，咽喉干燥，并有烧灼感，舌体肿大，口唇水肿，大量流涎，口舌麻木，味觉丧失，声音嘶哑，张口困难。

【性味归经】 苦、辛，温；有毒。归肺、肝、脾经。

【功能主治】 燥湿化痰，祛风止痉，散结消肿。用于顽痰咳嗽，风痰眩晕，中风痰壅，口眼㖞斜，半身不遂；癫痫，惊风，破伤风。生用外治痈肿，蛇虫咬伤。

【用法用量】 内服：一般炮制后用，3～10 g。外用生品适量，研末以醋或酒调敷患处。

天葵子

Tiankuizi

【别名】 老鼠屎、千年耗子屎。

【来源】 为毛茛科植物天葵 *Semiaquilegia adoxoides*（DC.）Makino的干燥块根。夏初采挖，洗净，干燥，除去须根。

【原植物】 多年生草本。块根棕黑色。茎丛生，纤细，直立，有分枝，疏被短柔毛。基生掌状3出复叶，叶卵圆形至肾形，长1.2～3 cm；小叶片扇状菱形或卵状菱形，基部阔楔形，再 3 裂，上面绿色，下面灰绿色，有时带紫色，无毛，小叶柄长2～10 mm，叶柄长 3～12 cm，基部鞘状；茎生叶与基生叶相似，但向上渐小。花序有两至数朵花；花小，直径4～6 mm；花梗长～1 花 2.5 cm，被短柔毛；萼 5 片，白色，常带淡紫色，狭椭圆形，长 4～6 mm，急尖；花瓣匙状，长 2.5～3.5 mm，先端近圆形，基部凸起近囊状；心皮 3～5 个，花柱短。蓇葖长6～7 mm。花期 3～4 月，果熟期 4～5 月。（图片 A026－02，彩图见 458 页）

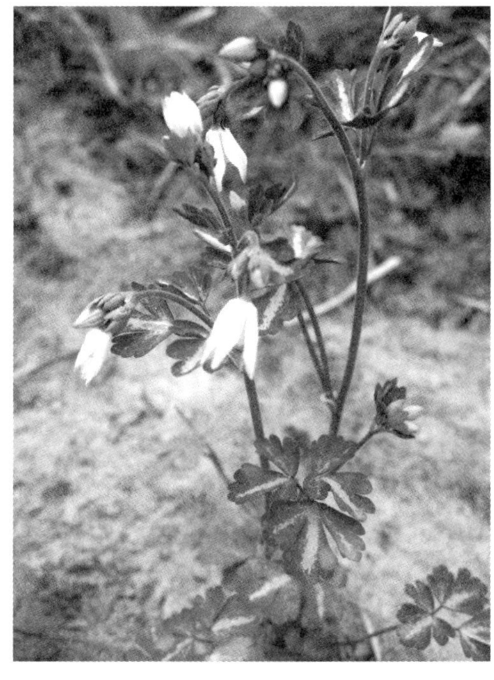

天　葵

生长在海拔 1100 m 以下的疏林下、路旁或山谷阴处。

【药材】干燥块根呈不规则短柱状、纺锤状或块状，略弯曲，长 1～3 cm，直径 0.5～1 cm，表面暗褐色至灰黑色，具不规则的皱纹及须根或须根痕。顶端常有茎叶残基，外被数层黄褐色鞘状鳞片。质较软，易折断，断面皮部类白色，木部黄白色或黄棕色，略呈放射状。气微，味甘、微苦辛。

【化学成分】含生物碱类、黄酮类、内酯、香豆素、酚酸及酚苷类、甾醇类、挥发油、脂肪酸、天葵子多糖、蛋白质等。主要有唐松草酚定、芬氏唐松草定碱、天葵碱；天葵苷（semiaquilinoside）；格列风内酯（griffonilide）；反式－天葵子素 A（E－semia quilegin A）、顺式－天葵子素 A（Z－semiaquilegin A）；富马酸、3－羟基－4－羟基苯甲酸、对羟基苯甲酸、阿魏酸、5－（2－羟乙基）－2－O－β－D－吡喃葡萄糖基苯酚、邻苯二甲酸－二－2－乙基－己酯、对苯二甲酸二丁酯、东方唐松草苷（thalictricoside）、紫草氰苷（lithospermoside）；β－谷甾醇、胡萝卜苷；还有对羟基苯乙醇、正丁基－α－D－呋喃果糖苷、正丁基－β－D－吡喃果糖苷、辛二酸、4－［β－D－芹糖－（1→6）－O－β－D－吡喃葡萄糖基］苯乙腈、5－羟甲基糠醛等。

【性味归经】甘、苦，寒。归肝、胃经。

【功能主治】清热解毒，消肿散结。用于痈肿疔疮，乳痈，瘰疬，毒蛇咬伤。

【用法用量】10～15 g；研末或浸酒。外用：捣敷或捣汁点眼。

【选方】

①治痈疽肿毒：鲜天葵根适量，捣烂外敷。

②治瘰疬、乳癌：天葵根 1.5 g，象贝 6～10 g，煅牡蛎 9～12 g，甘草 3 g。水煎服。

③治蛇咬伤：天葵子 6 g。捣烂敷；或天葵嚼烂，敷伤处。

【附注】天葵 *Semiaquilegia adoxoides*（DC.）Makino 的全草（天葵）亦供药用。天葵味甘，性寒。有消肿解毒，利水之功能。治瘰疬，疝气，小便不利。

内服煎汤用量 10 ~ 15 g。外用适量，捣敷。

木　贼
Muzei

【别名】节节草、笔杆草。

【来源】为木贼科植物木贼 *Equisetum hiemale* L. 的全草。夏、秋采收，割取地上部分，除去杂质，晒干或阴干。

【原植物】多年生草本，高 30 ~ 120 cm。根茎短，黑色。地上茎常绿，单一，中空，直径6 ~ 10 mm，有纵棱 20 ~ 30 条，每棱有小疣状突起 2 列，沟内各有气孔线 1 行。节间基部的叶鞘圆筒形，长6 ~ 10 mm，顶部及基部各有一黑褐色的圈，中部灰绿色；叶鞘齿线状钻形，黑褐色，质厚，背面有 2 条棱脊，易脱落。孢子囊穗顶生，紧密，长圆形，尖头，无柄，长 7 ~ 13 mm，由许多轮状排列的六角形盾状孢子叶构成，沿孢子叶的边缘生数个孢子囊，孢子囊大型。孢子多数，同型，圆球形，有 2 条丝状弹丝，十字形着生，卷绕在孢子上，孢子囊穗 6 ~ 8 月抽出。

生长在山坡林下及阴湿处、河岸湿地、溪边及水稻田边。

【药材】本品呈长管状，不分枝，长 4 ~ 60 cm，直径 0. 2 ~ 0. 7 cm。表面灰绿色或黄绿色，有 18 ~ 30 条纵棱，棱上有多数细小光亮的疣状突起；节明显，节间长 2. 5 ~ 9 cm。节上着生筒状鳞叶，叶鞘基部和鞘齿黑棕色，中部淡棕黄色。体轻、质脆，易折断，断面中空，周边有多数圆形的小腔。气微，味甘、淡，微涩，嚼之有沙粒感。

【化学成分】全草含挥发油、酚酸类、黄酮类、生物碱类、酯类、鞣质、皂苷、糖、氨基酸及无机元素等。主要有咖啡酸、阿魏酸、延胡索酸、戊二酸甲酯、对羟基苯甲酸、香草酸、对甲氧基肉桂酸、间甲氧基肉桂酸、异槲皮苷酸；棉黄素（gossypetin）、草棉素（herbacetrin）、芹菜素（apigenin）、木犀草素（luteolin）、山柰素、槲皮素及其苷；犬问荆碱、烟碱；藻沼泽苷等。

【药理作用】

①对中枢神经系统的作用：木贼醇提取物能明显增强戊巴比妥钠对中枢神经系统的抑制作用并延长小鼠的睡眠时间；木贼乙醚提取物的镇痛作用比水提物和乙醇提取物强，有效成分为阿魏酸和咖啡酸等。

②对血循环系统的作用：木贼还有预防实验性家兔动脉粥样硬化斑块形成，降低实验性大鼠高脂血症和延缓动脉粥样硬化病变形成，明显改善高脂血症所致的动脉内皮细胞的功能障碍和形态损伤的作用；木贼正丁醇提取物及提取剩余物可通过调控动脉粥样硬化早期主动脉平滑肌细胞基因表达，促进平滑肌细胞凋亡，阻断动脉粥样硬化进展；木贼醇提取物对小鼠有明显持久的降压作用，能增加离体豚鼠心脏冠脉流量，对离体血管有明显扩张作用，能抑制 ADP、胶原和凝血酶诱导的大鼠血小板聚集，并能减轻血栓的重量，显著延长牛凝血酶凝聚人体纤维蛋白原的时间，有明显抗凝作用。

③其他作用：木贼水醇提取物可明显抑制成年小鼠肝、肾、脾组织匀浆过氧化脂质（LPO）的产生，其作用随浓度的增加而增强；木贼醇提取物对动物离体肠肌运动具有双向调节作用，高浓度兴奋，低浓度时则抑制；木贼所含硅酸

盐和鞣质有收敛作用。

【性味归经】甘、苦，平。归肺、肝经。

【功能主治】散风热，退目翳。用于风热目赤，迎风流泪，目生云翳。

【用法用量】3～10g。

【选方】

①治血痢不止：木贼15g，水煎温服。

②治咽喉肿痛：鲜木贼草捣烂绞汁调蜜服。

③治浮肿型脚气、皮肤病性肾炎、水肿：木贼草15g，浮萍9g，赤小豆90g，红枣6枚。水煎，一日3次分服。

④治舌硬出血：木贼煎水，含漱。

木　通
Mutong

【别名】八月札藤。

【来源】为木通科植物木通 *Akebia quinata* (Thunb.) Decne.、三叶木通 *Akebia trifoliata* (Thunb.) Koidz. 或白木通 *Akebia trifoliata* (Thunb.) Koidz. Var. *australis* Diels 的干燥藤茎。秋季采收，截取茎部，除去细枝，阴干。

【原植物】

①木通：落叶缠绕木质藤本，长可达数米。枝灰褐色，嫩枝略带紫色，皮孔明显，光滑无毛。掌状复叶，通常3～5叶簇生于枝端，或互生；叶柄细长；小叶5枚，革质，椭圆形，长3～6cm，宽1.5～2.6cm，先端圆而微凹，并具一细短尖，基部宽楔形或圆形，全缘，下面稍呈粉白色。花雌雄同株，总状花序腋生，长约10cm；花紫色；雌花1～2朵生于花序下部，苞片线状披针形，花被3片，宽椭圆形，钝头，退化雄蕊6枚，雌蕊6枚，圆筒状，子房1室，柱头头状；雄花密生于花序上部，较小，具小苞片，花被3片，雄蕊6枚，花丝扁，花药2室；退化雌蕊3枚或4枚。蓇荚状浆果，长筒形，两端圆，长达8cm，宽达3cm，成熟时紫色，沿腹缝线开裂。种子黑色，甚多，卵状长方形，稍扁，有光泽。花期4～6月，果熟期8月。（图片A027－04，彩图见460页）

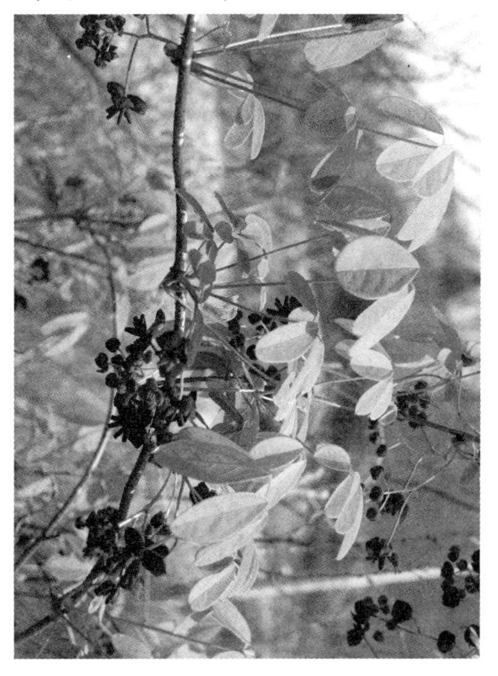

木　通

②三叶木通：落叶木质藤本，长数米，光滑无毛。三出复叶，小叶卵形或宽卵形，长4～7cm，宽3～4.5cm，中央小叶通常较大，先端钝圆或凹缺，中央有小尖头，基部通常圆形，少数为宽楔形，边缘有明显波状浅圆齿，侧脉通常5～7对，在下面突起；中央小叶柄长2～5cm，两侧2小叶柄长仅6～15mm。雄花淡紫色，生在花序上部，较小；雌花红褐色，心皮分离。浆果长椭圆形，长达10cm，稍弯曲，肉质，果皮厚，成熟时

略带紫色。花期4~6月，果期7~9月。（图片A027-02，彩图见460页）

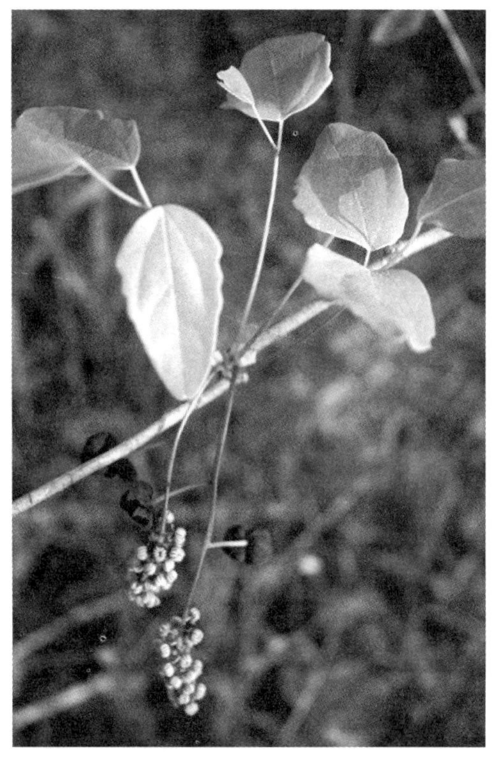

三叶木通

③白木通：与三叶木通主要区别为小叶卵状椭圆形或长椭圆形，全缘或近全缘；浆果黄褐色。花期3~4月，果期7~9月。（图片A027-03，彩图见460页）

以上三种植物均生长在海拔250~1300m的山林灌木丛中、林缘、路旁或沟边，茎缠绕在其他木本植物上。

【药材】茎呈圆柱形，常稍扭曲，长30~70cm，直径0.5~2cm。表面灰棕色至灰褐色，外皮粗糙而有许多不规则的裂纹或纵沟纹，具突起的皮孔。节部膨大或不明显，具侧枝断痕。体轻，质坚实，不易折断，断面不整齐，皮部较厚，黄棕色，可见淡黄色颗粒状小点，木部黄白色，射线呈放射状排列，髓小或有时中空，黄白色或黄棕色。气微，味微

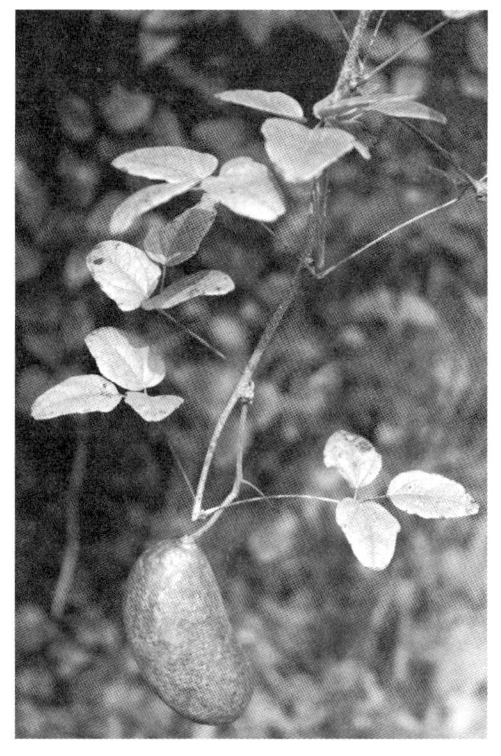

白木通

苦而涩。

【化学成分】木通藤茎中主含三萜皂苷类：木通皂苷（Akeboside）S_{tb}、S_{tc}、S_{td}、S_{te}、S_{tf}、S_{th}、S_{tj}、S_{tk}等；水解后得常春藤皂苷元（hederagenin）、齐墩果酸（oleanolic acid）、葡萄糖和鼠李糖；另含有豆甾醇、β-谷甾醇、胡萝卜苷、白桦脂醇、肌醇和蔗糖等。

三叶木通藤茎主含三萜皂苷类：齐墩果酸、去甲齐墩果-12，20（29）-二烯-28-酸、2α，3α-二羟基-30-去甲齐墩果-12，20（29）-二烯-28-酸、常春藤皂苷元及其葡萄糖和鼠李糖苷等。

白木通藤茎主含三萜皂苷类：齐墩果酸、熊果酸（ursolic acid）及其葡萄糖和吡喃糖苷等。

果实亦含三萜皂苷类，有齐墩果酸、常春藤皂苷元及多种糖苷；甾醇，有β-

谷甾醇、β-胡萝卜苷；另含营养成分维生素C、粗蛋白质、氨基酸及糖等。其种子含油脂，主要为棕榈酸、油酸和亚油酸等，有数十种成分。

【药理作用】

①利尿作用：兔慢性利尿实验证实有利尿作用，且较肌注0.1 g/kg的汞撒利为强。若给兔灌胃，未见利尿作用，而腹腔注射的利尿作用尿量可增加10.5%。利用充血性水肿的大鼠实验表明，木通具有抗水肿和利尿作用，与保泰松合用，会增加尿量，增加抗水肿作用；能促进电解质排泄，特别是Na^+的排除，但同时也能排K^+，提示临床应用时应当引起注意。

②抗菌作用：木通醇浸液在体外对革兰阳性菌、阴性菌如痢疾杆菌、伤寒杆菌均具有抑制作用；对毛癣菌有不同程度的抑制作用。

③抗肿瘤作用：从木通中分离的三萜皂苷有显著的细胞毒活性；白木通种子的乙醇提取物对肿瘤细胞有抑制作用。

毒性 小鼠急性毒性实验表明，不同科种木通如关木通、川木通、白木通中以关木通毒性最大，白木通毒性最小。综合药效和毒性实验来看，白木通为上乘，可以作为木通的主要入药品种。

【性味归经】苦，微寒。归心、小肠、膀胱经。

【功能主治】清心火，利小便，通经下乳。用于胸中烦热，喉痹咽痛，尿赤，五淋，水肿，周身挛痛，经闭乳少。

【用法用量】3～6 g。

【选方】

①淋巴结核：八月札、金樱子、海金砂根各40 g，天葵子80 g。煎汤，日分3次服。

②胃肠胀闷：三叶木通根或果30 g，水煎服。

【附注】其根（木通根）、果实（预知子、八月札）亦供药用。

①木通根：味苦，性平。有祛风，利尿，行气，活血之功能。治风湿关节痛，小便不利，胃肠气胀，疝气，经闭，跌打损伤。内服煎汤用量10～15 g；磨汁或浸酒服。外用适量，捣敷。

②预知子：味苦，性寒。归肝、胆、胃、膀胱经。有舒肝理气，活血止痛，利尿，杀虫之功能。用于脘胁胀痛，经闭痛经，小便不利，蛇虫咬伤。内服煎汤用量5～10 g。

木槿皮
Mujinpi

【别名】槿皮、川槿皮。

【来源】为锦葵科植物木槿 *Hibiscus syriacus* L. 的茎皮或根皮。4～5月剥下茎皮或根皮，晒干。

【原植物】落叶灌木或小乔木，高3～6m。树皮灰褐色，无毛，嫩枝上有绒毛。叶互生；菱状卵形或卵形，长4～7 cm，宽2.5～5 cm，具有深浅不同的3裂或不裂，叶基楔形，边缘具圆钝或尖锐的齿，主脉3条明显，两面均疏生星状毛，后变光滑；叶柄长1～2 cm，光滑或被有绒毛或星状毛。花单生于叶腋；小苞片6～7枚，线形，长约为花萼之半；萼片5裂，卵状披针形，有星状毛和细短软毛；花瓣5片，淡红色、白色或紫色；雄蕊多数，花丝联合成筒状；子房5室，花柱5裂，柱头头状。蒴果长椭圆形，先端具尖嘴，全体被绒毛。种子黑褐色，背部有长棕色毛。花期6～7月，果熟期9～10月。（图片A063-01，彩图见475

页）

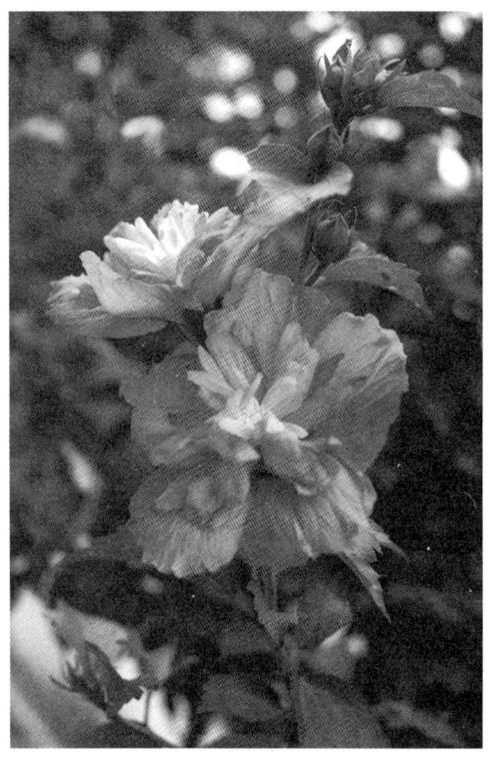

木　槿

多栽培作绿篱。

【药材】呈半卷筒或卷筒状，长15～25 cm，宽窄及厚薄多不一，通常宽1～2 cm，厚约2 mm。外皮粗糙，灰褐色，有纵向的皱纹及横向的小突起（皮孔）；内表面淡黄色。纤维性，不易折断，质轻。气微，味淡。

【化学成分】根皮含五环三萜烯类、木脂素类、异黄酮类、鞣质、黏液质等。主要有3β，23，28－三羟基－12－齐墩果烯－23－咖啡酯、3β，23，28－三羟基－12－齐墩果烯－3β－咖啡酯；丁香脂素、木槿苷（hibiscuside）；6″－O－乙酰大豆苷、6″－O－乙酰染料木素、3′－羟基大豆素；另含有E－N－阿魏酰酪胺、Z－N－阿魏酰酪胺等。

木槿叶中含有丰富的营养成分如蛋白质、脂肪、粗纤维、糖类、维生素C，以及人体必需矿物质，如钙、镁、铁、锌等。

木槿花含皂草黄苷、肌醇、黏液质、蛋白质及氨基酸、脂肪、维生素C、糖、矿物质等。

【药理作用】所含成分均具有一定的抗氧化活性，其中以异黄酮类、木脂素类和三萜类作用较为明显；此外，两种五环三萜成分对人体肾、结肠、中枢神经系统肿瘤细胞的细胞毒作用明显。

木槿花具有良好的清除自由基、抗氧化能力。木槿花提取液对细菌和霉菌均有一定的抑制作用，且对细菌的抑制作用明显大于霉菌，尤其是对大肠杆菌的抑制作用最强。木槿花提取液还具有促凝血作用，最高促凝率为22%。

【性味归经】甘、苦，凉。归大肠、肝、脾经。

【功能主治】清热，利湿，解毒，止痒。用于肠风泻血，痢疾，脱肛，白带，疥癣，痔疮。

【用法用量】5～10 g。外用适量，酒浸搽或煎水熏洗。

【选方】

①大肠脱肛，痔疮肿痛：木槿皮或叶煎汤熏洗，后以白矾、五倍子末敷之。

②消渴：木槿根30～60 g。水煎，代茶常服。

③头面钱癣：木槿皮为末，醋调，熬成胶状，外敷。

④疔疮疖肿：木槿鲜叶，与食盐共捣烂敷患处。

【附注】木槿 *Hibiscus syriacus* L. 的根（木槿根）、叶（木槿叶）、花（木槿花）亦供药用。

①木槿根：味甘，性平。有清热解毒，利湿，消肿之功能。治咳嗽，肺痈，肠痈，肠风泻血，痔疮肿痛，白带，疥

癣。内服煎汤用量，鲜者 30～60 g。外用适量，煎水熏洗。

②木槿叶：性平。主治肠风，痢后热渴。内服煎汤，鲜者 30～60 g。外用：捣敷。

③木槿花：味甘、苦，性凉。归脾、肺经。有清热，利湿，凉血之功能。治肠风泻血，痢疾，白带。内服煎汤用量 3～10 g（鲜者 30～60 g）。

木鳖子
Mubiezi

【别名】鸭屎瓜子。

【来源】为葫芦科植物木鳖 *Momordica cochinchinensis*（Lour.）Spreng. 的干燥成熟种子。冬季采收成熟果实，剖开，晒至半干，除去果肉，取出种子，干燥。

【原植物】多年生草质藤本，具膨大的块状根。茎有纵棱；卷须粗壮，与叶对生，单一，不分枝。叶互生，圆形至阔卵形，长 7～14 cm，通常 3 浅裂或深裂，裂片略呈卵形或长卵形，全缘或具微齿，基部近心形，先端急尖，上面光滑，下面密生小乳突，3 出掌状网脉；叶柄长 5～10 cm，具纵棱，在中部或近叶片处具 2～5 腺体。花单性，雌雄同株，单生叶腋，花梗细长，每花具 1 枚大型苞片，黄绿色；雄花：萼 5 片，革质，粗糙，卵状披针形，基部连合；花瓣 5，浅黄色，基部连合；雄蕊 5，3 体。雌花：萼片线状披针形，花冠与雄花相似，子房下位。瓠果椭圆形，成熟后红色，肉质，外被软质刺状突起，种子略呈扁圆形或近椭圆形，边缘四周具不规则的突起，呈龟板状，灰棕色。花期 6～8 月，果期 9～11 月。（图片 A116－02，彩图见 493 页）

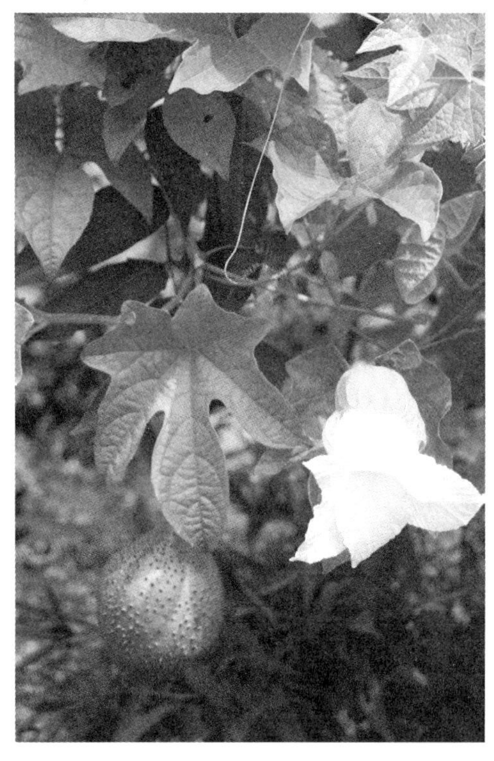

木　鳖

生长在山坡、林缘，土层较深厚的地方。

【药材】种子呈扁平圆板状，中间稍隆起或微凹陷，直径 2～4 cm，厚约 0.5 cm。表面灰棕色至黑褐色，有网状花纹，在边缘较大的一个齿状突起上有浅黄色种脐。外种皮质硬而脆，内种皮灰绿色，绒毛样。子叶 2 枚，黄白色，富油性。有特殊的油腻气，味苦。

【化学成分】种子含木鳖子皂苷Ⅰ、Ⅱ（momor－dicaspnin Ⅰ、Ⅱ）；含活性蛋白木鳖子素（cochin-chinin）；木鳖子的种仁含油率多达 40%，其成分有棕榈酸、硬脂酸、油酸、亚油酸、α－酮酸、十五烷酸等；脂肪油中不皂化部分鉴定出栝楼仁二醇（Karounidiol）、异栝楼仁二醇、5－脱氢栝楼仁二醇、7－氧代二氢栝楼仁二醇、α－菠菜甾醇、β－谷甾醇、豆甾-7-烯-3β-醇和豆甾-7，22-二烯-3β-醇；其他还含有齐墩果酸、木鳖子酸、木糖、鼠李糖、葡萄糖、葡萄糖醛酸、岩藻糖、半乳糖等。

木鳖根含木鳖苷、菠菜甾醇、木香醇、木鳖根蛋白等。

【药理作用】

①降压作用：木鳖子水浸液、乙醇-水浸出液和乙醇浸出液试验于狗、猫、兔等麻醉动物，有降压作用，但毒性较大，无论静脉或肌内注射，动物均于数日内死亡。

②抑制作用：木鳖子中的单链核糖体失活蛋白 momorcochins 可以抑制蛋白质合成，并能抑制组织液中 HIV-I 的复制；将其接至单克隆抗体（8A）上，对抗人体血浆细胞，结果产生的免疫毒素可以对靶细胞选择性产生毒性。木鳖子素（cochinchinin）能强烈地抑制兔网组织裂解液的蛋白质生物合成（ID_{50}约为30 ng/mL），对小鼠阳性细胞（SL-2）的蛋白质合成的抑制作用更强（ID_{50}为3 ng/mL）。

③其他作用：大鼠静脉注射木鳖子皂苷，血压暂时下降，呼吸短促，兴奋，心搏加快；注射于狗腹股沟动脉可暂时增加下肢血流量，其作用强度约为罂粟碱1/8；对离体蛙心及离体兔十二指肠均具有抑制作用，而对豚鼠回肠则能加强乙酰胆碱作用，以及拮抗罂粟碱作用，高浓度时可引起不可逆收缩；大鼠口服或皮下注射木鳖子皂苷，能显著抑制角叉菜胶引起的足踝水肿；对兔红细胞有溶血作用。

毒性 木鳖子含毒性成分木鳖子皂苷，小鼠静脉注射其半数致死量为32.35 mg/kg，腹腔注射则为37.34 mg/kg。另一种毒性成分为木鳖子素，小鼠腹腔注射LD_{50}为16mg/kg，中毒动物安静衰竭死亡。

【性味归经】 苦、微甘，凉；有毒。归肝、脾、胃经。

【功能主治】 散结消肿，攻毒疗疮。用于疮疡肿毒，乳痈，瘰疬、痔漏，干癣，秃疮。

【用法用量】 0.9～1.2 g。多入丸、散。外用适量，研末，用油或醋调涂患处。

【附注】 其根（木鳖根）亦供药用。木鳖根味苦、微甘，性寒。具有消炎解毒，消肿止痛之功能。治痈疮疔毒，无名肿毒，淋巴结炎：木鳖鲜根或叶，加盐少许捣烂外敷患处。

太子参
Taizishen

【别名】 孩儿参、童参。

【来源】 为石竹科植物孩儿参 *Pseudostellaria heterophylla*（Miq.）Pax ex Pax ex Hoffm 的干燥块根。夏季茎叶大部分枯萎时采挖，洗净，除去须根，置沸水中略烫后晒干或直接晒干。

【原植物】 多年生草本，高15～20 cm。块根长纺锤形。茎下部紫色，近四方形，上部近圆形，绿色，有2列细毛，节略膨大。叶对生，略带肉质，下部叶匙形或倒披针形。先端尖，基部渐狭，上部叶卵状披针形至长卵形，茎端的叶常4枚相集较大，成“十”字形排列，边缘略呈波状。花腋生，二型：闭锁花生茎下部叶腋，小形，花梗细，被柔毛；萼4片；无花瓣。普通花1～3朵顶生，白色；花梗长1～（2～4）cm，紫色；萼5片，披针形，背面有毛；花瓣5片，倒卵形，顶端2齿裂；雄蕊10枚，花药紫色；雌蕊1枚，花柱3个，柱头头状。蒴果近球形，熟时5瓣裂。种子扁圆形，有疣状突起。花期4～5月，果期5～6月。（图片A023－01，彩图见456页）

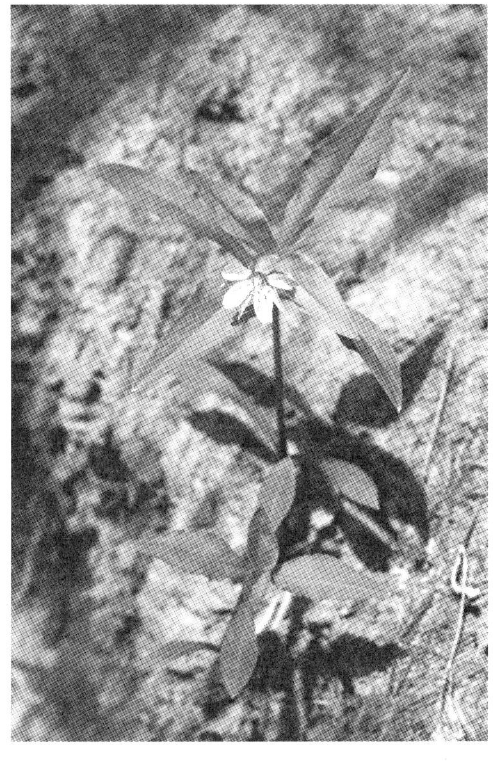

孩儿参

生长在林下富含腐殖质的深厚土壤中。有栽培。

【药材】 干燥块根呈细长纺锤形或细长条形，稍弯曲，长3～10 cm，直径0.2～0.6 cm。表面黄白色，较光滑，微有纵皱纹，凹陷处有须根痕。顶端有茎痕。质硬而脆，断面平坦，淡黄白色，角质样；或类白色，有粉性。气微，味微甘。

【化学成分】 根含环肽类、三萜及皂苷类、黄酮类、甾体类、磷脂类、油脂类、脂肪酸、挥发性成分、氨基酸、糖及多糖类、微量元素等。主要有太子参环肽A、B、C、D（heterophyllin A、B、C、D）；乌苏酸（ursolic acid）、太子参皂苷A（pseudo-cstellarinoside A）、尖叶丝石竹皂苷D（acutifoliside D）；金合欢素（acacetin）、木犀草素（luteolin）、刺槐苷（acaciin）；有Δ^7－豆甾烯－3β－醇、β－谷甾醇、胡萝卜苷、Δ^7－豆甾－3β－烯醇3－O－β－D－葡萄糖苷；溶磷脂酰胆碱、磷脂酰肌醇、磷脂酰丝氨酸、磷脂酰乙醇胺、磷脂酰甘油及磷酯酸；1－甘油单硬脂酸酯、吡咯－2－羧酸－3′－呋喃甲醇酯、三棕榈酸甘油酯、棕榈酸三十二醇酯、β－谷甾醇－3－O－β－D－葡萄糖苷－6′－棕榈酸酯；棕榈酸、亚油酸、十八碳酸、二十二酸、二十四碳酸、2－吡咯甲酸、琥珀酸等；挥发性成分主要有邻苯二甲酸二丁酯、2，6－二（1，1－二甲乙基）－4－甲基苯酚、4－丁基－3－甲氧基－2，4－环己二烯－1－酮、糠醇等；所含氨基酸中精氨酸、谷氨酸、天冬氨酸的含量占游离氨基酸的30%～40%；含糖类有太子参多糖PHP－A和PHP－B、蔗糖、麦芽糖及A－槐糖等；含微量元素有Fe、Cu、Zn、Cr、Ni、Co、Sr、Mn、Pb、Li、Na、B、Be、Ti、Al、Ca、Mg、K、P、Se等，其中Fe、Cu、Zn、Mn的含量较高。此外，还含有去甲鸢尾素A、肌－肌醇－3－甲醚等。

【药理作用】

①太子参多糖抗应激、抗疲劳的作用：太子参水提物、75%醇提物、太子参多糖及太子参皂苷均可明显延长小鼠负重游泳时间，能明显延长小鼠常压缺氧情况下的存活时间，水提物对皮下注射利血平所致小鼠体重下降有一定的保护作用，能明显抑制小鼠肠推进距离，太子参多糖及总皂苷还能提高小鼠的耐低温能力。

②增强免疫（太子参多糖粗提物对小鼠免疫功能的影响）：太子参75 %醇提物能明显对抗环磷酰胺（Cy）所致的胸腺、脾脏的重量减轻，能降低小鼠脾虚阳性发生率，升高脾虚小鼠的体重、肛温、胸腺指数及脾脏指数，增加胸腺DNA、RNA和脾脏DNA的含量，提取物对Cy所致T、B淋巴细胞转化功能低下、白细胞吞噬功能降低及迟发型超敏反应（DTH）减弱有明显对抗作用，并能增加外周血白细胞数。太子参多糖及总皂苷能增加小鼠免疫器官的重量，并提高小鼠免疫后血清中溶血素的含量。太子参水煎醇沉剂对淋巴细胞增值有明显的刺激作用。

③抗氧化活性：太子参甲醇－水提取液具有稳定的非酶类除超氧自由基的“SOD样作用”物质，提示太子参具有一定的体外SOD样药理活性。太子参水提物能使心、肝、肾组织中丙二醛（MDA）含量不同程度下降，使超氧化物歧化酶（SOD）及谷胱甘肽过氧化物酶（GSH－Px）活力不同程度提高，脑组织中脂褐质（LF）不同程度下降，表明太子参水提物通过清除—OH，提高SOD及GSH－Px活力而发挥抗氧化活性。

④延长寿命（太子参多糖对果蝇寿命的影响）：太子参剂量5%时能使果蝇的平均寿命延长27.35%（♂）和16.53%（♀），使果蝇最高寿命延长22.29%（♂）和31.82%（♀）。

⑤抗病毒：太子参皂苷A有抗病毒作用，特别对疱疹病毒活性最强。

⑥其他作用：肌－肌醇－3－甲醚有较强的镇咳作用；磷脂类成分有提高机体免疫功能、保护细胞完整、降低血脂、延缓衰老、健脑强精和防止脑血管疾病等作用；太子参水煎液可改善心肌梗死后的慢性心衰。太子参醇提物可减轻老年性耳聋程度，其机制可能与清除耳蜗组织中氧自由基，提高SOD及NOS活力有关。

【性味归经】甘、微苦，平。归脾、肺经。

【功能主治】益气健脾，生津润肺。用于脾虚体倦，食欲不振，病后虚弱，气阴不足，自汗口渴，肺燥干咳。

【用法用量】10～30g。

【选方】治自汗：太子参9g，浮小麦15g，水煎服。

五加皮
Wujiapi

【别名】南五加皮。

【来源】为五加科植物细柱五加 *Acanthopanax gracilistylus* W. W. Smith的干燥根皮。夏、秋季采挖根部，洗净，剥取根皮，晒干。

【原植物】灌木。枝灰棕色，软弱而下垂，蔓生状，无毛，节上常疏生反曲扁刺。叶互生或数叶簇生；叶柄长3～8 cm，光滑或疏生有小刺；掌状复叶，小叶5枚，顶端1枚较大，两侧小叶渐次较小，倒卵形至卵状披针形或近菱形，长3～8 cm，宽1.5～4 cm，先端尖或渐尖，基部楔形，边缘具锯齿，背面脉腋间有淡棕色簇毛；小叶无柄。伞形花序，单生于叶腋或短枝末梢，花序柄长1～3 cm，果时伸长；花多数，黄绿色，直径约2 cm，花柄柔细，光滑，长6～10 mm；萼5齿裂，裂片三角形，直立或平展；花瓣5片，着生于肉质花盘的周围，卵状三角形，顶端尖，开放后反卷；雄蕊5枚；子房下位，2室，花柱2个，分离，柱头圆头状。浆果状核果近球形，侧向压扁，直径约 5 mm，熟时紫黑色，近中央有纵脉 3 条。种子 2 粒，细小，半圆形而扁，淡褐色。花期 4 ~ 8 月，果期 8 ~ 10 月。（图片 A083 -02，彩图见 479 页）

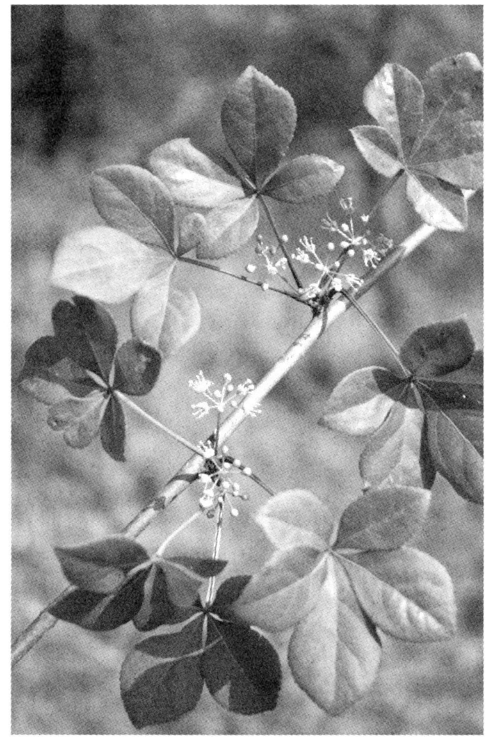

细柱五加

生长在山坡上或丛林间。

【药材】 干燥根皮呈不规则卷筒状，长 5 ~ 15 cm，直径 0.4 ~ 1.4 cm，厚约 0.2 cm。外表面灰褐色，有稍扭曲的纵皱纹及横长皮孔样斑痕；内表面淡黄色或灰黄色，有细纵纹。体轻，质脆，易折断，断面不整齐，灰白色。气微香，味微辣而苦。

【化学成分】 根皮含二萜类有五加酸（15 - dien - 19 - oic acid）、异贝壳杉烯酸［（ - ） - kaur - 16 - en - 19 - oic acid］；木脂素类有刺五加苷 B（kaurenoic acid）、紫丁香苷（syringin）、l - 芝麻素（l - sesamin）；甾醇类有豆甾醇、β - 谷甾醇；含挥发性成分有单萜或倍半萜：马鞭草烯酮、反式香芹烯、邻苯二甲酸丁基异丁基酯等。另含有抗炎成分 ent - 16a，17 - dihydroxy - kauran - 19 - oic acid 及维生素 A、维生素 B_1 等；

五加叶含有羽扇豆烷型三萜类、氧化丁香烯以及挥发性生物碱 1 - 乙基 -3，5 - 二甲基吡唑等。

【药理作用】

①抗炎及祛风湿作用：五加皮水煎醇沉针剂，能抑制大鼠角叉菜胶所致足肿胀，连续给药 7 d 能抑制棉球肉芽肿，对大鼠急慢性炎症均有明显抑制作用；五加皮对环氧化酶 -1（COX -1）和环氧化酶 -2（COX -2）都有抑制作用，在剂量相同时，对 COX -2 的抑制率大于 COX -1；抑制环氧化酶可能是五加皮祛风湿的机制之一。

②抗衰老作用：五加皮水提液 5 g/kg、10 g/kg 能明显延长小鼠游泳时间及在常压缺氧和寒冷条件下的存活时间，也能显著抑制中老龄大鼠体内过氧化脂质的生成。五加皮总苷也能显著抑制中老龄大鼠体内过氧化脂质的生成。

③抗肿瘤作用：五加皮提取物（含蛋白质）对多种组织来源的肿瘤细胞增殖有较强的抑制作用（$P < 0.01$），而且有较好的量效关系。五加皮提取物经口投入荷瘤小鼠后，实验组小鼠一般情况下较对照组小鼠好，肿瘤生长较慢，生存期明显延长（$P < 0.01$）。

④对免疫系统的影响：细柱五加水煎醇沉注射剂能明显抑制小鼠脾脏抗体形成细胞（PFG），具有明显降低小鼠腹腔巨噬细胞的吞噬率和吞噬指数作用；细柱五加总皂苷灌胃则能提高小鼠血清抗体的浓度；能促进小鼠网状内皮系统的吞噬功能；细柱五加提取物上清液及

其多糖对幼年小鼠有增加肝脾细胞 RNA 合成的作用；多糖对四氯化碳中毒性肝损伤小鼠肝细胞的 DNA 合成能力有促进作用。细柱五加总皂苷（3 g/kg）灌胃 5 d，能增强小鼠的抗高温和抗低温能力，明显延长小鼠持续游泳时间，还可提高小鼠常压耐缺氧能力。另外，小鼠半心移植试验发现，细柱五加有一定的抗排异作用。

【性味归经】辛、苦，温。归肝、肾经。

【功能主治】祛风湿，补肝肾，强筋骨。用于风湿痹痛，筋骨痿软，小儿行迟，体虚乏力，水肿，脚气。

【用法用量】5～10 g，浸酒或入丸、散。外用：捣敷。

【附注】植物细柱五加 *Acanthopanax gracilistylus* W. W. Smith 的叶（五加叶）亦供药用，治皮肤风，外敷治跌打，消肿痛；亦可作蔬菜食用。

五味子
Wuweizi

【来源】为木兰科植物五味子 *Schisandra chinensis*（Turcz.）Baill. 的干燥成熟果实。秋季果实成熟时采摘，晒干或蒸后晒干，除去果梗及杂质。

【原植物】落叶木质藤本，长达 8 m。全株近无毛。小枝灰褐色，稍有棱。叶互生，纸质至膜质，宽椭圆形、卵形至倒卵形，长 5～10 cm，宽 2～5 cm，顶端急尖或渐尖，基部楔形，边缘疏生有腺体的细齿，上面有光泽，无毛，下面脉上嫩时有短柔毛；叶柄长 1.5～4.5 cm。花单性，雌雄异株，单生或簇生于叶腋；花梗细长而柔弱；萼片和花瓣 6～9 片，乳白色或粉红色，芳香；雄花有雄蕊 5 枚，雌蕊群椭圆形，心皮 17～40 个，覆瓦状排列在花托上，在花后，花托逐渐伸长，果熟时在穗状聚合果；浆果肉质，深红色。花期 5～7 月，果期 7～9 月。（图片 A030－04，彩图见 462 页）

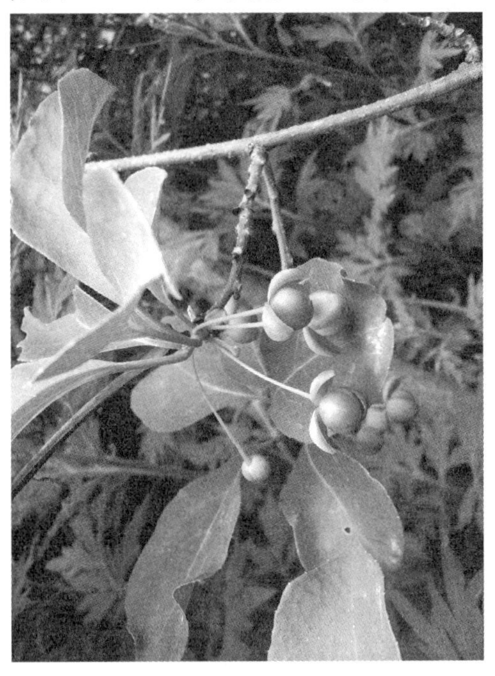

五味子

生长在山地杂木林。

【药材】呈不规则的球形或扁球形，直径 5～8 mm。表面红色、紫红色或暗红色，皱缩，显油润；有的表面呈黑红色或出现“白霜”。果肉柔软，种子 1～2 粒，肾形，表面棕黄色，有光泽，种皮薄而脆。果肉气微，味酸；种子破碎后，有香气，味辛、微苦。

【化学成分】含有木脂素类、三萜类、糖及多糖、有机酸、维生素、挥发油等。主要有五味子素（kadsurarin）：五味子甲素（deoxyschisandrin，又称去氧五味子素、五味子素 A）、五味子乙素（schisandrin B，又称 γ－五味子素、五味子素 B）、五味子丙素（schisandrin C）、五味子醇甲（schisandrol A）、五味子醇乙（schisandrol B）、五味子酯甲（schisantherrin A）、五味子酯乙（schisandrol B）、五味子酚、戈米辛 A（gomisin A）；甘五酸、Nigranoic acid、南五味子酸；柠檬酸、苹果酸、酒石酸；维生素 C 及维生素 E；其挥发油含量约 3%，可分离出 170 多个色谱峰，其主要成分为萜烯类。

【药理作用】

①对中枢神经系统的作用：五味子乙醇提取液、水提取物均有镇静作用，可使小鼠自主活动明显减少，并可增强中枢安定药氯丙嗪及利血平对自主活动的抑制作用，对抗中枢兴奋药苯丙胺对自主活动的兴奋作用。五味子水煎液及其有效成分五味子甲素、丙素、醇乙等均具有催眠作用；五味子挥发油能明显缩短戊巴比妥钠引起的小鼠睡眠时间，五味子醇甲对脑神经细胞有保护作用。五味子酚和丹酚酸 A 具有抗氧化作用，对 H_2O_2 引起的神经细胞凋亡有保护作用；五味子 90% 醇提物可提高小鼠脑内蛋白质的含量；五味子能改善人的智力和体力活动，具有抗疲劳作用。

②对呼吸系统的影响：五味子煎剂、酊剂对多种实验动物都有明显的呼吸兴奋作用，使呼吸加深、加快，并且能对抗吗啡的呼吸抑制作用；切除迷走神经和颈动脉窦区神经后，呼吸兴奋作用仍然存在，由此认为其呼吸兴奋作用系对呼吸中枢直接兴奋的结果；五味子水煎液不仅使小鼠气管腺内花生素和双花扁豆素结合的中性黏多糖明显减少，而且使酸性黏多糖也相应减少，形态和组织化学检查结果证实五味子的酸性成分有祛痰作用。

③对心血管系统的影响：五味子煎液、水浸出物及稀醇和醇浸出物静脉注射给药，对多种实验动物均有降压作用；对动物缺氧及急性心肌缺血损伤有较强的保护作用。

④保肝作用：五味子的醇提物及五味子甲素、乙素、丙素、醇甲、醇乙、酯甲和酯乙对用四氯化碳、硫代乙酰胺和乙炔雌二醇环戊醚等化学物质引起的小鼠肝损伤均有不同程度的降低血清转氨酶升高的作用；五味子粗多糖、五味子水煎剂具有升高白细胞及增强免疫功能的作用。

⑤抗衰老作用：五味子水提液及其有效成分五味子酚、黏多糖具有延缓衰老、抗氧化的作用；五味子多糖能抑制 S180 荷瘤的增长；同时，还对脾脏、胸腺有刺激增生作用。

⑥抗菌作用：五味子 50% 乙醇浸出液对金黄色葡萄球菌、痢疾杆菌、绿脓杆菌、伤寒杆菌都具有抑制作用；对多种真菌，如白念珠菌、红色毛菌、石膏样毛癣菌、大小孢子菌、猪小孢子菌等也有抑菌和杀菌作用；五味子水煎液还可以抗龋齿病原菌，对变形链球菌的生长、繁殖有较强的抑制作用。

【性味归经】酸、甘，温。归肺、心、肾经。

【功能主治】收敛固涩，益气生津，补肾宁心。用于久嗽虚喘，梦遗滑精，遗尿尿频，久泻不止，自汗，盗汗，津伤口渴，短气脉虚，内热消渴，心悸失眠。

【用法用量】2 ~ 6 g；外用适量，研末掺或煎水洗。

五倍子
Wubeizi

【别名】文蛤、百虫仓、木附子。

【来源】为漆树科植物盐肤木 *Rhus chinensis* Mill.、青麸杨 *Rhus potaninii* Maxim. 或红麸杨 *Rhus punjabensis* Stew. var. *sinica*（Diels）Rehd. et Wils. 叶上的虫瘿，主要由五倍子蚜 *Melaphis chinensis*（Bell）Baker 寄生而形成。秋季采摘，置沸水中略煮或蒸至表面呈灰色，杀死蚜虫，取出，干燥。按外形不同，分为“肚倍”和“角倍”。

【原动物】

①五倍子蚜：成虫有有翅型及无翅型两种。有翅成虫均为雌虫，全体灰黑色，长约 2 mm，头部触角 5 节，第 3 节最长，感觉芽分界明显，缺缘毛。翅 2 对，透明，前翅长约 3 mm，痣纹长镰状。足 3 对。腹部略呈圆锥形。无翅成虫，雄者色绿，雌者色褐，口器退化。（图片 ZAR23 -01，彩图见 509 页）

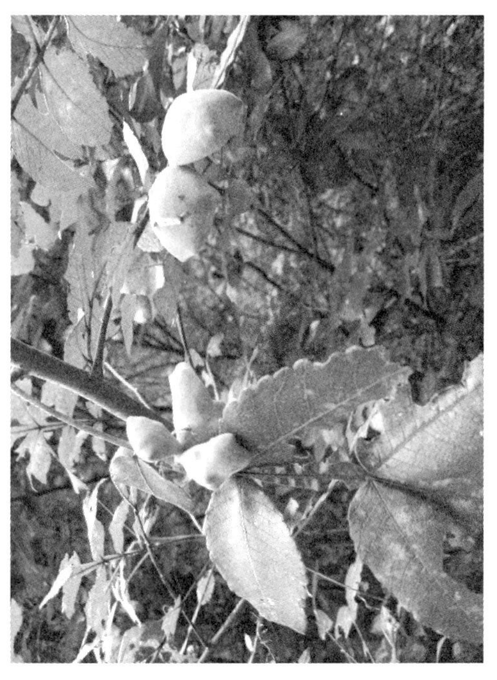

五倍子蚜

本种的寄主植物为盐肤木。当早春盐肤木树萌发幼芽时，蚜虫的春季迁移蚜（越冬幼蚜羽化后的有翅胎生雌虫），便在叶芽上产生有性的雌雄无翅蚜虫，经交配后产生无翅单性雌虫，称为干母。干母侵入树的幼嫩组织，逐步形成多角的虫瘿。干母在成瘿期间，旺盛地营单性生殖，在虫瘿中产生许多幼虫，于 9 ~ 10 月间，逐渐形成有翅的成虫，称为秋季迁移蚜。此时虫瘿自然爆裂，秋季迁移蚜便从虫瘿中飞出，到另一寄主茶盏苔（Mnium vesicatum Besch.）及其同属植物上，进行无性生殖，产生幼小蚜虫。此种幼蚜固定在寄主的茎上，分泌蜡质，包围整个虫体，形成白色的球状茧而越冬；至第二年春天，越冬幼蚜在茧内成长为有翅成虫，即春季迁移蚜，又飞到盐肤木上进行繁殖。

②倍蛋蚜：形态及生活史与上种相似，唯秋季迁移蚜的触角，第 3 节较第 5 节略短，感觉芽境界不明；虫瘿蛋形。寄主植物为青麸杨及红麸杨。

【药材】

①肚倍：呈长圆形或纺锤形囊状，长 2.5 ~ 9 cm，直径 1.5 ~ 4 cm。表面灰褐色或灰棕色，微有柔毛。质硬而脆，易破碎，断面角质样，有光泽，壁厚 0.2 ~ 0.3 cm，内壁平滑，有黑褐色死蚜虫及灰色粉状排泄物。气特异，味涩。

②角倍　呈菱形，具不规则的钝角状分枝，柔毛较明显，壁较薄。

【化学成分】含鞣质、酚酸类、脂肪酸、甾醇、树脂、淀粉及无机元素等。主要有大量五倍子鞣质（galla chinensis tannin），肚倍、角倍及圆角倍含量为

50%～65%；其主要成分有2－羟基－6－十五烷基苯甲酸、白果酚、4－羟基－3－甲氧基－苯甲酸、没食子酸；癸酸、月桂酸、肉豆蔻酸、棕榈酸、硬脂酸、油酸、亚油酸、亚麻酸等。

【药理作用】

①收敛作用：五倍子中的鞣质以及没食子酸等成分对蛋白质有沉淀作用。皮肤、黏膜、溃疡与之接触后，组织蛋白质即被凝固，形成一层被膜。同时小血管也被压迫收缩，血液凝结，产生止血功效。鞣酸的收敛作用使腺细胞的蛋白质凝固引起分泌抑制，可使黏膜干燥。神经末梢蛋白质的沉淀可产生微弱的局部麻醉作用。因此，本药应用后可促使创面结痂，保护创面，避免外界刺激，减少疼痛及体液丧失。

②抗菌、抗病毒作用：五倍子粉、五倍子浸液等体外实验显示其对金黄色葡萄球菌、链球菌、肺炎球菌以及伤寒、副伤寒、痢疾、炭疽、白喉、绿脓杆菌等均有明显的抑菌或杀菌作用；实验表明，五倍子煎剂对接种于鸡胚的流感－甲型PR3株病毒有抑制作用。另外，研究发现五倍子单宁有很强的抑制HIV－RT活性作用。

③防龋牙：1 g/L五倍子水煎剂具有抑制变形链球菌的作用，其作用机制是通过抑制细菌产生葡糖基转移酶（GTF）的活性，减少黏附在牙齿表面的细菌数量，进而影响致龋菌的生长代谢；500 g/L五倍子水浸剂可明显增强釉质抗酸蚀能力，其效果与20 g/L氟化钠相当，并能抑制实验性根面龋进展，促使其再矿化；五倍子中的三种化学成分多酚性化合物GCE、GCE－B和没食子酸（GCE－B1）均能提高早期釉质龋表面显微硬度，其中GCE作用最强，GCE－B和GCE－B1作用次之，而没食子酸甲酯（GCE－B2）对釉质龋表面显微硬度无明显影响，浓度大于6.25 g/L的五倍子水提取物有祛除玷污层的作用，且随浓度增大祛除玷污层的效果增强。五倍子水提取物对于感染根管内的多种优势专性厌氧菌和兼性厌氧菌，如消化链球菌、内氏放线菌、具核梭杆菌、中间普氏菌、金黄色葡萄球菌、大肠杆菌均有较好的抑制作用，抗菌作用较广；并能抑制胶原酶活性，保护牙周组织。

④清除自由基和抗氧化作用：五倍子鞣质以及没食子酸等成分在生物体内具有较强的清除超氧自由基的作用，具有抗衰老作用。同时由于自由基被清除，避免自由基诱发的生物大分子损伤，维护细胞膜的流动和蛋白质的构象，防止辐射诱发的DNA断裂，从而又具有抑制脂质过氧化、抗突变、抗癌、抗白内障等方面的独特作用。

毒性 小鼠腹腔注射100%五倍子煎剂0.25 mL，均于12 h内死亡，将用量减少为1/10时则未见异常。豚鼠口服煎剂20 g/kg未见异常；皮下注射后，局部发生腐烂、坏死，动物表现为不安、行动迟钝、委靡、食欲差，呼吸急促，24 h后死亡。

【性味归经】酸、涩，寒。归肺、大肠、肾经。

【功能主治】敛肺降火，涩肠止泻，敛汗止血，收湿敛疮。用于肺虚久咳，肺热痰嗽，久泻久痢，盗汗，消渴，便血痔血，外伤出血，痈肿疮毒，皮肤湿烂。

【用法用量】3～6 g；外用适量，煎汤熏洗、研末撒或调敷。

车前草
Cheqiancao

【别名】蛤蟆叶。

【来源】为车前草科植物车前 *Plantago asiatica* L. 或平车前 *Plantago depressa* Willd. 的干燥全草。夏季采收，去尽泥沙，晒干。

【原植物】

①车前：多年生草本，连花茎高达 50 cm，具须根。叶基生，具长柄，几与叶片等长或长于叶片，基部扩大；叶片宽卵形或长圆状卵形，长 4 ~ 15 cm，宽 3 ~ 9 cm，先端短尖或钝，基部狭窄成长柄，全缘或呈不规则波状浅齿，通常有 5 ~ 7 条弧形脉。花茎数个，高 12 ~ 50 cm，具棱角，有疏毛；穗状花序为花茎的 2/5 ~ 1/2；花淡绿色，每花有宿存苞片 1 枚，三角形；花 4 萼，基部稍合生，椭圆形或卵圆形，宿存；花冠筒小，膜质，先端 4 裂，裂片三角形，向外反卷；雄蕊 4 枚，花丝细长，伸出花冠外；子房 2 室，花柱有毛。蒴果卵状圆锥形，近中部周裂；种子 5 ~ 6 枚，黑棕色。花期 6 ~ 9 月，果期 8 ~ 10 月。（图片 A111 - 01，彩图见 490 页）

生长在路边、田边、水沟边或潮湿地。

②平车前：与车前不同的是主根明显，圆柱状；叶椭圆状披针形或椭圆形。

生长在山坡草丛中或路旁。

【药材】根丛生，须状。叶基生，具长柄；叶片皱缩，展平后呈卵状椭圆形或宽卵形，长 6 ~ 13 cm，宽 2. 5 ~ 8 cm；表面灰绿色或污绿色，具明显弧形脉 5 ~ 7 条；先端钝或短尖，基部宽楔形，全缘

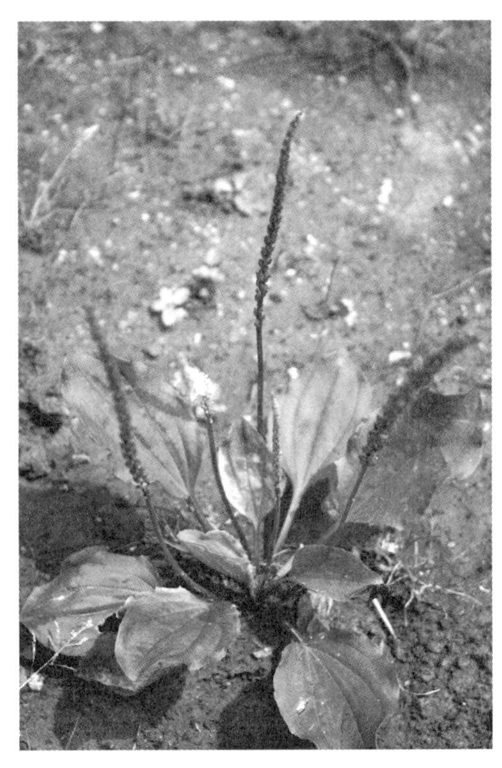

车　前

或有不规则波状浅齿。穗状花序数条，花茎长。蒴果盖裂，萼宿存。气香，味微苦。

【化学成分】全草含黄酮及其苷类、环烯醚萜类、苯乙酰咖啡酰糖酯类、三萜类、生物碱、多糖及微量元素等。主要有木犀草素、车前苷（plantagin，即黄芩素 - 7 - 葡萄糖苷）、高车前苷（homoplantagin）、Plantagoside；桃叶珊瑚苷（aucubin）、京尼平苷酸（geniposidic acid）、3，4 - 二羟基桃叶珊瑚苷、6′ - O - β - 葡萄糖桃叶珊瑚苷、梓醇（catalnol）；连翘酯苷、3，4 - 二羟基苯乙醇基 -6 - O - 咖啡醇基 - B - D - 葡萄糖苷、plantamajoside、hellecoside；熊果酸；还含有 β - 谷甾醇、棕榈酸 β - 谷甾醇酯、棕榈酸豆甾醇酯、卅一烷、维生素 B_1、维生素 C 等。

平车前含有车前草苷 D、大车前草

苷、10－羟基大车前草苷、洋丁香酚苷、京尼平苷酸、熊果酸等。

车前子含黄酮及其苷类、环烯醚萜类、三萜类、生物碱、蛋白质、氨基酸、黏液质、多糖、脂肪酸类、甾醇类、挥发油及微量元素等。主要有木犀草素、高车前苷、车前苷；桃叶珊瑚苷、京尼平苷酸；熊果酸、齐墩果酸；含大量黏液质车前子胶，属多糖类成分，其中含有L－阿拉伯糖、D－半乳糖、D－葡萄糖、D－甘露糖、L－鼠李糖、D－葡萄糖酸及少量D－木糖和岩藻糖。

【药理作用】

车前草

①利尿排石作用：其乙醇提取物可抑制马肾脏 Na^+、K^+－ATP 酶活性，并呈剂量依赖性；车前草水提醇沉液以0.5 g生药/kg给犬静脉注射，引起尿量显著增多，并使输尿管蠕动频率增快，输尿管上端腔内压力升高，压力变化为蠕动性，短时紧张性压力和长时紧张性压力升高，几方面协同，利于输尿管结石的下移。

②抗菌作用：车前草水浸剂对同心性毛癣菌、羊毛状小芽孢癣菌、星形奴卡菌等有不同程度的抑制作用；且金黄色葡萄球菌对本品高度敏感；醇提取物可杀灭钩端螺旋体。

③其他作用：通过对大鼠和猫的实验，车前草及车前子煎剂均显示较强的镇咳与祛痰作用，黄酮类成分车前苷是其作用的有效成分；车前草水溶性膳食纤维对 OH^- 自由基有较强的清除作用，其 IC_{50} 为0.323 mg/mL，对 O^{2-} 和DPPH的最高清除率分别为19.2%和13.7%；另外，车前草水提取物对小鼠实验性肝损伤有明显保护作用。

车前子

①对抗高脂血症：大鼠脂质过氧化作用可明显降低高脂血症大鼠血脂，增加机体抗氧化能力。在降低大鼠血清总胆固醇、三酰甘油和脂质过氧化物水平的同时，提高了超氧化物歧化酶活性，在浓度为15 g/kg时作用最明显，可减轻脂质代谢紊乱，对机体自由基的防御机能可产生一定的影响，对动脉粥样硬化和冠心病具有一定的防治作用。

②抗炎作用：能通过抑制滑膜炎症中TNF－α、IL－12的含量进行抗炎；车前子多糖对小鼠阴道菌群失调有明显调节作用。

③缓泻作用：车前子多糖具有润肠通便的作用。

④抗衰老作用：车前子多糖能使SOD的活性增加、LPO的生成减少，从而延缓衰老的进程。

⑤其他作用：车前子可明显抑制晶体上皮细胞（LEC）凋亡，其作用可能是其防止和延缓白内障发生发展的细胞学机制；对实验大鼠较低剂量即可表现出良好的镇咳、祛痰作用；车前子苷具有祛痰作用。

【性味归经】甘，寒。归肝、肾、肺、小肠经。

【功能主治】清热利尿，祛痰，凉血、解毒。用于水肿尿少，热淋涩痛，暑湿泻痢，痰热咳嗽，吐血出血，痈肿疮毒。

【用法用量】10～30 g；鲜品30～60 g；或捣汁。外用鲜品适量，捣敷患处。

【选方】

①高血压：车前草、鱼腥草各30 g，水煎服。

②金疮血出不止：捣车前汁敷。

③热痢：鲜车前草捣绞取汁，加蜜适量，煮沸服。

【附注】车前 *Plantago asiatica* L. 或平车前 *Plantago depressa* Willd. 的种子（车前子）亦供药用。车前子味甘，性微寒。归肝、肾、肺、小肠经。有清热利尿，渗湿通淋，明目，祛痰之功能。用于水肿胀满，热淋涩痛，暑湿泄泻，目赤肿痛，痰热咳嗽。内服煎汤用量 10～15 g；宜包煎。

中华胡枝子
Zhonghuahuzhizi

【别名】细叶马料梢。

【来源】为豆科植物中华胡枝子 *Lespedeza chinensis* G. Don 的根或全草。夏、秋采收。

【原植物】小灌木，高达 1m。幼枝有短毛。复叶互生，小叶 3 片，倒卵状长圆形，长 1～2cm，宽 0.5～1cm，先端圆截形，有短尖，基部宽楔形，上面有微柔毛，下面密被短柔毛；侧生小叶较小；叶柄和小叶柄有短毛；托叶条形，有毛。总状花序腋生，花梗短，花少数；无瓣花在枝条下部腋生；小苞片披针形，有毛；花萼杯状，萼齿 5，披针形，有白色短柔毛；花冠白色，旗瓣长约 8 mm，翼瓣与旗瓣近等长，龙骨瓣稍长。荚果卵圆形，长 3～4 mm，有白色短柔毛，内含种子 1 粒。花期 9～10 月，果熟期10～11 月。

生长在向阳山坡疏林下及林边草丛中。

【功能主治】清热止痢，祛风，截疟。治急性细菌性痢疾，关节痛，疟疾。

【用法用量】15～30 g。

【选方】

①急性细菌性痢疾：中华胡枝子根 15～30 g。水煎冲糖服。

②疟疾：中华胡枝子全草 60 g。水煎服。

乌 药
Wuyao

【来源】为樟科植物乌药 *Lindera aggregata*（Sims）Kosterm. 的干燥块根。全年均可采挖，除去须根，洗净，趁鲜切片，晒干，或直接晒干。

【原植物】常绿灌木或小乔木，高达 5m。树皮灰绿色。小枝幼时密被锈色短柔毛，老时平滑无毛；茎枝坚韧，不易断。叶互生，革质，椭圆形至广倒卵形，长 3～8 cm，宽 1.5～5 cm，先端渐尖或尾状渐尖，基部圆形或广楔形，全缘，上面绿色，有光泽，除中脉外，均光滑无毛，下面灰白色，被淡褐色长柔毛，后变光滑，叶脉 3 条，基出，极明显；叶柄短，有短柔毛。伞形花序腋生，几无总梗；小花梗长 1.5～3 mm，被毛，簇生多数小花；花单性，雌雄异株，黄绿色；花被 6 片，大小几相等，广椭圆形，雄花有雄蕊 9 枚，排成 3 轮，最内一轮的基部有腺体，花药 2 室；雌花有退化雄蕊多枚，子房上位，球形，1 室，胚珠 1 枚。核果近球形，初绿色，成熟后变黑色。花期 4～5 月，果期 9～10 月。（图片 A032－03，彩图见 463 页）

生长在杂木林中。

【药材】多呈纺锤状，略弯曲，有的中部收缩成连珠状，长 6～15 cm，直径 1～3 cm。表面黄棕色或黄褐色，有纵皱纹及稀疏的细根痕。质坚硬。切片厚 0.2～2 mm，切面黄白色或淡黄棕色，射线放射状，可见年轮环纹，中心颜色较

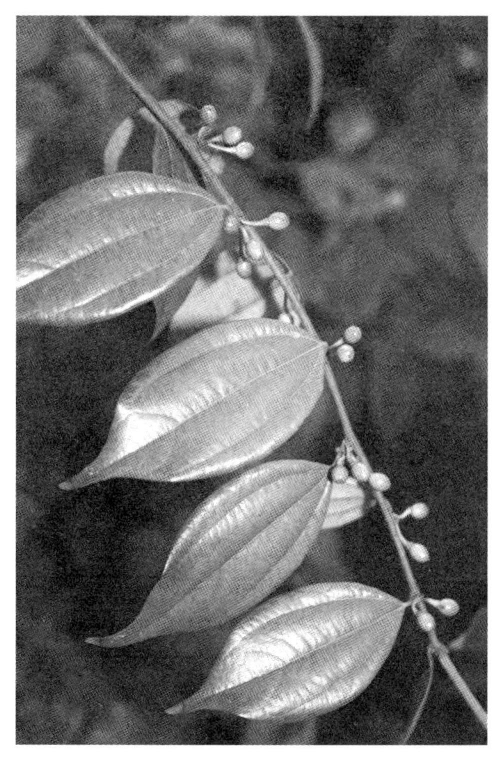

乌　药

深。气香，味微苦、辛，有清凉感。

【化学成分】根茎含倍半萜内酯、异喹啉类生物碱、黄酮类、缩合鞣质类、挥发油等。主要有乌药醚内酯（linderane）、乌药内酯（linderalactone）、异乌药内酯（isolinderalactone）、香樟内酯（linderstrenolide）、去氢香樟内酯（dehydrolindestrenolide）、羟基香樟内酯（hydroxylinderstrenolide）、异吉马呋内酯、双香樟内酯；新木姜子碱（laurolitsine）、波尔定碱（boldine）、牛心果碱（veticaline）、linderaline、（-）-palli-dine、protosinomenine、laudanosoline-3′，4′-dimethyl ether、norisoboldine、pronuciferine 和 reticulline；橙皮苷（hesperidin）；表儿茶素［（-）-epicatechin］、表没食子儿茶素［（-）-epigallocatechin］、procyanidin B-2 及 cinnamtannins B1 等；挥发油主要成分为龙脑、柠檬烯、β-草烯等。茎含缩合鞣质类及挥发油等；乌药叶含黄酮类、呋喃倍半萜及其内酯、挥发油成分等。

【药理作用】

①对消化系统的影响：乌药对胃肠平滑肌有双重作用，既能促进肠蠕动，又能缓解平滑肌痉挛；能增加消化液的分泌，还能缓解大黄引起的腹痛；乌药水煎剂有兴奋和增强胃运动节律的作用，且能显著抑制溃疡形成，对抗乙醇诱发的细胞损伤。

②抗菌、抗病毒作用：乌药对金黄色葡萄球菌、甲型溶血链球菌、伤寒沙门菌、变形杆菌、大肠埃希菌、空肠弯曲菌均有抑制作用；乌药水煎剂对呼吸道合胞病毒，柯萨基病毒 B1、B3、B4 组有明显的抑制作用；乌药的水和乙醇提取物对单纯性疱疹病毒、乙型肝炎病毒、艾滋病毒均有一定抑制作用。

③对心血管系统的作用：乌药能兴奋心肌，有加速血液循环、升压和发汗作用。局部涂用，可使血管扩张、血流加快、缓解肌肉痉挛性痛疼，或通过清除自由基和开放线粒体 ATP 通道保护缺血后心肌。

④镇痛、抗炎作用：乌药的水、醇提取物具有较强的镇痛、抗炎作用。乌药总生物碱、缩合鞣质提取部位对大鼠佐剂关节炎具有防治作用，对风寒湿痹证模型大鼠炎性肿胀有明显的对抗效应，能够明显降低模型动物炎性组织渗出液中前列腺素的（PGE2）含量。

⑤护肝作用：乌药中的呋喃倍半萜内酯组分对实验性肝损伤有预防作用。该组分对 CCl_4 或乙硫氨酸引起的血清转氨酶升高均有较强的抑制作用，并可保护肝脏免受脂肪侵润。

⑥其他：乌药还具有防治糖尿病肾

病、改善学习和记忆，抗氧化，兴奋大脑皮质，促进呼吸功能等作用。

【性味归经】 辛，温。归肺、脾、肾、膀胱经。

【功能主治】 顺气止痛，温肾散寒。用于胸腹胀痛，气逆喘急，膀胱虚冷，遗尿尿频，疝气，痛经。

【用法用量】 3～10 g；磨汁或入丸、散。

【附注】 其叶（乌药叶）、果实（乌药子）亦供药用。

①乌药叶：有温中，理气，止痛之功能。治腹中寒痛，小便滑数，食积，风湿关节痛。内服煎汤，外用捣敷。

②乌药子：治阴毒伤寒。

乌桕叶

Wujiuye

【别名】 木梓树叶、木蜡树叶、摇钱树叶。

【来源】 为大戟科植物乌桕 *Sapium sebiferum*（L.）Roxb. 的干燥叶。夏、秋季采收，晒干。

【原植物】 落叶乔木，高达 15m，具乳液，树皮灰色而有浅纵裂。单叶互生，纸质；菱形至阔菱状卵形，长 3～8 cm，宽 3～7 cm，先端短尾尖，基部阔楔形，全缘，两面均绿色，无毛，秋天变成红色；叶柄长 2.5～6 cm，顶端有腺体 2 个。花单性，雌雄同株；总状花序顶生，花小，绿黄色，无花瓣及花盘；雄花 7～8 朵聚生于苞腋内，苞片菱状卵形，基部两侧各有肾形腺体 1 个。雄蕊 2 枚，少有 3 枚者；雌花生于花序的基部，子房 3 室，柱头 3 裂。蒴果椭圆状球形，直径 1～1.5 cm，成熟时褐色，室背开裂为 3 瓣，每瓣有种子 1 粒。种子近球形，黑色，外被白蜡。花期 6～7 月，果期 10～11 月。（图片 A050－03，彩图见 473 页）

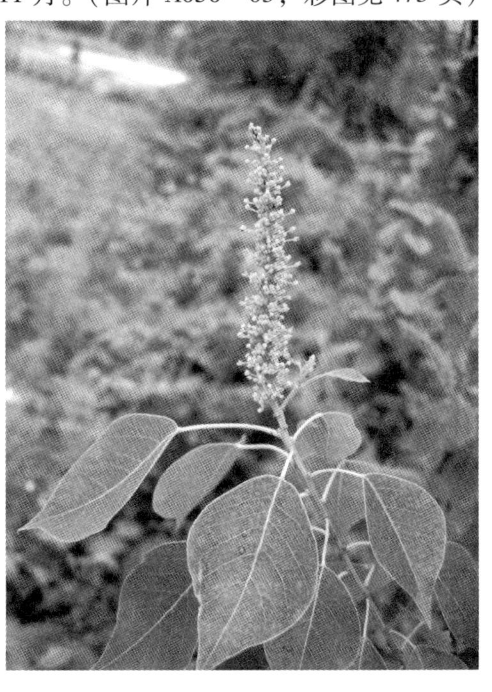

乌　桕

生长在林缘、地边或田边。

【化学成分】 乌桕叶含黄酮类、香豆素类、三萜类、二萜类、酚性成分、甾醇类、蛋白质、氨基酸、脂肪、糖及无机元素，富含锰等。黄酮类主要有（astragalin）、槲皮素（quercetin）、异槲皮苷（isoquer cein）、金丝桃苷（hyperin）、芦丁（rutin）、山柰酚（kaempferol）及其苷等；香豆素类有 5，6，7，8－四甲氧基香豆精（5，6，7，8－tetramethoxy-coumarin）、6，7，8－三甲氧基香豆精（6，7，8－trim－ethoxycoumarin）、东莨菪素（scopoletin）等；三萜类有 moretenone、moretenol、3－epimoretenol、sebiferic acid、aleuritolic acid、sebiferenic acid、无羁萜（friedelin）等；二萜类有多种成分统称巴豆二萜（tigliane）等；酚性成分没食子酸乙酯、短叶苏木酚酸

乙酯、没食子酸、2″-没食子酰基异槲皮苷、莽草酸（shikimic acid）、鞣花酸及其衍生物等。茎皮含有与叶大致相同成分；根皮中还含有花椒油素（xanthoxylin）。

乌柏子含油脂、蛋白质、粗纤维、SiO_2、K、Ca、Mg、Fe、P、N 等。油脂组成主要为棕榈酸、硬脂酸、油酸、肉豆蔻酸、月桂酸。

【药理作用】

①抑菌作用：其酸性物质及黄酮类物质具有抑制大肠杆菌和金黄色葡萄球菌的作用。

②镇痛和抗炎作用：乌柏叶提取物对醋酸引起的小鼠扭体反应有明显的抑制作用，还有明显提高小鼠热板痛阈；对多种致炎剂引起的小鼠耳肿胀、大鼠足趾肿胀及醋酸引起的小鼠腹腔毛细血管通透性有良好的预防作用。

毒性 所含二萜类成分对皮肤和黏膜有强烈的刺激作用，可引起红肿、发炎并有致癌作用。

【性味归经】苦，微温；有毒。

【功能主治】用于痈肿疔疮，疮疥，脚癣，湿疹，蛇伤，阴道炎。

【用法用量】5～12 g，或捣汁冲酒。外用适量，捣敷或煎水洗。

【选方】

①皮肤湿疹溃疡，脚癣：乌柏叶 250 g，煎汁慢慢洗；或乌柏子（鲜）锤烂，包于纱布内，擦患处。

②癥瘕积聚，水肿：乌柏树根鲜二层皮，每次 9 g，水煎服。

③小便不通：乌柏皮煎汤服。

④手足皲裂：乌柏子煎水洗。

【附注】其去掉栓皮的根或茎皮（乌柏皮）、种子（乌柏子）亦供药用。乌柏皮味苦，性微温，有毒。归大肠、胃经。有利水，消积，杀虫，解毒之功能。治疗水肿，臌胀，癥瘕积聚，二便不通，湿疮，疥癣，疔毒。内服煎汤，10～15 g（鲜者 30～60 g）；外用适量，煎水洗或研末调敷。

乌柏子味甘，性凉，有毒。有杀虫，利水，通便之功能。治疥疮，湿疹，皮肤皲裂，水肿，便秘。内服煎汤，用量 3～6 g。外用，榨油涂、捣烂敷或煎水洗。

乌梢蛇
Wushaoshe

【别名】乌蛇、黑乌梢。

【来源】为游蛇科动物乌梢蛇 *Zaocys dhumnades*（Cantor）的干燥体。多于夏、秋季捕捉，剖开腹部，或先剥皮留头尾，除去内脏，盘成圆盘状，干燥。

【原动物】全长可达 2m 以上。头扁圆。前额鳞大，宽大于长，外缘包至头侧。额鳞前大后小，长与鼻间鳞和前额鳞的和相等。眼上鳞宽大，长与其额鳞前缘至吻端的距离相等。鼻孔椭圆形，位于 2 鼻鳞中间。颊鳞 1 片，与第 2、3 片上唇鳞相接。眼前鳞 2 片，上缘包至头背。眼大，眼后鳞 2 片。颞鳞前后列各 2 片，前列的狭而长。上唇鳞 8 片，第 4、5 两片入眼；第 6 片最大。前颏鳞比后颏鳞短，与前 5 片下唇鳞相接。后颏鳞与第 1 腹鳞间有小鳞 1 对。下唇鳞 11 片，第 6 片最大。体鳞 16～16～14 行，背中央 2～6 行起棱。腹鳞 186～205 片，肛鳞 2 裂，尾下鳞 101～128 对。尾部渐细。体呈青灰褐色，各鳞片的边缘黑褐色。背中央的 2 行鳞片呈黄色或黄褐色，其外侧的 2 行鳞片则成黑色纵线。上唇及喉部淡黄色。腹面灰白色。其后半部呈青灰色。

生活于丘陵地带及田野草丛或水边。以蛙类、鱼类为食。无毒。

【药材】呈圆盘状，盘径约 16 cm。表面黑褐色或绿黑色，密被菱形鳞片；背鳞行数成双，背中央 2 ~4 行鳞片强烈起棱，形成两条纵贯全体的黑线。头盘在中间，扁圆形，眼大而下凹陷，有光泽。上唇鳞 8 枚，第 4、5 枚入眶，颊鳞 1 枚，眼前下鳞 1 枚，较小，眼后鳞 2 枚。脊部高耸成屋脊状。腹部剖开边缘向内卷曲，脊肌肉厚，黄白色或淡棕色，可见排列整齐的肋骨。尾部渐细而长，尾下鳞双行。剥皮者仅留头尾之皮鳞，中段较光滑。气腥，味淡。

【化学成分】主含蛋白质、氨基酸、脂肪、果糖 -1，6 -二磷酸酯酶、蛇肌醛缩酶、胶原蛋白、尿嘧啶、黄嘌呤、次黄嘌呤，以及无机元素钙、铜、铁、钾、镁、锰、钼、钠、镍、磷、锶和锌等。

【药理作用】具有镇静、抗惊、镇痛、抗炎作用。乌梢蛇水煎液和醇提取液腹腔注射能抑制大鼠琼脂性关节肿胀和二甲苯的致炎作用，对小鼠热刺激和化学刺激引起的疼痛有镇痛效果，并有一定的抗惊厥作用。乌梢蛇水解液对大鼠胶原性关节炎有预防和治疗作用。

毒性 乌梢蛇制剂对小鼠的 LD_{50} 水煎液为 166.2（146.4 ~188.7）g/kg、醇提取液为 20.41（17.68 ~23.57）g/kg。

【性味归经】甘，平。归肝经。

【功能主治】祛风，通络，止痉。用于风湿顽痹，麻木拘挛，中风口眼㖞斜，半身不遂，抽搐痉挛，破伤风，麻风疥癣，瘰疬恶疮。

【用法用量】10 ~ 12 g；外用适量，烧灰调敷。

乌蔹莓
Wulianmei

【别名】母猪藤、五爪龙。

【来源】为葡萄科植物乌蔹莓 *Cayratia japonica*（Thunb.）Gagn. 的全草或根。夏、秋采收。

【原植物】多年生蔓性草本。茎伸长，有棱角，分枝；卷须与叶对生，两歧分枝。叶互生，鸟趾状复叶，有柄；小叶 5 枚；中间小叶椭圆状卵形，长 4 ~8 cm，宽 2 ~4.5 cm，小叶柄长 2 ~3 cm，先端短尖，基部楔形或圆形，两侧的 4 枚小叶渐小，成对着生于同一小叶柄上，但又各具小分叶柄，小时的边缘具有较均匀的圆钝锯齿，总叶柄长 3 ~5 cm。聚伞花序腋生，横径 6 ~15 cm，序梗长 3 ~12 cm；花小，黄绿色，具短梗；萼杯状；花瓣 4 片，卵状三角形；雄蕊 4 枚，与花瓣对生，花药长椭圆形；雌蕊 1 枚，子房上位，2 室。浆果卵形，横径约 7 mm，成熟时黑色。种子 2 ~4 粒。花期 7 ~8 月，果期 8 ~9 月。（图片 A061 -03，彩图见 475 页）

生长在田间、路边、荒地、山坡灌丛或草地。

【化学成分】全草含黄酮类有洋芹素（apigenin）、木犀草素（luteolin）、木犀草素 -7 -O -葡萄糖苷等；三萜类有羽扇豆醇、无羁萜、无羁萜 -3β -醇、β -谷甾醇、胡萝卜苷。挥发油含有 80 多种成分，主要有 decamethyl-cyclohexasiloxane、methylester 等；此外还含有棕榈酸、硬脂酯、三十一烷、阿聚糖、黏液质及无机盐等。果含有乌蔹莓素。

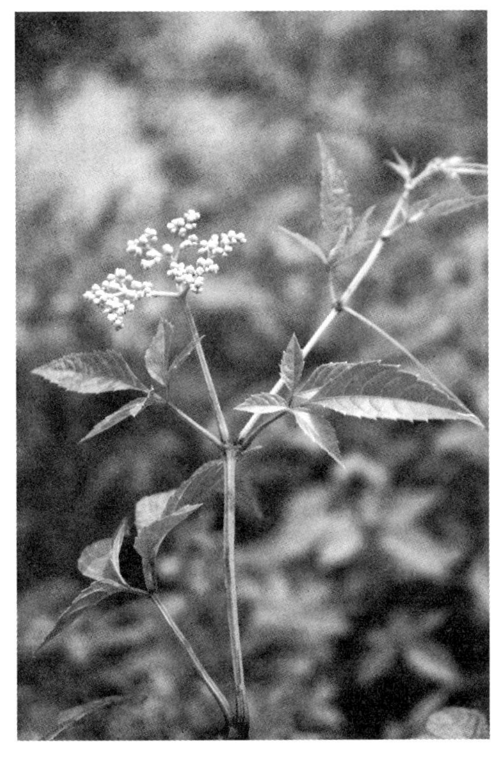

乌蔹莓

【药理作用】

①抗菌、抗病毒作用：乌蔹莓水提取液对金黄色葡萄球菌、表皮葡萄球菌、大肠杆菌、绿脓杆菌、变形杆菌、伤寒杆菌、痢疾杆菌等均有抑菌效果，且抑菌作用强于鱼腥草和板蓝根；所含无羁萜和无羁萜－3β－醇具有抗炎、抗真菌作用；乌蔹莓对外科化脓性感染具有明显治疗效果；乌蔹莓挥发油对小鼠感染流感病毒 A_3 型和细胞感染单纯疱疹病毒Ⅰ型均具有明显抗病毒活性，特别是对单纯疱疹病毒Ⅰ型在细胞中复制的抑制作用与无环鸟苷相似。

②抗炎作用：乌蔹莓水煎液和醇提液对小鼠、大鼠不同炎症模型均有不同程度的对抗作用；对以渗出和肉芽组织增生为主的炎症过程均有抑制作用。

③活血散瘀作用：乌蔹莓全草15%混合饲料喂大白鼠显示对血清高密度脂蛋白有明显增高作用；并促进了大白鼠生长。乌蔹莓能显著抑制二磷酸腺苷、胶原诱导的大鼠血小板凝聚，同时也明显抑制凝血活酶时间、凝血酶时间，显示具有活血散瘀、消肿作用。

毒性 乌蔹莓全草15%混合饲料喂大白鼠四周，结果表明对大白鼠肝、脾及胸腺无不良反应。对血红蛋白、血清总蛋白、血清胆固醇、血清三酰甘油等血液生化指标均无明显改变。

【性味归经】 苦、酸，寒。归心、肝、胃经。

【功能主治】 清热利湿，解毒消肿。治痈肿，疔疮，痄腮，丹毒，风湿痛，黄疸，痢疾，尿血，白浊。

【用法用量】 15～30 g；研末、浸酒或捣汁。外用适量，捣敷。

【选方】

①无名肿毒：乌蔹莓叶捣烂，炒热，用醋泼过，敷患处。

②喉痹：鲜马兰菊、乌蔹莓、车前草各一握。共捣汁服。

③风湿关节疼痛：乌蔹莓根30 g，泡酒服。

④白浊，利小便：乌蔹莓根捣汁饮。

⑤毒蛇咬伤，眼前发黑，视物不清：鲜乌蔹莓全草捣烂绞取汁60 g，米酒冲服。外用鲜全草捣烂敷咬伤处。

⑥蜂螫伤：乌蔹莓鲜叶，煎水洗螫处。

⑦跌打损伤：乌蔹莓根晒干，研细，用开水调红糖包患处。

⑧小便尿血：乌蔹莓阴干为末，每服6 g。

丹　参
Danshen

【别名】紫丹参、血参。

【来源】为唇形科植物丹参 *Salvia miltiorrhiza* Bge. 的干燥根及根茎。春、秋季采挖，除去泥沙，干燥。

【原植物】多年生草本，高 30 ~ 80 cm，全株密被黄白色柔毛及腺毛。根圆柱形，外皮朱红色。茎直立，方形，表面有浅槽。奇数羽状复叶，对生，有柄；小叶 3 ~ 5 片，偶有 7 片，顶端小叶最大，小叶柄亦最长，侧生小叶具短柄；小叶片卵形、广披针形，长 2 ~ 7.5 cm，宽 0.8 ~ 5 cm，先端急尖或渐尖，基部斜圆形、阔楔形或近心形，边缘具圆锯齿，上面深绿色，疏被白柔毛，下面灰绿色，密被白色长柔毛，脉上尤密。总状花序，顶生或腋生，长 10 ~ 20 cm；小花轮生，每轮有花 3 ~ 10 朵，小苞片披针形，长约 4 mm；花萼带紫色，长钟状，长 1 ~ 1.3 cm，先端二唇形，上唇阔三角形，先端急尖，下唇三角形，先端二尖齿裂，萼筒喉部密被白色长毛；花冠蓝紫色，二唇形，长约 2.5 cm，上唇直升略呈镰刀形，下唇较短，圆形，先端 3 裂，中央裂片较长且大，先端又作 2 浅裂；发育雄蕊 2 枚，花丝柱状，长 3 ~ 4 mm，药隔细长横展，丁字着生，花药单室，线形，伸出花冠以外，退化雄蕊 2 枚，花药退化成花瓣状；子房上位，4 深裂，花柱伸出花冠外，柱头 2 裂，带紫色。小坚果 4，椭圆形，黑色，长 3 mm。花期 5 ~ 9 月，果期 8 ~ 10 月。（图片 A102 - 06，彩图 485 页）

生长在山坡、山沟林下、灌丛、草地。

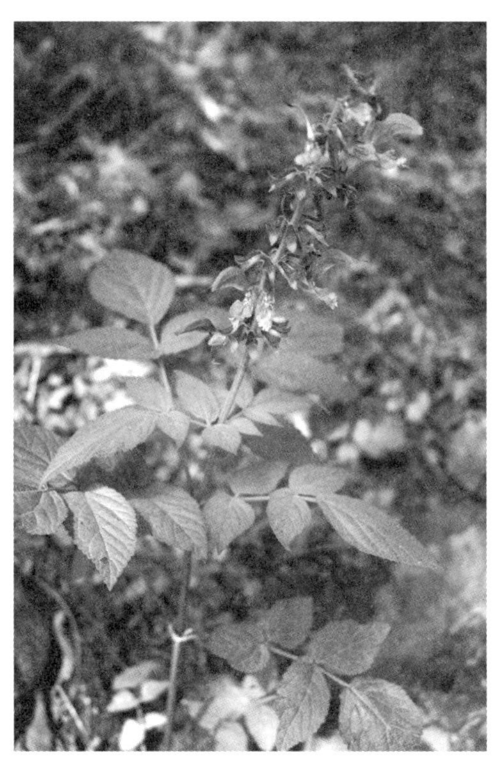

丹　参

【药材】根茎短粗，顶端有时残留茎基。根数条，长圆柱形，略弯曲，有的分枝并具须状细根，长 10 ~ 20 cm，直径 0.3 ~ 1 cm。表面棕红色或暗棕红色，粗糙，具纵皱纹。老根外皮疏松，多显紫棕色，常呈鳞片状剥落。质硬而脆，断面疏松，有裂隙或略平整而致密，皮部棕红色，木部灰黄色或紫褐色，导管束黄白色，呈放射状排列。气微，味微苦、涩。

栽培品较粗壮，直径 0.5 ~ 1.5 cm。表面红棕色，具纵皱，外皮紧贴不易剥落。质坚实，断面较平整，略呈角质样。

【化学成分】根含 40 多种脂溶性二萜醌类，主要有丹参酮Ⅰ（tanshinone Ⅰ）、丹参酮ⅡA（tanshinone ⅡA）、丹参酮ⅡB、隐丹参酮、丹参甲酯、丹参新酮、二氢丹参酮Ⅰ、次甲丹参酮、准丹参酮、红根草邻醌、丹参二醇、紫丹参甲素～已素、异丹参酮Ⅰ、异丹参酮ⅡA、异丹参酮ⅡB、异隐丹参酮、异二氢丹参酮Ⅰ、7α－乙氧基罗列酮、丹参新醌甲～丹参新醌丁、丹参螺旋内酯、新隐丹参酮、鼠尾草卡偌醇、阿罗卡二醇等；含水溶性酚酸类成分有丹酚酸（salvianolic acid）A～J、迷迭香酸、紫草酸、咖啡酸、四甲基丹酚酸F、异丹酚酸C、丹参素［danshensu，salvianic acid A，D（+）－β－（3，4－二羟基苯基）乳酸］、原儿茶醛（protocatechuic aldehyde）等。

【药理作用】

①对心血管系统的作用：丹参水溶性提取物可通过减少内皮细胞释放血浆血栓素、内皮素和NO，提高内皮细胞和心肌细胞的存活率及SOD活性，降低乳酸脱氢酶（LDK）活性等来达到保护血管内皮的作用；丹参酮ⅡA对酶解分离的大鼠单个心室肌细胞的内向整流钾电流和瞬时外向电流均有抑制作用，使心肌动作电位时间延长，从而达到抗心律失常的作用；丹参可通过促进损伤组织的修复，降低心肌缺血再灌注时缺血期前列环素浓度，保护组织中超氧化物歧化酶的活性及减轻组织的脂质过氧化，改善血液流变性，扩张外周血管，改善微循环，清除白细胞黏附，抑制细胞内钙超载而减轻缺血－再灌注损伤；丹参可通过抑制内源性胆固醇的合成，抗脂蛋白的氧化，抑制单核细胞趋化蛋白1（MCP－1），对抗H_2O_2诱导的平滑肌细胞（VSMCs）凋亡，抑制平滑肌细胞增殖相关基因c－myc的表达等作用来预防和治疗动脉粥样硬化。

②神经保护作用：丹参可保护脑内神经细胞，保护脑组织，减轻缺血引起的脑水肿，改善脑内微循环，部分拮抗缺血后脑组织的单胺类介质、兴奋性氨基酸的异常变化。

③保肝作用：丹参能减少大鼠缺血－再灌注肝细胞凋亡，并能上调缺血－再灌注肝细胞凋亡抑制基因的表达，从而抑制肝细胞的凋亡；丹参可有效抗肝纤维化，其可通过促进肝内胶原蛋白的降解、降低肝脏羟脯氨酸的量、降低血清透明质酸与层黏蛋白水平、改善肝内微循环、抗自由基过氧化损伤、促进损伤肝细胞的修复、抑制炎症及炎性因子释放，以及抑制肝星状细胞活化水平等来实现其抗肝纤维化的作用。

④利肺作用：丹参水煎液能通过抑制实验性肺纤维化小鼠的肺指数及肺组织中NF－κB的异常升高，减轻其肺部的病理损害来缓解博来霉素所致的肺纤维化。此外：丹参还可以直接扩张肺血管，加速肺内微血管流速，以及阻抑肺血管，特别是腺泡内肺动脉发生结构重塑和保护缺氧损伤内皮细胞等来防治肺动脉高压。

⑤抗氧化作用：丹参能显著提高肝细胞、红细胞、血浆中SOD的活力；显著降低血清及肝中过氧化脂质的量；阻断超氧阴离子产生和清除超氧阴离子来实现其清除氧自由基、抗氧化的作用。

⑥抗菌消炎作用：丹参的二萜醌类成分对金黄色葡萄球菌及其耐药菌株、人结核杆菌H37RV等致病菌均有抑制作用；并可通过调整中性粒细胞的氧化过程，参与化学趋化作用、炎症过程和增强中性粒细胞的杀菌能力，显示出确切的抗菌消炎作用。

⑦其他作用：丹参提取物具有抗HIV活性；丹参提取物对大鼠胃黏膜再灌注损伤具有一定的保护作用；丹参能减轻

酒精所引起的肝细胞脂肪变性；丹参可增强白血病细胞放射敏感性。

【性味归经】 苦，微寒。归心、肝经。

【功能主治】 祛瘀止痛，活血通经，清心除烦。用于月经不调，经闭痛经，癥瘕积聚，胸腹刺痛，热痹疼痛，疮疡肿痛，心烦不眠；肝脾肿大，心绞痛。

【用法用量】 10～15 g，或入丸、散。外用：熬膏涂，或煎水熏洗。

火炭母
Huotanmu

【别名】 火炭毛。

【来源】 为蓼科植物火炭母 *Polygonum chinense* L. 的干燥地上部分。夏、秋采收，晒干。

【原植物】 多年生草本或小灌木状。根状茎粗壮，表面红褐色，内部黄色。茎直立，高50～100 cm，有纵条纹，有时呈紫红色，无毛。叶宽卵形，少数为长圆状披针形，长5～13 cm，宽3～7 cm，先端渐尖，基部截形或宽心形，通常有2裂片，全缘，缘毛短或无，下面和叶脉有时呈紫红色，两面无毛或略有疏毛；下部叶有柄，柄长1～2.5 cm，无毛，上部叶无柄或抱茎；托叶鞘筒状，上部的则为三角状披针形，偏斜，膜质透明，淡褐色，长1～2 cm，无毛。总状花序呈头状，数个排成圆锥状，顶生和腋生，花序梗有长腺毛；苞片卵形，无毛；小花白色或粉红色，花梗长约2 mm；萼5片，卵形；雄蕊8枚，长约2 mm；花柱3枚。瘦果三棱形，长2～3 mm，黑褐色，包于宿存的花被内。花期在春夏间，果期在秋季。（图片A015－02，彩图见454页）

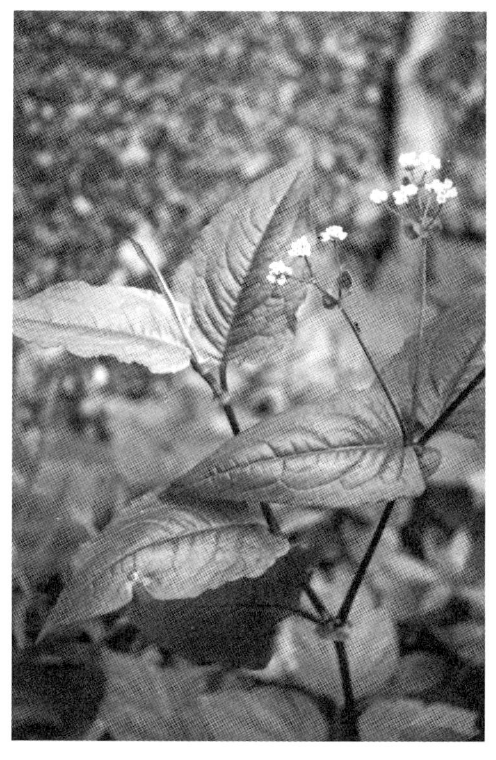

火炭母

生长在山坡路旁、沟溪边或房屋附近。

【药材】 茎甚长，棕色至棕紫色，有纵皱纹，节间长，节部膨大；质脆易折断，髓部疏松。叶片皱缩，枯黄色或黄绿色，主脉两侧有紫黑色斑块；托叶鞘状，浅黄棕色，常破碎而不完整。气微，味淡、微苦。

【化学成分】 含黄酮类有槲皮素（quercetin）、木犀草素（luteolin）、槲皮苷、异槲皮苷、柚皮素、异鼠李素、芹菜素、广寄生苷等；含酚酸类有3，3′-二甲基鞣花酸、没食子酸、原儿茶酸、咖啡酸、丁香酸、没食子酸甲酯等；另含有挥发油，其成分以饱和烃及基衍生物为主，正十六烷酸相对含量达50%以上。

【药理作用】

①抗菌、抗病毒作用：火炭母煎剂在试管内对金黄色葡萄球菌、大肠杆菌、炭疽杆菌、乙型链球菌、白喉杆菌、伤寒杆菌、绿脓杆菌和痢疾杆菌均有较强的抗菌作用；体外试验发现本品煎剂有抗乙肝病毒作用。

②对平滑肌的作用：火炭母煎剂对离体豚鼠回肠无明显影响，对离体大鼠子宫有抑制作用；另有实验研究认为本品水提物对离体豚鼠回肠有收缩作用，对离体兔十二指肠可轻度增强其张力。

③降压作用：给麻醉犬静脉注射0.1g（生药）/kg，有降血压作用。

④中枢抑制作用：给小鼠腹腔注射火炭母水提取物10g（鲜生药）/kg，有中枢抑制作用，表现为运动失调，并能延长环己巴比妥钠的催眠时间。

毒性 火炭母水提取物5g（鲜生药）/kg静脉注射，可使小鼠中枢抑制、运动失调、呼吸加深加快、头部轻度震颤，24h后5只中有1只死亡。腹腔注射火炭母煎剂1g（生药）/只，24h内小鼠全部死亡。

【性味】酸、甘，凉。

【功能主治】清热利湿，凉血解毒。治泄泻，痢疾，黄疸，风热咽痛，虚弱头昏，痈肿湿疮，跌打损伤。

【用法用量】15～30g（鲜品30～60g）；外用适量，捣敷或煎水洗。

【选方】

①湿疹：鲜火炭母30～60g，水煎服；另取鲜全草煎水洗。

②皮肤风热，流注，骨节痈肿疼痛：火炭母叶，煎水洗。

水蛇

Shuishe

【来源】为游蛇科动物水蛇 *Enhydris chinensis*（Gray）的肉。四季可捕食。

【原动物】全长25～70cm。尾短。鼻间鳞1片。额鳞1片，上唇鳞7～8片，第4片入眼；眼前鳞1片；眼后鳞2片；颞颥鳞1+2。体鳞光滑，21（23）行。腹鳞128～154片。肛鳞二分。尾下鳞35～52对。体背面呈橄榄色，或青灰色，纵列有多数小黑点。头后至颈部背面中线有黑纵线一条。体鳞最外侧1行带黑色，第2、3行为白色或橙黄色。腹面黄色，其前后缘均有暗灰色的斑点。尾腹侧中央有一条青黄色的纵纹。

生活于水田、池、沟等地。捕食鱼类。有轻微毒性。

【性味归经】甘、咸，寒。归肺经。

【功能主治】治消渴，烦热，风湿。

【选方】

①糖尿病：水蛇肉30g（鲜蛇肉60g）、枸杞子12g、淮山药15g。上药同炖，食肉喝汤。

②利尿消肿，排毒养颜：水蛇肉、粳米，同煮食。

③祛湿止痒：水蛇泡纯粮白酒服。

水蛭

Shuizhi

【别名】蚂蟥。

【来源】为水蛭科动物水蛭 *Hirudo nipponia* Whitman 或蚂蟥 *Whitmania pigra* Whitman 的干燥全体。夏、秋季捕捉，用

沸水烫死，晒干或低温干燥。

【原动物】

①水蛭：体狭长稍扁，略呈圆柱形，体长3～5cm，宽4～5mm（固定）。背面绿中带黑，有黄色纵线5条。腹面平坦，灰绿色，无杂色斑纹。体环数103；环带不显著，占15环。雄生殖孔在31～32环沟间；雌孔在36～37环沟间。眼5对，列成弧形。体前端腹面有一前吸盘。食道纵褶6条，颚3片，半圆形，颚齿发达。后端腹面有一后吸盘，碗状，朝向腹面，肛门在其背侧。

②蚂蟥：略呈纺锤形，扁平，体长6～13cm，宽0.8～2cm。背部棕绿色，有5条细密的绿黑色斑点组成的纵线；腹面浅黄色，甚平坦，散布不规则的暗绿色斑点。体环数107。环带明显，占15环。雄生殖孔在33～34环沟间；雌孔在38～39环沟间。眼与日本医蛭同。前吸盘小，颚齿不发达。

水蛭生活于水田及沼泽中。吸人、畜血液。行动敏捷，能作波浪式游泳和尺蠖式移行。春暖时即活跃，6～10月为产卵期，冬季蛰伏。再生力很强，如将其切断饲养，能由断部再生成新体。蚂蟥生活于水田、河流、湖沼中。不吸血，吸食水中浮游生物、小形昆虫、软体动物的幼虫及泥面腐殖质等。

【药材】

①蚂蟥：呈扁平纺锤形，有多数环节，长4～10cm，宽0.5～2cm。背部黑褐色或黑棕色，稍隆起，用水浸后，可见黑色斑点排成5条纵纹；腹面平坦，棕黄色。两侧棕黄色，前端略尖，后端钝圆，两端各具1个吸盘，前吸盘不显著，后吸盘较大。质脆，易折断，断面胶质状。气微腥。

②水蛭：扁长圆柱形，体多弯曲扭转，长2～5cm，宽0.2～0.3cm。

【化学成分】水蛭主含蛋白质，水解氨基酸可达49%，其中含有17种氨基酸，包括8种人体必需氨基酸；另含有Zn、Mn、Fe、Ce、Cr、Se、Mo、Ni等微量元素；新鲜水蛭唾液和体中含有抗凝血物质水蛭素（Hirudin）、蚂蟥多肽（whitmanin）。

【药理作用】水蛭素是迄今发现最强的天然特效凝血酶抑制剂，能够阻止血液中纤维蛋白的凝固，抑制凝血酶与血小板的结合，具有极强的溶解血栓的功能；水蛭的醇提取物抑制血液凝固作用强于虻虫、桃仁、红花等。水蛭提取物体外试验有抗大鼠大脑皮层神经细胞凋亡的作用；水蛭素可能通过下调Smad4mRNA的表达抑制肝脏细胞外基质异常增生，从而发挥抗肝纤维化作用；水蛭乙醇提取物能调节高脂血症大鼠血脂代谢及纠正NO代谢紊乱。

毒性 水蛭的中毒量为15～30g，中毒潜伏期为1～4h，中毒时可出现恶心、呕吐、子宫出血，严重时可引起胃肠出血、剧烈腹痛、血尿、昏迷等。

【性味归经】咸、苦，平；有小毒。归肝经。

【功能主治】破血，逐瘀，通经。用于癥瘕痞块，血瘀经闭，跌扑损伤。

【用法用量】1～3g。外用：置病处吮吸，或浸取液滴。

【附注】《中国药典》2005年版一部收载水蛭的来源还有柳叶蚂蟥 *Whitmania acranulata* Whitman。

水龙骨
Shuilonggu

【来源】 为水龙骨科植物水龙骨 *Polypodium niponicum* Mett. 的根茎。全年可采。采得后除去须根及叶片，切段，晒干。

【原植物】 多年生附生草本。根状茎细棒状，横走弯曲分歧，鲜时青绿色，干后变为黑褐色，表面光滑或被鳞片，并常被白粉；鳞片通常疏生在叶柄基部或根状茎的幼嫩部，易脱落，深褐色，卵状披针形而先端狭长，网脉较粗而显著，网眼透明。叶疏生，直立；叶柄长3～8cm，鲜时带绿色，干后变为淡褐色，表面光滑无毛，但散有褐色细点，基部呈关节状；叶片羽状深裂，羽片14～24对，线状矩圆形至线状披针形，先端钝形或短尖，全缘，基部一对羽片通常较短而稍下向，纸质，两面密被褐色短绒毛，叶脉除中肋及主脉外不明显。孢子囊群圆形，略陷入叶肉中，着生于小脉网眼顶端，较近中脉，无囊群盖，孢子囊多数，金黄色。（图片P21－02，彩图见450页）

生长在林下阴湿岩石上或树干上。

【化学成分】 含黄酮类、三萜类化合物。

【药理作用】 水龙骨25%乙醇洗脱部位对小鼠具有明显的抗炎镇痛作用。水龙骨对肝癌细胞的体外增殖有明显的抑制作用。

【性味归经】 苦，凉。归心、肝、肺经。

【功能主治】 化湿，清热解毒，祛风通络。用于风痹腰痛，筋骨酸痛，跌打损伤，淋病白浊，火眼，疮肿。

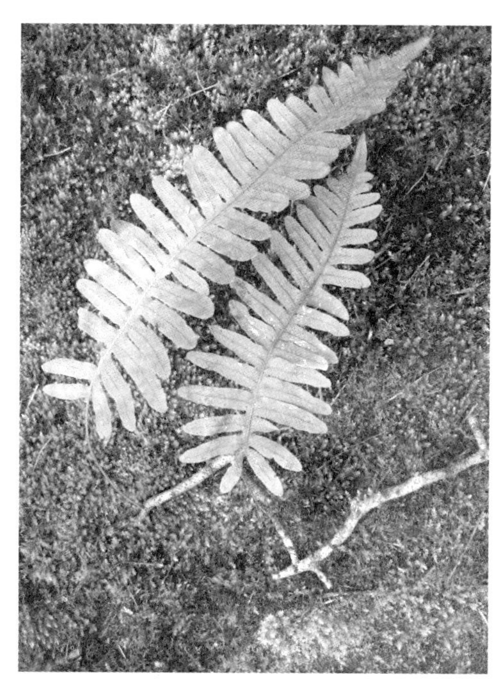
水龙骨

【用法用量】 15～30g（鲜用60～120g）。外用：煎水洗。

【选方】

①风湿关节炎：鲜水龙骨根120g，冰糖少许，水煎服。

②荨麻疹：鲜水龙骨根茎60～120g，红枣10枚。水煎服。另取全草500g煎水，趁热洗浴。

③手指疮毒：水龙骨30g，冲黄酒服，渣滓捣烂敷患处。

④尿路感染：水龙骨60g，苎麻根30g，水煎服。

水杨梅
Shuiyangmei

【别名】 水杨柳、绣球柳。

【来源】 为茜草科植物水杨梅 *Adina rubella* (Sieb. et Zucc.) Hance 的茎叶或

花果序。春、秋季采茎叶，9月前后采果序，晒干。

【原植物】 落叶小灌木，高可达2m。小枝被柔毛。叶对生，纸质，卵状披针形或卵状椭圆形，长2.5~4 cm，宽8~12 mm，先端渐尖，基部阔楔形，全缘，上面无毛，下面侧脉稍有白色柔毛，近无柄；托叶细小，早落。头状花序单一，腋生或顶生，径0.5~1.5 cm，花序梗长2~5 cm，微具柔毛；花萼筒短，裂片5片；花冠管状，长约5 mm，紫红色，裂片5片，外面被微毛；雄蕊5枚；子房下位，花柱细长，超出花冠长约1倍。蒴果长卵状楔形，长约4 mm，成熟时带紫红色。种子多数，细小，长椭圆形，两端有翅。花期7~8月，果期8~9月。（图片A112-05，彩图见491页）

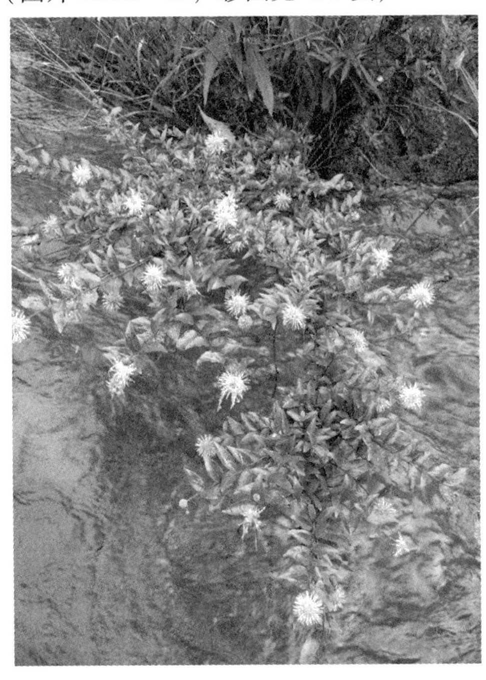

水杨梅

生长在溪边、河边、沙滩等湿润的地方。

【化学成分】 球状花序中含熊果酸（ursolic acid）、β-谷甾醇、土当归酸、鞣质及果胶等。水杨梅根含多种三萜及其皂苷类（奎诺酸及其苷等）、吲哚生物碱类、黄酮、多酚类以及东莨菪内酯、马钱素、胡萝卜苷等。

【药理作用】

①抗菌抗病毒作用：水杨梅浸出液对痢疾杆菌（志贺、弗氏、鲍氏、史氏、宋氏）、沙门菌、金黄色葡萄球菌、链球菌及滴虫均有显著的抑制作用；另外，水杨梅的乙醇粗提物及石油醚、乙酸乙酯、正丁醇萃取部位和余水部位，对金黄色葡萄球菌等6种临床常见细菌均有抑制作用，且对球菌的抑制作用最好；而上述提取样品对单纯疱疹病毒1（HSV-1）和柯萨奇病毒（CoxB3）则无明显作用。

②抗肿瘤活性：水杨梅根乙酸乙酯提取部位能抑制人直肠癌LS174T细胞的增殖；另外，水杨梅根的醇浸提膏对小鼠L651白血病及子宫颈癌细胞有抑制作用。

【性味归经】 淡，平。归肺、大肠经。

【功能主治】 清热解毒，祛风解表，消肿，止痛。用于细菌性痢疾，肠炎，牙痛，湿疹，外伤出血。

【用法用量】 15~30 g。外用适量，捣敷。

【选方】

①菌痢，肠炎：水杨梅30 g，水煎，代茶饮；或水杨梅花果序15 g，水煎，每天服3次。

②外伤出血：鲜水杨梅叶或花，捣烂外敷。

③跌打损伤：鲜水杨梅根60 g，水煎冲红糖、黄酒服。

④肺热咳嗽：水杨梅根10 g，鱼腥草30 g，水煎服。

【附注】其根（水杨梅根）亦供药用。水杨梅根味淡，性平。有抗菌消炎，散瘀活血之功能。治咳嗽，疖肿，跌打损伤，肿瘤，寻常疣。内服煎汤用量30～60 g。外用适量，捣敷。

水菖蒲

Shuichangpu

【别名】臭蒲、臭草、藏菖蒲。

【来源】为天南星科植物菖蒲 *Acorus calamus* L. 的根茎。秋、冬季采挖，除去须根及泥沙，晒干。

【原植物】多年生草本。根状茎横走，稍扁，分枝，直径 1～2.5 cm，外皮黄褐色，芳香，肉质根多数，长 5～6 cm，具毛发状须根。叶其生，基部两侧膜质，叶鞘宽 4～5 mm，向上渐狭，至叶长 1/3 处渐行消失，脱落；叶片长剑状线形，长 50～150 cm，中部宽 1～3 cm，基部宽、对折，中部以上渐狭，草质，绿色，光亮，中肋在两面均明显隆起，侧脉 3～5 对，平行，纤弱，大都延伸至叶尖。花茎扁平或有棱，佛焰苞叶状剑形，极延长约与叶等；肉穗花序柱状，无柄，长 4～8 cm，直径约 1 cm；浅黄绿色，密生细花；花两性，花被 6 片，广线形，膜质透明，先端淡褐色，长约 2 mm；雄蕊 6 枚，与花被片等长，花药黄色，花丝白色，扁线形；雌蕊 1 枚，子房长椭圆形。浆果长圆形，熟时红色。花期 6～9 月。（图片 A127－01，彩图见 500 页）

生长在水边、沼泽湿地。

【药材】呈扁圆柱形，略弯曲，长 4～20 cm，直径 0.8～2 cm。表面灰棕色至棕褐色，节明显，节间长 0.5～1.5 cm，具纵皱纹，一面具密集圆点状根痕；叶

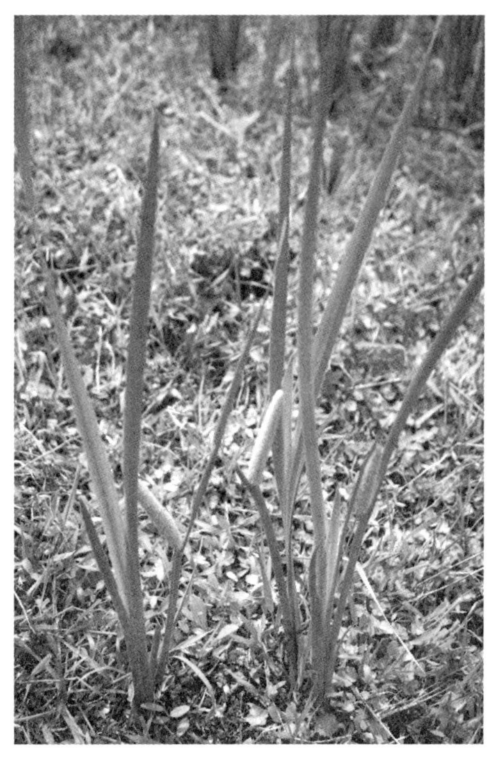

水菖蒲

痕呈斜三角形，左右交互排列，侧面茎基痕周围常残留有鳞片状叶基和毛发状须根。质硬，断面淡棕色，内皮层环明显，可见众多棕色油细胞小点。气浓烈而特异，味辛。

【化学成分】根茎含有水菖蒲酮（epishyobunone）、β－细辛醚（β－asarone）、异水菖蒲酮（isoshyobunone）、异水菖蒲二醇（isocalammendiol）、β－谷甾醇、5－羟基－7，8，3′，4′－四甲氧基黄酮、5，4′－二羟基－7，8 二－甲氧基黄酮、棕榈酸、β－胡萝卜苷。水蒸气蒸馏法得挥发油鉴定出 36 种成分，分别为倍半萜类、烷、烯、酸、酮、含氮化合物以及苯和萘的衍生物等。

【药理作用】水菖蒲根茎挥发油及水提取物具有一定的镇静、镇痛和抗惊厥作用；其挥发油、水或醇提取液能使麻醉动物血压下降；挥发油、水提取物对

心脏有抑制作用；挥发油对离体肠管、子宫、支气管、血管（兔主动脉）均有松弛作用，并能拮抗乙酰胆碱、组织胺等引起的痉挛；挥发油对二氧化硫气体刺激野鼠引起的咳嗽有显著的止咳作用，用毛细管测家兔气管的分泌量证实其有祛痰作用；根汁可以增加胃酸分泌，特别是胃酸度下降者；其挥发油、水提取液、醇提取液对动物有降温作用；醇提取液还具有抗真菌作用，另外，本品还可作驱虫剂及杀虫剂。

【性味归经】苦、辛，温。归心、胃经。

【功能主治】温胃，健脾，利湿，化痰，开窍。用于消化不良，食物积滞，泄泻痢疾，风湿疼痛，癫痫，惊悸健忘，神志不清，肢体疼痛，痈肿疥疮。

【用法用量】3～6g；外用适量，煎水洗或研末调敷。

【选方】

①腹胀，消化不良：水菖蒲、莱菔子（炒）、神曲各9g，香附12g，水煎服。

②疥疮：水菖蒲鲜全草150～200g，煎水洗患处。

五　画

玉　竹

Yuzhu

【别名】玉参、靠山竹。

【来源】为百合科植物玉竹 *Polygonatum odoratum* (Mill.) Druce. 的根茎。秋季采挖，除去须根，晒至柔软后，反复揉搓、晾晒至无硬心，晒干；或蒸透后，揉至半透明，晒干。

【原植物】多年生草本，高40～65cm。地下根茎横走，黄白色，直径0.5～1.3cm，密生多数细小的须根。茎单一，自一边倾斜，光滑无毛，具棱。叶互生于茎的中部以上，无柄；叶片略带革质，椭圆形或狭椭圆形，罕为长圆形，长6～12cm，宽3～6cm，先端钝尖或急尖，基部楔形，全缘，上面绿色，下面淡粉白色，叶脉隆起。花腋生，花梗长1～1.4cm，着生花1～2朵；花被筒状，长1.4～1.8cm，白色，先端6裂，裂片卵圆形成广卵形，带谈绿色；雄蕊6枚，着生于花被筒的中央，花丝扁平，花药狭长圆形，黄色；子房上位，具细长花柱，柱头头状。浆果球形，直径4～7mm，成热后紫黑色。花期4～5月，果期8～9月。（图片A134－08，彩图见504页）

生长在山野阴湿处，林下及灌丛中。

【药材】本品呈长圆柱形，略扁，少有分枝，长4～18cm，直径0.3～1.6cm。表面黄白色或淡黄棕色，半透明，具纵皱纹及微隆起的环节，有白色圆点状的须根痕和圆盘状茎痕。质硬而脆或稍软，易折断，断面角质样或显颗粒性。气微，味甘，嚼之发黏。

【化学成分】根茎含甾体皂苷类、黄酮类、生物碱、甾醇、鞣质、黏液质、挥发油、氨基酸、维生素，淀粉、多糖、单糖及微量元素等。主要有铃兰苦苷、铃兰苷；山柰酚苷、槲皮醇苷。

【药理作用】

①对心血管系统的作用：静脉注射玉竹总苷可剂量依赖性地降低麻醉Wister大鼠的收缩压（SAP）和舒张压（DAP），表明玉竹总苷有明显的增强心肌收缩，改善心肌舒缩功能的作用，但对心率未

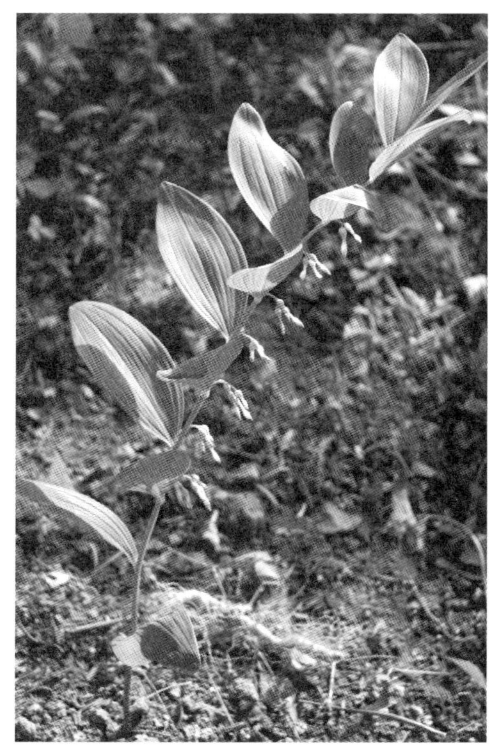

玉　竹

见明显的影响；玉竹水提物灌胃能使实验性糖尿病兼高血脂症 SD 大鼠三酰甘油（TG）显著降低。

②抗衰老作用：连续 38 d 灌服玉竹水煎液0.4 mL（相当原生药量 0.1 g），可使小鼠全血过氧化物歧化酶（SOD）和全血谷胱甘肽过氧化物酶（GSH－Px）活性明显升高，显著抑制过氧化脂质（LPO）的生成。玉竹多糖 2.0 g/kg 腹腔注射，能显著提高 D－半乳糖诱导的亚急性衰老模型小鼠血清中 SOD 活性，降低丙二醛含量。

③降血糖作用：玉竹水提物 1.5、3.0、6.0 g/kg 灌胃 4 周，对四氧嘧啶诱发的糖尿病小鼠血糖升高有剂量依赖性抑制作用；玉竹甾体苷类化合物能有效降低糖尿病 SD 大鼠的血糖。

④增强免疫作用：玉竹 85% 乙醇提取物可提高烧伤致免疫功能低下小鼠的免疫功能，明显提高其血清溶血素水平，提高腹腔巨噬细胞的吞噬百分数及吞噬指数，改善脾淋巴细胞对刀豆蛋白 A（Con A）的增殖反应，使烧伤抑制的免疫功能恢复到正常水平。

⑤抗肿瘤作用：玉竹提取物在抗肿瘤方面具有肯定而显著的作用。玉竹多糖 60mg/kg 灌胃，对肉瘤 180（S－180）、艾氏腹水癌（EAC）实体瘤的生长有明显抑制作用；另外，玉竹提取物对人结肠癌 CL－187 细胞株、宫颈癌 He－la 细胞具有显著的抑制及诱导凋亡作用，并呈良好的时间－剂量依赖性关系。

【性味归经】甘，微寒。归脾、胃经。

【功能主治】养阴润燥，生津止渴。用于肺胃阴伤，燥热咳嗽，咽干口渴，内热消渴。

【用法用量】6～12 g。

【选方】

①胃热口干：玉竹、生石膏各 15 g，麦冬、沙参各 10 g，水煎服。

②心脏病：玉竹 15 g，浓煎分 2 次服，每日 1 剂，30 天为 1 疗程。

③心绞痛（气阴两虚型）：用参竹膏，药取　玉竹 15 g，党参 10 g，制成浸膏内服。

艾　叶
Aiye

【来源】为菊科植物艾 *Artemisia argyi* Levl. et Vant. 的叶。夏季未开花前采摘，除去杂质，晒干。

【原植物】多年生草本，高 45～120 cm。茎直立，圆柱形，有沟棱，外被灰白色软毛，茎从中部以上有分枝。单叶，互生；茎下部叶在开花时枯萎；中部叶具短柄，叶片卵状椭圆形，羽状深裂，裂片椭圆状披针形，边缘具粗锯齿，上面暗绿色，稀被白色软毛，并密被腺点，下面灰绿色，密被灰白色绒毛；近茎顶端的叶无柄，叶片有时全缘完全不分裂，披针形或线状披针形。花序总状，顶生，由多数头状花序集合而成；总苞苞片4～5层，外层较小，卵状披针形，中层及内层较大，广椭圆形，边缘膜质，密被绵毛；花托扁平，半球形，上生雌花及两性花10余朵；雌花不甚发育，长约1cm，无明显的花冠；两性花与雌花等长，花冠筒状，红色，顶端5裂；雄蕊5枚，聚药，花丝短，着生于花冠基部；花柱细长，顶端2分叉，子房下位，1室。瘦果长圆形。花期7～10月。（图片A118－14，彩图见497页）

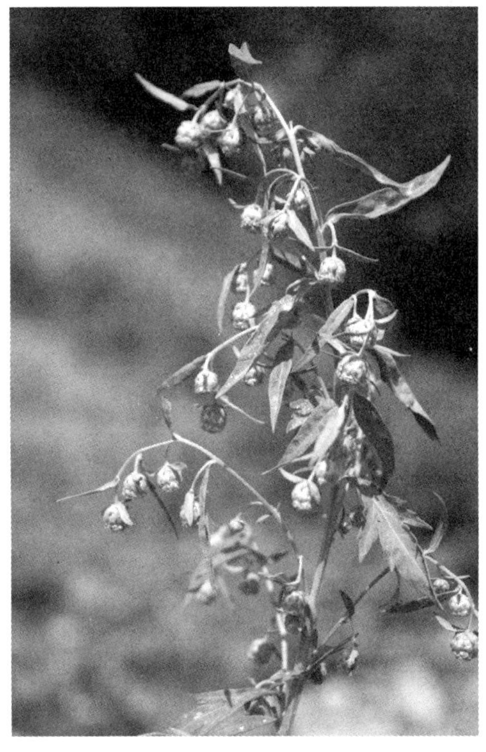

艾

生长在路旁，荒野，草地；有栽培。

【药材】本品多皱缩、破碎，有短柄。完整叶片展平后呈卵状椭圆形，羽状深裂，裂片椭圆状披针形，边缘有不规则的粗锯齿；上表面灰绿色或深黄绿色，有稀疏的柔毛及腺点；下表面密生灰白色绒毛。质柔软。气清香，味苦。

【化学成分】含挥发油、有机酸、脂肪酸等。挥发油中主要成分有α－蒎烯、β－蒎烯、α－松油烯、γ－松油烯、桉叶素、蒿酮、蒿醇、2－环已烯－1－醇、樟脑、龙脑、4－松油醇、反式－石竹烯、丁子香酚等；另有氯原酸；十五烷酸、十八烷二烯酸和亚麻酸等。

【药理作用】

①抗菌抗病毒作用：艾叶水煎液、艾叶烟熏和艾叶挥发油对多种细菌、病毒和真菌有杀灭或抑制作用。艾条熏蒸对葡萄球菌、白喉杆菌、绿脓杆菌、结核杆菌、大肠杆菌、石膏样毛癣菌、黄癣菌等有不同程度的抑菌作用；另外采用艾条熏蒸后对乙肝病毒HBsAg和HbeAg抗原性也有一定的灭活作用。艾叶45%醇提液在12.5mg/mL的浓度下，对短帚霉、黑曲霉、共头霉、交链孢霉、芽枝霉、葡柄霉、葡萄孢霉、杂色曲霉、土曲霉、焦曲霉、皱褶青霉、产紫青霉、草酸青霉、绳状青霉、圆弧青霉、镰刀菌有抗菌活性。

②对免疫系统的作用：艾叶油对IgE介导的速发型变态反应模型大鼠被动皮肤过敏反应有明显抑制作用，对参与并加重速发型变态反应疾病的Ⅲ型、Ⅳ型变态反应也有很强的抑制作用；艾叶油体内给药对角叉菜胶、巴豆油、醋酸所造成的动物模型的炎症反应均有较强抑制作用；艾叶油0.25 mL/kg、0.12 mL/kg体内灌胃给药，能抑制小鼠脾和胸腺的生长，抑制小鼠体内抗体溶血素的生

成，抑制小鼠单核吞噬功能，具有免疫抑制作用。

③对呼吸系统的作用：艾叶油灌胃给药或气雾吸入对组胺和乙酰胆碱引起的豚鼠哮喘具有保护作用，明显延长哮喘潜伏期；并呈剂量依赖保护致敏豚鼠抗原攻击引起的呼吸频率、潮气量和气道流速改变；松弛静息豚鼠离体气管平滑肌；呈剂量依赖抑制枸橼酸引起的豚鼠咳嗽反应和促进小鼠气道酚红排泄；证明艾叶油具有扩张支气管、平喘、镇咳和祛痰作用。

【性味归经】 辛、苦，温；有小毒。归肝、脾、肾经。

【功能主治】 散寒止痛，温经止血。用于少腹冷痛，经寒不调，宫冷不孕，吐血，出血，崩漏经多，妊娠下血；外治皮肤瘙痒。

【用法用量】 3～10 g；外用适量，供灸治或熏洗用。

【选方】

①功能性子宫出血，腹痛：艾叶炭 6 g，香附、白芍各 12 g，当归、延胡索各 10 g，水煎服；或鲜五月艾根 150 g，切碎炒焦，醋、水各半适量，煎服。

②先兆流产：艾叶炭 6 g，菟丝子、桑寄生各 15 g，当归 10 g。水煎服。

③皮肤搔痒：艾叶 50 g，花椒 10 g，地肤子、白鲜皮各 15 g。水煎熏洗。

石　韦
Shiwei

【来源】 为水龙骨科植物庐山石韦 *Pyrrosia shcreri*（Bak.）Cing、石韦 *Pyrrosia lingua*（Thunb.）Farwell，或有柄石韦 *Pyrrosia petiolosa*（Christ）Ching 的干燥叶。全年均可采收，除去根茎及根，晒干或阴干。

【原植物】

① 庐山石韦：多年生草本，高 25～60 cm。根茎肥厚而短，密被细小长披针形的鳞片，边缘具纤毛。叶近于簇生；叶柄长 10～30 cm，粗壮，幼时被褐色或灰褐色的星状毛；叶片广披针形，长 10～30 cm，宽 3～6.5 cm，先端渐尖，基部稍宽，呈两侧不等的耳形、圆形、心形、圆楔形或截形，有时上侧有尖耳，全缘，上面绿色，有黑色斑点，初时疏被星装毛，后渐光滑，下面密生淡褐色星芒状毛，星芒状毛的芒为短披针形，排列在同一平面上，中脉及侧脉均明显，细脉不甚明显。孢子囊群散生在叶的下面，淡褐色或深褐色，无囊群盖；孢子两面形。

②石韦：多年生草本，高 13～30 cm。根茎细长，横走，密被深褐色披针形的鳞片；根须状，深褐色，密被鳞毛。叶疏生；叶柄长 6～15 cm，略呈四棱形，基部有关节，被星状毛；叶片披针形、线状披针形或长圆状披针形，长 7～20 cm，宽 1.5～3 cm，先端渐尖，基部渐狭，略下延，全缘，革质，上面绿色，有细点，疏被星状毛或无毛，下面密被淡褐色星芒状毛，主脉明显，侧脉略可见，细脉不明显。孢子囊群椭圆形，散生在叶下面的全部或上部，在侧脉之间排成数行，每孢子囊群间有星状毛，孢子囊群隐没在星状毛中，淡褐色，无囊群盖；孢子囊有长柄；孢子两面形。

③有柄石韦：多年生草本，高仅 6～17 cm。根茎细长，密被披针形鳞片，边缘具稍卷曲的纤毛。叶柄长 3.5～11 cm，被星状毛；叶片披针形、长圆状披针形、广披针形或长椭圆形，长 2.5～9.5 cm，

宽9~28mm，先端钝，基部下延至叶柄，全缘，下面绿色，有黑色斑点，疏被星状毛，下面密被灰色的星芒状毛，其芒短，叶脉不甚明显；孢子叶较营养叶为长，常内卷使叶片呈圆筒状。孢子囊群融合，满布于叶的下面，深褐色，无囊群盖。（图片P21－01，彩图见450页）

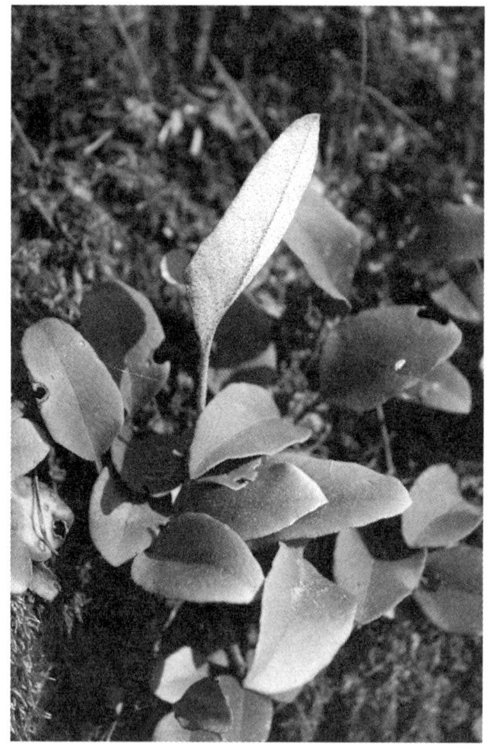

有柄石韦

均生长在山野岩石上。

【药材】

① 庐山石韦：叶片略皱缩，展平后呈披针形，长10~25cm，宽3~5cm。先端渐尖，基部耳状偏斜，全缘，边缘常向内卷曲；上表面黄绿色或灰绿色，散布有黑色圆形小凹点；下表面密生红棕色星状毛，有的侧脉间布满棕色圆点状的孢子囊群。叶柄具四棱，长10~20cm，直径1.5~3mm，略扭曲，有纵棱。叶片革质。气微，味微涩苦。

②石韦：叶片披针形或长圆披针形，长8~12cm，宽1~3cm。基部楔形，对称。孢子囊群在侧脉间，排列紧密而整齐。叶柄长5~10cm，直径约1.5mm。

③有柄石韦：叶片多卷曲呈筒状，展平后呈长圆形或卵状长圆形，长3~8cm，宽1~2.5cm。基部楔形，对称，下表面侧脉不明显，布满孢子囊群。叶柄长3~12cm，直径约1mm。

【化学成分】含黄酮类、三萜类、有机酸、维生素、甾醇、糖及多糖等。主要有芒果苷（mangiferin）、异芒果苷（Isomangiferin）、木犀草素（luteolin）；里白烯（diploptene）、cycloeucalenol、24－methylene－9，19－cyclolanost－3－β－ylacetate；胡索酸、咖啡酸、绿原酸、原儿茶酸、香草酸、3，4－二羟基苯丙酸；α－生育酚；β－谷甾醇、胡萝卜苷；果糖、葡萄糖、蔗糖等。

【药理作用】

①镇咳、祛痰、平喘作用：小鼠口服庐山石韦水煎浓缩液有明显镇咳作用，但均不及可待因。所含芒果苷对豚鼠组胺、乙酰胆碱混合引喘有明显延长引喘潜伏期作用；对小鼠浓氨水引咳可明显延长引咳潜伏期，并明显减少小鼠咳嗽次数；对小鼠醋酸所致腹腔毛细血管通透性增高有明显抑制作用；对小鼠气管酚红排泌有明显促进作用。芒果苷还具有肾上腺糖皮质激素样抗炎作用，可降低毛细血管通透性。

②降血糖作用：石韦多糖对正常空腹小鼠无降低血糖作用；而对四氧嘧啶致小鼠糖尿病模型则可使血糖、血清及胰腺组织过氧化脂质水平明显降低，能明显提高糖尿病小鼠对糖的耐受能力。口服芒果苷后，正常小鼠血糖水平无变化，但能降低自发性糖尿病动物模型KK－Ay小鼠的血糖浓度，且血清中胰岛

素水平亦有降低趋势。腹腔注射芒果苷，可明显降低糖尿病大鼠由于氧化性损伤引起的糖基化血红蛋白和血清肌酸磷酸激酶（CPK）的量。

【性味归经】苦、甘，微寒。归肺、膀胱经。

【功能主治】利尿通淋，清热止血，用于热淋，血淋，石淋，小便不通，淋沥涩痛，吐血，出血，尿血，崩漏，肺热喘咳。

【用法用量】6～12g。

【选方】

①慢性支气管炎：石韦60g，冰糖20g。水煎服。重症为1日量，轻症为2日量。

②放射治疗和化学治疗引起的白血球下降：石韦30g，红枣15g，甘草3g。水煎服。

③泌尿系结石：石韦30g，车前草30g，栀子15g，甘草10g。水煎二次，早晚各服一次。

石　蒜
Shisuan

【来源】为石蒜科植物石蒜 *Lycoris radiata*（L'Herib.）Herb. 的鳞茎。秋后采集，洗净，蒸或沸水烫后，晒干。

【原植物】多年生草本。鳞茎宽椭圆形或近球形，直径2～3.5cm，外具紫褐色茎皮。叶基生，线形或宽线形，长15～30cm，宽1～2cm，全缘，上面深绿色，下面带粉绿色。花葶在叶前抽出，实心，高约30cm；花序伞形，具花4～7朵；苞片干膜质，棕褐色，披针形；花鲜红色或有白色边缘，长约7.5cm；花被筒很短，长4～6mm，喉部有鳞片，裂片6片，狭倒披针形，长约4cm，边缘皱缩，向后反卷，雄蕊6枚，着生于花被筒近喉部，长为裂片的两倍；子房下位，3室，每室有胚珠数枚；花柱细长，柱头头状，极小。蒴果常不成熟。花期8～9月，果期9～10月。（图片A135－01，彩图见506页）

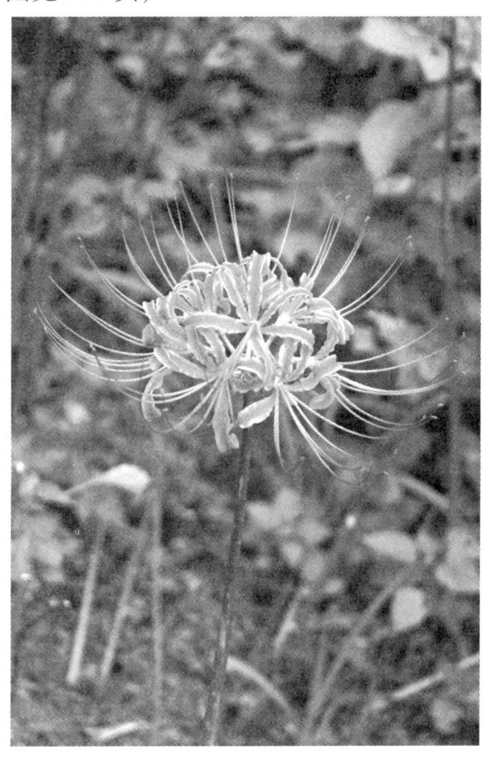

石　蒜

生长在丛林下或山谷阴湿处。

【药材】干燥鳞茎呈椭圆形或近球形，长4～5cm，直径2.5～4cm。顶端残留叶基可长达3cm，基部着生多数白色须根。鳞茎表面有2～3层黑棕色的膜质鳞片包被；内有10多层白色富黏性的肉质鳞片，着生在短缩的鳞茎盘上；中央部有黄白色的芽。有特异蒜气，味辣而苦。

【化学成分】含生物碱、氨基酸、淀粉及微量元素等。主要有石蒜碱（lycorine）、加兰他敏（galanthamine）、表加兰他敏（epigalanthamine）、高石蒜碱

(homolycorine)、石蒜伦碱 (lycorenine)、伪石蒜碱 (pseudolycorine)、小星蒜碱 (hippeastrine)、力克拉敏 (lycoramine) 等。

【药理作用】

①抑制乙酰胆碱酯酶作用：石蒜碱对乙酰胆碱酯酶 (AChE) 具有较弱的抑制作用 ($IC_{50}=450\ \mu m$)，通过和具有相同活性的石蒜碱类似物进行结构比较，推测石蒜碱及其衍生物的 AChE 抑制活性与分子中的两个游离羟基有关。

②抗肿瘤作用：石蒜碱对小鼠纤维肉瘤 Meth-A 有很强的抑制作用 ($ED_{50}=0.3\mu g/mL$)，对小鼠皮下植入 Lewis 肺癌的抑制率为 80.5%。体外实验表明，石蒜碱对人乳腺癌细胞、人结肠癌细胞、人离体鼻咽癌细胞等有明显的抑制作用，其作用机制可能是抑制 DNA 和蛋白质的合成。

③神经系统作用：加兰他敏能抑制胆碱酯酶和兴奋神经肌肉，可以用于治疗小儿麻痹后遗症、重症肌无力等。

④心血管系统作用：石蒜碱对蟾蜍心脏先兴奋后抑制，对麻醉大鼠、猫、犬及兔均有降压作用，作用机制为直接扩张外周血管及抑制心脏。二氢石蒜碱 (dihydrolycorine) 由石蒜碱氢化而成，对大鼠去甲肾上腺素的升压作用无明显影响，但可减弱肾上腺素的升压作用。

⑤抗病毒作用：石蒜碱对日本脑炎病毒、黄热病病毒、登革热病毒等多种病毒显示出体外抑制活性；对脊髓灰质炎病毒 (PV)、疱疹病毒 (HSV)、柯萨奇病毒 B2 也有抑制作用；石蒜碱对 HIV-1病毒复制有明显抑制作用。

⑥抗炎作用：小鼠在体抗炎试验研究表明，石蒜碱的抗炎活性比吲哚美辛强。石蒜碱对未去除肾上腺的正常大鼠蛋白性关节炎有显著的预防作用，但对去除肾上腺大鼠的蛋白性关节炎则没有预防作用。

【性味】辛，温。有毒。

【功能主治】祛痰，利尿，解毒，催吐。治喉风，水肿，痈疽肿毒，疔疮瘰疬。

【用法用量】1~3 g。外用：捣敷或煎水熏洗。

【注意】体虚，无实邪及素有呕恶的患者忌服。

【选方】治疔疮肿毒：石蒜适量捣烂敷患处。

石龙芮
Shilongrui

【来源】为毛茛科植物石龙芮 *Ranunculus sceleratus* L. 的全草。夏季采收，晒干或鲜用。

【原植物】一年生草本。茎高 15~45 cm，疏生短柔毛或变无毛。基生叶和下部叶有长柄；叶卵形，长 0.7~3 cm，宽 1~3.5cm，3 深裂，有时裂达基部，中央裂片菱状倒卵形，3 浅裂。全缘或有疏锯齿，侧生裂片 2 或 3 裂；茎上部叶变小，裂片狭倒卵形，3 裂。花序常有较多的花，花小；萼 5 片，淡绿色，船形，长 2.5~3.2cm，外面被短柔毛；花瓣 5 片，黄色，狭倒卵形，长 1.5~3mm，基部蜜槽无鳞片；雄蕊 10~20 枚；心皮70~130，无毛，花柱短。聚合果长圆形，长约7mm；瘦果宽卵形，扁，长约1.2mm。花期 3~6 月，果期 5~8 月。(图片 A 026-03，彩图见458页)

生长在沼泽、沟溪、水田边或潮湿地。

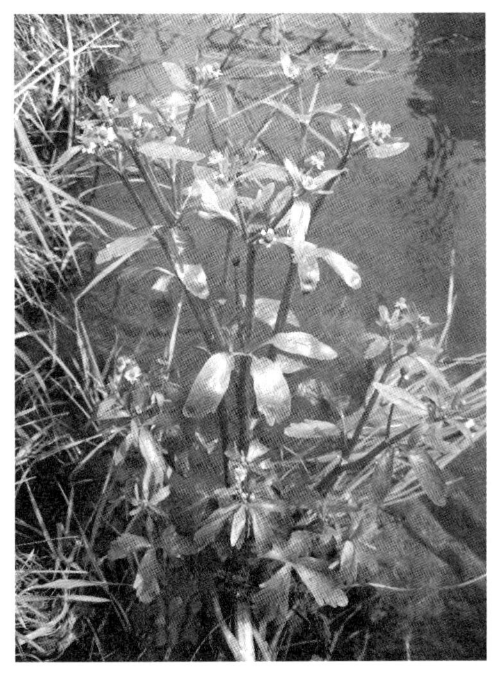

石龙芮

【化学成分】 含香豆素类、生物碱、黄酮、鞣质、甾醇等。主要有原白头翁素（proanemonin）、白头翁素（anemomin，又名银莲花素，白头翁脑）、毛茛苷（ranunculin）、七叶内酯二甲醚（scoparone）、6－羟基－7－甲氧基香豆素（isoscopoletin）；胆碱；原儿茶醛（protocatechuicaldehyde）和原儿茶酸（protocatechuicacid）；没食子酚鞣质（pyrogallol tannin）；豆甾－4－烯－3，6－二酮（stigmasta－4－ene－3，6－dione）、豆甾醇（stigmasterol）等。

【药理作用】

①抗菌作用：白头翁素对葡萄球菌、链球菌、白喉杆菌的抑菌浓度为1∶12 500；对结核杆菌为1∶50 000，对大肠杆菌也有类似抑菌作用。对革兰氏阴性菌有效，与链霉素有协同作用。石龙芮叶提取物对数种真菌具有强烈杀菌活性。

②镇痛镇静作用：白头翁素对中枢神经系统是先兴奋后麻痹，有镇痛和镇静作用。

③副作用：新鲜叶含原白头翁素，具有很强的刺激性，可引起皮炎、发疱，加热或久置则变为白头翁素，可丧失其辛辣味或刺激性。内服可引起恶心、呕吐和下泻，还可刺激肾脏产生血尿、蛋白尿等副作用。

【性味】 苦、辛，寒。有毒。

【功能主治】 治痈疖肿毒，瘰疬结核，疟疾，下肢溃疡。

【用法用量】 3～10 g。外用：捣汁或煎膏涂。

【选方】 慢性下肢溃疡：鲜石龙芮（全草），洗净，切碎，煮烂去渣，浓缩成膏（鲜品25 kg可制膏1000 g）涂患处。

石菖蒲
Shichangpu

【来源】 为天南星科植物石菖蒲 *Acorus tatarinowii* Schott. 的根茎。秋、冬二季采挖，除去须根及泥沙，晒干。

【原植物】 多年生草本。根状茎芳香，直径2～5 mm，节间长3～5 mm，上部分枝甚密，植株因而成丛生状。叶线形，长20～50 cm，宽7～13 mm，基部对摺无柄，先端渐狭，无中脉。花序柄长4～15 mm，三棱形；佛焰苞叶状，长13～25 cm，为肉穗花序长的2～5倍；肉穗花序圆柱形，长2.5～8.5 cm，粗4～7 mm，上部渐狭；花白色。果序长7～8 mm，粗达1 mm；果成熟时为黄绿色或黄白色。花期4～8月，果期8～9月。（图片A127－02，彩图见501页）

生长在山谷沟边石头上或阴湿处石头上。

【药材】 本品呈扁圆柱形，多弯曲，

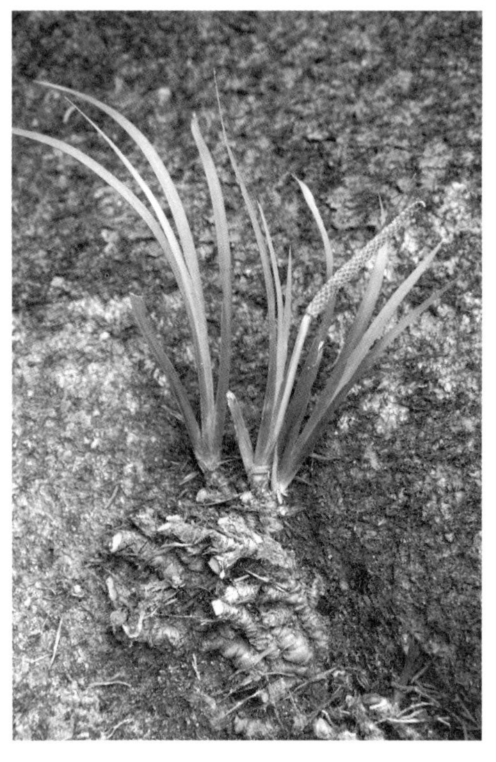

石菖蒲

常有分枝，长3～20cm，直径0.3～1cm。表面棕褐色或灰棕色，粗糙，有疏密不匀的环节，节间长0.2～0.8cm，具细纵纹，一面残留须根或圆点状根痕；叶痕呈三角形，左右交互排列，有的其上有毛鳞状的叶基残余。质硬，断面纤维性，类白色或微红色，内皮层环明显，可见多数维管束小点及棕色油细胞。气芳香，味苦、微辛。

【化学成分】含挥发油、有机酸、黄酮类、蒽醌类、木脂素类、多糖、氨基酸等。挥发油中含30多种成分，主要为β－细辛醚（β－asarone）、α－细辛醚（α－asarone）、细辛醚（asarone）、石竹烯（caryopphyllene）、石菖醚（sekishone）、细辛醛（asarylaldehyde）、γ－细辛醚（γ－asarone）、d－δ杜松烯（d－δcadinene）、肉豆蔻酸（myristric acid）、百里香酚（thymol）；原儿茶酸、咖啡酸、阿魏酸、2，3－二氢－3，5－二羟基－6－甲基－4H－吡喃－4－酮、5－羟甲基糠醛、细辛酮、2，4，5－三甲氧基苯甲酸、4－羟基－3－甲氧基苯甲酸、2，4，5，－三甲氧基苯甲醛、双［甲酰基糠基］－醚、2，5－二甲氧基苯醌；8－异戊二烯基山柰酚（8－prenylkaempferol）；大黄素（emodin）；香柑内酯（bergapten）、异茴香内酯（isopimpinellin）、galgravin、veraguensin、桉脂素等。

【药理作用】

①镇静抗惊作用：石菖蒲水煎剂及去油水煎剂可明显降低小鼠的自主活动度，并与阈下催眠剂量的戊巴比妥钠有显著的协同作用；挥发油的镇静作用更强。当剂量大于25mg/kg时，即对中枢神经系统造成广泛抑制，程度与剂量相关，且起效快，持续时间长。

②保护脑及醒神作用：石菖蒲挥发油可有效抑制脑缺血再灌注后GLU、ASP、GABA含量的异常升高；石菖蒲挥发油和其主要成分β－细辛醚均能增强大鼠脑皮质神经细胞和Bel－x基因的表达，从而抑制大鼠神经细胞的凋亡；β－细辛醚对正常缺血后再灌注损伤的动物脑电均有抑制作用；石菖蒲提取物对NIH老年小鼠，由东莨菪碱造成记忆障碍及亚硝酸钠和乙醇所致记忆障碍小鼠均有改善学习记忆作用，降低乙酰胆碱酯酶活力，增强c－jun基因表达。采用GC－MS法分析石菖蒲挥发油灌胃给药后进入大鼠脑组织中的挥发油成分证明，顺式甲基异丁香酚、榄香素、β－细辛醚、α－细辛醚能进入脑组织，石菖蒲挥发油开窍醒神作用可能是多个成分综合作用的结果。

③对血液系统的作用：石菖蒲有轻度增高血浆纤维蛋白原含量的趋势，能

降低血液黏度。石菖蒲配冰片可使脑组织内皮素含量明显下降、降钙素基因肽含量明显升高，有舒张脑血管，改善脑供血作用。

④对呼吸系统的作用：豚鼠气管容积法表明，石菖蒲挥发油浓度为26.5μg/mL、β－细辛醚18.5μg/mL、α－细辛醚为24.0μg/mL能显著抑制豚鼠气管痉挛性收缩，且有明显的量效关系。

⑤抗肿瘤作用：α，β－细辛醚对人宫颈细胞Hela株、人肺转移癌P6和人胃癌SGD－7901株均有抑杀能力，20%石菖蒲煎剂在体外能杀死小鼠腹水癌细胞，对正常唾液腺细胞无影响。

⑥抗菌作用：石菖蒲煎剂对金黄色葡萄球菌、肺炎双球菌有抑制作用；α－细辛醚对金黄色葡萄球菌、肺炎双球菌、大肠杆菌有不同程度的抑制作用。

毒性 石菖蒲挥发油 LD_{50} 为（0.23±0.023）mL/kg；α－细辛醚的 LD_{50} 为926 mL/kg（大鼠）和417.6mL/kg（小鼠）。

【性味归经】辛、苦，温。归心、胃经。

【功能主治】化湿开胃，开窍豁痰，醒神益智。用于脘痞不饥，噤口下痢，神昏癫痫，健忘耳聋。

【用法用量】3～10g。入丸、散，或研末调服。外用：煎水洗。

【选方】

①治中暑腹痛：石菖蒲10～15g。水煎服。

②治尿频：石菖蒲、黄连各10g。水煎服。

龙　葵
Longkui

【别名】天泡草。

【来源】为茄科植物龙葵 *Solanum nigrum* L. 的全草。夏、秋季采收，鲜用或晒干。

【原植物】一年生草本，高约60cm。茎直立或下部偃卧，有棱角，沿棱角稀被细毛。叶互生；卵形，基部宽楔形或近截形，渐狭小至叶柄，先端尖或长尖；叶大小相差很大，通常长4～7cm，宽3～5cm，大者长可达13cm，宽至7cm；叶缘具波状疏锯齿，每边3～4齿，齿宽约5mm，长3～4mm；叶柄长15～35mm，大叶的柄长可达5cm。伞状聚伞花序侧生，花柄下垂，每花序有4～10花，花白色；萼圆筒形，外疏被细毛，裂片5，卵状三角形；花冠无毛，裂片轮状伸展，5片，呈长方卵形；雄蕊5枚，着生花冠筒口，花丝分离，内面有细柔毛；雌蕊1枚，子房2室，球形，花柱下半部密生长柔毛，柱头圆形。浆果球状，有光泽，成熟时红色或黑色。种子扁圆形。花期6～7月，果期9～11月。（图片A103－06，彩图见488页）

生长在路旁、荒地或田间。

【性状】本品的茎呈圆柱形，表面绿色或黄绿色，抽皱呈沟槽状，质硬而脆，断面黄白色，中空。叶皱缩或破碎，暗绿色，两面光滑或疏被短柔毛。花多脱落，花萼杯状，棕褐色，花冠棕黄色。浆果球形，表面棕褐色或紫黑色，皱缩。种子棕色。气微，味淡。

【化学成分】含生物碱、皂苷、木脂素类、有机酸、核苷、氨基酸、糖类、

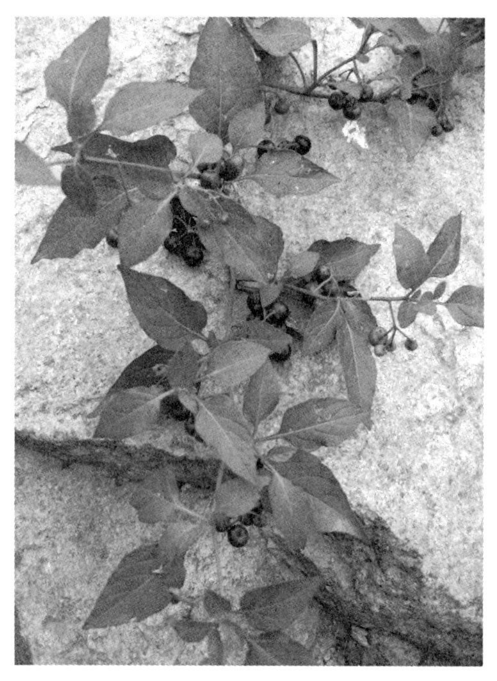

龙　葵

维生素及微量元素等。主要有茄碱（solanine）、茄解碱（solsonine）、澳洲茄碱（solaonine）、澳洲茄边碱（solamargine）、β－澳洲茄边碱（β－solamargine）、生物碱苷（glycoalkaloid）；提果皂苷元（tigogenin）、薯蓣皂苷元（diosgenin）、uttroside A～B；6－甲氧基－7羟基香豆素、丁香脂素－4－O－β－D葡萄糖苷、松脂素－4－O－β－D葡萄糖苷；3，4－二羟基苯甲酸、对羟基苯甲酸、3－甲氧基－4－羟基苯甲酸；腺苷；维生素A、维生素B等。

【药理作用】

①抑菌作用：龙葵煎剂对金黄色葡萄球菌、伤寒杆菌、变形杆菌、大肠杆菌、绿脓杆菌、猪霍乱杆菌、志贺菌属有一定的抑制作用。

②镇咳祛痰作用：龙葵果乙醇提取物有显著的镇咳作用。龙葵果乙醇浸膏、氯仿提取物及水溶部分，经大鼠试验证明，均有明显的祛痰作用。

③抗肿瘤作用：龙葵的抗肿瘤机制主要是龙葵碱可通过改变细胞膜的结构和功能，影响DNA和RNA的合成，以及改变细胞周期分布来抑制肿瘤；龙葵糖蛋白（150×10^{3}）可通过阻断NF－κB抗凋亡通路、激活caspase级联反应及促进NO的释放，促进肿瘤细胞的凋亡。

【性味】苦、微甘，寒。有小毒。

【功能主治】清热解毒，消肿散结，消炎利尿。用于疔疮肿痛，尿路感染，小便不利，肿瘤。

【用法用量】15～30 g；外用适量，鲜品捣烂敷患处。

【选方】

①慢性气管炎：龙葵全草30 g，桔梗10 g，甘草3 g。水煎服。

②急性乳腺炎：龙葵60 g，水煎分2次服，每日一剂。

③痢疾：龙葵24～30 g（鲜者用加倍量），白糖24 g。水煎服。

④急性肾炎，浮肿，小便少：鲜龙葵、鲜芫花各15 g，木通6 g。水煎服。

叶下珠
Yexiazhu

【来源】为大戟科植物叶下珠 *Phyllanthus urinaria* L. 的全草。夏、秋季采集全草，拣去杂质，晒干。

【原植物】一年生草本，高10～50 cm。秃净或近秃净。茎直立，分枝倾卧而后上升，具翅状纵棱，基部有少数倒三角状倒卵形叶着生。叶2列，左右互生，极似羽状复叶，具短柄或近于无柄；叶片长椭圆形，长5～18 mm，宽2～6 mm，先端斜尖或钝，或有小凸尖，基部圆形或稍偏斜，全缘，仅下面近边缘处有毛。秋季开花，花单性，雌雄同株，无花瓣，雄花 2 ~ 3 朵，簇生于叶腋，萼 6 片，雄蕊 3 枚、花丝基部合生，药室纵裂；雌花在叶下二列着生，子房 3 室。蒴果无柄，扁圆形，表面有小凸刺或小瘤体，直径约 3 mm。种子长 1.2 mm。花期 4 ~ 8 月，果期 7 ~ 10 月。（图片 A 050 - 01，彩图见 472 页）

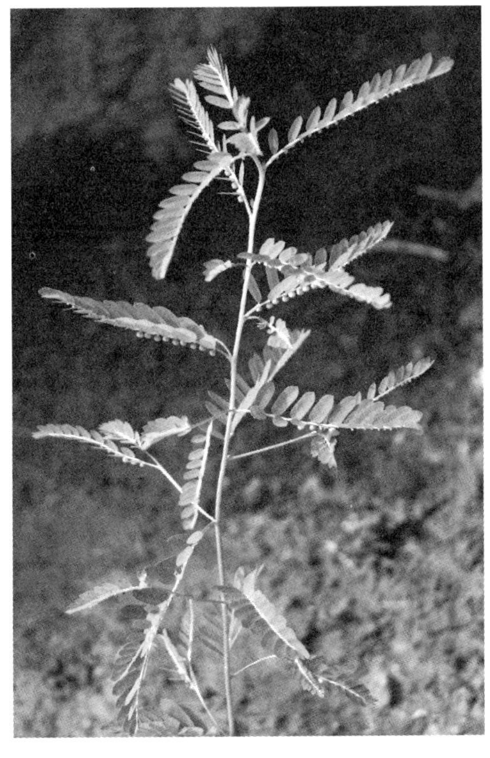

叶下珠

生长在山坡、路旁、田边或草地。

【药材】 本品主根不发达，须根多数，浅灰棕色。茎细，灰棕色或棕红色，叶常皱缩。完整的叶片展平后呈长椭圆形，上表面黄绿色，下表面灰绿色或淡棕色。蒴果扁球形，在放大镜下观察可见瘤状小凸起。气微香，叶味微苦。

【化学成分】 含黄酮类、鞣质、香豆素类、有机酸及其他成分。主要有槲皮素（quercetin）、芸香苷（rutin）、山柰素（kaempferol）；叶下珠素（phyllanthusin）E、F、U、没食子酸（gallic acid）、鞣花酸（ellagic acid）、鞣云实精（corilagin）、柯里拉京（corilagin）、焦棓酚（pyrogalol）、老鹳草素（geraniin）；短叶苏木酚酸甲酯（methyl brevifolincarboxylate）、短叶苏木酚酸乙酯（ethyl brevifolincarboxylate）；短叶苏木酚（brevifolin）、原儿茶酸（protocatechuic acid）、丁二酸、阿魏酸、咖啡酸；β - 谷甾醇、胡萝卜苷、去氢诃子次酸三甲酯（trimethyl ester dehydrochebulic acid）等。

【药理作用】

①抗肝炎病毒作用：叶下珠的培养液培养 HePG2 - 2 - 15 细胞，发现可有效地抑制 HBeAG 的表达，其中 100、150 μg/mL 两个浓度组的作用最强。叶下珠对 HBV 抗原有较强的灭活作用；叶下珠分离的去氢诃子酸甲酯和短叶苏木酚酸甲酯具有体外抗单纯疱疹病毒 I 型的作用；叶下珠含有的水溶性鞣质，均有抗 HSV 活性，能抑制 HSV 对靶细胞的吸附。

②抗血栓作用：叶下珠含 corilagin 的有效部位具有明显的抗血栓形成作用，具明显的溶栓和纤溶作用。

③抗肿瘤作用：叶下珠的提取物处理人肝癌细胞 SMMC - 7721，观察到 SMMC - 7721 活力明显减弱，氚标胸腺嘧啶核苷渗入率明显降低，DNA 合成抑制率与药物剂量成线性关系。经叶下珠药物血清处理后的人肝癌细胞株进行生长曲线、克隆形成、甲胎球蛋白（AFP）、白蛋白（ALB）的合成和分泌、γ - 谷氨酰转肽酶（γ - GT）活力的测定及细胞形态的电镜观察，发现叶下珠药物血清能抑制该系细胞生长，抑制克隆形成（$P < 0.05$），减少 AFP 和 γ - GT 的合成和分泌，促进 ALB 合成和分泌（$P < 0.05$），且呈现一定的浓度、时间依赖关系，诱

导细胞形态向正常方向分化。

【性味归经】 微苦、甘，凉。归肝、肺经。

【功能主治】 平肝清热，利水解毒。治肠炎，痢疾，传染性肝炎，肾炎水肿，尿路感染，小儿疳积，火眼目翳。

【用法用量】 15～30g（鲜者30～60g）；或入胶囊剂；捣汁。

【选方】

①急性肾炎：叶下珠、白花蛇舌草各10g，紫珠草、石韦各15g。水煎服。

②肾盂肾炎：叶下珠、白花蛇舌草各100g，广金钱草50g。水煎服。

③肠炎，痢疾，膀胱炎：叶下珠、金银花藤各50g。水煎服。

四叶参
Siyeshen

【别名】 羊奶参。

【来源】 为桔梗科植物羊乳 *Codonopsis lanceolata*（Sieb. et Zucc.）Trautv. 的根。8～9月采根，洗净，晒干。

【原植物】 多年生草质缠绕藤本，有白色乳汁，无毛。根粗状，圆锥形或纺锤形，长15cm，有少数须根，深黄褐色。茎有多数短分枝。主茎上的叶互生较小，菱状狭卵形，长1～1.5cm，宽5mm，分枝，顶端的叶3～4个近轮生，有短柄，菱状卵形或狭卵形，长3～10cm，宽1.5～4.5cm，全缘或具不明显的锯齿，上面绿色，下面灰绿色。花通常1朵，生于分枝顶端，花萼筒长约5mm，裂片5个，卵状三角形，长1.3～3cm，全缘；花冠黄绿色带紫色斑点或紫色，宽钟状，长2～3cm，五线形，裂片顶端反卷；雄蕊5枚，长约1cm；子房半下位，柱头3裂。蒴果圆锥形，有宿存花萼，上部3瓣裂；种子多数，淡褐色，具膜质翅。花期7～8月，果熟期9～10月。（图片A117－02，彩图见493页）

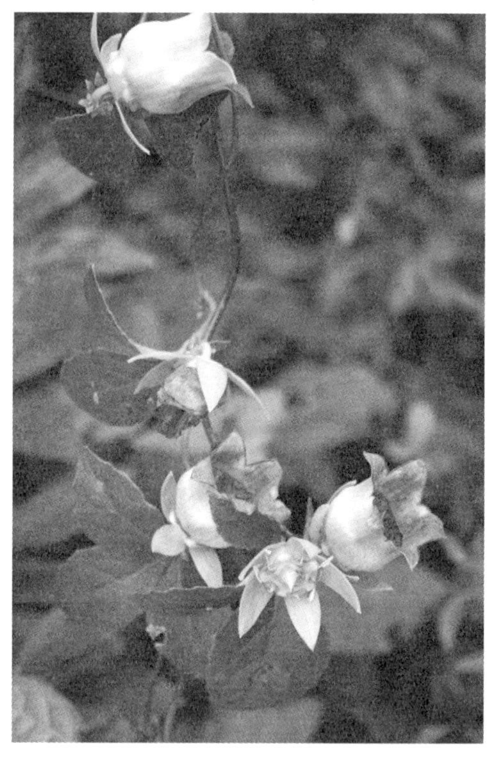

羊 乳

生于山坡、山谷林下、灌丛中。

【药材】 干燥根略呈纺锤形或圆锥形，大小不等，一般长6～12cm，直径1～3cm，有时有分枝。上部较粗，有众多的横皱纹，下部稍细；有纵皱及细根痕迹。外表灰棕色至土黄色，粗糙；除去栓皮者呈灰白色或淡黄白色。质疏松而轻，易折断，断面类白色，多裂隙。味苦，微辣。

【化学成分】 含生物碱类、黄酮类、甾萜类、挥发油及其他成分。主要有N－甲酰哈尔满（N－9－formylharman）、去甲哈尔满（norharman）、1－甲氧甲酰基－咔啉（1－carlzxma－ethoxy carboline）；芹菜素、木犀草素、黄酮醇苷；α

-菠菜甾醇（α-spinasterol）、Δ^7-豆甾烯醇、齐墩果酸、刺囊酸（echinocystic acid）、蒲公英萜酮、蒲公英萜醇、豆甾醇、Δ^7-豆甾醇-β-D-葡萄糖苷、菠甾酮、阔叶合欢萜酸（albigenic acid），四叶参皂苷（codonoside）A、四叶参皂B、C；其他还有莽草酸（shikimic acid）、顺丁烯二酸（succinic acid）、丁香脂素（syringarsinol）、鸢尾苷（tectoridin）、维生素（A、B_1、B_2、B_6、C、D、E、K_1、β-胡萝卜素）、微量元素（Zn、Fe、Cu、Mn、Se）、淀粉、氨基酸、多糖等。

【药理作用】

①抗氧化抗衰老作用：大鼠灌胃四叶参提取液，大鼠体内的超氧化物歧化酶（SOD）活性明显高于对照组，机体清除自由基的能力增强，同时机体内脂质过氧化物的产生量也明显降低。四叶参水提取液能明显降低小鼠脑组织和红细胞及大鼠红细胞中脂质过氧化物含量，缩短老年小鼠在水迷宫试验中的潜伏期并明显减少错误次数。

②抗突变、抗肿瘤作用：四叶参的抗突变作用的活性成分是其总皂苷和多糖。四叶参总皂苷中、高剂量组可明显抑制由环磷酰胺诱发的小鼠骨髓嗜多染红细胞微核，并呈剂量-效应关系。体外培养的大鼠淋巴细胞同时用四叶参总皂苷和环磷酰胺处理时，DNA损伤细胞明显减少，且随总皂苷浓度的升高，DNA损伤细胞逐渐减少。四叶参醇提取物水溶部分具有增强淋巴细胞免疫的作用；给予S180肉瘤小鼠四叶参多糖灌胃，小鼠瘤重明显低于对照组。

③对血压、呼吸的影响：给麻醉兔静脉注射或灌服煎剂可使血压下降，呼吸兴奋，并能拮抗肾上腺素的升压作用。

④保肝、醒酒作用：给小鼠乙醇的同时给予四叶参提取液能有效提高肝组织的谷胱甘肽过氧化物酶活性，且高、中剂量组肝脏丙二醛、三酰甘油含量均低于乙醇组，所有变化呈剂量-效应关系，证明四叶参提取液对动物酒精性肝损害有一定预防作用。

【性味】甘，温。

【功能主治】补血通乳，清热解毒，消肿排脓。用于病后体虚，乳汁不足。痈肿疮毒，乳腺炎。

【用法用量】15～30g（鲜者45～120g）。外用，捣敷。

【选方】

①病后体虚：四叶参60g，猪瘦肉15g，水炖，喝汤吃肉。

②乳汁不足：四叶参120g，猪脚2个，共炖熟，汤肉同食，连服1～2剂。

③痈疖疮疡及乳腺炎：四叶参120g，水煎服，连服3～7d。

④急性乳腺炎初起：四叶参、蒲公英各15g。水煎服。

⑤肺脓疡：四叶参60g，冬瓜子、芦根各30g，薏苡仁15g，野菊花10g，金银花9g，桔梗、甘草各6g。水煎服。

仙人掌
Xianrenzhang

【来源】为仙人掌科植物仙人掌 *Opuntia stricta*（Gaw.）Gaw. *var. dillenii*（Ker-Gawl.）Benson的根及茎。四季可采，鲜用或切片晒干，备用。

【原植物】灌木，高1～3m。茎下部稍木质，近圆柱形，上部肉质，扁平，绿色，具节；每节卵形至矩圆形，长15～30cm，光亮，散生多数瘤体，每一小瘤体上密生黄褐色卷曲的柔毛，并有利刺。叶肉质细小，披针形，先端尖细，紫红色，基部绿色，生于每个小瘤体的刺束之下，早落。花黄色，径达7～8cm，单生或数朵丛生于扁化茎顶部边缘；雄蕊多数，数轮排列，花药2室；雌蕊1枚，花柱白色，圆柱形，通常中空，柱头6裂。浆果，肉质，卵圆形，长5～7cm，紫红色，被细硬毛；种子多数。（图片A072－01，彩图见477页）

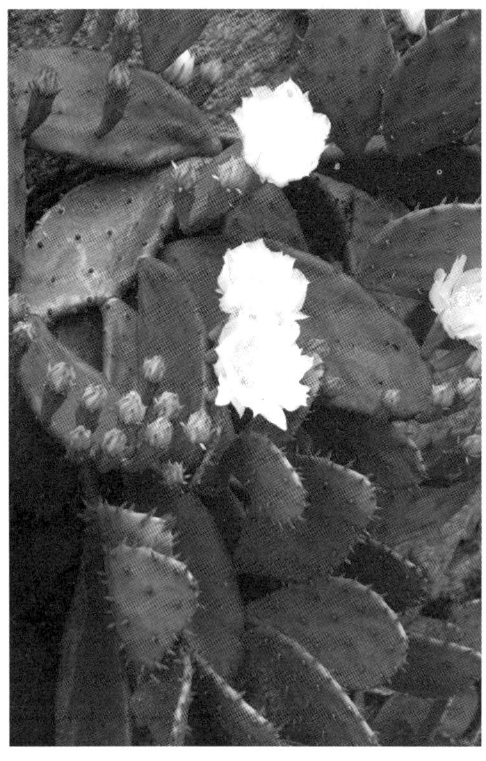

仙人掌

生长在村边，石缝。或为栽培。

【药材】本品为不规则的片。表面灰绿色，光滑或少有折皱，有棕色或褐色团块及散在隆起的棕色圆点状或窝状针刺脱落的痕迹。切断面粗糙呈灰黄色，粉粒状；质脆易折断，断面灰绿色或淡棕色。气微、味淡。

【化学成分】含黄酮类、有机酸、皂苷、树脂、蛋白质、氨基酸、维生素、多糖及微量元素等。主要有异鼠李黄素－3－O－β－D－芸香糖苷、芦丁；苹果酸、琥珀酸、十八烯酸；十七醇、β－谷甾醇、胡萝卜苷等。

【药理作用】

①降血糖作用：仙人掌水提取物腹腔注射对正常小白鼠和四氧嘧啶高血糖小鼠皆有明显降血糖作用，且其降血糖作用强度与给药剂量有关。仙人掌提取物除能有效地改善2型糖尿病患者的糖代谢外，对糖尿病肾病早期肾功能的损害也有一定的保护作用，对缓解小鼠的烦渴、饥饿症状有显著功效。

②降血脂作用：仙人掌分高、中、低三剂量组对实验性高脂血症大鼠的总胆固醇（Tc），低密度脂蛋白胆固醇（LDL－C），动脉硬化指数（AI）（$P<0.01$），三酰甘油（TG）（$P<0.05$）均有显著降低作用，对正常大鼠血脂无显著降低作用。

③抗肿瘤作用：仙人掌果实的汁液可阻止宫颈癌、卵巢癌、膀胱癌细胞的扩散，抑制患卵巢癌裸鼠模型的肿瘤生长。

④增强免疫作用：仙人掌多糖灌胃给药能明显增加环磷酰胺诱导的免疫抑制小鼠巨噬细胞的吞噬率；中、高剂量的仙人掌多糖明显对抗环磷酰胺诱导的免疫抑制小鼠白细胞的减少，减缓免疫抑制小鼠红细胞数量病理性增加，减少血小板的数量，提高免疫抑制小鼠补体旁路活化途径的溶血活性。

⑤镇痛作用：用正丁醇从仙人掌中提取的三萜皂甙对小白鼠有镇痛作用，其镇痛率为100%，经统计学处理$P<0.001$，比颅痛定（镇痛率为78%，$P<0.01$）效果好。

⑥抗菌作用：仙人掌的乙醇和水提取物对不同种类的病原菌具有不同的抑

菌活性，对枯草芽孢杆菌、乙型溶血性链球菌、甲型溶血性链球菌、肺炎链球菌、金黄色葡萄球菌等革兰阳性菌的抑制作用最显著，对大肠杆菌等革兰阴性菌的效果相对稍差，而对黑根霉、黑曲霉等真菌的效果则很小。

【性味归经】 苦，寒。归心、肺、胃经。

【功能主治】 行气活血，清热解毒。治心胃气痛，痞块，痢疾，痔血，咳嗽，喉痛，肺痈，乳痈，疔疮，烫火伤，蛇伤。

【用法用量】 10～20 g，外用鲜品捣烂，敷患处。

【选方】

①心悸失眠：仙人掌去皮 60 g，捣绒取汁，或绞成果汁冲白糖开水服。

②腮腺炎、乳腺炎，疮疖痈肿：仙人掌鲜品去刺，捣烂外敷。

仙鹤草

Xianhecao

【来源】 为蔷薇科植物龙芽草 *Agrimonia pilosa* Ledeb. 的全草。夏、秋季茎叶茂盛时采割，除去杂质，晒干。

【原植物】 多年生草本，高 40～110 cm。茎直立，上部分枝，全株被柔毛。羽状复叶，中叶 5～11，下部渐小，二小叶间常有附属小叶数对，上部三对小叶稍同大，椭圆形、倒卵形或卵状长椭圆形，长 3～6 cm，宽 1.5～3.5 cm，先端急尖或稍钝，边缘粗大锯齿，叶两面被长柔毛；托叶绿色，有疏齿牙。穗状花序顶生，长 10～20 cm，花黄色，密生；萼倒圆锥形，花后增大，长 3 mm，有纵沟，副萼多，钩状刺形；花瓣 5 片，黄色，倒卵形，长 3～6 cm，先端圆。花期 6～9 月，果期 9～10 月。（图片 A041－05，彩图见 466 页）

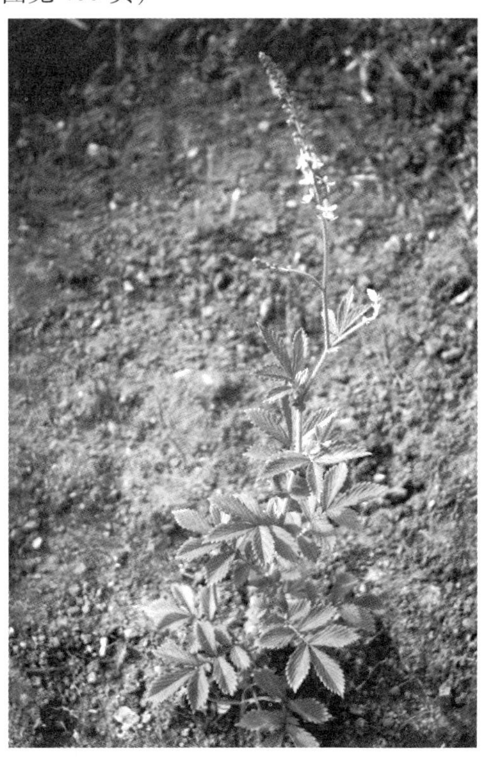

龙芽草

生长在山野、草坡、路旁。

【药材】 本品长 50～100 cm，全体被白色柔毛。茎下部圆柱形，直径 4～6 mm，红棕色，上部方柱形，四面略凹陷，绿褐色，有纵沟及棱线，有节；体轻，质硬，易折断，断面中空。单数羽状复叶互生，暗绿色，皱缩卷曲；质脆，易碎；叶片有大小 2 种，相间间生于叶轴上，顶端小叶较大，完整小叶片展平后呈卵形或长椭圆形，先端尖，基部楔形，边缘有锯齿；托叶 2 枚，抱茎，斜卵形。总状花序细长，花萼下部呈筒子状，萼筒上部有钩刺，先端五裂，花瓣黄色。气微，味微苦。

【化学成分】 含三萜皂苷、黄酮类、酚类、鞣质、糖苷、有机酸、挥发油、甾醇、微量元素等。主要有1β，2α，3β，19α－四羟基－12－烯－28－熊果酸、1β，2β，3β，19α－四羟基－12－烯－28－熊果酸、2α，19α－二羟基－熊果酸－（28－1）－β－D－吡喃葡萄糖苷；山柰酚（kaempferol）、芹菜素（apigenin）、木犀草素（luteolin）、槲皮素（quercetin）、儿茶素、芦丁、金丝桃苷、槲皮苷、（2S，3S）－（－）－花旗松素－3－O－β－D－吡喃葡萄糖苷、（2S，3S）－（－）－花旗松素－3－葡萄糖苷、（2R，3R）－（－）－花旗松素－3－葡萄糖苷；伪绵马素，仙鹤草酚A、B、C、D、E；仙鹤草鞣酸、鞣花酸、鞣花酸－4－O－β－D－吡喃木糖苷；仙鹤草内酯－6－O－β－D－吡喃葡萄糖苷、胡萝卜苷；仙鹤草内酯、委陵菜酸，仙鹤草酚酸A、B等。

【药理作用】

①止血作用：粗制浸膏有促进血液凝固的作用，蛙腿灌流时有收缩周围血管作用。仙鹤草水提液可明显抑制脂多糖诱导小鼠巨噬细胞中NO的生成，从而起到收敛止血的作用；仙鹤草有增加外周血小板数目，提高血小板黏附性、聚集性，或促进其伪足伸展，加速血小板内促凝物质释放的作用。

②降血压作用：仙鹤草水提取物和乙醇提取物对麻醉兔有明显的降压作用，降压特点为快、强、短，并呈剂量依赖性。在作用强度和维持时间上，乙醇提取物的降压效果强于水提取物，提示仙鹤草中的黄酮类化合物可能是其降压活性成分。

③镇痛抗炎作用：仙鹤草乙醇提取物和水提取物均具有明显的镇痛抗炎作用。两者均可减少乙酸致小鼠扭体次数，延长小鼠舔足时间，减轻二甲苯致小鼠耳郭肿胀程度，减小角叉菜胶致足跖肿胀程度，其中乙醇提取物作用强于水提取物。

④抗菌及抗寄生虫作用：热水或乙醇浸液体外对枯草杆菌、金黄色葡萄球菌有一定抑制作用，对人型结核杆菌有微弱的抑制作用。仙鹤草水提液对体外培养的阴道毛滴虫有明显的抑制和杀灭作用。

⑤抗肿瘤作用：仙鹤草对小鼠肉瘤（S180）、肝癌（H22）、宫颈癌（U14）、脑瘤（B22）、艾氏腹水癌（EAC）、黑素瘤（B16）和大鼠瓦克癌（W256）体外培养细胞均有较好抑制作用。仙鹤草水煎剂可以诱导人白血病细胞系HL－60凋亡，同时能明显增强荷瘤机体细胞因子白介素－2（IL－2）的活性；仙鹤草水提取物对体外培养的肠腺癌细胞（SW620）、肝癌细胞（HepG2）、成人T细胞白血病细胞（MT－Ⅱ）、小鼠成纤维细胞（L929）、人卵巢癌细胞（SKV20）、人红白血病细胞（K562）和人食管癌细胞（Eca109）均有明显的抑制作用，机制与抑制肿瘤细胞DNA合成、下调bcl－2蛋白表达及上调p53蛋白表达有关；仙鹤草鞣酸被认为是仙鹤草中主要的抗肿瘤活性成分，它可以通过抑制肿瘤细胞，增强免疫细胞活性，达到抗癌目的。仙鹤草鞣酸对体外培养的人癌细胞裸鼠转移瘤肺癌细胞株（SPC－A－1）、宫颈癌细胞株（Hela）、人乳腺癌细胞株（MCF－7）和低分化胃黏液腺癌（Mgc803）均具有明显抑制作用。

⑥其他作用：仙鹤草对乌头碱、氯化钡所致的心律失常均有防治作用；仙鹤草具有一定的非特异性免疫抗疟作用；仙鹤草可以促进胰岛素释放，增加组织对糖的转化和利用，产生类似胰岛素的

降血糖作用。

【性味归经】苦、涩，平。归心、肝经。

【功能主治】收敛止血，截疟，止痢，解毒。用于咯血，吐血，崩漏下血，疟疾，血痢，脱力劳伤，痈肿疮毒，阴痒带下。

【用法用量】6～15 g（鲜 15～30 g）；外用适量，鲜草捣敷或煎浓汁及熬膏涂局部。

【选方】

①吐血：仙鹤草、鹿衔草、麦瓶草。水煎服。

②鼻血及大便下血：仙鹤草、蒲黄、白茅根、大蓟各 10 g。水煎服。

③赤白痢及咯血、吐血：仙鹤草 9～18 g，水煎服。

④胃肠炎，痢疾：仙鹤草 30 g，水煎服。

白 及

Baiji

【别名】白芨。

【来源】为兰科植物白及 *Bletilla striata*（Thunb.）Reichb. f. 的块茎。夏、秋季采挖，除去须根，洗净，置沸水中煮或蒸至无白心，晒干。

【原植物】多年生草本，高 30～70 cm。茎直立，粗状；假鳞茎扁球形，上面具荸荠似的环节，富黏性。叶 3～6，狭长圆形或披针形，长 10～32 cm，宽 1.5～3 cm，无毛。花序具 4～8 花，花序轴或多或少呈“之”字状曲折；花苞片开花时常凋落；花大，紫色或淡红色；萼片和花瓣近等长，狭长圆形，急尖，长 28～30 mm；花瓣较萼片宽，唇瓣较萼片和花瓣稍短，长 23～28 mm，白色带红色具紫脉，在中部以上 3 裂，侧裂片直立，合抱合蕊柱，先端钝，具细齿，稍伸向中裂片，但不及中裂片的一半，平展其宽度为 18～22 mm，中裂片边缘有波状齿，顶端中部凹缺，唇盘上具 5 条褶片，褶片仅在中裂片上为波状；蕊喙细长，稍短于侧裂片。蒴果圆柱形，具 6 条纵棱。花期 5～7 月，果期 7～9 月。（图片 A141－01，彩图见 507 页）

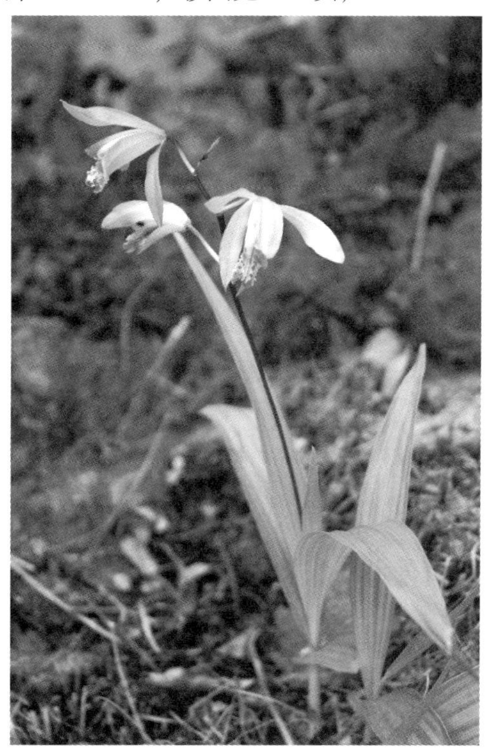

白 及

生长在山坡草丛中及疏林下。

【药材】本品呈不规则扁圆形，多有 2～3 个爪状分枝，长 1.5～5 cm，厚 0.5～1.5 cm。表面灰白色或黄白色，有数圈同心环节和棕色点状根痕，上面有突起的茎痕，下面有连接另一块茎的痕迹。质坚硬，不易折断，断面类白色，角质样。气微，味苦，嚼之有黏性。

【化学成分】含联苄类、二氢菲类、

联菲类、挥发油、黏液质、白及甘露聚糖（bletilla mannan）、淀粉、糖及其他成分。主要有3，3′，5－trimethoxybibenzy、3，3′－dihydroxy－5－methoxybibenzy、3，3′－dihydroxy－2，6－bis（p－hydroxy-benzyl）－5－methoxy－bibenzyl；2，7－dihydroxy－1，3－bis（p－hydroxybenzyl）－4－methoxy－9，10－dihydro－phenanthrene；白及联菲A～C、白及联菲醇A～C；其他还有Militarine、β－谷甾醇棕榈酸酯（β－sitosterol palmitate）、豆甾醇棕榈酸酯（stigmaterol palmitate）、24－亚甲基－环阿屯棕榈酸酯（24－methylene-cycloartenol palmitate）、β－谷甾醇、胡萝卜苷、丁香树脂酚（syringares-inol）、咖啡酸（caffeic acid）、3－（4－羟基－3－甲氧基苄）－反式丙烯酸二十六醇酯、环巴拉甾醇（cy－clobalanol）、大黄素甲醚（physcion）、五味子醇甲（schizandrin）、山药素Ⅲ（batatasinⅢ）、3’－O－甲基山药素Ⅲ（3’－O－mathyl batatasinⅢ）、对羟基苯甲酸、原儿茶酸、桂皮酸、对羟基苯甲醛等。

【药理作用】

①止血作用：白及块根浸出液对实质性器官（肝、脾）、肌肉、血管出血外用止血效果良好。白及的止血作用被认为与其所含胶状成分有关。家兔用试管法及毛细血管法均证明静脉注射2%白及胶液1.5 mL/kg，可显著缩短凝血时间，并加速红细胞沉降率；白及正丁醇提取部位和水溶性部位可显著升高ADP诱导的最大血小板聚集率，体内实验进一步证实了体外血小板聚集的结果，表明其止血作用的主要有效部位是白及正丁醇提取部位和水溶性部位。

②抗胃溃疡作用：白及的甲醇提取物具有抗溃疡活性，可对抗幽门结扎型、束缚水浸应激型溃疡。给大鼠灌服1%白及煎剂1.5 mL/只，对盐酸所致胃黏膜损伤有明显保护作用，使盐酸所致胃黏膜溃疡明显减轻，溃疡抑制率达到94.3%。另外还可以治疗实验性犬胃、十二指肠穿孔和预防肠粘连。

③抗菌作用：白及乙醇浸液对金黄色葡萄球菌、枯草杆菌及人型结构杆菌有抑制作用。从块茎中分离的联苯及双氢非类化合物在浓度为100 μg/mL时，对枯草杆菌、金黄色葡萄球菌、白色念珠菌ATTC1057及发癣菌QM248均有抑制作用。

④抗肿瘤作用：白及块茎中的黏液质（主要是多糖成分）。对大鼠瓦克癌（W256）、小鼠子宫癌（U14）、小鼠艾氏腹水癌、肝癌、肉瘤S－180均有抑制作用；100%白及水浸出液可促进小鼠骨髓细胞增殖以及白细胞介素－2（IL－2）的分泌。

⑤促进伤口愈合作用：白及浓度为20 μg/mL和2 μg/mL时，角质形成细胞游走比对照组显著地增快和增长。白及可以使大鼠背部切割伤创面平均愈合时间提前，同时能提高创面组织中羟脯氨酸含量和蛋白质含量，并提高伤口巨噬细胞数量。

【性味归经】苦、甘、涩，微寒。归肺、肝、胃经。

【功能主治】收敛止血，消肿生肌。用于咯血吐血，外伤出血，疮疡肿毒，皮肤皲裂；肺结核咯血，溃疡病出血。

【用法用量】 6～15 g，研粉吞服3～6 g。外用适量，研粉或鲜品捣烂敷患处。

【选方】

①肺结核咳血：白及、川贝母、百合各等量，共研细粉，每次服3 g，每日

2～3次。

②支气管扩张咯血，肺结核咯血：白及、海螵蛸、三七各180g，共研细粉，每服10g，每日3次。

③胃肠道出血：白及，研粉，每服6g，每日3次。

白　芍
Baisho

【来源】 为毛茛科植物芍药 *Paeonia lactiflora* pall. 的根。夏、秋季采挖，除去地上茎及泥土，分开大小，放入沸水中煮5～15min，至无硬心为度，用竹片或碗片刮去外皮，晒干或切片晒干。

【原植物】 多年生草本，高50～80cm。根肥大，通常圆柱形或略呈纺锤形。茎直立，光滑无毛。叶互生；具长柄；二回三出复叶；小叶片披针形或椭圆形，长7.5～12cm，宽2～4cm，先端渐尖或锐尖，基部楔形，全缘，叶缘具极细乳突，上面深绿色，下面浅绿色，叶脉在下面隆起，叶基部常带红色。花甚大，单生于花茎的分枝顶端，每花茎有2～5朵花，花茎长9～11cm；萼片3，叶状；花瓣10片左右或更多，倒卵形，白色、粉红色或红色；雄蕊多数，花药黄色；心皮3～5枚，分离。蓇葖果3～5枚，卵形，先端钩状向外弯。花期5～7月，果期6～8月。（图片A026－01，彩图见458页）

生长在山地草坡。商品多栽培。

【药材】 本品呈圆柱形，平直或稍弯曲，两端平截，长5～18cm，直径1～2.5cm。表面类白色或淡红棕色，光洁或有纵皱纹及细根痕，偶有残留存的棕褐色外皮。质坚实，不易折断，断面较平

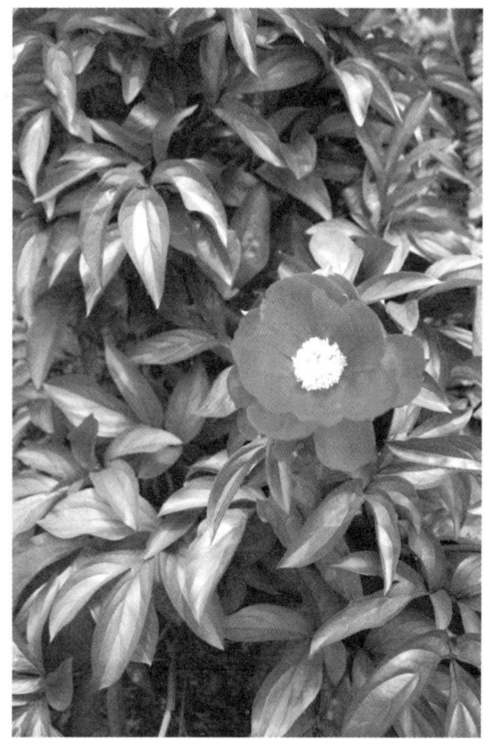

芍　药

坦，类白色名微带棕红色，形成层环明显，射线放射状。气微，味微苦、酸。

【化学成分】 含单萜及其苷类、三萜类、黄酮类、鞣质、甾醇、树脂、淀粉、多糖等。主要有芍药苷（paeoniflorin），氧化芍药苷（oxypaeoniflorin）、苯甲酰芍药苷（benzoylpaeoniflorin）、白芍苷（albiflorin）、没食子酰芍药苷（galloylpaeoniflorin）、苯甲酰芍药苷亚硫酸酯（benzoylpaeoniflorin sulfonate）、芍药苷亚硫酸酯；齐墩果酸（oleanolic acid）、常春藤皂苷元（hederagenin）、白桦脂酸（betulinic acid）、23－氢基白桦脂酸（23－hydroxy－betulinic acid）、30－降常春藤皂苷元（30－norhederagenin）；三柰酚－3－O－β－D－葡萄糖苷、三柰酚－3，7－二－O－β－D－葡萄糖苷；没食子酸、没食子酸甲酯、没食子酸乙酯、（＋）－儿茶素、1，2，3，4，6－五没

食子酰基葡萄糖等。

【药理作用】

①免疫调节作用：白芍总苷对环磷酰胺降低的小鼠迟发性超敏反应有恢复作用，同时，对环磷酰胺增高的小鼠迟发性超敏反应有抑制作用，证明白芍总苷对免疫反应有双向调节作用。

②抗炎作用：白芍总苷（TGP）对大鼠多发性关节炎有明显的防治作用，对大鼠交叉性足肿及小鼠自身免疫性肝炎有明显的抑制作用。

③护肝作用：白芍总苷对 CCl_4 诱导的化学性肝损伤的小鼠进行白芍总苷灌胃给药，发现白芍总苷可以降低血浆中转氨酶水平，病理检查也发现其可以明显降低肝组织坏死的范围及程度，减少炎细胞浸润，同时发现白芍总苷可以降低肝匀浆中升高的 MDA 水平，使降低的肝匀浆 SOD、GSH - Px 酶活性增强，从而发挥护肝作用。

④抑菌作用：白芍煎剂对葡萄球菌、甲型和乙型溶血性链球菌、肺炎双球菌、痢疾杆菌、伤寒杆菌、副伤寒杆菌、霍乱弧菌、大肠杆菌、变形杆菌及绿脓杆菌均有抑制作用。

⑤其他作用：白芍总苷（5 ~ 40mg/kg）呈剂量依赖性抑制小鼠扭体、嘶叫、热板反应，并在 50 ~ 125mg/kg 时抑制大鼠热板反应，延长小鼠舔爪潜伏期及小鼠嘶叫潜伏期，表明白芍总苷有镇痛作用。白芍总苷体外对以 ADP、PagVR 诱导的家兔血小板聚集有明显的抑制作用，并能延长小鼠尾动脉出血时间，表明白芍总苷对血小板有抑制作用。

【性味归经】苦、酸，微寒。归肝、脾经。

【功能主治】平肝止痛，养血调经，敛阴止汗。用于头痛眩晕，胁痛，四肢挛痛，血虚萎黄，月经不调，自汗。

【用法用量】6 ~ 15 g。

白　英

Baiying

【别 名】白毛藤。

【来 源】为茄科植物白英 *Solanum lyratum* Thunb. 的全草。夏、秋季采收，晒干。

【原植物】多年生蔓生草本。茎长达5m，基部木质化，上部草质，具细毛。叶互生；上部的叶多作戟状3裂或羽状多裂；下部的叶长方形或卵状长方形，基部心脏形，先端尖，全缘，长 4 ~ 9 cm，阔 2 ~ 5 cm，上面鲜绿色，下面较淡，两面均有细毛散生，沿叶脉较密；叶柄长 2 ~ 3. 5 cm，有细毛。聚伞花序生于枝顶或侧生、与叶对生；枝梗、花柄及花均密被长柔毛，花柄细长；花萼漏斗形，萼5片，卵形；花冠白色，裂5片，自基部向下反折，长 5 ~ 6 mm，卵状或长方状披针形，顶端尖；雄蕊5枚，着生于花冠筒口，花丝短而扁。基部合生；雌蕊1枚，子房卵形，花柱细长，柱头半球形。浆果卵形成球形，初绿色，后变红色至黑色，直径 6 ~ 10 mm。种子白色，扁圆。花期 9 ~ 10 月，果期 11 月。（图片 A 103 - 07，彩图见 488 页）

生长在路边、山野草丛或灌木丛中。

【药材】本品根较细，稍弯曲，浅棕黄色。茎圆柱形，稍有棱，外表灰绿色或灰黄色，密被白色柔毛。质硬脆，易折断。叶片皱缩破碎，完整者展平后呈戟形或长卵形，先端尖，基部心形；上表面棕色，下表面灰绿色，两面密被毛茸。花序梗折曲状，花冠棕黄色。浆果

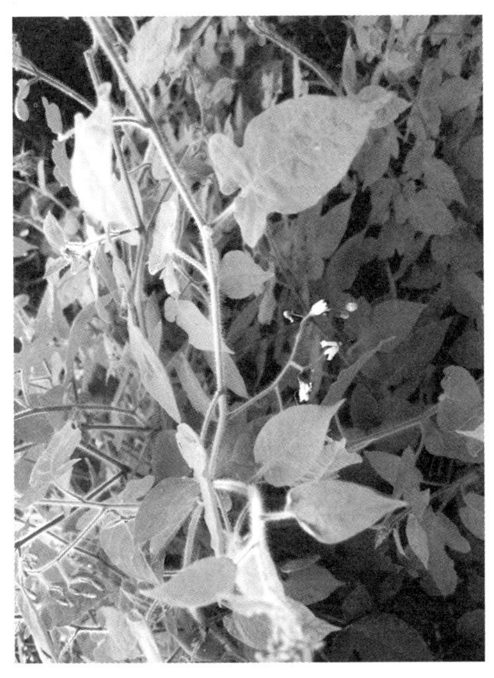

白 英

球形，绿棕色或黄绿色。种子近圆形，扁平。气微，味淡。

【化学成分】含皂苷类、黄酮类、多酚类、有机酸类、倍半萜类、甾醇类、香豆素类、生物碱、挥发油、多糖类和其他类等。主要有替告皂苷元（tigogenin）、新替告皂苷元、薯蓣皂苷元（diosgenin）、雅姆皂苷元（yamogenin）、白英素（solalyratine）A ~ C；芦丁（rutin）、槲皮素（quercetin）、柚皮素、芹菜素－7－O－β－D－芹糖（1→2）－β－D－葡萄糖、芹菜素－7－O－β－D－葡萄糖；白藜芦醇（resveratrol）；咖啡酸、香草酸；苍术苷、去氢假虎刺酮；过氧麦角甾醇、9，11－去氢过氧麦角甾醇、β－谷甾醇、胡萝卜苷；7－羟基－6－甲氧基香豆素（即莨菪亭）；白英全草挥发油分离150多个组分，主要成分为棕榈酸和亚油酸等。

【药理作用】

①抗肿瘤作用：白英对小鼠肉瘤S180、子宫颈癌14、艾氏腹水癌细胞均有抑制作用；白英提取物的培养基培养BEL－7404肝癌细胞系24 h后，细胞即发生形态学变化，出现凋亡小体和梯形DNA，说明能通过促进细胞凋亡，导致肝癌细胞死亡。（替告皂苷元、新替告皂苷元、薯蓣皂苷元、雅姆皂苷元）－3－O－β－D－吡喃葡萄糖基－（1→2）－β－D－吡喃半乳糖基的混合物在浓度15μg/mL以上时，对人体宫颈癌细胞株JTC－26细胞的生长具有100%的抑制效果。

②抗菌作用：白英所含的甾体皂苷能与细菌细胞膜中胆甾醇形成复合物而具有抗菌活性。白英热水提取液和酸性乙醇提取液具有较强的抑菌作用，其中热水提取液对金黄色葡萄球菌和链球菌的抑菌作用较强，酸性乙醇提取液对大肠杆菌和沙门氏菌的抑菌作用较强。白英所含的甾体皂苷对金黄色葡萄球菌、痢疾杆菌、绿脓杆菌、伤寒杆菌及大肠杆菌均有抑制作用。

③抗过敏作用：口服白英水提取液（0.05mg/g BW）对皮肤过敏症的抑制率为69.3%。白英的水提取物和反二硝基苯基化IgE结合，能够有效地抑制皮肤肥大细胞过敏反应；还能显著地降低L组胺脱羧酶作为信使核糖核酸的水平；经过重组干扰素处理的白英能有效地刺激白鼠腹胶巨噬细胞NO的合成。

④抗炎作用：白英不仅对感冒、风湿、疼痛及中风有较好的疗效，且对血小板活化因子导致的胞吐作用抑制率高达103%，居于其他草药之首。

毒性 大剂量可引起喉头烧灼及恶心、呕吐、眩晕、瞳孔散大，出现惊厥性肌肉运动的同时表现全身性衰竭。白英含有一种有毒性、异味的糖苷生物碱，含量超过一定域值时有中毒或致畸危险。白英果实能引起小猪先天颜面畸形，而且发生率高，服用未成熟果实后会呈现毒性发应，抑制中枢神经系统胆碱酯酶活性，破坏细胞膜从而导致消化系统和其他器官的损坏。糖苷生物碱中毒后出现呼吸减弱、精神错乱和昏迷症状；所含皂苷具有溶血性。

【性味】 微苦，平。

【功能主治】 清湿热，解毒，消肿。用于风热感冒，发热，咳嗽，黄疸型肝炎，胆囊炎；外治痈肿，风湿性关节炎。

【用法用量】 10～15 g；鲜品 15～30 g。外用鲜品适量。

【选方】

①肝硬化初期：鲜白英 30～60 g，水煎服。

②风湿关节痛：白英 30 g，忍冬 30 g，五加皮 30 g。用白酒 500 g 泡服。

白　蔹
Bailian

【别名】 山地瓜、猫蛋根。

【来源】 为葡萄科植物白蔹 *Ampelopsis japonica* （Thunb.） Makino 的根。春、秋季采挖，除去泥沙及细根，切成纵瓣或斜片，晒干。

【原植物】 多年生藤本，以卷须攀援他物上升。长约 1m。块根粗壮肉质，长纺锤形或卵形，深棕褐色，数个聚生似地瓜，故俗称“山地瓜”。茎基部木质化，多分枝，幼枝光滑有细条纹，带淡紫色，卷须与叶对生。掌状复叶互生，长 6～12 cm，宽 7～13 cm，叶柄较叶片短，无毛；小叶 3～5 片，一部分羽状分裂，一部分羽状缺刻、裂片卵形或披针形，中间裂片最长，两侧的很小，常不分裂；叶轴有宽翅，与裂片交接处有关节，两面无毛。夏季开黄绿色小花，聚伞花序小，与叶对生，花序梗长 3～8 cm，细长常缠绕；萼 5 浅裂；花瓣、雄蕊各 5 枚；花盘边缘稍分裂。浆果球形，直径 5～7 mm，熟时蓝色或蓝紫色，有针孔状凹点。花期 6～7 月，果期 8～9 月。（图片 A061－02，彩图见 475 页）

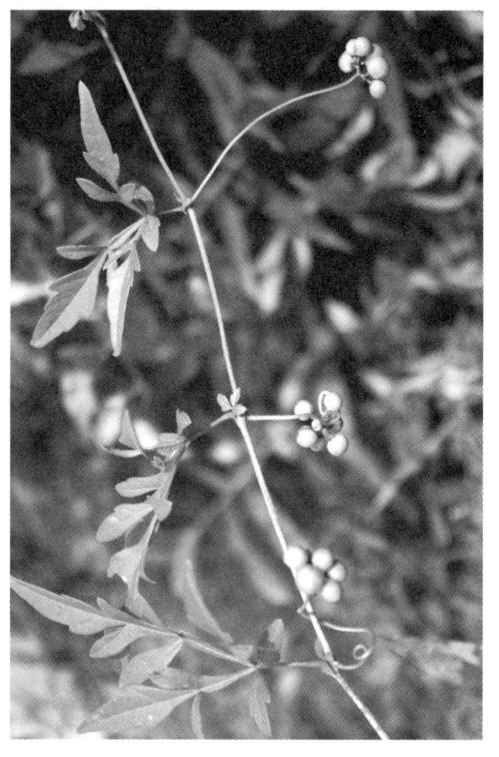

白　蔹

生长在山野、山坡及路旁杂草丛中。

【药材】 本品纵瓣呈长圆形或近纺锤形，长 4～10 cm，直径 1～2 cm。切面周边常向内卷曲，中部有一突起的棱线；外皮红棕色，有纵皱纹、细横纹及横长皮孔，易层层脱落，脱落处呈淡红棕色。斜片呈卵圆形，长 2.5～5 cm，宽 2～3 cm。切面类白色或浅红棕色，可见放射状纹理，周边较厚，微翘起或略弯曲。体轻，质硬脆，易折断；折断时，有粉尘飞出。气微，味甘。

【化学成分】含鞣质、黄酮类、蒽醌类、三萜类、有机酸、甾醇及其他成分等。主要有没食子酸（gallic acid）、二聚没食子酸、1，4，6－三氧－没食子酰基－β－D－吡喃葡萄糖、2，4，6－三氧－没食子酰基－D－吡喃葡萄糖、2，3，4，6－四氧－没食子酰基－D－吡喃葡萄糖、6－氧－二聚没食子酰基－1，2，3－三氧－没食子酰基－β－D－吡喃葡萄糖；槲皮素、槲皮素－3－O－α－L－吡喃鼠李糖、槲皮素－3－O－（2－O－没食子酰基）－α－L－吡喃鼠李糖；大黄素（emodin）、大黄酚（chrysophanol）、大黄素甲醚（physcion）、大黄素－8－O－β－D－吡喃葡萄糖苷；羽扇豆醇（stigmasterol）、齐墩果酸；碳十六酸、三十烷酸、二十八烷酸、棕榈酸、原儿茶酸（protocatechuic acid）、龙胆酸（gentistic acid）、富马酸；β－谷甾醇、豆甾醇、豆甾醇－β－D－葡萄糖苷；卫茅醇、五味子苷、白藜芦醇（reseveratrol）等。

【药理作用】

①抗菌活性：抗菌是白蔹的主要活性。白蔹含有大黄素甲醚、大黄酚、大黄素、富马酸、没食子酸等多种抗细菌和真菌成分，与其临床应用相一致。白蔹的水浸液对同心性毛癣菌、奥杜盎氏小芽胞癣菌、腹股沟和红色表皮癣菌等真菌有不同程度的抑制作用。水煎剂用平板稀释法对金黄色葡萄球菌有抑制作用。

②抗肿瘤作用：白蔹的甲醇提取物及从中提取纯化的地肤子皂苷（momordin）对激活蛋白（AP－1）活性及肿瘤细胞的增生有抑制作用。momordin Ⅰ对肿瘤细胞的抑制活性最强，其 IC_{50} 为 22.8 mg/mL。白蔹的甲醇提取物和 momordin 还对人肿瘤细胞有细胞毒作用，momordin Ⅰ细胞毒作用最强，IC_{50} 为 7.280～16.05 mg/mL。momordin Ⅰ对白血病 HL－60 细胞的细胞毒作用，其 IC_{50} 为 19.0 mg/mL。

③免疫调节活性：白蔹醇提物（5，10，20 g/kg）对小鼠外周血淋巴细胞 ANAE 阳性率、T 细胞增殖能力及巨噬细胞吞噬功能均有促进作用，并随剂量增加，作用增强，量效呈正相关。

④其他作用：发现白蔹煎剂对小白鼠有一定的兴奋作用，无镇痛作用；白蔹的水煎剂对小鼠触须毛囊生长有明显抑制作用。

【性味归经】苦，微寒。归心、胃经。

【功能主治】清热解毒，消痈散结。用于痈疽发背，疔疮，瘰疬，水火烫伤。

【用法用量】5～10 g；外用适量，鲜品捣烂或干品研末调敷患处。

【注意】不宜与乌头类药材同用。

【选方】

①湿热白带：白蔹、苍术各 6 g，研细末，每服 3 g，每日 2 次，白糖水送下。

②扭挫伤：白蔹 2 个，食盐适量，鲜品捣烂如泥，外敷伤处。

白马骨
Baimagu

【别名】六月雪。

【来源】为茜草科植物白马骨 *Serissa serissoides*（DC.）Druce 或六月雪 *Serissa foetida* Comm. 的全株。全年可采，洗净鲜用或切段晒干。

【原植物】

① 白马骨：常绿小灌木，高1～1.5m。枝粗壮，多分枝，灰白色，皮易剥离，嫩枝暗褐色，被微毛。叶对生或丛生于短枝上，近革质，具短柄，叶形变异很大，常卵形、椭圆形或倒披针形，长1～4cm，宽0.4～1.5cm，先端钝或短尖，基部渐窄而成一短柄，全缘，表面绿色，仅中脉被毛，背面淡绿色，背灰白色柔毛，侧脉3～4对，两面均显著；托叶基部膜质而宽，顶端有数枚锥尖状裂片。花数朵族生于枝端或叶腋，无梗；苞片膜质，长圆形或椭圆形，边缘具缘毛，先端呈芒刺状；萼筒倒圆锥形，檐部5裂片披针状锥尖，直立坚挺，边缘具缘毛宿存；花冠白色，漏斗状，长5～7mm，花冠筒与萼裂片近等长；檐部5裂；雄蕊5枚，花丝白色，极短，生于萼筒，花药长圆形，2室，纵裂；子房2室，花柱白色。核果近球形，有2枚分核。花期7～9月，果期9～10月。

②六月雪：形态与上种极相似，不同点是六月雪叶较小，狭椭圆形或椭圆状倒披针形；长7～15mm，宽2～5mm。花单生或数朵丛生，白色或淡红白色；花冠筒长长为萼筒的2倍；苞片先端无刺芒。花果期5～8月。萼裂三角形，亦较短。生态分布均同上种。（图片A 112－02，彩图见490页）

生长在山坡、路边、溪旁、灌木丛中。

【药材】干燥枝呈深灰色，表面有纵裂隙，栓皮往往剥离。嫩枝浅灰色，节处围有膜质的托叶，花丛生枝顶，花萼呈灰白色，5裂，膜质。枝质稍硬，折断面带纤维性。叶大部脱落，少数留存，绿黄色，薄革质，卷曲不平，质脆易折断。

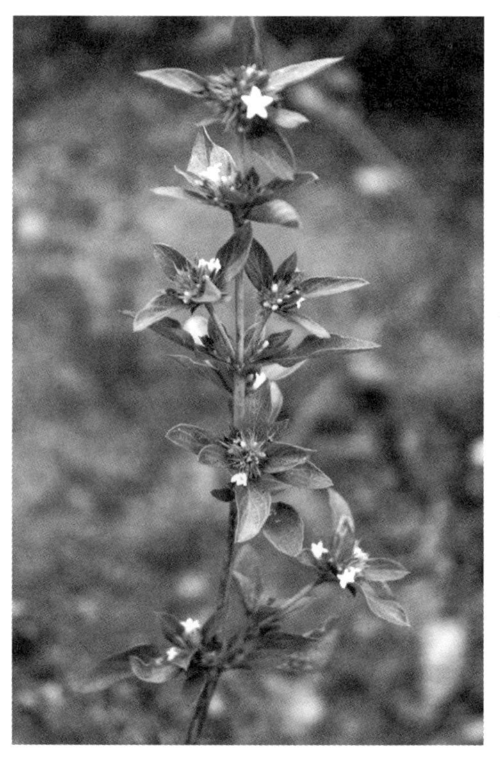

六月雪

【化学成分】含三萜类、有机酸及衍生物、甾醇、挥发油等。六月雪主要有熊果酸（ursolic acid）、3－羰基熊果酸、齐墩果酸（oleanolic acid）、3－乙酰基齐墩果酸、齐墩果酮酸；5－乙酰基－6－羟基－2－异丙烯苯并呋喃、5－乙酰基－6－羟基－2－丙酮苯并呋喃、邻苯二甲酸二乙酯；β－谷甾醇、豆甾醇；挥发油成分主要有甲基亚麻酸酯、库贝醇、2－甲氧－4－乙烯基苯酚、δ－9（10）－四氢广木香内酯－1－酮等。

白马骨主要含有齐墩果酸（oleanolic acid）、科罗索酸（corosolic acid）、乌索酸（ursolic acid）、乌索烷－12－烯－28－醇；对羟基间甲氧基苯甲酸、棕榈酸；胡萝卜苷、β－谷甾醇、2，6－二甲氧基－对苯醌等。

【药理作用】

①抗乙肝病毒和护肝作用：浓度为

12.5～100mg/mL 的白马骨根水提取物对 HBV DNA 转染细胞表达乙型肝炎表面抗原（HBsAg）和乙型肝炎 e 抗原（HBeAg）具有抑制作用，并呈现一定的剂量依赖性。白马骨根水提物浓度为 12.5 mg/mL 时，对 HBsAg 和 HbeAg 的抑制率分别为（25.45±1.67）%，（28.89±3.01）%；浓度为 100 mg/mL 时分别为（57.97±1.25）%，（57.28±1.95）%。六月雪对 CCl_4、对乙酰氨基酚和 D－半乳糖胺所致小鼠急性肝损伤有明显的保护作用，能明显降低血清丙氨酸转氨酶（ALT）和血清天冬氨酸转氨酶（AST）的活性，提高肝药酶含量。

②修复胃黏膜损伤作用：六月雪水提取物对大鼠乙醇诱发的胃黏膜损伤有明显的修复作用。

③抗菌作用：采用平板测定法，发现六月雪对枯草杆菌、大肠杆菌、金黄色葡萄球菌、痢疾杆菌和绿脓杆菌具有较强的抑制作用。

④其他作用：六月雪提取原液（浸膏配成20%的溶液，g/mL）及其稀释 10 倍、100 倍和 1 000 倍时的溶液，它们的肿瘤细胞杀伤率分别为：85.30%，56.63%，48.35%和 16.94%。白马骨的乙醇提取物抑制酪氨酸酶的活性呈剂量依赖性。

【性味】淡、微辛，凉。

【功能主治】健脾利湿，疏肝活血。用于小儿疳积，急、慢性肝炎，经闭，白带，风湿腰痛。

【用法用量】10～30g。（鲜者 30～60 g）。外用：煎水洗或捣敷。

【选方】

①水痢：白马骨茎叶水煎服。

②肝炎：六月雪 60 g，过路黄 30 g。水煎服。

③骨蒸劳热，小儿疳积：六月雪 30～60 g，水煎服。

白头翁

Baitouweng

【别名】老婆子花。

【来源】为毛茛科植物白头翁 *Pulsatilla chinensis*（Rge.）Regel. 的根。春、秋季采挖，除去泥沙，干燥。

【原植物】多年生草本。高 10～40 cm，具粗壮的圆锥状根。全株被白色绒毛。叶基生，宽卵形，长 4.5～14 cm，宽 8.5～16 cm，3 全裂；叶柄长5～7 cm。花莛 1～2 个，高 15～35 cm，总苞片 2～3 个，2～3 裂，裂片线形；花梗长 2.5～5.5 cm；萼片 6 个，2 轮，蓝紫色，狭卵形，长 2.8～4.4 cm。背面有绵毛；雄蕊与心皮均多数。聚合蓇葖果；瘦果长 3.5～4 mm，宿存花柱羽毛状，长 3.5～6.5 cm。花期 3～4 月；果熟期 5～6 月。（图片 A026－05，彩图见 459 页）

生长在平原草地，低山草坡或灌木丛中。

【药材】本品呈圆柱形或圆锥形，稍扭曲，长 6～20 cm，直径 0.5～2 cm。表面黄棕色或棕褐色，具不规则纵皱纹或纵沟，皮部易脱落，露出黄色的木部，有的有网状裂纹或裂隙，近根头部处常有腐朽状凹洞。根头部稍膨大，有白色绒毛，有的可见鞘状叶柄残基。质硬而脆，断面皮部黄白色或淡黄棕色，木部淡黄色。气微，味微苦涩。

【化学成分】根含三萜皂苷类、内酯类、木脂素类、挥发油、氨基酸、糖等。主要有白桦脂酸，白头翁皂苷（pulchinenoside）A、B、C，白头翁酸（puz-

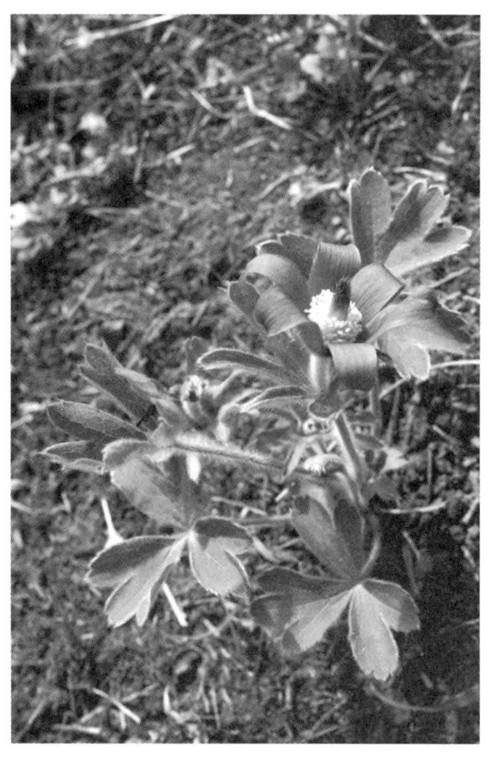

白头翁

satiuieacid），白头翁英（okinalein）；白头翁素（Anemonin）、原白头翁素、白头翁灵（okinalin）；（+）-松脂素[（+）-pinoresinol]、β-足叶草脂素（β-peltatin）。

茎叶含2β-羟基常春藤皂苷元28-O-α-L-吡喃鼠李糖（1→4）-β-D-吡喃葡糖（1→6）-β-D-吡喃葡糖酯苷、3-O-α-L-吡喃鼠李糖（1→2）-α-L-吡喃阿拉伯糖齐墩果酸28-O-α-L-吡喃鼠李糖（1→4）-β-D-吡喃葡糖（1→6）-β-D-吡喃葡糖酯苷、L-菊苣酸（L-chicoric acid）、银椴苷、芹菜素-7-O-β-D-（3″-反式对羟基肉桂酰氧基）葡萄糖苷、4，6，7-三甲氧基-5-甲基香豆素、4，7-二甲氧基-5-甲基香豆素、myo-肌醇、荞草酸、1，4-丁二酸、5-羟基-4-氧代戊酸等。

【药理作用】

①抑菌作用：白头翁煎剂对金黄色葡萄球菌、绿脓杆菌、福氏痢疾杆菌、伤寒杆菌及大肠杆菌均有抑制作用。

②抗炎作用：白头翁提取物对大鼠腹腔巨噬细胞产生白三烯 B_4（LTB_4）与羟基二十碳四烯酸（5-HETE），有明显抑制作用，并可明显抑制内毒素细胞脂多糖（LPS）刺激巨噬细胞分泌白介素6（IL-6），从而避免机体过度炎性反应，保护脏器，降低全身性损伤。白头翁在0.52~4.16mg生药/耐剂量范围内能明显抑制趋化因子fMLPP诱导的中性粒细胞趋化，避免其在炎症部位聚集，降低炎症的发生和发展，可用于抗溃疡性结肠炎。

③杀虫及杀精子作用：能杀灭阴道滴虫的最低有效浓度为2mg/mL。白头翁水提液24h杀灭滴虫的最低有效浓度为1.25mg/mL。白头翁煎剂能抑制阿米巴原虫的生长。白头翁皂苷使精子瞬间失活的最低有效浓度为0.73mg/mL。杀精效果比萜烯基苯氧聚乙氧乙醇（TS-88）强，而稍弱于壬基苯氧聚乙氧乙醇。

【性味归经】苦，寒。归胃、大肠经。

【功能主治】清热解毒，凉血止痢。用于热毒血痢，阴痒带下，阿米巴痢疾。

【用法用量】10~15g。

【选方】

①痢疾：白头翁、秦皮各10g，黄柏12g，水煎服。

②细菌性痢疾，肠炎：白头翁500g，地榆、诃子肉各1kg，公丁香150g，共研细粉，装入胶囊，每粒装0.3g，每服2~3粒，每日4次。

白茅根
Baimaogen

【别名】丝茅草根。

【来源】为禾本科植物白茅 *Imperata cylindrica* Beauv. Var. major (Nees) C. E. Hubb. 的根状茎。冬、春季采挖，除去地上部分和鳞片状的叶鞘，洗净，切段或扎把晒干。

【原植物】多年生草本。根茎密生鳞片。秆丛生，直立，高 30 ~ 90 cm，具 2 ~ 3节，节上有长4 ~ 10 mm的柔毛。叶多丛生基部；叶鞘无毛，或上部及边缘和鞘口具纤毛，老时基部或破碎呈纤维状；叶舌干膜质，钝头，长约 1 mm；叶片线形或线状披针形，先端渐尖，基部渐狭，根生叶长，几与植株相等，茎生叶较短。圆锥花序柱状，长 5 ~ 20 cm，宽 1.5 ~ 3 cm，分枝短缩密集；小穗披针形或长圆形，长 3 ~ 4 mm，基部密生长 10 ~ 15 mm 之丝状柔毛，具长短不等的小穗柄；两颖相等或第一颖稍短，除背面下部略呈草质外，余均膜质，边缘具纤毛，背面疏生丝状柔毛，第一颖较狭，具 3 ~ 4 脉，第二颖较宽，具 4 ~ 6 脉；第一外稃卵状长圆形，长约 1.5 mm，先端钝，内稃阙如；第二外稃披针形，长 1.2 mm，先端尖，两侧略呈细齿状；内稃长约 1.2 mm，宽约1.5 mm，先端截平，具尖钝划、不同的数齿；雄蕊 2，花药黄色，长约 3 mm；柱头 2 枚，深紫色。颖果。花期夏、秋季。(图片 A124 – 02，彩图见 500 页)

多生长在田埂、路旁、山坡、草地。

【药材】本品呈长圆柱形，长 30 ~ 60 cm。直径 0.2 ~ 0.4 cm。表面黄白色或淡黄色，微有光泽，具纵皱纹，节明显，

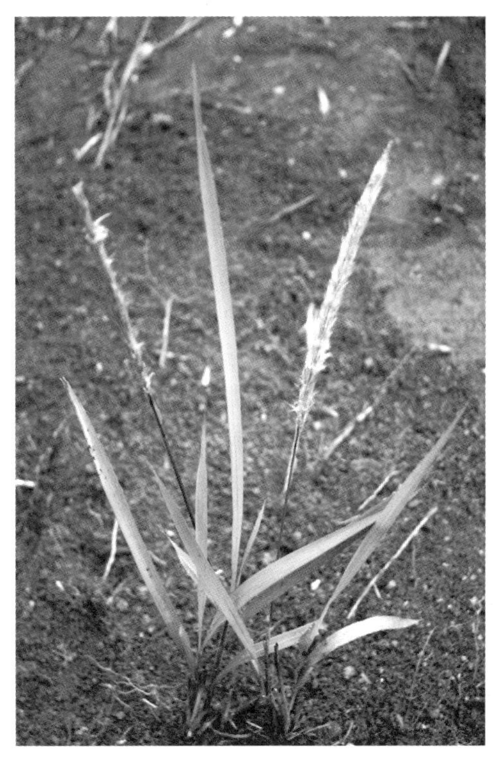

白　茅

稍突起，节间长短不等，通常长 1.5 ~ 3 cm。体轻，质略脆，断面皮部白色，多有裂隙，放射状排列，中柱淡黄色，易与皮部剥离。气微，味微甜。

【化学成分】含三萜类、内酯类、有机酸类、甾醇、糖及无机元素等。主要有芦竹素 (arundoin)、白茅素 (cylindrin)、羊齿烯醇 (fernenol)、乔木萜烷 (arborane)、异乔木萜烷 (isoarborinol)、西米杜鹃醇 (simiarenol)、乔木萜醇 (arborinol)、乔木萜醇甲醚 (arborinol methyl ether)、乔木萜酮 (arborinone) 和木栓酮 (friedelin)；白头翁素、薏苡素；绿原酸、棕榈酸 (palmitic acid)、对羟基桂皮酸 (p – coumaric acid)；油菜甾醇、豆甾醇、谷甾醇 (β – sitosterol)、胡萝卜苷 (daucosterol acid)；还有 4，7 – 二甲氧基 – 5 – 甲基香豆素、联苯双酯、cylindrene、imperanene、木犀草啶 (luteolinidin）以及可溶性钙等。

【药理作用】

①止血作用：白茅根生品和炭品均能明显缩短小鼠出血时间、凝血时间与血浆复钙时间，且炭品与生品比较有显著性差异；且白茅根对凝血第二阶段（凝血酶生成）有促进作用，可抑制肝病出血倾向。

②利尿作用：正常兔口服煎剂有利尿作用，在服药 5～10 d 时最明显。白茅根水浸剂有显著的利尿作用，能缓解肾小球血管痉挛，从而使肾血流量及肾滤过率增加而产生利尿效果；同时改善肾缺血，减少肾素产生，使血压恢复正常。

③抗菌作用：白茅根煎剂在试管内对弗氏、宋内痢疾杆菌有明显的抑菌作用，对肺炎球菌、卡他球菌、流感杆菌、金黄色葡萄球菌，以及福氏、宋氏痢疾杆菌等有抑制作用。

【性味归经】甘，寒。归肺、胃、膀胱经。

【功能主治】凉血止血，清热利尿。用于血热吐血，出血，尿血，热病烦渴，黄疸，水肿，热淋涩痛；急性肾炎水肿。

【用法用量】10～30 g。鲜品 30～60 g。

【选方】尿路感染：白茅根、车前子（另包）、藕节各 30 g，水煎服。

白屈菜

Baiquxai

【别名】山黄连。

【来源】为罂粟科植物白屈菜 *Chelidonium majus* L. 的全草。夏、秋季采集，除去泥沙，阴干或迅速晒干。

【原植物】多年生草本，主根圆锥状，土黄色。茎直立，高 30～100 cm。多分枝，有白粉，疏生白色细长柔毛，断之有黄色乳汁。叶互生，1～2 回羽状全裂；基生叶长 10～15 cm，全裂片 5～8 对，不规则深裂，深裂片边缘具不规则缺刻，顶端裂片广卵形，基部楔形下延，上面近无毛，下面疏生短柔毛，有白粉；茎生叶与基生叶形相同。花数朵，近伞状排列，苞片小，卵形，长约 1.5 mm，花柄丝状，有短柔毛；萼 2 片，早落，椭圆形，外面疏生柔毛；花瓣 4 片，黄色，卵圆形，长约 9 mm；雄蕊多数，花丝黄色；雌蕊 1 枚，无毛，花柱短。蒴果条状圆柱形，长达 3.5 cm。种子多数，卵形，细小，黑褐色，有光泽及网纹。花期 4～6 月，果期 6～8 月。（图片 A033－01，彩图见 464 页）

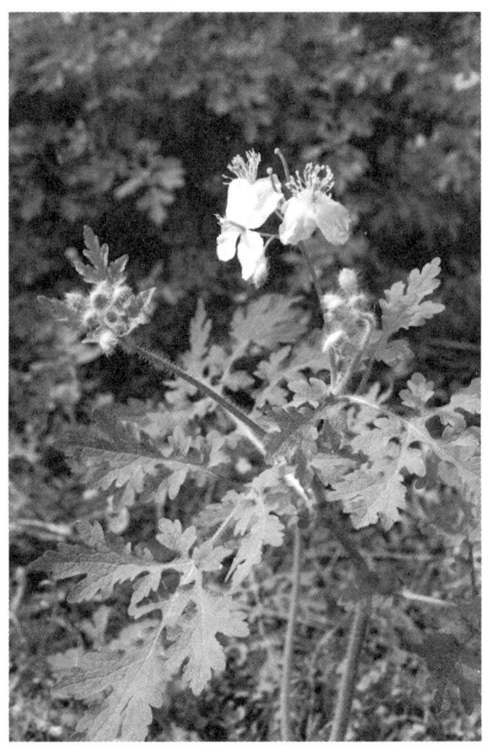

白屈菜

生长在村边、路旁、荒地或山谷湿润地带。

【药材】本品须根细。茎干瘪，中空，表面黄绿色，有白粉，质轻，易折断。叶多皱缩，破碎，完整者为羽状分裂，裂片先端钝，边缘具不整齐的缺刻；上表面黄绿色，下表面灰绿色，具白色毛茸，尤以叶脉为多。花瓣常已脱落。蒴果细圆柱形，种子细小，卵形，黑色。气微，味苦。

【化学成分】含生物碱、有机酸、黄酮类、皂苷、甾醇、维生素等。主要有白屈菜碱（chelidonine）、普鲁托品碱（protopine）、血根碱（sanguinarine），白屈菜红碱（chelirubine）、甲氧基白屈菜碱，高白屈菜碱，金雀花碱，别克利托品碱，小檗碱，黄连碱（coptisine），刻叶紫堇明碱（corysamine）、胆碱，组织胺；白屈菜酸，苹果酸、琥珀酸；黄酮醇；菠菜甾醇、麦角甾醇等。

【药理作用】

①镇咳祛痰平喘作用：白屈菜总生物碱增加小鼠气管段酚红排泌量，可明显延长小鼠和豚鼠引咳潜伏期、减少咳嗽次数、明显提高猫致咳阈电压，并持续3h以上；白屈菜碱可直接作用于中枢神经系统的咳嗽中枢，具有镇咳作用，有抗副交感神经和抗组织胺活性。白屈菜总生物碱对磷酸组织胺—氯化乙酰胆碱、卵蛋白引喘诱发豚鼠喘息模型可明显延长引喘潜伏期（$P<0.05$），减少抽搐跌倒动物数；明显增加肺支气管的灌流量（$P<0.05$）；松弛离体完整气管平滑肌，并可抑制组织胺收缩气管平滑肌效应。证明白屈菜总生物碱有显著的平喘作用。

②止痛镇静作用：白屈菜及白屈菜碱均具有类似吗啡的镇痛作用，能明显提高痛阈，镇痛作用可以维持4～48h。白屈菜提出物对中枢神经系统有一定的镇静及催眠作用。

③对平滑肌的解痉作用：白屈菜对平滑肌有松弛作用，对抗原、组织胺、拟胆碱药及氯化钡所引起的平滑肌痉挛都有明显的对抗作用。

④抗炎作用：白屈菜的成分中，血根碱和白屈菜红碱具有抗炎作用，能抑制大鼠角叉菜胶所致的足肿胀。

⑤抗菌作用：白屈菜红碱和血根碱能抑制革兰氏阳性细菌和白假丝酵母菌；白屈菜中苯骈菲啶季胺生物碱对毛癣菌株、大小孢子菌、絮状表皮癣菌及烟曲霉菌等真菌均有抑制作用；白屈菜具有抗病毒作用，体内、体外都能抑制流行性感冒病毒，对病毒感染的鸡胚有效；用流感病毒诱发的小鼠肺炎，注射白屈菜总碱注射液有明显的治疗效果。白屈菜提取物白屈菜红碱有明显的抗变形链球菌作用，提示其具有防龋作用。

⑥抗癌作用：白屈菜煎液对体外培养的人食管癌细胞有杀伤作用，对Hela细胞有细胞毒活性；白屈菜红碱能抑制SMMC－7721人肝癌细胞增殖；对人胃癌BGC823细胞的增殖抑制和凋亡有诱导作用。

毒性 白屈菜注射液静脉注射小鼠LD_{50}为30 ± 0.01 g/kg；静脉注射白屈菜总碱，小鼠LD_{50}为（0.0775 ± 0.00067）mg/kg；雄性小鼠静脉注射白屈菜红碱、血根碱和苯骈菲啶季胺生物碱盐酸盐的LD_{50}分别为18.5 mg/kg、15.9 mg/kg和113 mg/kg；雌性小鼠皮下给药的LD_{50}分别为95.0 mg/kg、102 mg/kg和82 mg/kg。

【性味】苦，凉；有毒。

【功能主治】止咳，平喘，镇痛，消炎。用于慢性支气管炎，百日咳，胃痛。

【用法用量】10～20 g。

【附方】

①顽癣：鲜白屈菜用50%的乙醇浸泡，擦患处。

②疮肿：鲜白屈菜捣烂敷患处。

③胃痛，泻痢腹痛，咳嗽：白屈菜2~6g，水煎服。

白首乌
Baishouwu

【别名】牛皮消。

【来源】为萝藦科植物白首乌 *Cynanchum bungei* Decne. 的块根。春初或秋末采挖，除去外皮，晒干，或趁鲜切片晒干。

【原植物】多年生缠绕草本，长达1~2m。茎纤细，表面淡灰紫色，无毛。单叶对生；叶柄纤细，稀生细柔毛；叶片戟形或三角状心形，长3~5.5cm，宽1~2cm，先端渐尖，基部心形，全缘，上面深绿，稀被短硬毛，主脉的基处有棕色短腺毛2~4枚，下面淡绿色，脉上有细柔毛。伞形花序腋生；花小，黄绿色，花萼近于5全裂，裂片卵形，向下反折；花冠5深裂，裂片披针形，向下反折；副冠5个，和雄蕊连生在基部，呈披针状而展开，并高出于柱头之上；雄蕊5枚，花丝相连作管状，包围雌蕊，花药着生在柱头周围；雌蕊1枚，由2分离心皮组成，花柱2，顶部连合成一肥厚盘状5裂柱头。蓇葖果2枚，长角状，长约10cm，成熟时沿一侧开裂。种子倒卵形，先端有银白色细绒毛，长约3cm。花期6~7月，果期8~9月。

生长在山谷林下、灌丛或石缝中。

【药材】呈不规则的块片状。质硬而脆，易折断，切面黄白色或淡黄棕色，显粉性，木质部淡黄色，有轴射状纹理及裂隙。气微，味微甘苦。

【化学成分】含C21甾体类、苯酮类、磷脂、蛋白质、氨基酸、多糖、淀粉、B族维生素及微量元素等。主要有告达庭（caudatin）、开德苷元（kidjolanin）、萝摩苷元（metaplexigenin）；白首乌二苯酮（baishouwubenzophenone）；磷脂酰胆碱（PC）、磷脂酸（PA）、磷脂酰乙醇胺（PE）、磷脂酰甘油（PG）、双磷脂酰甘油（DPC）等。

【药理作用】

①对心脏功能的保护作用：白首乌总苷可明显降低心肌细胞的耗氧量，采用体外诱导法引起心肌脂质过氧化反应的实验发现白首乌总苷可有效抑制MDA的生成，主要是通过清除超氧阴离子自由基（O^{2-}）的途径实现的，从而使心肌细胞免受或少受自由基的损伤，保护心肌的完整结构和正常的生理功能。

②免疫调节作用：经药物处理后的巨噬细胞抑制S180细胞增殖率65%；白首乌水溶浸膏及C_{21}甾体酯苷对正常及免疫抑制动物均有明显的免疫增强作用；白首乌总磷脂可显著提高外周血ANAE（+）、淋巴细胞比值和绝对数，预防和治疗环磷酰胺所致的外周血ANAE（+）.（-）淋巴细胞比值和绝对数的倒置现象，使T细胞比值保持在正常水平。

③抗衰老作用：白首乌对小鼠肺终末细支气管上皮脱落伴增生、肝损伤、胸腺、脾脏萎缩等类似衰老的变化皆有明显减轻作用。白首乌C_{21}甾苷具有清除超氧阴离子自由基和羟自由基的功能；白首乌水溶液成分具有抑制小鼠大脑MAO-B酶活性的作用。

【性味归经】甘、苦，微温。归肝、肾经。

【功能主治】补肝肾，强筋骨，益精血。用于肝肾不足，腰膝酸软，失眠，健忘。

【用法用量】6～12 g。

白接骨
Baijiegu

【别名】接骨草。

【来源】为爵床科植物白接骨 *Asystasiella neesiana*（Wall.）Lindau 的全草。夏、秋季采集，洗净，鲜用或晒干。

【原植物】多年生草本；根状茎白色，有黏性。茎直立，高 40～100 cm，略呈四棱形，不分枝或分枝，节稍膨大。叶对生，长椭圆形或卵形，长 5～20 cm，宽2～8 cm，先端渐尖或短尾尖，基部楔形，边缘有浅齿或微波状，上面有疏短毛或密生乳头状突起；叶柄长 4～5 cm，花疏生，排成穗状花序，基部有时有分枝，顶生；苞片小，长三角形，长约 2 mm；花萼 5 深裂，裂片线形，长约 6 mm，宽 1.5 mm，有腺毛；花冠淡紫红色，漏斗状，花冠筒细长，长3.5～4 cm，外疏生腺毛，先端 5 浅裂，裂片略不等，长约 1.5 cm，雄蕊 4 枚，2 枚强，着生于花冠喉部，花药尖头，花丝极短，基部有附属物。蒴果棍棒形，尖头，长约 2.5 cm，下部实心细长似柄，长 1.2 cm；种子 4 颗。花期 7～10 月，果期 8～11 月。(图片 A109－02，彩图见 490 页)

生长在阴湿的山坡林下、溪边、路边草丛或田边。

【药理作用】白接骨的根对家兔动脉出血有较好的止血作用。白接骨水煎液 (1∶1) 体外试验对金黄色葡萄球菌、链球菌、八叠球菌有明显抑制作用，而对

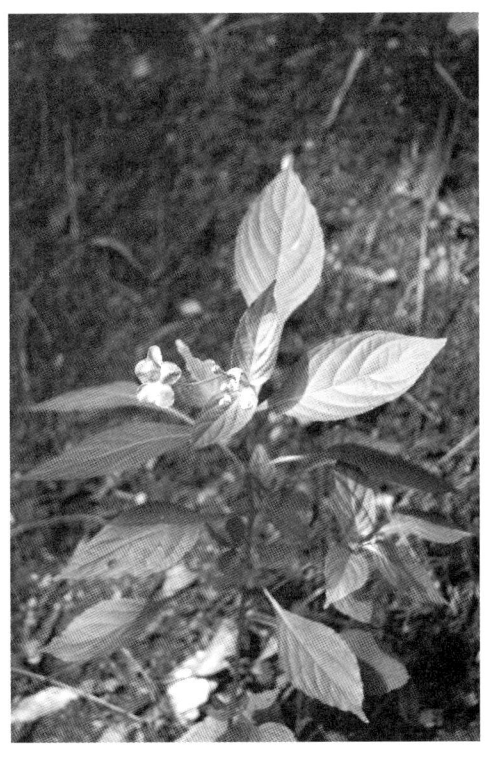

白接骨

革兰氏阳性、阴性杆菌则基本无抑菌作用。

【性味归经】甘、淡，平。归肺经。

【功能主治】清热解毒，散瘀，止血，利尿。治肺结核，吐血，便血，外伤出血，骨折，扭伤，疖肿，咽喉肿痛，糖尿病。

【用法用量】5～10 g。外用适量捣烂敷患处，或研末撒。

【选方】

①肺结核：鲜白接骨 60 g，水煎服。

②咽喉肿痛：白接骨，野玄参各 30 g，水煎服，连服 2～3 次。

白鲜皮
Baixianpi

【来源】为芸香科植物白鲜 *Dictamnus*

dasycarpus Turcz 的根皮。春、秋季采挖根部，剥取根皮，干燥。

【原植物】多年生草本。高 50 ~ 100 cm。全株有强烈的刺激气味。幼嫩部分密被白色长毛并密生水泡状凸起的腺点。单数羽状复叶互生；有叶柄；叶轴有狭翼，小叶通常9 ~ 11 片，无柄，卵形至长圆状椭圆形，长 3.5 ~ 9 cm，宽 2 ~ 4 cm，先端锐，边缘具细锯齿，表面密布腺点，叶两面沿脉有柔毛，尤以背面较多，至果期脱落，近光滑。总状花序；花轴及花梗混生白色柔毛及黑色腺毛；花梗基部有线状苞片 1 枚；花淡红色而有紫红色线条；萼 5 片，长约花瓣的 1/5；花瓣 5 片，倒披针形或长圆形，基部渐细呈柄状；雄蕊 10 枚；子房 5 室。蒴果，密被腺毛，成熟时 5 裂，每瓣片先端有一针尖。种子 2 ~ 3 枚。黑色，近圆满形。花期 4 ~ 5 月，果期 5 ~ 6 月。（图片 A046 - 05，彩图见 471 页）

生长在山坡疏林、灌丛或草地。

【药材】本品呈卷筒状，长 5 ~ 15 cm，直径 1 ~ 2 cm，厚 0.2 ~ 0.5 cm。外表面灰白色或淡灰黄色，具细纵皱纹及细根痕，常有突起的颗粒状小点；内表面类白色，有细纵皱纹。质脆，折断时有粉尘飞扬，断面不平坦，略呈层片状，剥去外层，迎光可见闪烁的小亮点。有羊膻气，味微苦。

【化学成分】含生物碱类、柠檬苦素类、黄酮类、香豆素类、甾醇类、挥发油、倍半萜及其苷类、多糖等。主要有白鲜碱（dictamine）、胡芦巴碱、茵芋碱、γ - 崖椒碱、胆碱、白鲜明碱；梣酮（fraxinellone）、异白蜡树酮、6β - 羟基白蜡树酮、柠檬苦素、柠檬苦素地噢酚、黄柏酮酸、黄柏内酯、白鲜脑交酯；槲皮素、异槲皮素、木犀草素、3′- O - 甲基花旗松素、汉黄芩素、啉酮；补骨酯内酯、花椒毒素、东莨菪素；如忒文（rutaevin）、孕烯醇酮、β - 谷甾醇、菜油甾醇；dictamnol、β - 榄香醇、白鲜苷 A ~ N、白鲜苷 A ~ B、胸腺嘧啶核苷等。

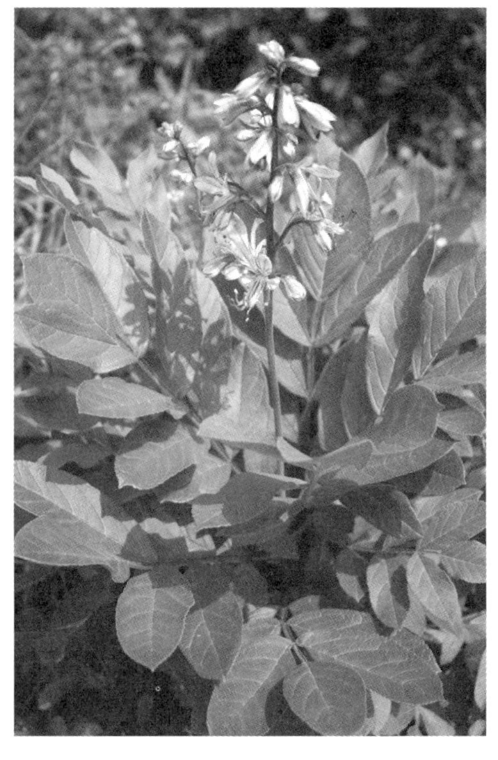

白　鲜

【药理作用】

①抗菌作用：体外试验白鲜皮的 1∶4 水浸剂，对多种致病真菌，如堇色毛癣菌、同心性毛癣菌、许兰黄癣菌，均有不同程度的抑制作用。1∶20 煎剂对阴道毛滴虫无杀灭作用。

②抗炎作用：白鲜皮水提物对半抗原 2，4，6 - 三硝基氯苯所致的接触性皮炎及颗粒性抗原羊红细胞所致的足跖反应，在抗原攻击前给药有明显的抑制作用，同时白鲜皮还明显地抑制二甲苯所致的小鼠耳肿胀及蛋清所致的小鼠足跖炎症反应。此外，其对小鼠抗羊红细胞抗体的产生有明显的抑制作用。

③对心血管系统的作用：白鲜碱小量对离体蛙心有兴奋作用，可使心肌张力增加，每分钟输出量及搏出量均增多；对离体兔耳血管有明显收缩作用。

④抗生育作用：白鲜皮对家兔及豚鼠的离体子宫有兴奋作用，使子宫平滑肌强力收缩。白鲜皮甲醇提取物对交配后大鼠口服给药能明显降低生育率。从其甲醇提取物中分离的活性成分梣酮，具非雌激素样抗生育活性。

⑤其他作用：白鲜皮中粗多糖能明显增加正常小鼠胸腺和脾脏的重量，提高网状内皮系统吞噬功能；具有耐缺氧、抗疲劳、提高机体抗应激能力；能显著促进小鼠胆汁分泌，加速肝内毒物排泄，从而保护肝脏；也可提高小鼠血清超氧化物岐化酶活性，以延缓衰老。白鲜皮有解热作用，给发热（温刺法）之家兔口服煎剂，能使体温下降。

【性味归经】苦，寒。归脾、胃、膀胱经。

【功能主治】清热燥湿，祛风解毒。用于湿热疮毒，黄水淋漓，湿疹，疥癣疮癞，风湿热痹，黄疸尿赤。

【用法用量】5～10g。外用适量，煎汤洗或研粉敷。

【选方】顽癣：白鲜皮50g（碾碎），铁锈、樟脑各5g。上药同入玻璃容器内，加入白酒250mL，静置3天，压榨过滤为药酒，以药酒搽患处，每日2次。

白花地丁
Baihuadiding

【来源】为堇菜科植物白花地丁 *Viola Patrinii* DC. 的全草。春、夏季有花果时采收。

【原植物】多年生草本，有疏毛或近于无毛。根数条呈簇生状。无地上茎及匍匐枝。叶基出丛生；披针形或长椭圆状披针形至线状披针形，长2.5～7cm，宽1～2cm，先端钝，基部截形或楔形，边缘具浅而钝的锯齿；叶柄细长，紫红色，有短柄，上端有翅。花茎长于叶，微紫红色，有短毛，中部具2枚线状披针形的小苞片；单花顶生；花萼5片，披针形，边缘膜质具齿；花瓣5片，白色或带紫色条纹，倒卵形，长10～13mm，距长3～4mm；雄蕊5枚；雌蕊1枚，为3心皮合成，柱头先端渐粗。蒴果椭圆形，长9～13mm。成熟后裂瓣呈三角形。种子小，淡黄褐色，表面有稀疏短绒毛。花期4～6月，果期6～8月。（图片A 069－03，彩图见476页）

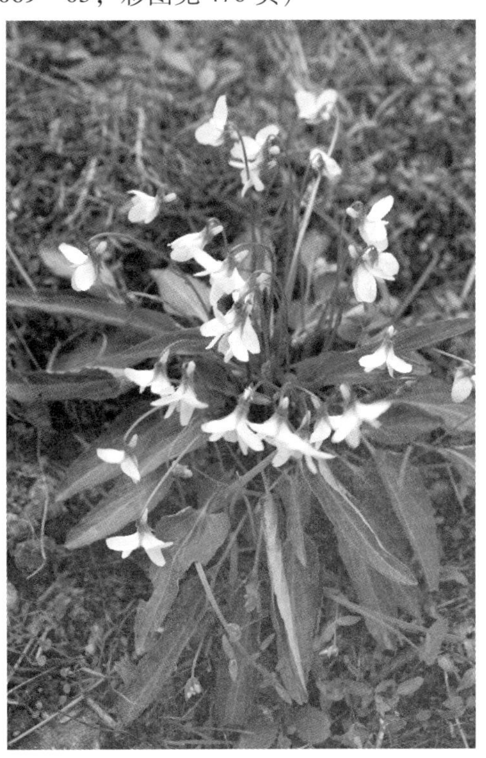

白花地丁

生长在田野、山坡路旁阴湿地。

【性味】辛、微苦，寒。

【功能主治】清热解毒，散瘀消肿。治肠痈，疔疮，红肿疮毒，黄疸，淋浊，目赤生翳。

【用法用量】10～15 g（鲜者 30～60 g）。

【选方】恶疮疔毒，红肿疼痛：鲜白花地丁，捣烂外敷。

瓜子金
Guazijin

【别名】小远志。

【来源】为远志科植物瓜子金 *Polygala japonica* Houtt. 的全草。春末开时采挖，除去泥沙，晒干。

【原植物】多年生草本，高 20～30 cm。茎由基部发出数枝，稍被柔毛。叶互生，卵形或长圆状披针形，长 10～20 mm，宽 5～10 mm，先端短尖，全缘；叶柄短；叶柄、叶脉、叶缘均具细柔毛。总状花序腋生，最上一花序低于茎的顶端；萼 5 片。前面 1 萼片卵状披针形，呈囊状，两侧 2 萼片大形，花瓣状，广卵形或椭圆形，后面 2 萼片呈线状披针形；花瓣 3 片，紫白色，下部愈合，背面近顶端处有流苏状附属物；雄蕊 8 枚；雌蕊 1 枚，子房倒卵形而扁。蒴果广卵形而扁，直径约 5 mm，先端凹，具膜状宽翅，表面平滑无毛，萼片宿存。种子卵形而扁。花期 5～9 月，果期 7～10 月。（图片 A049－01，彩图见 472 页）

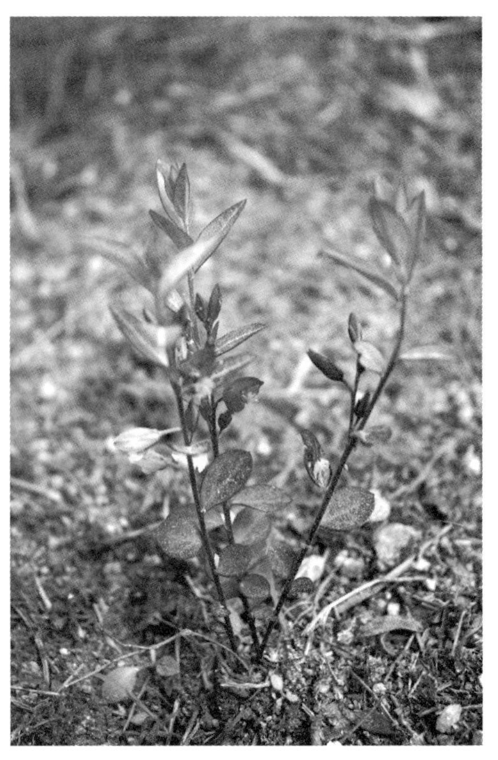

瓜子金

生长在山坡草地或灌丛中。

【药材】本品根呈圆柱状，直径可达 3 mm，表面黄褐色，有细纵纹；质硬，断面黄白色。茎丛生，长 12～30 cm，黄褐色，有的下部呈黄褐色，被细柔毛。叶互生，具短柄，中片卵形、椭圆形或卵状披针形，长 1～2.5 cm，宽 0.3～1.5 cm，先端短尖或急尖，基部圆或楔形，全缘，上表面灰绿色至黄绿色，下部叶片常呈紫褐色，叶片革质。总状花序腋生，最上的花序低于茎端，花蝶形。蒴果宽卵形而扁，直径约 5 mm，边缘具膜质宽翅，黄绿色，无毛，萼片宿存。种子扁卵形，表面棕褐色。气微，根味辛，叶微苦。

【化学成分】含三萜皂苷类、黄酮类、甾醇类等。瓜子金皂苷元（2α，3α，24－三羟基齐墩果－12－烯－28－羧酸）、瓜子金皂苷甲～丁；槲皮素、鼠李素－3－O－葡萄吡喃糖苷；β－谷甾醇、β－胡萝卜苷。另外，根还含有 2－β－D－吡喃葡萄糖基－1，3，7－三羟基呫酮（neolancerin）、远志呫酮（polygalaxanthone）、西伯利亚远志呫酮 A（sibiricaxanthone A）和远志醇等。

【性味】辛、苦，平。

【功能主治】去痰止咳，活血消肿，解毒止痛。用于咳嗽，痰多，慢性咽喉炎；外治跌打损伤，疔疮疖肿，毒蛇咬伤。

【用法用量】10～15 g。外用鲜品适量。

【选方】

①疟疾：瓜子金（鲜）18～30 g。酒煎，于疟发前 2h 服。

②急性扁桃体炎：瓜子金 15 g，白花蛇舌草 15 g，车前草 6 g。水煎服。

冬凌草
Donglingcao

【来源】为唇形科植物碎米桠 *Rabdosia rubescens*（Hemsl.）Hara 的地上部分。夏、秋季采割，晒干。

【原植物】亚灌木，高 0.5～1m，根茎木质，有细长须根。茎直立，多数，基部近圆柱形，无毛，皮层纵向剥落，上部及分枝均四棱形，紫红色或褐色，被疏柔毛，幼枝密被绒毛。叶对生，卵形或菱状卵形，长 2～6 cm，宽 15～3 cm，先端锐尖或渐尖，基部宽楔形，下延成假翅，边缘具粗锯齿，齿尖有胼胝体，上面绿色，被疏柔毛及腺点，有时近无毛，下面消绿色，被灰白色短绒毛至近无毛，侧脉两面明显；叶柄长 1～3.5 cm，茎顶端叶柄变短。聚伞花序，花 3～5 朵，下部有时多至花 7 朵，在茎顶排列成狭圆锥花序，花序轴、总花梗及小花梗密被微柔毛；苞叶菱形或菱状卵形至披针形；花萼钟形，5 齿，10 脉，外被灰色柔毛及腺点，内面无毛，下唇宽卵形，内凹，雄蕊 4 枚，花丝扁平，中部以下具髯毛，花柱丝状，伸出，先端二裂。花盘状。小坚果倒状三棱形，淡褐色，无毛。花期 7～10 月，果期 8～11 月。（图片 A102－11，彩图见 487 页）

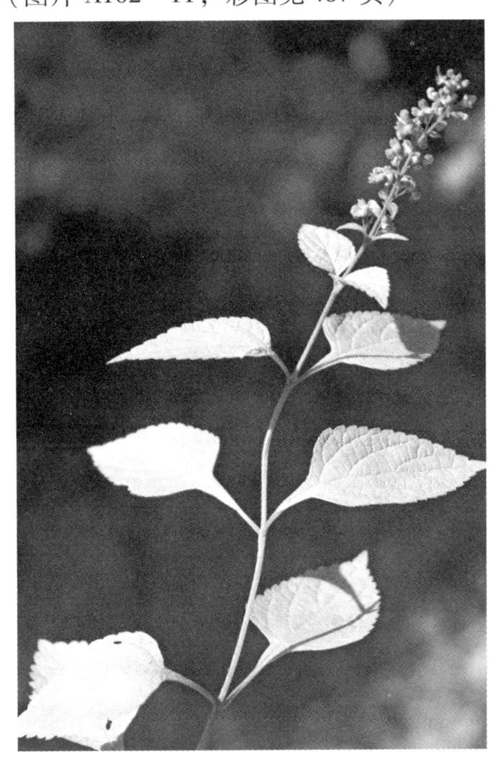

碎米桠

生长在山坡灌丛、林下、砾石地及路边向阳处。

【药材】本品茎基部近圆柱形，上部方柱形，长 30～70 cm。下部表面灰棕色或灰褐色，无毛，外皮纵向剥落；上部表面红棕色，有柔毛。质硬脆，断面淡黄白色，中对生，有柄；叶片多皱缩或破碎，完整者展平后呈卵形或菱状卵形，长 2～6 cm，宽 15～3 cm，先端锐尖或渐尖，基部宽楔形，下延呈假翅，边缘具粗锯齿，齿尖有胼胝体，上表面棕绿色，有腺点，下表面淡绿色，沿叶脉被疏毛。顶生聚伞状圆锥花序。总花梗，小花梗及花序轴密布被微柔毛；花小，二唇形，雄蕊 4 枚，花丝扁平，花柱先端 2 浅裂。

小坚果倒卵状三棱形，淡褐色，无毛。气微香，味苦、甘。

【化学成分】 含二萜类、三萜及甾体类、黄酮类、蒽醌类、生物碱及含氮化合物类、酚酸类、挥发油、氨基酸等。主要有冬凌草甲素（oridonin）、冬凌草乙素（ponicidin）、冬凌草丙素；α－香树脂醇（α－amyrin）、乌索酸（ursolic acid）、齐墩果酸；胡麻素（pedalitin）、线蓟素、槲皮素、苜蓿素（tricin）、异鼠李素、山柰酚；大黄素甲醚（physcion）、大黄素－8－O－β－D－葡萄糖苷（emodin－8－O－β－D－gluco－pyrano－side）；冬凌草碱（donglingine）、黄嘌呤；阿魏酸、咖啡酸、水杨酸、迷迭香酸、迷迭香酸甲酯、香草酸、丹参素甲正丁酯、3，4－二羟基苯乳酸及原儿茶醛等。

【药理作用】

①抗肿瘤作用：冬凌草水及醇提物对体外培养的HeLa细胞株均有细胞毒作用，5月份采集的冬凌草醇提物的细胞毒作用最强，最低有效浓度为1∶3200；冬凌草醇提物对小白鼠艾氏腹水癌皮下型（ESC）有明显疗效；冬凌草甲素对人体食管鳞癌细胞株CaEs－17有明显的抑制作用；小鼠10mg/（kg·d）腹腔注射给药，对S180、艾氏腹水癌及肝癌腹水型平均存活期延长率分别为70%、>85%、>112%；另外，冬凌草甲素对人黑色素瘤细胞A375S2、小鼠纤维肉瘤细胞L929、人红白血病细胞系K562、人组织淋巴瘤细胞U937以及人早幼粒白血病细胞HL60都有较好活性。冬凌草乙素对体外艾氏腹水癌腹水型（ECA）瘤株有明显的细胞毒作用，20mg/（kg·d）时，对S180腹水型、艾氏腹水癌腹水型（ECA）、肝癌腹水型（HCA）及淋巴肉瘤1号腹水型（L_1）均有明显抗肿瘤作用。冬凌草甲素比冬凌草乙素有更好的抗癌活性，且其抗癌活性有较强的选择性。

②抗菌消炎作用：小鼠棉球肉芽肿实验结果发现，冬凌草煎剂及冬凌草醇提物均可抑制肉芽肿的形成。试管法体外实验证明，冬凌草醇提物对金黄色葡萄球菌、甲型链球菌、白色葡萄球菌、乙型链球菌、弗氏痢疾杆菌有明显抗菌作用；冬凌草总二萜对金黄色葡萄球菌、白色葡萄球菌的MIC为1∶12800；冬凌草甲素对乙型、甲型溶血性链球菌及肺炎链球菌的MIC为1∶25600；冬凌草乙素对白色葡萄球菌的MIC为1∶51200；且两者对伤寒杆菌、痢疾杆菌、变形杆菌作用也较强。

【性味】 苦、甘，微寒。

【功能主治】 清热解毒，活血止血。用于咽喉肿痛，扁桃体炎，蛇虫咬伤。

【用法用量】 30～60g。外用适量。

【选方】 咽喉肿痛：冬凌草片，每天3次，每次5片。

玄　参
Xuanshen

【别名】 元参。

【来源】 为玄参科植物玄参 *Scrophularia ningpoensis* Hemsl. 的根。冬季茎叶枯萎时采挖，除去根茎、幼芽、须根及泥沙，晒或烘至半干，堆放3～6天，反复数次至干燥。

【原植物】 多年生草本，高60～120cm。根圆柱形或纺锤形，长5～12cm，直径1.5～3cm，下部常分叉，外皮黄褐色，干时内变黑。茎直立，四棱形，光滑，常带暗紫色，有腺状柔毛。叶对生；

近茎顶者互生，叶柄长0.5～2 cm，叶片卵形或卵状椭圆形，长7～20 cm，宽3.5～12 cm，先端略呈渐尖状，基部圆形或宽楔形，边缘具钝锯齿，下面有稀疏散生的细毛。花暗紫色，花序顶生，聚伞花序疏散开展，呈圆锥状；花梗长1～3 cm，花序和花梗都有明显的腺毛；萼片5裂，卵圆形，先端钝，外面腺状细毛；花冠暗紫色，管部斜壶状，长约8 mm，有5裂片，上面2裂较长，侧面2裂片次之，下面裂片最小；雄蕊4枚，2枚强，另有1枚退化的雄蕊，呈鳞片状，贴生在花冠管上，花盘明显；子房上位，2室，花柱细长。蒴果卵圆形，先端短尖，深绿色或暗绿色，长约8 mm，萼宿存。花期7～8月，果期8～9月。（图片A 104－01，彩图见489页）

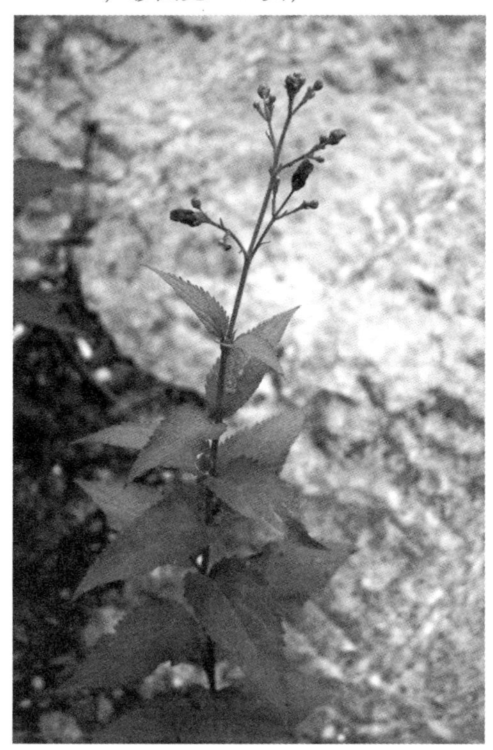

玄　参

生长在竹林、溪旁、丛林及路旁。多栽培。

【药材】本品呈圆柱形，中间略粗或上粗下细，有的微弯曲，长6～20 cm，直径1～3 cm。表面灰黄色或灰褐色，有不规则的纵沟，横长皮孔样突起及稀疏的横裂纹和须根痕。质坚实，不易折断，断面黑色，微有光泽。气特异，似焦糖，味甘，微苦。

【化学成分】含环烯醚萜类、苯丙素苷类、黄酮类、三萜类、生物碱、植物甾醇、有机酸类、挥发油、糖类及微量的单萜和二萜成分等。主要有哈巴苷（harpagide）、哈巴俄苷（harpagoside）、桃叶珊瑚苷（aucubin）、京尼平苷（geniposide）、梓醇（catapol）、异玄参苷元（ningpogenin）；斩龙剑苷A（sibirioside A）、赛斯坦苷F（cistanoside F）、安格洛苷C（angoroside C）、赛斯坦苷D（cistanoside D）、毛蕊花糖苷（acteoside）、去咖啡酰毛蕊花糖苷（decaffeoylacteoside）；熊果酸（ursolic acid）；肉桂酸、4－羟基－3－甲氧基苯甲酸、阿魏酸、对甲氧基肉桂酸、琥珀酸；柳杉醇、变异环烯醚萜（iridoidlacton）、14－去氧－12(R)－磺酸基穿心莲内酯等。

【药理作用】

①对心血管系统的作用：玄参醇浸膏水溶液能显著增加离体兔心冠脉流量，同时对心率、心收缩力有轻度抑制；玄参能明显增加小鼠心肌营养性血流量，并对小鼠垂体后叶素所致的冠脉收缩有明显对抗作用；玄参水浸液、醇提液和煎剂均有降血压作用。玄参醇提液静脉注射可使麻醉猫的血压随即下降，血压平均下降40.5%；煎剂对肾性高血压犬的降压作用更明显；所含苯丙素苷和环烯醚萜苷在浓度0.5 mmoL/L时，有抗血小板聚集作用，但苯丙素苷作用较强；玄参醚提取物、醇提物、水提物都有显

著降低血小板聚集率的作用；玄参醚、醇、水提取物不具有促进纤溶作用和改善血液流变性。

②镇痛抗炎作用：玄参口服液给药1h后对醋酸所致小鼠扭体反应有明显的抑制作用，且作用与剂量有一定的依赖关系。玄参对巴豆油致炎引起小鼠耳壳肿胀，蛋清、角叉菜胶和眼镜蛇毒诱导引起大鼠足趾肿胀，小鼠肉芽肿的形成均有明显的抑制作用。

③抑菌作用：玄参根和叶（含生药50 mg/mL以上）对金黄色葡萄球菌有效，对白喉、伤寒杆菌次之，对乙型链球菌等作用差；玄参叶的抑菌效力较根强。

④免疫增强活性：哈帕酯苷皮下注射能使阴虚小鼠抑制的免疫功能恢复；哈帕苷和哈帕酯苷均能促进阴虚小鼠体外脾淋巴细胞增殖；在生理条件及环磷酰胺所致免疫功能抑制条件下，玄参能升高白细胞数和胸腺指数。

⑤保肝作用：苯丙素苷XS－10对D－氨基半乳糖造成的肝细胞损伤有明显的保护作用，且能抑制肝细胞凋亡。

毒性 玄参 LD_{50} 的95%可信限为15.99～19.81 g/kg体重，最小致死量为10.8 g/kg。无明显的蓄积作用。小白鼠中毒表现为安静、消瘦、反应迟钝、腹泻、黑稀便，尸检未发现对肝、脾、心、肺和肾脏等器官造成病理改变。

【性味归经】苦、咸，微寒。归肺、胃、肾经。

【功能主治】凉血滋阴，泻火解毒。用于热病伤阴，舌降烦渴，温毒发斑，津伤便秘，骨蒸劳嗽，目赤，咽痛，瘰疬，白喉，痈肿疮毒。

【用法用量】9～15 g。

【注意】不宜与藜芦同用。

【选方】

①热病伤津，口干便秘：玄参、麦冬、生地黄各15 g。水煎服。

②淋巴结结核：玄参、牡蛎各15 g，浙贝母9 g。水煎服。

③慢性咽炎：玄参9 g，桔梗4.5 g，甘草3 g。水煎服。

兰　草
Lancao

【别名】兰草花。

【来源】为兰科植物蕙兰 *Cymbidium faberi* Rolfe、建兰 *Cymbidium ensifolium*（L.）Swartz. 和春兰 *Cymbidium goeringii*（Rchb. f.）Rchb. f. 的全草。四季可采，洗净，鲜用或晒干备用。

【原植物】

①蕙兰：多年生常绿草本。具肉质纤维根。叶基生，6～9枚，狭带形，长27～82 cm，宽约1 cm，直立性强，中下部常对褶，先端渐尖，基部关节不明显，边缘有细锯齿，中脉明显。花葶直立，较叶短，长30～60 cm，绿白色或紫褐色，具数枚长鞘；总状花序具7～12朵或埸多的花；花苞片线状披针形，比子房和花梗短，最下面1枚较长，长达3 cm；花浅黄绿色，具香味；萼片近相等，狭披针形，长3～4 cm，宽6～8 mm，先端近急尖；花瓣与萼片相似，但略小；唇瓣不明显3裂，短于萼片，侧裂片直立，有紫色斑点，中裂片椭圆形，上面具发亮的乳突状小突起，边缘具纤毛，有白色带紫红色斑点，唇盘从基部至中部有2条稍弧曲的褶片；合蕊柱半圆柱状，长约1.2 cm，两侧具翅。花期4～5月。（图片

A141－04，彩图见508页）

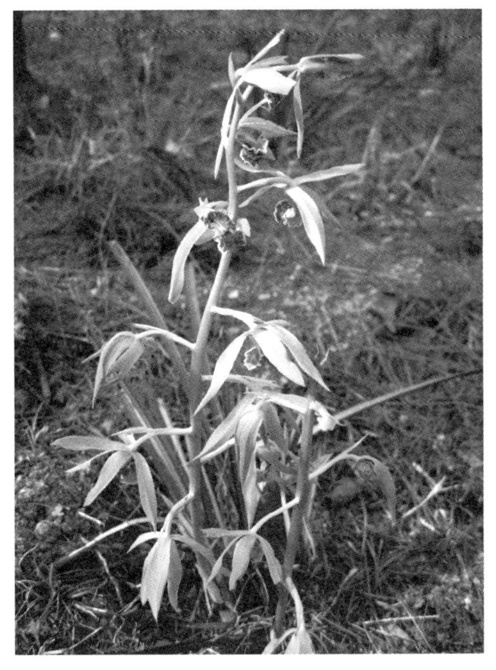

蕙　兰

②建兰：多年生常绿草本。根长圆柱状，簇生，肥厚。叶根生，成束；叶片线状披针形，长30～60cm，宽7～12mm，稍坚挺，暗绿色。总状花序直立，花茎通常略短于叶，有鞘状苞片，花3～9朵，芳香，径3～4cm；萼片矩圆状披针形，长2～2.5cm，短尖，淡黄绿色，有紫色线条；花瓣稍小而色淡，唇瓣卵状矩圆形，全缘或微3裂，向外反卷，绿黄色，有红色或褐色斑点；蕊柱直立，花药顶生，盖状，花粉块2；子房下位。蒴果含多数微细种子。花期在夏秋间。

③春兰：多年生草本。假鳞茎密集成簇；根多数，粉白色，稍肉质。叶丛生，质较软，窄条形，长20～25cm，宽6～10mm，先端急尖，边缘有微齿。春季开花，花葶较短，高10～25cm；花单生，黄绿色稍带紫色斑纹；萼片狭矩圆形，稍肉质；花瓣似萼较短；唇瓣反卷，较萼片为短，白色带赤紫斑。蒴果长约7cm，直径1.5～2cm。花期3～4月。

均生长在山坡林下或山谷湿地。或栽培。

【性味】辛，平。

【功能主治】滋阴清肺，化痰止咳。治百日咳，肺结核咳嗽，咯血，神经衰弱，头晕腰痛，尿路感染，白带。

【用法用量】5～10g。或泡茶饮。

【选方】

①肺结核咳血：兰草根30g，水煎服，或捣烂取汁，调冰糖炖服。

②肺热肺痈咳嗽：兰草煎汤，日服3次，每次30g。

半　夏
Banxia

【别名】三叶草、三步跳。

【来源】为天南星科植物半夏 *Pinellia ternata*（Thunb.）Breit. 的块茎。夏、秋季采挖，洗净，除去外皮及须根，晒干。

【原植物】多年生小草本，高15～30cm。块茎近球形或扁球形。叶出自块茎顶端，叶柄长6～23cm，在叶柄下部内侧生一白色珠芽；一年生的叶为单叶，卵状心形；2～3年后，叶为3小叶的复叶，小叶椭圆形至披针形，中间叶较大，长5～8cm，宽3～4cm，两侧的较小，先端锐尖，基部楔形，全缘，两面光滑无毛。肉穗花序顶生，花序梗常较叶柄长；佛焰苞绿色，长6～7cm；花单性，无花被，雌雄同株；雄花着生在花序上部，白色，雄蕊密集成圆筒形，雌花着生于雄花的下部，绿色，两者相距5～8mm。花序中轴先端附属物延伸呈鼠尾状，通常7～10cm，直立，伸出在佛焰苞外，浆果卵状椭圆形，绿色，长4～5mm。花期5～7月，

果期8月。（图片 A127－03，彩图见501页）

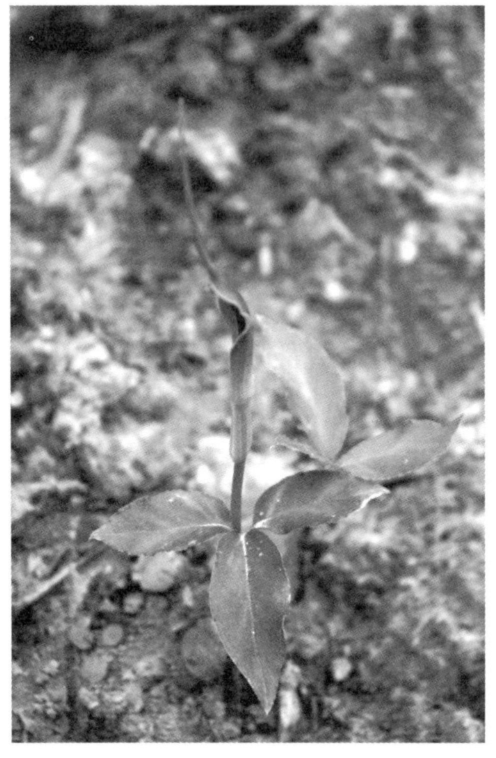

半　夏

生长在林缘、田边、荒地、草坡、灌丛。

【药材】 本品呈类球形，有的稍偏斜，直径1～15 cm。表面白色或浅黄色，顶端有凹陷的茎痕，周围密布麻点状根痕，下面钝圆，较光滑。质坚实，断面洁白，富粉性。气微，味辛辣、麻舌而刺喉。

【化学成分】 含生物碱类、三萜类、蒽醌类、有机酸类，挥发油、脂肪酸、蛋白质、氨基酸及无机元素等。主要有左旋麻黄碱、胆碱、鸟苷、胸苷、次黄嘌呤核苷；环阿尔廷醇（cycloartenol）；大黄酚（chrysophanol）；琥珀酸、棕榈酸等；挥发油有茴香脑（Anethole）、柠檬醛（Citral）、3－乙酰氨基－5－甲基异恶唑等60多种成分。还含有刺激性成分草酸钙（针晶）。

【药理作用】

①祛痰镇咳作用：以氨水致咳模型、酚红祛痰、家鸽呕吐实验检测半夏的总游离有机酸的作用，结果证实半夏中含有的总游离有机酸具有止咳祛痰的作用，且水提物明显强于醇提物，野生半夏明显优于栽培半夏。

②镇吐作用：半夏煎剂3 g即可对抗最小有效量的阿普吗啡及硫酸铜引起的犬的致呕作用；半夏的各种制剂经灌服或皮下给鸽、犬、猫等，对阿普吗啡、洋地黄、硫酸铜引起的呕吐都有止吐作用。

③抗肿瘤作用：半夏总生物碱对慢性髓性白血病细胞（K562）有抑制作用，以体外培养肿瘤细胞的方法证明半夏总生物碱能损伤悬浮生长的K562细胞形态，抑制其增殖；半夏多糖对小鼠肉瘤（S－180）、小鼠肝癌（H22）、小鼠艾氏腹水瘤（EAC）有抑制作用；另外，半夏蛋白对Bel－7402细胞的抑制作用与空白对照组有显著性差异。

④对胃肠道的影响：半夏水煎醇沉液，能抑制胃液分泌和胃蛋白酶活性，降低胃液总酸度和游离酸度，对急性黏膜损伤有保护和促进修复作用，对消炎痛型、幽门结扎型、慢性醋酸型溃疡有显著的防治作用，对水浸应激性溃疡也有一定的抑制作用。生半夏可明显抑制胃液中PGE2（前列腺素E2）的含量，考虑生半夏对胃肠道黏膜的刺激性可能与PGE2的减少有关，这与生半夏致吐、泻及胃腹灼痛等毒性表现一致。

⑤其他作用：半夏蛋白有很强的抗兔胚泡着床而显示抗早孕作用；半夏蛋白还具有凝集素活性，能起到凝集兔红细胞、小鼠脾细胞、腹水型肝癌细胞等

作用。半夏具有一定程度的镇痛、镇静催眠作用；能预防造影剂副反应；还能解毒、抗真菌、抗炎、降低眼内压等。

【性味归经】 辛，温；有毒。归脾、胃、肺经。

【功能主治】 燥湿化痰，降逆止呕，消痞散结。用于痰多咳喘，痰饮眩悸，风痰眩晕，痰厥头痛，呕吐反胃，胸脘痞闷，梅核气；生用外治痈肿痰核。姜半夏多用于降逆止呕。

【用法用量】 3～10g。外用适量，磨汁涂或研末以酒调敷患处。

【注意】 不宜与乌头类药材同用。

【选方】

①咳嗽、呕吐：姜半夏、陈皮、茯苓各9g，炙甘草3g，吴茱萸1g，舌红、苔少加麦冬、枇杷叶各9g。水煎服。

②神经性呕吐：姜半夏、茯苓、生姜各9g，泛酸烧心加炙甘草3g。水煎服。

③急性乳腺炎：生半夏3～6g，葱白2～3根，共捣烂，揉成团塞入患乳对侧鼻孔。每日2次，每次塞半小时。

④急、慢性化脓性中耳炎：生半夏1份，研成细粉，加白酒或75%乙醇3份，浸泡24 h，取上层清液（下层粉末不用），将患耳洗净后滴入耳内数滴，每日1～2次。

半边莲
Banbianlian

【别名】 半边花。

【来源】 为桔梗科植物半边莲 *Lobelia chinensis* Lour. 的全草。夏、秋季采收，除去泥沙，洗净，晒干。

【原植物】 多年生草本，具白色汁液，全株无毛。茎细柔平卧，节上生根，分枝直立，高10～30 cm。叶披针形至线形，长8～25 mm，宽2～5 mm。顶端急尖，边缘全缘或顶部有小齿。花单生叶腋；花梗长1.2～1.8 cm；小苞片1～2个或无；花萼筒倒锥状，基部渐狭成柄，长3～5 mm，裂片5个，披针形，长3～6 mm；花冠粉红色或白色，长10～15 mm，偏于一侧，全部平展于下方成一不平面，两侧2个较长，中间3个较短；雄蕊5枚，长约8 mm，花丝上部和花药合生，花丝未连合部分侧面有柔毛，花药管状，长约2 mm；子房下位，柱头2裂。蒴果2瓣裂。花果期5～10月。（图片A117－03，彩图见494页）

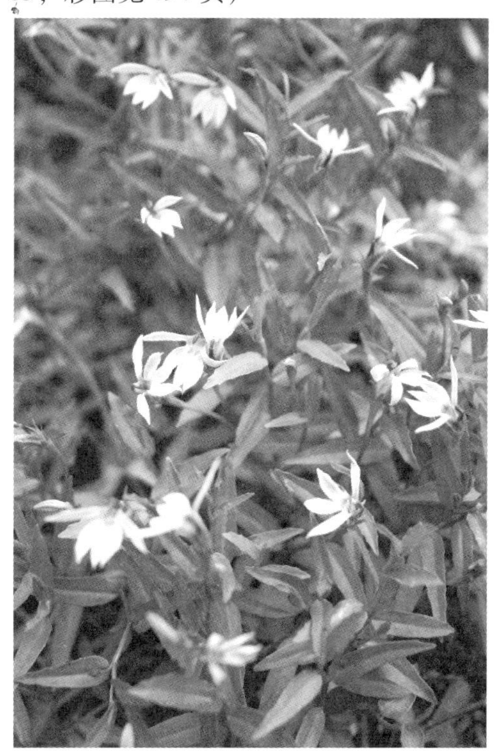

半边莲

多生在田埂、草地、沟溪边湿地。

【药材】 本品常缠结成团。根茎直径1～2 mm；表面淡棕黄色，平滑或有细纵纹。根细小，黄色，侧生纤细须根。茎细长，有分枝，灰绿色，节明显，有的可见附生的细根。叶互生，无柄，叶片多皱缩，绿褐色，展平后叶片呈狭披针形，长1～2.5cm，宽0.2～0.5cm，边缘具疏而浅的齿。花梗细长，花小，单生于叶腋，花冠基部筒状，上部5裂，偏向一边，浅紫色，花冠筒内有白色茸毛。气微特异，味微甘而辛。

【化学成分】 含生物碱、黄酮类、香豆素类、甾醇、脂肪酸、氨基酸等。主要有山梗菜碱（lobeline）、山梗菜酮碱（lobelanine）、异山梗菜酮碱、山梗菜醇碱；柠檬油素（daucosterol）、香叶木素（diosmetin）、芹菜素（apigenin）、白杨黄酮（chrysoeriol）、木犀草素（loteolin）、橙皮苷（hesperidin）、木犀草素7－O－β－D－葡萄糖苷、芹菜素－7－O－β－D－葡萄糖苷、蒙花苷（linarin）、香叶木苷（diosmin）；5，7－二甲氧基－8－羟基香豆素；β－谷甾醇、胡萝卜苷；棕榈酸、正三十二烷酸、硬脂酸等。

【药理作用】

①利尿作用：大鼠口服半边莲浸剂1 g/kg，其利尿效果与1.3 g/kg尿素相当；用药后不仅尿时增加，而且排氯量也大大增加；开花后的半边莲比开花前利尿作用强。

②利胆消炎作用：半边莲注射液对狗用药后可使胆汁流量明显增加，有显著的抗胆汁黏滞作用，对胆汁成分及Oddi氏括约肌的影响不明显，对易引起胆道感染金黄色葡萄球菌、大肠杆菌有较好的抑菌作用。

③抗癌作用：半边莲生物碱对胃癌细胞BG－38有一定的抑制作用，随着生物碱浓度的升高，抑制作用加强；当药液浓度为300 mg/L时，对胃癌细胞的抑制率最高，达85.6%。随着作用时间的延长，抑制作用也加强；当作用时间达16 h时，达到最大值（90.3%），但时间再延长抑制率反而略有下降。

④解蛇毒作用：半边莲制剂以及从中分离出的琥珀酸钠、延胡索酸钠、对羟基苯甲酸钠分别于注射蛇毒前半小时口服，或同时皮下注射，或用琥珀酸钠、延胡索酸钠和对羟基苯甲酸钠组成复方于注射蛇毒前0.5～4 h口服，对于注射最小致死量眼镜蛇毒的小鼠均有较高保护作用，保护率为59.1%～93.1%。

【性味归经】 辛，平。归心、小肠、肺经。

【功能主治】 利尿消肿，清热解毒。用于大腹水肿，面足水肿，痈肿疔疮，蛇虫咬伤；晚期血吸虫病腹水。

【用法用量】 10～15 g；或捣汁服。外用适量，鲜品捣烂敷患处。

【选方】 晚期血吸虫病肝硬化腹水：半边莲30g，水煎服。

半枝莲

Banzhilian

【来源】 为唇形科植物半枝莲 *Scutellaria barbata* D. Don的全草。夏、秋季叶茂盛时采集，晒干。

【原植物】 多年生草本。茎直立，四棱形，高15～50 cm，茎下部匍伏生根，上部直立，不分枝或少分枝，无毛。茎下部的叶有短柄，上部的叶近于无柄；叶对生叶片卵形，至披针形，长1～3cm，宽0.5～1.5cm，先端钝，基部楔形或近心形，全缘，或有少数不明显的钝齿。轮伞花序顶生，集成偏侧总状花序，长7～14 cm；花柄长1～15 mm，花冠二唇形，上唇背部有一盾状附属体，花冠落后封闭并增大，果熟叶脱落；花冠唇形，浅蓝紫色，花冠管斜倾。雄蕊 2 对，不伸出；花柱顶端 2 裂。小坚果，卵形，有细瘤点，包围宿萼中。花期 5 ~ 6 月，果期6 ~ 8 月。（图片 A102 - 01，彩图见484 页）

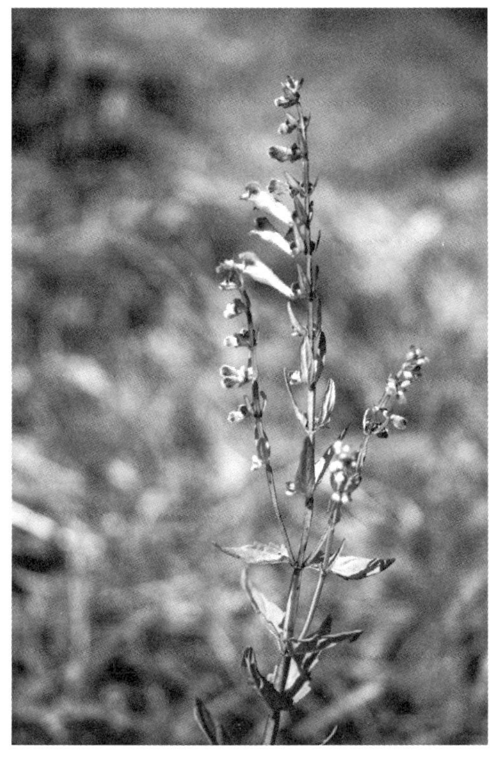

半枝莲

生长在山坡，草地或阴湿处。

【药材】本品长 15 ~ 35 cm，无毛或花轴上疏被毛。根纤细。茎丛生，较细，方柱形；表面暗紫色或棕绿色。叶对生，有短柄；叶片多皱缩，展平后呈三角状卵圆形或披针形；长 1. 3 ~ 3 cm，宽0. 5 ~ 1 cm；先端钝，基部宽楔形，全缘或有少数不明显的钝齿；上表面暗绿色，下表面灰绿色。花单生于茎枝上部叶腋，花萼裂片钝或较圆；花冠唇形，棕黄色或浅蓝紫色，长约 1. 2 cm，被毛。果实扁球形，浅棕色。气微，味微苦。

【化学成分】含黄酮类、二萜类、三萜类、芳香醛、酮、酸类、生物碱、挥发油和多糖等。主要有野黄芩素（scutellarein）、野黄芩苷（scutellarin）、红花素（carthamidin）、异红花素、汉黄芩素、柚皮素、芹菜素、圣草素、木犀草素、半枝莲素（rivularin）；Scutellone A ~ H、新穿心莲内酯、半枝莲碱（scutebarbatine）；熊果酸（ursolic acid）、半枝莲酸（scutellaric acid）；对羟基苯甲醛、对羟基苄酮、对香豆酸、6 - 羟基香豆素、原儿茶酸等。

【药理作用】

①抗癌作用：半枝莲的水提物和醇提物均有明显的抗肺癌、消化系统癌、肝癌、乳腺癌、绒膜上皮癌的活性。半枝莲乙醇提取物可显著抑制人类肺癌细胞系 A549 的生长，用 CDNA 微阵列分析显示与 DNA 损伤、细胞周期控制、核酸合成、蛋白磷酸化有关的 16 个基因发生了变化，表明这些过程包含于半枝莲介导的对肿瘤细胞的杀伤过程，另外，发现与树突状细胞功能相关的 CD209 明显地向下调节了 102 倍。推测抗癌机制主要是促进细胞编程性死亡和细胞毒作用。

②解热、抗炎、抗菌、抗病毒作用：半枝莲水煎剂灌胃给药，对正常大鼠的体温无明显影响，对皮下注射 10% 干酵母混悬液 10mL/kg 引起的大鼠发热有明显的解热作用，并有明显的剂量依赖关系，药后 1h 体温开始下降，给药组大鼠发热时间明显缩短。半枝莲中的汉黄芩素、黄芩苷和黄芩苷元有明显的抗炎活性，可抑制角叉菜胶引起的小鼠足肿胀。半枝莲中的成分芹菜素和木樨草素有抗耐甲氧西林金黄葡萄球菌的活性，50% 半枝莲煎剂用平板挖沟法对金黄色葡萄球菌、福氏痢疾杆菌、伤寒杆菌、绿脓杆菌、大肠杆菌有抑制作用。其挥发油对革兰阳性菌也有明显的抗菌活性。体

外实验表明，半枝莲可抑制乙型肝炎病毒（HBV）生长；所含5，7，4′-三羟基-8-甲氧基黄酮的体内、体外实验均证明对流感病毒有强烈的抑制作用。

③保肝作用：半支莲中主要成分贝加因（baicalein）、汉黄芩素（wogonin）、黄芩素（baicalin）对APAP（乙酰氨基苯）、四氯化碳、β-D-半乳糖苷诱导的肝损伤有明显的保肝作用。

④镇咳祛痰的作用：红花素有较强的对抗由组织胺引起的平滑肌收缩作用，并有很好的祛痰作用，是治疗慢性气管炎的有效成分。

【性味归经】 辛、苦，寒。归肺、肝、肾经。

【功能主治】 清热解毒，化瘀利尿。用于疔疮肿毒，咽喉肿痛，毒蛇咬伤，跌扑伤痛，水肿，黄疸。

【用法用量】 15～30g，鲜品30～60g。外用鲜品适量，捣烂敷患处。

【选方】

①肺癌：半枝莲、白英各30g。水煎服。

②直肠癌、胃癌、食管癌、宫颈癌：复方半边莲抗癌注射液。每次2～4mL，肌内或穴位注射，每日2次，对直肠癌、胃癌、食管癌效果较好。

③恶性葡萄胎：半边莲60g，龙葵30g，紫草15g。水煎，分2次服，每日1剂。

④乳房纤维瘤，多发性神经纤维瘤：半枝莲、六棱菊、野菊花各30g。水煎服。

⑤急性乳腺炎（早期）：鲜半枝莲适量。洗净捣烂敷患处。

⑥毒蛇咬伤：半枝莲、乌蔹莓各等量。捣烂绞汁，涂于伤口周围或敷伤口，同时进行其他必要的治疗措施。

六　画

地　榆
Diyu

【别名】 紫地榆。

【来源】 为蔷薇科植物地榆 *Sanguisorba officinalis* L. 的根及根茎。春季将发芽时，或秋季植株枯萎后采挖，除去残茎及须根，洗净，干燥；或趁鲜切片，干燥。

【原植物】 多年生草本。根状茎稍粗，高1～2m。茎直立，有棱角，无毛。基生叶有柄，羽状复叶，小叶5～11，椭圆状卵形至长椭圆形，长2～6cm，宽1～2.5cm，先端圆，基部心形，边缘有粗圆的锯齿，中叶柄长1～2cm，上部茎生叶小，有或无短柄。花序顶生，密集穗状，长1～2.5cm，直径6～10mm，直立，紫红色，花期7～9月，果熟期9～10月。（图片A041-06，彩图见467页）

生长在山坡草地、灌丛、田边或疏林中。

【药材】 干燥的根呈不规则的纺锤形或圆柱形，稍弯曲，长5～25cm，直径0.5～2cm。表面灰褐色至暗棕色，粗糙，有纵纹。质硬，断面较平坦，粉红色或淡黄色，木部略呈放射状排列。气微，味微苦涩。

【鉴别】 取本品粉末2g，加水50mL，煮沸30min，放冷，离心10min，取上清液，用盐酸饱和的乙醚振摇提取2次，每次15mL，合并乙醚液，挥干，残渣加甲醇1mL使溶解，作为供试品溶液。另取

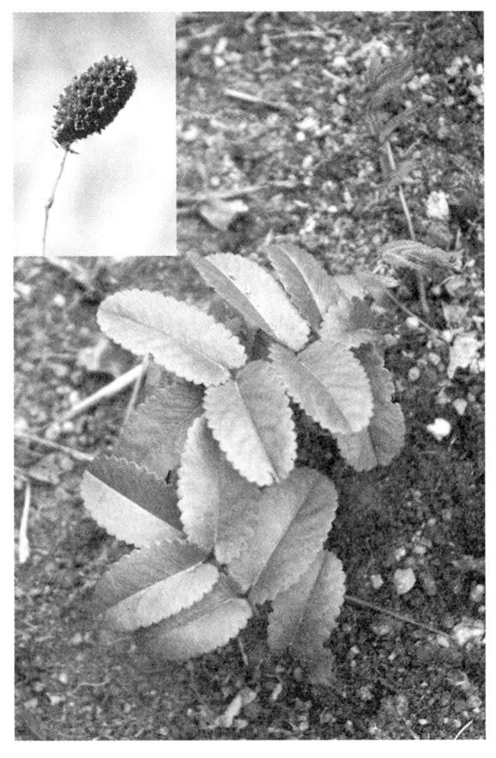

地榆

没食子酸对照品，加甲醇制成每 1mL 含 0.5mg 的溶液，作为对照品溶液。照薄层色谱法试验，吸取供试品溶液 2～4 μL，对照品溶液 2 μL，分别点于同一以羧甲基纤维素钠为黏合剂的硅胶 G 薄层板上，以甲苯（用水饱和）－乙酸乙酯－甲酸（6∶3∶1）为展开剂，展开，取出，晾干，喷以 1% 三氯化铁乙醇溶液。供试品色谱中，在与对照品色谱相应的位置上，显相同的颜色斑点。

【化学成分】 含皂苷类、鞣质、黄酮类、甾醇及无机元素等。主要有齐墩果酸（oleanolic acid）、乌索酸（ursolic acid）、坡模酸（pomolic acid）、3β－O－α－L－阿拉伯糖基－19α－羟基－齐墩果－12－烯－28－酸－28－β－D－葡萄吡喃糖基酯、3β－O－α－L－阿拉伯糖基－乌苏－12，18－二烯－28－酸、Sanguidioside A～D；没食子酸（gallic acid）、3－O－甲基没食子酸甲酯、3，4′－O－二甲基逆没食子酸、3，3，′4′－O－三甲基逆没食子酸－4－O－β－D－木糖苷、3，3，′4′－O－三甲基逆没食子酸－4－O－α－D－葡萄糖苷、阿魏酸；槲皮素－3－半乳糖－7－葡萄糖苷、山柰素－3，7－二鼠李糖苷等。

【药理作用】

①止血作用：小白鼠灌服生地榆煎剂 10 g/kg，能明显缩短出血、凝血时间；但制炭后上述作用消失。

②抗氧化作用：地榆提取物（约含鞣质 46 %）大鼠灌胃给药 30 d 后造模，低剂量组（10 mg/kg）、高剂量组（20 mg/kg）均能明显降低内毒素模型和肾缺血－再灌注模型血浆中 3－硝基酪氨酸、尿素氮和肌酐的浓度，且有量效关系。地榆提取物连续给药 40 d，能逆转老化加速 SAM 小白鼠肾脏和肝脏中谷胱甘肽下降和二硫化谷胱甘肽上升的趋势，使血清、肾脏及肝脏中丙二醛含量下降到接近正常水平，提示地榆提取物具有改善氧化应激和氧化损伤的作用。

③抗菌作用：体外抑菌试验，地榆对金黄色葡萄球菌、铜绿假单胞菌、伤寒杆菌、溶血性链球菌、枯草杆菌、志贺痢疾杆菌、福氏痢疾杆菌均有强大的抗菌效能。

④抗炎消肿作用：大白鼠腹腔注射地榆水提取液 400 mg/kg、醇提取液 650 mg/kg，连续 3 d，可明显抑制正常大白鼠甲醛性足肿胀，48 h 内肿胀恢复正常。

⑤抗癌作用：地榆水提液可使人白血病细胞 K562、肝癌细胞 HepG2、胃癌细胞 BGC823、宫颈癌细胞 Hela 的形态上发生皱缩、变圆、脱壁、碎裂等变化，生长受到明显抑制，抑制率最高可达 85%。

⑥其他作用：地榆还有增强免疫，镇吐，止泻，抗溃疡等作用。可抑制紫外线 B 导致的大白鼠皮肤光损伤。给Ⅱ～Ⅲ度烫伤的兔或狗外用炒地榆粉，有一定疗效，创面渗出少，比较干燥，而且感染与死亡的均少。对过氧化亚硝酸盐所致的肾损伤也有保护作用。地榆皂苷显示增强细胞因子刺激的小白鼠骨髓细胞体外增殖，而鞣质和黄酮类成分没有作用。

【性味归经】苦、酸、涩，微寒。归肝、大肠经。

【功能主治】凉血止血，解毒敛疮。用于便血，痔血，血痢，崩漏，水火烫伤，痈肿疮毒。

【用法用量】10～15 g；外用适量，研末敷患处。

【选方】

①急性菌痢：地榆根研粉，成人每服 1～2 g，每天 3 次，儿童减半。

②原发性血小板减少性紫癜：生地榆、太子参各 30 g，或加怀牛膝 30 g。水煎服。

地柏枝
Dibaizhi

【来源】为卷柏科植物江南卷柏 *Selaginella moellendorffii* Hieron 的全草。全年均可采收。

【原植物】多年生草本。茎直立，高 10～20 cm。下部茎不分枝。其上叶疏生，贴伏，钻状卵圆形，具短芒；上部枝着生的叶较密，羽状分枝，全形呈卵状三角形，长 5～12 cm；叶小，排列成 4 行，两行侧叶的叶片两侧不对称，急尖，长约 2.5 mm，宽约 1.7 mm，叶平滑，上半部的叶半卵圆形。基部圆，边缘白色；下半部的叶半矩圆状披针形，边缘有疏齿，基部心脏形；两行中叶的叶片卵圆状椭圆形，渐尖，有芒，中脉明显，边缘白色。孢子囊穗单生于枝顶，4 棱，长 3～6 mm；孢子叶圆形至卵状钻形，渐尖，龙骨状，微有毛，上着生孢子囊，内含孢子。（图片 P02－02，彩图见 448 页）

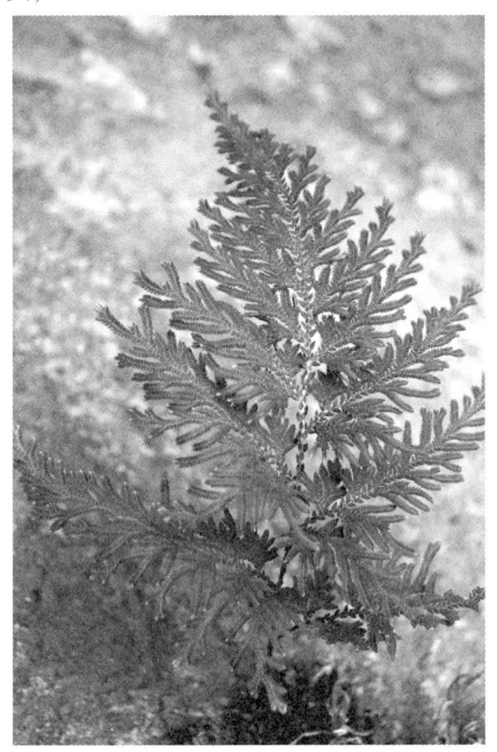

江南卷柏

生长在山涧、林荫、土墙边或阴湿处。

【化学成分】含黄酮类、香豆素类、植物甾醇、脂肪酸等。主要有鸡毛松双黄酮 A（7，4′，7″－tri－O－methylrobustaflavone）、鸡毛松双黄酮 B（7，7″－di－O－methylrobustaflavone）、罗波斯塔黄酮－4′－甲醚（4′－O－methyl robustaflavone）、罗波斯塔黄酮（robustaflavone）、扁柏双黄酮（hinokiflavone）、穗

花杉双黄酮（amentoflavone）；异茴芹香豆素、β-谷甾醇、棕榈酸和硬脂酸等。

【药理作用】

①止血作用：乙醇提取物在家兔体外及整体动物均有加速血凝及止血作用，可延迟纤维蛋白的溶解，增加兔末梢血液中血小板总数，白细胞数亦有升高。江南卷柏干膏能加强ADP诱导的血小板聚集。

②免疫活性：江南卷柏煎液灌胃能显著降低小白鼠血清IgG的含量，并能减轻小白鼠胸腺重量；能显著抑制小白鼠特异性CRBC抗体（IgM和IgG两型溶血素）的产生。江南卷柏能显著升高小白鼠血清补体C_3的含量，但能降低循环免疫复合物（CIC）的含量。

③抗病毒作用：江南卷柏脂溶性双黄酮和水溶性黄酮苷的部分在体外具有抗单纯疱疹病毒Ⅰ型（HSV-Ⅰ）和柯萨奇病毒（CVB3）的作用。

【性味】甘、辛，平。

【功能主治】清热利尿，活血消肿，止血凉血。治黄疸，浮肿，淋病，吐血，痔血，便血，血崩，创伤出血，腹泻，小儿惊风。

【用法用量】15～30g。外用：研末撒或调敷。

【选方】

①烫、火伤：地柏枝，研细，调麻油搽。

②刀斧伤出血：地柏枝研末敷。

③黄疸：地柏枝、马兰、鸡眼草。水煎服。

④小儿惊风：地柏枝15g。水煎服。

地骨皮
Digupi

【来源】为茄科植物枸杞 *Lycium chinense* Mill. 的根皮。春初或秋后采挖根部，洗净，剥取根皮，晒干。

【原植物】落叶灌木，高50～100cm。全株光滑无毛，多分枝，枝细弱，弓状弯曲或俯垂，具棘刺。单叶互生或2～4片簇生，叶片纸质，卵形、长椭圆形或卵状披针形，长1.5～5cm，宽5～25mm，栽培者可长达10cm以上，宽4cm以上；叶柄长4～10mm。花在长枝上单生或双生于叶腋，在短枝上与叶簇生；花梗长1～2cm；花萼长3～4mm，3中裂或4～5齿裂，裂片有缘毛；花冠漏斗状，长9～12mm，淡紫色，筒部向上骤然扩大，上部5深裂，裂片边缘有缘毛；雄蕊在花丝基部处密生一圈绒毛并交织成椭圆状的毛丛，与毛丛等高处的花筒内壁亦密生一环绒毛；花柱稍伸出雄蕊。浆果卵形，红色；种子黄色。花期6～9月，果熟期9～11月。（图片A103-01，彩图见487页）

生长在丘陵地带山坡、田埂、路边、沟岸、荒地或村边宅旁。

【药材】本品呈筒状或槽状，长3～10cm，宽0.5～1.5cm，厚0.1～0.3cm。外表面灰黄色至棕黄色，粗糙，有不规则纵裂纹，易呈鳞片状脱落。内表面黄白色至灰黄色，较平坦，有细纵纹。体轻，质脆，易折断，断面不平坦，外层黄棕色，内层灰白色。气微，味微甘而后苦。

【鉴别】本品横切面：木栓层为数列细胞，其外有较厚的落皮层。韧皮射线

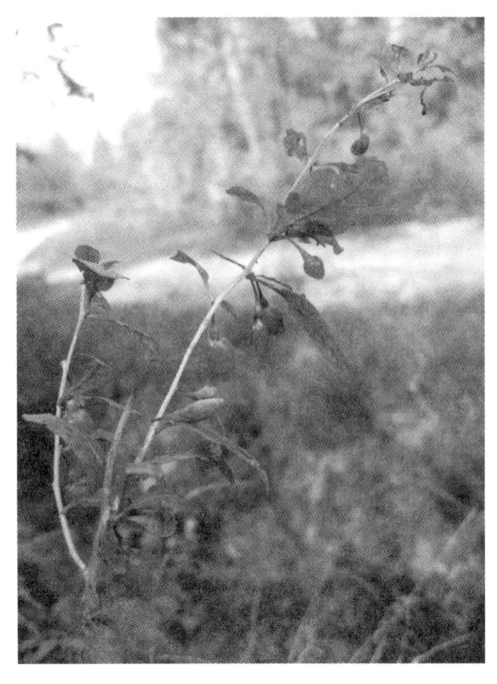

枸　杞

多为1列细胞；纤维单个散在或数个成束。薄壁细胞含草酸钙砂晶，并含多数淀粉粒。

【化学成分】含生物碱类、蒽醌类、黄酮类、苷类、有机酸、肽类、酰胺类、甾醇及其他。主要有甜菜碱、地骨皮甲素（kukoamine A）、地骨皮乙素（kukoamine B）；大黄素甲醚、大黄素；东莨菪苷、fabiatrin、紫丁香酸葡萄糖苷、地骨皮苷甲、南烛树脂醇-3α-O-β-D-吡喃葡萄糖苷（lyoniresinol-3α-O-β-D-glucopyranoside）；芹菜素、蒙花苷；桂皮酸、香草酸、亚麻酸、卅一酸；LyciuminA~D；N-顺咖啡酰酪胺（N-cis-caffeoyltyramine）、N-二氢咖啡酰酪胺（N-dihydro-caffeoyl-tyramine）、N-反-咖啡酰酪胺（N-trans-caffeoyltyramine）；β-谷甾醇、东莨菪素、牛黄酸等。

【药理作用】

①降血糖作用：地骨皮可使糖尿病大鼠血清胰岛素含量和肝糖元含量增加，其对胰岛B细胞分泌胰岛素的促进作用甚至超过黄芪；地骨皮在降血糖的同时能明显提高动物的生存率，但当小白鼠处于血糖正常值的情况下，血糖降低作用却不明显。

②解热作用：地骨皮乙醇提取物、水提取物或乙醚提取后残渣的水提取物对皮下注射角叉菜胶所致的大白鼠体温升高有明显的解热作用，药效持久，强度可与阿司匹林相当。

③镇痛作用：通过采用扭体法、热板法和齿髓致痛法等动物实验模型表明地骨皮可明显抑制小白鼠扭体反应次数，提高小白鼠热致痛及家兔电刺激致疼痛阈值。

④降压作用：地骨皮的煎剂、浸剂、酊剂，对麻醉的犬、猫、兔、大白鼠静脉注射，或肌内注射、灌胃均有明显的降压作用。

⑤抗菌作用：地骨皮中的酰胺类物质具有抗真菌作用，特别是N-二氢咖啡酰酪胺、N-反咖啡酰酪胺只需5~10μg/mL就能阻碍白色念珠菌病原体的二形转变。

【性味归经】甘，寒。归肺、肝、肾经。

【功能主治】凉血除蒸，清肺降火。用于阴虚潮热，骨蒸盗汗，肺热咳嗽，咯血，出血，内热消渴。

【用法用量】10~15g。

【选方】

①骨蒸肌热，虚热烦躁：地骨皮、防风各30g，甘草（炙）6g，生姜3片，竹叶5g。水煎服。

②口舌糜烂（膀胱移热于小肠，口舌生疮，心胃热，水谷不下）：柴胡、地骨皮各9g，水煎服。

【附注】枸杞 *Lycium chinense* Mill. 的嫩茎叶（枸杞叶）亦供药用。枸杞叶味苦、甘，性凉。归心、肺、脾、肾经。具有补虚益精，清热，止渴，祛风明目之功能。治虚劳发热，烦渴，目赤昏痛，翳障夜盲，崩漏带下，热毒疮肿。内服用量鲜者 60 ~ 240 g；煮食或捣汁。外用适量，煎水洗或捣汁滴涂。

芒萁骨
Mangqigu

【别名】狼萁、小里白。

【来源】为里白科植物芒萁 *Dicranopteris dichotoma*（Thunb.）Bernh. 的全草。全年可采，晒干。

【原植物】多年生草本，高 30 ~ 60 cm。直立或蔓生，根状茎横走，细长，褐棕色。叶疏生，有长柄，背面多少呈灰白或灰蓝色，幼时沿羽轴及脉有锈黄色毛，老则无毛；叶重复假二歧分叉，各分叉间有 1 个休眠芽，密被绒毛，并有 1 对似羽片的托叶（最后又分叉除外）；羽片披针形，长 16 ~ 30 cm，宽 4 ~ 7 cm，羽状深裂；裂片披针形，长 3.5 ~ 5 cm，宽 4 ~ 6 mm，全缘，干后边缘反卷；侧脉每组有小脉 3 ~ 4 条。孢子囊群圆形，由 3 ~ 5 个孢子囊组成，生于每组侧脉的上侧小脉的中部，在主脉两侧各排 1 行。（图片 P08 - 01，彩图见 449 页）

生长在马尾松林下或山坡酸性土上。

【化学成分】含芒萁多糖等。另富含稀土元素 La、Ce、Nd、Sm、Eu、Tb、Yb、Lu 等。

【药理作用】芒萁粗多糖、中性糖、酸性糖，对金黄色葡萄球菌、八叠球菌、黄曲霉、青霉均有抑制作用；另对部分

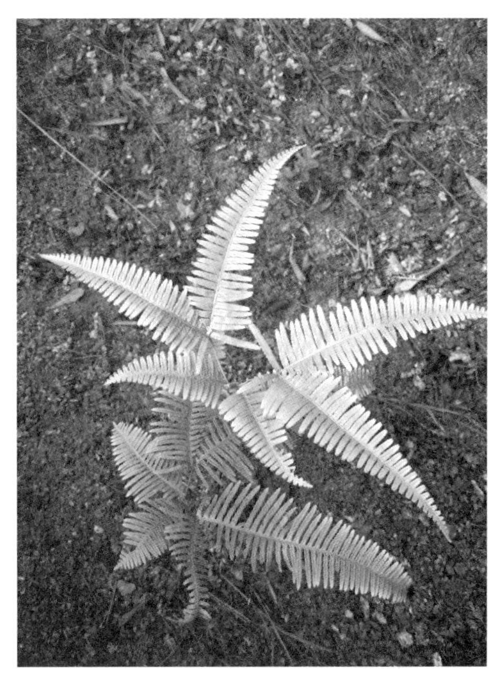

芒　萁

植物病原菌，如啤酒酵母菌、稻瘟病原菌等亦有抑制作用。

【性味】苦，平。

【功能主治】活血，止血，解热，利尿。治妇女崩带，尿道炎，外伤出血，烫伤。

【用法用量】10 ~ 15 g。

【选方】治风疹瘙痒：鲜芒萁适量，煎水洗。

老鹳草
Laoguancao

【别名】老鹳嘴、老鸦嘴。

【来源】为牻牛儿苗科植物牻牛儿苗 *Erodium stephanianum* Willd.、老鹳草 *Geranium Wilfordii* Maxim.、尼泊尔老鹳草 *Geranium nepalense Sweet* 或野老鹳草 *Geranium carolinianum* L. 的全草。前者习称“长嘴老鹳草”，后三者习称“短嘴老鹳

草”，夏、秋季果实近成熟时采割，捆成把，晒干。

【原植物】

①牻牛儿苗：一年生草本，长1～1.5m。根纺锤形。茎纤弱，平铺或斜上，淡紫红色，具钝棱，有白色开展长毛，节明显，叶对生；有长柄；托叶披针形；叶片二回羽状深裂或全裂，裂片5～9个，基部下延，再成羽状分裂，全叶长4～5cm，宽几相等，小裂片狭长不整齐，具缺刻状长齿，上面近于无毛，下面尚叶脉有软毛；基生叶的柄长达10cm，茎生叶的柄较短，均为白色长毛；托叶三角状披针形，长达1cm，质薄有毛。花2～5朵成伞形排列，顶生或簇生，总花梗长6～10cm，被白毛；总苞6～7片，披针形，具缘毛，小花梗长2～3cm，被毛；花茎约1cm；花萼5片，卵状椭圆形，先端具长芒，背面被白色长毛；花瓣5片，蓝紫色，倒卵形；雄蕊10枚，外轮5枚无药，内轮5枚具黄色花药，花丝下部膨大，蜜腺5个，显著；花柱5个，均密被短柔毛。蒴果，先端长缘状，长3～5cm，5室，每室具种子1粒，熟时5果瓣与中柱他离，果瓣的缘部螺旋状卷曲，内侧被白毛。种子长倒卵圆锥形，褐色，长2～2.5mm。

②老鹳草：多年生草本，高40～80cm。茎平卧，后斜升，多分枝，绿色带红，节略膨大，全体被细毛。叶对生，基生叶或下部茎生叶为肾状三角形，基部心脏形；叶片3～5片掌状深裂，裂片菱状倒卵形，长3厘米许，裂片先端尖，边缘具粗齿裂，两面有细柔毛。夏季开白花、紫红色或淡红色花，单生叶腋，或2～3花成聚伞花序，花梗在花时伸长，果时弯曲下倾，被毛，花萼5片，披针形，先端细尖，被短毛；花瓣5片，宽倒卵形长于花萼，先端凹入，内面有5条紫红色条纹。雄蕊10枚，基部连合；子房上位，5室，花柱5裂。蒴果，有微柔毛，喙较短，果熟时5个果瓣与中轴分离，喙部由下向上内卷。花期6～8月，果期7～9月。

野老鹳草与老鹳草的主要区别为前者为一年生草本，叶圆肾形，5～7深裂，每裂又3～5裂。花序总梗短或几无梗；花瓣与萼片等长或略长。（图片A044－01，彩图见470页）

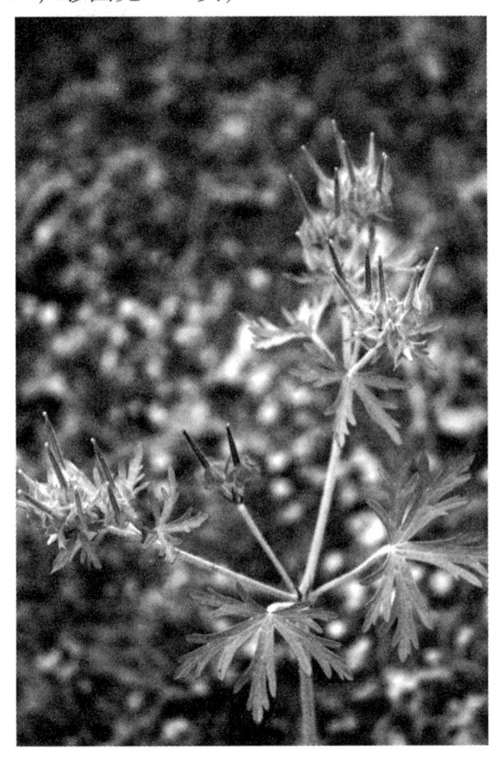

野老鹳草

尼泊尔老鹳草与老鹳草的主要区别为前者叶肾状五角形，3～5裂，花梗较总花梗短。（图片A044－02，彩图见470页）

以上品种均生长在山坡、田野及草地、路边。

【药材】

①长嘴老鹳草：茎长30～50cm，直

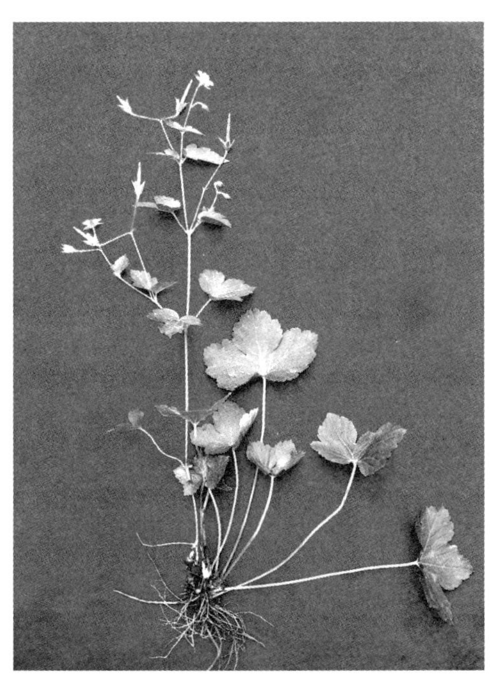

尼泊尔老鹳草

径0.3～0.7cm，多分枝，节膨大。表面灰绿色或带紫色，有纵沟纹及稀疏茸毛。质脆，断面黄白色，有的中空。叶对生，具细长叶柄；叶片卷曲皱缩，质脆易碎，完整者为二回羽状深裂，裂片披针形。果实长圆形，长0.5～1cm。宿存花柱长2.5～4cm，形似鹳喙，有的裂成5瓣，呈螺旋形卷曲。气微，味淡。

②短嘴老鹳草：茎较细，略短。叶片圆形，3个或5个深裂，裂片较宽，边缘具缺刻。果实球形，长0.3～0.5cm。花柱长1～1.5cm，有的5裂向上卷曲呈伞形。野老鹳草叶片掌状5～7深裂，裂片条形，每裂片又3～5深裂。

【化学成分】 含黄酮类、鞣质、挥发油、有机酸及植物甾醇等。主要有杨梅素、牡荆苷、山柰酚-7-O-α-L-呋喃阿拉伯糖苷、山柰酚-3-O-α-L-呋喃阿拉伯糖苷、槲皮素-3-O-β-D-吡喃半乳糖苷、杨梅素-3-O-β-D-吡喃半乳糖苷、杨梅素-3-O-α-L-吡喃鼠李糖苷；芹菜素-7-O-α-L-吡喃葡萄糖（2→1）-d-L-吡喃葡萄糖苷；老鹳草素（geraniin）、没食子酸、没食子酸甲酯-3-O-β-D-吡喃葡糖苷、没食子酸-3-O-β-D-（6-O-没食子酰基）-吡喃葡糖苷；原儿茶酸、莽草酸、β-谷甾醇、鲨肌醇。

【药理作用】

①抗炎、镇痛作用：老鹳草的醋酸乙酯和正丁醇提取物具有较强的抑制炎症相关因子NO发生量的作用，其中以乙酸乙酯提取物的活性最强。老鹳草水提物对小鼠耳肿胀、棉球肉芽组织增生、腹腔毛细血管通透性增高和大鼠佐剂型关节炎均有明显抑制作用。

②抗菌、抗病毒作用：老鹳草煎剂对甲型溶血性链球菌、肺炎双球菌中度敏感，对金黄色葡萄球菌、福氏-志贺菌、宋内志贺菌、大肠埃希菌、绿脓假单胞菌都有抑制作用。其中对金黄色葡萄球菌、福氏菌和绿脓菌作用较好，对肠炎菌和宋氏菌作用次之，对大肠菌作用最差。牻牛儿苗全草煎剂对亚洲甲型流感病毒京科68-1株和副流感病毒Ⅰ型仙台株均有明显抑制作用；牻牛儿苗初提物黄酮具有较明显的抗流感病毒PR5作用，抗病毒效价为250μg/m。

③镇咳作用：老鹳草醇沉煎剂和复方制剂灌胃对氨雾引咳法所致小鼠咳嗽有明显镇咳作用，其镇咳效果与腹腔注射可待因效果相似；对猫电刺激喉上神经致咳亦有明显的镇咳作用。

④止泻作用：老鹳草总鞣质有较好的治疗腹泻作用，可减少番泻叶或蓖麻油所引起腹泻次数，并可显著抑制正常及推进功能亢进小鼠的墨水胃肠推进率；尼泊尔老鹳草煎液对离体回肠运动显示亢进作用，而对结肠运动显著抑制，其

活性成分为老鹳草素和没食子酸。

⑤保肝作用：老鹳草鞣质 25 mg/kg 灌胃，2 次/d，连续 5 d，能显著降低大鼠血清和肝脏脂质过氧化物浓度、并抑制其血清 SG－PT、SGOT 的升高。老鹳草素有抗肝毒性作用，对 CCl_4 引起的肝损伤有保护作用。

⑥其他作用：老鹳草热水提取物对肉瘤 S－180 抑制率为 45%；老鹳草素可抑制肝脏线粒体和微粒体的脂质过氧化、抑制维生素 C 自动氧化与还原有害重金属离子；老鹳草鞣质的提取物在质量浓度较低时（$\rho=5\%$）对 ConA 诱导的鸡外周血 T 淋巴细胞及 LPS 诱导的 B 淋巴细胞的增殖均有显著的促进作用。

【性味归经】 辛、苦，平。归肝、肾、脾经。

【功能主治】 祛风湿，通经络，止泻痢。用于风湿痹痛，麻木拘挛，筋骨酸痛，泄泻痢疾。

【用法用量】 10～15 g。

【附方】

①痢疾，肠炎：老鹳草 60～90 g。水煎服。

②风湿性关节炎：老鹳草 120 g，放入白酒 1 kg 中浸泡 5～7 d，过滤。每次服 1 小盅（约 15 g）。每日 2 次。

百　合
Baihe

【来源】 为百合科植物卷丹 *Lilium lancifolium* Thunb.、百合 *Lilium brownii* F. E. Brown *var. viridulum* Baker 或细叶百合 *Lilium pumilum* DC. 的肉质鳞叶。秋季采挖，洗净，剥取鳞叶，置沸水中略烫，干燥。

【原植物】

①卷丹：多年生草本。鳞茎卵圆状扁球形，直径可达 4～8 cm；鳞片宽卵形，长 2.5～3 cm，宽 1.5～2.5 cm。茎高达 1 m 以上，带紫色条纹，疏生或密生白色绵毛。叶散生，披针形或线状披针形，长 5～20 cm，宽 5～20 mm，向上渐小，先端渐尖，边缘有乳突状凸起，两面近无毛，有 5～7 条脉，上部叶腋长常有球形黑色的珠芽。花 3～6 朵或更多朵排成总状花序，花梗长 6～9 cm，紫色，有白色绵毛；花下垂，花被片橙红色，有紫黑色斑点，开放后向外反卷，披针形，长 5～10 cm，外轮的宽 1～2 cm，内轮的稍宽，蜜腺两边有乳头状凸起，并有流苏状的凸起；雄蕊四面张开，花丝长 5～7 cm，淡红色，花药长圆形，长约 2 cm。紫色；子房圆柱形，长 1.5～2 cm，宽 2～3 mm；花柱长 4.5～6.5 cm，柱头稍膨大，3 裂。蒴果长圆形至倒卵形，长 3～4 cm。花期 7～8 月，果期 9～10 月。（图片 A134－03，彩图见 503 页）

②百合：多年生草本，鳞茎球形，直径 2～4.5 cm；鳞片披针形，长 1.8～4.5 cm，白色。茎高 70～200 cm，有的有紫色条纹或下部有小乳头凸起。叶散生，通常向上渐小，倒披针形至倒卵形，长 7～15 cm，宽 6～20 mm，先端渐尖，基部渐狭，两面无毛，有 5～7 脉。花单生或几朵排成近伞形花序，花梗长 3～10 cm，稍弯；苞片披针形，长 3～9 cm，宽 6～18 mm；花喇叭形，有香气，花被片乳白色，外面稍带紫色，无斑点，向外张开或先端稍向外弯，倒披针形，长 13～18 cm，外轮的宽 2～4.3 cm，内轮的宽 3.4～5 cm，蜜腺两边有小乳头凸起；雄蕊着生于花被基部，向上弯，花丝长 5～13 cm，中部以下通常密生白色乳毛，

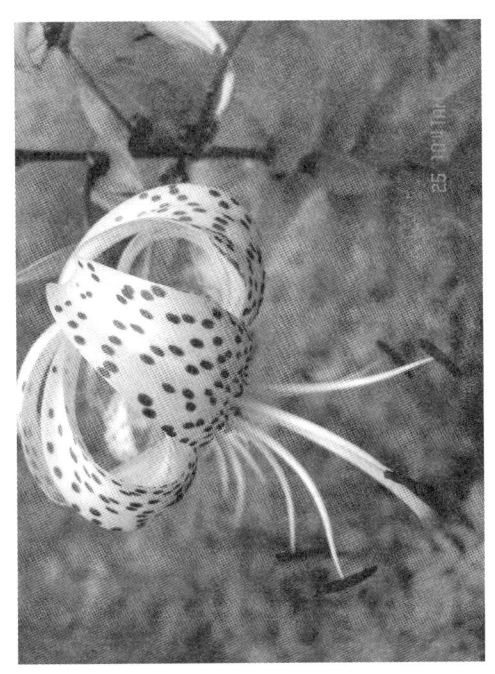

卷　丹

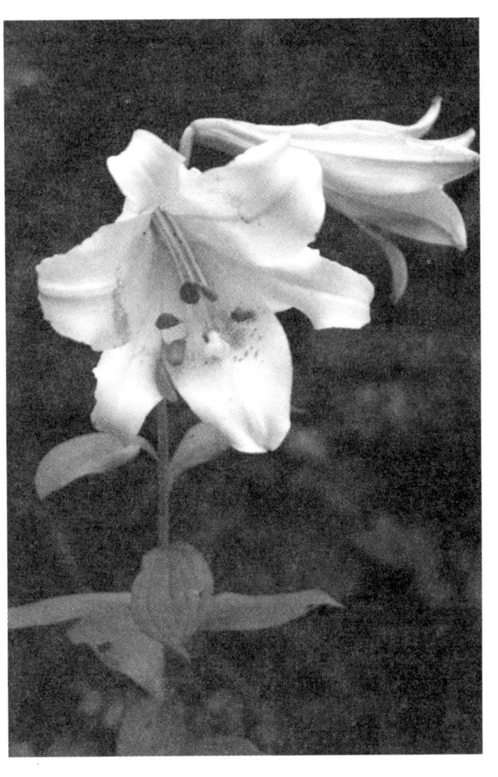

百　合

花药狭长圆形，长 1 ~ 3 cm，宽约5 mm，红褐色。“丁”字形着生；子房圆柱形，长约3.5 cm，宽约 4 mm，花柱长约 11 cm，无毛，柱头膨大，常 3 裂。蒴果长圆形，长约 5 cm，宽约 3 cm，有棱；种子多数，近长圆形，长约 7 mm，扁平，周围有薄翅。花期 6 ~ 8 月，果期 8 ~ 11 月。（图片 A134 - 01，彩图见 502 页）

③细叶百合：多年生草本，高20 ~ 60 cm，鳞茎广椭圆形，长 2.5 ~ 4 cm，直径 1.5 ~ 3 cm。茎细，圆柱形，绿色。叶 3 ~ 5 列互生，至茎顶渐少而小；无柄；叶片窄线形，长 3 ~ 14 cm，宽 1 ~ 3 cm，先端锐尖，基部渐狭。花单生于茎顶，或在茎顶叶腋间各生 1 花，成总状花序状，俯垂；花梗粗壮，长 6 cm 左右；花被 6 片，红色，向外反卷；雄蕊 6 枚，短于花被；雌蕊 1 枚，子房细长，先端平截，花柱细长，先端扩展，柱头浅裂。蒴果椭圆形，长 2 ~ 3 cm。花期 6 ~ 8 月，果期 8 ~ 9 月。（图片 A134 - 02，彩图见 503 页）

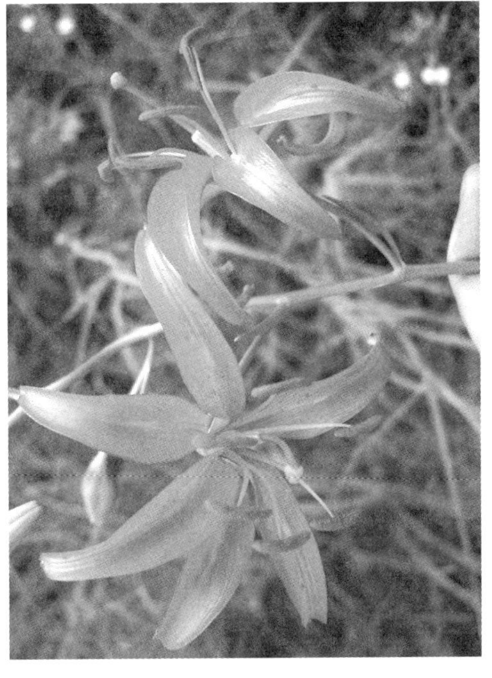

细叶百合

生长在山坡草丛、疏林下、山沟、

地边。商品百合以种植为主。

【药材】本品呈长椭圆形，长 2 ~ 5 cm，宽1 ~ 2 cm，中部厚 13 ~ 4 mm。表面类白色、淡棕黄色或微带紫色，有数条纵直平行的白色维管束。顶端稍尖，基部较宽，边缘薄，微波状，略向内弯曲。质硬而脆，断面较平坦，角质样。气微，味微苦。

【化学成分】含甾体皂苷、生物碱、磷脂、蛋白质、氨基酸、脂肪、维生素、淀粉、多糖、微量元素等。主要有卷丹皂苷 A（lililancifoloside A）、麦冬皂苷 D（ophipogonin D）、正丁基 - β - D - 吡喃果糖苷、3β，26 - 二羟基 - 5 - 胆甾烯 - 16，22 - 二氯 - 3 - O - α - L - 吡喃鼠李糖基（1→2） - β - D - 葡萄糖吡喃苷、胡萝卜苷、β - 谷甾醇；秋水仙碱；磷脂酰胆碱（PC）、双磷脂酰甘油（DPG）、磷脂酸（PA）；百合多糖 LBPS - Ⅰ 等。花含维生素 B_1、维生素 B_2、维生素 C、泛酸、β - 胡萝卜素、豆甾醇、大黄素等。

【药理作用】

①止咳平喘作用：百合煎剂对氨水引起的小鼠咳嗽有止咳作用，小白鼠肺灌流使流量增加，并能对抗组织胺引起的蟾蜍哮喘。

②增强免疫和抗癌作用：百合多糖可以提高免疫抑制模型小鼠的免疫器官指数，促进其吞噬指数和腹腔巨噬细胞增殖反应，提高其血清溶血素 IgG、IgM 含量，在 75 ~ 150mg/L 剂量范围内能促进小鼠脾细胞的增殖，证明百合多糖能增强免疫抑制小鼠的非特异性和特异性免疫功能。纯化百合多糖（LP - 1）有抑制 H22 肿瘤生长的作用，并能显著增强荷瘤小鼠的胸腺指数和脾指数、巨噬细胞吞噬功能及血清溶血素的含量。多糖单体对移植性的黑色素 B16 和 Lerris 肺癌有较强的抑制作用。

③镇静和抗应激损伤：百合的正丁醇部位能明显减少小鼠的自发活动数，同时显著延长小鼠在常压下的耐缺氧时间及在冰水浴中的游泳时间。

【性味归经】甘，寒。归心、肺经。

【功能主治】养阴润肺，清心安神。用于阴虚久咳，痰中带血，虚烦惊悸，失眠多梦，精神恍惚。

【用法用量】6 ~ 12 g；蒸食或煮粥食。外用：捣敷。

【选方】

①支气管扩张、咯血：百合 60 g，白及 120 g，蛤粉 60 g，百部 30 g。共为细末，炼蜜为丸，每重 6 g，每次 1 丸，每天 3 次。

②神经衰弱，心烦失眠：百合 15 g，酸枣仁 15 g，远志 10 g。水煎服。

【附注】百合 *Lilium brownii* F. E. Brown *var. viridulum* Baker 的花（百合花）亦供药用。百合花叶甘微苦，性寒。归肺经。具润肺，清火，安神之功能。治咳嗽，眩晕，夜寐不安，天疱湿疮。内服用量 6 ~ 12 g。外用适量，研末调敷。

百　部
Baibu

【别名】百部根。

【来源】为百部科植物直立百部 *Stemona sessilifolia*（Miq.）Miq. 或蔓生百部 *Stemona japonica*（Bl.）Miq. 的干燥块根。春、秋季采挖，除去须根，洗净，置沸水中略烫或蒸至无白心，取出，晒干。

【原植物】

①直立百部：多年生草本，高30～60 cm。块根肉质，纺锤状。茎直立，不分枝，有纵纹。叶常3～4片轮生，偶为5片；卵形、卵状椭圆形至卵状披针形，长3.5～5.5 cm，宽1.8～3.8 cm，先端急尖或渐尖，基部楔形，叶脉通常5条，中间3条特别明显；有短柄或几无柄。花腋生，多数生于近茎下部呈鳞片状的苞腋间；花梗细长，直立或斜向上。花期6～8月，果期7～9月。（图片A133－01，彩图见502页）

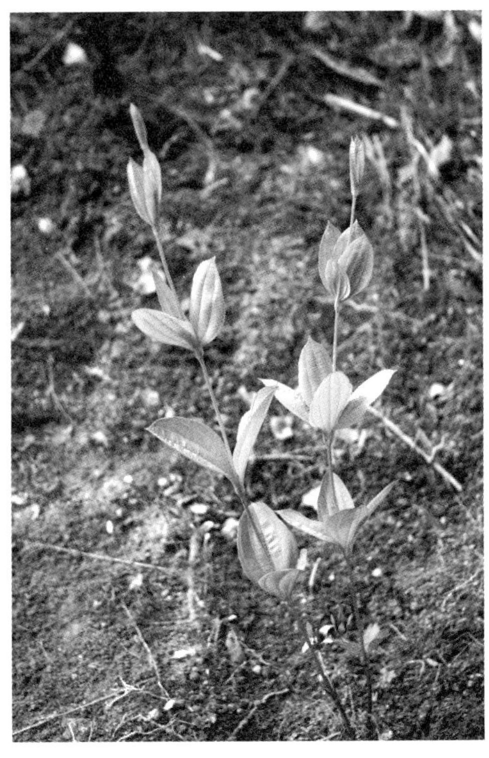

直立百部

②蔓生百部：多年生草本，高60～90 cm，全体平滑无毛。根肉质，通常作纺锤形，数个至数十个簇生。茎上部蔓状，具纵纹。叶通常4片轮生；卵形或卵状披针形，长3～9 cm，宽1.5～4 cm，先端锐尖或渐尖，全缘或带微波状，基部圆形或近于截形，偶为浅心形，中脉5～9条；叶柄线形，长1.5～2.5 cm。花梗丝状，长1.5～2.5 cm，其基部贴生于叶片中脉上，每梗通常单生1朵花；花被4片，淡绿色，卵状披针形至卵形；雄蕊4枚，紫色，花丝短，花药内向，线形，顶端有一线形附属体；子房卵形，甚小，无花柱。蒴果广卵形而扁；内有长椭圆形的种子数粒。花期6～8月，果期7～9月。

生长在山坡草地、疏林下。

【药材】

①直立百部：呈纺锤形，上端较细长，皱缩弯曲，长5～12 cm，直径0.5～1 cm。表面黄白色或淡棕黄色，有不规则深纵沟，间或有横皱纹。质脆，易折断，断面平坦，角质样，淡黄棕色或黄白色，皮部较宽，中柱扁缩。气微，味甘、苦。

②蔓生百部：两端稍狭细，表面多不规则皱褶及横皱纹。

【化学成分】含生物碱类、二氢菲类、三萜类、木脂素类、蒽醌类、有机酸、甾醇等。主要有百部碱（stemonine）、百部定碱（stemonidine）、异百部定碱（isostemonidine）、原百部碱（protostemonine）、百部宁碱（paipunine）、华百部碱（sinostemonine）。另外，直立百部还含有对叶百部碱、霍多林碱、直立百部碱、protostemotinine、stemospironine、stilbostemin B、stilbostemin D、4－′Methylpinosylvin、7－甲氧基－3－甲基－2，5－二羟基－9，10－二氢菲；羽扇豆烷－3－酮（lupan－3－one）；绿原酸、苯甲酸；β－谷甾醇、芝麻素等。

蔓生百部还含有氧代狭叶百部碱（oxymaistemonine）、异狭叶百部碱（isomaiste－mo－nine）；栀子苷（geniposide）、藏红花素A（crocin A）；1，8－二羟基－3－甲基蒽醌、1，8－二羟基－6－

甲氧基-3-甲基蒽醌；绿原酸、苯甲酸、4-甲氧基苯甲酸；β-谷甾醇、豆甾醇、5，11-豆甾二烯-3β-醇（stigmasta-5，11（12）-dien-3β-ol）等。

【药理作用】

①镇咳作用：动物试验证明百部煎剂有镇咳作用，能降低呼吸中枢的兴奋性。

②杀虫作用：百部为接触性杀虫剂，对多种人体寄生虫有杀灭作用。

③抗菌、抗病毒作用：百部煎剂及酒浸剂对肺炎球菌、乙型溶血型链球菌、脑膜炎球菌、金黄色葡萄球菌、白色葡萄球菌、痢疾杆菌、伤寒杆菌、副伤寒杆菌、大肠杆菌、变形杆菌、肺炎杆菌、鼠疫杆菌、结核杆菌、白喉杆菌、炭疽杆菌、枯草杆菌、霍乱弧菌、绿脓杆菌及多种皮肤真菌均有抑制作用。百部有降低亚州甲型流感病毒对小鼠的致病力；对未感染流感病毒的小鼠有一定的预防作用。对已感染病毒的小鼠亦有治疗作用。

【性味归经】甘、苦，微温。归肺经。

【功能主治】润肺下气止咳、杀虫。用于新久咳嗽，肺痨咳嗽，百日咳；外用于头虱，体虱，蛲虫病，阴痒。蜜百部润肺止咳。

【用法用量】3～10g；外用适量，水煎、酒浸洗或研末调涂。

【选方】

①慢性气管炎：百部、麻黄、杏仁各等量，研粉，炼蜜为丸6g重。每服1～2丸；或百部500g，五味子、干姜各120g，麻黄60g，蜂蜜150g。前4味药水煎取汁，加蜂蜜炼成流浸膏，每次服10mL，每日3次。

②肺结核空洞：百部、白及、穿山甲、生牡蛎、紫菀各等量。粉成细粉，每服3g，每日2次。

③百日咳：生百部、瓜蒌仁、麦冬各9g，黄芩、陈皮各6g。水煎服。

④阿米巴痢疾：百部3～10g，水煎服。

⑤钩虫病：鲜百部90g，反复煎4次，加糖适量，浓缩至30mL，每服15mL。

⑥蛲虫病：百部150g，苦楝皮60g，乌梅9g，加水800mL，前至400mL，每晚睡前服用20～30mL。

【附注】《中国药典》2005年版“百部”项下还收载有另一种来源植物对叶百部 *Stemona buberoxa* Lour.。

百脚虫
Baijiaochong

【别名】马陆。

【来源】为圆马陆科动物约安巨马陆 *Prospirobolus joannsi*（Brotemann）的全体。春、夏、秋季可捕，用糠头炒，炒至糠头焦黑，取出，用竹刀刮去头和足，研成粉末备用。

【原动物】体长圆形，表面光滑。长约12cm，宽约7mm，全体由多数环节组成，从颈板到肛节，约有体节64个。头部两侧有许多单眼，集合成2团，形似复眼。触角1对，有毛，长约5mm。口器包括大、小颚各1对，小颚愈合成为颚唇。体背面黑褐色，后缘淡褐色，前缘盖住部分淡黄色。颈板半圆形，深褐色。第2～4节为胸部，每节各有步肢1对；第5节以下为腹部，除末节外，每节有步肢2对。雄虫在第7节上的步肢变为生殖肢。自第6背板后各体节的两侧，有臭腺

孔。幼虫环节少，足仅3对，每脱皮1次，则体节和足陆续增加。（图片ZAR01－01，彩图见508页）

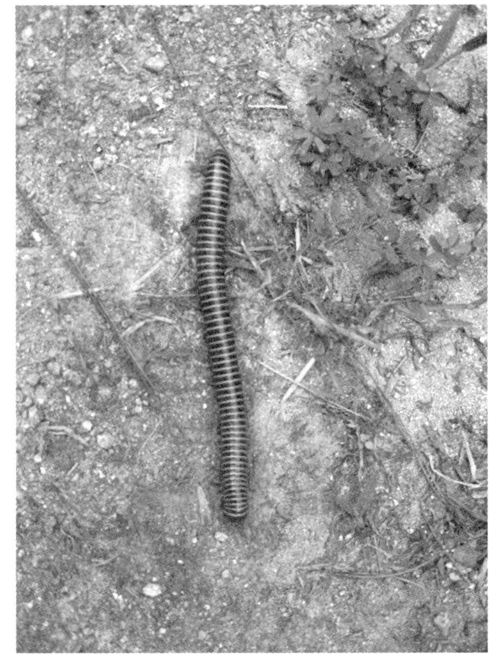

约安巨马陆

多栖于阴湿处，食草根及腐败的植物，触之则蜷缩不动，并放出恶臭。

【性味】辛，温。

【功能主治】破积，解毒。治癥瘕，痞满，痈肿，毒疮。

【用法用量】外用，熬膏、研末或捣敷。

【选方】治鼻息肉：百脚虫醋炙研末，棉花蘸塞于鼻孔中。

百蕊草
Bairuicao

【别名】珊瑚草。

【来源】为檀香科百蕊草属植物百蕊草 *Thesium chinense* Turcz. 的全草。春、夏季采挖，除去泥沙，晒干。

【原植物】多年生草本，茎高15～40cm。茎簇生，纤细，具棱，无毛。叶互生，线形，长1～3cm。宽约2mm，先端尖，全缘，光滑无毛；无叶柄。花细小，白绿色，腋生；花被下部合成钟状，上部5裂，裂片卵状长椭圆形，稍卷曲；雄蕊5枚，着生在花被裂片的内侧基部，或近花被筒喉部，与花被裂片对生，短于花被裂片。坚果球形，直径约2mm，表面有明显的网纹，先端有宿存的花被；无果柄或果柄极短。花期4～5月，果期6～7月。（图片A011－01，彩图见452页）

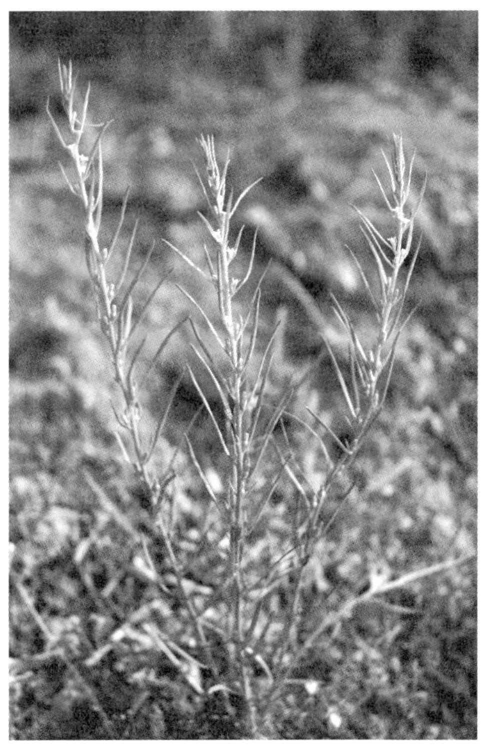

百蕊草

生长在田间、山区沙地或草地中。

【药材】本品根圆锥形，表面棕黄色，有纵皱纹，具细支根。茎纤细，暗黄绿色，具纵棱；质脆，易折断，断面中空。叶灰绿色。花小。坚果球形，具网状雕纹，有宿存的叶状小苞片2枚。气微，味淡。

【化学成分】含黄酮及其苷类、生物碱类、有机酸、甾醇、酚类、挥发油等。主要有3，5，7，4′－四羟基黄酮－3－葡萄糖－鼠李糖苷（即百蕊草素Ⅰ）、3，5，7，4′－四羟基黄酮－3－葡萄糖苷（即黄芪苷，百蕊草素Ⅱ）、山柰酚（即kaempferol，百蕊草素Ⅲ）、山柰素－3－O－葡萄糖苷（kaempferol－3－O－glucoside，亦称紫云英苷）、柚皮素－4－O－葡萄糖苷（naringenin－4－O－glucoside）、芹菜素－5－O－葡萄糖－鼠李糖苷（apigenin－5－O－neohesperidoside）、芹菜素－7－O－葡萄糖苷（apigenin－7－O－glucoside）、木犀草素－7－O－葡萄糖苷（luteolin－7－O－glucoside）、芦丁（rutin）、5－甲基山柰酚（kaempferyl－5－methyl ether）；N－甲基金雀花碱（N－methylcytisine）、白金雀儿碱（lupanine）、槐果碱（sophocarpine）；丁二酸、对羟基苯甲酸等。

【药理作用】

①抗菌作用：体外试验显示，百蕊草对金黄色葡萄球菌、藤黄八叠球菌、铜痢疾杆菌、伤寒杆菌、绿脓杆菌、变形杆菌、枯草芽胞杆菌、蜡状芽胞杆菌均有抑制作用；同时对白色念珠菌等真菌也有抑制作用。

②止咳作用：百蕊草提取物对浓氨水引起的小鼠咳嗽有显著的止咳作用，可延长小鼠的咳嗽时间间隔及咳嗽的潜伏期。

③镇痛作用：百蕊草素剂量（2.27 g/kg，6.80 g/kg）均可延长小鼠热板痛反应潜伏期，减少小鼠扭体次数。

【性味】辛、微苦、涩，寒。

【功能主治】清热解毒，消肿。用于感冒发热，扁桃体炎，咽喉炎，支气管炎，肺炎，肺浓肿，乳腺炎，疖肿。

【用法用量】10～15 g；或泡酒。

【选方】

①肾虚腰痛头晕：百蕊草30 g。泡酒服。

②急性乳腺炎：百蕊草30 g。煎水300 mL，以米酒一杯送服。

延胡索
Yanhusuo

【别名】元胡。

【来源】为罂粟科植物延胡索 *Corydalis yanhusuo* W. T. Wang 的块茎。夏初茎叶枯萎时采挖，除去须根，洗净，置沸水中煮至恰无白心时，取出，晒干。

【原植物】多年生草本，高10～20 cm。块茎球形，直径0.7～2 cm。地上茎短，纤细，稍带肉质，在基部之上生鳞1片。基生叶和茎生叶同形，有柄；茎生叶为互生，2回3出复叶，第2回往往分裂不完全而呈深裂状，小叶片长椭圆形、长卵圆形或线形，长约2 cm，先端钝或锐尖，全缘。总状花序，顶生或对叶生；苞片阔披针形；花红紫色，横着于纤细的小花梗上，小花梗长约6 mm；花萼早落；花瓣4片，外轮2片稍大，边缘粉红色，中央青紫色，上部1片，尾部延伸成长距，距长约占全长的一半，内轮2片比外轮2片狭小，上端青紫色，愈合，下部粉红色；雄蕊6枚，花丝连合成两束，每束具3花药；子房扁柱形，花柱细短，柱头2个，似小蝴蝶状。果为蒴果。花期4月，果期5～6月。

生长在山坡、路旁及林下。商品多栽培。

【药材】呈不规则的扁球形，直径0.5～1.5 cm。表面黄色或黄褐色，有不规则的网状皱纹。顶端有略凹陷的茎痕，底部常有疙瘩状突起。质硬而脆，断面黄色，角质样，有蜡样光泽。气微，味苦。

【化学成分】含生物碱类、有机酸、挥发油、甾醇、树脂、黏液质、淀粉、多糖、无机元素等。主要有延胡索乙素（tetrahydropalmatine）、延胡索甲素（d－corydaline）、小檗碱（berberine）、黄连碱（coptisine）、四氢黄连碱（tetrahydro－coptisine）、8－氧黄连碱（8－oxo-coptisine）、巴马亭（palmatine）、四氢巴马亭（tetrahydropalmatine）、7－醛基脱氢海罂粟碱（7－formyldidehydroglaucine）、O－甲基南天竹碱（nantenine）、（+）－O－甲基球紫堇碱［（+）－O－methyl-bulbo－capnine］、d－紫堇碱（d－corydaline）、普鲁托品（protopine）、α－别隐品碱（α－allocryptopine）、二氢血根碱（dihydrosanguinarine）、比枯枯灵（bicuculline）；羟链霉素（reticulin）等。

【药理作用】

①镇痛镇静作用：延胡索具有明显的镇痛、镇静和催眠作用，粉剂的止痛效价约为阿片的1%。延胡索乙素的镇痛作用最强；延胡索乙素有明显催眠作用，与巴比妥类药物有协同作用，且能对抗苯丙胺和咖啡因的中枢兴奋作用。延胡索乙素还能对中暑大鼠的神经损伤起到保护作用。

②对心脑血管系统的作用：延胡索提取物有显著的扩张兔心和在体猫心的冠状血管，降低冠状动脉阻力与增加冠脉流量等作用，并可显著提高实验动物对常压或减压缺氧的耐受力；延胡索能够降低由缺血再灌注引起的大鼠脑梗死；对多种原因诱发的实验性心肌缺血和心肌损伤均有一定保护作用；去氢延胡索甲素能在正常和缺氧情况下，显著地抑制心肌钙离子浓度的增加，降低 RyR 基因的转录和蛋白表达，起到降低心肌细胞内钙的作用，从而起到心肌保护的作用。

③抗胃溃疡作用：延胡索醇提物以及水提物能够抑制幽门螺杆菌的生长；dl－黄连碱也具有明显抗实验性胃溃疡作用。去氢延胡索甲素对大鼠的实验性胃溃疡特别是幽门结扎或阿司匹林诱发的胃溃疡均有一定保护作用，对胃液分泌及胃酸均有抑制作用。延胡索乙素具有抗5－羟色胺的作用。

④其他作用：延胡索乙素可促进大鼠脑下垂体分泌促肾上腺皮质激素。静脉注射延胡索乙素能够降低外周组织中的儿茶酚胺水平。从延胡索根茎中分离提取得到的元胡多糖 YhPS－1 能抑制小白鼠体内路易斯肺癌和 S－180 细胞瘤的生长。

【性味归经】辛、苦，温。归肝、脾经。

【功能主治】活血，利气，止痛。用于胸胁、脘腹疼痛，经闭痛经，产后瘀阻，跌扑肿痛。

【用法用量】3～10 g；研末吞服，每次1.5～3 g。

【选方】

①慢性胃炎，溃疡病，胃肠痛牵连两肋，口苦：延胡索、川楝子各30 g，研末，每服6 g，温开水送服，每日2～3次；或用上二味药各9 g，水煎服。

②月经痛、腰痛、胃痛及神经衰弱引起的失眠头痛：延胡索止痛片，每服2～3片，每日3次，剧痛时每服4片，或遵医嘱。

合欢皮
Hehuanpi

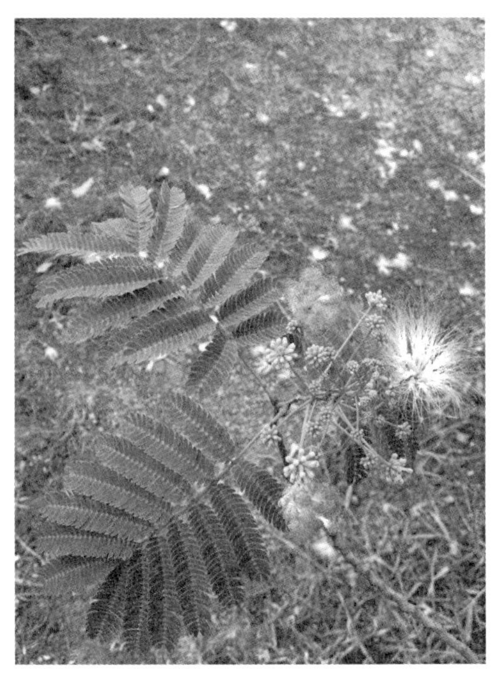

合　欢

【来源】为豆科植物合欢 *Albizzia julibrissin Durazz.* 的树皮。夏、秋季剥取树皮，晒干。

【原植物】落叶乔木，高达 10m 以上。树干灰棕色；小枝无毛。2 回羽状复叶，互生；总叶柄长 3～5 cm；叶长 9～23 cm，羽片 5～15 对；小叶 11～30 对，无柄；小叶片镰状长方形，长 5～12 mm，先端短尖，基部截形，不对称，全缘，有缘毛，下面中脉具短柔毛，小叶夜间闭合；托叶线状披针形。头状花序生于枝端，总花梗被柔毛；花淡红色；花萼筒状，长约 2 mm，先端 5 齿裂，外被柔毛；花冠漏斗状，长约 6 mm，外被柔毛，先端 5 裂，裂片三角状卵形；雄蕊多数，基部结合，花丝细长，上部淡红色，长约为花冠管的 3 倍以上；子房上位，花柱几与花丝等长，柱头圆柱状。荚果扁平，长8～15 cm，宽 1～2. 5 cm，黄褐色，嫩时有柔毛，后渐脱落，通常不开裂。种子椭圆形而扁，褐色。花期 6～8 月，果期 8～10 月。（图片 A042－01，彩图见 468 页）

生长在山坡、路旁。常栽培于庭园。

【药材】本品呈筒状或半筒状，长达 40～80 cm，厚 0. 1～0. 3 cm。外表面粗糙，灰棕色至灰褐色，稍有纵皱纹，有的呈浅裂纹，密生明显的椭圆形横向皮孔，棕色或棕红色，偶有突起的横棱或较大的圆形枝痕，常附有地衣斑；内表面淡黄棕色或黄白色，平滑，有细密纵纹。质硬而脆，易折断，断面呈纤维性片状，淡黄棕色或黄白色。气微香，味淡，微涩，稍刺舌，而后舌头有不适感。

【鉴别】本品粉末灰黄色。石细胞类长圆形、类圆形、长方形、长条形或不规则形，直径 16～58 μm，壁较厚，孔沟明显，有的分枝。纤维细长，直径 7～22 μm，常成束，周围细胞含草酸钙方晶，形成晶纤维，含晶细胞壁不均匀增厚，木化或微木化。草酸钙方晶直径 6～26 μm，韧皮薄壁细胞较小，壁稍厚，径向面观纹孔圆形，有的集成纹孔团；切向面观细胞壁略呈连珠状增厚。

【化学成分】含有三萜（五环三萜类齐墩果烷型）皂苷类、黄酮类、木脂素、生物碱、甾醇、鞣质、有机酸及多糖等。主要有合欢苷元 A～C、合欢皂苷（julibroside）J_1～J_{28}、Julibroside Ⅰ～Ⅲ、prosapogenin1～12；山柰酚、槲皮素、槲皮苷、山柰酚－3－O－α－L－鼠李糖苷；左旋丁香树脂醇二葡萄糖苷、淫羊藿次苷 E5（icariside E5）；α－菠甾醇、β－谷甾醇、α－菠甾醇－3－O－β－D－葡萄糖苷；二十四烷酸、二十八烷醇等。

【药理作用】

①镇静安神作用：合欢皮水煎剂给小鼠灌胃，中低剂量（8.25 g/kg，16.50 g/kg）合欢皮水煎剂可协同戊巴比妥钠缩短睡眠潜伏期及延长睡眠时间（$P<0.01$），高剂量（80.00 g/kg）则对小白鼠有兴奋作用，说明合欢皮有双向调节作用。

②抗生育作用：合欢皮冷水提取物具有显著的抗生育作用，羊膜腔内给药可使中孕大鼠胎仔萎缩，色泽苍白而终止妊娠。人妊娠子宫肌条在合欢皮提取液作用下，收缩张力及振幅均显著增加，而收缩频率明显减少。合欢皮的作用与缩宫素相似，但起效时间较慢，持续时间长。合欢皮抗生育有效成分为皂苷。

③抗肿瘤作用：合欢皮多糖对小鼠移植性肿瘤 S－180 抑制率为 73%；合欢皮皂苷对 S－180 肿瘤生长有明显抑制作用，而且量效关系良好，与环磷酰胺合用，能增强环磷酰胺的抑瘤作用；合欢皮乙醇提取物具有良好的体内抗肿瘤活性，能明显抑制小鼠荷瘤生长速度，延长荷瘤鼠存活时间。

④免疫增强作用：合欢皮乙醇提取物对小鼠 T 细胞增殖能力和吞噬细胞吞噬作用以及 EL－4 细胞株所致荷瘤鼠白细胞介素－2（IL－2）的生物活性均有明显增强效应；合欢皮水提液连续小鼠灌胃，结果显示对小鼠非特异性和特异性免疫功能均有增强作用，且剂量大，作用强。

【性味归经】甘，平。归心、肝、肺经。

【功能主治】解郁安神，活血消肿。用于心神不安，忧郁失眠，肺痈疮肿，跌扑伤痛。

【用法用量】6～12 g。外用适量，研末调敷。

【选方】治心肾不安失眠：合欢皮 12 g、柏子仁、白芍、龙骨各 9 g。水煎服。

【附注】合欢 *Albizzia julibrissin* Durazz. 的花序（合欢花）亦供药用。合欢花味甘，性平。归心、肝经。具解郁安神之功能。用于心神不安，忧郁失眠。内服用量 5～10 g。

多花蔷薇
Duohuaqiangwei

【别名】野蔷薇。

【来源】为蔷薇科植物多花蔷薇 *Rosa multiflora* Thunb. 的根。全年可采，挖取后，洗净，晒干。

【原植物】落叶小灌木，高达 2m。茎、枝多尖刺，有时呈偃伏或缠绕状，单数羽状复叶互生；小叶通常 5～9 枚，椭圆形或广卵形，先端钝或尖，基部钝圆形，边缘有锯齿，两面无毛或被柔毛；托叶极明显，中部以下与叶柄合生，边缘篦状深裂。花多数簇生，为圆锥形伞房花序，白色，芳香，花梗上着生少数腺毛；萼 5 片，披针形，密生绒毛；花瓣 5 片，心脏形或广倒卵形，凹头；雄蕊多数；花柱无毛，合生，伸出于萼筒外，花托成熟时红色，肉质而有光泽。瘦果，生在环状或壶状花托里面。花期5～7 月，果期 8～10 月。（图片 A041－09，彩图见 467 页）

多生长在路旁、田边或丘陵地的灌木丛中。

【化学成分】含三萜类、黄酮类、甾醇等。主要有 2α，19α－二羟基熊果酸（tomentic acid）、野蔷薇苷（rosamultin）、

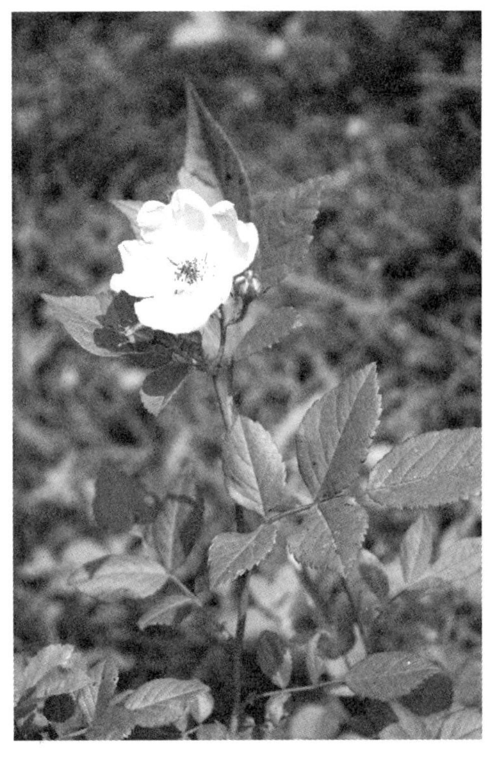

多花蔷薇

野鸦春酸（euscaphicacid）、sericic acid、阿江酸 、sericoside、毛冬青皂苷 B（ilexoside B）；4 ，4′，6′三羟基双氢查耳酮、（+）儿茶素；β-谷甾醇。

【药理作用】野蔷薇苷和总三萜酸对 Triton 诱发的实验性高脂血症小鼠有显著的降低血清胆固醇和三酰甘油作用。

【性味归经】苦、涩，凉。归脾、胃经。

【功能主治】清热利湿，祛风，活血，解毒。治肺痈，消渴，痢疾，关节炎，瘫痪，出血，便血，尿频，遗尿，月经不调，跌打损伤，疮疖疥癣。

【用法用量】5～10 g。外用：捣敷或煎汤含漱。

【选方】

①关节炎，半身瘫痪，月经不调，小便失禁，白带，口腔糜烂：多花蔷薇根 15～30 g。水煎服。

②小儿遗尿，老人尿频，妇女月经过多：鲜多花蔷薇根 30 g。炖瘦猪肉吃。

③习惯性鼻出血：多花蔷薇根皮 60 g。炖母鸡服。

④夏天热疖：鲜蔷薇根 90 g。煎水代茶。

⑤乳糜尿：多花蔷薇根 15～20 g，水煎服。

关黄柏
Guanhuangbai

【来源】为芸香科植物黄檗 *Phellodendron amurense* Rupr. 的干燥树皮。剥取树皮，除去粗皮，晒干。

【原植物】落叶乔木，高 10～15 m；树皮浅灰色或灰褐色，有纵向深沟裂，内皮鲜黄色。小枝棕褐色，无毛。叶对生，单数羽状复叶，小叶 5～13 片，小叶柄短，小叶片卵状披针形或卵形，长 5～12 cm，宽 3～4.5 cm，先端长渐尖，基部通常为不等的广楔形或近圆形，边缘有细圆锯齿或近无齿，常被缘毛；上面暗绿色，幼时沿脉被柔毛，且脱落。下面苍白色，幼时沿脉被柔毛，老时仅中脉基部被白色长柔毛。花序圆锥状，花轴及花枝幼时被毛；花单性，雌雄异株，较小；花萼 5 片，卵形；花瓣 5 片，长圆形，带黄绿色；雄花雄蕊 5 片，伸出花瓣外，花丝基部被毛；雌花的退化雄蕊呈鳞片状，雌蕊 1 枚，子房上位，花柱甚短，柱头头状，5 裂。浆果状核果圆球形，成熟时紫黑色，有 5 核。花期 5～6 月，果期 9～10 月。（图片 A046-06，彩图见 472 页）

主要为栽培。

【化学成分】含有生物碱类、黄酮

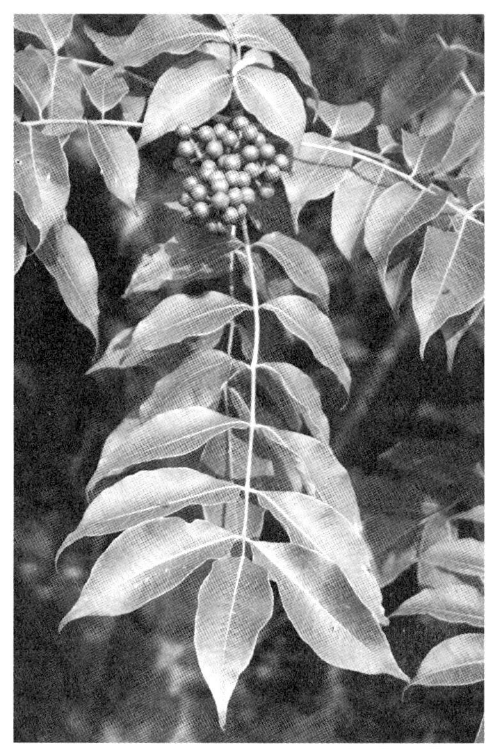

黄　檗

类、柠檬苷素类、甾醇类等。主要有小檗碱（berberine）、四氢小檗碱（tetra-hydrob-erberine）、药根碱（jatrorrhizine）、四氢药根碱（tetra-hydrojiatrorrhizine）、木兰花碱（magnoflorine）、黄柏碱（phellodendrine）、n－甲基大麦芽碱（candicine）、巴马汀（palmatine）、四氢掌叶防己碱（tetrahydropalma-tine）、蝙蝠葛碱（menisperine）；黄酮金丝桃（hyperin）、黄柏兹德（phellozide）、二氢黄柏兹德；黄柏酮（obacunone）、黄柏内酯（obaculactone）、白鲜交酯（dictamnolide）、黄柏酮酸（obacuonic acid）、青荧光酸（1umicaeruliec acid）；7－脱氢豆甾醇（7－dehydro-stigmastero1）、p－谷甾醇（p－itostero1）、菜油甾醇（campestero1）。果实也含小檗碱和药根碱等。

【药理作用】

①抗菌作用：小檗碱体外试验对金黄色葡萄球菌、肺炎球菌、白喉杆菌、草绿色链球菌、痢疾杆菌（宋内氏除外）等均有抑制作用，对大肠杆菌、伤寒杆菌几乎无效；黄柏水煎剂对奇异变形杆菌、表皮葡萄球菌、大肠杆菌、绿脓杆菌与金黄色葡萄球菌皆有抑菌作用；其水煎浓缩液经乙醇提取处理后，所剩物质的抑菌作用减弱。幽门螺杆菌、痤疮丙酸杆菌、阴道加德纳菌对黄柏中度敏感；采用纸片法进行淋球菌实验，每张纸片含黄柏药液相当于原生药5mg，实验证明其对淋球菌高度敏感，抑菌直径在15 mm 以上。

②解热抗炎作用：黄柏对巴豆油所致小鼠耳壳肿胀及醋酸所致小鼠腹腔毛细血管通透性实验显示具有抗炎作用，并发现其生品的抗炎作用最强。从对于酵母所致的大鼠体温升高的作用可看出黄柏及其炮制品的清热作用较弱且缓慢。

③对免疫系统的作用：黄柏可抑制二硝基氟苯（DNFB）诱导的小鼠迟发型超敏反应（DTH），降低其血清IFN－γ水平，抑制其腹腔巨噬细胞Mψ产生白细胞介素－1及肿瘤坏死因子（TNF－a），抑制其脾细胞产生白细胞介素－2。这表明黄柏有抑制小鼠 DTH 的作用，从而抑制免疫反应，减轻炎症损伤。

④抗溃疡作用：不含小檗碱类生物碱的黄柏水溶性组分能抑制胃液分泌，对正常状态小鼠胃黏膜 SOD 活性及大鼠胃黏膜血流量无影响，但可抑制水浸拘束应激小鼠 SOD 活性的降低，以及给予吲哚美辛所致大鼠胃黏膜 PGE2 的减少，并使正常小鼠胃黏膜 PGE2 增加。说明其对胃溃疡有抑制作用。

⑤抗氧化作用：黄柏生品、清炒品、盐炙品和酒炙品水提取物和醇提取物可清除次黄嘌呤—黄嘌呤氧化酶系统产生

超氧阴离子（O^{2-}）和 Fenton 反应生成的羟自由基（—OH），并能抑制羟自由基诱导的小鼠肝匀浆上清液脂质过氧化作用，它们之间抗氧化作用存在一定的差异性。炒炭品则无抗氧化作用。

⑥其他作用：黄柏生品和盐制品低剂量和高剂量均可降低高尿酸血症小鼠血清尿酸水平，抑制小鼠肝脏黄嘌呤氧化酶活性，具有抗痛风作用；黄柏皮中含有小檗碱，有明显的降血糖作用；黄柏所含黄柏酮、柠檬苦素、小檗碱对家兔的离体肠管具有增强肠管张力、振幅、松弛的作用；黄柏胶囊中的小檗碱用于犬的静脉注射后，可使血压显著降低，且不产生快速耐受现象，降压作用可持续 2h 以上；黄柏的水浸出液亦有降低麻醉动物血压的作用；黄柏煎剂或浸剂对部分常见的致病性真菌有不同程度的抑菌作用；其水煎剂有杀灭钩端螺旋体、孑孓、家蝇的作用，对阴道滴虫有较弱的作用；黄柏碱具有一定的肌肉松弛作用；黄柏还具有镇咳、祛痰、利胆、抗病毒作用。

毒性 黄柏小鼠腹腔注射的半数致死量为 2.7 g/kg。

【性味归经】 苦，寒。归肾、膀胱经。

【功能主治】 清热燥湿，泻火除蒸，解毒疗疮。用于湿热泻痢，黄疸，带下，热淋，脚气，痿躄，骨蒸劳热，盗汗，遗精，疮疡肿毒，湿疹瘙痒。

【用法用量】 3 ~ 12 g；或入丸、散。外用适量，研末调敷或煎水浸渍。

【附注】

①黄檗 *Phellodendron amurense* Rupr. 的干燥树皮商品称“关黄柏”，《中国药典》2005 年版一部将“关黄柏”与“黄柏”（来源为 *Phellodendron chinense Schneid.* 干燥树皮，习称“川黄柏”）分别制定了质量标准。

②黄檗 *Phellodendron amurense* Rupr. 的果实（黄波罗果）亦供药用。黄波罗果具有止咳祛痰之功能。治慢性气管炎。

寻骨风
Xungufeng

【来源】 为马兜铃科植物绵毛马兜铃 *Aristolochia mollissima* Hance 的全草。夏、秋季采挖，除去泥沙，干燥。

【原植物】 多年生攀援草本。根圆柱形。茎叶密被白色绵毛。叶卵状心形，长 3 ~ 8 cm，宽2.5 ~ 7 cm，先端钝尖，基部心形，两侧裂片圆形；叶柄长 1 ~ 4 cm。花单一，腋生，花梗近中部有 1 叶状片；花萼管弯曲而呈烟斗状，内部带黄色，中央紫色。蒴果椭圆形，长 2 ~ 3 cm，直径 1.5 ~ 2 cm，密被白色细绵毛，成熟时由基部室间开裂；果柄长 1.5 ~ 2 cm，也有绵毛；种子扁平。花期 5 ~ 6 月，果期 6 ~ 7 月。（图片 A013 – 02，彩图见 453 页）

生长在山坡草丛、路旁、田边。

【药材】 本品根茎呈圆柱形，有分枝；表面黄棕色，有节及细纵纹，节处有须根；质韧，断面纤维性强，黄白色，有放射性纹理。茎灰绿色，密被黄白色绵毛。叶片灰绿色，皱缩，两面密被黄白色绵毛。气微香，味苦而辛。

【化学成分】 含硝基菲类有机酸及其衍生物、挥发油、甾醇、有机酸、生物碱、树脂及糖类等。主要有马兜铃酸（Aristolochic Acid）A ~ D、马兜铃内酯、绵毛马兜铃内酯、9 – 乙氧基马兜铃内酯、9 – 乙氧基马兜铃内酰胺、马兜铃酸

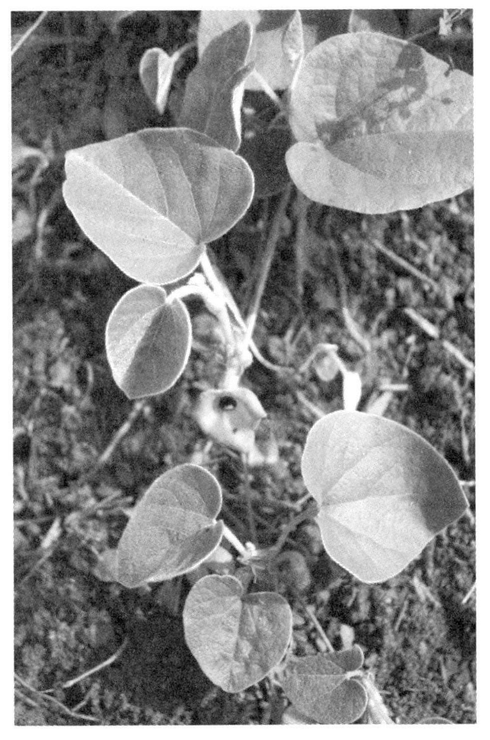
绵毛马兜铃

D、马兜铃内酰胺、6－甲氧基马兜铃内酰胺；β－谷甾醇、β－谷甾醇－D－葡萄糖苷；香草酸、硬脂酸、棕榈酮、尿囊素、三十醇。挥发油中主要成分有α－蒎烯、莰烯、β－蒎烯、1，8－桉叶素、莰尼酮、樟脑、莰醇、甲酸冰片酯、醋酸冰片酯、松油醇醋酸酯、顺－左旋－葛缕醇醋酸酯、δ－榄香烯、β－榄香烯、β－石竹烯、α－古云香烯、γ－榄香烯等。

【药理作用】

①镇痛催眠作用：热板法和扭体法均证明绵毛马兜铃油有镇痛作用。绵毛马兜铃油尚可延长戊巴比妥钠的小鼠睡眠时间，降低戊色比妥钠催眠剂量的阈值。

②对大鼠实验性“关节炎”的作用：绵毛马兜铃挥发油及提出的总生物碱对大鼠蛋清性“关节炎”有明显的预防作用；冷浸剂经乙醇沉淀1次所得的制剂对蛋清性及甲醛性“关节炎”均有效果。

【毒性】灌胃给于绵毛马兜铃油，按改良的Korber法求得LD_{50}为0.930 mL/kg ±0.022 mL/kg。服药后，小鼠安静不动，不进水、食。一般在4～36h内出现死亡。马兜铃酸A有肾毒性及强致癌性。

【性味归经】辛、苦，平。归肝经。

【功能主治】祛风，活络，止痛。用于风湿痹痛，关节酸痛。

【用法用量】10～15 g。

【注意】本品含马兜铃酸，具有肾毒性，慎用。

【选方】风湿关节痛：寻骨风15 g，五加皮30 g，地榆15 g。酒水各半，煎浓汁服。

阴行草
Yinxingcao

【别名】铃茵陈。

【来源】为玄参科植物阴行草 *Siphonostegia chinensis* Benth. 的全草。8～9月间割取全草，晒干。

【原植物】一年生草本，高25～70 cm。茎直立，上部分枝，通常被白色柔毛。叶对生，长2～6 cm，宽1.5～3 cm，羽状分裂，裂片3～4对，边缘常有不整齐的齿状缺刻，基部狭窄下延成叶状柄；苞片披针形至线形，近全缘或3浅裂。花单朵腋生及顶生，排列成总状花序；花萼筒状，长约2 cm，有短粗毛，先端5裂，外表有绿色纵棱10条；花冠唇形，黄色，长约2.5 cm，上唇兜状，全缘，下唇3裂，中央1裂片较大，外面被柔毛；雄蕊4枚，2枚强；雌蕊1枚，子房上位，2室，花柱伸出上唇外，微向上弯，柱头略膨大。蒴果椭圆形，长约12 mm，

宽约3mm，先端尖锐，胞背开裂。种子多数，黑色。花期8~9月，果期11~12月。（图片A104-02，彩图见489页）

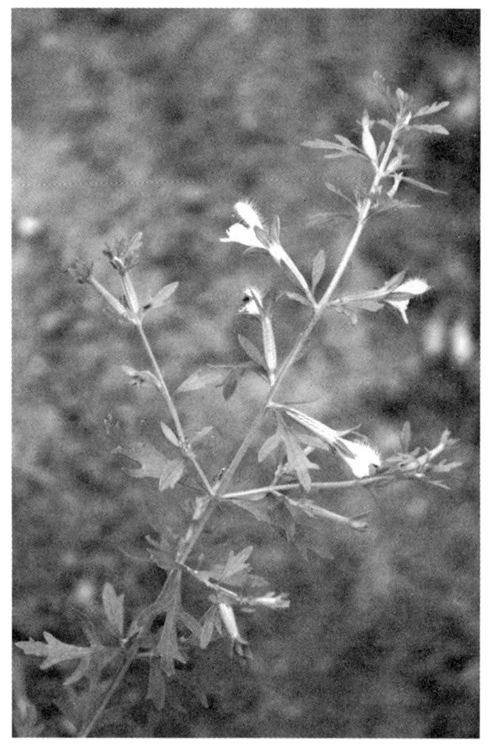

阴行草

生长在丘陵、平坡、草丛、路旁。

【药材】本品根短而弯曲。茎圆柱形，被短毛；表面棕紫色至黑棕色，断面黄白色，中空。叶破碎，黑绿色，被短毛。花萼筒状，宿存，黄棕色至黑棕色，先端5裂，花冠棕黄色，多脱落。蒴果狭卵状椭圆形，棕黑色。种子细小。气微，味淡。

【化学成分】含奎尼酸酯类、黄酮类、香豆素类、木脂素、单萜环烯醚苷类、生物碱、内酯、有机酸、甾醇和挥发油等。主要有3，4-二咖啡酰基奎尼酸（3，4-di-O-caffeoylquinic acid）、灰毡毛忍冬素F（macranthoin F）、3，4，5-三咖啡酰基奎尼酸甲酯（3，4，5-tri-O-caffeoylquinic acid）；5，3′-二羟基-6，7，4′-三甲氧基黄酮、5，7-二羟基-3′，4′-二甲氧基黄酮、芹菜素、木犀草素、芹菜苷、木犀草苷；7-甲氧基香豆素、7-羟香豆素；丁香脂素；10-对香豆酰桃叶珊瑚苷、8-异马钱素、阿克苷；吡啶单萜烯isocantleyine、刘寄奴醇；黑麦草内酯；异阿魏酸、反式对羟基桂皮酸；β-谷甾醇、胡萝卜苷；挥发油中主要成分有薄荷酮、异薄荷酮、l-薄荷醇、胡薄荷酮、牻牛儿醇、桉叶油醇、愈创醇、己酸、苯甲醇、芳樟醇等。

【药理作用】

①保肝利胆作用：阴行草水煎剂2.5~5.0g/kg，皮下注射7d，对CCl_4肝损伤大鼠有明显降低转氨酶作用。阴行草水煎剂由十二指肠给药，有明显的利胆作用。

②抗血小板凝聚：体外实验，阴行草水煎剂7mg/mL对ADP诱导兔血小板聚集抑制百分率为5.5%。体内实验，阴行草水煎剂14.4g/kg灌胃给药，对大鼠血小板聚集抑制率为13.4%。

③抗菌作用：阴行草水煎剂在试管内对金黄色葡萄球菌、炭疽杆菌、乙型链球菌、白喉杆菌、伤寒杆菌、绿脓杆菌和痢疾杆菌有不同程度的抗菌作用。

④其他作用：体内实验阴行草煎剂10g/kg大鼠灌胃给药有明显的降低血清胆固醇的作用。对阴行草进行急性毒性实验，阴行草一次性给药130g/kg，2d后少量小鼠出现轻度腹泻。观察7d，无死亡现象。

【性味】苦，寒。

【功能主治】清利湿热，凉血祛瘀。用于黄疸型肝炎，尿路结石，小便不利，便血，外伤出血。

【用法用量】10~15g（鲜者30~60

g)；或研末。

【选方】湿热黄疸，小便不利，遍身发黄：阴行草 30 ~ 60 g。水煎，日服 2 次。

防 风
Fangfeng

【来源】为伞形科植物防风 *Saposhnikovia divaricata* (Turcz.) Schischk. 的根。春、秋季采挖未抽花茎植株的根，除去须根及泥沙，晒干。

【原植物】多年生草本，根粗壮而长，不分支或分支。茎直立，高 30 ~ 80 cm，单一或二歧分枝，分枝斜上或略呈“之”字形弯曲，有细纵条纹。基生叶丛生，有长柄；叶柄基部成鞘状；叶为 1 ~ 2 回羽状全裂，第一次裂片长圆形或卵形，有柄，第 2 次裂片叶柄较短，最末裂片狭楔形，长 1.5 ~ 3 cm，宽 2 ~ 7 mm，顶端常有 2 ~ 4 缺刻，小裂片线形或披针形，先端锐尖；茎上部叶渐小。叶柄短或呈鞘状。复伞形花序顶生，由多数复伞花序排裂成聚伞圆锥状；伞幅5 ~ 10，不等长，无毛；总苞片缺或 1 枚；小苞片 4 ~ 6 枚，披针形，短小；花梗4 ~ 9 个；萼齿 5 个，三角状卵形或长三角形；花瓣 5 片，倒卵形，白色，先端具内折小舌片；雄蕊 5 枚；花柱基圆锥形与花柱近等长；花柱 2 个，直立或下弯。双悬果长圆形或椭圆形，长 3 ~ 5 mm，宽 2 ~ 2.5 mm，幼时有疣状突起，成熟后不显或平滑，扁平，侧棱具翅。花期 8 ~ 9 月，果期 9 ~ 10 月。(图片 A084 – 03，彩图见 479 页)

生长在山坡草丛中。

【药材】本品呈长圆锥形或长圆柱形，下部渐细，有的略弯曲，长 15 ~ 30 cm，直径 0.5 ~ 2 cm。表面灰棕色，粗糙，有纵皱纹、多数横长皮孔样突起及点状的细根痕。根头部有明显密集的环纹，有的环纹上残存棕色毛状叶基。体轻，质松，易折断，断面不平坦，皮部浅棕色，有裂隙，木部浅黄色。气特异，味微甘。

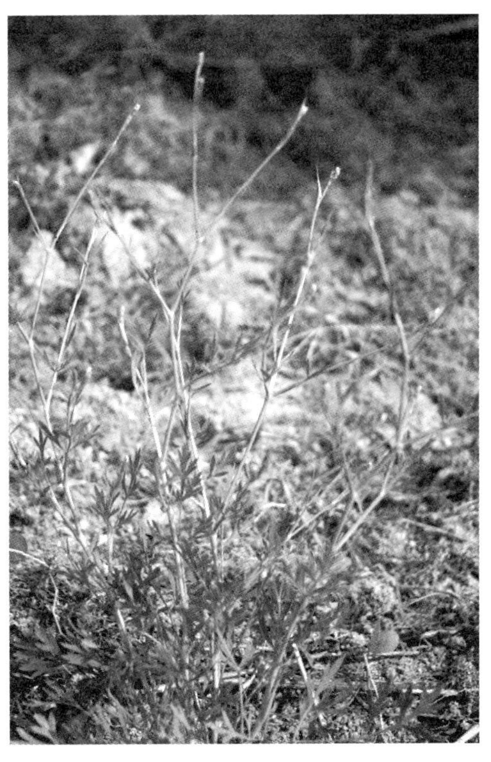

防 风

【化学成分】含色原酮类、香豆素类、多糖类、有机酸、挥发油及其他。主要有升麻素 (cimifugin)、升麻素苷 (prim – O – glucosylcimifugin)、亥茅酚 (hamaudol)、亥茅酚苷 (sec – O – glucosylhamaudol)、汉黄芩素 (wogonin)；补骨脂素 (psoralen)、香柑内酯 (bergapten)、欧前胡素 (imperation)、异欧前胡素 (isoimperation)、紫花前胡苷元 (nodakenetin)、异紫花前胡苷 (marmesin)、花椒毒素 (xanthotoxin)、东莨菪素

(scopoletin)、川白芷内酯(anomalin)、珊瑚菜内酯(phelloptern)、石防风素(deltoin)、秦皮啶(fraxidin)、异秦皮啶(isofraxidin);其他有glycerolmonolinoleate、glycerolmonooleate、β-谷甾醇、胡萝卜苷、D-甘露醇、木腊酸、丁酸二烯、腺苷(adeno-sine)及微量元素Se、Mo等。

【药理作用】

①解热作用:对人工发热家兔,经口给予防风煎剂或浸剂,有明显的解热作用,煎剂的作用较浸剂好。防风95%乙醇提取物大白鼠腹腔注射给药,能显著降低伤寒、副伤寒甲乙三联菌苗致热大白鼠体温;防风水煎液对酵母、蛋白冻及伤寒、副伤寒甲菌苗精制破伤风类毒素混合制剂致热大鼠有解热作用;对三联疫苗(百日咳、白喉、破伤风疫苗)致热家兔腹腔注射防风水煎液,在1~2h内解热作用明显。

②镇痛镇静作用:小鼠灌服防风50%乙醇浸出液(蒸去乙醇),能明显提高痛阈(电刺激鼠尾法),皮下注射同样有效。防风提取物对于热刺激、化学刺激引起疼痛的小白鼠均有镇痛作用,采用热板法测定痛阈值,防风提取物能明显提高小白鼠的痛阈值。升麻素苷、5-O-甲基维斯阿米醇、Divaricatol、Ledebouriellol、亥茅酚苷、甘油酯类为其镇痛有效成分。防风水煎液具有协同戊巴比妥钠的催眠作用,同时可以减少小白鼠自主活动次数,具有镇静作用。防风的甲醇提取物可以延长戊巴比妥催眠小白鼠的睡眠时间。

③抗菌、抗病毒作用:在平板法体外抑菌实验中,防风对金黄色葡萄球菌、乙型溶血性链球菌、肺炎双球菌及两种霉菌(产黄青霉、杂色曲霉)等均有抑制作用;防风水煎液具有一定的抑制流感病毒A3的作用。

④抗炎、抗过敏作用:防风水煎液能明显抑制小白鼠耳郭肿胀,对醋酸引起的炎症也有明显的抑制作用。防风水煎液能够降低毛细血管通透性而起到抗炎作用。升麻素苷和5-O-甲基维斯阿米醇苷均能明显抑制二甲苯引起的皮肤肿胀,降低炎症反应。防风对药物所致小白鼠皮肤瘙痒、组胺所致豚鼠局部瘙痒、组胺引起的毛细血管通透性增加及二甲基亚砜所致豚鼠耳肿胀均有抑制作用。

【性味归经】 辛、甘,温。归膀胱、肝、脾经。

【功能主治】 解表祛风,胜湿,止痉。用于感冒头痛,风湿痹痛,风疹瘙痒,破伤风。

【用法用量】 5~10g。

【选方】 感冒头痛:防风、白芷、川芎各9g,荆芥6g。水煎服。

七 画

麦 冬
Maidong

【别名】 沿阶草。

【来源】 为百合科植物麦冬 *Ophiopogon japonicus* (Thunb.) Ker-Gawl. 的块根。夏季采挖,洗净,反复暴晒、堆置,至七八成干,除去须根,干燥。

【原植物】 多年生草本。根较粗,中间或近末端常有膨大成椭圆形或纺锤形的小块根;地下走茎细长,直径1~2

mm，节上有膜质鞘。茎很短。叶基生成丛，禾叶状，长10～50cm，少有较长的，宽1.5～3.5mm，先端渐尖或稍钝，基部边缘成膜质鞘状，叶缘有细齿，有明显脉3～7条。花葶通常比叶短得多，很少例外的，一般长6～15cm；总状花序长2～5cm，有时更长，有几朵至10余朵花；花单生或2朵生于苞片腋内；苞片披针形，最下面的长可达7～8mm；花梗长3～4mm，关节位于中部以上或近中部；花被片淡紫色或白色，披针形，长约5mm，开放时稍下垂，不展开；花丝很短，花药三角状披针形，长2.5～3mm；花柱较粗，长约4mm，宽约1mm，基部宽阔，向上渐狭，略呈长圆锥形。种子球形，直径7～8mm，成熟时蓝黑色。花期5～8月，果期8～11月。（图片A134－12，彩图见505页）

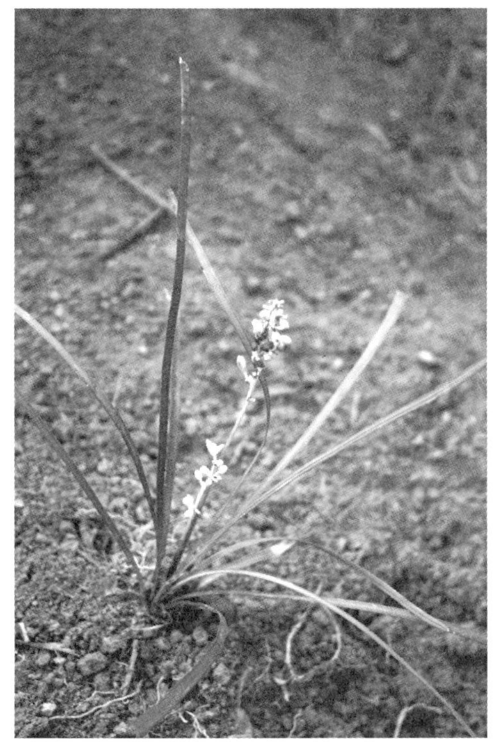

麦　冬

生长在溪沟岸边或山坡树林下。

【药材】本品呈纺锤形，两端略尖，长1.5～3cm，直径0.3～0.6cm。表面黄白色或淡黄色，有细纵纹。质柔韧，断面黄白色，半透明，中柱细小。气微香，味甘、微苦。

【化学成分】含甾体皂苷类、甾醇类、黄酮类、多糖、微量挥发油、微量元素等。主要有鲁斯考皂苷元（ruscogenin）、薯蓣皂苷元（diosgenin）、麦门冬皂苷（ophiopogonin）A、B、B′、C、C′、D、D′；β－谷甾醇、豆甾醇、β－谷甾醇－β－D－葡萄糖苷；甲基麦冬二氢黄酮A～B、甲基麦冬黄酮A～B、麦冬黄酮A～B、异冬黄酮A、去甲基异麦冬黄酮B、麦冬二氢黄酮A等。

【药理作用】

①抗心肌缺血作用：麦冬皂苷、麦冬多糖可以抗心肌缺血，增加心肌营养血流量，使缺血氧的心肌细胞较快获得恢复与保护，减少心肌细胞的受损；麦冬活性多糖可拮抗垂体后叶素引起的S－T段抬高，可使结扎大鼠冠脉后升高的S－T段明显降低，同时降低动物血清中心肌肌酸激酶（CK）和使乳酸脱氢酶LDH含量升高，对心肌缺血造成的超氧化物歧化酶（SOD）降低和丙二醛（MDA）增加有一定的抑制作用。

②降血糖作用：正常兔口服麦冬的水、醇提取物0.2 g/kg，则有降血糖作用；对四氧密啶性糖尿病兔，用0.5 g/（kg·d），连续4d亦有降血糖作用，并促使胰岛细胞恢复，肝糖元较对照组有增加趋势。麦冬多糖灌胃对葡萄糖、四氧嘧啶及肾上腺素所致的小鼠高血糖均有明显的抑制作用，对正常小鼠的血糖也有降低作用。

③免疫活性：麦门冬多糖能对由环磷酰胺引起的小鼠白细胞数下降有极显

著的对抗作用；麦冬多糖可以明显增加小鼠胸腺和脾脏重量，具有促使T淋巴细胞和B淋巴细胞增殖的作用，显著增强小鼠机体网状内皮系统吞噬功能，并能提高血清溶血素抗体水平，显示麦门冬多糖具有良好的免疫增强和刺激作用。

④抗菌作用：麦冬粉在体外对白色葡萄球菌、大肠杆菌等有某些抗菌作用。

⑤抗过敏活性：麦冬多糖还具有较显著的抗小鼠被动皮肤过敏的作用，并能拮抗乙酰胆碱和组胺混合液刺激引起的正常豚鼠和卵白蛋白引起的致敏豚鼠的支气管平滑肌收缩，抑制致敏豚鼠哮喘的发生及小鼠肥大细胞脱颗粒及组胺的释放。

⑥对胃肠道保护作用：麦冬多糖对乙醇引起的胃黏膜损伤有保护作用，并对乙醇引起的胃黏膜电位差（PD）值下降有拮抗作用；麦冬多糖对消炎痛引起的胃黏膜损伤有保护作用；麦冬多糖对萎缩性胃炎有一定的治疗作用。

【性味归经】 甘、微苦，微寒。归心、肺、胃经。

【功能主治】 滋阴生津，润肺清心。用于肺燥干咳。虚劳咳嗽，津伤口喝，心烦失眠，内热消渴，肠燥便秘；白喉。

【用法用量】 6～12g。

【附方】

①咳嗽、咽痛、音哑：麦冬、天冬各50g，水煎后加蜂蜜25g服。

②消渴，喉干不可忍，饮水不止，腹满急胀：麦冬、乌梅各30g。水煎服。

③热伤元气，肢体倦怠，气短懒言，口干作渴，汗出不止，脚欹眼黑，津枯液涸：人参10g，麦冬10g，五味子6g。水煎，不拘时温服。

杜　仲
Duzhong

【来源】 为杜仲科植物杜仲 *Eucommia ulmoides* Oliv. 的树皮。4～6月剥取，刮去粗皮，堆放“发汗”至内皮呈紫褐色，晒干。

【原植物】 落叶乔木，高达20m。小枝光滑。皮及叶断裂后可见多数胶丝。单叶互生；椭圆形或卵形，长8～18cm，宽3.5～7.5cm，先端渐尖，基部广楔形，边缘有锯齿，幼叶上面疏被柔毛，下面毛较密，老叶上面光滑，下面叶脉处疏被毛；叶柄长1～2cm。花单性，雌雄异株，与叶同时开放，或先叶开放，生于一年生枝基部苞片的腋内，有花柄；无花被；雄花有雄蕊6～10枚；雌花有一裸露而延长的子房，子房1室，顶端有2叉状花柱。翅果卵状长椭圆形而扁，先端下凹，内有种子1粒。花期4～5月，果期10～11月。（图片A040－01，彩图见465页）

生长在山地林中，有栽培，大别山区均有分布。

【药材】 本品呈板片状或两边稍向内卷，大小不一，厚3～7mm。外表面淡棕色或灰褐色，有明显的皱纹或纵裂槽纹，有的树皮较薄，未去粗皮，可见明显的皮孔。内表面暗紫色，光滑。质脆，易折断，断面有细密、银白色、富弹性的橡胶丝相连。气微，味稍苦。

【化学成分】 树皮含木质素类、环烯醚萜类、苯丙素类、黄酮类、三萜类、杜仲胶、有机酸、多糖类、蛋白质、氨基酸、维生素C、微量元素等。主要有松脂素（Pinoresinol）、麦迪奥脂素（Med-

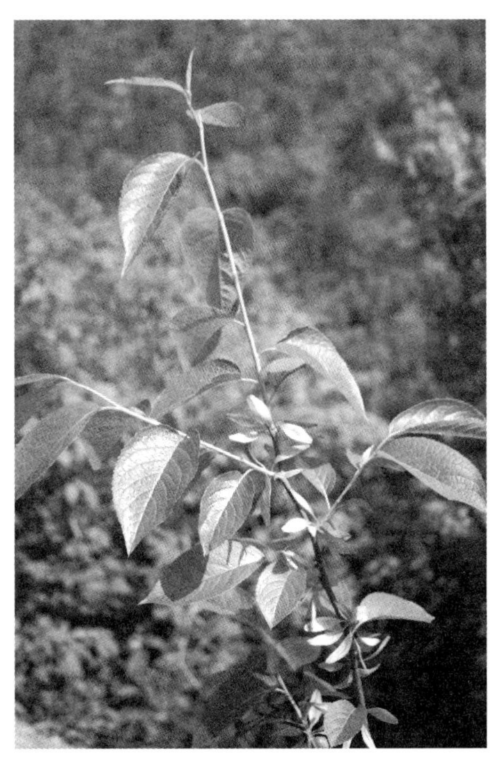

杜　仲

ioresinol)、丁香脂素（Syringaresinol)、松脂醇二葡萄糖苷、丁香脂素二葡萄糖苷、吉尼波西狄克酸甲脂；京尼平苷、京尼平苷酸、桃叶珊瑚苷、杜仲苷、筋骨草苷；槲皮素、莰菲醇、芦丁、表儿茶素、儿茶素；白桦脂醇、白桦脂酸、熊果酸；绿原酸、绿原酸甲酯、咖啡酸、松柏酸、松柏苷、丁香苷、香草酸；杜仲糖 A～B；抗真菌蛋白 1～2 等。

杜仲叶含有与杜仲相同类别的成分，主要有松脂醇二葡萄糖苷（pinoresinol diglucoside)、丁香脂醇二葡萄糖苷、橄榄脂素、吉尼波西狄克酸甲脂；杜仲醇（encommiol)、杜仲醇苷（encommioside)、京尼平（genipin)、京尼平苷酸（geniposidic acid)、京尼平苷（geniposide)、桃叶珊瑚苷（aucubin)、筋骨草苷（ajugoside)、哈帕苷丁酸酯（harpagide acetate)、雷扑妥苷（reptoside)、车叶草酸、去乙酰车叶草酸、10－乙酰鸡屎藤苷、表杜仲醇；熊果酸（ursolic acid)、对香豆酸（－coumaric)、咖啡酸乙酯（caffeic acidethylester)、绿原酸（chlorogenic acid)、松柏苷（syringin)；山柰酚（kaempferol)、槲皮素（quercetin)、紫云英苷（astragalin)、陆地锦甘（hirsutin)、芦丁（rutin)；杜仲胶（gutta-percha)；氨基酸、微量元素等。

【药理作用】

①降压作用：树皮的提取物及煎剂对动物有持久的降压作用。杜仲水提物对犬有明显的降压作用，且疗效平稳，无毒副作用。杜仲水提物急性降压实验，发现杜仲的降压作用与其中含有、桃叶珊瑚苷、绿原酸和糖类等物质有关。

②利尿作用：杜仲的各种制剂对麻醉犬均有利尿作用，且无“快速耐受”现象。对正常大鼠、小鼠亦有利尿作用。

③抗衰老及抗肿瘤作用：生杜仲水煎液灌肠给药，可使醋酸可的松造成的类阳虚小鼠红细胞 SOD 活力增加。杜仲可促进人体皮肤、骨骼、肌肉中蛋白质胶原的合成和分解，促进代谢，预防衰老。杜仲皮及叶中所含的京尼平苷、桃叶珊瑚苷有抗肿瘤活性。杜仲皮叶所含的木脂素类丁香脂素双糖苷在抑制淋巴细胞白血病中有较好的活性。

④免疫功能：杜仲的皮、叶、枝、再生皮及杜仲煎剂灌服，对氢化可的松作用下小鼠巨噬细胞吞噬红细胞功能有明显影响，可使吞噬活力增加。此外，杜仲还有降低血糖、降血脂、镇静等作用。

【性味归经】甘，温。归肝、肾经。

【功能主治】补肝肾，强筋骨，安胎。用于肾虚腰痛，筋骨无力，妊娠漏血，胎动不安；高血压。骨痿软。

【用法用量】6～9g。

【附注】杜仲 *Eucommia ulmoides* Oliv. 的叶（杜仲叶，亦称櫰芽）亦供药用。主治风毒脚气，久积风冷，肠痔下血。

杜 衡
Duheng

【别名】土细辛、南细辛、马辛。

【来源】为马兜铃科植物杜衡 *Asarum forbesii* Maxim. 的全草。春、夏间采挖，洗净，晒干。

【原植物】多年生草本。根状茎的节间短，下端集生多数肉质根，淡黄白色，带辛香味。茎端生1～2叶。叶宽心形至肾状心形，长和宽各3～8cm，先端钝尖或圆，基部深心形，上面深绿色，略有微毛，下面淡绿色，近光滑，全缘，边缘及脉上被柔毛；叶柄长3～12cm。单花顶生，直径1～1.2cm；花萼钟状，顶端3裂，裂片宽卵形，暗紫色，花萼内面有隆起的网纹；雄蕊12枚；子房和花萼贴生，花柱6个，柱头2裂。蒴果肉质；种子多数，细小，黑褐色。花期通常春季，也有在秋末开花的。（图片A013－01，彩图见452页）

生长在阴湿有腐殖质的林下或草丛中。

【药材】根茎呈圆柱形，表面灰棕色或淡棕色，粗糙，有环节，节间长1～9mm。根细圆柱形，略弯曲，表面具细纵纹；质脆，易折断，断面黄白色或类白色。基生叶1～2片，灰绿色，花被钟状。气芳香，味辛辣，略有麻舌感。

【化学成分】含细辛素（asarinin），卡枯醇（kakuol）、黄樟油素、黄樟醚、

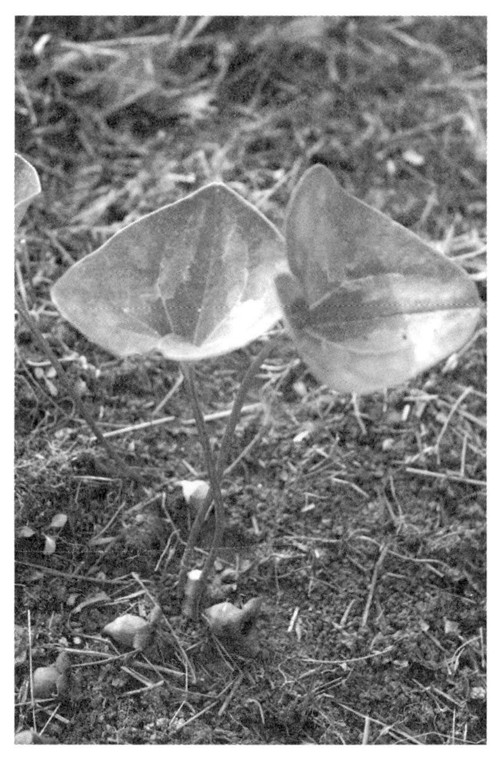

杜 衡

丁香油酚、3S－苯甲酰氧－2S－羟基－2－异丙基丁酸甲酯、2R－苯甲酰氧异戊酸甲酯、2R－肉桂酰氧异戊酸甲酯、2R－胡椒酰氧异戊酸甲酯、榄香素、反式细辛脑、亚油酸、β－谷甾醇；挥发油的主要成分为α－细辛脑（α－asarone）、β－细辛脑、细辛醚、榄香脂素、甲基丁香酚、α－蒎烯、β－蒎烯、α－松油烯、1，8－桉叶素、樟脑、龙脑等。

【药理作用】

①中枢抑制作用：能显著减少小鼠自发活动，对戊巴比妥钠或硫喷妥钠有明显协同作用。静脉注射杜衡挥发油使兔翻正反射消失约5min，能对抗电休克和戊四氮引起的惊厥，能增加小鼠对缺氧的耐受能力，但不能对抗苯丙胺的毒性。另外还有降温作用。α－细辛脑具有明显的镇静和降血脂活性；

②抗过敏作用：3S－苯甲酰氧－

2S－羟基－2－异丙基丁酸甲酯、2R－苯甲酰氧异戊酸甲酯、2R－肉桂酰氧异戊酸甲酯、亚油酸对大鼠被动皮肤过敏具有抑制作用。

毒性 黄樟醚有麻痹作用，能使动物的呼吸中枢麻痹。长时间给猫及家畜以少量，则引起磷中毒样的肝、肾脂肪变性；对犬给予0.75 g则发生呕吐，犬的致死量，皮下注射或内服均为1 g/kg。

【性味】辛，温。有小毒。

【功能主治】祛风，散寒，止痛。用于风寒头痛，关节疼痛，痰饮咳嗽；外治牙痛。

【用法用量】1.5～3 g；浸酒或入散剂。外用：研末吹鼻或捣敷。

【选方】治风寒头痛，伤风伤寒，头痛、发热初觉者：杜衡为末，每服3 g，热酒调下，少顷饮热茶一碗，催之出汗。

芫　花
Yuanhua

【别名】头痛花。

【来源】为瑞香科植物芫花 *Daphne genkwa* Sieb. et Zucc. 的花蕾。春季花未开放前采摘，拣去杂质，晒干或烘干。

【原植物】落叶灌木，高可达1m。茎细长而直立，幼时有绢状短柔毛。叶通常对生，偶为互生，椭圆形，长3～5.5 cm，宽2～20 mm，略为革质，全缘，先端尖，幼时两面疏生绢状细柔毛，脉上较密，老时上面渐脱落；叶柄短，密布短柔毛。花先叶开放，淡紫色，通常出于枝顶叶腋，3～7朵簇生；花两性，无花瓣；萼圆筒状而细长，长约1cm，密被绢状短柔毛，先端4裂，裂片卵形，长不及1cm；雄蕊8枚，2轮，着生于萼筒上，不具花丝；雌蕊1，子房上位，1室，花柱极短或缺乏，柱头头状。核果革质，白色。种子1粒，黑色。花期3～4月，果期5月。（图片A073－01，彩图见477页）

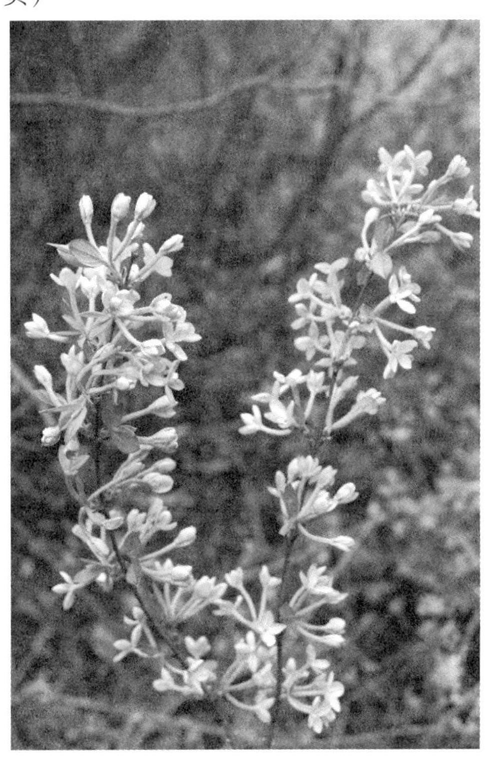

芫　花

生长在山坡、草地或山谷路旁。

【药材】本品常3～7朵簇生于短花轴上，基部有苞片1～2片，多脱落为单朵。单朵呈棒槌状，多弯曲，长1～1.7 cm，直径1.5 mm；花被筒表面淡紫色或灰绿色，密被短柔毛，先端4裂，裂片淡紫色或黄棕色。质软。气微，味甘、微辛。

【化学成分】含黄酮类、香豆素类、二萜原酸酯类、苯丙素类、木脂素类及其他类。主要有芫花素（genkwanin）、芹菜素（apigenin）、3′－羟基芫花素（3′－hydroxygenkwanin）、木犀草素（luteolin）、椴苷（tiliroside）、芫根苷（yuenkanin）、槲皮苷（isoquercetrin）、木犀草苷（galuteolin）；伞形花内酯（umbelliferone）、西瑞香素（daphnoretin）和瑞香苷（daphnin）；芫花酯（yuanhuacine）甲～戊、芫花烯（genkwadaphnin）；3′－O－咖啡酰基奎宁酸甲酯、4′－O－咖啡酰基奎宁酸甲酯、5′－O－咖啡酰基奎宁酸甲酯；松脂醇（pinoresinol）、落叶松脂素（lariciresinol）、异落叶松脂素［(+)-secoiso-lariciresinol］、罗汉松脂素［(+)-matairesinol］等。

芫花根含芫根苷、芫花酯（yuanhuacine）己～庚、紫丁香苷、芫花醇（genkwanol）A～C、毛瑞香素G、毛瑞香素G－3″－甲醚（15）、毛瑞香素H－3－甲醚（16）、毛瑞香素H－3″－甲醚、genkwanines A～L等。

芫花叶含芫花素（genkwanin）、木犀草素（luteolin）、椴苷（tiliroside）、芫花木内脂等。

【药理作用】

①镇咳、祛痰作用：醋制芫花、羟基芫花素均有一定的镇咳、祛痰作用，并确定羟基芫花素是止咳、祛痰的主要成分；另外，芫花中的木犀草素－7－O－β－D－吡喃葡萄糖苷对痰、咳、喘、炎症都有效。

②镇痛、镇静和抗惊厥作用：芫花乙醇提取物对热、电及化学刺激致痛都有镇痛作用，且吗啡受体特异性阻断剂纳络痛能阻断其镇痛作用；此外，还有镇静、抗惊厥及增强异戊巴比妥钠的麻醉作用；另外，芫花根总黄酮对佐剂性关节炎大鼠疼痛模型具有较好的镇痛效果。

③抗菌抗炎作用：体外平板稀释法试验显示，醋制芫花及芫花醇水提液1:50时对肺炎球菌、溶血性链球菌、流行性感冒杆菌有抑菌作用；芫花根醇提取物通过抑制脂质过氧化反应和炎症介质的释放、增强SOD和CAT的活力、钝化iNOS的活性以及提升RES的吞噬作用，显示抗炎活性。

④抗肿瘤作用：芫花烯、芫花酯甲对小鼠体内p－388淋巴细胞白血病具有显著的抗白血病活性。

⑤引产、抗生育作用：芫花或根中的二萜原酸酯类成分有妊娠中期引产作用。

⑥利尿作用：健康人口服芫花和家兔用芫花灌胃后均有显著利尿作用；但芫花的不同炮制品利尿作用有显著差异，其利尿强度依次为：醋炙芫花>生芫花>高压蒸芫花>清蒸芫花>醋煮芫花。

【性味归经】 苦、辛，温；有毒。归肺、脾、肾经。

【功能主治】 泻水逐饮，解毒杀虫。用于水肿胀满，胸腹积水，痰饮积聚，气逆喘咳，二便不利；外治疥癣秃疮，冻疮。

【用法用量】 1.5～3g；或入丸、散。外用：研末调敷或煎水含漱。

芫荽子
Yuansuizi

【别名】 香菜、胡荽。

【来源】 为伞形科植物芫荽 *Coriandrum sativum* L. 的成熟果实。秋季果实成熟时采收果枝，晒干，打下果实，除去杂质，晒干，备用。

【原植物】 一年或二年生草本，全株无毛。主根细，通常纺锤形，具多数支根。茎直立，中空，高20～100cm，具细条棱。初生的根生叶具长柄，1～2回羽状分裂，裂片广卵形或扇形，基部楔形；茎生叶互生，叶柄较短，2～3回羽状全裂，最终裂片狭线形。复伞形花序顶生，或与叶对生；伞梗2～3，长2～6cm，通常无总苞片；小总苞片通常3枚，线状锥形；花小形，白色或淡红色；花萼先端五齿裂；花瓣5片，倒卵形，在小伞形花序周边的花不整齐，具大形的辐射瓣；雄蕊5片，与花瓣互生，花药长卵形，背着，花丝先端略弯；雌蕊1片，子房下位，花柱细长，顶端二歧，柱头头状。果实近球形，直径3～5mm，有10条波浪形的初生肋线和12条纵直的次生肋线。花期4～7月，果期7～9月。（图片A084－01，彩图见479页）

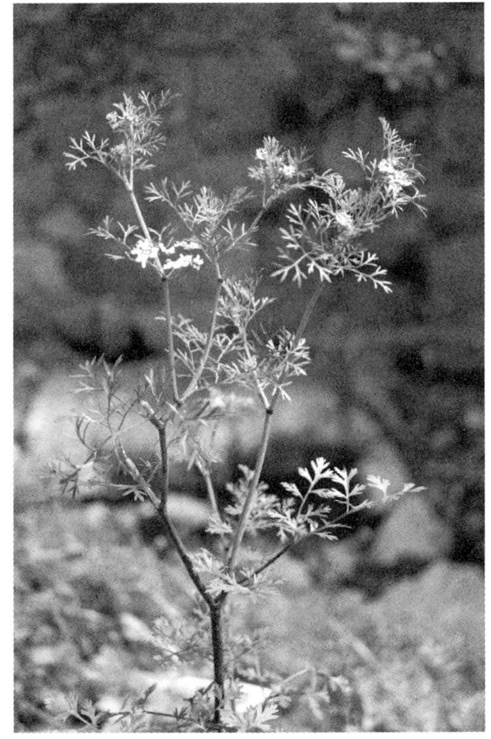

芫　荽

均为种植。幼苗作蔬菜调料。

【药材】本品为双悬果，呈圆球形，直径3～5mm。表面淡黄棕色，有较明显而纵直的次生棱脊10条及不甚或明显而呈波浪弯曲的初生棱脊10条。相间排列。顶端可见极短的柱头残基及5个萼齿残痕，基部有长约15mm的小果柄或果柄痕。悬果瓣腹面中央下凹，具3条纵行的棱线，中央较直，两侧呈弧形弯曲。质坚硬，用手搓碎，有特异浓烈香气，味微辣。

【化学成分】含挥发油。主要成分有芳樟醇、γ－萜品烯、月桂烯、莰烯、水芹烯、α－松油烯、柠檬烯、对伞花烃、乙酸香叶酯、α－蒎烯和龙脑等。

【药理作用】芫荽籽挥发油对大肠杆菌和巨大芽孢杆菌有杀灭效果；另对苍白弯孢菌、尖孢镰刀菌、串珠镰刀菌和土曲霉菌具有很强的抑制作用。芫荽籽挥发油还具有抗氧化和阻断N－二甲亚硝胺（NDMA）体外合成，效果明显优于等剂量的抗坏血酸，且芫荽籽挥发油有消除亚硝酸钠的作用。另外，芫荽籽挥发油还具有抗失眠及抗焦虑作用。

【性味归经】辛，平。归肺、胃经。

【功能主治】发表，透疹，开胃。用于感冒鼻塞，痘疹透发不畅，饮食反，齿痛。

【用法用量】10～15g（鲜者30～60g）。外用适量，煎汤含漱或熏洗。

【选方】

①消化不良、食欲不振：芫荽子6g，陈皮、六神曲各9g，生姜3片。水煎服。

②胸膈满闷：芫荽子研末，每次3g，开水吞服。

花　椒

Huajiao

【来源】为芸香科植物花椒 *Zanthoxy-*

lum bungeanum Maxim. 或青椒 *Zanthoxylum schinifolium* Sieb. et Zucc. 的成熟果皮。秋季采集成熟的果实，晒干，除去种子及杂质。

【原植物】

①花椒：灌木或小乔木，高3～6m。茎枝疏生略向上斜的皮刺，基部侧扁；嫩枝被短柔毛。叶互生；单数羽状复叶，长8～14cm，叶轴具狭窄的翼，小叶通常5～9片，对生，几无柄，叶片卵形；椭圆形至广卵形，长2～5cm，宽1.5～3cm，先端急尖；通常微凹，基部为不等的楔形，边缘钝锯齿状，齿间具腺点，下面在中脉基部有丛生的长柔毛。伞房状圆锥花序，顶生或顶生于侧枝上：花单性，雌雄异株，花轴被短柔毛；花被4～8片，三角状披针形：雄花具雄蕊5～7枚，花药矩圆形，药隔近顶端具腺点，花丝线形，退化心皮2个，先端2叉裂；雌花心皮通常3～4个，子房背脊上部有凸出的腺点，花柱略外弯，柱头头状，子房无柄。成熟心皮通常2～3个。蓇葖果成熟时红色至紫红色，密生疣状突起的腺点。种子1粒，黑色，有光泽。花期3～5月，果期7～10月。（图片A046－02，彩图见471页）

本品多为种植。

②青椒：灌木或小乔木，高1～3m。树皮暗灰色。枝暗紫色，疏生平直而尖锐的皮刺。单数羽状复叶互生，叶轴具窄翼，具稀疏而略向上的小皮刺；小叶11～21片，对生或近对生，纸质，卵形或卵状披针形，长1～4.5cm，宽0.1～1.5cm，先端急尖而钝头，基部偏斜楔形，边缘有细钝锯齿，齿间有腺点。秋季开绿色小花，单性，雌雄异株或杂性，伞房状圆锥花序顶生；花萼、花瓣、雄蕊均5枚，雄花有退化心皮2～3枚，雌花心皮3枚，子房上位，3室。蓇葖果3个，球形，表面灰绿色或棕绿色，表面有腺点，不甚隆起，顶端有极短小的喙。种子近圆形，蓝黑色，有光泽。花期5～7月，果期8～11月。（图片A046－03，彩图见471页）

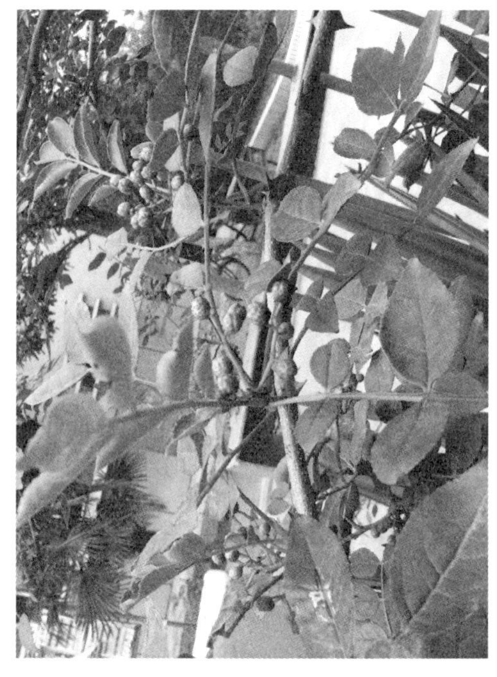

花　椒

生长在山坡灌丛、疏林下或山谷路边。

【药材】

①花椒：蓇葖果多单生，直径4～5mm。外表面紫红色或棕红色，散有多数疣状突起的油点，直径0.5～1mm，对光观察半透明；内表面淡黄色。香气浓，味麻辣而持久。

②青椒：多为2～3个上部离生的小蓇葖果，集生于小果梗上，蓇葖果球形，沿腹缝线开裂，直径3～4mm。外表面灰绿色或暗绿色，散有多数油点及细密的网状隆起皱纹；内表面类白色，光滑，内果皮常由基部与外果皮分离。残存种子呈卵形，长3～4mm，直径2～3mm，

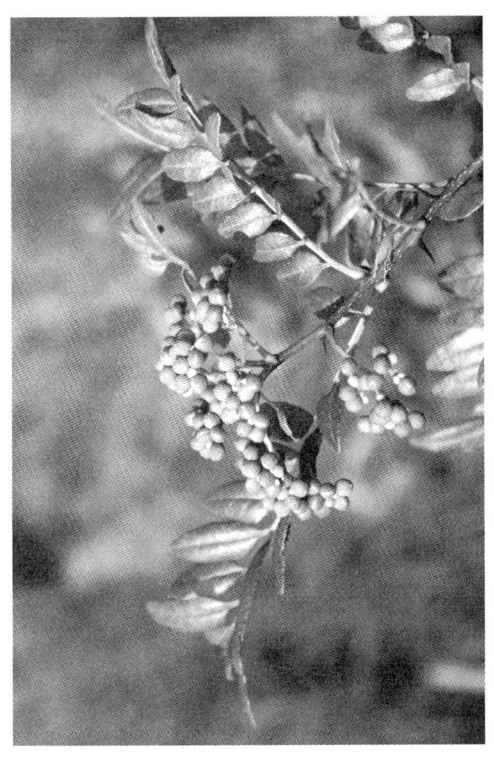

青　椒

表面黑色，有光泽。气香，味微甜而辛。

【化学成分】 含生物碱，酰胺类、香豆素类、木脂素、黄酮苷类、三萜、甾醇、脂肪酸、挥发油等。主要有茵芋碱（ski mmianine）、青椒碱（schinifoline）、香草木宁、帕洛平；α－山椒素、β－山椒素、α－sanshool、β－sanshool、γ－sanshool、α－sanshoamide、α－山椒酰胺；香柑内酯（bergapten）、脱肠草素（herniarin）、伞形花内酯（umbelliferone）；挥发油的主要成分为柠檬烯、蒎烯、松油烯、月桂烯、桧烯、罗勒烯、侧柏烯、丁香烯、芳樟醇、松油醇、沉香醇、牻牛儿醇、胡椒酮、薄荷酮等。花椒中的麻味成分为花椒酰胺类物质。

【药理作用】

①镇痛麻醉作用：花椒水提物5～10 g/kg和醚提物3.0～6.0 mL/kg对乙酸引起的小鼠扭体反应有明显的抑制作用，其中醚提物的作用较水提物强，且呈量效关系。花椒有较强的麻醉作用。实验表明，一定浓度的花椒挥发油和水溶物对蟾蜍离体坐骨神经冲动的传导和兴奋性有一定的影响，即可逆地阻断神经干的冲动传导和降低神经干兴奋性，这些作用可能是花椒产生局部麻醉的生理基础。又如花椒的稀醇液在家兔角膜之表面麻醉力较地卡因弱，在豚鼠的浸润麻醉中，效力又强于普鲁卡因。究其原因，有人认为可能与其水溶性生物碱横纹肌松弛作用有关。临床上用花椒乙醚提取物或花椒挥发油作为口腔科的安抚剂，进行消炎止痛。

②抗菌作用：挥发油和水煎剂对炭疽杆菌、金黄色葡萄球菌、枯草杆菌、大肠杆菌、绿脓杆菌、伤寒杆菌等有显著抑制作用；花椒挥发油对11种皮肤癣菌和4种深部真菌均有一定的抑菌和杀菌作用，特别是对某些深部真菌，如羊毛样小孢子菌、红色毛癣菌等最敏感；其挥发油中的香茅醇、枯醇和牻牛儿醇对黄曲霉、杂色霉菌亦有较强的抑制作用，同时还能抑制其毒素产生。

③预防血栓形成的作用：花椒水提物10～20 g/kg和花椒醚提物0.3 mL/kg剂量下对大鼠血栓形成有明显抑制作用，能明显延长实验性血栓形成的时间，提示有预防血栓形成的作用。花椒水提物10 g/kg和醚提物0.15～0.3 mL/kg剂量时，具有一定的抗凝作用，能明显延长血浆凝血酶原、白陶土部分凝血酶时间，水提物强于醚提物。

④对消化系统的作用：花椒水提物5 g/kg对小鼠水浸应激性溃疡，大鼠结扎幽门性溃疡均有明显的抑制作用；其醚提物3.0 mL/kg即能显著地抑制大鼠盐酸性溃疡的形成。5.0 g/kg花椒水提物有对

抗 CCl_4 升高 GPT（谷丙转氨酶）的作用，而且，这种作用和剂量呈依赖性；花椒对蓖麻油和番泻叶引起的腹泻均有对抗作用。花椒醚提物 3.0 mL/kg 和 6.0 mL/kg 即可对抗蓖麻油所致的小鼠腹泻，不仅出现快而且持久，其中醚提物 3.0 mL/kg 组还能使腹泻的发生推迟 2h；而水提物则表现出其作用产生缓慢而短暂的特点。对于番泻叶刺激的大肠性腹泻，花椒水提物的对抗作用缓慢而持久，醚提物则无效。花椒对胃肠平滑肌还具有低浓度兴奋，高浓度抑制的双向作用，而对处于某些异常状态的肠平滑肌活动，还有使之恢复正常的作用。

⑤其他作用：花椒还有驱虫作用；所含的茵芋碱有麻黄碱样作用，但强度较弱。可升高麻醉猫血压，增高瞬膜收缩，加强肾上腺素对血压和子宫的作用，加强猫或兔在位子宫收缩，抑制小肠收缩及扩张冠状血管，提高横纹肌张力，加强脊髓反射兴奋性。此外，花椒还有引产、抗癌、抗寒、耐缺氧作用；花椒超临界萃取物有平喘、止咳祛痰、抗炎等作用。花椒挥发油可抑制 Caski 细胞增殖并诱导细胞凋亡。

【性味归经】辛，温。归脾、胃、肾经。

【功能主治】温中止痛，杀虫止痒。用于脘腹冷痛，呕吐泄泻，虫积腹痛，蛔虫症；外治湿疹瘙痒。

【用法用量】3～6 g；或入丸、散。外用：研末调敷或煎水浸洗。

【选方】呃噫不止：花椒 120 g，炒研，面糊丸，梧子大，每服 10 丸，醋汤下。

【附注】花椒 *Zanthoxylum bungeanum* Maxim. 或青椒 *Zanthoxylum schinifolium* Sieb. et Zucc. 的根（花椒根）、叶（花椒叶）、种子（椒目）亦供药用。

①花椒根：味辛，性热；微毒。治肾、膀胱虚冷，血淋，脚气，湿疮。

②花椒叶：味辛，性热。治寒积，霍乱转筋，脚气，漆疮，疥疮。

③椒目：味苦，性寒。归脾、膀胱经。具行水消肿之功能。用于水肿胀满，痰饮喘逆。内服用量 3～9 g。

苍　术
Cangzhu

【别名】赤术、枪头菜。

【来源】为菊科植物茅苍术 *Atractylodes lancea*（Thunb.）DC. 或北苍术 *Atractylodes chinensis* Koidz. 的根茎。春、秋季采挖，除去泥沙，晒干，撞去须根。

【原植物】

①茅苍术：多年生草本，高 30～80 cm。根状茎长块状。茎高 30～60 cm。叶厚纸质或近革质；茎叶长卵形、倒卵形、卵状披针形至椭圆形；茎中部以下叶或仅基部茎叶大头羽状 3～5（7～9）个浅裂或半裂，长 8～12 cm，宽 5～8 cm，中央裂片圆形、倒卵形、卵形或椭圆形，侧裂片 1～2（3～4）对，椭圆形或倒卵状长椭圆形；中部以上或大部茎叶不分裂，倒长卵形、倒卵状长椭圆形或披针形；或全部茎叶不分裂，倒卵形、长倒卵形或倒长披针形；全部叶边缘有刺状锯齿，上面有光泽，下面无毛，基部无柄。头状花序顶生；叶状苞片 1 列，羽状深裂，裂片刺状；总苞圆柱形，总苞片 5～7 层，卵形至披针形；花冠筒状，白色或稍带红色，长约 1 cm，顶端 5 裂，裂片线形。瘦果被柔毛；冠毛羽状，长 6～8 mm。花期 8～9 月，果期 10 月。（图片

A118 -17，彩图见 498 页）

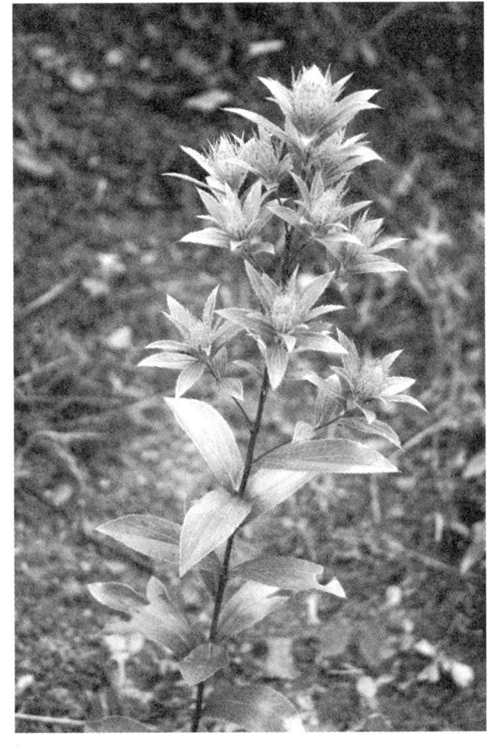

茅苍术

②北苍术：多年生草本，高 30 ~ 50 cm。根茎肥大，结节状。叶无柄；茎下部叶匙形，多为 3 ~ 5 羽状深缺刻，先端钝，基部楔形而略抱茎；茎上部叶卵状披针形至椭圆形，3 ~ 5 羽状浅裂至不裂，叶缘具硬刺齿。头状花序径 1 cm 左右；基部叶状苞披针形，边缘长栉齿状；总苞片多为 5 ~ 6 层；花冠管状，白色，先端 5 裂，裂片长卵形；退化雄蕊先端圆，不卷曲。瘦果密生向上的银白色毛。花期7 ~ 8 月，果期 8 ~ 10 月。（图片 A118 -18，彩图见 498 页）

生长在山坡灌木丛及较干燥处。

【药材】

①茅苍术：呈不规则连珠状或结节状圆柱形，略弯曲，偶有分枝，长3 ~ 10 cm，直径1 ~ 2 cm。表面灰棕色，有皱纹、横曲纹及残留须根，顶端具茎痕或残留

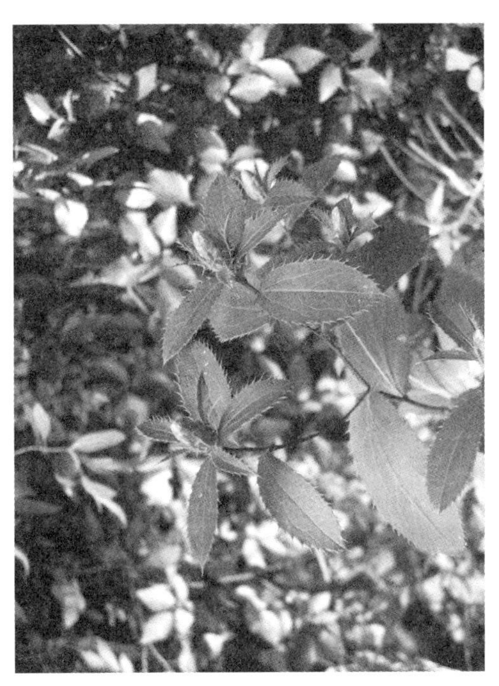

北苍术

茎基。质坚实，断面黄白色或灰白色，散有多数橙黄色或棕红色油室，暴露稍久，可析出白色细针状结晶。气香特异，味微甘、辛、苦。

②北苍术：呈疙瘩块状或结节状圆柱形，长4 ~ 9 cm，直径 1 ~ 4 cm。表面黑棕色，除去外皮者黄棕色。质较疏松，断面散有黄棕色油室。香气较淡，味辛、苦。

【化学成分】 含挥发油、聚乙烯炔类、苷类、黄酮类、酚酸类、甾醇等。挥发油中主要含倍半萜类有苍术醇（Hinesol）、β - 桉叶醇（β - Eudesmol）、苍术酮（Atractylon）、苍术内酯 Ⅰ、苍术内酯 Ⅱ、苍术内酯 Ⅲ（atractylenolide Ⅰ ~ Ⅲ）、白术内酯 A（Botenolide A）、α - 芹油烯（α - Selinene）、β - 芹油烯（β - Selinene）、榄香油醇（Elemol）、β - 榄香烯（β - elemene）、γ - 榄香烯（γ - Elemene）、愈创醇（guaiol）、β - 石竹烯（β - caryophyllene）、马兜铃酮（aristolone）；聚乙烯炔类成分有苍术素（atractylodin）、苍术素醇（atractylodinol）、乙酰苍术素醇（acetylatractylodinol）等；汉黄芩苷（wogonoside）；汉黄芩素（wogonin）；奥斯索（osthol）、香草酸（vanillic acid）、3，5－二甲氧基－4－羟基－苯甲酸、β－谷甾醇、胡萝卜苷等。

【药理作用】

①对消化系统的作用：苍术丙酮提取物、β－桉叶醇及茅苍术醇对豚鼠摘出回肠的 K^+、Ca^{2+} 及氨甲酰胆碱（CCh）收缩呈现明显的抑制作用；经口给予苍术提取物可显著促进碳粒在小鼠小肠内的转运；口服（50mg/kg，100mg/kg 和 200 mg/kg）能防止盐酸—乙醇诱导小鼠胃损害形成。苍术水煎剂 10 g/kg 灌胃，能明显促进正常小鼠肝脏蛋白的合成；苍术有效成分苍术醇、苍术酮、β－桉叶醇对四氯化碳诱发的一级培养鼠肝细胞损害均有明显的预防作用。

②抗炎作用：苍术乙酸乙酯提取物对二甲苯、巴豆油所致的小鼠耳壳肿胀，角叉菜胶所致大鼠足肿胀，小鼠棉球肉芽肿及大鼠佐剂关节炎等急性、慢性及免疫性炎症模型都有明显的抑制作用；能抑制小鼠毛细血管通透性，增强小鼠单核巨噬细胞系统吞噬功能，减少炎症部位的前列腺素 E2 含量。

③降血糖作用：苍术苷对小鼠、大鼠、兔和犬有降血糖作用，同时降低肌糖原和肝糖原，抑制糖原生成，使氧耗量降低，血乳酸含量增加；苍术根茎的水提物中分出苍术多糖能明显降低正常大鼠及四氧嘧啶诱导的高血糖大鼠的血糖水平。

④抗菌抗病毒作用：苍术对金黄色葡萄球菌、结核杆菌、大肠杆菌、枯叶杆菌和绿脓杆菌均有明显的抑制作用。苍术对 15 种真菌都有不同程度的抑制作用，尤其对红色毛癣菌、石膏样毛癣菌等 10 种浅部真菌有明显的抑制作用。

⑤对神经系统的作用：苍术挥发油有镇痛作用，其 β－桉叶醇和苍术醇为其镇痛作用的有效成分，β－桉叶醇兼有布比卡因和氯丙嗪具有的类似苯环利定的降低骨骼肌乙酰胆碱受体敏感性的作用；β－桉叶醇能够通过降低重复性刺激引起的乙酰胆碱的再生释放对抗新斯的明诱导的神经肌肉障碍；另外，β－桉叶醇还可以增强琥珀酰胆碱诱导的神经肌肉麻醉阻断作用，通过阻断烟碱的乙酰胆碱受体通道而起作用，且这种作用在糖尿病患者中更明显。

【性味归经】 辛、苦，温。归脾、胃、肝经。

【功能主治】 燥湿健脾，祛风散寒，明目。用于脘腹胀满，泄泻，水肿，脚气痿躄，风湿痹痛，风寒感冒，夜盲症。

【用法用量】 3～9 g。

【选方】 胃炎，胃溃疡，胃酸过多，食欲不振：苍术 60 g，陈皮、厚朴、甘草各 30 g，研粉。每服 6 g，每日 3 次。

苍耳子

Cangerzi

【来源】 为菊科植物苍耳 *Xanthium sibiricum* Patr. 干燥成熟带总苞的果实。

【原植物】 一年生草本，高 30～60 cm，粗糙或被毛。叶互生，有长柄，叶片宽三角形，长4～10 cm，宽 3～10 cm，先端锐尖，基部心脏形，边缘有缺刻及不规则粗锯齿，上面深绿色，下面苍绿色，粗糙或被短白毛，基部有显著的脉 3 条。头状花序近于无柄，聚生，单性同株；雄花序球形，总苞片小，1 列；花托圆柱形，有鳞片；小花管状，顶端 5 齿裂，雄蕊 5 枚，花药近于分离，有内折的附片；雌花序卵形，总苞片 2 ~ 3 列，外列苞片小，内列苞片大，结成一个卵形、2 室的硬体，外面有倒刺毛，顶有 2 个圆锥状的尖端，小花 2 朵，无花冠，子房在总苞内，每室有 1 个，花柱线形，突出在总苞外。瘦果倒卵形，包藏在有刺的总苞内，无冠毛。花期 5 ~ 6 月，果期 6 ~ 9 月。（图片 A118 - 04，彩图见 495 页）

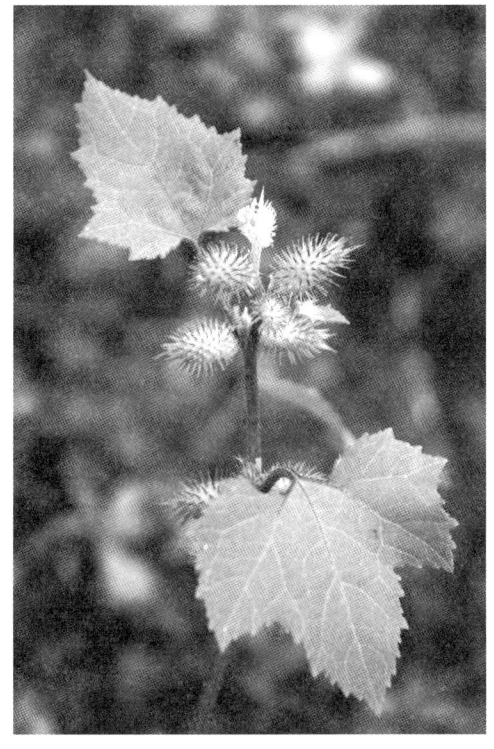

苍　耳

生长在荒坡草地或路旁。

【药材】 本品呈纺锤形，长 1 ~ 1.5 cm，直茎 0.4 ~ 0.7 cm。表面黄棕色或黄绿色，全体有钩刺，顶端有 2 枚较粗的刺，分离或相连，基部有果梗痕，质硬而韧，横切面中央有纵隔膜，2 室，各有一枚瘦果。瘦果略呈纺锤形，一面较平坦，顶端具一突起的花柱基，果皮薄，灰黑色，具纵纹。种皮膜质，浅灰色，子叶 2 枚，有油性。气微，味微苦。

【化学成分】 含蒽醌类、苷类、倍半萜内酯、酚酸类、脂肪酸及脂类衍生物、黄酮类、三萜类、生物碱、甾醇、树脂、鞣质、挥发油、氨基酸、糖及维生素等。主要有大黄酚（chrysophanol）、大黄素（emodin）、芦荟大黄素（aloe - emodin）；苍耳素（xanthatin）、苍术苷（atractyloside）、苍耳苷（strumaroside，即 β - 谷甾醇葡萄糖苷）；辛辣内酯（pungiolide）、辛辣苍耳内酯（xanthipungiolide）；5 - O - 咖啡酰奎宁酸、丁二酸、阿魏酸、咖啡酸；亚油酸、油酸、棕榈酸、硬脂酸、山嵛酸、酒石酸、琥珀酸、延胡索酸、苹果酸、3，4 - 二羟基苯甲酸；5，7，3′，4′- 四羟基异黄酮、3′- 甲基杨梅黄酮、法卡林二醇；胡萝卜苷、β - 谷甾醇、豆甾醇等。

【药理作用】

①抗菌抗病毒作用：苍耳子水煎剂并对金黄色葡萄球菌、志贺痢疾杆菌有抑制作用；对真菌红色发癣菌有抑制作用；所含倍半萜内酯类成分具显著的抗金黄色葡萄球菌群特性，包括耐甲氧西林金葡菌（MR2SA）。苍耳子提取液1∶10 稀释时可抑制 100TCID50 疱疹病毒；苍耳子煎剂在体外对乙型肝炎病毒 DNA 多聚糖的直接抑制率为 25% ~ 50%，表明其有抗肝炎病毒作用。

②消炎镇痛作用：苍耳子甲醇提取物 250 mg/kg 腹腔注射，对大鼠角叉菜胶性足肿抑制作用；1 000 mg/kg 皮下注射，小鼠醋酸扭体反应的抑制率为 10% ~ 30%，表明其有一定的抗炎和镇痛作用；苍耳子水煎剂小鼠腹腔注射亦具有一定的抗炎镇痛效果。

③对免疫功能影响：苍耳子对细胞免疫有抑制作用，但对体液免疫作用不明显；苍耳子对下丘脑和血浆中的β－内啡肽均有显著降低作用，并对白细胞介素－2（IL－2）受体表达有明显抑制作用，而这种作用并非药物的细胞毒作用，此为苍耳子能用来治疗过敏性疾病的机制之一；苍耳子煎剂对C57/BL纯种小鼠的细胞免疫和体液免疫功能均有抑制作用，可使辅助型T细胞（TH）和抑制型T细胞（TS）细胞数减少，并使TH/TS比值降低，这与其影响到实验小鼠的T细胞亚群分布和β－内啡肽产生有关。苍耳子水煎剂可显著抑制DNP－BSA致敏小鼠IgE产生，延迟和减轻卵蛋白致豚鼠的Ⅰ型超敏反应，对体液免疫作用不明显，但对细胞免疫有抑制作用。

毒性 苍耳子水浸剂小鼠腹腔注射的LD_{50}为0.93 g/kg，25%苍耳子乳剂家兔腹腔注射的LD_{50}为10 mL/kg，小鼠腹腔注射的LD_{50}为1.5 mL/kg；从苍耳子脱脂水浸剂分离出的一种叫AA2的苷类物质是主要的毒性成分。大鼠、小鼠腹腔注射AA2的LD_{50}分别为40 mg/kg和10 mg/kg。AA2可在短时间内使动物血糖下降，大鼠接受大剂量注射后2～4 h，血糖可降至惊厥水平，动物一般于惊厥数次后死亡。人误食过量或未经炮制的苍耳子，常为急性发作，临床表现有头痛、头晕、恶心、呕吐、腹痛、腹泻等症状，严重者可出现昏迷、抽搐，甚至死亡。炒苍耳子或麸炒苍耳子去毒。

【性味归经】辛、苦，温；有毒。归肺经。

【功能主治】散风除湿，通鼻窍。用于风寒头痛，鼻渊流涕，风疹瘙痒，湿痹拘挛。**【用法用量】**3～9 g；或入丸、散。

【选方】风疹和遍身湿痒：苍耳全草煎汤外洗。

芡　实
Qianshi

【别名】鸡头米。

【来源】为睡莲科植物芡实*Euryale ferox* Salisb. 的成熟种仁。秋末冬初采收成熟果实，除去果皮，取出种子，洗净，再除出硬壳晒干。

【原植物】一年生水生草本，具白色须根及不明显的茎。初生叶沉水，箭形；后生叶浮于水面，叶柄长，圆柱形中空，表面生多数刺，叶片椭圆状肾形或圆状盾形，直径65～130 cm，表面深绿色，有蜡被，具多数隆起，叶脉分歧点有尖刺，背面深紫色，叶脉凸起，有绒毛。花单生；花梗粗长，多刺，伸出水面；萼4片，直立，披针形，肉质，外面绿色，有刺，内面带紫色；花瓣多数，分3轮排列，带紫色；雄蕊多数；子房半下位，8室，无花柱，柱头红色。浆果球形，海绵质，污紫红色，外被皮刺，上有宿存萼片。种子球形，黑色，坚硬，具假种皮。花期6～9月，果期7～10月。（图片A024－01，彩页见457页）

生长在池沼湖泊中。河南省潢川、光山、罗山县及湖北省黄岗市、金寨等地均有分布。

【药材】本品呈类球形，多为破粒，完整者直径5～8 mm。表面有红棕色内种皮，一端黄白色，约占全体的1/3，有凹点状的种脐痕，除去内种皮显白色。质较硬，断面白色，粉性。气微，味淡。

【化学成分】含黄酮类、环二肽类、脑苷酯类、蛋白质、氨基酸、维生素、

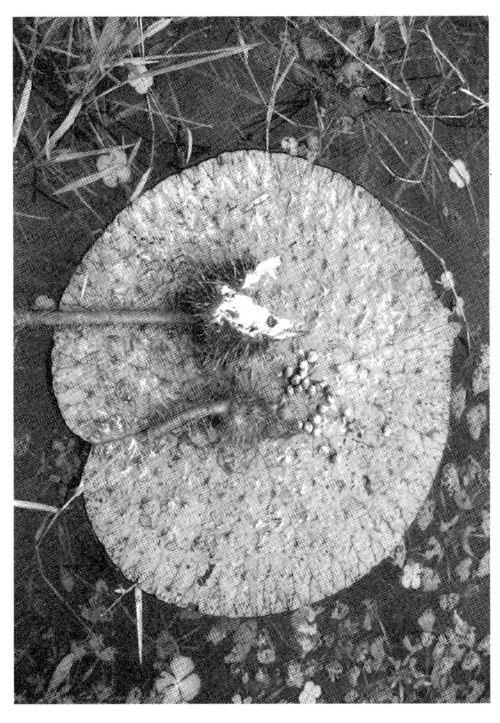

芡　实

脂肪、挥发油、淀粉、粗纤维及微量元素等。主要有 5，7，4′－三羟基－二氢黄酮、5，7，3′，4′，5′－五羟基二氢黄酮；环（脯－丝）、环（异亮－丙）、环（亮－丙）；脑苷；还含有 α－生育酚、β－生育酚和 δ－生育酚；核黄素、尼克酸、抗坏血酸、胡萝卜素、硫胺素等。

【性味归经】 甘、涩，平。归脾、肾经。

【功能主治】 益肾涩精，补脾止泻，祛湿止带。用于梦遗滑精，遗尿尿频，脾虚久泻，白浊，带下。

【用法用量】 9～15 g。

【选方】 遗精、滑精：芡实、枸杞子各 12 g，补骨脂、韭菜子各 10 g，牡蛎 24 g（先煎）。水煎服。

连　翘

Lianqiao

【别名】 青翘。

【来源】 为木犀科植物连翘 *Forsythia suspensa*（Thunb.）Vahl. 的果实。秋季果实初熟尚带绿色时采收，除去杂质，蒸熟，晒干，习称“青翘”；果实熟透时采收，晒干，除去杂质，习称“老翘”。

【原植物】 落叶灌木，高 2～4 m。枝开展或伸长，稍带蔓性，常着地生根，小枝稍呈四棱形，节间中空，仅在节部具有实髓。单叶对生，或成为 3 小叶；叶柄长 8～20 mm；叶片卵形、长卵形、广卵形以至圆形，长 3～7 cm，宽 2～4 cm，先端渐尖、急尖或钝。基部阔楔形或圆形，边缘有不整齐的锯齿；半革质。花先叶开放，腋生，长约 2.5 cm；花萼 4 深裂，椭圆形；花冠基部管状，上部 4 裂，裂片卵圆形。金黄色，通常具橘红色条纹；雄蕊 2 枚，着生于花冠基部；雌蕊 1 枚，子房卵圆形，花柱细长，柱头 2 裂。蒴果狭卵形略扁，长约 1.5 cm，先端有短喙，成熟时 2 瓣裂。种子多数，棕色，狭椭圆形，扁平，一侧有薄翅。花期 3～5 月，果期 7～10 月。（图片 A094－01，彩图见 481 页）

生长在海拔 400 m 以上的山坡、路旁灌丛中。

【药材】 本品呈长卵形至卵形，稍扁，长 1.5～2.5 cm，直径 0.5～1.3 cm。表面有不规则的纵皱纹及多数突起的小斑点，两面各有一条明显的纵沟。顶端锐尖，基部有小果梗或已脱落。青翘多不开裂，表面绿褐色，突起的灰白色小斑点较少；质硬；种子多数，黄绿色，

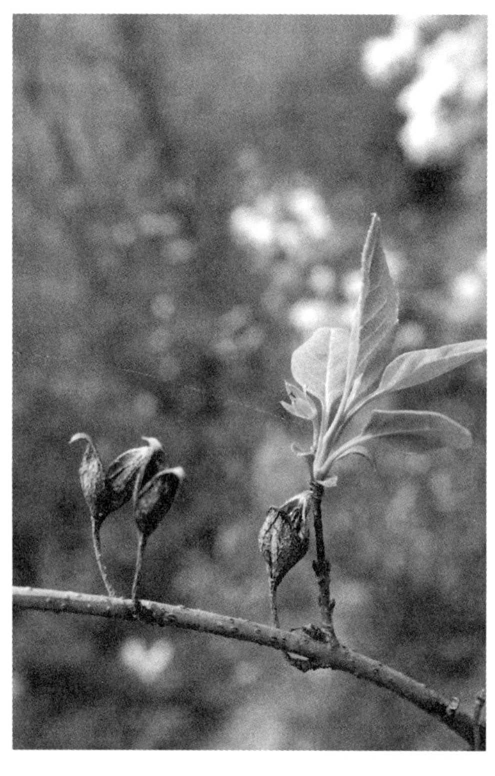

连　翘

细长，一侧有翅。老翘自顶端开裂或裂成两瓣，表面黄棕色或红棕色，内表面多为浅黄棕色，平滑，具一纵隔；质脆；种子棕色，多已脱落。气微香，味苦。

【化学成分】含苯乙醇苷类、木脂素类、三萜类、黄酮、挥发油、甾醇、脂肪酸等。主要有连翘苷（Forsythin）、连翘酯苷（forsythiaside）、异连翘酯苷（isoforsythiaside）、连翘酚（forsythol）；异落叶松脂素（isolariciresinol）、异橄榄脂素（isoolivil）、异落叶松脂素-4-O-β-D-葡萄糖苷、异落叶松脂素-9′-O-β-D-葡萄糖苷、calceolarioside B、3，4-二羟基苯乙基-8-O-β-D-葡萄糖苷、咖啡酸甲酯、对羟基苯乙酸甲酯；熊果酸、齐墩果酸、马苔树脂醇苷；芦丁（rutin）、汉黄芩素-7-O-葡萄糖苷；硬脂酸、棕榈酸、β-谷甾醇等。

【药理作用】

①抗菌抗病毒作用：连翘浓缩煎剂在体外有抗菌作用，可抑制伤寒杆菌、副伤寒杆菌、大肠杆菌、痢疾杆菌、白喉杆菌、鼠疫杆菌、人型结核杆菌及霍乱弧菌、金黄色葡萄球菌、肺炎双球菌、链球菌等。连翘植物提取物有抗柯萨奇B5病毒及埃柯病毒的作用；柯萨奇B组病毒是引起心肌炎的病因之一；连翘在先加药后加病毒组、感染病毒同时加药组、感染病毒后加药组中，均有一定的抗病毒作用。鸡胚体外试验证明连翘对亚洲甲型流感病毒、鼻病毒等也有抑制作用。

②抗炎作用：连翘醇提取物的水溶液腹腔注射有非常明显的抗渗出作用及降低炎性部位血管壁脆性作用，而对炎性屏障的形成无抑制作用。用^{32}P标记红细胞实验也观察到其渗入已注射连翘提取物水溶液的大鼠巴豆油性肉芽囊内的数量明显减少，表明连翘尚能促进炎性屏障的形成。

③抗细菌内毒素作用：体外抗内毒素效力实验证明连翘具有很强的直接摧毁内毒素的作用。

④解热作用：连翘煎剂4g（生药）/kg灌胃，能使静脉注射枯草杆菌浸液所致的家兔发热作用显著下降，1h后恢复正常，随后还可降致正常体温以下。复方连翘注射液也有明显的解热作用，能减弱伤寒菌苗所致家兔发热，也能降低正常家兔的体温。

⑤其他作用：连翘水煮液可明显减轻四氯化碳所致的肝脏变性和坏死，并使肝细胞内蓄积的肝糖原、核糖核酸大部分恢复和接近正常，可使转氨酶下降。连翘煎剂灌胃，能对抗洋地黄和阿朴吗啡引起的动物呕吐。

【性味归经】苦，微寒。归肺、心、小肠经。

【功能主治】清热解毒，消肿散结。用于痈疽，瘰疬，乳痈，丹毒，风热感冒，温病初起，温热入营，高热烦渴，神昏发斑，热淋尿闭。

【用法用量】6～15 g；或入丸，散。外用：煎水洗。

【选方】

①痈疽疔毒：连翘 12 g，金银花、野菊花、蒲公英、地丁各 10 g。水煎服。

②咽喉肿痛：连翘、黄芩、麦冬各 12 g，生地黄 24 g，玄参 10 g。水煎服。

连钱草

Lianqiancao

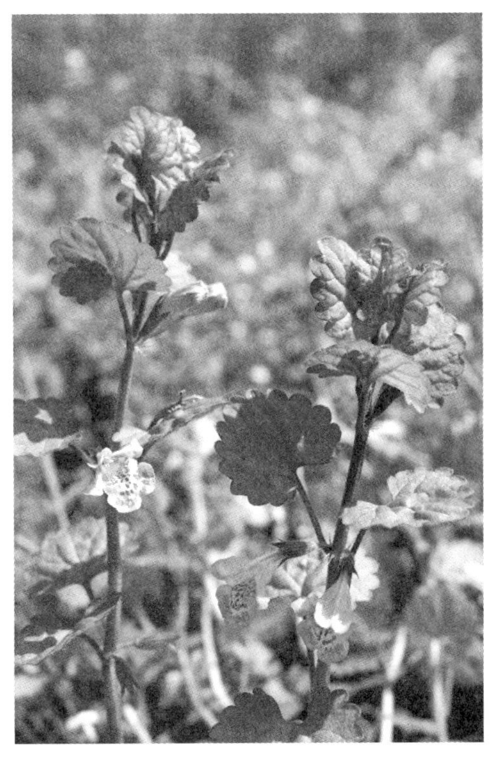

连钱草

【别名】金钱草。

【来源】为唇形科植物活血丹 *Glechoma longituba*（Nakai）Kupr. 的地上部分。春至秋季采收，除去杂质，晒干。

【原植物】多年生草本。根茎短。茎细，具四棱，上升或直立，通常单一，基部带紫色，被细毛。叶对生；叶柄较长；叶片肾状心形、圆状心形或心形，长达 2.5 cm，宽与长略相等，先端钝或稍尖，边缘具圆齿，被细毛，下面有透明腺点。花腋生，2 至数朵；萼筒状，被刺毛，具 5 齿，先端芒状尖突；花冠淡紫色，筒状漏斗形，长 18～25 mm，花冠管狭长，为萼的 2～3 倍长，外面被细毛，先端 2 唇形，喉部膨大，上唇近平坦，下唇 3 裂；雄蕊 4 枚，2 枚强，花丝顶端 2 歧；子房 4 裂，柱头 2 歧。小坚果，长圆形，平滑。花期 5 月，果期 6 月。（图片 A102－03，彩图见 485 页）

生长在阔叶林间、灌丛、河畔、田野、路旁。

【药材】本品长 10～20 cm，疏被短柔毛。茎呈方柱形，细而扭曲；表面黄绿色或紫红色，节上有不定根；质脆，易折断，断面常空。叶对生，叶片多皱缩，展平后呈肾形或近心形，长 1～3 cm，宽 1.5～3 cm，灰绿色或绿褐色，边缘具圆齿；叶柄纤细，长 4～7 cm。轮伞花序腋生，花冠二唇形，长达 2 cm。搓之气芳香，味微苦。

【化学成分】含萜类、黄酮类、生物碱类、甾体类、挥发油类、有机酸类、氨其酸，鞣质等。主要有欧亚活血丹呋喃、欧亚活血丹内酯、齐墩果酸、熊果酸、熊果醇、白桦脂醇、白桦脂酸；芹菜素、木犀草素、芹菜素－7－O－葡萄糖醛酸酯、木犀草素－7－O－葡萄糖醛酸酯、山柰酚－3－O－云香苷、大波斯菊苷、木犀草素－7－O－葡萄糖苷、芦丁、芫花素；欧活血丹碱 A、B（hederacine A、B）；β－谷甾醇、胡萝卜苷、豆甾醇－4－烯－3，6－二酮、连钱草酮（glecholne）；挥发油中主要成分有 l－蒎莰酮、l－薄荷酮和 l－胡薄荷酮、异蒎莰酮、异薄荷酮 α－蒎烯、β－蒎烯、柠檬烯、对－聚伞花素、芳樟醇等。

【药理作用】

①抗菌作用：连钱草醇和水提物对金黄色葡萄球菌极度敏感，宋氏痢疾杆菌中度敏感。其煎剂对金黄色葡萄球菌、伤寒杆菌、福氏痢疾杆菌、宋氏痢疾杆菌、缘脓杆菌均有抑菌作用。

②治疗腹泻的作用：连钱草乙醇提取物能够显著抑制小鼠小肠碳末推进率，缓解大黄所致小鼠腹泻，对抗新斯的明所致的肠蠕动亢进；抑制豚鼠离体回肠平滑肌收缩，拮抗乙酰胆碱、组胺、氯化钡对离体豚鼠回肠平滑肌的激动作用。连钱草醇提物（0.05 mg/mL、0.1 mg/mL、0.2 mg/mL、0.3 mg/mL）能够显著抑制豚鼠回肠的自发活动，使收缩力减弱，对乙酰胆碱、组胺、氯化钡引起的回肠收缩加强均有拮抗作用。

③利胆、利尿作用：连钱草醇和水提物能促进肝细胞的胆汁分泌，肝胆管内胆汁增加，内压增高、胆道括约肌松弛，使胆汁排出。连钱草的煎剂、汁液及多种浸膏大剂量和高浓度时，能增强家兔离体肠管及在体子宫和肠管平滑肌的收缩，并具解胆碱作用。连钱草煎剂可使小便变为酸性，促使碱性环境中的结石溶解。用连钱草煎剂 20 g（生药）/kg 给大鼠灌胃，有显著的利尿作用，连续应用则利尿作用逐渐降低。在麻醉家兔的急性试验中，以 10 g（生药）/kg 灌胃，也有明显的利尿作用。

【性味归经】 辛、微苦，微寒。归肝、肾、膀胱经。

【功能主治】 利湿通淋，清热解毒，散瘀消肿。用于热淋，石淋，湿热黄疸，疮痈肿痛，跌扑损伤。

【用法用量】 15 ~ 30 g。外用适量，煎汤洗或取鲜品捣烂敷患处。

【选方】

①急性肾炎：连钱草、地菍、海金沙藤、马兰各 30 g。水煎服。

②肾及膀胱结石：鲜连钱草 30 g，水煎服，连服 1 ~ 2 个月。逐日增量，增至 180 g 为止。

吴茱萸
Wuzhuyu

【来源】 为芸香科吴植物吴茱萸 *Evodia rutaecarpa*（Juss.）Benth. 或石虎 *Evodia rutaecarpa*（Juss.）Benth. *var. officinalis*（Dode）Huang 近成熟果实。8 ~ 11 月果实尚未开裂时，剪下果枝，晒干或低温干燥，除去枝、叶、果梗等杂质。

【原植物】

①吴茱萸：落叶灌木或小乔木，高 2.5 ~ 5m。幼枝、叶轴、小叶柄均密被黄褐色长柔毛。单数羽状复叶，对生；小叶 2 ~ 4 对，椭圆形至卵形，长 5 ~ 15 cm，宽 2.5 ~ 6 cm，先端短尖，急尖，少有渐尖，基部楔形至圆形，全缘，罕有不明显的圆锯齿，两面均密被淡黄色长柔毛，厚纸质或纸质，有油点。花单性，雌雄异株，聚伞花序，偶成圆锥状，顶生；花轴基部有苞片 2 枚，上部的苞片鳞片状；花小，黄白色，萼片 5，广卵形，外侧密披淡黄色短柔毛；花瓣 5，长圆形，内侧密被白色长柔毛；雄花有雄蕊 5 枚，长于花瓣，花药基部生着，椭圆形，花

丝被毛，退化子房略成三棱形，被毛，先端4~5裂；雌花较大，具退化雄蕊5枚，鳞片状，子房上位，圆球形，心皮通常5枚，花柱粗短，柱头头状，蒴果扁球形，长约3mm，直径约6mm，熟时紫红色，表面有腺点，每心皮有种子1枚，卵圆形，黑色，有光泽。花期6~8月，果期9~10月。（图片A046-04，彩图见471页）

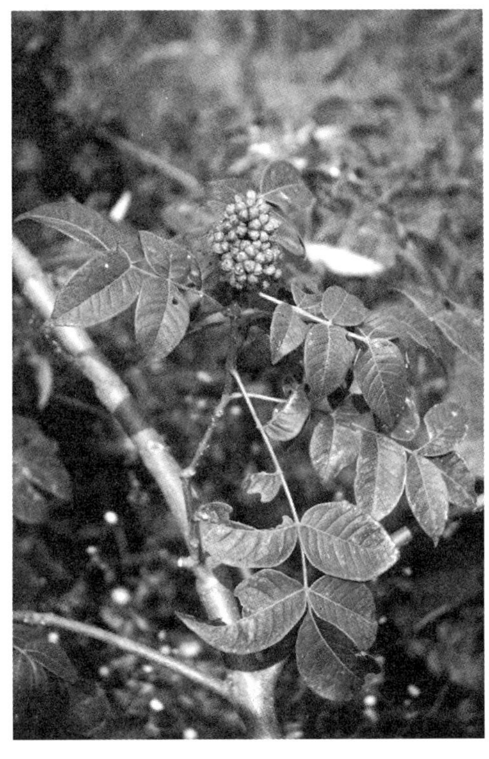

吴茱萸

生长在山地、路旁或疏林下。商品多栽培。

②石虎：本变种与原种的区别在于小叶片上面有疏毛或近无毛，下面密被长柔毛。生长在山坡或灌木丛中。

【药材】本品呈球形或略呈五角状扁球形，直径2~5mm。表面暗黄绿色至褐色，粗糙，有多数点状突起或凹下的油点。顶端有五角星状的裂隙，基部残留被有黄色茸毛的果梗。质硬而脆，横切面可见子房5室，每室有淡黄色种子1粒。气芳香浓郁，味辛辣而苦。

【化学成分】含生物碱、苦味素、黄酮类、三萜类、甾醇、有机酸、挥发油及其他成分。主要有吴茱萸碱（evodiamine）、吴茱萸次碱（rutaecarpine）、去氢吴茱萸碱（dehydroevodiamine）、吴茱萸新碱（evodiaxinine）、吴茱萸内酯（limonin）、吴茱萸酰胺（evodiamide）、吴茱萸酰胺甲（goshuyuamide）Ⅰ~Ⅱ、吴茱萸卡品碱（evocarpine）、二氢吴茱萸卡品碱（dithdroevocarpine）、dl-脱氧肾上腺素、环磷酸鸟苷、dl-去甲基乌药碱（Higenamine）、N-甲基酰胺（N-methylanthranylamide）、辛内弗林（synephrine）、小檗碱（berberine）；柠檬素（limonin）、吴茱萸苦素（rutaevine）、吴茱萸苦素乙酸酯（rutaevincacetate）、格罗苦素甲（graucinA）、吴茱萸内酯醇（evodol）、黄柏酮（obacunone）；槲皮素（quercetin，5）、异鼠李素-3-O-β-D-葡萄糖（6″→1）-α-L-鼠李糖苷；齐墩果酸（Oleanolic acid）、乌苏-12-烯-3-醇（12-ursen-3-ol）、蒲公英萜酮、乌苏-14-烯-3-醇-1-酮、硬脂酸-1-甘油单脂（glycerol 1-octadecanoate）；β-谷甾醇、胡萝卜苷；绿原酸、枸橼酸；挥发油主要成分有月桂烯、B-侧柏烯、柠檬烯、α-罗勒烯、顺式-β-罗勒烯、反式-β-罗勒烯、β-榄香烯、δ-榄香烯、反式-石竹烯、α-佛手柑油烯、β-反-金合欢烯、律草烯、别香橙烯、β-库米烯、β-甜没药烯、δ-荜澄茄烯、γ-榄香烯、吴茱萸烯等；其他有2-十五烷酮、尿嘧啶（uracil）等。另外，石虎还含有蒽醌类成分大黄酚（chrysophanol）、大黄素（emodin）、大黄素甲醚（physcion）及石虎柠檬素 A 等。

【药理作用】

①对胃肠道的影响：吴茱萸水提取液能显著抑制小肠运动，并呈时间和剂量依赖性；吴茱萸水提取液能抑制消炎痛、乙醇致小鼠胃溃疡及盐酸大鼠胃溃疡，对小鼠水应激性胃溃疡、大鼠胃幽门结扎所致溃疡有抑制作用。吴茱萸碱有抑制大鼠胃排空和肠推进的作用。吴茱萸次碱有保护胃黏膜，抗胃黏膜损伤的作用。并能对抗由乙酰胆碱水杨酸和应急引起的大鼠胃黏膜损伤。

②抗炎镇痛作用：吴茱萸水提取液 10～20 g/kg 能延长小鼠对刺激反应的潜伏期，并随着作用随剂量增大而延长；吴茱萸提取液对大鼠佐剂关节炎有明显抑制作用，能降低大鼠非造模侧后肢肿胀度，对胸腺、脾脏指数有明显改善。吴茱萸碱和吴茱萸次碱对福尔马林实验前一时期大鼠舔足时间无影响，对后一时相有显著抑制，可抑制 5－羟色胺和缓激肽诱导的肿胀。对组胺诱导的肿胀无作用，能显著抑制醋酸诱导的肿胀。吴茱萸碱能抑制醋酸诱导的腹腔血管通透性增加，吴茱萸碱较吴茱萸次碱能更有效抑制角叉菜引起的肿胀。

③体温调节：吴茱萸碱和去氢吴茱萸碱在环境温度 2 ℃时能引起无热大鼠低温，呈剂量关系，3 ℃时不能影响体温调节，能降低大鼠发热反应，呈剂量相关性。

④抗血栓抑制血小板作用：吴茱萸次碱有抗血小板活性的作用，抑制磷脂酶 C，导致磷酸肌醇分解下降，抑制血栓素 A2 形成，抑制激动剂引起的血小扳聚集时细胞内的运动；体内抗血栓实验发现吴茱萸次碱能显著的延长肠系膜小静脉血栓形成的潜伏期，有效降低小鼠急性肺栓塞死亡率，延长大鼠肠系膜动脉出血时间。

⑤其他作用：吴茱萸次碱有降压和松弛血管作用。吴茱萸是辣椒素受体激动剂，有类似辣椒素的减肥作用。吴茱萸次碱、去氢吴茱萸碱具有舒张血管作用。吴茱萸次碱能松弛乙酰胆碱引起的兔肛门括约肌收缩。

毒性 小鼠口服吴茱萸水和 70% 乙醇提取物的 LD_{50} 大于 10.0 g/kg；各剂量组小鼠灌胃后未见明显中毒症状，亦无死亡。急性毒性、小鼠精子畸变和小鼠骨髓细胞微核试验未发现有遗传毒性。

【性味归经】辛、苦，热。有小毒。归肝、脾、胃、肾经。

【功能主治】散寒止痛，降逆止呕，助阳止泻。用于厥阴头痛，寒疝腹痛，寒湿脚气，经行腹痛，脘腹胀痛，呕吐吞酸，五更泄泻；外治口疮，高血压。

【用法用量】1.5～4.5 g。外用适量。

【选方】

①全身发痒：用吴茱萸 1 份，加酒 5 份，适当煎煮，趁药液温时擦洗，痒即停止。

②阴下湿痒生疮：取吴茱萸加水（1:3）煎煮，去滓，擦洗。

③牙齿疼痛：用吴茱萸煎酒含漱。

【附注】吴茱萸的另一种来源植物疏毛吴茱萸 *Evodia rutaecarpa* (Juss.) Benth. var. bodinieri (Dode) Huang 大别山地区少见。

何首乌
Heshouwu

【别名】首乌。

【来源】为蓼科植物何首乌 *Polygonu-*

um multiflorum Thunb. 的块根。秋、冬季叶枯萎时采挖，削去两端，洗净，个大的切成块，干燥。

【原植物】多年生缠绕草本。根细长，末端成肥大的块根，外表红褐色至暗褐色。茎基部略呈木质，中空。叶互生，具长柄，叶片狭卵形或心形，长 4 ~ 8 cm，宽 2.5 ~ 5 cm，先端渐尖，基部心形或箭形，全缘或微带波状，上面深绿色，下面浅绿色，两面均光滑无毛。托叶膜质，鞘状，褐色，抱茎，长 5 ~ 7 mm。花小，直径约 2 mm，多数，密聚成大形圆锥花序，小花梗具节，基部具膜质苞片；花被绿白色，花瓣状，5 裂，裂片倒卵形，大小不等，外面 3 片的背部有翅；雄蕊 8，比花被短；雌蕊 1，子房三角形，花柱短，柱头 3 裂，头状。瘦果椭圆形，有 3 棱，长 2 ~ 3.5 mm，黑色光亮，外包宿存花被，花被成明显的 3 翅，成熟时褐色。花期 10 月，果期 11 月。（图片 A015 - 03，彩图见 454 页）

生长在海拔 1 000 m 以下的路边、山坡及灌木丛中或沟边石隙间。

【药材】本品呈团块状或不规则纺锤形，长 6 ~ 15 cm，直径 4 ~ 12 cm。表面红棕色或红褐色，皱缩不平，有浅沟，并有横长皮孔样突起及细根痕。体重，质坚实，不易折断，断面浅黄棕色或红棕色，显粉性，皮部有 4 ~ 11 个类圆形异型维管束环列，形成云锦花纹，中央木质部较大，有的呈木心。气微，味微苦而微涩。

【化学成分】

①块根含二苯乙烯类、蒽醌类、磷脂类、鞣质及其他成分。主要有 2，3，5，4′ - 四羟基二苯乙烯 - 2 - O - β - D - 葡萄糖苷、白藜芦醇、白藜芦醇苷；大黄酚、大黄素、大黄酸、大黄素甲醚、

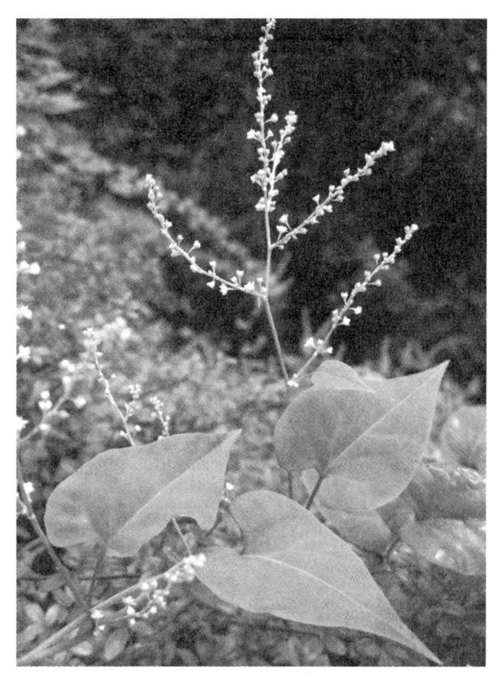

何首乌

大黄素甲醚 - 8 - O - β - D—吡喃葡萄糖苷；卵磷脂、肌醇磷脂、乙醇胺磷脂、磷脂酸、心磷脂；没食子酸；其他还含有五味子素、胡萝卜苷、儿茶素、β - 谷甾醇、苜蓿素、氨基酸及微量元素。

②藤茎含蒽醌、芪类、甾醇和鞣质等。

③叶含大黄素甲醚、大黄素、新丁香色原酮、芹菜素、金丝桃苷、芦丁、牡荆素、2，3，5，4′ - 四羟基二苯乙烯 - 2 - O - β - D - 葡萄糖苷、β - 香树脂醇、β - 谷甾醇、胡萝卜苷等。

【药理作用】

①抗衰老作用：何首乌多糖能显著提高 D - 半乳糖衰老模型小鼠血超氧化物歧化酶、过氧化氢酶及谷胱甘肽过氧化物酶的活力，可降低血、脑及肝过氧化脂质水平。老年鼠 SOD（超氧化物歧化酶）活性较年轻鼠显著降低，但服何首乌后有所增高，而 CP（铜蓝蛋白）则相反。另外，服何首乌组小鼠的胸腺和肾

上腺不因年老而萎缩。

②增强免疫作用：何首乌煎液可促使老龄小鼠胸腺细胞发生形态学逆转变化。何首乌制品可以对抗强的松龙免疫抑制作用；使胸腺、腹腔淋巴结、肾上腺重量明显增加；增加正常的白细胞总数，拮抗强的松龙所致白细胞下降现象；提高小鼠腹腔巨噬细胞吞噬能力；降低小鼠循环免疫复合物的含量。

③降血脂及抗动脉粥样硬化作用：何首乌醇提取物能有效降低大鼠血清中三酰甘油、胆固醇、低密度脂蛋白的含量，提高高密度脂蛋白的含量，具有明显的降血脂功能。首乌水提取液在降低TC（总胆固醇）的同时，还可提高HDL－C（高密度脂蛋白中胆固醇），即提高其携带胆固醇的能力和机体清除胆固醇的能力，临床常用来治疗老年人多发的高血脂症和动脉粥样硬化症。

④对神经系统的作用：何首乌所含的卵磷脂是构成神经组织特别是脑髓的主要成分。其对大鼠乙酰胆碱酯酶神经元及其投射纤维有保护作用。何首乌能改善老年大鼠中枢多巴胺神经系统的功能，二苯乙烯苷具有明显的神经保护作用。

⑤抗菌作用：何首乌不同炮制品水煎液对多种细菌均有不同程度的抑制作用，其中生首乌水煎液抗金黄色葡萄球菌作用均比各炮制品强。黑豆汁蒸首乌水煎液对白色葡萄球菌，酒蒸首乌水煎液对白喉杆菌抑制能力均优于生品及其他炮制品。

⑥对肠蠕动的影响：生首乌含有结合性蒽醌衍生物，能促进肠蠕动，产生泻下作用。用生何首乌治疗老年人便秘有良好的治疗效果。

不良反应　少数患者服用何首乌煎剂导致药物性肝炎，亦有因服用何首乌而出现乏力、纳差、黄疸、转胺酶升高。另有患者因脱发、白发而服用生何首乌，致药物性肝炎，一年后又出现类似情况。还有患者因多年不孕，口服含有制首乌的中药汤剂24剂，于4d后出现肝功能异常。立即停药，3周后恢复正常。

【性味归经】苦、甘、涩，温。归肝、心、肾经。

【功能主治】解毒，消痈，润肠通便。用于瘰疬疮痈，风疹瘙痒，肠燥便秘，高血脂。

【用法用量】6～12g。

【选方】

①血虚，头发白：何首乌、熟地黄各15g。水煎服。

②血胆固醇过高症：首乌片，每次服5片，日服3次。服药期间定期复查胆固醇。

③自汗不止：何首乌末，水调。封脐中。

④破伤风出血：何首乌末敷之。

【附注】何首乌 *Polygonuum multiflorum* Thunb. 的藤茎（夜交藤）、叶（首乌叶）亦供药用。

①夜交藤：味甘，性平。归心、肝经。具有养血安神，祛风通络之功能。用于失眠多梦，血虚身痛，风湿痹痛；外治皮肤瘙痒。内服用量9～15g；外用适量，煎水洗。

②首乌叶：治疮肿、疥癣、瘰疬。外用适量，煎水洗或捣敷。

皂　角
Zaojiao

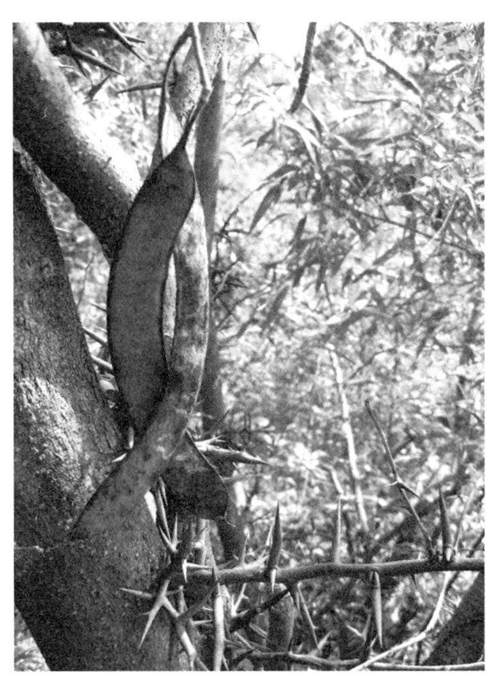
皂　角

【别名】皂荚。

【来源】为豆科植物皂荚 *Gleditsia sinensis* Lam. 的果实。秋季果实成熟时采择或自然落下后拣取，晒干。

【原植物】落叶乔木，高达15m。棘刺粗壮，红褐色，常分枝。双数羽状复叶；小叶4~7对，小叶片卵形、卵状披针形或长椭圆状卵形，长3~8cm，宽1~3.5cm，先端钝，有时稍凸，基部斜圆形或斜楔形，边缘有细锯齿。花杂性，成腋生及顶生总状花序，花部均有细柔毛；花萼钟形，裂片4个，卵状披针形；花瓣4，淡黄白色，卵形或长椭圆形；雄蕊8枚，4枚长4枚短；子房条形，扁平。荚果直而扁平，有光泽，紫黑色，被白色粉霜，长12~30cm，直径2~4cm。种子多数，扁平，长椭圆形，长约10mm，红褐色，有光泽。花期5~6月，果期10~11月。(图片A042-02，彩图见468页)

生长在村边，路旁，向阳温暖的地方。大别山各地均有分布。

【药材】本品呈剑鞘状，略弯曲，长10~40cm，宽约4cm，厚1~1.5cm。表面红褐色或紫褐色，被灰色粉霜。种子所在处隆起，两端略尖，基部狭窄而弯曲，有短果梗或果梗痕。两侧有明显的纵棱线。质硬。种子多数，扁椭圆形，黄棕色而光滑。气微，有刺激性，味辛辣。

【化学成分】含三萜皂苷类、黄酮类、酚酸类、甾体类等。主要有齐墩果酸，刺囊酸（echinocystic acid），gleditsiosides A~G、N、O、P、Q；双氢山柰素、北美圣草素、槲皮素、3，3′，5，5′，7-五羟基双氢黄酮醇、表儿茶素；没食子酸乙酯、咖啡酸、3-O-甲基鞣花酸-4′-（5″乙酰基）-α-L-阿拉伯糖苷、3-O-甲基鞣花酸-4′-O-α-L-鼠李糖苷；豆甾醇、β-谷甾醇等。

皂荚刺含黄酮类、三萜皂苷类、脂肪酸、氨基酸、甾醇、烷烃、酚类等。主要有黄颜木素、非瑟素；皂荚皂苷B~G、刺囊酸（echinocystic acid）、白桦脂酸、alphitolic acid、3β-O-trans-p-coumaroyl-alphitolic acid、3β-O-trans-p-caffeoyl alphitolicacid、zizyberanalic acid；棕榈酸、硬酯酸、油酸；豆甾醇、谷甾醇；蜡醇、廿九烷等。

【药理作用】

①对心肌缺血的影响：皂荚提取物能显著减少心肌耗氧量，对缺血心肌具有保护作用。皂荚皂苷对大鼠急性心肌缺血有较好的防治作用；对结扎犬冠脉

造成的急性心肌缺血有明显的防治作用。

②刺激黏膜作用：皂角中所含之皂苷不仅刺激胃肠黏膜，10min 后即呕吐，后有腹泻；能刺激胃黏膜而反射性的促进呼吸道黏液的分泌，产生祛痰作用（恶心性祛痰药）。在猫身上，皂角煎剂确能使呼吸道分泌增加，但较桔梗、前胡为差，持续时间较短。

③抗菌、抗病毒作用：在试管中，皂角煎剂对某些革兰氏阴性肠内致病菌有抑制作用。其水浸剂（1∶3）在试管中对某些皮肤真菌也有抑制作用。皂荚刺中分离到 5 个白桦脂酸型三萜，均具有明显的抗 HIV 活性，其中白桦脂酸、alphitolic acid 和 zizyberanalic acid 的活性较强。

④其他作用：皂荚果实的乙醇提取物具有很好的抗炎活性。皂荚荚果的乙醇提取物对小白鼠具有很好的毒杀作用。皂荚刺水提取物体外对 LLC 细胞系、Panc 02 细胞系和 MCF－7 细胞系具有明显的抗肿瘤活性。皂荚刺乙醇提取物对小鼠宫颈癌 U14 的生长有一定的抑制作用。皂荚刺水煎液能明显延长凝血时间和血浆复钙凝血时间，说明皂荚刺提取物具有抗凝血作用。同时能明显延长白陶土部分凝血活酶时间，推测其凝血机制可能是作用于内源性凝血途径。

【性味归经】 辛，温；有小毒。归肺、大肠经。

【功能主治】 开窍，祛痰，解毒。用于突然昏厥，中风牙关紧闭，喘咳痰壅，癫痫；外治痈疮肿毒。

【用法用量】 1～1.5 g。研末或入丸剂，外用：煎汤洗，捣烂或烧后存性研末敷。

【选方】

①里急后重：枳壳、皂角子各等份。炒焦粉碎为末，每次服 5 g。

②去头皮屑、止痒：皂角适量，剪碎煎水洗。

【附注】 皂荚 *Gleditisia sinensis* Lam. 的根皮（皂荚根皮）、棘刺（皂角刺）、叶（皂荚叶）、种子（皂荚子）及不育果实（猪牙皂）亦供药用。

①皂荚根皮：味辛，性温。具通利关窍，除风解毒之功能。治风湿骨痛，疮毒及无名肿毒。内服用量 3～15 g。煎汤或研末。

②皂角刺：味辛，性温。归肝、胃经。具有消肿托毒，排脓，杀虫之功能。用于痈疽初起或脓成不溃；外治疥癣麻风。内服用量 3～9 g。外用适量，醋蒸取汁涂患处。

③皂荚叶：洗风疮。

④皂荚子：味辛，性温，有毒。具润燥通便，祛风消肿之功能。治大便燥结，肠风下血，下痢，疝气，瘰疬，肿毒，疮癣。内服煎汤用量 5～9 g。注意：孕妇慎服。

谷精草
Gujingcao

【来源】 为谷精草科植物谷精草 *Eriocaulon buergerianum* Koern. 及赛谷精草 *Eriocaulon sieboldianum* Sieb. et Zucc. 的干燥带花茎的头状花序。秋季采收，将花序连同花茎拔出，晒干。

【原植物】

①谷精草：一年生草本。叶簇生，线状披针形，长 8～18 cm，中部宽 3～4 mm，先端稍钝，无毛，花茎多数，簇生，长可达 25 cm，鞘部筒状，上部斜裂；头

状花序半球形，直径5~6mm，总苞片倒卵形，苞片膜质，楔形，于背面的上部及边缘密生白色棍状短毛；花单性，生于苞片腋内，雌雄花生于同一花序上，有短花梗；雄花少数，生于花序中央，萼片愈合成佛焰苞状，倒卵形，侧方开裂。先端3浅裂，边缘有短毛；花瓣连合成倒圆锥形的管，先端3裂，裂片卵形，上方有黑色腺体1枚，雄蕊6枚，花药圆形，黑色；雌花多数，生于花序周围，几无花梗，花瓣3片，离生，匙状倒披针形，上方的内面有黑色腺体1枚，质厚；子房3室，各室具1胚珠，柱头3裂。蒴果3裂。花、果期6~11月。（图片A129-01，彩图见502页）

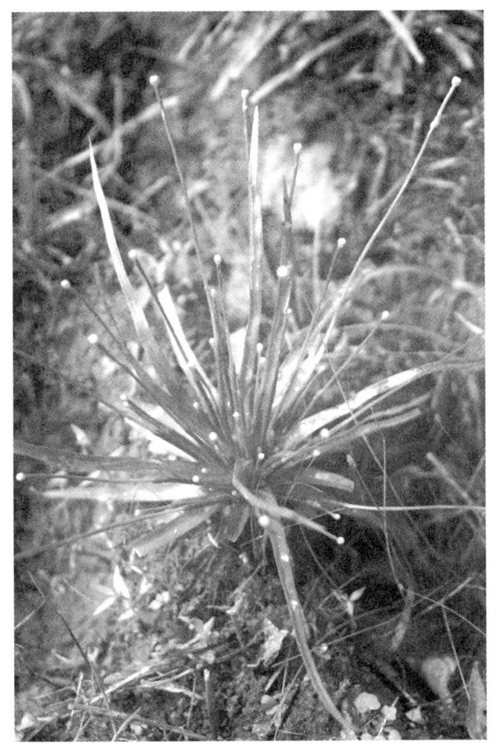

谷精草

②赛谷精草：一年生柔弱草本，丛生。叶基生，线形，长2~8cm，宽1~2mm，有细横脉。花葶长短不一，长4~14cm。头状花卵球形，长3~5mm，总苞片长圆形，长约1.5mm，膜质，顶端钝，灰黄色或灰黑色；花托散生柔毛；花苞片近圆形，长1.5~2mm；雄花位于花序的中央，长约1.5mm，外轮花被片合生成筒状，顶端3齿裂，黑色，下部草黄色，内轮花被片下部合生成细管状，顶端3齿裂，有睫毛，中央有上褐色腺体，雄蕊6枚，花药黄白色，球形；雌花外轮花被2片，离生，线形，内轮花被片缺；子房3室，花柱细长，柱头3个。蒴果近球形，长约0.5mm；种子圆形，黄褐色。花果期8~9月。

生长在水稻田或池沼边潮湿处。

【药材】本品头状花序呈半球形，直径4~5mm。底部有苞片层层紧密排列，苞片淡黄绿色，有光泽，上部边缘密生白色短毛；花序顶部灰白色。揉碎花序，可见多数黑色花药及细小黄绿色未成熟的果实。花茎纤细，长短不一，直茎不及1mm，淡黄绿色，有数条扭曲的棱线。质柔软。气微，味淡。

【化学成分】含挥发油及谷精草素、槲皮万寿菊素（quercetagetin）、万寿菊素（patuletin）、槲皮素（quercetin）等。挥发油中主要成分有十四烷酸、3，7，11-三甲基-2，6，10-十二碳三烯酸甲脂、邻苯二甲酸二丁脂等。

【药理作用】谷精草水提取液对金黄色葡萄球菌、链球菌、巴氏杆菌、沙门氏菌、大肠杆菌的最低抑菌浓度（MIC）分别为0.125 g/mL、0.063 g/mL、0.125 g/mL、0.5 g/mL、0.25 g/mL；最低杀菌浓度（MBC）分别为0.25 g/mL、0.125 g/mL、0.25 g/mL、1 g/mL、1 g/mL。谷精草水浸剂（1/6）在试管内对奥杜盎氏小芽胞癣菌、铁锈色小芽胞癣菌等均有不同程度的抑制作用。

【性味归经】辛、甘，平。归肝、肺经。

【功能主治】疏散风热，明目退翳。用于风热目赤，肿痛羞明，眼生翳膜，风热头痛。

【用法用量】4.5～9g。

【选方】治鼻出血，终日不止，心神烦闷：谷精草粉碎为细粉，以热面汤送服之，每次6g。

龟　甲
Guijia

【来源】为龟科动物乌龟 *Chinemys reevesii*（Gray）的背甲及腹甲。全年均可捕捉，以秋、冬二季为多，捕捉后杀死，或用沸水烫死，剥取背甲及腹甲，除去残肉，晒干。

【原动物】体呈扁圆形，腹背均有坚硬的甲，甲长约12 cm，宽8.5 cm，高5.5cm。头形略方，头部光滑，后端具小鳞，鼓膜明显。吻端尖圆，颌无齿而形成角质喙；颈能伸缩。甲由真皮形成的骨板组成，骨板外被鳞甲，亦称角板；背面鳞甲棕褐色，顶鳞甲后端宽于前端；中央为5枚脊鳞甲，两侧各有4枚肋鳞甲，缘鳞甲每侧11枚，肛鳞甲2枚。腹面鳞甲12枚，淡黄色。背腹鳞甲在体侧相连。尾短而尖细。四肢较扁平，指，趾间具蹼，后肢第5趾无爪，余皆有爪。

多群居，常栖息在川泽湖溪及池塘中，肉食性，常以蠕虫及小鱼等为食。生活力很强，数月断食，可以不死。

【药材】本品背甲及腹甲由甲桥相连，背甲稍长于腹甲，与腹甲常分离。背甲呈长椭圆形拱状，长7.5～22cm，宽6～18cm；外表面棕褐色或黑褐色，脊棱3条；颈盾1块，前窄后宽；椎盾5块，第1块锥盾长大于宽或相等。第2～4块椎盾宽大于长；肋盾两侧对称，各4块；缘盾每侧11块；臀盾2块。腹甲呈板片状，近长方椭圆形，长6.4～21 cm，宽5.5～17 cm；外表面淡黄棕色至棕黑色，盾片12块，每块常具紫褐色放射状纹理，腹盾、胸盾和股盾中缝均长，喉盾、肛盾次之，肱盾中缝最短；内表面黄白色至灰白色，有的略带血迹或残肉，除净后可见骨板9块，呈锯齿状嵌接；前端钝圆或平截，后端具三角形缺刻，两侧残存呈翼状向斜上方弯曲的甲桥。质坚硬。气微腥，味微咸。

【化学成分】含氨基酸、脂肪酸酯、胶质、脂肪、钙盐及微量元素等。主要有天门冬氨酸、缬氨酸、蛋氨酸、苏氨酸、丝氨酸、异亮氨酸、谷氨酸、亮氨酸、脯氨酸、酪氨酸、甘氨酸、苯丙氨酸、丙氨酸、赖氨酸、胱氨酸、组氨酸、精氨酸；十六酸甲酯、十六酸乙酯、十八酸甲酯、十四酸甾醇酯、十八酸；微量元素有磷、钾、钠、钙、镁、铁、锌、铜、锰、钼、锶、镍、钒、硅和硒等。

【药理作用】

①抗氧化作用：龟板95%乙醇提取部位溶出物具有很强的体外抗氧化活性。龟甲对细胞具有延缓衰老作用。

②增强免疫：给阴虚小鼠服用龟甲水煎液，可使其降低的体液免疫和细胞免疫功能得到较好的恢复；能使小鼠腹腔巨噬细胞数量增加，体积增大，伪足增多；可使大鼠萎缩的胸腺恢复生长，使淋巴细胞转化率提高，血清中IgG含量增加，提高细胞免疫及体液免疫功能。每日灌服100%龟甲煎液（10 mL/kg），连续6d，可使大鼠萎缩的甲状腺恢复生长。将5g/kg龟甲煎液灌胃，对家兔在体子宫显示兴奋作用。

③其他作用：长期龟板治疗对 Parkinson 病模型大鼠多巴胺能神经元凋亡具有明显的保护作用。龟甲所含十四酸甾醇酯和十六酸甲酯具有促进鼠骨髓间充质干细胞（rMSCs）增殖的作用，而十八酸具有抑制作用。

【性味归经】 咸、甘，微寒。归肝、肾、心经。

【功能主治】 滋阴潜阳，益肾强骨，养血补心。用于阴虚潮热，骨蒸盗汗，头晕目眩，虚风内动，筋骨痿软，心虚健忘。

【用法用量】 9～24g。先煎。

【选方】 赤白带下，或时腹痛：龟甲 90g，黄柏 30g，干姜（炒）3g，栀子 8g，以上为末，温开水送服，每日 3 次，每次 10g。

【附注】 乌龟 *Chinemys reevesii*（Gray）的肉（龟肉）、血（龟血）亦供药用。龟肉味甘咸，性平。具益阴补血之功能。治劳伤骨蒸，久嗽咯血，久疟，血筋骨疼痛。煮食。

龟血味咸，性寒。治跌打损伤、脱肛和酒饮。

迎春花
Yingchunhua

【来源】 为木犀科植物迎春花 *Jasminum nudiflorum* Lindl. 的花。2～4 月采集，烘干。

【原植物】 落叶灌木，高达 5m。枝细长，直立或成拱形，小枝平滑无毛，有四棱。复叶对生；小叶 3 片，卵形或长椭圆状卵形，长 1～3cm，先端尖，边缘有细毛，下面无毛；叶柄长 5～10mm。花淡黄色，先叶开花，着生于去年的枝条上，单生或腋生；花梗长约 6mm，被有狭长绿色的小苞；萼钟状，裂片 6 片，线状，绿色，与萼筒同长或较长；花冠管高脚碟形，径约 2cm，裂片 6 片，长 6mm，筒部长 12mm；雄蕊 2 枚，着生于花筒内；子房 2 室。花期 2～4 月。（图片 A094－03，彩图见 482 页）

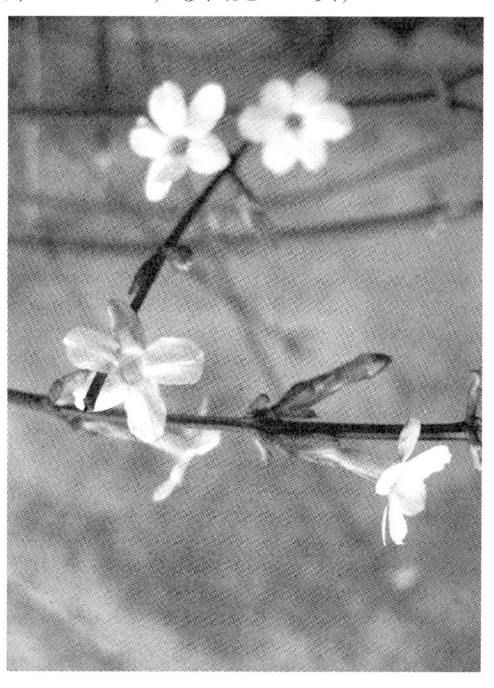

迎春花

多栽植于庭院、花园。

【化学成分】 花含黄酮类、脂肪酸、挥发油等。主要有槲皮素、山柰素、异鼠李素；棕榈酸、亚油酸、二十碳三烯酸、十四（烷）酸；4－亚硝酸基－苯磺酸（4－溴甲基－2－金刚烷基）酯、苯甲醇和苯乙醇是迎春花主要香味成分。

叶含裂环烯醚萜苷类、挥发油等。主要有迎春花素（jasminin）、油酰苷 11－甲酯、jasnudiflosidesA～L、nudiflosideB～D、紫丁香苷、acteoside、poliumoside。挥发油中主要有 9，12，15－十八碳三烯甘油酯、橙花椒 α 醇、牻牛儿醇、沉香醇和 α－松油醇等。

【药理作用】

①增强免疫：迎春花水提物能显著增强小鼠胸腺指数和脾指数，提高腹腔巨噬细胞的吞噬功能及 E－玫瑰花环形成率（$P<0.05$）。

②抗心律失常作用：迎春花提取物对氯仿诱发的小鼠心室颤动有明显的预防作用，而对氯化钙诱发的小鼠心室颤动没有预防作用，对乌头碱诱发的大鼠心律失常有治疗作用；迎春花提取物能够对抗肾上腺素引起的家兔心律失常。

③镇痛镇静作用：迎春花水提取物能减少由醋酸引起的小鼠扭体反应次数、提高热板法致痛小鼠痛阈值和电刺激法致痛小鼠的镇痛率，表明其具有明显的镇痛作用。在对小鼠自主活动影响实验中，低、高剂量提取物能明显减少小鼠自发活动次数，高剂量提取物能延长戊巴比妥钠引起的小鼠睡眠时间。

④抗菌作用：迎春花叶乙酸乙酯萃取物中分离到迎春花素（jasminin）对金黄色葡萄球菌的最小抑菌浓度（MIC）为 1 mg/mL，对痢疾杆菌、大肠杆菌的最小抑菌浓度为 0.5 mg/mL，对三个受试菌的最小杀菌浓度（MBC）为 2 mg/mL。

⑤其他作用：迎春花腹腔注射可明显延长小鼠耐缺氧时间，增强脑组织中 SOD 的活性，降低 MDA 的含量，增加 GSH 含量。迎春花中提取黄酮类化合物具有较强的抗氧化性能；75% 乙醇为溶剂提取迎春花叶中的黄酮类化合物对油脂具有抗氧化性，在猪油中添加 0.1% 的提取物时，其抗氧化能力与添加 0.02% 的 BHT 相当。

【性味】苦，平。

【功能主治】发汗，利尿。治发热头痛，小便热痛。

【用法用量】6～9 g；或研末。

【附方】

①发热头痛：迎春花 15 g，水煎服。

②小便热痛：迎春花 15 g，车前草 15 g，水煎服。

【附注】

迎春花 *Jasminum nudiflorum* Lindl. 的叶（迎春花叶）亦供药用。

迎春花叶味苦涩，性平。具活血散毒，消肿止痛之功能。治肿毒恶疮，跌打损伤，刀伤出血，无名肿毒。内服煎汤用量 6～9 g。外用适量，研末调敷。

辛　夷
Xinyi

【别名】金毛狗、木笔花。

【来源】为木兰科植物望春花 *Magnolia biondii* Pamp. 玉兰 *Magnolia denudate* Desr. 的干燥花蕾。冬末春初花未开放时采收，除去枝梗，阴干。

【原植物】

①望春花：落叶乔木，高 6～12 m。小枝绿色：冬芽密生淡黄色丝状毛。叶矩圆状披针形或卵状披针形，长 10～18 cm，宽 3.5～6.5 cm，先端急尖，基部圆形或楔形，表面无毛，背面沿脉有毛。花先叶开放，白色，大，萼 3 片，线形，长 8～11 mm，宽约 2 mm；花瓣 6 片，匙形，长 5 cm；心皮细长，花柱弯曲，聚合蓇葖果不规则圆筒形，长 8～13 cm；种子深红色。花期 3～4 月，果熟期 8～9 月。（图片 A030－02，彩图见 462 页）

②玉兰：落叶乔木，高达 15 m。冬芽密生长绒毛。叶倒卵形或倒卵状矩圆形，长 5～10 cm，表面有光泽，背面有柔毛，叶柄长 2～2.5 cm。花先叶开放，白色，有芳香，直径 12～15 cm，花被 9 片，矩

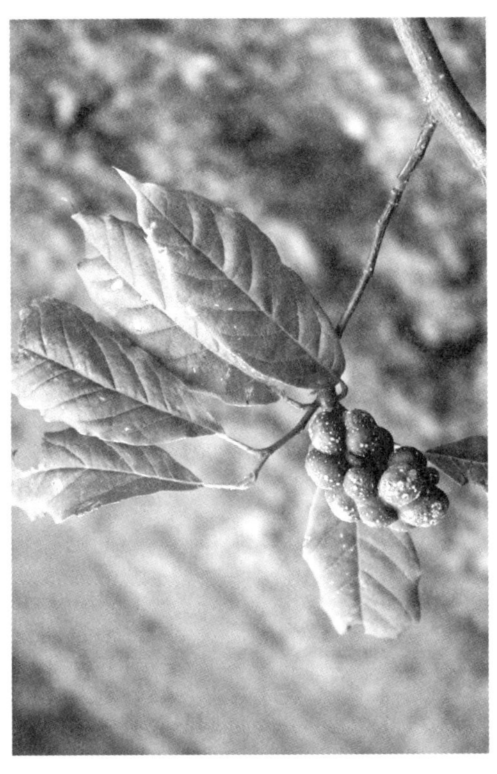

望春花

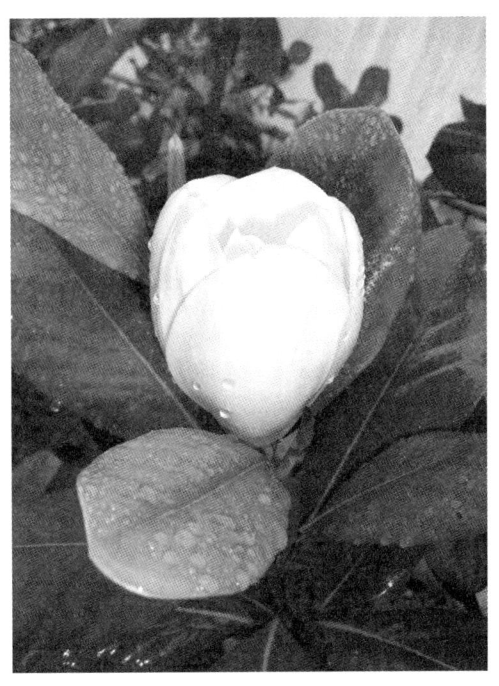

玉　兰

圆状倒卵形。聚合果圆筒形，长 8 ~ 12 cm，淡褐色，由多数顶端圆形的蓇葖果组成。花期 5 月，果熟期 9 ~ 10 月。（图片 A030 - 01，彩图见 462 页）

生长在阔叶林中。有栽培。

【药材】 本品呈长卵形，似毛笔头，长 1.2 ~ 2.5 cm，直径 0.8 ~ 1.5 cm，基部常具短梗，长约 5 mm，梗上有类白色点状皮孔。苞片 2 ~ 3 层，每层 2 片，两层苞片间有小鳞芽，苞片外表面密被灰白色或灰绿色茸毛，内表面类棕色，无毛。花被 9 片，类棕色，外轮苞 3 片，条形，约为内两轮长的 1/4，呈萼片状，内两轮花被 6 片，每轮 3 片，轮状排列。雄蕊和雌蕊多数，螺旋状排列。体轻，质脆。气芳香，味辛凉而稍苦。

【化学成分】 含木脂素类、生物碱、黄酮类、有机酸、挥发油等。主要有木兰脂素（magnolin）、辛夷脂素（Fargesin）、demethoxy aschantin、松脂素二甲醚、里立脂素 B 二甲醚；木兰碱（magnoflorine）；望春花黄酮醇苷 I（biondniid I）；E - 对羟基桂皮酸乙酯等。挥发油中主要成分有 α - 蒎烯、莰烯、β - 蒎烯、柠檬烯、1，8 - 桉叶素、芳樟醇、α - 松油醇等。

【药理作用】

①抗炎作用：辛夷油对炎症组织的毛细血管通透性有降低作用，能明显减轻充血、水肿、坏死和炎细胞浸润等炎性反应，辛夷的抗炎作用机制是对白细胞介素 - 1（IL - 1）、肿瘤坏死因子（TNF）和磷脂酶 A2（PLA2）这几种炎症介质产生抑制作用。

②抗组织胺作用：辛夷油能直接对抗慢反物质（Srs - a）对肺条的收缩，也能拮抗组织胺和乙酰胆碱诱发的回肠过敏性收缩和过敏性哮喘，起作用的物质主要是芳樟醇、香叶醇、柠檬醛、丁香

油酚、香豆素类、木脂素类和腺苷类，它们抑制释放组织胺的活性。

③局部收敛作用：辛夷能治疗鼻炎。辛夷治疗鼻部炎症时能产生收敛作用而保护黏膜表面，由于微血管扩张，局部血液循环改善，还可促进分泌物的吸收，使炎症减退，鼻畅通，症状缓解或消除。

④抗菌作用：高浓度辛夷制剂对金黄色葡萄球菌、乙型链球菌、白喉杆菌、痢疾杆菌、炭疽杆菌及流感病毒有不同程度的抑制作用。15% ~30% 辛夷煎剂对白色念珠菌、趾间毛癣菌等多种致病性真菌有抑制作用。

⑤其他作用：辛夷的水或醇的提取物静脉注射，肌内注射或腹腔注射，具有一定的降压作用。辛夷的酚性生物碱对腹直肌和坐骨神经缝肌能呈现箭毒作用。辛夷煎剂和流膏能兴奋子宫。木兰碱可使肠的运动亢进，张力上升。新木脂素类化合物有抗钙离子的作用。辛夷有抗血小板活化因子的活性。由于辛夷的木兰箭毒碱等毒性成分在肠道内吸收缓慢，吸收后也易经肾脏排泄，所以在血中浓度较小。

【性味归经】辛，温。归肺、胃经。

【功能主治】散风寒，通鼻窍。用于风寒头痛，鼻塞，鼻渊，鼻流浊涕。

【用法用量】3 ~9 g。外用适量。

【附注】辛夷的另一植物来源武当玉兰 *Magnoliasprengeri* Pamp.，在大别山区少见。

灵 芝
Lingzhi

【别名】灵芝草、菌灵芝。

【来源】为多孔菌科植物赤芝 *Ganoderma lucidum* (Leyss. ex Fr.) Karst. 的子实体。全年采收，除去杂质，剪除附有朽木、泥沙或培养基质的下端菌柄，阴干或在 40 ~50 ℃烘干。

【原植物】外形呈伞状，菌盖肾形、半圆形或近圆形，直径 10 ~18 cm，厚1 ~2 cm。皮壳坚硬，黄褐至红褐色，有光泽，具环状棱纹和辐射状皱纹，边缘薄而平截，常稍内卷。菌肉白色至淡棕色。菌柄圆柱形，侧生，少偏生，长 7 ~15 cm，直径 1 ~3. 5 cm，红褐色至紫褐色，光亮。孢子细小，黄褐色。气微香，味微苦。(图片 E08 -02，彩图见 448 页)

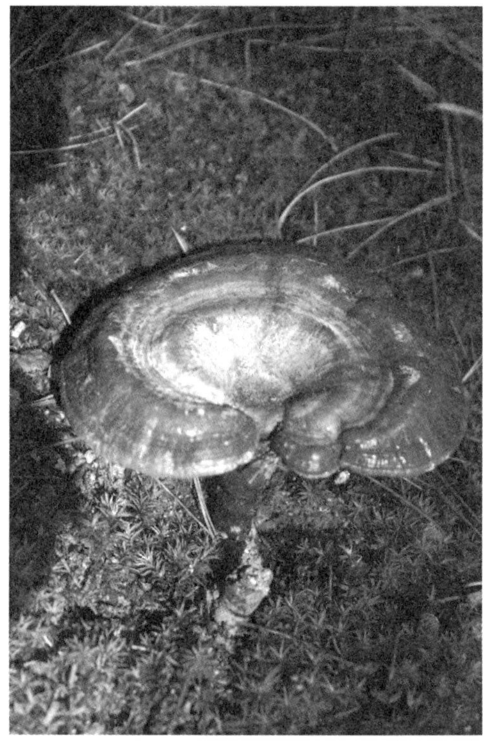

赤 芝

生长在腐朽的木桩旁。

【化学成分】含糖类（还原糖和多糖）、氨基酸、蛋白质、多肽、甾类、三萜类、挥发油、香豆精苷、生物碱、树脂、油脂、多种酶类、微量元素等。其主要活性成分为灵芝多糖和灵芝三萜，后者已分离鉴定出灵芝酸（ganoderic acid）A～L、lucidumol A、ganosporelactone A～B、tsugaric acid A～B 等 130 多种成分。

【药理作用】

①免疫调节作用：灵芝多糖能增强机体的细胞免疫与体液免疫。能刺激腹腔巨噬细胞释放并增强其吞噬功能；刺激 B 细胞产生抗体；刺激大量细胞因子产生，促进 T 细胞活化增殖；还增强刀豆球蛋白或细菌脂多糖诱导的淋巴细胞增殖，并拮抗环孢素 A、丝裂霉素 C 或足叶乙苷（VP－16）对 MLC 反应的抑制作用。灵芝多糖还可拮抗 ^{60}Co 辐射引起的小鼠白细胞下降及胸腺缩小。

②抗肿瘤活性：灌胃灵芝提取物抑制小鼠皮下接种 S180 肉瘤生长；单用灵芝多糖其效果相近。灵芝三萜成分在 100～200mg/kg 能抑制脾脏的实体瘤生长，并且能明显抑制肿瘤细胞转移；当三萜成分达到 800μg/mL，可抑制肿瘤血管生成，经过鉴定起到该作用的主要是 ganoderic acid F。

③保肝及抗氧化作用：灵芝总三萜及其组分与阳性对照药物洛潜酯均可明显降低模型动物的血清 ALT 和肝脏 TG 含量；利用 CCl4、D－Gal 和 BCG＋LPS 诱导肝损伤小鼠模型，而灵芝总三萜 0.5，5，50，100μg/mL 及其组分 0.5，2，10，50μg/mL 均不同程度地使肝损伤小鼠已升高的血清 ALT 和肝脏 TG 明显下降。灵芝多糖对卡介苗诱发的小鼠肝损伤、顺铂诱发的肾损伤及四氧嘧啶诱发的胰腺小岛损伤均有保护作用。此外，灵芝的热水浸膏能减少 DNA 的断裂，有较强的抗辐射、抗氧化和减少由诱变剂引发的细胞损伤的能力。

④其他作用：灵芝多糖对链脲霉素诱发的高血糖小鼠，可明显刺激胰岛素分泌，降低小鼠血糖水平。灵芝多糖具有缩短小鼠血栓长度，减轻血栓重量的作用。此外灵芝的提取液能有效缓解心脏舒张期功能障碍，防止在心肌缺血和再灌注时产生的不可逆心肌损伤。灵芝三萜还能有效抑制血管紧张素转化酶（ACE）的活性，从而可起到抑制血压升高的作用。

【性味归经】甘，平。归心、肺、肝、肾经。

【功能主治】补气安神，止咳平喘，用于眩晕不眠，心悸气短，虚劳咳喘。

【用法用量】6～12g。

【选方】积年胃病：灵芝 6g。切碎，用老酒浸泡服用。

【附注】《中国药典》2005 年版记载灵芝药材还有另一来源真菌紫芝 *Ganoderma sinense* Zhao，Xu et Zhang。

灵　贝
Lingbei

【别名】灵山贝母。

【来源】为百合科植物舞阳贝母 *Fritillaria wuyangensis* Z. Y. Gao. 的鳞茎。初夏时地上部分枯萎时采挖，除去须根和泥土，晒干。

【原植物】植株高 20～50cm。鳞茎莲座状，直径 1～2cm，由 2～3 个肾形鳞片包着 25～45 个米粒状小鳞片而成。茎直立，轮生叶 1～3 轮，每轮 3～6 枚叶，并具少数对生与散生叶。叶线形或披针形，长 10～15cm，宽 0.8～1.5cm，先端不卷曲。花 1～2 朵，淡黄绿色，并具紫色方格形斑纹；叶状苞片 1～3 枚，先端不卷曲，花梗长 1 ~ 3 cm；花被片长 3 ~ 4.5 cm，宽 1 ~ 1.2 cm，外轮 3 片较宽；雄蕊长为花被片的1/2，花药近基着生，药丝无小乳突；柱头裂片长 4 ~ 6 mm。蒴果长 2.5 ~ 3 cm，宽 1.8 ~ 2 cm，棱上的翅宽 5 ~ 7 mm。花期 4 月，果熟期 5 月。（图片 A134 – 04，彩图见 503 页）

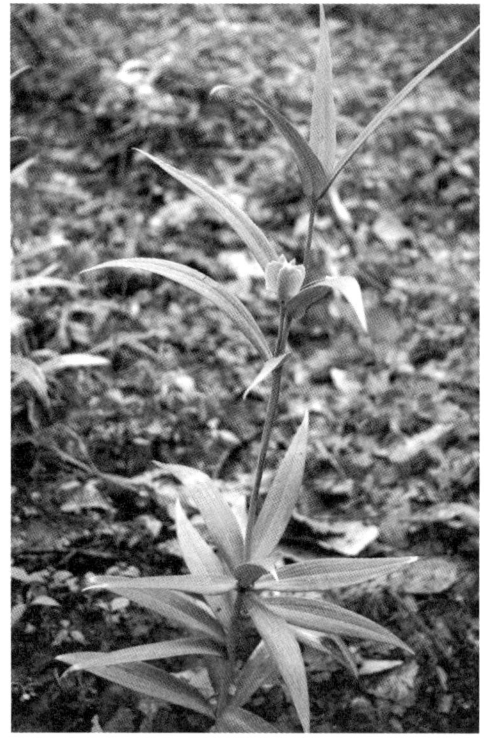

舞阳贝母

生长在山谷林下阴湿地方。分布在河南省信阳、新县、罗山。有栽培。

【药材】本品多呈卵圆形或卵圆锥形的单瓣鳞叶，高 0.5 ~ 1.5 cm，直径0.2 ~ 0.6 cm，一端钝圆，一端略呈锐尖，背面略呈弓形，腹面较平或微凹；有的略呈肾形、不规则的倒锥状，高 0.5 ~ 1.0 cm，直径 0.5 ~ 1.6 cm，上端稍宽略平截，下端稍窄微凹，有残留的须根痕；个别 2 片不等大小的鳞叶合抱呈宽卵圆形。表面类白色、黄白色或淡棕黄色，质硬而脆，断面类白色，富粉性。气微，味苦。

【鉴别】取本品粉末 0.5 g，加三氯甲烷 20 mL，振摇，放置过夜，滤过，滤液蒸干，残渣加三氯甲烷 1 mL 使其溶解，作为供试品溶液。另取贝母甲素、贝母乙素对照品，分别各加三氯甲烷制成每 1 mL 含 2mg 的溶液，作为对照品溶液。照薄层色谱法（《中国药典》2005 年版附录Ⅵ B）试验，分别吸取对照品、供试品溶液各 5μL 分别点于同一硅胶 G 薄层板上，以乙酸乙酯 – 甲醇 – 浓氨试液（17∶2∶1）为展形剂，展开，取出，晾干，喷以稀碘化铋钾试液。供试品色谱中，在与对照品色谱相应的位置上，显相同的颜色斑点。

【化学成分】含生物碱、有机酸、挥发油、香豆素、甾醇、糖、多糖、氨基酸、酚类化合物。生物碱含量为 0.3% ~ 0.5%，主要有贝母甲素（peimine）、贝母乙素（peiminine）、午贝甲素、甲基午贝甲素、午贝乙素及午贝丙素等。

【性味归经】微苦，寒。归肺、心经。

【功能主治】清热润肺、止咳化痰、清热散结；用于风热、燥热所致痰炎咳嗽，肺痈，乳痈，疮毒，心胸郁闷。

【用法用量】3 ~ 9 g。研粉冲服或煎服。

【选方】咳嗽，气喘：灵贝 10 g，水煎服。

鸡矢藤
Jishiteng

【别名】鸡屎藤。

【来源】为茜草科植物鸡矢藤 *Paederia scandens*（Lour.）Merr. 的地上部分。夏、秋季采割，阴干。

【原植物】蔓生草本，基部木质，长2～3 m，秃净或稍被微毛。叶对生，有柄；叶片近膜质，卵形、椭圆形、矩圆形至披针形，先端短尖或渐尖，基部浑圆或楔尖，两面均秃净或近秃净；叶间托叶三角形，长2～5 mm，脱落。圆锥花序腋生及顶生，扩展，分枝为蝎尾状的聚伞花序；花白紫色，无柄；萼狭钟状，长约3 mm；花冠钟状，花筒长7～10 mm，上端5裂，镊合状排列，内面红紫色，被粉状柔毛；雄蕊5枚，花丝极短，着生于花冠筒内；子房下位，2室，花柱丝状，2枚，基部愈合。浆果球形，直径5～7 mm，成熟时光亮，草黄色。花期秋季。（图片A112－03，彩图见491页）

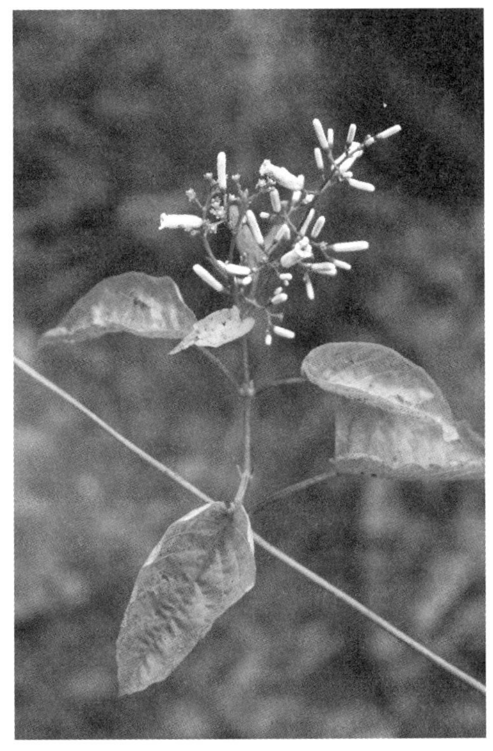

鸡矢藤

生长在溪边、河边、路边、林旁及灌木林中；常攀援于其他植物或岩石上。

【药材】本品茎呈扁圆柱形，直径2～5 mm；老茎灰白色或灰褐色，有点状隆起的皮孔，具纵皱纹，嫩茎黑褐色，有的扭曲状，质韧，不易折断，断面纤维性。灰白色或浅绿色。叶对生，有柄，多卷缩或破碎，完整叶片展开后呈卵形或椭圆状披针形，长5～10 cm，宽3～6 cm，先端尖，基部圆形，全缘，两面被柔毛或仅下表面被毛，主脉明显。气特异，味甘，涩。

【鉴别】本品茎横切面可见表皮细胞一列，外被角质层，有非腺毛，皮层外侧有2～3列小形厚壁细胞，排列整齐，淡黄色，内侧为3～4列大形厚壁细胞，椭圆形，切向排列，内皮层明显，细胞一列；中柱鞘有2～3列石细胞，椭圆形、类方形，黄色或棕黄色；韧皮部较宽，细胞多压缩，棕黄褐色，形成层不明显；木质部发达，导管多单个，呈径向排列；射线为一列细胞，木薄壁细胞全部木化；髓部靠木质部薄壁细胞有草酸钙砂晶散在，中央有时为空洞。

【化学成分】含有环烯醚萜类、三萜类、黄酮类、香豆素类、有机酸类、甾醇类、烷烃类、脂肪酸类及挥发油等。主要有鸡矢藤苷（paederoside）、鸡屎藤酸（paederosidic acid）、鸡屎藤酸甲酯（paederosidic acid methyl ester）、鸡矢藤次苷（scandoside）、车叶草苷（asperuloside）、齐墩果酸、熊果酸；紫云英苷（astragalin）、杨属苷（populnin）、异槲皮苷（isoquercitrin）、槲皮黄苷（quercimeritrin）、芦丁（rutin）；臭矢菜素B（cleomiscosin B）、臭矢菜素D（cleomiscosin D）、异落叶松树脂醇（isolariciresinol）、蒙花苷（linarin）、异东莨菪香豆素（isoscopoletin）；咖啡酸（caffic acid）、香豆酸（coumaric acid）、对羟基苯甲酸；β－谷甾醇、γ－谷甾醇、豆甾醇、菜油甾醇、胡萝卜苷；挥发油主要成分有乙酸异戊酯、乙酸苯甲酯、十五碳酸乙酯、软脂酸、癸酸异戊酯、樟脑、乙酸龙脑酯、丁香酚及含硫特征气味成分 CH_3SCH_3 和 CH_3SSCH_3 等。

【药理作用】

①抗炎镇痛作用：鸡矢藤提取物对尿酸钠晶体诱导大鼠急性痛风性关节炎有显著的改善作用，其机制可能与抑制 TNF－α 和 IL－1β 水平有关。鸡屎藤水蒸馏液对小鼠有明显镇痛作用（热板法）。腹腔注射 0.01mL/g 体重，即可提高痛阈，维持时间较长。鸡矢藤环烯醚萜总苷对小鼠镇痛实验证明具有明显的镇痛作用。

②其他作用：鸡矢藤苷抗癌活性研究表明其有效率为 100%。鸡矢藤提取物可显著降低酵母膏所致高尿酸血症小鼠的血清尿酸水平。鸡矢藤提取物对小鼠子宫有显著性兴奋作用。

【性味】甘、涩，平。

【功能主治】除湿，消食，止痛，解毒。用于消化不良，胆绞痛，脘腹疼痛。外治湿疹疮疡肿痛。

【用法用量】30～60g，外用适量，捣烂敷患处。

【选方】关节风湿痛：鸡矢藤根或藤 30～60g，酒水煎服。

八　画

青　蒿

Qinghao

【别名】黄蒿。

【来源】为菊科植物黄花蒿 *Artemisia annua* L. 的干燥地上部分。秋季花盛开时采割，除去老茎，阴干。

【原植物】一年生草本，高 50～130 cm。茎直立，中上部多分枝，无毛。基部及下部叶在花期枯萎；中部叶卵形，三回羽状深裂，长 4～5 cm，宽2～4 cm，叶轴两侧具狭翅，裂片及小裂片长圆形或卵形，先端尖，基部耳状，两面被短柔毛；上部叶小，通常一回羽状细裂。头状花序多数，通常具一线形苞片；总苞片球形，直径约 1.5 mm，无毛；总苞片 2～3 层，外层狭小，绿色，内层的长椭圆形，中肋较粗，边缘宽膜质；花托圆锥形，裸露；花黄色；雌花 4～8 个，长约 0.8 mm，两性花 26～30 个，长约 1 mm，柱头 2 裂，呈叉状。果实椭圆形，光滑。花期 8～9 月，果期 9～10 月。（图片 A118－13，彩图见 497 页）

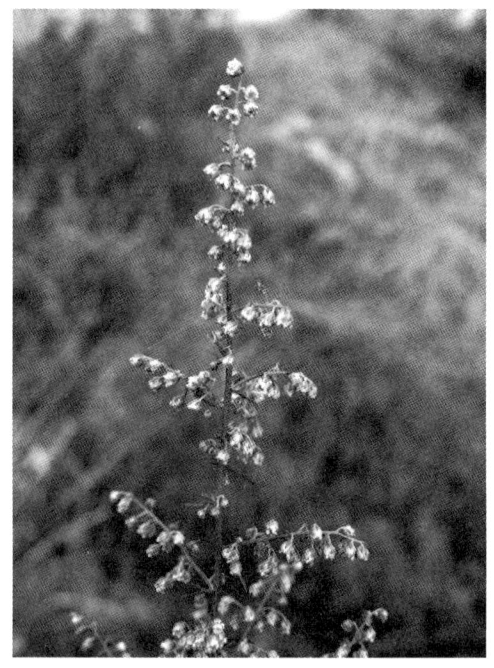

黄花蒿

生长在荒野、山坡、路边及河岸边。

【药材】茎呈圆柱形，上部多分枝，长 30～80 cm，直径 0.2～0.6 cm；表面黄绿色或棕黄色，具纵棱线；质略硬，易折断，断面中部有髓。叶互生，暗绿色或棕绿色，卷缩易碎，完整者展平后为三回羽状深裂，裂片及小裂片矩圆形或长椭圆形，两面被短毛。气香特异，味微苦。

【化学成分】 含倍半萜内酯类有青蒿素（artemisinin）及其衍生物；含黄酮类有芹菜素、木犀草素、泽兰林素、5，7，4′－三羟基－6，3，′5′－三甲氧基黄酮等；另含有挥发油、香豆素类、鞣质类、多糖类、甾醇、蛋白质、脂肪酸、无机元素（P、K、Ca、Mg、Fe、Mn、Zn）等。其挥发油的主要成分有蒿酮（artemisia ketone）、异蒿酮（iso-artemisia ketone）、1，8－桉叶油素、樟脑、β－蒎烯、丁香烯、反－甲基－6－甲撑－3－辛二烯－2－醇、香桧烯、异龙脑等。

黄花蒿细嫩叶含青蒿素、青蒿乙素、3α－羟基－1－去氧青蒿素、青蒿酸、猫眼草黄素、猫眼草酚、水杨酸、东莨菪苷、β－谷甾醇、胡萝卜苷等。

【药理作用】 青蒿素除有抗疟作用外，亦证明有抗肿瘤、抗血吸虫、调节免疫系统功能、抗心律失常、抗纤维化等作用；青蒿鞣质对单纯疱疹病毒－2型（HSV－2）具有明显的直接杀灭作用，并具有潜在的抗乙型肝炎病毒（HBV）活性；乙酸乙酯的提取物对大肠杆菌和金黄色葡萄球菌的抑菌效果较显著；青蒿水浸剂体外试验对某些皮肤真菌有抑制作用和抗氧化作用；其乙醇提取物在试管内对钩端螺旋体有抑制作用。

【性味归经】 苦、辛，寒。归肝、胆经。

【功能主治】 清热解暑，除蒸，截疟。用于暑邪发热，阴虚发热，夜热早凉，骨蒸劳热，疟疾寒热，湿热黄疸。

【用法用量】 6～12 g，入煎剂宜后下。外用适量，捣敷或研末调敷。

青风藤
Qingfengteng

【别名】 青桐条、山木通。

【来源】 为防己科植物青藤 *Sinomenium acutum*（Thunb.）Rehd. et Wils. 及毛青藤 *Sinomenium acutum*（Thunb.）Rehd. et Wils. var. *cinereum* Rehd. et Wils. 的干燥藤茎。秋末冬初采割，扎把或切长段，晒干。

【原植物】

①青藤：落叶缠绕木质藤本，长5～7m。枝绿色，光滑无毛，有细条纹。叶厚纸质，互生，叶柄长5～10cm；叶片宽卵形，长7～12cm，宽5～10cm，基部稍心形或近截形，全缘或5～7浅裂，上面光滑，绿色，下面苍白色。花小，单性，雌雄异株；圆锥花序，长10～18cm，多少被毛；雄花具花萼6片，黄色，长1.8～2.5mm，外侧被毛；花瓣6片，淡绿色；雄蕊9～12枚，长约1.6mm；雌花的花被与雄花同；具9枚退化雄蕊；心皮3，花柱反曲，柱头浅裂。核果，蓝黑色，长5～7mm。种子半月形。花期6～7月，果熟期8～9月。（图片A029－01，彩图见461页）

②毛青藤：与青藤的区别主要是其叶两面有柔毛，以背面较密。

生长在山坡路旁、林缘及山谷杂木林中。

【化学成分】 青藤的茎和根均含生物碱类青藤碱（sinomenine）、双青藤碱（disinomenine）、木兰花碱（magnoflorine）、尖防已碱、异青藤碱（Isosinomen-

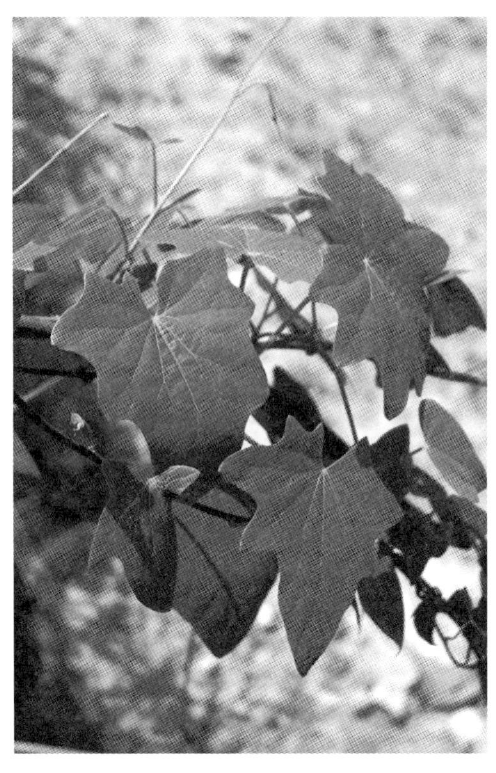

青　藤

ine)、土杜拉宁、青风藤碱（sinoacutine）、蝙蝠葛波酚碱、dauriporphinoline、蝙蝠葛宁、dauricumine、6 - O - demethyl - menisporphine、acutuminine、(-) - 8 - oxotetrahydro - thalifendine、(-) - oxoisocorypalmine、四氢表小檗碱、四氢巴马亭、N - 去甲基尖防己碱、白兰花碱、光千金藤碱、8，14 - 二氢萨鲁塔里定碱、千金宁碱、蝙蝠葛宁、青风藤定碱等；含三萜类羽扇豆醇（lupeol）、羽扇豆酮（lupenone）、赤杨醇（glutinol）、赤杨酮（glutinone）、乙酰齐墩果酸（acetyl-oleanolic acid）；另含 dl - 丁香树脂酚、十六烷酸甲酯、β - 谷甾醇、豆甾醇、穆坪马兜铃酰胺等。

【药理作用】

①镇痛作用：青风藤中的有效成分青藤碱按照 154. 9mg/kg 口服、125. 2mg/kg 皮下注射对小鼠热板法，36. 4mg/kg 腹腔注射对小鼠醋酸扭体法，161. 2mg/kg 皮下注射对小鼠电刺激尾部法均有镇痛作用；0. 16 mg/kg 家兔侧脑室注射亦有镇痛作用，其最小镇痛有效剂量仅为静注的 1/3 000)，说明镇痛作用部位在大脑中枢。青藤碱 100 mg/kg 腹腔注射，以小鼠热板法每天进行测痛试验，镇痛作用逐渐下降，连用 10 d 镇痛作用消失。说明有耐受性产生，但其耐受性在停药数天后可自行消失。

②抗炎作用：青藤碱对大鼠蛋清性和甲醛性足跖肿胀均有显著的抑制作用。青藤碱 60 mg/kg 较水杨酸钠 200mg/kg 作用更显著。切除肾上腺或垂体后，这种抗炎作用消失。

③镇静作用：小鼠腹腔注射青藤碱 25 mg/kg，自发活动明显减少，剂量增大，作用更为明显，20 ~ 60min 达到高峰，120min 后恢复正常。小鼠腹腔注射青藤碱 50mg/kg，可使士的宁惊厥阈提高，但对戊四唑的作用没有影响。犬和猴分别口服青藤碱 45 及 95 mg/kg，或猴皮下注射青藤碱 5 ~ 80 mg/kg，表现明显安静，猴子出现驯服、低头、闭目、静坐或眼睑下垂，但对外界声音的刺激有反应。猫腹腔注射青藤碱 5 mg/kg，防御性条件反射潜伏期延长，条件反射部分消失。剂量加大至 10 mg/kg，中枢抑制明显，条件反射全部消失，非条件反射也部分消失。

④降血压作用：青风藤总碱灌胃或静注对正常大鼠、犬、麻醉猫及慢性肾型高血压犬均有降压作用。青藤碱亦有明显的降压作用，能够消除或显著抑制去甲肾上腺素的升压作用。但其对犬、大鼠、兔的降压作用均能出现快速耐受现象，而以犬最为明显。

⑤其他作用：青藤碱除可抑制兔肠

收缩外，还可明显抑制血管平滑肌细胞增殖反应及合成，呈剂量依赖关系；青藤碱是目前所知的植物中最强的组胺释放剂之一，体外实验发现青藤碱能使豚鼠大动脉、气管、膈肌、心脏、子宫、皮肤、胃等组织和器官释放组胺；青风藤提取液及青藤碱能显著抑制吗啡依赖豚鼠体外回肠的戒断性收缩反应，明显减轻吗啡依赖小鼠的催促戒断症状和体重下降，青藤碱对吗啡依赖大鼠的催促戒断症状及体重减轻具有显著的拮抗作用，并能调节吗啡依赖大鼠脑内神经递质水平的紊乱，降低戒断后骤增的单胺类神经递质。

毒性 犬及猴分别口服青藤碱 45mg/kg 及 95 mg/kg 有显著镇静作用及肠胃道反应，静脉注射 5 ~ 13. 5mg/kg 立即出现高度衰弱、血压下降、心率加速、呼吸困难等反应。青藤碱皮下注射 45 d 内剂量从 5 mg/kg 递增至 80 mg/kg，对猴无戒断症状，说明无成瘾性，但对其镇痛作用有耐受性。

【性味归经】 苦、辛，平。归肝、脾经。

【功能主治】 祛风湿，通经络，利小便。用于风湿痹痛，关节肿胀，麻痹，瘙痒。

【用法用量】 6 ~ 12 g；浸酒或熬膏。外用适量，煎水洗。

【选方】 治骨节风气痛：青藤根或茎叶适量，煎水常洗痛处。

枇杷叶
Pipaye

【来源】 为蔷薇科植物枇杷 *Eriobotrya japonica*（Thunb.）Lindl. 的干燥叶。全年均可采收，晒至七八成干时，扎成小把，再晒干。

【原植物】 常绿小乔木，高 3 ~ 8m。小枝粗壮，被锈色绒毛。单叶互生；叶片革质；长椭圆形至倒卵状披针形，长 15 ~ 30 cm，宽 4 ~ 7 cm，先端短尖，基部楔形，边缘有疏锯齿，上面深绿色有光泽，下面密被锈色绒毛，侧脉 11 ~ 21 对，直达锯齿顶端；叶柄极短或无柄；托叶 2 枚，大而硬，三角形，渐尖。花每数十朵聚合为顶生圆锥花序，花序有分枝，密被绒毛；苞片凿状，有褐色绒毛；花萼 5 浅裂，萼管短，密被绒毛；花瓣 5 片，白色，倒卵形，内面近基部有毛；雄蕊 20 ~ 25 枚；子房下位，5 室，每室有胚珠 2 枚，花柱 5 个，柱头头状。果为浆果状梨果，圆形或近圆形，黄色或橙黄色；核数颗，圆形或扁圆形，棕褐色。花期 9 ~ 11 月，果期翌年 4 ~ 5 月。（图片 A041 - 03，彩图见 466 页）

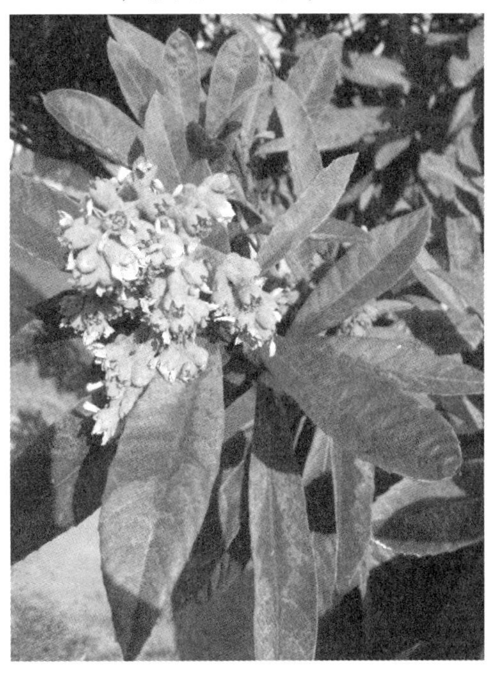

枇　杷

常栽种于村边、平地或坡地。

【药材】本品呈长圆形或倒卵形，长12～30cm，宽4～9cm。先端尖，基部楔形，边缘有疏锯齿，近基部全缘。上表面灰绿色、黄棕色或红棕色，较光滑；下表面密被黄色绒毛，主脉于下表面显著突起，侧脉羽状；叶柄极短，被棕黄色绒毛。革质而脆，易折断。气微，味微苦。

【化学成分】含三萜类有马斯里酸甲酯、齐墩果酸、熊果酸、2α－羟基熊果酸、2α－羟基齐墩果酸、白桦脂酸甲酯、2α－羟基齐墩果酸甲酯、科罗索酸甲酯、科罗索酸、委陵菜酸、蔷薇酸；黄酮类有山柰酚、金丝桃苷、枇杷甲素、槲皮素－4′－O－β－D－半乳糖等；倍半萜苷类等；此外还含有苦杏仁苷、绿原酸、甲基绿原酸、酒石酸、柠檬酸、苹果酸、刺梨酸、阿魏酸、鞣质、儿茶素、表－儿茶素、逆没食子酸、胡萝卜苷、β－谷甾醇、紫罗兰酮、2α－羟基－亚油酸、维生素 B_1、维生素 C 等。

【药理作用】

①抗炎和止咳作用：动物实验研究表明，枇杷叶中的马斯里酸、乌苏酸对角叉菜所致小鼠足肿胀及二甲苯诱导的小鼠耳肿胀有明显的抗炎作用，其中马斯里酸除了对角叉菜所致小鼠足肿胀显示很强的抑制活性外，同时也能拮抗组织胺引起的过敏性回肠收缩，并抑制释放组织胺的活性。枇杷叶中的枇杷苷、乌苏酸、总三萜酸均能明显延长二氧化硫气体及枸橼酸喷雾所致豚鼠咳嗽的潜伏期，并明显减少咳嗽次数。

②降血糖作用：枇杷叶的乙醇提取物具有明显降低正常小鼠的血糖作用；甲醇提取物分离得到的三萜酸类及倍半萜烯化合物对糖尿病小鼠有明显的降血糖作用，其作用机制可能是刺激胰腺B细胞，增加胰岛素的释放水平，从而达到降低血糖作用，但是对四氧嘧啶性高血糖大鼠没有明显降低血糖作用。

③抗癌作用：枇杷叶三萜酸类化合物对佛波醋（TPA）诱导的Raji细胞EB病毒早期抗原表达及致癌剂亚硝酸盐具有明显的抑制作用；对口腔癌细胞亦具有较强的抗癌活性；枇杷叶中的乌苏酸具有广泛的生物学效应，其突出作用为抗肿瘤，它对多种致癌、促癌物有抵抗作用，且对多种恶性肿瘤细胞有明显细胞毒作用和诱导分化作用及抗血管形成作用。

④抗氧化作用：枇杷叶提取物具有很强的抗氧化活性，可以明显减少DPPH自由基转化的作用，对小鼠肝脏匀浆在37℃下暴露于空气中，对使用丙二酰硫脲引起的脂质过氧化反应有明显的抗氧化作用。枇杷叶中的黄酮类化合物和绿原酸对采用二氯荧光素法引起的氧自由基有显著的抑制作用；枇杷叶中的甲基绿原酸是重要的抗氧化剂，可以抑制核转录因子在氧化还原反应下被激活，有助于抑制炎症的发生和抗突变的作用。

⑤保肝作用：枇杷叶中的齐墩果酸具有护肝、解毒作用，对 CCl_4 引起的急慢性肝炎损伤有明显保护作用，显著降低谷丙转氨酶和谷草转氨酶的活性，能防止实验性肝硬化的发生。

【性味归经】苦，微寒。归肺、胃经。

【功能主治】润肺止渴，降逆止呕。用于肺热咳嗽，气逆喘息，胃热呕逆，烦热口渴。

【用法用量】6～9g。

松 香
Songxiang

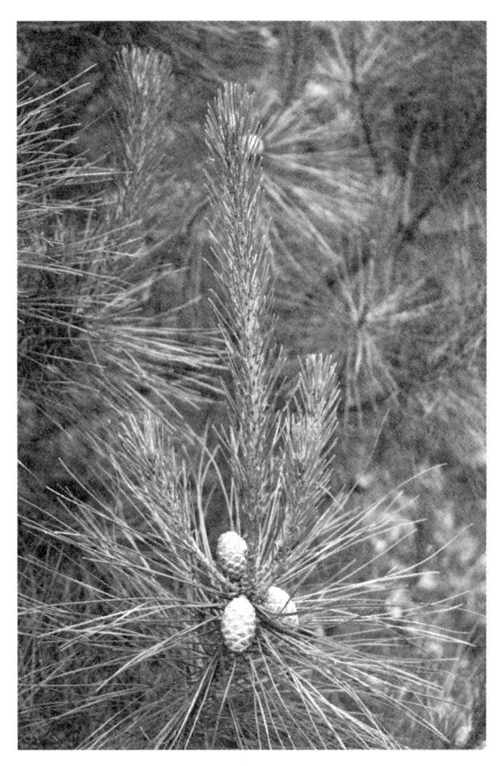

马尾松

【来源】 为松科植物马尾松 *Pinus massoniana Lamb.* 及其同属植物树干中取得的油树脂，经蒸馏掉挥发油后的遗留物。多于夏季采收，在松树的树干上用刀挖成 *V* 形或螺旋纹槽，使边材部的油树脂自“伤口”流出；收集后，加水蒸馏，使松节油馏出，剩下的残渣冷却凝固，即为松香。

【原植物】 常绿乔木，高可达 40m。树皮红棕色，成不规则长块状裂。小枝常轮生，红棕色，具宿存鳞片状叶枕，常翘起，较粗糙；冬芽长椭圆形，芽鳞红褐色。叶针形，2 针一束，细长而柔韧，长 13 ~20 cm，叶缘具细锯齿；叶鞘膜质，灰白色，永存。雄球序椭圆形至卵形，开后延长成葇荑状，黄色，雄蕊具 2 个花粉囊；雌球序椭圆形，肉紫色。松球果卵状圆锥形，长 4 ~ 7 cm，直径 2.5 ~ 4.5 cm，果鳞木质，鳞片盾菱形，鳞突较平坦，微具脊，鳞脐小而短，微凹或微凸。花期 4 ~5 月，果熟期翌年 10 月。（图片 G3 –01，彩图见 450 页）

【药材】 本品为不规则的半透明的块状，大小不一。表面黄色或棕黄色至黄褐色，有的带有粉霜。质较轻脆，易碎，断面光亮，似玻璃状，具松节油香气，味苦。

【化学成分】 松香中主要成分是单萜、倍半萜和双萜类化合物。其中酸性部分（亦统称松香树脂酸或松香酸）占 85% ~90%，其中包含有左旋海松酸、长叶松酸、新枞酸、枞酸、海松酸、异海松酸、去氢枞酸等；中性部分（亦称松香树脂烃）主要为二萜醇（醛）类，占 6% ~10%，分为高沸点和低沸点两部分，各占 3% ~5%，其中高沸点部分包含海松醇（醛）、异海松醇（醛）、长叶松醇（醛）、枞醇（醛）、芮木泪柏烯、海松二烯、二萜醛、山达海松（醛）、树脂酸甲酯、二萜烃及少量氧化物和三萜等；低沸点部分系加工过程中残留的轻质和重质松节油。不同松树来源的松香二萜中性成分之间存在定性或定量差异；不同地区马尾松松香二萜未发现定性差异，但存在明显的定量差异。

松节油：马尾松松脂干馏法所得挥发油的主要成分有 α – 蒎烯、β – 蒎烯、莰烯、柠檬烯、α – 松油烯、α – 松油醇、异松油烯、α – 檀香烯、β – 檀香烯、长叶烯、β – 榄烯、雪松烯、丁香烯、龙脑、Δ^3 – 蒈烯、对聚伞花素等。其中前 2 种成分约占 90%；但不同产地各成分的含量比例有差异。

【药理作用】松香酸家兔灌胃 2h 后，出血、凝血时间显著延长，血浆凝血酶原时间明显延长，Ⅴ因子、Ⅶ因子、凝血酶原消耗时间，白陶土部分凝血活酶时间均明显延长；血小板总数明显减少；血浆纤维蛋白原含量有一定减少，优球蛋白溶解时间明显延长。

【性味归经】苦，甘，温。归肝、脾、肺经。

【功能主治】燥湿祛风，生肌止痛，杀虫。用于风湿痹痛，痈疽，疥癣、湿疮，金疮，出血。

【用法用量】5～10 g；外用适量，入膏药或研末撒敷患处。

【选方】

①神经性皮炎：松香、蜈蚣各 15 g，蛇蜕 10 g，共研末，每服 1 g，日服 3 次。

②慢性气管炎：松香、甘草各等量，研粉，每服 0.2 g，日服 3 次。

③乳腺炎：松香粉加白酒调糊敷患处。

④黄水疮，骨质增生、面神经麻痹：松香、青黛、滑石各等份，研合外敷。

⑤筋骨痛：松树嫩根。水煎，兑白酒服。

⑥阴囊湿疹：松叶煎汤频洗。

【附注】马尾松 Pinus massoniana Lamb. 及其同属植物幼根或根白皮（松根）、树干的结节（松节）、树皮（松木皮）、幼枝或幼枝尖端（松笔头）、叶（松叶）、花粉（松花粉）、球果（松球）亦分别供药用。

刺猬皮
Ciweipi

【来源】为刺猬科动物刺猬 *Erinaceus europaeus* L. 的皮。全年均可捕捉，于冬眠时捕获更易。捕得后用刀纵剖腹部，将皮剥下，翻开，撒上一层石灰，于通风处阴干。

【原动物】体形较大，体长约 22 cm，尾长约2 cm。头宽，吻尖。耳短，不超过其周围之棘长。足及爪较长。身体背面被粗而硬的棘刺，头顶部之棘略向两侧分列。棘之颜色可分二类：一类纯白色，或尖端略染棕色；另一类棘之基部白色或土黄色，其上为棕色，再上段复为白色，尖梢呈棕色。整个体背呈土棕色。脸部、体侧和腹面以及四肢的毛为灰白或浅灰黄色。四足浅棕色。头骨之颌关节窝后突甚小，显然低于颞乳突之高。

刺猬栖息于平原、丘陵或山地的灌木丛中，亦见于市郊、村落附近。昼伏夜出，冬眠期长达半年。遇敌则卷缩成一刺球。食物以昆虫及其幼虫为主，亦食幼鸟、鸟卵、蛙、蜥蜴，以及瓜果、蔬菜等。

【药材】干燥的皮呈多角形板刷状或直条状，有的边缘卷曲成筒状或盘状，长 3～4 cm。外表面密生棘刺，刺长 1.5～2 cm，坚硬如针，灰白色、黄色或灰褐色不一。在腹部的皮上多有灰褐色软毛。皮内面灰白色或棕褐色，留有筋肉残痕。具特殊腥臭气。

【化学成分】含角蛋白、胶原蛋白质、脂肪及人体必需微量元素 Na、K、Ca、Fe、Mg、Zn、Cu、Mn 等。

【性味归经】苦、甘，平。归肠、胃经。

【功能主治】降气定痛，凉血止血。治反胃吐食，腹痛疝气，肠风痔漏，遗精。

【用法用量】6～9 g；或入散剂。外用适量，研末撒或调敷。

【选方】

①遗精：炒刺猬皮研末。每次 6 g，日服 2 次。

②前列腺炎、肾结石：刺猬皮焙干研末。早晚服 6 g。

【附注】刺猬 Erinaceus europaeus L. 的肉（猬肉）、脂肪油（猬脂）等亦供药用。猬肉味甘，性平。治反胃，胃脘痛，痔瘘。内服：煮食或炙食。

猬脂味甘，性平。治肠风便血，癣疮。外用：涂敷。

茉莉花
Molihua

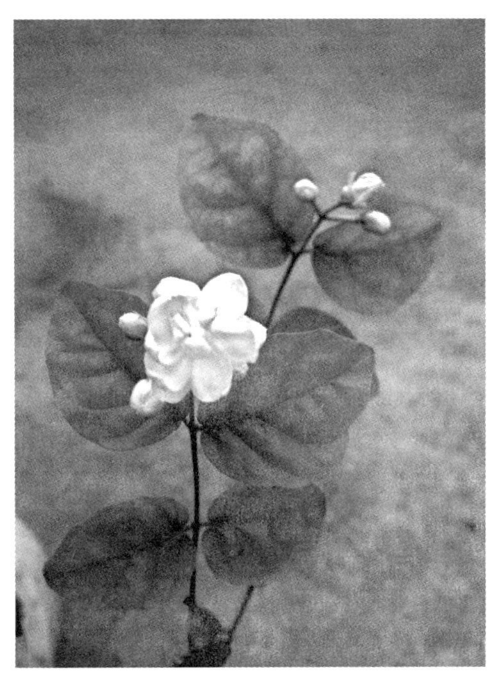

茉　莉

【来源】为木犀科植物茉莉 *Jasminum sambac*（L.）Ait. 的花。7 月前后花初开时，择晴天采收，晒干。

【原植物】常绿灌木。幼枝圆柱形，被短柔毛或近无毛。单叶对生；阔卵形或椭圆形，有时近倒卵形，长 4.5 ~ 9 cm，宽 3.5 ~ 5.5 cm，先端短尖或钝，基部楔形或心形，全缘，下面脉腋有黄色簇生毛；叶柄长 3 ~ 7 mm。聚伞花序顶生或腋生，通常有花 3 朵；总花梗长 1 ~ 3 cm，被柔毛；花柄粗壮，长 5 ~ 10 mm，被柔毛；花白色芳香；花萼管状，裂片 8 ~ 10 个，线形，被柔毛或无毛；花冠管细，裂片椭圆形，先端钝；雄蕊 2 枚，着生于花冠管内；子房 2 室，每室有胚珠 2 颗。花期 6 ~ 11 月，花后通常不结果实。（图片 A094 – 04，彩图见 482 页）

多栽培于湿润肥沃土壤中。

【药材】干燥的花，长 1.5 ~ 2 cm，直径约 1 cm，鲜时白色，干后黄棕色至棕褐色，冠筒基部的颜色略深；未开放的花蕾全体紧密叠合成球形，花萼管状，具细长的裂齿 8 ~ 10 个，外表面有纵行的皱缩条纹，被稀短毛；花瓣片椭圆形，先端短尖或钝，基部联合成管状。气芳香，味涩。

【化学成分】鲜花主要含挥发油、黄酮类、木脂素类、环烯醚萜苷类、生物碱、脂肪酸等。挥发油类成分中含量较高的组分有：苯甲酸顺 – 3 – 乙烯酯、芳樟醇、石竹烯、乙酸苯甲酯、苯甲醇、3 – 二十三烯、吲哚、乙酸顺 – 3 – 乙烯酯、苯甲酸甲酯。具有茉莉型香气特征的主要组分有：乙酸苯甲酯、茉莉酮和茉莉内酯；具有茉莉清香的组分有：乙酸顺 – 3 – 乙烯酯、顺 – 3 – 已烯醇、苯甲醇、苯甲酸顺 – 3 – 乙烯酯。

黄酮类有槲皮苷、异槲皮苷、芦丁、槲皮素 – 3 – 双鼠李糖苷等；木脂素类有 1 – 羟基松脂醇 – 1 – β – D – 葡萄糖苷、茉莉花木脂素苷；环烯醚萜苷类有 molihuasides A ~ E、sambacoside A、苄基 – O – β – D – 葡萄吡喃糖苷、苄基 – O –

β-吡喃糖基（1-6）-β-D-葡萄吡喃糖苷等。

茉莉根含1-羟基松脂醇1-β-D-葡萄糖苷、橄榄脂素4′-O-葡萄糖、胡萝卜苷、Sambacoside A 和 Hespridin、正三十二碳酸、正三十二烷醇、D-甘露醇、齐墩果酸、橙皮苷及微量挥发油等。

茉莉叶含羽扇豆醇、白桦醇、白桦酸、乌苏酸、齐墩果酸、五羟黄酮、异五羟黄酮、芦丁、山柰酚-3-鼠李醇葡萄糖苷、α-香树脂素、木栓烷、多糖等。

【药理作用】 茉莉花提取液对老龄小鼠机体能起到显著的抗氧化作用，具有一定的抗衰老作用；能抑制家兔离体小肠收缩活动，并对乙酰胆碱有一定的拮抗作用；腹腔注射茉莉花粗多糖，可以延长接种腹水肝癌细胞的小鼠生命周期，抑制癌细胞，提高脾指数、巨噬细胞吞噬功能和T淋巴细胞的转化。此外，茉莉花可减少血清中泌乳素分泌水平，抑制乳汁分泌。

茉莉根醇浸膏对戒毒过程中出现的焦虑、烦躁、失眠、疼痛等戒断症状及迁延症状，有明显的中枢镇静、催眠及镇痛作用。其水浸液1~8g/kg腹腔注射，对青蛙、鸽、大鼠、小鼠、豚鼠、兔等均有不同程度的镇静和催眠作用，提取物能使小鼠翻正活动消失；茉莉根口服液具有安眠镇静的功效，整体疗效及醒后状况优于安定片；茉莉花根的提取物对实验动物心律失常有明显的影响。

毒性 茉莉花浸膏乙醇提取物腹腔注射 LD_{50} 为8.37g/kg±0.89g/kg；动物中毒后呈长期昏睡状态，但反射活动并未完全消失，最后因中枢抑制，呼吸麻痹而死亡。青蛙腹腔注射1~8g茉莉花根的水提物，表现全身瘫痪。

【性味】 辛、甘，温。

【功能主治】 理气，开郁，辟秽，和中。治下痢腹痛，结膜炎，疮毒。

【用法用量】 1.5~3g；或泡茶。外用适量，煎水洗目或菜油浸液滴耳。

【附注】 其根（茉莉根）、叶（茉莉叶）亦供药用。

茉莉根味苦，性温，有毒；有麻醉，止痛之功能。用于跌损筋骨，龋齿，头顶痛，失眠。内服用量（磨汁）1~1.5g。

茉莉叶味辛性，凉。有清热解表之功能。用于外感发热，腹胀腹泻。

苦　参
Kushen

【来源】 为豆种植物苦参 *Sophora flavescens* Ait. 的干燥根。春、秋季采挖，除去根头及小支根，洗净，干燥，或趁鲜切片，干燥。

【原植物】 亚灌木，高13m。根圆柱状，外皮黄色。茎枝草本状，绿色，具不规则的纵沟，幼时被黄色细毛。单数羽状复叶，互生；下具线形托叶；叶片长20~25cm，叶轴上被细毛；小叶5~21枚，有短柄，卵状椭圆形至长椭圆状披针形，先端圆形或钝尖，基部圆形或广楔形，全缘。总状花序顶生，长10~20cm，被短毛；苞片线形；花淡黄白色；萼钟状，稍偏斜，先端5裂；花冠蝶形，旗瓣较其他的花瓣稍长，先端近圆形；雄蕊10枚，花丝离生，仅基部愈合；雌蕊1枚，子房上位，子房柄被细毛，花柱纤细，柱头圆形。荚果线形，先端具长喙，成熟时不开裂。种子通常3~7枚，种子间有缢缩，黑色，近球形。花期6~

7月，果熟期8~9月。（图片A042-04，彩图见468页）

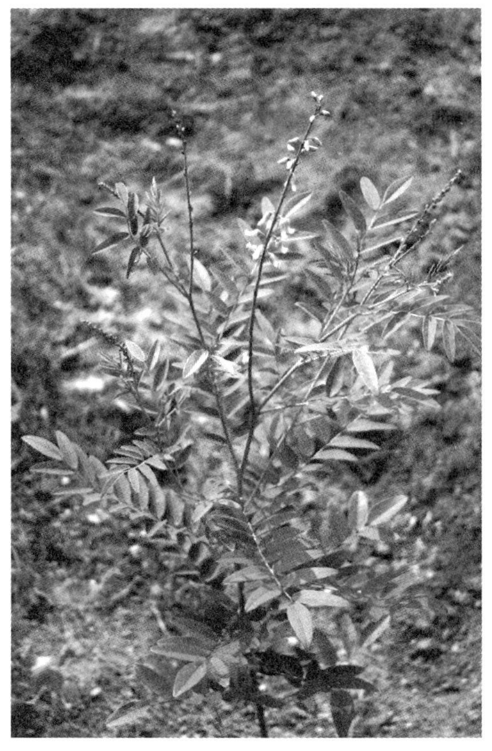

苦　参

生长在河岸、沙质地及山坡向阳处。

【化学成分】根主要含生物碱类、黄酮类、内酯类、酚性成分、有机酸类、氨基酸类、挥发油等。生物碱类有苦参碱（matrine）、氧化苦参碱（oxymatrine）、异苦参碱（isomatrine）、槐果碱（sophocarpine）、槐醇（sophoranol）、N-甲基野靛碱（N-methylcytisine）、槐定碱（sophoridine）、氧化槐果碱（oxysophocarpine）和氧化槐醇（sophoranol N-oxide）等；黄酮类有高丽槐素（maackiain）、4-甲氧基高丽槐素（4-methoxy-maackiain）、三叶豆紫檀苷（trifolirhizin）、降脱水淫羊藿素（noranhydroicaritin）、苦参酮（kurarinone）、异苦参酮（isokurarinone）、降苦参酮（norkurarinone）、芒柄花素（formoronetin）、槐属二氢黄酮B（sopho-raflavanone B）、苦醇A~X（Kushenol A~X）、苦参醇（kurarinol）等。

茎、叶中亦含有少量生物碱类和黄酮类成分。

【药理作用】

①抗寄生虫作用：苦参能抑制或杀灭蓝氏贾第鞭毛虫和阿米巴原虫，在体外其醇浸膏有抗滴虫作用；苦参总黄酮具有抗阴道毛滴虫、溶组织阿米巴滋养体的作用。

②抗菌、抗病毒作用：苦参及所含的苦参碱、氧化苦参碱、槐定碱、三叶豆檀苷、高丽槐素对痢疾杆菌、大肠杆菌、变形杆菌、金黄色葡萄球菌和乙型链球菌有明显抑制作用；对结核杆菌和皮肤致病性真菌也有不同程度的抑制作用；苦参碱具有抗乙肝病毒作用，而苦参总碱具有抗柯萨奇病毒的作用。

③抗糖尿病及其并发症白内障的作用：苦参中分离的活性成分（1种为苦参糖，3种异黄酮，8种异黄酮苷）具有良好的降血糖作用，且对糖尿病并发症如白内障、肾病等具有预防和治疗作用。

④对心血管系统的作用：苦参及其成分苦参碱、氧化苦参碱、槐果碱、槐胺碱、槐定碱和黄酮类化合物具有抗心律失常作用；苦参总黄酮能降低氯仿诱发小鼠室颤的发生率，对抗乌头碱诱发的大鼠心律失常，明显提高豚鼠心脏哇巴因中毒的耐受量；苦参总碱对兔、大鼠等动物的心脏有明显抑制作用。

⑤抗癌作用：苦参对恶性葡萄胎、绒癌、子宫癌、埃氏腹水瘤和淋巴内癌细胞都有不同程度的抑制和消灭作用；苦参总碱、苦参碱和氧化苦参碱对肉瘤-180有明显抑制作用；苦参黄酮类化合物SFG、kurarinone、kuraridin、kushenol B、E、H、K、L、M、N 和 kosamolA 对几种人类肿瘤（肺腺癌、卵巢癌、皮肤黑素瘤等）具有细胞毒性。

⑥其他作用：酚红排泌法证明，小鼠灌服苦参总黄酮0.8g/kg有明显祛痰作用；苦参碱具有抗免疫性肝损伤的作用；苦参提取物（黄烷酮类及苦参碱）对盐酸、乙醇、消炎痛引起的胃黏膜损伤有明显的保护作用；苦参对T细胞、B细胞和巨噬细胞的免疫功能活性均有抑制作用；苦参还有利尿、镇静、解热的作用。

【性味归经】 苦，寒。归心、肝、胃、大肠、膀胱经。

【功能主治】 清热燥湿，杀虫，利尿。用于热痢，便血，黄疸尿闭，赤白带下，阴肿阴痒，湿疹，湿疮，皮肤瘙痒，疥癣麻风；外治滴虫性阴道炎。

【用法用量】 4.5～9g；外用适量，煎汤洗患处。

苦　蘵
Kuzhi

【别名】 灯笼棵、天泡草。

【来源】 为茄科植物毛酸浆 *Physalis pubescens* L. 的全草。夏季采收。

【原植物】 一年生草本。茎生柔毛，常多分枝，分枝毛较密。叶互生，宽卵形，长3～8cm，宽2～6cm，先端急尖，基部歪斜心形，边缘通常有不规则的尖牙齿，两面疏生毛但脉上毛较密；叶柄长3～8cm，密生短柔毛。花单独腋生，花梗长5～10mm；萼钟状，密生柔毛，5中裂，裂片披针形，急尖，边缘有缘毛；花冠钟状，淡黄色，喉部具紫色斑纹，直径6～10mm；雄蕊5枚，短于花冠，花药淡紫色，长1～2mm。果萼卵状，长2～3cm，直径2～2.5cm，具5个棱角和10条纵肋，顶端萼齿闭合，基部稍凹陷；浆果球形，直径约12mm，光滑无毛，黄色或有时带紫色；种子近圆盘形，直径约2mm。花期5～8月，果期9～10月。（图片 A103－03，彩图见487页）

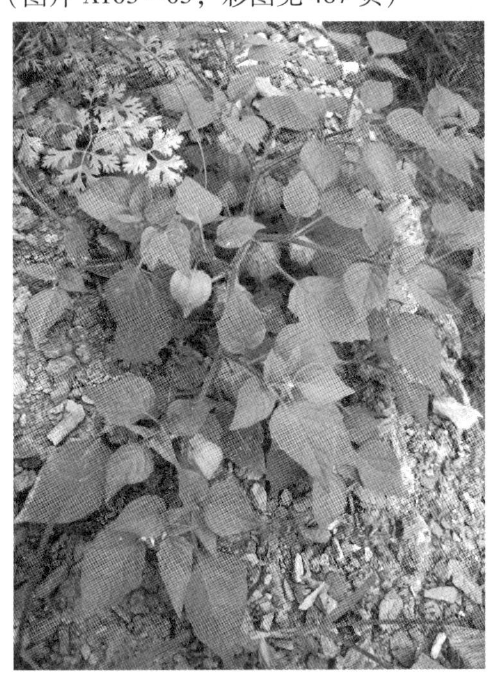

毛酸浆

生长在海拔100～450m处荒地、田边或路旁。

【化学成分】 全草含有α－丁氧基－丙烯醛、玉蜀黍黄素二棕榈酸酯、胡萝卜苷、丙基环己六醇、毛酸浆苷、3－丙氧基－4－甲氧基苯甲醛等；籽含亚油酸、油酸、十六（烷）酸、十八（烷）酸和亚油酸乙酯等。

【药理作用】 毛酸浆果醇提物对大鼠具有明显的利尿和较好的抗肾盂肾炎的作用；毛酸浆果实所含多糖类成分对大鼠肝匀浆脂质过氧化的抑制率可达80%，对OH和DPPH也都有很好的清除作用，具有显著的抗氧化作用。

【性味】 酸苦，寒。

【功能主治】清热，利尿，解毒。治感冒，肺热咳嗽，咽喉肿痛，龈肿，湿热黄疸，痢疾，水肿，热淋，天疱疮，疔疮。

【用法用量】15～30 g；或捣汁。外用适量，捣敷、煎水含漱或熏洗。

【选方】

①百日咳：苦蘵 15 g，水煎，加适量白糖调服。

②咽喉红肿疼痛：新鲜苦蘵，洗净，切碎，捣烂，绞取自然汁一匙，用开水冲服。

③牙痛，牙龈肿痛：苦蘵 24 g。煎水含漱；或苦蘵果含痛处。

④湿热黄疸，咽喉红肿疼痛，肺热咳嗽，热淋：苦蘵 15～24 g。水煎服。

⑤黄疸（阳黄）：鲜苦蘵根约 60 g，捣烂绞取自然汁，用开水冲服。

⑥热淋：苦蘵根 20～45 g，水煎，分 2 次饭前服。

⑦天疱疮：苦蘵果实绞取汁，搽患处，每日 3～4 次。

⑧疔疮：苦蘵果去壳，捣烂，搽患处。

【附注】毛酸浆 Physalis pubescens L. 的根（苦蘵根）及果实（苦蘵果）亦分别供药用。苦蘵根味苦，性寒。有利水通淋之功能。用治水肿腹胀，黄疸，热淋。内服煎汤用量 15～30 g。

苦蘵果味酸，性平。用治牙痛，天疱疮，疔疮。外用：捣汁涂患处。

苦荬菜
Kumaicai

【别名】秋苦荬。

【来源】为菊科植物苦荬菜 *Ixeris denticulata* (Houtt.) Stebb. 的全草。春季采收，阴干或鲜用。

【原植物】多年生草本，高 30～70 cm，含乳汁。茎直立，无毛，上部分枝。基生叶倒卵状披针形或匙形，长 5～10 cm，宽 2～4 cm，先端钝圆，边缘羽形分裂，有时为琴状羽裂，有不规则尖锯齿；茎生叶无柄，基部耳状。头状花序长约 5 mm，多数集成聚伞花序；总苞长 7～8 mm；外层总苞片小，长约 1 mm，内层总苞片 8 枚，线状披针形；花冠长 6～8 mm，舌状，黄色，花舌长 4～6 mm，有 5 齿。瘦果成熟时暗褐色，冠毛白色。花期 4～8 月。

生长在海拔 400～1 500 m 的山坡草地、路旁或田野。

【化学成分】茎叶含有萜类、黄酮类、香豆素类、甾醇类、脂肪酸及烷烃类等成分。

【药理作用】全草的水煎液对金黄色葡萄球菌、白色葡萄球菌、大肠杆菌、绿脓杆菌、变形杆菌及 3 种痢疾杆菌均具有抑制作用。

【性味】苦，凉。

【功能主治】清热解毒。治肺痈，乳痈，血淋，疖肿，跌打损伤。

【用法用量】6～9 g。外用：捣敷。

【选方】

①血淋尿血：苦荬菜一把。酒、水各半，煎服。

②乳痈：苦荬菜、蒲公英、紫花地丁，共捣烂，敷患处。

郁李仁
Yuliren

【来源】为蔷薇科植物郁李 *Prunus ja-*

ponica Thunb. 或欧李 *Prunus humilis* Bge. 的种子。秋季果实成熟时采摘，除去果肉，取核，再去壳取仁。

【原植物】

①郁李：落叶灌木，高1～1.5m。树皮灰褐色，有不规则的纵条纹；幼枝黄棕色，光滑。叶互生；叶柄长2～3mm，被短柔毛；托叶2枚，线形，呈篦状分裂，早落；叶片通常为长卵形或卵圆形，罕为卵状披针形，长5～6cm，宽2.5～3cm，先端渐尖，基部圆形，边缘具不整齐之重锯齿，背面沿主脉具短柔毛。花先叶开放，2～3朵簇生；花梗长2～5mm，有棱，散生白色短柔毛，基部为数枚茶褐色的鳞片包围，鳞片长圆形，密被锈色绒毛，有细齿；花萼5片，基部成浅萼筒，先端锐尖，边缘疏生乳突状锯齿，网脉明显；花瓣5片，浅红色或近白色，具浅褐色网纹，斜长圆形，边缘疏生浅齿；雄蕊多数，花药圆形或略呈方形，花丝不等长；雌蕊1枚，子房长圆形，1室，花柱被柔毛。核果近圆球形，暗红色。花期4月，果熟期6～7月。

②欧李：与郁李的主要区别为叶倒卵状长圆形至披针状长圆形，基部宽楔形，边缘密生细锯齿；叶背面光滑，或沿中脉疏生硬毛。花柱光滑。

生长在向阳山坡、路旁或小灌木丛中。

【化学成分】 种子含苦杏仁苷、郁李仁苷A～B、脂肪油、维生素B_1、蛋白质、淀粉等。

【药理作用】 所含苦杏仁苷具有镇咳祛痰作用；郁李仁有显著促进小肠蠕动的作用；其直接水提物的作用最为显著，脂肪油次之，而醇提物及醚提、醇提过的水提液都无明显作用；所含球蛋白及白蛋白静脉注射，对小鼠有明显的抗炎和镇痛作用。此外，郁李仁还具有扩张血管、降血压和抗惊厥作用。

【性味归经】 辛、苦、甘，平。归脾、大肠、小肠经。

【功能主治】 润燥滑肠，下气，利水。用于津枯肠燥，食积气滞，腹胀便秘，水肿，脚气，小便不利。

【用法用量】 6～9g。

虎　杖

Huzhang

【别名】 酸杆。

【来源】 为蓼科植物虎杖 *Polygonum cuspidatum* Sieb . et Zucc. 的干燥根茎及根。春、秋季采挖，除去须根，洗净，趁鲜切短段或厚片，晒干。

【原植物】 多年生草本，或亚灌木，高1～1.5m及以上。根茎横卧地下，木质，黄褐色，节明显。茎直立，圆柱形，表面无毛，散生着多数红色或带紫色斑点，中空。单叶互生，阔卵形至近圆形，长7～12cm，宽5～9cm，先端短尖，基部圆形或楔形；叶柄长1～2.5cm；托鞘膜质，褐色，早落。花单性，雌雄异株，圆锥花序腋生；花梗较长，上部有翅；花小而密，白色，花被5片，外轮3片，背面有翅，结果时增大；雄花有雄蕊8枚；雌花子房上部有花柱3枚。瘦果卵形，具3棱，红褐色，光亮，包在翅状的花被中。花期5～7月，果期8～9月。(图片A015－04，彩图见454页)

常生长在海拔1 500 m以下的山沟、溪边、河边、池塘边、山坡及林下等阴湿处。

【药材】 多为圆柱形短段或不规则厚片，长1～7cm，直径0.5～2.5cm，外表

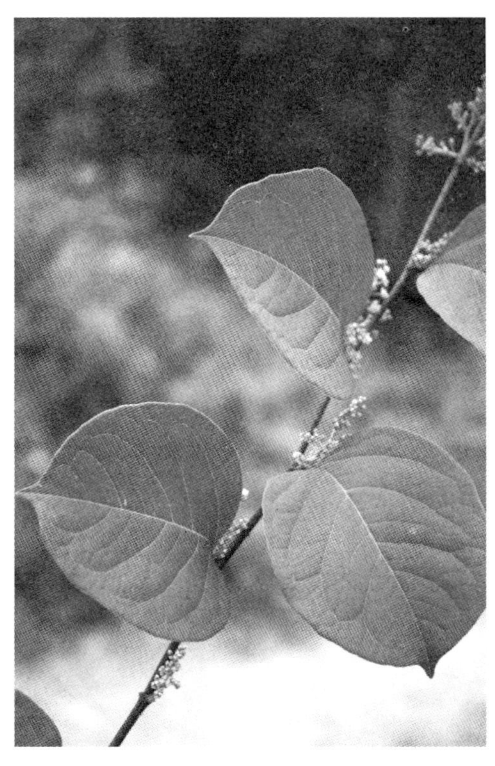

虎　杖

棕褐色，有纵皱纹及须根痕，切面皮部较薄，木部宽广，棕黄色，射线放射状，皮部与木部较易分离。根茎髓中有隔或呈空洞状。质坚硬。气微，味微苦、涩。

【化学成分】根和根茎含蒽醌类、二苯乙烯类、黄酮类、香豆素类及酚性成分；其中蒽醌类有大黄素（emodin）、大黄素-6-甲醚（hyseion）、6-羟基芦荟大黄素、大黄素-8-单甲醚、6-羟基芦荟大黄素-8-单甲醚、大黄酚（Chrysophanol）、蒽苷A、蒽苷B（Anthraglycoside A、B）、虎杖素A（cuspidatumin A）等；二苯乙烯类有白藜芦醇（resveratrol）、虎杖苷（polydatin，又称白藜芦醇苷）等；黄酮类有槲皮素（quercetin）、槲皮素-3-阿拉伯糖苷、槲皮素-3-阿拉伯葡萄糖苷、槲皮素-3-阿拉伯鼠李糖苷、槲皮素-3-阿拉伯半乳糖苷等；酚性成分有原儿茶酸、儿茶素等；此外还含有挥发油、多糖、萘酸、多种游离氨基酸及Cu、Fe、Mn、Zn、K等微量元素。嫩茎中含有酒石酸、苹果酸、柠檬酸、维生素C、草酸等以及一种具有促性腺激素作用的物质。

【药理作用】

①抗炎镇痛作用：虎杖提取物具有防治急性痛风性关节炎的作用；虎杖的乙酸乙酯提取物对大鼠、小鼠多种炎症模型均有不同程度的抑制作用；小鼠扭体法和热板法实验显示，虎杖水煎液具有明显镇痛作用。

②对消化系统的作用：虎杖具有增大胃肠道肠管肌力作用和保肝利胆作用。虎杖煎剂具有改善损伤肝组织的微循环，促进肝细胞再生、修复损伤，能明显增加胆汁分泌。

③对心血管系统的作用：虎杖对心血管系统具有扩血管、降血脂、抗氧化、抗粥样硬化、抑制血小板聚集、强心、抗炎等重要作用。虎杖苷具有扩张血管平滑肌，改善微循环，显著加快大鼠新生乳鼠心室肌培养细胞搏动率，显著降低血清胆固醇和三酰甘油的水平，抑制血小板聚集和抗血栓，抗动脉粥样硬化及降血糖等作用；10%的虎杖水煎液对蟾蜍离体心脏的收缩性具有明显的增强作用。

④抗菌、抗病毒作用：100%虎杖浸出液对金黄色葡萄球菌、白色葡萄球菌、绿脓杆菌、大肠杆菌、伤寒杆菌、甲型链球菌、乙型链球菌均有明显抑菌作用；大黄素及蒽醌类物质具有抗病毒作用，可抑制乙型肝炎抗原阳性，治疗慢性肝炎，急性黄疸性肝炎。对HIV病毒、HSV-1、HSV-2、伪狂犬病流感及副流感病毒、痘苗病毒、单纯疱疹病毒、柯萨奇病毒B3、流感亚洲型京科68-1病

毒及埃可Ⅱ型病毒（ECHO－Ⅱ）均有抑制作用。用LP－BM5－C57BL/6鼠艾滋病模型评价虎杖水提液的抗病毒作用，结果显示，虎杖水提液可以部分抑制LP－BM5病毒导致的C57BL/6鼠的脾大、免疫抑制和病毒血症。

⑤抗肿瘤作用：大黄素对人早幼白细胞，小鼠肉瘤、肝瘤、乳腺癌、艾氏腹水癌、淋巴肉瘤、黑色素瘤及大白鼠瓦克癌等均有抑制作用；白藜芦醇具有抗氧化、抑制突变和诱导多种肿瘤细胞凋亡等生物活性。

【性味归经】 微苦，微寒。归肝、胆、肺经。

【功能主治】 祛风利湿，散瘀定痛，止咳化痰。用于关节痹痛，湿热黄疸，经闭，癥瘕，水火烫伤，跌扑损伤，痈肿疮毒，咳嗽痰多。

【用法用量】 9～15 g。外用：研末、熬膏涂或煎水浸渍。

虎耳草
Huercao

【来源】 为虎耳草科植物虎耳草 *Saxifraga stolonifera*（L.）Meerb. 的干燥全草。春、夏季采收，除去杂质，晒干。

【原植物】 多年生草本，全体有毛。匍匐茎细长，分枝，红紫色。叶通常基生，数个，有长柄，肉质多汁，密被长柔毛，圆形或肾形，长3～7 cm，宽4～9 cm，基部心形或截形，边浅裂，裂片不明显，有不规则的浅钝锯齿，叶两面均有长伏毛，上面绿色，沿各脉常有白色斑纹，叶下面及叶柄带紫红色；叶柄长5～10 cm或更长，基部扁宽，有长柔毛。花茎高15～50 cm，花序圆锥状，长10～20 cm，被紫色短腺毛；苞片小；萼片狭卵形，长3～4 mm，花时反折；花瓣5片，上方3片卵形，长约3 mm，渐尖，有黄斑及紫斑，下面2片披针状椭圆形，长10～20 mm，白色，无斑纹；雄蕊10枚，不等长；雌蕊1枚，子房球形，上位，花柱2歧，柱头细小。蒴果卵圆形，顶端2深裂，呈嘴状。种子卵形。花期5～8月，果期7～10月。（图片A037－01，彩图见464页）

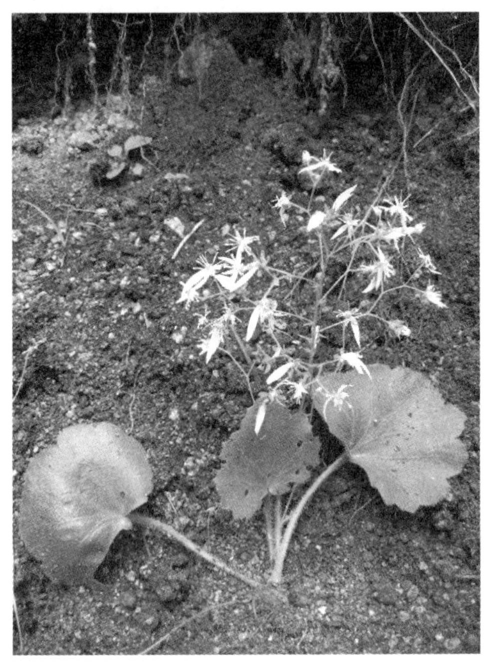

虎耳草

生长在山间小溪旁、阴湿处或岩石上。

【化学成分】 全草主含岩白菜素（bergenin）、槲皮素－3－鼠李糖苷（ouarcitrin）、槲皮素、原儿茶酸、没食子酸、琥珀酸、反甲基丁烯二酸、熊果酚苷（arbutin）等。

【药理作用】 虎耳草乙醇提取物对金黄色葡萄球菌、苏云金芽孢杆菌、大肠杆菌和枯草芽孢杆菌等具有显著抑制作用；虎耳草提取物在体外可抑制成纤维细胞的增殖，诱导成纤维细胞凋亡，可作为细胞凋亡诱导剂用于前列腺增生的治疗。

【性味归经】 辛、苦，寒。

【功能主治】 消炎，解毒。用于急性中耳炎，风热咳嗽；外治大泡性鼓膜炎，风疹瘙痒。

【用法用量】 9～15 g。外用鲜品适量，捣烂取汁滴耳或涂敷患处。

【选方】

①中耳炎：鲜虎耳草叶捣汁滴入耳内。

②风疹瘙痒，湿疹：鲜虎耳草 15～30 g。煎服。

罗布麻叶

Luobumaye

【别名】 泽漆麻、红花草、野茶。

【来源】 为夹竹桃科植物罗布麻 *Apocynum venetum* L. 的干燥叶。夏季采收，除去杂质，干燥。

【原植物】 多年生草本，高 1～2m，全株含有乳汁。茎直立，无毛。叶对生，椭圆形或长圆状披针形，长 2～5 cm，宽 0.5～1.5 cm，基部圆形或楔形，先端钝。具由中脉延长的刺尖。边缘稍反卷，平滑无毛；叶柄短。聚伞花序生于茎端或分枝上；苞小形，膜质，披针形，先端尖；萼 5 裂，裂片披针形或三角状卵形，长约 2 mm，被短毛：花冠粉红色或浅紫色，钟形，下部筒状，上端 5 裂，花冠里面基部有副花冠 5 个；花盘边缘有蜜腺；雄蕊 5 枚，花药孔裂；雌蕊 1 枚，柱头 2 裂。绿色。蓇葖果长角状，熟时黄褐色，带紫晕，长 10～15 cm，直径 3～4 mm，成熟后沿粗脉开裂，散出种子。种子多数，黄褐色，近似枣核形，顶端簇生白色细长毛。花期 6～7 月，果期 8～9 月。（图片 A097－01，彩图见 482 页）

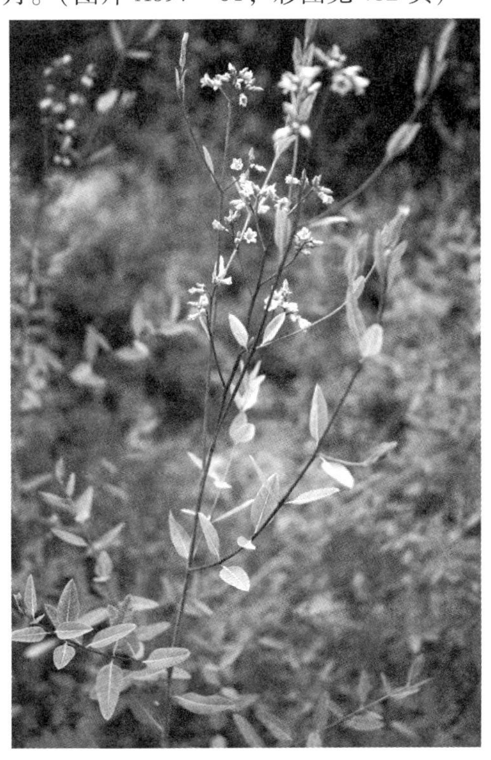

罗布麻

生长在河岸、山沟、山坡的沙质地。

【药材】 本品多皱缩卷曲，有的破碎，完整叶片展平后呈椭圆状披针形或卵圆状披针形，长 2～5 cm，宽 0.5～2 cm。淡绿色或灰绿色，先端钝，有小芒尖，基部钝圆或楔形，边缘具细齿，常反卷，两面无毛，叶脉于下表面突起；叶柄细，长约 4 mm。质脆。气微，味淡。

【化学成分】 叶含黄酮类有槲皮素、金丝桃苷、异槲皮苷、三叶豆苷、紫云英苷等；黄烷－3－醇及其取代物有儿茶素、表儿茶素、没食子儿茶素、表没食子儿茶素等；苷类有 apocynin D、apocynoside Ⅰ～Ⅱ等；三萜及甾醇类有羽扇豆醇、β－谷甾醇等；此外，还含有棕榈酸蜂花基酯、棕榈酸十六醇酯、白坚皮醇、肌醇、叶绿醇及烷烃类成分等。

【药理作用】

①肝保护作用：罗布麻叶水提取物对四氯化碳或D-半乳糖胺或脂多糖所致的小鼠肝损伤有保护作用，黄酮醇苷是罗布麻叶起肝保护作用的主要有效成分，而且具有一定的构效关系。

②降血压和降脂作用：罗布麻叶提取物对自发性高血压大鼠有明显降压作用，但不影响尿量和尿中 Na^+、K^+ 及蛋白的排出量；而对肾性高血压大鼠，在降压的同时还伴随着显著的尿量增加和尿中 Na^+、K^+ 排出增多的症状，并可明显降低血尿素氮（BUN）；在 NaCl 导致的盐性高血压大鼠中，则在降血压过程中只有 BUN 的降低，表明罗布麻叶降血压与改善肾功能有关；罗布麻叶对高脂大鼠血浆中低密度脂蛋白和游离胆固醇的量有显著降低作用，并可提高高密度脂蛋白的量，改善动脉硬化指数，但不能显著降低总胆固醇的量，而烘烤过的罗布麻叶其降脂作用则明显增强，还可显著降低总胆固醇。

③抗抑郁作用：罗布麻叶的大孔吸附树脂的醇洗脱部位有确切的抗抑郁作用。

④抗糖尿病血管病变作用：罗布麻可显著抑制糖化终产物（AGEs）的形成及导致糖尿病血管重建病变，尤其黄烷类成分此作用显著。

⑤其他作用：罗布麻水提液及其主要黄酮类成分均具有抗氧化作用。

【性味归经】甘、苦，凉。

【功能主治】平肝安神，清热利水。用于肝阳眩晕，心悸失眠，浮肿尿少；高血压，神经衰弱，肾炎水肿。

【用法用量】6～9g；或泡茶饮。

【选方】治神经衰弱，眩晕，心悸，失眠，高血压，肾炎水肿：罗布麻3～9g。开水冲泡当茶喝。

败酱草
Baijiangcao

【来源】为败酱科植物黄花败酱 *Patrinia scabiosaefolia* Fisch. 或白花败酱 *Patrinia villosa* Juss. 的干燥全草。夏季花开前采挖，晒至半干，扎成束，再阴干。

【原植物】

①黄花败酱：多年生草本，株高达150cm，地下茎细长，横卧或斜生。茎直立，被白色脱落性粗毛。基生叶大，有长柄，花期枯落，叶片卵状披针形，先端尖，基部边缘具齿；茎生叶披针形或狭卵形，长5～15cm，宽3～5cm，先端尖，羽状深裂，顶端裂片最大，椭圆形或卵形，两侧裂片窄椭圆形或线形，依次变小，两面疏被白色粗毛或近无毛；叶柄长1～2cm；上部叶小近无柄。聚伞圆锥花序在枝端常集成大伞房状；总花梗四棱形，常一侧被白色粗毛，花梗纤细；苞片小，钻形或线形；花小，多数，黄色，花萼极小，不明显；花冠筒短，檐部5裂片长圆形，先端圆钝，内侧被白色长毛；雄蕊4枚，与花冠近等长或稍长。果实椭圆形，长3～4mm，具三棱，不具翼状苞。花期7～9月，果期8～10月。（图片A114-01，彩图见492页）

多生长在山区海拔900～2000m山坡草地或林缘。

②白花败酱：多年生草本，高50～100cm。茎单一，被倒生粗白毛，毛渐脱落。基生叶丛生，宽卵形或近圆形，边缘有粗齿，叶柄较叶片稍长；茎生叶卵形、菱状卵形或窄椭圆形，长4～11cm，

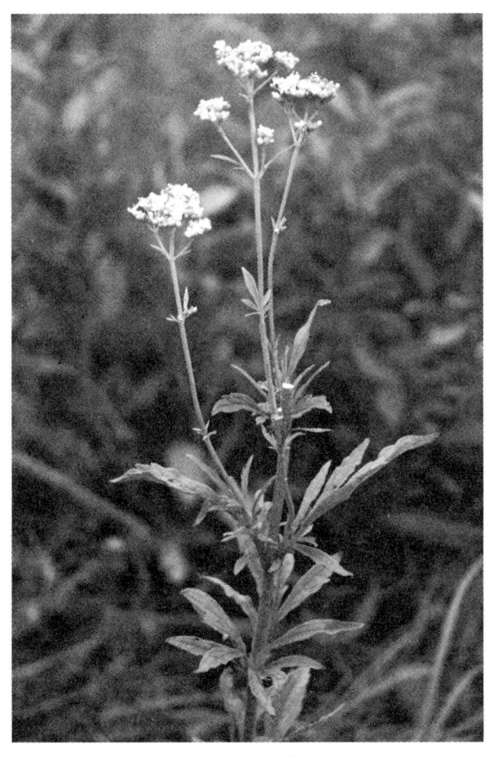
黄花败酱

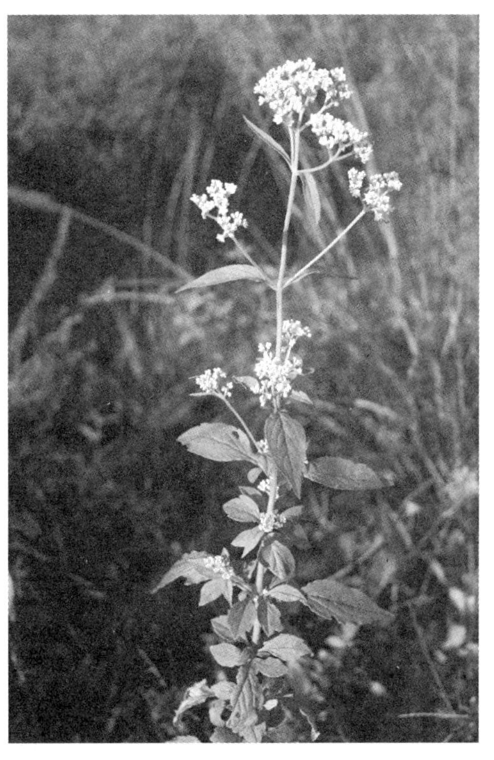
白花败酱

宽2～5cm，顶端渐小，基部楔形下延，羽状分裂；基部叶不分裂或有1～2个窄裂片，两面疏生长毛，脉上尤密，叶柄长1～3cm；上部叶渐近无柄。聚伞花序多分枝，呈伞房状的圆锥花丛；花冠5裂，白色，筒部短，无距；雄蕊4枚；子房下位，3室，柱头头状。果实倒卵形，长约2mm，背部有一小苞所成的圆翼，长宽各约5mm。花期7～9月，果期8～10月。（图片A114－02，彩图见492页）

多生长在海拔1000m以下的山坡草地、灌丛或林下。

【化学成分】含有三萜及皂苷类、环烯醚萜类、香豆素类、黄酮类、甾醇类及其苷类；另外还含有挥发油、有机酸、肌醇及少量生物碱等。三萜及皂苷类有齐墩果酸、常春藤苷元、熊果酸、败酱苷C、败酱苷D～F等；环烯醚萜类主要存在于白花败酱，有番木鳖苷、莫罗忍冬苷（morroniside）、白花败酱苷（villoside）、白花败酱醇苷（villosolside）等；香豆素类主要有东莨菪内酯（scopoletin）等；黄酮类有槲皮素、山柰酚、芦丁、异鼠李黄素等；挥发油中主要成分有败酱烯（patrinene）、异败酱烯、马兜铃烯（aristolene）、β－橄榄烯（β－maaliene）。

【药理作用】

①抗菌作用：黄花败酱和白花败酱均可抑制金黄色葡萄球菌、福氏痢疾杆菌、宋氏痢疾杆菌、伤寒杆菌、绿脓杆菌、大肠杆菌、炭疽杆菌、白喉杆菌、乙型溶血性链球菌。

②镇静作用：黄花败酱提取物的酊剂、干浸膏及蒸馏提取的挥发油制剂有良好的直接作用于中枢的镇静作用。

③抗肿瘤作用：黄花败酱根能显著

抑制癌细胞，质量浓度在 50～100mg/mL 时可抑制肝癌细胞生长；其高浓度提取液（500μg/mL）对 JTC－26 癌细胞的抑制率为 98.2%。

④保肝利胆作用：黄花败酱有抗肝炎病毒、消炎、促进肝细胞再生、改善肝功能、疏通毛细胆管、促进胆汁分泌等作用，其皂苷能提高血清转氨酶的活性，苷元齐墩果酸被认为是抗肝炎的强活性成分。白花败酱的果枝浸膏有促进肝细胞再生及抑制细胞变性作用。

⑤其他作用：黄花败酱能明显对抗环磷酰胺所致的白细胞降低，刺激骨髓造血功能，还可提高化疗药物抗肿瘤疗效和降低其副作用。

毒性 黄花败酱醇浸膏 30mg/kg 灌服，对小鼠有轻度呼吸抑制、致泻作用。黄花败酱精 200mg/kg 口服有多尿现象。黄花败酱根甲醇提取物使小鼠血清转氨酶升高，并有组织病理改变。白花败酱过量可引起暂时性白细胞减少和头昏、恶心等症状。

【性味归经】辛、苦，凉。归胃、大肠、肝经。

【功能主治】清热解毒，消痈排脓，祛瘀止痛。用于阑尾炎，痢疾，肠炎，肝炎，眼结膜炎，产后瘀阻腹痛，痈肿疔疮。

【用法用量】9～15 g（鲜者 60～120 g）。外用：鲜品适量捣敷。

委陵菜
Weilingcai

【别名】毛鸡腿。

【来源】为蔷薇科植物委陵菜 *Potentilla chinensis* Ser. 的干燥全草。春季未抽茎时采挖，除去泥沙，晒干。

【原植物】多年生草本，高 30～60 cm。根肥大，圆锥状。茎丛生，密生灰白色绵毛。单数羽状复叶，基生叶有小叶 8～11 对，顶端小叶最大，两侧小叶向下渐次变小，小叶狭长椭圆形，长 2～5 cm，宽 8～15 mm，边缘羽状深裂。裂片三角状披针形，边缘向下反卷，上面被短柔毛，下面密生白绵毛；托叶长披针形至椭圆状披针形，全缘或羽状裂，密被长绵毛；茎生叶与根生叶同形而较小，小叶 1～7 对。花多数，顶生，呈伞房状聚伞花序；花萼 5 裂，裂片广卵形，副萼 5 片，披针形至线形，均有白绵毛；花瓣 5 片，黄色，倒卵状圆形，凹头；雄蕊多数，花丝不等长，花药黄色；雌蕊多数，聚生，子房卵形而小。微扁，花柱侧生，柱头小。瘦果卵形，长约 2 mm，褐色，光滑，包于宿存花萼内。花期 5～9 月，果期 7～10 月。（图片 A041－08，彩图见 467 页）

生长在荒丘、山坡、路边、沟旁。

【药材】本品根呈圆柱形或类圆锥形，略扭曲，有的有分枝，长 5～17 cm，直径 0.5～1 cm；表面暗棕色或暗紫红色，有纵纹，粗皮易成片状剥落；根头部稍膨大；质硬，易折断，断面皮部薄，暗棕色，常与木部分离，射线呈放射状排列。叶基生，单数羽状复叶，有柄；小叶狭长椭圆形，边缘羽状深裂，下表面及叶柄均密被灰白色柔毛。气微，味涩、微苦。

【化学成分】含三萜类有委陵菜酸（tormentic acid）、α－香树素（α－amyrin）、β－香树素（β－amyrin）、积雪草酸（asiatic acid）、蔷薇酸（euscaphic acid）、坡模酸（pomolic acid）、白桦酸（betulinic acid）、乌苏酸（ursolic acid）、

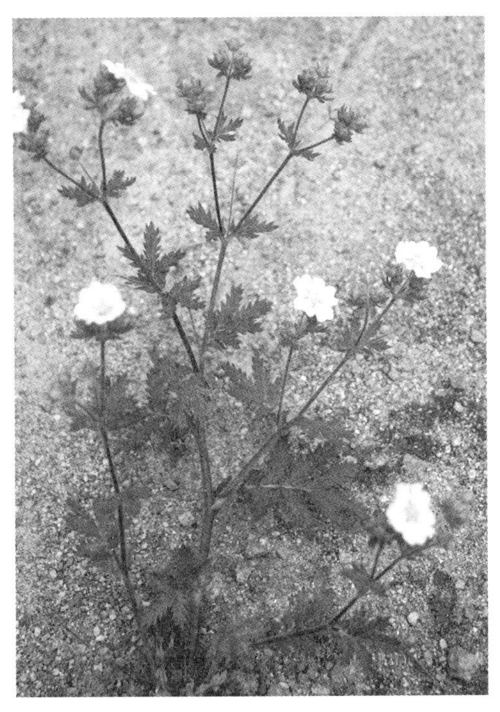

委凌菜

齐墩果酸及其衍生物等；黄酮类有槲皮素、芹菜素等；甾醇类有β-谷甾醇、胡罗卜苷等；酚性成分有鞣花酸-3，3′-二甲醚、刺蒺藜苷（tribuloside）、黄芪苷（astragalin）；没食子酸、苯甲酸等。

【药理作用】 委陵菜95%乙醇提取液的醋酸乙酯萃取部位及黄酮类成分对四氧嘧啶糖尿病小鼠具有降血糖作用；委陵菜提取液对金黄色葡萄球菌、大肠杆菌、枯草芽孢杆菌、变形杆菌均有明显抑制作用。

【性味归经】 苦，寒。归肝、大肠经。

【功能主治】 清热解毒，凉血止痢。用于赤痢腹痛，久痢不止，痔疮出血，痈肿疮毒。

【用法用量】 9～15 g。外用鲜品适量，煎水洗或捣烂敷患处。

【选方】

①痢疾：委陵菜根15 g。水煎服。

②久痢不止：委陵菜、木槿花各15 g，水煎服。

③赤痢腹痛：委陵菜细末1.5 g。开水吞服，饭前服用。

佩　兰
Peilan

【来源】 为菊科植物佩兰 *Eupatorium fortunei* Turcz. 的干燥地上部分。夏、秋季分两次采割，除去杂质，晒干。

【原植物】 一年生草本，茎直立，高60～110 cm，被短柔毛，上部毛更密，中下部脱落。叶长圆状卵形或卵状披针形，长5～12 cm，宽2～5 cm，边缘有粗大锯齿，但大部分的叶3全裂，中部裂片较大，长椭圆形、卵状披针形或长椭圆形，长6～10 cm，宽2～4 cm，侧生裂片较小，两面无毛及腺点；全部叶有长柄，长达2 cm。头状花序在茎顶或短花序分枝的顶端排列成复伞房花序；总苞钟状，总苞片先端钝；头状花序含5朵小花；花红紫色。瘦果无毛及腺点。花期6～8月，果期8～10月。（图片A118-01，彩图见494页）

生长在山坡草地、田埂或沟边。

【药材】 本品茎呈圆柱形，长30～100 cm，直径0.3～0.5 cm；表面黄棕色或黄绿色，有的带紫色，有明显的节及纵棱线；质脆，断面髓部白色或中空。叶对生，有柄，叶片多皱缩，破碎，绿褐色；完整叶片3裂或不分裂，分裂者中间裂片较大，展平后呈披针形或长圆状披针形，基部狭窄，边缘有锯齿；不分裂者展平后呈卵圆形、卵状披针形或椭圆形。气芳香，味微苦。

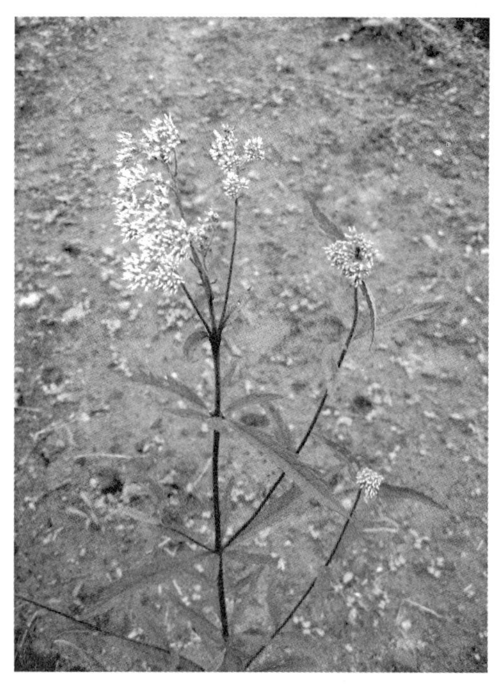

佩　兰

【化学成分】全草含挥发油、双稠吡咯啶生物碱、香豆精、邻－香豆酸、麝香草氢醌、蒲公英甾醇、蒲公英甾醇棕榈酸酯、蒲公英甾醇乙酸酯等。其挥发油的主要成分有对－伞花烃（p－cymene）、芳樟醇（linalool）、β－石竹烯（β－Caryophyllene）、α－律草烯（α－humulene）、α－姜黄烯（α－curcumene）等。

【药理作用】

①抗菌、抗病毒作用：佩兰油对金黄色葡萄球菌、大肠杆菌、黏质沙雷菌、白色念珠菌、黑曲霉等有较强的抑制作用；佩兰挥发油对流行性感冒病毒有直接抑制作用。

②抗炎作用：干、鲜佩兰挥发油对巴豆油引起的小鼠耳郭炎症有明显的抑制作用，其作用强度随剂量增加而增强；鲜佩兰挥发油的抗炎作用比干佩兰挥发油强。

③其他作用：佩兰所含双稠吡咯啶生物碱具有抗肿瘤活性；佩兰挥发油和油中所含的对—聚伞花烃分别进行小鼠酚红法试验，结果表明两种物质均有明显的祛痰作用。

毒性 佩兰能引起牛羊慢性中毒，侵害肾、肝而生糖尿病。鲜叶或干叶的醇浸出物含有一种有毒成分，具有急性毒性，家兔给药后，能使其麻醉，甚至抑制呼吸，使心率减慢，体温下降，血糖过多而引起糖尿病等病。口服佩兰能引起小鼠动情周期暂停，排卵受到抑制。

【性味归经】辛，平。归脾、胃、肺经。

【功能主治】芳香化湿，醒脾开胃，发表解暑。用于湿浊中阻，脘痞呕恶，口中甜腻，口臭，多涎，暑湿表证，头胀胸闷。

【用法用量】3～9g。

金线草
Jinxiancao

【来源】为蓼科植物金线草 *Antenoron filiforme*（Thunb.）Roberty et Vautier 或短毛金线草 *Antenoron neofiliforme*（Nakai）Hara 的全草。夏、秋采收，鲜用或晒干。

【原植物】

①金线草：多年生草本，高达 100cm。叶互生，椭圆形，长 7～18cm，宽 4～9cm，先端短渐尖或急尖，基部楔形，全缘，两面均有长糙伏毛，散布棕色斑点；托叶鞘筒状，抱茎，膜质，被毛。穗状花序腋生或顶生；花小，红色；苞片有睫毛；花被 4 裂，裂片广卵形；雄蕊 5 枚；柱头 2 歧，先端钩状。瘦果卵圆形，棕色，表面光滑。花期 7～9 月，果期 8～10 月。（图片 A015－07，彩图见

455 页）

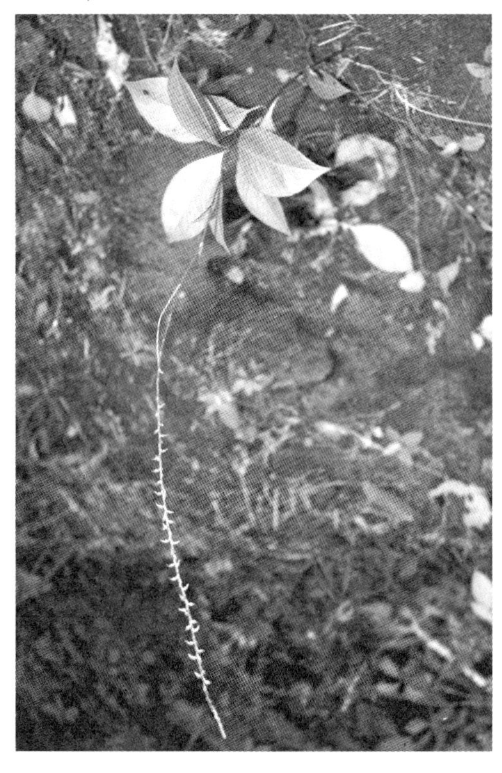

金线草

生长在山坡林缘、沟边、溪旁。

②短毛金线草：多年生草本，高40～100 cm。根状茎粗短，具须根。茎直立，细长，不分枝或上部分枝，带红色，疏生粗伏毛。叶椭圆形或长椭圆形，长8～18 cm，宽4～8 cm，先端长渐尖，基部楔形或近圆形，两面疏生短糙伏毛，叶缘具缘毛；叶柄长0.5～1.5 cm，有毛；托叶鞘管状，长5～13 mm，先端截形或微尖，膜质，淡褐色，表面及边缘被疏伏毛或近无毛。花序穗状，顶生，狭细，长20～40 cm，具稀疏花朵，被伏毛或近无毛；花梗短，中部以上有微膨大的关节；花被管状，先端斜形，具缘毛；花被裂片红色，直立，椭圆形，长2.5～3 mm；雄蕊较花被裂片短；花盘腺状；花柱先端钩状，长约2 mm，宿存。果卵状扁圆形，长约2.5 mm，黄褐色，有光泽。花期7～9月，果熟期8～10月。

生长在湿润的山谷、溪边、林下或路旁草地。

【药理作用】金线草茎叶和根的水提取液均具有明显的抗炎、镇痛和抗凝血作用。

【性味】辛，温。

【功能主治】散瘀止血，解毒，理气，消肿，止痛。治跌打损伤，骨折，腰痛，胃痛，痛经，肺结核咳血或咯血，湿疹，便血。

【用法用量】9～30 g。外用适量，煎水洗。

金钱草

Jinqiancao

【来源】为报春花科植物过路黄 *Lysimachia christinae* Hance 的干燥全草。夏、秋季采收，除去杂质，晒干。

【原植物】多年生草本，无毛。茎单生，平卧或匍匐，长20～40 cm。叶对生，心形，长2～2.5 cm，宽1.5～2.5 cm，先端急尖或钝，全缘，常有黑色线条状的腺体或成点状，有柄；柄长2 cm左右。花成对腋生，具花梗；花萼5片，线状披针形至线形，幼嫩时稍有毛，成熟后无毛；花冠金黄色，花瓣5片，长为萼片的2倍，裂片线状舌形，先端有微缺或稍急尖，有线状腺体或腺点；雄蕊5枚，3枚较长，2枚较短，长约为花冠的一半，花丝基部连合成筒；子房上位，花柱长，柱头头状，通常宿存。蒴果球形或近于球形，有黑色短条状腺体。花期5～7月，果熟期7～10月。（图片A089－02，彩图见481页）

生长在山坡荒地、路旁或沟边。

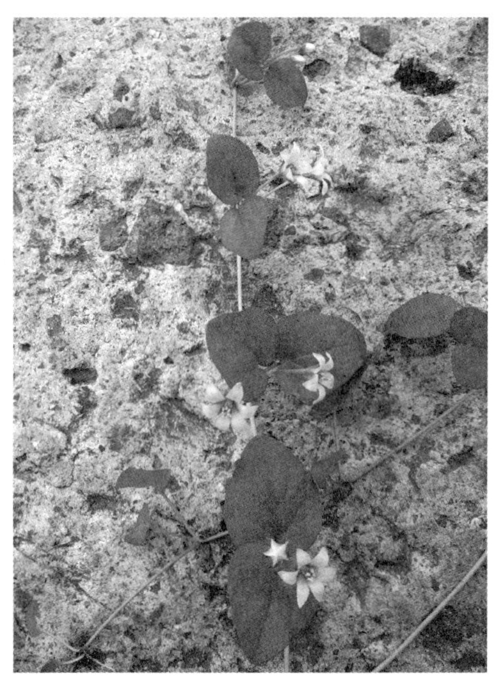

过路黄

【药材】干燥全草常缠结成团，无毛或被疏柔毛。茎扭曲，表面棕色或暗棕红色，有纵纹，下部茎节上有时具须根，断面实心。叶对生，多皱缩，展平后呈宽卵形或心形，长1～4 cm，宽1～5 cm，基部微凹，全缘；上表面灰绿色或棕褐色，下表面色较浅，主脉明显突起，用水浸后，对光透视可见黑色或褐色条纹；叶柄长1～4 cm。有的带花，花黄色，单生叶腋，具长梗。蒴果球形。气微，味淡。

【化学成分】全草主含黄酮类有槲皮素（quercetin）、异槲皮素（isoquercitrin）、山柰酚（kaempferol）、三叶豆苷、3，2′，4′，6′-四羟基-4，3′-二甲氧基查耳酮、山柰酚-3-O-葡萄糖苷、鼠李柠檬素-3，4′-二葡萄糖苷、山柰酚-3-O-芸香糖苷、山柰酚-3-O-鼠李糖苷-7-O-鼠李糖基（1→3）-鼠李糖苷等；此外含有三萜类、甾醇、挥发油、胆碱、氨基酸、鞣质、多糖、无机盐（氯化钠、氯化钾、亚硝酸盐）及微量元素（Ca、Mg、Fe、Zn、Cu、Mn、Cd、Ni、Co等）；还含对羟基苯甲酸、尿嘧啶、环腺苷酸（cAMP）、环鸟苷酸（cGMP）样物质等。

【药理作用】

①排石作用：金钱草水提取物对高尿酸血症小鼠具有降低血清尿酸水平的作用；其煎剂对大鼠体内的铅有一定促排作用，在体外和铅离子可以进行络合；金钱草的醇不溶物中的多糖成分，对尿路结石的主要成分—水草酸钙 $CaC_2O_4 \cdot H_2O$ 的结晶有抑制作用，且抑制作用随浓度的增加而增加。金钱草还可使血液、尿液偏酸性，使在碱性环境中才能存在的结石溶解，减慢 $CaC_2O_4 \cdot H_2O$ 生长速率，减少晶体聚集的程度，从而有利于治疗结石。

②利胆作用：金钱草能使肝细胞分泌胆汁，胆小管内胆红质含量增多，内压增高，促使胆道括约肌松驰，促进胆汁分泌。

③抗炎作用：金钱草醇提物和乙酸乙酯提取物能显著抑制二甲苯所致的小鼠耳郭肿胀和醋酸所致的小鼠腹腔毛细血管通透性；对注射蛋清引起的大鼠踝关节肿胀和棉球肉芽肿有显著抑制作用。

④抗血栓作用：其总黄酮提取物可明显对抗大鼠血栓的形成和降低血小板聚集率。

⑤抗氧化作用：金钱草提取物有较强的清除活性氧及抗氧化作用，对自由基引起的细胞膜脂质过氧化损伤有保护作用。

【性味归经】甘、咸，微寒。归肝、胆、肾、膀胱经。

【功能主治】清热利湿，通淋，消肿。用于热淋，石淋，尿涩作痛，黄疸尿赤，痈肿疔疮，毒蛇咬伤；肝胆结石，尿路结石。

【用法用量】 15～60 g，鲜品加倍；或捣汁。外用适量，捣敷。

金雀根
Jinquegen

【来源】 为豆科植物锦鸡儿 *Caragana sinica* (Buc'hoz) Rehd. 的根或根皮。全年可采，挖得后，洗净泥沙，除去须根及黑褐色栓皮，鲜用或晒干用。

【原植物】 灌木，高达 2 m。茎直立或多数丛生，小枝有棱，无毛。叶托 2 枚，狭锥形，成针刺状，长可达 8 mm；双数羽状复叶，小叶 4 片，倒卵形或长圆状倒卵形，长 1～3.5 cm，阔 0.5～1.5 cm，先端圆或凹，有针尖，上部一对小叶常较下方一对为大，革质或硬纸质，两面具细脉，无毛，上面深绿色而有光泽，下面较淡。花单生，长约 3 cm；花梗长约 1 cm，中部有关节；花萼钟状，长 1.2～1.4 cm，基部偏斜；花冠黄色而带红，旗瓣狭长倒卵形，翼瓣先端圆，下具长爪，龙骨瓣阔而钝；雄蕊 10 枚，2 体；雌蕊 1 枚，子房近于无柄，花柱直立，柱头小。荚果长约 3.5 cm，两侧稍压扁，无毛，内含种子数粒，花期 3～5 月，果熟期 6 月。（图片 A042－06，彩图见 469 页）

生长在丘陵山坡灌丛、沟边。

【药材】 呈圆柱形，未去栓皮时褐色，有纵皱纹，并有稀疏不规则的凸出横纹。已去栓皮者多为淡黄色，间有横裂痕。根皮为单卷筒状、槽状或条块，长 12～20 cm，直径 1～2.5 cm，厚 3～7 mm，内表面淡棕色。质坚韧，断面白色，

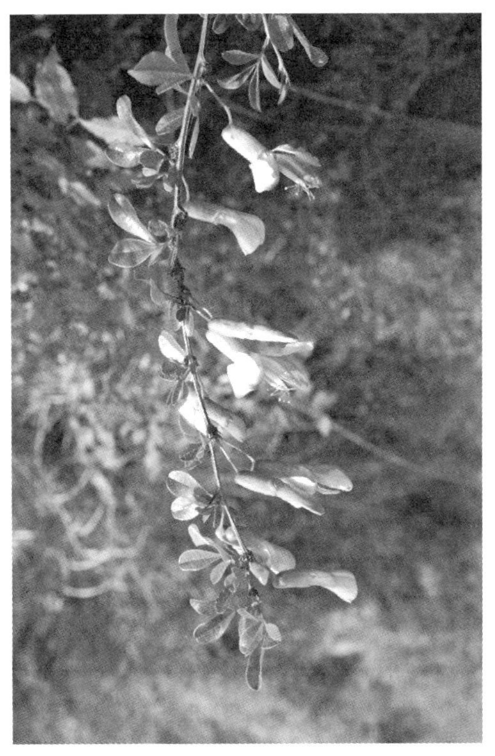

锦鸡儿

微黄，纤维性。气微，味苦。

【化学成分】 根含有低聚二苯乙烯类有白藜芦醇（resveratrol）、carasinolB、kobophenolA、miyabenol C、pallidol 和（＋）－α－viniferin；黄酮类有芒柄花素（formononetin）、赝靛黄素（Pseudobaptigenin）、flemichapparnin B、5－羟基－7，4'－二甲氧基异黄酮；三萜类有齐墩果酸（oleanoic acid）、刺楸根皂苷 F～F_1（kalopanaxsaponin）、竹节人参皂苷（chikusetsu saponin）、锦鸡儿苷 A（caranoside A）、雪胆苷 A（hensloside A）等；甾体及其苷有 β－谷甾醇、胆甾醇、菜油甾醇、β－谷甾醇－3－β－O－葡萄糖苷等。

花含有丰富营养成分，所含蛋白质是黄花菜的 2.9 倍；含有 17 种氨基酸，其中人体必需氨基酸 7 种；另含有脂肪、碳水化合物及微量元素等。

【药理作用】

①抗病毒作用：金雀根的醋酸乙酯提取物（主要成分是二苯乙烯低聚体）具有较好的抗疱疹病毒Ⅰ型（HSV－1）和Ⅱ型（HSV－2）的活性。

②抗老年性痴呆作用：锦鸡儿地下部分的甲醇总提取物（二苯乙烯低聚体：（+）－α－viniferin 和 kobophenol A）具有明显的抑制乙酰胆碱脂酶的作用。

③抗肿瘤作用：金雀花根煎剂能抑制炎症渗出期水肿的发展，对癌症合并症有益；细胞毒性试验中，发现化合物（+）－α－viniferin 在酵母多糖活化的全血白细胞中显示弱的活性（IC_{50}为 47 μmol/mL。但能明显抑制 NHEK 细胞的增殖（IC_{50}为 0.4 μmol/mL）和 MCF－7 乳腺肿瘤细胞的增殖（IC_{50}为 3.6 μmol/mL）。化合物 miyabenol C 具有抑制肺癌细胞株（A549）生长的活性。

④其他作用：所含二苯乙烯类（kobophenol A）具有刺激成骨细胞增殖、促进骨骼生长、调节骨代谢、预防骨质疏松的功效。

【性味归经】苦、辛，平。归肺、脾经。

【功能主治】清肺益脾，活血通脉。治虚损劳热、咳嗽，高血压，妇女白带、血崩，关节痛风，跌打损伤。

【用法用量】15～30 g。外用适量，捣敷。

【选方】

①关节风痛：金雀根 30～60 g，猪蹄 1 只。酒水各半炖服。

②妇女经血不调：金雀根、党参。煎水服。

③跌扑损伤：金雀花干研 3 g，酒下。

④头晕头痛：金雀花 30 g，天麻 2.4 g。水煎服。

⑤健脾补肾，明目聪耳：金雀花，同猪肉做汤或蒸鸡蛋服。

【附注】锦鸡儿 Caragana sinica（Buc′-hoz）Rehd. 的花（金雀花）亦供药用。其味甘，性微温。归肝、脾经。具有滋阴，和血，健脾之功能。用于劳热咳嗽，头晕腰酸，妇女气虚白带，小儿疳积，乳痈，跌扑损伤等。

金银花

Jinyinhua

【别名】二花、双花。

【来源】为忍冬科植物忍冬 *Lonicera japonica* Thunb. 的干燥花蕾或带初开的花。于夏季花开放前采收，干燥。

【原植物】多年生半常绿缠绕木质藤本，多分枝。茎中空，幼枝暗红褐色，密被黄褐色开展直糙毛和腺毛，下部常无毛。叶对生；叶柄长 4～10 mm，密被短柔毛；叶片卵圆形，或长卵形，长 2.5～8 cm，宽 2～3 cm，先端急尖或短渐尖，罕钝圆，基部圆形或近于心形，全缘，两面和边缘均被短柔毛。花成对腋生；花梗密被短柔毛；苞片 2 枚，叶状，卵形，长可达 3 cm，两面通常有毛；小苞长约 1 mm，有缘毛；花萼短小，5 裂，裂片三角形，被毛及缘毛；合瓣花冠左右对称，长达 5 cm，唇形，上唇 4 浅裂，花冠筒细长，约与唇部等长，外面有柔毛和腺毛，花初开时为白色，后变黄色，有时基部稍带微红色，有香气；雄蕊 5 枚，着生在花冠管口附近；子房下位，花柱细长，和雄蕊皆伸出花冠外。浆果球形，直径约 6 mm，熟时黑色。花期 4～6 月，果期 7～10 月。（图片 A113－01，彩图见 491 页）

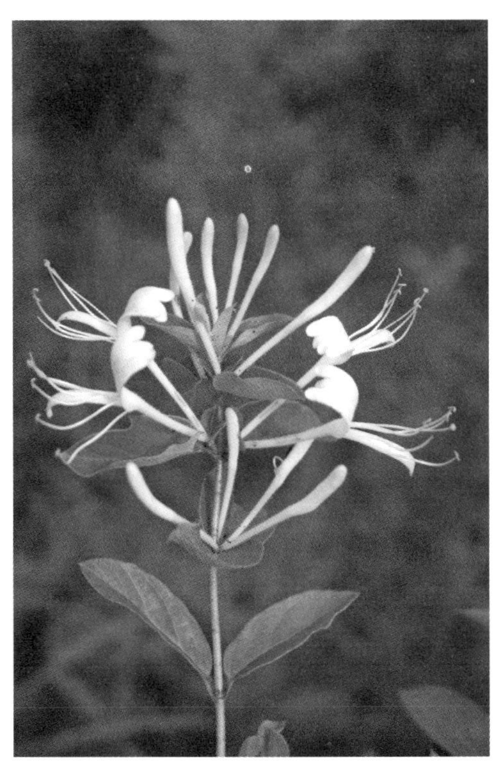

金银花

生长在山野灌丛、溪边、田地边或路旁；亦有栽培。

【化学成分】花含有机酸、黄酮类、三萜皂苷、环烯醚萜苷类、挥发油、肌醇、鞣质等。主要有绿原酸（chlorogcnic acid）、异绿原酸（isochlorogcnic acid）、咖啡酸（caffeic acid）、肉豆蔻酸（myristic acid）及棕榈酸（palmitic acid）；木犀草素（luteolin）、忍冬苷（lonicerin）、木犀草素7－O－α－D－葡萄糖苷（luteolin－7－O－α－D－glucoside）、木犀草素－7－O－β－D－半乳糖苷（luteolin－7－O－β－D－galatoside）、槲皮素－3－O－β－D－葡萄糖苷（qucrcotin－3－O－β－D－glucoside）、金丝桃苷（hypcroside）、corymbosin和5－羟基－3′，4′，7－三甲基黄酮（5－hydroxyl－3′，4′，7－trimethoxyflavone）等；新常春皂苷F、木通皂苷D、川续断皂苷乙（disacoside B）和灰毡毛忍冬皂苷甲、乙（macranthoidin A、B）；挥发油的主要成分有芳樟醇（linalool）、双花醇、棕榈酸（palmitic acid）、二氢香苇醇（dihydrocarveol）、二十四碳酸甲酯（tetracosanoic acid methylester）、十八碳二烯酸乙酯（9，12－octadecadienoate）、棕榈酸乙酯（palmitic acid ethylester）、1，1’－联二环己烷（1，1’－bicyclohexyl）等。

忍冬藤含木犀草素、马钱素、绿原酸、咖啡酸、当药苷、马钱子苷、忍冬醇、鞣质、挥发油等。

叶含忍冬苷、木犀草素、黄酮类、挥发油等。

【药理作用】

①抗菌抗病毒作用：对金葡菌、链球菌、大肠杆菌、痢疾杆菌、肺炎球菌、绿脓杆菌、脑膜炎双球菌、结核杆菌等均有较好的抑制作用，水浸剂较煎剂好；体外有一定的抗钩端螺旋体作用；对皮肤真菌亦有作用；1∶20的水煎剂对流感病毒、疮疹病毒有效，具有细胞外抑制柯萨病毒、埃可病毒的作用。本品对革兰阴性细菌内毒素也有很强的拮抗作用。

②解热抗炎作用：其水煎液、口服液和注射液对角叉菜胶、三联菌苗致热有不同程度的退热作用，对蛋清、角叉菜胶、二甲苯所致足水肿亦有不同程度的抑制作用，另外，还能明显提高小鼠腹腔巨噬细胞吞噬巨红细胞的吞噬百分率和吞噬指数，并显著提高血清凝集毒物的抗体积数水平；金银花水提液还能显著促进白细胞的吞噬功能，使受损伤淋巴细胞低下的接受抗原信息功能提高到正常水平，使受损淋巴细胞母细胞化反应恢复正常，还能显著增强IL－2的产生，使受损淋巴细胞抗体产生能力显著增强。

③保肝作用：金银花中的三萜皂苷对 CCl_4 引起的小鼠肝损伤有明显的保护作用。

④抗氧化作用：金银花水提物在体外对 H_2O_2 具有直接的清除作用，且呈线性量效关系；另外金银花对烫伤小鼠中性粒细胞释放过氧化氢有一定程度的改善作用，能使烫伤小鼠中性粒细胞合成和释放溶酶体酶的能力相应减少，说明其具有抗氧化反应的作用。

⑤其他作用：金银花能显著降低多种模型小鼠的血清胆固醇及动脉粥样硬化指数，提高高密度脂蛋白——胆固醇含量，保护胰腺 β 细胞，还有一定的降糖作用；金银花可促进白细胞的吞噬功能，促进炎性细胞消散，降低中性粒细胞体外分泌功能，调理淋巴细胞活性，显著增加白介素 - Ⅱ的产生；以金银花乙醇提取后的煎剂注射给药，对小鼠、狗、猴等具有抗生育作用。

毒性 金银花毒性低，水浸液灌服对家兔、犬等无明显毒性反应，对呼吸、血压、尿量均无影响，小鼠皮下注射金银花浸膏的 LD_{50} 为 53 g/kg。

【性味归经】甘，寒。归肺、心、胃经。

【功能主治】清热解毒，凉散风热。用于痈肿疔疮，喉痹，丹毒，热毒血痢，风热感冒，温病发热。

【用法用量】6 ~ 15 g；外用适量，研末调敷。

【附注】其茎叶（忍冬藤）亦供药用。忍冬藤味甘，性寒。归心、肺经。有清热解毒，疏风通络之功能。用于温病发热，热毒血痢，痈肿疮疡，风湿热痹，关节红肿热痛。内服煎汤用量 10 ~ 30 g。外用适量，煎水熏洗、熬膏贴或研末调敷。

金樱子

Jinyingzi

【别名】刺梨子、糖罐。

【来源】为蔷薇科植物金樱子 *Rosa laevigata* Michx. 的干燥成熟果实。10 ~ 11 月果实成熟变红时采收，干燥，除去毛刺。

【原植物】常绿攀援灌木。茎红褐色，有倒钩状皮刺。小叶 3 片，稀 5 片，呈椭圆状卵形及披针形卵形，长 2.5 ~ 7 cm，宽 1.5 ~ 4.5 cm，先端尖或渐尖，基部近圆形或宽楔形，边缘有细齿状锯齿，无毛，有光泽，背面网脉显著；叶柄和叶轴有小皮刺和刺毛，托叶早落。花单生于侧枝顶端，白色，少数为浅红色，直径 5 ~ 8 cm，有芳香；花梗与萼筒外面密生刺毛；花托膨大，有细刺；花萼 5 片，卵状披针形，有些顶端扩大成叶状，被腺毛；花瓣 5 片；雄蕊多数，花药“丁”字形着生；雌蕊具多数心皮，离生，被绒毛，花柱线形，柱头圆形。成熟花托红色，梨形或倒卵形，有直刺，顶端有长宿存萼，内含骨质瘦果多颗。花期 4 ~ 5 月，果期 9 ~ 10 月。（图片 A041 - 04，彩图见 466 页）

生长在山坡灌丛或多石地方。

【化学成分】果实主要含三萜类、黄酮类、甾醇类、鞣质、多糖、氨基酸、维生素、无机盐及微量元素等。主要有 19α - 羟基亚细亚酸（19α - hydroxyasiatic acid）、金樱子皂苷 A（19α - hydro - xyasiaticacid - 28 - O - β - D - glucopyrannoside）、乌苏酸（ursolic acid）、2α - 羟基乌苏酸、齐墩果酸（oleanolic acid）、蔷薇酸（euscaphic acid）、坡模酸（pomolic

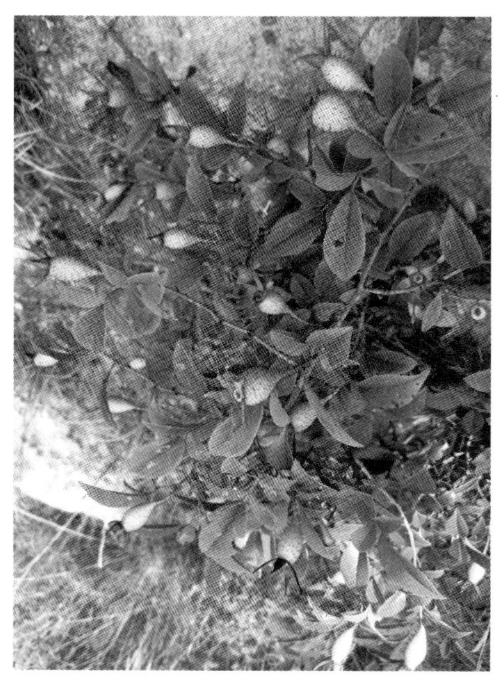

金樱子

acid)、山楂酸（maslinic acid）；芦丁、槲皮素、芹菜素、山柰酚；维生素 C、维生素 B_1、维生素 B_2、胡萝卜素等。

【药理作用】

①免疫调节作用：金樱子多糖可提高小鼠巨噬细胞对血中刚果红的吞噬能力，增加小鼠溶血素的生成，能显著恢复免疫功能低下小鼠的迟发性免疫反应，降低血中转氨酶活性，逆转肝、脾指数，显示其具有增强小鼠非特异性免疫、体液免疫和细胞免疫作用，还有免疫调节作用。

②降糖、降血脂作用：金樱子对白兔具有明显降低葡萄糖、三酰甘油的作用；但对胰岛素的含量无影响。

③抗菌、抗炎作用：金樱子多糖对大肠杆菌、副伤寒杆菌、白葡萄球菌、金黄色葡萄球菌等均有较强抑制作用，并具有一定的抗炎作用；金樱子醇提物能减轻血清病型肾炎大鼠模型肾小球病变并改善肾功能。

④其他作用：金樱子多糖、金樱子水或醇提取液、金樱子鞣质均具有显著的抗氧化活性。实验显示，金樱子多糖具有清除超氧阴离子自由基、抑制羟自由基对细胞膜的破坏溶血和脂质过氧化产物形成的作用；金樱子水或醇提取液具有抗猪油自身氧化的作用；金樱子鞣质对火腿肠的抗氧化性优于维生素 C 和茶多酚。金樱根醇提取液明显延长小鼠常压缺氧、特异性心肌缺氧、脑缺血缺氧及游泳的存活时间。

【性味归经】 酸、甘、涩，平。归肾、膀胱、大肠经。

【功能主治】 固精缩尿，涩肠止泻。用于遗精滑精，遗尿尿频，崩漏带下，久泻久痢。

【用法用量】 6～12 g。

【选方】

①老年尿失禁：鲜金樱根 60 g，水煎服。

②腰脊酸痛，风湿关节痛：金樱根 30 g 和猪蹄或猪脊髓炖服。

③泄泻：金樱根 30 g。水煎服。

④疔、鱼口：金樱叶、野花椒叶，共捣烂，敷患处。

⑤痈肿：金樱嫩叶入盐少许，捣敷。

【附注】 其根或根皮（金樱根）、叶（金樱叶）、花（金樱花）亦供药用。

①金樱根：味酸，涩，性平。有固精涩肠，治滑精，遗尿之功能。用于痢疾泄泻，崩漏带下，子宫脱垂，痔疾，烫伤。内服煎汤用量 15～60 g。外用适量，捣敷或煎水洗。

②金樱叶：味，辛，性平。用于痈肿，溃疡，金疮，烫火伤。外用适量，捣敷、调敷或研末撒。

③金樱花：味酸，性平。用于遗精、遗尿，小便频数，久泄泻，慢性衰弱性

虚汗，以及妇人子宫内膜炎分泌带下。内服煎汤用量3～6g。

金线吊乌龟
Jinxian diaowugui

【别名】白药子、山乌龟。

【来源】为防己科植物金线吊乌龟 *Stephania cepharantha* Hayata 的块根。秋季采挖，洗净泥土，切片晒干。

【原植物】多年生缠绕性落叶藤本，全株无毛，具椭圆形块根。老茎下部木质化，有细沟纹。叶互生，纸质，三角状近圆形，长5～9cm，宽与长相等或较宽，顶端钝圆，具小突尖，全缘或微呈波状，基部近于截切或微向内凹，上面深绿色，下面粉白色，掌状脉5～9条；叶柄盾状着生，长5～11cm。花单性，雌雄异株。花序腋生；雄花序为头状聚伞花序，扁圆形，有花18～20朵；花淡绿色，基部具苞片1枚；雄花具花萼4～6片，匙形，花瓣3～5片，近圆形，直径约0.5mm，有时具短爪；雄蕊6枚，花丝愈合成柱状体，花药合生成圆盘状；雌花花萼3～5片，花瓣3～5片，形状与雄花同，子房上位，柱头3～5裂。核果球形，成熟后紫红色。花期5～6月，果期8～9月。（图片A029－03，彩图见461页）

生长在阴湿山坡灌丛、溪边、路旁。

【药材】完整的干燥块根，呈椭圆形或扁圆形；表面暗褐色，外表皱缩。多已切成片状，横切片径4～8cm，厚1～2cm；切面白色，粉质，较粗糙，有环形轮纹，有时见有偏心性车轮状木心；质脆，气微，味淡而微苦。

【化学成分】含有吗啡型、原阿朴啡

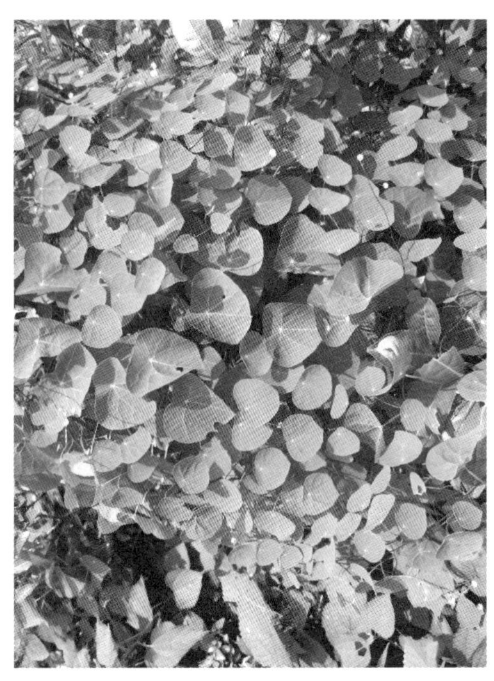

金线吊乌龟

型、阿朴啡型、原小檗碱型、苄基异喹啉型和二苄基异喹啉型等多种类型生物碱，主要有吗啡、青藤碱（sinomenine）、pronuciferine、stesakine－9－O－β－D－glucopyranoside、steponine、cyclanoline、stecepharine、9－O－methyl－stece－pharine、小檗碱、半日花酚碱（laudanidine）、N－mrthylpapaveraldium、tetradehydroreticuline、阿罗马灵（aromaline）、金线吊乌龟碱（cepharanthine，又称千金藤素）；金线吊乌龟胺（cepharamine）、金线吊乌龟醇灵碱（cepharanoline）、轮环藤酚碱（cycleanine）、高阿莫灵碱、木防己碱、汉防己碱、异汉防己碱、奎宁、罂粟碱、可待因等。

【药理作用】金线吊乌龟的甲醇提取物在100μg/mL浓度时可完全抑制HSV－1，水提取物也有显著抗HSV－1作用。从甲醇提取物中分离得到的49种生物碱中有17种具有抗HSV－1活性，包括13种二苄基异喹啉生物碱，1种原小檗碱型

生物碱，2 种吗啡烷型生物碱和 1 种 proaporphine 生物碱，而苄基异喹啉型和莲花烷型生物碱则无此活性。所含青藤碱具有显著的抗炎镇痛、镇静、抑制免疫、降血压、释放组胺等作用；所含二苄基异喹啉生物碱（aromaline）具有舒张血管和抗过敏作用。

【性味归经】苦、辛，凉。

【功能主治】清热解毒。治咽痛喉痹，热毒痈肿，瘰疬，毒蛇咬伤。

【用法用量】10 ~ 15 g；外用适量，捣敷或研末撒。

【选方】

①诸疮痈肿，腮腺炎，神经性皮炎：鲜金线吊乌龟适量，捣烂贴敷；或研粉末，水调涂敷。

②喉中热塞肿痛，散痰散血：白药子、朴硝。共研为末，以小管吹入喉。

③无名肿毒，毒蛇咬伤：山乌龟鲜根，捣烂外敷患处。

狗舌草

Goushecao

【别名】狗舌头草。

【来源】为菊科植物狗舌草 *Senecio kirilowii* Turcz. ex DC. 的全草。春、夏季采收，除去杂质，晒干。

【原植物】多年生草本，高 20 ~ 60 cm。茎直立，单生，被白色蛛丝状密毛。基部叶莲座状，具短柄，椭圆形或近乎匙形，长 5 ~ 10 cm，宽 1.5 ~ 2.5 cm，边缘具浅齿或近乎全缘，两面均有白色绒毛，花后通常不雕落；中部叶卵状椭圆形，无柄，基部半抱茎；顶端叶披针形或线状披针形，先端长尖，基部抱茎。头状花序 3 ~ 9 枚，成伞房状或假伞形排列；总苞筒状，苞片线状披针形，长 8 mm，先端渐尖，基部和背部有白色毛，边缘膜质；总苞基部无小苞；边缘舌状花，黄色，雌性，舌片长 10 mm，宽 4 ~ 5 mm，先端 2 ~ 3 齿裂；中央管状花，黄色，两性，长约 3 mm，先端 5 齿裂。瘦果椭圆形，长约 4 mm，两端截形，有纵棱与细毛；冠毛白色，长约 7 mm。花期 4 ~ 5 月，果熟期 5 ~ 6 月。（图片 A118 - 15，彩图见 497 页）

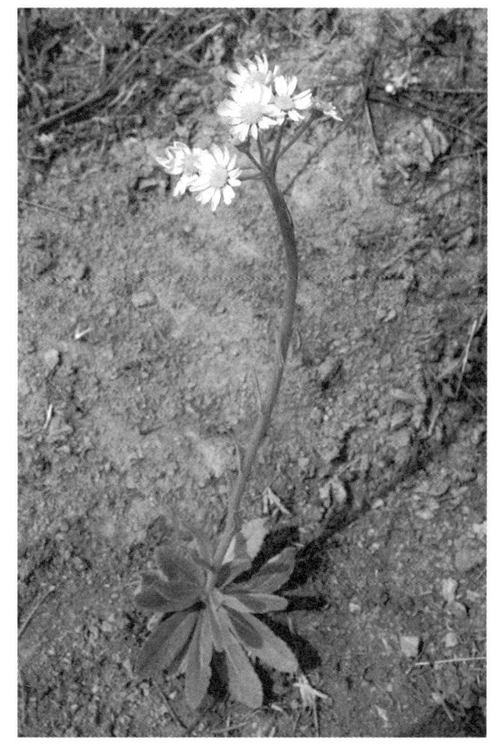

狗舌草

生长在山坡路旁、水边。

【化学成分】全草含双稠吡咯啶生物碱、黄酮等成分。

【药理作用】狗舌草 60% 乙醇提取物与单猪屎豆碱和槲皮素在体内抑制淋巴性白血病方面具有一致性；狗舌草黄酮类化合物对淋巴性白血病细胞 L1210 有很强的抑制作用。

【毒性】狗舌草 60% 乙醇提取物对雌

性 BALB/c－C 小鼠腹腔注射的 LD_{50} 为 791mg/kg ± 170mg/kg。急性死亡小鼠死前表现四肢抽搐，盲目运动，呼吸急促，翘尾；未死亡的小鼠表现食欲减退，反应迟钝，在随后的长期饲养中，临床表现逐步恢复正常，无蓄积毒性，无致突变性和致畸胎性。

【性味】 苦，寒；有小毒。

【功能主治】 清热，利水，杀虫。用于肺脓疡，肾炎水肿，疖肿，疥疮。

【用法用量】 10～15 g。外用适量，研末撒或捣敷。

【选方】

①疖肿：狗舌草 9～15 g。水煎服。

②肾炎水肿：鲜狗舌草适量，捣烂，敷脐部。

鱼腥草
Yuxingcao

【来源】 为三白草科植物蕺菜 *Houttuynia cordata* Thunb. 的新鲜全草或干燥地上部分。鲜草全年均可采割；干品夏季茎叶茂盛花穗多时采割，除去杂质，晒干。

【原植物】 多年生草本，高 15～50 cm。根状茎细长，白色。单叶互生，心形或宽卵形，长 3～8 cm，宽 4～6 cm，先端渐尖，基部心形，全缘，有细腺点，下面常紫色，两面脉上被柔毛；叶柄长 1～4 cm，被疏毛；托叶膜质，条形，长约 2.5 cm，基部抱茎，下部与叶柄合生，边缘被细毛。穗状花序生于茎的上端，与叶对生，长约 2 cm；总苞片 4 枚，长方倒卵形，大小不一，白色；花小而密，无花被，具 1 枚小的披针形苞片；雄蕊 3 枚，花丝下部与子房合生；雌蕊 1 枚，由 3 个下部合生的心皮组成，子房上位，花柱 3 个，分离。蒴果卵圆形，顶端开裂。种子多数，卵形。花期 5～7 月，果期7～9 月。（图片 A001－02，彩图见 451 页）

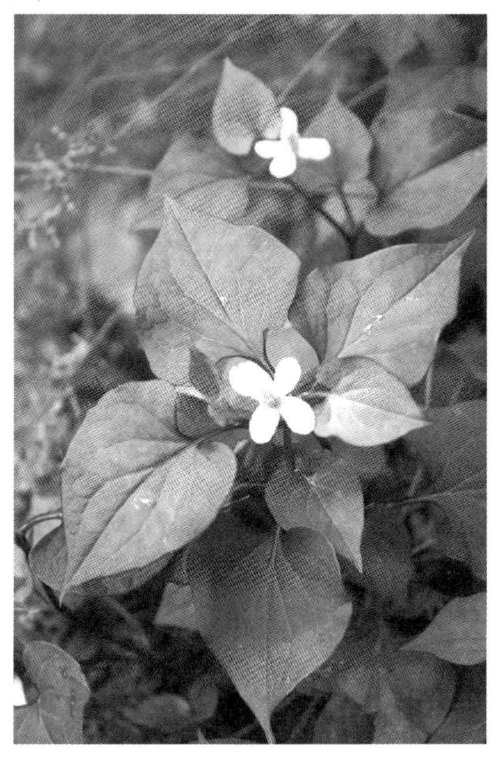

蕺　菜

生长在山谷湿地、水田边或阴湿林下。

【化学成分】 全草含有黄酮类、生物碱、挥发油、有机酸、甾醇、脂肪酸、蛋白质、氨基酸、维生素、多糖及矿物质等物质。黄酮类有槲皮素、槲皮苷、异槲皮苷、芦丁、金丝桃苷、山柰素、异鼠李素；生物碱有蕺菜碱等；其挥发油中主要活性成分为鱼腥草素（hottuynin，即癸酰乙醛 decanoyl acetal dehyde）、月桂醛，两者均有特异臭气。此外，还含有 d－柠檬烯、甲基正壬基酮、癸醛、莰烯、芳樟醇、乙酸龙脑脂、丁香烯等；有机酸类主要有绿原酸；甾醇类有豆甾醇、菜豆醇、β－谷甾醇、菠菜醇、菜子甾醇；脂肪酸有月桂酸、肉豆蔻酸、油酸、亚油酸、棕榈酸、亚麻酸、硬脂酸等；维生素类有维生素 A、维生素 C、维生素 B_2、维生素 D_3、维生素 E、维生素 K_1、烟酸等。

【药理作用】

①抗菌抗病毒作用：体外抑菌试验证明鱼腥草对卡他球菌、金黄色葡萄球菌、流感杆菌、肺炎球菌、大肠杆菌、痢疾杆菌、变形杆菌、白喉杆菌、分枝杆菌、伤寒杆菌、钩端螺旋体等均有较强的抑制作用；鱼腥草乙醚粗提物对表皮真菌具有明显的抑菌作用；鱼腥草挥发油对甲、乙型流感病毒和腮腺炎病毒均有一定的抑制效果；鱼腥草乙酸乙酯提取物对亚洲甲型病毒、流感病毒、出血热病毒有明显的抑制作用。

②抗炎作用：鱼腥草煎剂对大鼠甲醛性足肿胀有较显著的抑制作用，能够抑制浆液渗出，促进组织再生和伤口愈合。

③抗过敏、镇咳作用：鱼腥草油能明显抑制豚鼠离体回肠的过敏性收缩及拮抗组胺、乙酰胆碱对豚鼠回肠及呼吸道平滑肌的收缩作用，对豚鼠过敏性哮喘具有保护性作用。

④增强免疫力：临床实验表明，鱼腥草可提高体内白细胞和巨噬细胞的吞噬能力；合成鱼腥草素能增强脾切除后淋巴结的功能及调节 T 细胞亚群，提高脾切除小鼠的特异性、非特异性免疫功能。

⑤其他作用：鱼腥草馏出液灌流蟾蜍肾，能使毛细血管扩张，加速血液流动和增强尿液分泌，具有利尿作用；鱼腥草黄酮有明显的抗抑郁活性。鱼腥草黄酮提取物能抑制 HL60 和 B16BL6 肿瘤细胞生长，具有诱导凋亡的作用；鱼腥草具有较好的改善糖尿病大鼠尿白蛋白代谢和胰岛素抵抗的作用。

【性味归经】辛，微寒。归肺经。

【功能主治】清热解毒，消痈排脓，利尿通淋。用于肺痈吐脓，痰热喘咳，热痢，热淋，痈肿疮毒。

【用法用量】15～25 g，不宜久煎；鲜品用量加倍，水煎或捣汁服。外用适量，捣敷或煎汤熏洗患处。

闹羊花
Naoyanghua

【来源】为杜鹃花科植物羊踯躅（黄杜鹃）*Rhododendron molle* G. Don 的干燥花。4～5 月花初开时采收，阴干或晒干。

【原植物】落叶灌木，高 0.3～1.4m。老枝光滑，带褐色，幼枝被柔毛和疏刺毛。单叶互生，叶柄短，被毛；叶片椭圆形至椭圆状倒披针形，长 4～15 cm，宽 2～6 cm，先端急尖或钝，有小尖头，基部楔形，边缘具睫毛，上面至少幼时有短柔毛，下面或仅脉上密被灰白色柔毛；叶柄长 2～8 mm，有柔毛。花多数，成顶生短总状花序，几与叶同时开放；萼 5 裂，宿存，被稀疏细毛；花金黄色，花冠漏斗状，外被细毛，先端 5 裂，裂片椭圆状至卵形，上面一片较大，有绿色斑点；雄蕊 5 枚，与花冠等长或稍伸出花冠外；雌蕊 1 枚，子房上位，5 室，外被灰色长毛，花柱细，长于雄蕊。蒴果长椭圆形，熟时深褐色，具疏硬毛，胞间裂开，种子多数。细小。花期 4～5 月，果期 6～7 月。（图片 A087－02，彩图见 480 页）

生长在丘陵山坡、灌木丛中。

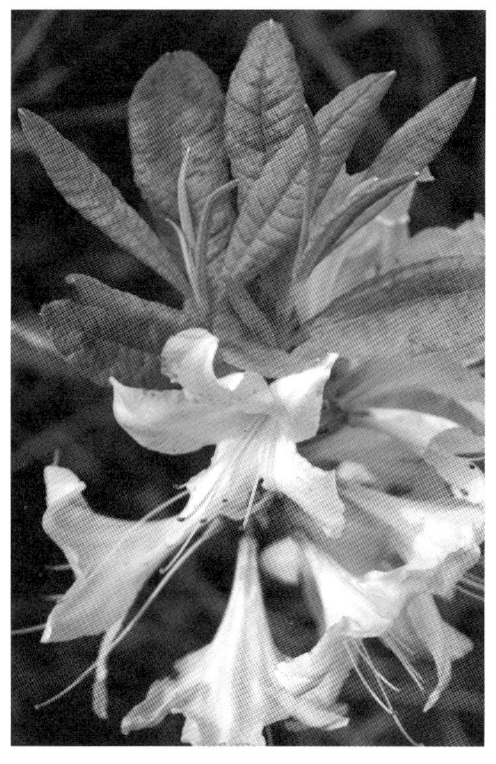

羊踯躅

【药材】数朵花簇生于一总柄上，多脱落为单朵；灰黄色至黄褐色，皱缩。花萼5裂，裂片半圆形至三角形，边缘有较长的细毛；花冠钟状，筒部较长，约至2.5cm，顶端卷折，5裂，花瓣宽卵形，先端钝或微凹；雄蕊5枚，花丝卷曲，等长或略长于花冠，中部以下有茸毛，花药红棕色，顶孔裂；雌蕊1枚，柱头头状；花梗长1~2.8cm，棕褐色，有短茸毛。气微，味微麻。

【化学成分】羊踯躅花含二氢查耳酮等黄酮类：4′-O-甲基根皮苷、根皮素4′-O-葡萄糖苷、根皮素、4′-O-甲基根皮素、6′-O-甲基根皮素、槲皮素、槲皮苷、槲皮素-3-O-α-L-阿拉伯糖苷、槲皮素-3-O-β-D-半乳糖苷、山柰酚、山柰酚-7-O-α-L-鼠李糖苷、山核桃素和异鼠李素等；二萜类：梫木毒素Ⅰ~Ⅹ（即闹羊花素，andromedotoxin Ⅰ~Ⅹ）、闹羊花毒素［rhodojaponin，又名八厘麻毒素（rhomotoxin）］Ⅰ~Ⅶ、木藜芦毒素Ⅰ~ⅩⅩ（grayanotoxin Ⅰ~ⅩⅩ）、羊踯躅素（rhodomollein）Ⅰ~Ⅲ、羊踯躅素ⅩⅤ~ⅩⅧ、山月桂毒素（kalmanol）。此外，还含有煤地衣酸甲酯、石楠素等。

羊踯躅根、果实主含二萜类化合物。

【药理作用】

①镇痛作用：采用热板法实验，观察羊踯躅花水煎剂对小鼠耐受疼痛的影响。结果表明羊踯躅花能够较显著地提高痛阈，且起效快，5min内发挥镇痛效果，但安全范围较狭窄。将羊踯躅花和果实分别制成粉混悬剂、浸剂、配剂，用电刺激小鼠尾法测定不同剂型的镇痛作用，并与阿片作比较，发现粉剂镇痛作用较其他剂型大，果实粉剂作用最强。果实的镇痛指数与阿片相似，但与阿片不同的是随着剂量的增加，果实的镇痛作用减弱。羊踯躅根治疗类风湿关节炎效果显著，动物实验证明其具有镇痛、免疫抑制和轻度抗炎、解热作用。

②对心血管系统的作用：闹羊花毒素Ⅲ（又称八厘麻毒素）在低浓度（0.1 μg/mL）对离体猫左右心房收缩力均有增强作用，高浓度（1 μmg/mL）则引起抑制作用，能降低兴奋性，缩短功能性不应期，出现自动节律及心律失常，还可以引起血压降低，窦性心动过缓显著，Q—T期间延长，影响心肌营养血量及环磷苷酸含量，抑制颈动脉加压反射等。临床上用于治疗心动过速、高血压等；木藜芦毒素Ⅰ在低剂量时有明显降压作用。

③杀虫作用：闹羊花、叶对昆虫有强烈的毒性。

毒性 采用小鼠灌胃法观察闹羊花、

果实浸剂和配剂的毒性。当剂量高于0.5～1.0g/kg时，小鼠出现呼吸抑制而死亡，死前偶伴有阵颤性惊厥。梫木毒素的中毒症状为唾液分泌、恶心、步态蹒跚、惊厥、呼吸困难、四肢进行性麻痹、心率先慢后快，死前慢而弱，心率不整，甚至挛缩；闹羊花根可致家犬肝灶状坏死，肝细胞水肿、气球样变性、脂肪变性；肾小球通透性增高、肾小管上皮细胞水肿、气球样变性。

【性味归经】 辛，温；有大毒。归肝经。

【功能主治】 祛风除湿，散瘀定痛。用于风湿痹痛，跌打损伤，皮肤顽癣。

【用法用量】 0.6～1.5g，浸酒或入丸散。外用适量，煎水洗或鲜品捣敷。

【选方】 ①风湿关节痛，坐骨神经痛：羊踯躅根（或闹羊花50g）、老鹳草各500g，白酒1.5kg浸泡一周后服用，每服50g。

【附注】 羊踯躅（黄杜鹃）Rhododendron molle G. Don的根（羊踯躅根）、果序（六轴子）亦供药用。羊踯躅根有毒。归脾经。有祛风除湿，消肿止痛之功能。用于风寒湿痹，跌打损伤，痔漏，癣疮。内服煎汤用量1.5～3g；或浸酒。外用适量，研末调敷、煎水熏洗或涂搽。

六轴子味苦，性温，有毒。有祛风止痛，散瘀消肿之功能。用于风寒湿痹，历节疼痛，跌打损伤，痈疽疔毒。内服用量0.3～1g，或浸酒。外用适量，研末调敷。

油茶子

Youchazi

【别名】 茶子心。

【来源】 为山茶科植物油茶 *Camellia oleifera* Abel 的种子。秋季采收。

【原植物】 常绿灌木或小乔木，高3～4m，有时可达8m。树皮黄褐色，嫩枝稍被毛。单叶互生，革质，椭圆形或卵状椭圆形，长6～10cm，宽2～4cm，先端渐尖或短尖，边缘有细锯齿，侧脉不明显；叶柄长6mm。花白色，直径3～5cm，1～3朵腋生或顶生，无柄；萼片圆形，外被丝毛；花瓣5～7片，倒卵形，先端凹入，外面被疏毛；雄蕊多数，无毛，排成2轮，花丝基部成束；子房被毛，花柱分离。蒴果球形，直径约3cm，被细毛，室背开裂。种子1～3枚。花期9～11月，果熟期在次年秋季。（图片A066－01，彩图见476页）

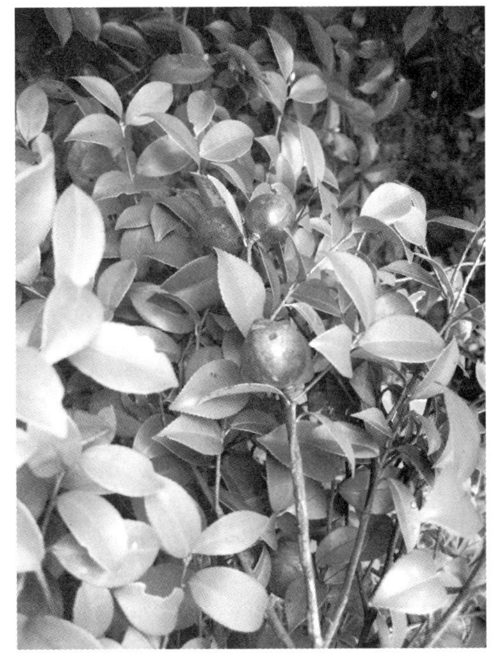

油　茶

主要种植于向阳山坡。

【化学成分】 种子含三萜皂苷、茶多酚、生物碱、脂肪油等。三萜皂苷为山茶皂苷元A～B（camelliagenin A～B）、茶皂醇A～B和茶皂醇E（theasapogenol

A ~ BandE)、玉蕊醇 A_1（A_1_ barrigenol）、22α-羟基桉脂醇（22α – hydroxyerythrodiol）、山茶苷（camellin）等；茶多酚为儿茶素、黄酮醇、酚酸和缩合酚酸、角鲨烯及其他多酚类的混合物。油茶饼中也含有上述成分；茶油主要由油酸、亚油酸及少量饱和脂肪酸组成；油茶花主要含黄酮类：槲皮素、杨梅树皮素、山柰酚的糖苷、芸香苷等成分。

【药理作用】

①抗菌作用：茶油对细菌、霉菌和酵母均具有很好的抑菌作用，对金黄色葡萄球菌、大肠杆菌、枯草芽孢杆菌、黑曲霉和米曲霉、啤酒酵母的最低抑菌浓度分别是 3%、4%、7%、3%、1%，其抑菌效果与 100μg/mL 的氨苄青霉素效果相当。油茶子所含皂素对皮肤浅表感染的真菌（玫瑰色毛癣菌、红色毛癣菌、铁锈色小孢菌等）具有明显抑制作用。

②调脂作用：油茶皂苷对高脂血症大鼠模型能明显降低血清总胆固醇（TCh）、三酰甘油（TG）、高密度脂蛋白胆固醇（HDL）和亚组分 3（HDL3），不显著改变 HDL 浓度，轻微升高 HDL 亚组分 2（HDL2），降低动脉硬化指数（AI）。在浓度为 100 mg/kg 以内时，油茶皂苷降低 TCh、TG、LDL、AI，升高 HCL2/HDL3 比值存在明显量效关系。50 ~100 mg/kg 时，油茶皂苷降脂作用强度相当于氯贝丁酯 250 mg/kg。

③杀精子、杀虫作用：油茶皂素对小鼠的杀精子作用（最低有效浓度为 10 μg/mL）比盖苯醇醚（最低有效浓度为 40 μg/mL）和醋酸苯汞（最低有效浓度为 20 μg/mL）的作用更强。但对人精子的杀灭作用（最低有效浓度为 100 μg/mL）比盖苯醇醚（最低有效浓度为 50 μg/mL）更弱。茶子饼有良好的杀灭血吸虫卵的效果。对血吸虫、软体动物及鱼有毒杀作用。

④抗氧化作用：所含茶多酚是一种天然的抗氧化剂，具有显著的抗氧化作用。

⑤其他作用：油茶总皂苷具有较强的抗突变作用；油茶总皂苷能增强心肌的收缩能力，使 SOD、谷胱苷肽转移酶活性增强，脂质过氧化产物丙二醛生成减少，降低心肌组织钙含量，人体肌酸激酶生成减少，对心脑缺氧再给氧损伤具有保护作用；茶油具有抗氧化、降血脂、护肝、正向免疫调节和抗肿瘤作用；茶油与皮肤亲和性好，有较好的渗透性，易于皮肤吸收，滋养皮肤，使皮肤柔嫩而富有弹性；外用可治疗烫伤、烧伤以及防治皲裂、疥疮、皮炎、湿疹。

毒性 对 SD 大鼠进行亚慢性毒性实验结果表明，油茶皂素对大鼠生长发育影响不大，对肝、肾功能，以及心、肝、脾、肺、肾等内脏器官也无明显损害。提得的油茶皂素经常规 Ames、骨髓 PCE 微核和精子畸形试验对昆明种小鼠进行致突变研究确认，油茶皂素无致突变作用。

【性味】 苦，平；有毒。

【功能主治】 行气疏滞。治气滞腹痛，皮肤瘙痒，烫、火伤。

【用法用量】 6 ~ 10 g。外用，煎水洗或研末调敷。

【附注】 油茶 *Camellia oleifera* Abel 的花（油茶花）、根皮（油茶根皮）、种子的脂肪油（茶油）及榨去脂肪油后的渣滓（茶子饼）亦供药用。油茶花味苦，性寒，微毒。有凉血止血之功能。用于胃肠出血，咳血，鼻出血，肠风下血，子宫出血；外治烫伤。内服煎汤。外用，研末麻油调敷。

油茶根皮味苦，性平，有小毒。有散瘀活血，接骨消肿之功能。用于骨折，扭挫伤，腹痛，皮肤瘙痒，烫、火伤。外用，研末敷。

茶油味甘，性凉。有清热化湿，杀虫解毒之功能。用于痧气腹痛，急性蛔虫阻塞性肠梗阻，疥癣，烫、火伤。冷开水送服 30 ~ 60 g。外用，涂敷。

茶子饼味辛，苦涩，有小毒。有收湿杀虫之功能。用于阴囊湿疹，跌打损伤。内服须煅存性（内服必须煅存性，否则有剧烈催吐作用）煎汤 3 ~ 6 g；或研末。外用，煎水洗或研末调敷。

油桐子
Youtongzi

【别名】桐子。

【来源】为大戟科植物油桐 *Aleurites fordii* Hemsl. 的种子。秋季果实成熟时收集，将其堆积于潮湿处，泼水，覆以干草，经 10d 左右，外壳腐烂，除去外皮收集种子晒干。

【原植物】落叶乔木，高 3 ~ 9m。树皮灰色，细裂。枝粗壮无毛；幼枝稍具长毛。叶互生，革质，卵状心脏形，长 5 ~ 15 cm，宽 3 ~ 12 cm，先端渐尖，基部心形或截形，全缘，有时浅 3 裂，下面具疏毛或后变无毛，绿色有光泽；叶柄长 4 ~ 10 cm，顶端有红紫色 2 腺体。花先叶开放，单性，雌雄同株；成圆锥状复聚伞花序，密集小枝顶端；萼片 2 裂，绿色，具细毛；花瓣 5 片，白色，覆瓦状排列，基部具橙红色的斑点与条纹，内面无毛；雄花具雄蕊 8 ~ 10 枚，或可至 12 枚，排列呈 2 轮，外轮雄蕊着生于近基部的分离，内轮的较长而合生，花药橙红色；雌花子房有毛，3 ~ 5 室，花柱与子房室同数，柱头 2 裂。核果近球形，顶端急尖，平滑，直径 4 ~ 5 cm，内具种子 3 ~ 5 颗。种子阔卵圆形，背圆拱，腹部平。花期 4 月，果熟期 10 月。（图片 A050 - 02，彩图见 473 页）

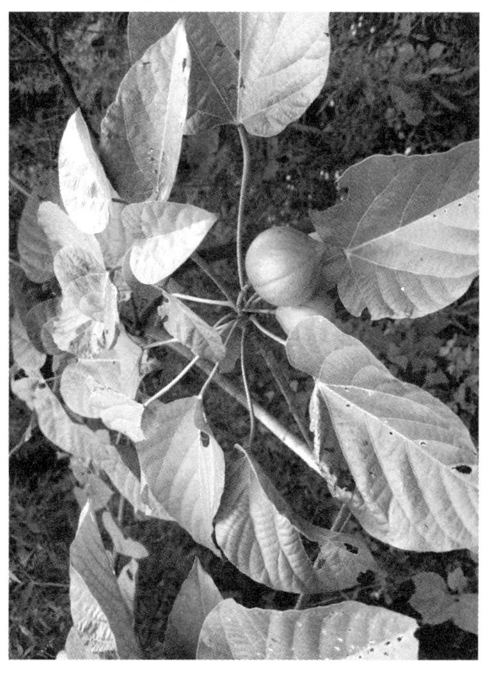

油　桐

喜生长在较低的山坡或沟旁；多栽培。

【化学成分】油桐子主含脂肪油、粗脂肪、粗蛋白质、糖等；桐油的组成有 α - 桐酸（α-eleostearic acid）、三油精、亚油酸、油酸及少量饱和脂肪酸，另外还含有维生素 E、角鲨烯、甾醇、戊聚糖及蛋白质等；油桐子榨油后的桐饼含少量油、蛋白质、磷等，另含有毒成分皂苷、清蛋白、13 - O - 乙酰基 - 16 - 烃基佛波醇（13 - O - acetyl - 16 - hydroxyphorbol）、12 - O - 棕榈酰基 - 13 - O - 乙酰基 - 16 - 羟基佛波醇、萜脂及 α、β - 桐酸（α、β-eleostearic acid）等。

油桐的叶、根含有黄酮类有槲皮

素-3-O-α-L-吡喃鼠李糖苷、杨梅素-3-O-α-L-吡喃鼠李糖苷；三萜类有齐墩果酸、白桦脂醇、羽扇豆醇等。油桐叶中另含有毒成分12-O-棕榈酰基24-脱氧-4β-16-烃基佛波醇-13-醋酸酯、12-O-棕榈酰基-4-脱氧-4α-16-烃基佛波醇-13-醋酸酯、12-O-棕榈酰基-4-脱氧-16-烃基佛波醇-13-醋酸酯等。

【药理作用】 从油桐中得到的共轭三烯脂肪酸及共轭亚油酸表现出对人体肿瘤细胞有很强的细胞毒作用，如直肠癌、肝癌、肺癌、胃癌和乳腺癌等；油桐叶的乙醇提取物对金黄色葡萄球菌、痢疾杆菌、大肠杆菌有较强抑制作用。

毒性 桐油提取物有促癌性；桐油含有毒成分为桐酸及有毒皂素等；热桐油上发生的气体，与皮肤接触能引起急性皮炎；桐饼的毒性远比桐油为大，故不作饲料而常用为肥料。桐饼毒素能使动物平滑肌的收缩增强，自动节律性增加，具有拟胆碱类药物的作用。动物中毒表现为：山羊出现精神委靡、腹泻、不食、流涎、便血等症状；马中毒后不食、出汗以及胃肠炎症、下痢、流涎、呼吸困难、心悸、全身抽搐、因心衰而死。桐饼毒素具有减慢心率、造成心率紊乱、加强肠胃蠕动等功能，并通过增强平滑肌收缩，损伤心肌而达到致病作用，对雌性动物的子宫平滑肌则具有兴奋作用，能使子宫的收缩增强，易造成母畜流产。

【性味】 味甘；有大毒。

【功能主治】 吐风痰，消肿毒。治风痰喉痹，疥癣，烫伤。

【用法用量】 内服：煎汤，1～2枚；磨水或捣烂冲水服。外用，研末吹喉、捣敷或磨水涂。

【附注】 油桐 *Aleurites fordii* Hemsl. 的根（油桐根）、叶（油桐叶）以及种子榨出的油（桐油）亦供药用。

①油桐根：味辛，性寒，有毒。有利水，化痰，杀虫之功能。治水肿，臌胀，蛔虫病。内服用量12～18 g（鲜者30～60 g）；研末、炖肉或浸酒。

②油桐叶：有消肿解毒之功能。治痈肿，臁疮，冻疮，疥癣，烫伤。内服用量15～30 g。外用适量，捣敷或烧灰研末撒。

③桐油：有探吐风痰之功能。外用治疥癣，臁疮，烫火伤，冻疮皲裂。外用：涂擦、调敷或探吐。

泽　兰
Zelan

【来源】 为唇形科植物毛叶地瓜儿苗 *Lycopus lucidus* Turcz. var. *hirtus* Regel 或地瓜儿苗 *Lycopus lucidus* Turcz. 的干燥地上部分。夏、秋季茎叶茂盛时采割，晒干。

【原植物】

①毛叶地瓜儿苗：多年生草本，高40～100 cm。根茎横走，顶端膨大呈圆柱状，白色，节上有鳞及少数须根。茎直立，方形，有四棱角，沿棱被向上小硬毛，节上密集硬毛；表面绿色、紫红色或紫绿色。叶交互对生；披针形，狭披针形至广披针形，长4.5～11 cm，宽8～35 mm，先端长锐尖或渐尖，基部楔形，边缘有粗锐锯齿，有时两齿之间尚有细锯齿；近革质，暗绿色，表面密被细刚毛状硬毛，背面仅中脉、侧脉被刚毛状硬毛，两端渐狭，缘具锯齿，有缘毛；叶柄短或几无柄。轮伞花序腋生，花小，多数；苞片披针形，边缘有毛；萼钟形，

长约4 mm，先端5裂，裂片狭披针形，先端长锐尖；花冠白色，钟形，稍露出于花萼，长4.5～5 mm，外面有腺点，上唇直立，下唇3裂，裂片几相等；能育雄蕊2枚；子房矩形，4深裂，着生于花盘上，花柱顶端2裂，伸出。小坚果扁平，长约1 mm，暗褐色。花期6～9月，果熟期8～11月。

②地瓜儿苗：与上种不同的是其茎光滑无毛，仅在节处有毛丛；叶为狭披针形至广披针形，上面略有光泽，无毛，下面密被腺点，无毛或仅脉上疏生白柔毛。(图片A102－09，彩图见486页)

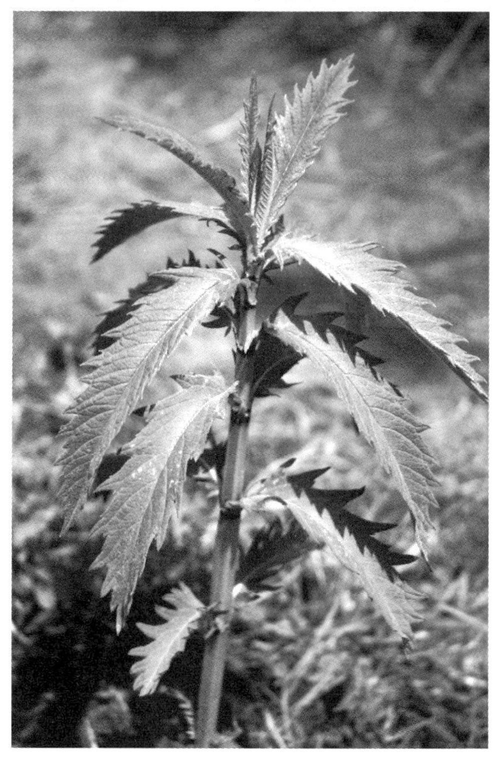

地瓜儿苗

生长在沼泽地、山野的低洼地或溪边潮湿地。

【药材】 本品茎呈方柱形，少分枝，四面均有浅纵沟，长50～100 cm，直径0.2～0.6 cm；表面黄绿色或带紫色，节处紫色明显，有白色茸毛；质脆，断面黄白色，髓部中空。叶对生，有短柄；叶片多皱缩，展平后呈披针形或长圆形，长5～10cm；上表面黑绿色，下表面灰绿色，密具腺点，两面均有短毛；先端尖，边缘有锯齿。花簇生叶腋成轮状，花冠多脱落，苞片及花萼宿存，黄褐色。气微，味淡。

【化学成分】 全草含三萜酸类、黄酮苷、酚酸类、挥发油、甾醇、鞣质、树脂、氨基酸、有机酸、脂肪酸、糖、维生素、无机元素等。主要有桦木酸（betulinic acid）、熊果酸（ursolic acid）、乙酰熊果酸（acetyl－ursolicacid）、胆甾酸（cholic acid）、齐墩果酸（oleanolic acid,）、2α－熊果酸（2α－ursolic acid）、木犀草素－7－O－葡萄糖醛苷（lutelin－7－O－glucuronide）、香茶菜素（rabdosiin）、schizotenuin A、β－谷甾醇（β－Sitsterol）、胡萝卜苷（daucosterol）、原儿茶醛（protocatechuicaldehyde）、原儿茶酸（protocatechuic acid）、咖啡酸（caffeic acid）、迷迭香酸（posemary acid）等。地笋主要含泽兰糖、水苏糖等。

【药理作用】

①对血液循环系统的作用：泽兰水煎剂能明显延长凝血时间和RT，提示泽兰有抗凝血作用；以兔头低位悬吊制成血瘀模型，发现泽兰4 g/kg口服6d，能明显降低血液黏度、纤维蛋白原含量和红细胞聚集指数的异常升高；泽兰提取物对血瘀证大鼠ADP诱导的血小板聚集有显著的抑制作用，且呈剂量依赖关系；还可通过抑制凝血系统功能、减少血纤维蛋白原含量来抑制血栓形成；泽兰腹腔注射，可使血瘀证家兔耳郭微循环明显改善，扩张血管管径，使血流速度明显加快，从粒摆、粒缓流变为粒线流、粒流，血中红细胞团块变小、变少，对

正常家兔球结膜微循环，泽兰腹腔给药可增加功能毛细血管的开放数目，说明其具有扩张小血管的作用；对高分子右旋糖苷+兔脑粉制备的病理模型，可明显改善微血流流态，使粒线流、断线流和絮状流明显减少，功能毛细血管中，无论是交点记数，还是全视野都明显增加。

②降脂作用：每日灌服泽兰1 g/kg，连续4d，能明显降低正常家兔血清总胆固醇和三酰甘油水平；对实验性高血脂大鼠升高的血清三酰甘油，也有降低作用。

③抗肝硬化形成：对四氯化碳所致小鼠的肝硬化，泽兰灌胃给药能显著地对抗其肝硬化的形成，对生化指标则显著降低sGOT，显著升高血清甘油白蛋白，并显著降低血清三酰甘油。结果表明，泽兰具有抑制肝脏胶原纤维增生、降低四氯化碳中毒大鼠sGOT和有效地对抗肝损伤、肝纤维化及肝硬化，并可纠正肝损伤过程中肝脏出现的多种异常病变和肝功能异常。

④其他作用：泽兰对醋酸引起的小鼠扭体反应有显著的抑制作用；对热板引起的后足痛有明显抑制作用；对小鼠的自发活动有显著的抑制作用，尤以5～10.0 g/kg镇静作用显著；泽兰还具有利尿作用，对血管平滑肌具有松弛作用。

【性味归经】苦、辛，微温。归肝、脾经。

【功能主治】活血化瘀，行水消肿。用于月经不调，经闭，痛经，产后瘀血腹痛，水肿。

【用法用量】6～12 g；外用：捣敷或煎水熏洗。

【附注】以上两种植物的根茎（地笋）亦供药用。地笋味甘辛，性温。有活血益气，消水之功能。治吐血，出血，产后腹痛，带下。内服煎汤用量5～10g。

单叶铁线莲
Danyetiexianlian

【别名】雪里开。

【来源】为毛茛科植物单叶铁线莲*Clematis henryi* Oliv. 的块根。四季均可采挖，除去杂质，鲜用或干燥。

【原植物】常绿藤本。根条状细长，中间部分膨大呈狭纺锤状块根，表面黄褐色。茎细，具棱线，疏生白色短柔毛。单叶对生，长卵形或卵状披针形，长7～16 cm，宽2～6 cm，先端渐尖，基部浅心形，边缘疏生浅锯齿，薄纸质，下面脉上贴生白色短毛或近无毛，叶脉5出；叶柄长3.5～5.5 cm。聚伞花序腋生，通常具1朵花，有时3～5朵花，花梗细长；花被4片，卵形，长1～2 cm，白色或淡黄色，外面密被白色短茸毛；雄蕊多数，花丝被白色长柔毛。瘦果扁卵形，被短柔毛，羽状花柱长达3.5 cm。花期11～12月，果期在次年3～4月。

生长在阴面山坡林缘或溪边灌丛中。

【化学成分】块根含β-谷甾醇、甘露醇、胡萝卜苷、正二十三烷酸、1，8-二羟基—3，7-二甲氧基屾酮、熊果酸。

【药理作用】单叶铁线莲提取物（300 mg/kg）的小鼠热板法和扭体法试验显示有明显的镇痛作用，其镇痛作用与延胡索乙素50mg/kg类似；单叶铁线莲提取物（腹腔注射300 mg/kg）小鼠吊笼法实验显示其有明显镇静作用。

毒性 小鼠静注单叶铁线莲提取物LD_{50}为509.4mg/kg。

【性味】辛、苦，温。

【功能主治】清热解毒，镇痛，活血。用于头痛，肌肉痛，关节痛，疔疮肿毒，跌打损伤。

【用法用量】3～10 g。外用，酒磨敷或捣敷。

【选方】

①咽喉痛：单叶铁线莲 9 g，用煮沸的米泔水磨汁，含漱。

②热毒疔疮：单叶铁线莲嫩叶，捣烂敷。

空心苋
Kongxinxian

【别名】水花生、螃蜞菊。

【来源】为苋科植物空心莲子草 *Alternanthera philoxeroides* (Mart.) Griseb. 的全草。全年可采，多鲜用。

【原植物】多年生草本。茎中空，下部匍匐，生须状根，上部上升，中空，具分枝。叶对生；矩圆状倒卵形或倒卵状披针形，长 2.5～5 cm，宽 7～20 mm，先端钝圆，具芒尖，基部渐狭，上面有贴生毛，边有睫毛，主脉隆起。头状花序单生于叶腋，具总花梗；总花梗长 1～4 cm；苞片和小苞片干膜质，宿存；花被片白色，矩圆形；雄蕊 5 枚，花丝基部合成杯状，花药 1 室，退化雄蕊顶端分裂成窄条；子房 1 室，有胚珠 1 颗，柱头近无柄。胞果压扁，卵状至倒心形，边缘有刺或加厚。花期 7～10 月，果熟期 8～11 月。（图片 A017－02，彩图见 456 页）

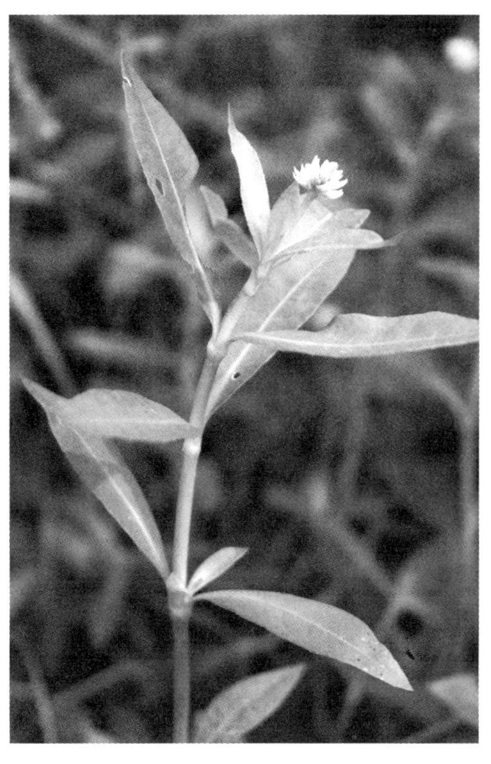

空心莲子草

生长在田野荒地、池沼或水沟边。

【化学成分】含黄酮类、三萜类、蒽醌类、生物碱、植物甾醇类、有机酸类、脂肪烃、氨基酸、无机盐等。主要有莲子草素（altemanthin）、万寿菊素（patuletin）、甲基异茜草素－1－甲醚（rubiadin－1－methyl ether）、甲基异茜草素（rubiadin）、槲皮素（quercetin）、木犀草素（luteolin）、柯伊利素－6－C－β－波伊文糖基－7－O－β－吡喃葡萄糖苷、6－甲氧基木犀草素－7－α－L－鼠李糖苷；24－亚甲基环木菠萝烷醇（24－methylene cycloartanol）、空心苋酸（philoxeroic acid）、环桉烯醇（cyloeucalene）、乌苏酸（ursolic acid）、齐墩果酸（oleanolic acid）、竹节参苷Ⅳ-a（saponin－Ⅳa）、齐墩果酸－3－O－β－D－葡萄糖醛酸苷（calendulosideE）；布卢姆醇 A（blumenol A）、2－羟基－3－甲基蒽醌（2-hydroxy-3-methylanthraquinone）、大黄酚－8－O－β－D－吡喃葡萄糖苷（chrysophenol－8－O-β-D-glucopyranoside）、土

大黄苷（rhaponticin）；甜菜碱（betaine）；α－谷甾醇、β－谷甾醇、菠甾醇、胡萝卜苷；焦谷氨酸（pyroglutamic acid）、对－香豆酸（p-coumaric acid）、壬二酸（azelaic acid）、吲哚－3－甲醛（indole-3-carboxaldehyde）、吲哚－3－甲酸（indole-3-carboxylic acid）、2，5－丁二内酰胺、N－反式阿魏酰基酪胺（N-trans-feruloyl tyramine，又称穆坪马兜铃酰胺）等。

【药理作用】

①抗菌作用：空心莲子草对革兰阴性和阳性细菌均有显著的抗菌作用，试管法实验证明，空心莲子草能够抑制脑膜炎球菌、白喉杆菌、金黄色葡萄球菌、肺类双球菌、弗氏痢疾杆菌、绿脓杆菌、酵母杆菌、绿色链球菌等的繁殖。

②抗病毒作用：空心莲子草有效成分对流行性出血热病毒感染的乳鼠具有显著的保护作用；其石油醚和乙醚提取物能抑制单纯疱疹病毒；其乙醇提取物可抑制流感病毒的繁殖；空心莲子草能阻止柯萨齐病毒B3的生物合成，对其以后的环节也可能有抑制作用；该药对呼吸道合胞病毒（RSV）有显著抑制作用。另外，其注射液有抗乙脑病毒、狂犬病毒、登革热病毒、乙肝病毒作用。

③保肝作用：空心莲子草醇提物对D－半乳糖胺诱导的小鼠肝损伤和CCl_4致肝损伤有保护作用，对卡介苗（BCG）和脂多糖（LPS）联合诱发小鼠免疫性肝损伤有保护作用。

【性味】苦、微甘，寒。

【功能主治】清热解毒，凉血，利尿。用于麻疹，乙型脑炎，肺结核咳血，淋浊，带状疱疹，疔疖，蛇咬伤。

【用法用量】60～120 g；或捣汁。外用，捣敷或捣汁涂。

【选方】

①肺结核咳血：鲜空心苋全草120 g，冰糖15 g。水煎服。

②淋浊：鲜空心苋全草60 g。水煎服。

③带状疱疹：鲜空心苋全草。捣汁抹患处。

④疔疖：鲜空心苋全草，捣烂调蜂蜜外敷。

⑤毒蛇咬伤：鲜空心苋全草适量，捣烂绞汁服，渣外敷。

卷　柏
Juanbai

【别名】九死还魂草。

【来源】为卷柏科植物卷柏 *Selaginella tamariscina*（Beauv.）Spring 或垫状卷柏 *Selaginella pulvinata*（Hook. et Grev.）Maxim. 的干燥全草。全年均可采收，除去须根及泥沙，晒干。

【原植物】

①卷柏：多年生草本，高5～15 cm。主茎短或长，直立，下着须根。各枝丛生，直立，干后拳卷，密被覆瓦状叶，各枝扇状分枝至2～3回羽状分枝。叶二型，四列，交互排列；中叶（腹叶）不并行，斜上，卵状长圆形，急尖或有长芒尖，边缘有微齿；侧叶（即背叶）斜展，宽超出中叶，长卵圆形，披针状钻形，长约3 mm，基部龙骨状，先端有长芒，近轴的一边全缘，宽膜质，远轴的一边膜质缘极狭，有微锯齿；中叶两行，卵圆披针形，长2 mm，先端有长芒，斜向，左右两侧不等，边缘有微锯齿，中脉在叶上面下陷。孢子囊穗生于枝顶，四棱形；孢子叶三角形，先端有长芒，

边缘有宽的膜质；孢子囊肾形，大小孢子的排列不规则。

②垫状卷柏：多年生，根散生。形状似卷柏，但中叶（腹叶）二列并行，指向上方，全缘。（图片 P02－01，彩图见 448 页）

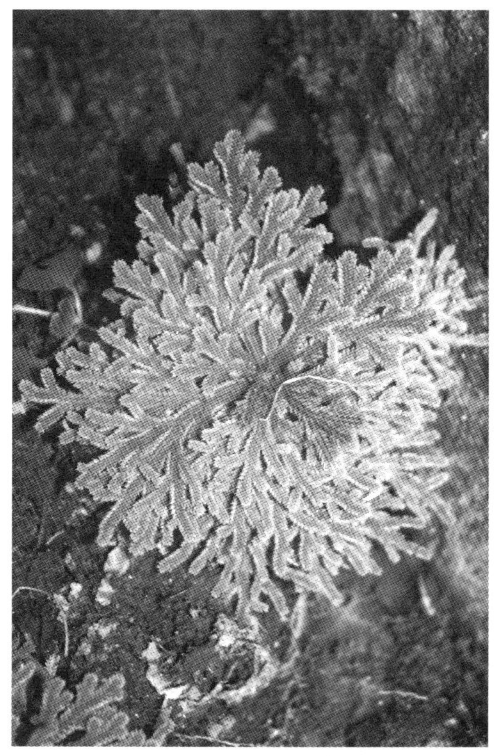

垫状卷柏

卷柏多生于岩石上；垫状卷柏生于岩石或山坡上。

【化学成分】 卷柏全草含黄酮类、木脂素及苯丙素类、挥发油、生物碱类、蒽醌类、有机酸类、甾醇类、氨基酸、多糖类及少量鞣质等。黄酮类有穗花杉双黄酮（amentoflavone）、异柳杉双黄酮、新柳杉双黄酮、阿曼托双黄酮、扁柏双黄酮（hinokiflavone）、苏铁双黄酮、芫花素、芹菜素、芹菜素－6，8－二－C－β－吡喃葡萄糖苷；木脂素及苯丙素类有卷柏苷 C（tamariseinoside C）、(2R，3S)－二氢－2－（3′，5′－二甲氧基－4′－羟基苯基）－3－羟甲基－7－甲氧基－5－乙酰基苯骈呋喃、3－羟基－苯丙酸－（2′－甲氧基－4′－羧基苯酚）酯、卷柏酯 A(tamariscina ester A)、丁香脂素（sygringaresinol)、1－（4′－羟基－3′－甲氧基苯基）丙三醇［1－（4′－hydroxyl－3′－methoxyphenyl）glycerol］、阿魏酸（ferulic acid)、咖啡酸（caffeic acid)、香荚兰酸（vanillic acid)、丁香酸（syringic acid)、7－羟基香豆素（umbelliferone)；卷柏挥发油主要成分为 8H－雪松烷醇（8H－cedran－8－ol)、绿花醇（viridiflorol)、石竹烯氧化物（caryophyllene oxide)、2，6－二叔丁基对甲酚（butylated hydroxytoluene)、大香叶烯 D（germacrene D)、石竹烯（caryophyllene)、罗汉柏烯（thujopsene)、(＋）－4－蒈烯［(＋）－4－carene］、3－蒈烯（3－carene)、β－蒎烯（β－pi－nene)、α－蒎烯（α－pinene）等。垫状卷柏还含有垫状卷柏胆甾酮（pulvinatadione)、垫状卷柏双黄酮（pulvinatabiflavone)、垫状卷柏三酚、垫状卷柏二醇、垫状卷柏醛、垫状卷柏二酚等。

【药理作用】

①抗病毒作用：卷柏乙酸乙酯和95%乙醇提取物部位具有一定的抑制柯萨奇病毒 CVB3 对细胞的致病变作用。

②降血糖作用：卷柏醇提物和水提物均能降低糖尿病大鼠的血糖，并能在一定程度升高糖尿病大鼠的葡萄糖耐量，且卷柏醇提物降糖作用明显优于卷柏水提物。

③止血作用：以 200% 卷柏注射液给小鼠腹腔注射 0.2 mL/10 g，其凝血时间明显缩短，与空白对照组比较（$P<0.01$)，差异具有非常显著意义；另以卷柏炭喂饲小鼠 8d 后，测定凝血时间也明

显缩短，与空白对照组比较（$P<0.01$），两组差异亦有非常显著意义。

④保肝作用：卷柏对 CCl_4 所致小鼠肝损伤具有保护作用，其作用机制可能与降酶、抗脂质过氧化反应、清除自由基、抑制 NO 过量生成、降低 PGE_2 含量等有关。

⑤其他作用：卷柏水提取物对小鼠肉瘤 S180、肝癌 H22 的生长有明显的抑制作用；从卷柏中分离得到 3 个新的甾醇类化合物具有抑制白血病 HL－60 细胞增殖作用；垫状卷柏中 3 个双黄酮类成分的混合物体外试验对黄嘌呤氧化酶抑制作用最强，继续分离则活性减弱；卷柏有效部位对钴 60－射线所致小鼠辐射损伤有一定的防护作用；卷柏水部位可通过抑制细胞凋亡，调节受照射小鼠胸腺、脾脏的细胞周期进程，发挥其辐射防护作用；另外还具有抑菌、抗炎、解痉等作用。

【性味归经】 辛，平。归肝、心经。

【功能主治】 活血通经。用于经闭痛经，癥瘕痞块，跌扑损伤。卷柏炭化瘀止血。用于吐血，崩漏，便血，脱肛。

【用法用量】 5～10 g；浸酒或入丸、散。外用适量，捣敷或研末撒。

【选方】

①吐血、便血、尿血：卷柏（炒焦）30 g，瘦猪肉 60 g。水炖，食肉服汤；或卷柏（炒焦）30 g，仙鹤草 30 g。水煎服。

②跌打损伤，局部疼痛：鲜卷柏每次 30 g（干卷柏 15 g）。每日 1 次，煎服。

③胃痛：卷柏 60 g。水煎服。

④哮喘：卷柏、马鞭草各 15 g。水煎服，冰糖为引。

⑤烫、火伤：鲜卷柏，捣烂敷。

九　画

珍珠透骨草

Zhenzhutougucao

【别名】 透骨草、地构菜。

【来源】 为大戟科植物地构叶 *Speranskia tuberculata* (Bunge) Bail. 的干燥全草。夏、秋季采割，除去杂质，干燥。

【原植物】 多年生草本，高 15～50 cm。根基部常木质，多分枝，密被柔毛。叶互生；无柄或具短柄；叶片披针形至椭圆状披针形，厚纸质，长 1.5～7 cm，宽 0.5～2 cm，先端钝尖或渐尖，基部阔楔形或近圆形，先端全缘，下面 2/3 部分具稀大齿牙，两面被白色柔毛，下面并具腺体。总状花序顶生，密被短柔毛；花小，单性，同株；雄花位于花序的上端，具长卵状椭圆形或披针形的叶状苞 2 枚，苞片内通常具 1～3 朵花；萼 5 片，稀 4 片；花瓣 5 片，稀 4 片，呈鳞片状；黄色腺体盆状，与花瓣互生；雄蕊 10～15 枚；花序下部的花略大，中间 1 朵为雌花，两侧为雄花；苞 2 枚，雌花具较长的花梗；萼 5～6 片；花瓣 6 片；子房上位，花柱 3 个，均 2 裂。蒴果三棱状，顶端开裂；每室有种子 1 枚，三角状倒卵形，绿色。花期 6～7 月，果期 7～9 月。

生长在丘陵草地、山坡、沟边或沙荒地。

【药材】 根茎圆柱状，长约 10 cm；表面灰黄色，断面黄白色，木质状。茎圆柱形或微有棱，长 10～20 cm，下端直径 1～2 mm；表面淡绿色至灰绿色，被有灰白色柔毛；质坚硬，易折断，断面黄白色。叶多卷曲皱缩，灰绿色，被灰白色柔毛。总状花序，偶见圆形小花或三角状扁圆形蒴果，被柔毛和疣状突起。气微，味淡而后苦。

【化学成分】 含黄酮类有香叶木素（diosmetin）、木犀草素（luteolin）、5，7，4′-三羟基二氢黄酮、7-O-β-D-（3″-对香豆酰）-吡喃葡萄糖苷、5，7，4′-三羟基二氢黄酮-7-O-β-D-（3″-对香豆酰）-吡喃葡萄糖苷、穗花杉双黄酮、木犀草素-7-O-芸香糖苷；含生物碱有speranculatines A and B、speranskilatine A_1、speranberculatine A_2、speranculatines B；另含有软脂酸、β-谷甾醇、三十烷醇、香草酸、阿魏酸、对香豆酸、loliolide、18-羟基-迈诺醇、胸腺嘧啶和尿嘧啶等。

【药理作用】 地构叶对巴豆油诱发的小鼠耳肿胀有抑制作用；对醋酸诱发小鼠腹痛和热板诱发小鼠足痛有镇痛作用；所含生物碱对腺苷二磷酸、花生四烯酸、胶原诱导兔血小板凝集有明显的抑制作用，并具有明显的量效关系。

【性味归经】 辛，温。归肝、肾经。

【功能主治】 祛风湿，通经络，活血止痛。用于风湿痹痛，筋骨拘挛，疮痈肿毒。

【用法用量】 6～15 g。外用适量，煎水熏洗或捣敷。

枳椇子
Zhijuzi

【别名】 拐枣子。

【来源】 为鼠李科植物拐枣 *Hovenia dulcis* Thunb. 的干燥成熟种子。10～11月果实成熟时采收，晒干，除去果壳、果柄等杂质，收集种子。

【原植物】 落叶乔木，高达10m。小枝红褐色。单叶互生，广卵形，长8～16 cm，宽6～10 cm，先端尖或长尖，基部圆形或心脏形，边缘具锯齿，两面均无毛，或下面沿主脉及侧脉有细毛，基出3条主脉，淡红色；叶柄具锈色细毛。聚伞花序腋生或顶生；花杂性，绿色，花梗长；花萼5片，近卵状三角形；花瓣5片，倒卵形，先端平截，中微凹，两侧卷起；雄花有雄蕊5枚，花丝细，有退化子房；两性花雄蕊5枚，雌蕊1枚，子房3室，每室1个胚珠，花柱3裂。果实近球形，灰褐色，果梗肥厚扭曲，肉质，红褐色，味甜。种子扁圆，红褐色，有光泽。花期6月，果期10月。（图片A060-01，彩图见474页）

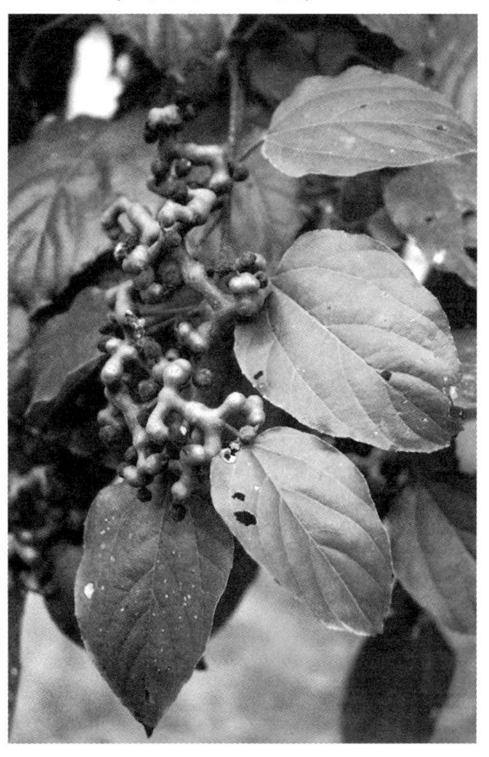

拐　枣

野生于阳光充足的沟边、路边或栽

培于宅旁。

【药材】呈扁平圆形，背面稍隆起，直径3~5.5mm，厚1.5~2.5mm。表面棕红色、棕黑色或棕绿色，平滑光泽或可见散在的小凹点，顶端有微凸的合点，基部凹陷处有点状的种脐，背面稍隆起，腹面有一条纵行而隆起的种脊。种皮坚硬，不易破碎，胚乳乳白色，子叶淡黄色，肥厚，均富油性。气微，味微涩。

【化学成分】枳椇子含皂苷及糖苷类有枳椇皂苷C、枳椇皂苷D、枳椇皂苷G、枳椇皂苷G′、枳椇皂苷H（hovenoside C、D、G、G′、H）、北枳椇皂苷A_1、北枳椇皂苷A_2、北枳椇皂苷B_1、北枳椇皂苷B_2（hovenidulcioside A_1、A_2、B_1、B_2），北拐枣苷Ⅲ（hoduloside Ⅲ）等；含生物碱有川芎哚（perlolyrine，又称川芎Ⅲ号碱）；含黄酮类化合物有山奈酚（kaempferol）、双氢山柰酚（dihydrokaempferol）、洋芹素（apigenin）、4′，5，7-三羟基-3′，5′-二甲氧基黄酮、杨梅黄素（myricetin）、槲皮素（quercetin）和双氢杨梅黄素（dihydromyricetin）等；含三萜类3β-二羟基白桦酯酸、白桦酯醇、3β-羟基-18（19）-烯-齐墩果烷-28-甲酸等。另外含有多种脂肪酸、3-甲氧基-4-羟基-苯甲酸、（+）-没食子儿茶素、胡萝卜苷、β-谷甾醇（β-sitoseterol）、葡萄糖、硝酸钾、苹果酸钾及蒽醌类大黄素（emodin，H-2）等。

【药理作用】

①对应激性胃溃疡的作用：小鼠腹腔给予枳椇皂苷（havenosides），对应激性胃溃疡有明显抑制作用，但口服无效；枳椇皂苷对大鼠幽门结扎所致的胃溃疡与胃液的增加均无明显的抑制作用；胃肠道炭末阻滞实验表明，枳椇皂苷能促进肠管蠕动，而对大鼠回肠显示有较弱的罂粟样作用。

②对肝脏的作用：枳椇水提物显著抑制给予大鼠乙醇+脂质多糖（LPS）所引起的ALT、AST、丙二醛（MDA）、三酰甘油（TG）、总胆固醇（TC）升高；枳椇子甲醇提取物能显著降低大鼠血清HA、PCI、pⅢ及TGFβ_1含量，减轻肝脏胶原纤维增生程度；枳椇子水提取液能剂量依耐性地显著提高肝细胞存活和增殖率，显示其对肝细胞具有促生长活性。

③中枢神经抑制作用：对小鼠腹腔注射北枳椇皂苷30mg/kg，能显著减少自发活动，并延长环己巴比妥的睡眠时间；大鼠腹腔注射30 mg/kg时，能特异性地抑制条件反射，显示有一定的镇静作用；小鼠腹腔注射400 mg/kg时，对电刺激及戊四唑或士的宁所致的惊厥均有一定的抗惊厥作用。

④解酒作用：枳椇子水提液具有显著增强小鼠肝脏乙醇脱氢酶活性，缩短小鼠醒酒时间，并显著降低大鼠血中的乙醇浓度；其二氢黄酮类成分可抑制乙醇诱导的肌松作用。

⑤抗肿瘤作用：枳椇子水提物对体外培养的人肝癌Bel-402细胞生长有抑制作用；给接种小鼠肝癌瘤株H_2的小鼠灌胃枳椇子水提物对肿瘤起到显著抑制作用。

【性味归经】甘，平。归心、脾经。

【功能主治】清热利尿，止渴除烦，解酒毒。用于热病烦渴，呃逆，呕吐，二便不利，酒精中毒。

【用法用量】10~15g。

【选方】

①热病烦渴、小便不利：枳椇子、知母各10g，金银花24g，灯心草3g，水煎服。

②解酒：枳椇子12g，葛花9g，水煎服。

③酒色过度，虚劳吐血：拐枣120g，红甘蔗1根，炖猪心、肺服。

④小儿惊风：枳椇果实30g。水煎服。

【附注】其根（枳椇根）亦供药用。枳椇根味涩，性温。用于虚劳吐血，风湿筋骨痛。内服，煎服，鲜用120~240g。

栀　子
Zhizi

【别名】黄栀子。

【来源】为茜草科植物栀子 *Gardenia jasminoides* Ellis 的果实。9~11月果实成熟呈红黄色时采摘，除去果梗及杂质，蒸至上汽或置沸水中略烫，取出，干燥。

【原植物】常绿灌木，高0.5~2m，枝上常具灰褐色茸毛。叶对生或三叶轮生，革质，圆形、长圆状倒披针形或长圆状倒卵形，长5~14cm，宽2~7cm，先端渐尖或短渐尖，基部楔形，全缘，上面光亮无毛，下面脉腋间簇生短毛；叶柄膜状。花单生于枝端或叶腋，大形，白色，极香；花梗短，常有棱；萼管卵形或倒卵形，上部膨大，先端5~6裂，裂片线形或线状披针形；花冠旋卷，高脚杯状，花冠管狭圆柱形，长约3mm，裂片5个或更多，倒卵状长圆形；雄蕊6枚，着生花冠喉部，花丝极短或缺，花药线形；子房下位1室，花柱厚，柱头棒状。果倒卵形或长椭圆形，有翅状纵棱5~8条，长2.5~4.5cm，黄色，果顶端有宿存花萼。花期5~7月，果期8~11月。（图片A112-01，彩图见490页）

常生长在低山温暖的疏林中或荒坡、

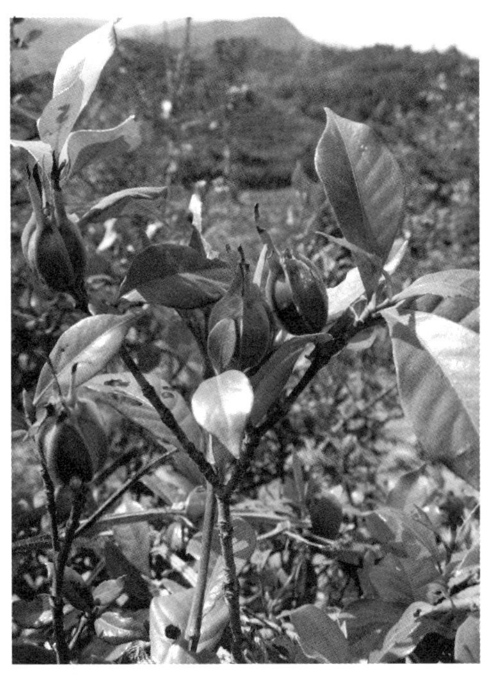

栀　子

沟旁、路边。有栽培。

【药材】本品呈长椭圆形或椭圆形，长1.5~3.5cm，直径1~1.5cm。表面红黄色或棕红色，具6条翅状纵棱，棱间常有1条明显的纵脉纹，并有分枝。顶端残存萼片，基部稍尖，有残留果梗。果皮薄而脆，略有光泽；内表面色较浅，有光泽，具2~3条隆起的假隔膜。种子多数，扁卵圆形，集结成团，深红色或红黄色，表面密具细小疣状突起。气微，味微酸而苦。

【化学成分】果实含环烯醚萜类、二萜类、三萜类、黄酮类、有机酸类、挥发油、多糖、胆碱及各种微量元素等。环烯醚萜类有京尼平苷（geniposide）、栀子苷（gardenoside）、山栀子苷（shanzhiside）、栀子酸（geniposidic acid）、车叶草苷（asperuloside）、去乙酰车叶草苷酸甲酯（deacetyl asperulosidic acid methyl ester）、栀子酮苷（gardoside）、鸡矢藤次苷甲酯（scandoside methyl ester）、京尼平－1－β－龙胆苷（genipin－1－β－gentiobioside）和10－O－乙酰京尼平苷（10－O－acetyl geniposide）等；二萜类有藏红花素（crocin）、藏红花酸（crocetin）、藏红花酸糖苷－3（crocin－3）等；三萜类有栀子花甲酸、栀子花乙酸、熊果酸等；黄酮类有栀子素A～E、槲皮素、芦丁等；有机酸酯类有绿原酸、3，4－二咖啡酰－5－（3－羟基－3－甲基戊二酰）奎尼酸等；挥发油主要成分为醋酸苄酯、苯甲酸甲酯、橙花叔醇等。另外，还含有欧前胡素（imperatorin），异欧前胡素（isoimperatorin）、2－甲基－3，5－二羟基色原酮（2－methy1－3，5－di－hydroxychromone），苏丹Ⅲ（sudan－Ⅲ）等。

叶含栀子苷、去羟栀子苷。花亦含栀子素和栀子苷。

【药理作用】

①解热、镇痛作用：栀子生品及各种炮制品的95%乙醇提取液灌胃大鼠，对致热剂（15%鲜酵母混悬液）致大鼠颈背部发热有较好的解热作用，生品强于炮制品，这与临床用药经验相一致；栀子浸膏对醋酸诱发的小鼠扭体反应次数有一定抑制作用，说明栀子浸膏对醋酸诱发的疼痛反应有抑制作用。

②利胆作用：栀子具有明显的胆囊收缩作用。栀子果实中的环烯醚萜苷类均有利胆作用，京尼平苷于大鼠十二指肠给药，对胆汁分泌呈明显持续性促进作用，京尼平苷是通过水解成京尼平而发挥利胆作用的；京尼平静脉及十二指肠给药均呈一过性利胆作用；藏红花素和藏红花酸均可使胆汁分泌增加。

③保肝作用：预先灌胃栀子黄色素可抑制CCl_4引起的小鼠血清AST、ALT、LDH及肝脏MDA含量和肝脏指数的升高，缓解肝脏GSH含量的降低，减轻CCl_4引起的肝小叶内灶性坏死；加热炮制可使其护肝作用降低，温度越高，作用越低，达2℃时作用消失，主要是由于有效成分栀子苷受热破坏分解所致。因此，实际应用时以生品治疗急性黄疸性肝炎为好。本品含有的熊果酸能降低血清转氨酶，对肝癌细胞有明显的抑制作用。

④对胃功能的影响：生品对饥饿小鼠胃酸分泌和胃蛋白酶活性均有明显的抑制作用；京尼平对胃功能呈抗胆碱性的抑制作用。

⑤对心血管系统的作用：栀子的水提取物或醇提取物对麻醉或不麻醉猫、大白鼠和兔，无论口服、腹腔或静脉给药均有降压作用，静脉给药降压迅速，维持时间短暂；栀子还具有防治动脉粥样硬化及抗血栓作用。

⑥镇静作用：栀子生品及各种炮制品水煎液给小鼠灌胃，结果均有较好的镇静作用，可明显延长小鼠腹腔注射50 mg/kg异戊巴比妥的睡眠时间，较等体积生理盐水睡眠时间延长0.33～1.18倍，炮制后作用加强，且在200℃以下时作用随温度的升高而逐渐加强。

⑦对急性胰腺炎的作用：栀子提取液对重症胰腺炎大鼠具有明显降低血清及组织中脂质过氧化物活性水平的作用，这对维护机体自身的抗氧化能力，减轻重症胰腺炎时氧自由基及其级联反应对机体造成的损伤，以及减轻胰腺损伤将发挥有益的影响。

⑧抗炎和治疗软组织损伤作用：栀子醋酸乙酯提取物和90%乙醇提取物均能抑制二甲苯引起的小鼠耳壳肿胀和甲醛引起的足趾肿胀，醋酸乙酯提取物的抗炎作用不如乙醇提取物；同时，两者

对小鼠和家兔软组织损伤均有治疗作用，而醋酸乙酯提取物的治疗作用优于乙醇提取物。这两种分离物对淤血和出血性损伤均有治疗作用。

⑨抑制诱变和抗肿瘤作用：栀子含有的京尼平苷水解产物京尼平是迄今发现的环烯醚萜苷中抑制诱变剂诱变活性最强的物质；京尼平苷和京尼平共存时，作用相乘；熊果酸具有抗急性淋巴细胞白血病的作用。

⑩抗微生物作用：栀子对金黄色葡萄球菌、溶血性链球菌、卡他球菌、白喉杆菌、人型结核杆菌等具有中等强度抗菌作用。水煎液能在体外杀死钩端螺旋体和血吸虫，且具有抗埃可病毒的作用；水浸液能在体外抑制各种皮肤真菌。

【性味归经】苦，寒；归心、肺、三焦经。

【功能主治】泻火除烦，清热利尿，凉血解毒。用于热病心烦，黄疸尿赤，血淋涩痛，血热吐衄，目赤肿痛，火毒疮疡；外治扭挫伤痛。

【用法与用量】6～12 g。外用生品适量，研末调敷。

【选方】

①鼻中出血：山栀子烧灰吹之。或栀子花数片，焙干为末，吹鼻。

②折伤肿痛：栀子、白面同捣敷。

③火丹毒：栀子捣敷患处。

④疮疡肿痛：山栀、蒲公英、银花各12 g。水煎，日分3次服。另取生银花藤适量，捣烂，敷患处。

⑤伤风，肺有实痰、实火，肺热咳嗽：栀子花3朵。蜂蜜少许同煎服。

⑥黄疸：山栀子根30～60 g，煮瘦肉食。

⑦赤白痢疾：栀子根和冰糖炖服。

【附注】其根（栀子根）、叶（栀子叶）、花（栀子花）亦供药用。栀子根味苦，性寒。有清热，凉血，解毒之功能。用治感冒高热，黄疸型肝炎，吐血，鼻出血，菌痢，淋病，肾炎水肿，疮痈肿毒。内服煎汤用量 15～30 g；外用，捣敷。

栀子叶味苦、涩、性寒。用于消肿，跌打损伤。

栀子花味苦，性寒。有清肺，凉血之功能。用治肺热咳嗽，鼻出血。

枸骨叶
Gouguye

【别名】老鼠刺、六角茶。

【来源】为冬青科植物枸骨 *Ilex cornuta* Lindl. ex Paxt. 的叶。果实成熟时采集，其他部位全年可采，分别晒干备用。

【原植物】常绿灌木或小乔木。树皮灰白色，平滑。单叶互生，硬革质，长椭圆状直方形，长 3～7.5 cm，宽 1～3 cm，先端具 3 根硬刺，中间的刺尖向下反曲，基部各边具1根刺，有时中间左右各生 1 根刺，老树上叶基部呈圆形，无刺，叶上面绿色，有光泽，下面黄绿色；具叶柄。花白色，腋生，多数，排列成伞形；雄花与两性花同株；花萼杯状，4裂，裂片三角形，外面有短柔毛；花瓣4片；倒卵形，基部愈合；雄蕊4枚，着生在花冠裂片基部，与花瓣互生，花药纵裂；雌蕊1枚。核果椭圆形，鲜红色。种子4枚。花期 4～5 月，果期 9～10 月。（图片 A053－01，彩图见 473 页）

生长在山坡、山谷、溪涧、路旁的杂木林或灌丛中。

【药材】呈长椭圆状直方形，长 3～7 cm，宽 1～3 cm，革质，卷曲，先端具 3

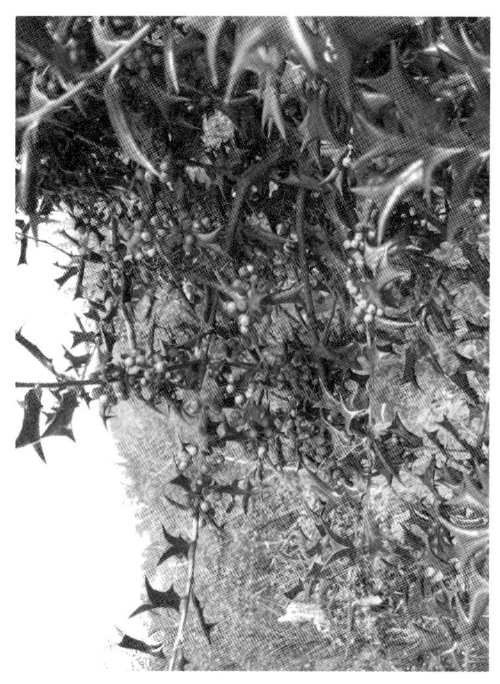

枸　骨

根硬刺，基部有两根硬刺，有的叶中间左右各具1根刺，上面黄绿色，光泽，有皱纹，主脉凹陷，下面灰黄色或暗灰色，沿边缘具有延续的脊线状突起，叶柄短，常不明显。气无，味微苦。

【化学成分】叶含三萜类、黄酮类、生物碱、挥发油及其他成分。三萜类有羽扇豆醇（lupeol）、11－酮基－α－香树脂醇棕榈酸酯、α－香树脂醇棕榈酸酯、3，28－乌索酸二醇、熊果酸（ursonic acid）、30－醛基羽扇豆醇、30－醛基降羽扇豆醇、23－羟基乌索酸－3－O－α－L－阿拉伯吡喃糖（1→2）β－D－葡萄糖醛酸－28－O－β－D－葡萄糖苷、枸骨苷1～7（gouguside 1～7）、地榆苷Ⅰ～Ⅱ（ziguglucoside Ⅰ～Ⅱ）、苦丁茶苷A～D（cornutaside A～D）、冬青苷Ⅰ甲酯（ilexside Ⅰ methyl ester）、冬青苷Ⅱ（ilexside Ⅱ）、胡萝卜苷（daucosterol）等；黄酮类有七叶内酯（aesculetin）、槲皮素（quercetin）、异鼠李素（sorhamnetin）、金丝桃苷（hyperoside）等；生物碱有咖啡碱（caffein）；其他还有苦丁茶糖脂素A～B（cornutaglycolipide A～B）、3，4－二咖啡酰奎宁酸（3，4－dicaffeoylquinic acid）、3，5－二咖啡酰奎宁酸（3，5－dicaffeoylquinic acid）、腺苷（adenosine）、新木脂体（neolignan）、β－谷甾醇、正二十二烷酸、正二十六烷等。

【药理作用】

①抗炎抑菌作用：枸骨叶乙醇提取物、乙酸乙酯提取物和正丁醇萃取物对金黄色葡萄球菌等革兰阳性菌和大肠埃希菌等革兰阴性菌均有一定的抑菌活性。此外，枸骨叶乙酸乙酯提取物对白色念珠菌等真菌有较好抑制作用。

②免疫抑制作用：枸骨叶醇提物、乙酸乙酯萃取物和正丁醇萃取物对Con A刺激引起的淋巴细胞增殖有明显的抑制作用，其中乙酸乙酯萃取物的抑制效果最好，有效质量浓度达到12.5μg/mL。

③对心血管系统的影响：枸骨叶甲醇提取物对狗离体心脏乳头肌和静脉窦血液灌流，有增加冠脉血流量的作用；对大鼠离体血管前列腺环素释放有较强的促进作用，有较显著的抗血小板凝集作用。

④抗生育作用：枸骨老叶水浸液对小鼠有抑孕作用。实验中发现，给药后小鼠性休息期延长，动情期缩短，从而抑制受孕，但对子宫、卵巢、输卵管无损害，对卵泡的生长、发育及排卵亦无影响。

【性味归经】苦，凉。归肝、肾经。

【功能主治】清热养阴，平肝，益肾。用于肺痨咯血，骨蒸潮热，头晕目眩；高血压。

【用法用量】10～15 g；浸酒或熬膏。外用：捣汁或煎膏涂敷。

【选方】

①肺痨：枸骨嫩叶 30 g。烘干，开水泡，代茶饮。

②腰及关节痛：枸骨叶，浸酒饮。

③劳动伤腰：枸骨根 30 ~ 45 g，乌贼干 2 个。酌加酒、水各半炖服。

④关节炎痛：枸骨根 30 ~ 60 g，猪蹄 1 只。酌加酒、水各半，炖 3 h 服。

【附注】其根（枸骨）、树皮（枸骨树皮）、果实（枸骨子）亦供药用。枸骨味苦，性微寒。有祛风止痛之功能。用治风湿性关节酸痛，腰肌劳损，头痛，牙痛，黄疸型肝炎。内服煎汤用量 6 ~ 15 g（鲜者 15 ~ 45 g）。外用：煎水洗。

枸骨树皮味微苦，性凉。有补阴，益肝肾之功能。浸酒，可补腰脚，令其健。内服煎汤或浸酒，用量 15 ~ 30 g。

枸骨子味苦、涩，性微温。有滋阴，益精，活络之功能。治阴虚身热，淋浊，崩带，筋骨疼痛。内服煎汤或浸酒，用量 5 ~ 9 g。

胡颓子叶
Hutuiziye

【别 名】羊奶头叶。

【来 源】为胡颓子科植物胡颓子 *Elaeagnus pungens* Thunb. 的叶。秋季采收，晒干。

【原植物】常绿有刺灌木，高达 4 m。通常具刺。枝开展，小枝褐色。单叶互生，有叶柄；叶厚革质，椭圆至长圆形，长 4 ~ 10 cm，宽 2 ~ 5 cm，先端尖或钝，基部圆形，边缘通常波状，上面绿色，初时有鳞片，后脱落，下面银白色杂有褐色鳞片；叶柄长 6 ~ 12 mm，褐色。花 1 ~ 4 朵簇生于叶腋，银白色，下垂，长约 1 cm，有香气。花被筒圆筒形或漏斗形，筒部在子房上部突狭细，先端 4 裂；雄蕊 4 枚；子房上位，花柱无毛，柱头不裂。果实椭圆形，长约 1.5 cm，被锈色鳞片，成熟时棕红色。花期 10 ~ 11 月，果熟期在翌年 5 月。（图片 A074 - 01，彩图见 477 页）

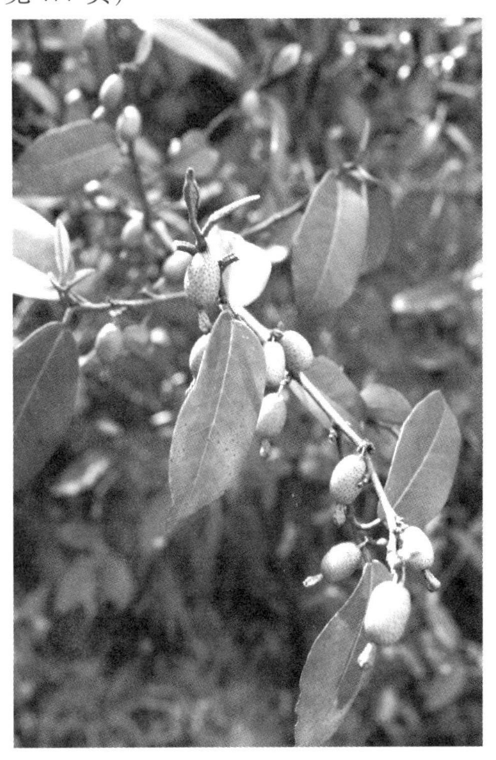

胡颓子

生长在山坡疏林下、溪沟边或林边灌丛中。

【化学成分】胡颓子叶含三萜类、黄酮类、甾体类、酚酸类、挥发油及其他成分。三萜类有齐墩果酸（oleanolic acid）、羽扇豆醇（lupeol）等；黄酮类有山柰酚（kaempfefol）、3 - 甲氧基山柰酚、3，3’ - 二甲氧基槲皮素、3，5 - 二羟基 - 4，，7 - 二甲氧基黄酮、山柰酚 - 3 - O - β - D - 6 - O - 对羟基桂皮酰基 - 吡喃葡萄糖苷、山柰酚 - 3 - O - β - D - 葡萄糖苷、山柰酚 - 3 - O - β -

D－6″－对羟基桂皮酰基葡萄糖苷等；甾体类有β－谷甾醇、豆甾－4－烯－3，6－二酮、胡萝卜苷等；酚酸类有水杨酸、没食子酸、香草酸、spingic acid 等；另含有连翘苷（forsythin）、甲基肌醇（bornesitol）、L－2－O－甲基－手－肌醇（L－2－O－methyl chiro－insitol）、正三十一烷等。

果实含鞣质、有机酸、糖类、脂肪、氨基酸及微量元素 Zn、Fe、Mn、Cu 和 K 等。

【药理作用】

①止咳平喘作用：胡颓子叶对实验性慢性支气管炎小鼠的气管、支气管病理变化均有明显改善，大多数上皮细胞都能修复并渐趋正常；胡颓子叶水煎剂经提取纯化后（含黄酮和生物碱成分），对组胺喷雾所致的豚鼠哮喘具有直接扩张支气管平滑肌的平喘作用；此外，胡颓子叶煎剂对肺炎球菌、金黄色葡萄球菌等有抑制作用。

②免疫功能影响：乙醇回流法提取胡颓子熊果酸对小鼠有促进脾细胞增殖反应，对脾细胞白芥素－2、干扰素－γ的产生有显著促进作用，可增强小鼠免疫功能；胡颓子果实水煎液对 SGC－7901 胃癌细胞增殖具有抑制作用。

【性味】酸，平。

【功能主治】敛肺，平喘，止咳。治咳嗽气喘，咯血，痈疽。

【用法用量】 10～15 g（鲜 20～30 g）；外用，捣敷或研末调敷。

【选方】

①支气管哮喘、慢性气管炎：胡颓子叶、枇杷叶各 15 g，水煎服。

②肺结核咳血：鲜胡颓子叶 24 g，冰糖 15 g。开水冲炖，饭后服，日服 2 次。

③咳嗽：鲜胡颓子叶 30 g。水煎加糖服。

④蜂、蛇咬伤：鲜胡颓子叶捣烂绞汁和酒服，渣敷患处。

⑤皮肤湿疹：胡颓子根适量，煎洗。

⑥利湿，治黄疸：胡颓子根 15～25 g。水煎服。

【附注】 其根（胡颓子根）、果实（胡颓子）亦供药用。胡颓子根味酸性平。具止咳，止血，祛风，利湿，消积滞，利咽喉之功能。用于咳喘，咯血，便血，崩漏，风湿关节炎，黄疸，泻痢，小儿疳积，咽喉肿痛。内服煎汤用量 10～15 g（鲜者 30～60 g）；或浸酒。外用，煎水洗。

胡颓子味酸、涩，性平。治泻痢，消渴，喘咳。内服：煎汤 10～15 g。

荆　芥
Jingjie

【来源】为唇形科植物荆芥 *Schizonepeta tenuidolia*（Benth.）Briq. 的干燥地上部分。夏、秋季花开到顶、穗绿时采割，晒干。

【原植物】一年生草本，高 60～90 cm。茎直立，四棱形，基部稍带紫色，上部多分枝，全株被短柔毛，叶对生，羽状深裂，茎基部的叶裂片 5 个；中部及上部的叶裂片 3～5 个，线形或披针形，长 1.5～2 cm，宽 2～4 mm，全缘，两面均被柔毛：下面具凹陷腺点，穗状轮伞花序，多密集于枝端，长 3～8 cm；苞片叶状，线形，长 0.4～1.7 cm，绿色，无柄；花萼钟形，长约 3 mm，距纵脉 5 条，被毛，先端 5 齿裂；花冠淡紫色，2 唇形，长约 4 mm，上唇 2 裂，下唇较大，3 裂；雄蕊 4 枚，2 枚强；子房 4 裂，花柱基生，柱头2裂。小坚果4枚，卵形或椭圆形，长约1mm，棕色。花期6~8月，果期7~9月。

种植于排水良好，疏松肥沃的沙质壤土地。

【药材】干燥的全草，茎方形，四面有纵沟，上部多分枝，长45~90cm，直径3~5mm；表面淡紫红色，被有短柔毛。质轻脆，易折断，断面纤维状，黄白色，中心有白色疏松的髓。叶对生，叶片分裂，裂片细长，呈黄色，皱缩卷曲，破碎不全；质脆易脱落。枝顶着生穗状轮伞花序，呈绿色圆柱形，长7~10cm；花冠多已脱落，只留绿色的萼筒，内有4枚棕黑色的小坚果。气芳香，味微涩而辛凉。

【化学成分】荆芥主要含有挥发油类、单萜类、单萜苷类、黄酮类、酚酸类、内酯类、甾体类和三萜类等成分。其挥发油成分已鉴定五十多种，主要有薄荷酮（menthone）、异薄荷酮（isomenthone）、胡薄荷酮（p-menthone）、异胡薄荷酮、β-月桂烯、柠檬烯、辣薄荷酮、石竹烯等；其他类中主要有荆芥醇、荆芥二醇（schizonodiol）、3-羟基-4（8）-烯-对-薄荷烷-3（9）-内酯、1，2-二羟基-8（9）-烯-对-薄荷烷、荆芥苷A~E（schizonepetoside A~E）、木犀草素（luteolin）、芹菜素（apigenin）、橙皮苷（hesperedin）、橙皮素（hesperetin）、香叶木素（diosmetin）、橙皮素-7-O-葡萄糖苷、5，7-二羟基-6，4′-二甲氧基黄酮、5，7-二羟基-6，3′，4′-三甲氧基黄酮、5，7，4′-三羟基黄酮、5，4′-二羟基-7-甲氧基黄酮；咖啡酸、荆芥素A~F、迷迭香酸（rosmarinic acid）、迷迭香酸单酯、桂皮酸、β-谷甾醇、熊果酸（ursolic acid）、齐墩果酸（oleanic acid）、β-胡萝卜苷等。

【药理作用】

①解热作用：荆芥煎剂2g（生药）/kg灌胃，对伤寒混合菌苗所致家兔发热仅有微弱解热作用；荆芥煎剂4.4g（生药）/kg腹腔注射，对伤寒、副伤寒甲菌苗与破伤风类毒素混合制剂所致的家兔发热，具有显著解热作用；荆芥挥发油0.5mL/kg灌胃，对正常大鼠有降低体温的作用。

②抗病毒、抑菌及杀虫作用：荆芥煎剂对流感病毒A3的抑制能力最强。荆芥水煎剂在体外对金黄色葡萄球菌、表皮葡萄球菌、变形杆菌、支气管败血性博代杆菌和白喉杆菌均有较强的抗菌作用；对炭疽杆菌、乙型链球菌、伤寒杆菌、痢疾杆菌和绿脓杆菌等也有一定的抗菌作用；高浓度（1∶100）有抗结核杆菌之作用；荆芥还具有较强抗阴道毛滴虫的作用。

③发汗和改善血液流变学的作用：荆芥内酯类提取物大鼠腹腔注射给药1h后能明显提高汗腺腺泡上皮细胞的空泡发生率、数密度和面密度，显著降低全血比黏度和红细胞的聚集性。

④止血作用：荆芥炭脂溶性提取物（STE）有显著止血作用，能显著缩短小鼠和家兔的凝血和出血时间，给小鼠灌胃的有效量为3.750mg/kg，相当于原炭药59.24mg/kg；荆芥生品无止血作用。

⑤对平滑肌的作用：小剂量STE对动物离体肠管具有兴奋作用，而在较大剂量（>5×10g/mL~5g/mL）时则呈现抑制作用，且有效地拮抗由$BaCl_2$所致肠管痉挛性收缩；荆芥水煎剂对兔十二指肠平滑肌具有较强的抑制作用；对大鼠离体子宫有一定的兴奋作用；荆芥所含

酚酸类成分迷迭香酸有钙拮抗剂作用；荆芥挥发油具有直接松弛豚鼠气管平滑肌的作用，并能对抗组胺、乙酰胆碱所致的气管平滑肌收缩，喷雾或灌胃给药明显延长乙酰胆碱和组胺混合液对豚鼠的引喘潜伏期，并减少发生抽搐的动物数；荆芥挥发油能抑制过敏豚鼠肺组织和气管平滑肌释放 SRS－A，并能对抗 SRS－A 引起的豚鼠回肠收缩作用；荆芥的甲醇提取物中含有能抑制大鼠脑匀浆脂质过氧化物（LPO）生成的物质，在这些物质中，以迷迭香酸及其相关化合物的作用较强。

⑥抗炎作用：荆芥油中的胡薄荷酮抗炎作用强度与氨基比林相当；荆芥油中的其他成分如 3－辛醇、β－蒎烯等也有一定的抗炎作用；荆芥中的黄酮类化合物如橙皮苷和迷迭香酸为脱氧合酶抑制剂，可用于治疗炎症和心肌疾病。

⑦抗肿瘤作用：荆芥挥发油大于或等于 4 mg/mL 以上剂量时对人 A549 肺癌细胞具有较高的抑瘤率。

⑧镇痛、镇静作用：荆芥挥发油中的右旋薄荷酮 100 mg/kg 灌胃，对小鼠的镇痛作用强度与氨基比林相当；荆芥煎剂 15 g/kg 灌胃可使热板法试验小鼠的痛阈提高 2～3 倍；荆芥挥发油 0. 5 mL/kg 腹腔注射，可使家兔活动明显减少，四肢肌肉略有松弛，呈现镇静作用。

⑨其他作用：用现代生物分析法研究证明，荆芥提取物对安定受体、多巴胺受体、血管紧张素Ⅱ受体有轻度抑制作用；对胆囊收缩素有较明显的抑制作用；此外，荆芥对磷酸二酯酶和腺苷酸环化酶有抑制作用。

【性味归经】辛，温。归肺、肝经。

【功能主治】解表散风，透疹。用于感冒，头痛，麻疹，风疹，疮疡初起。

【用法用量】5～10 g；或入丸、散。外用：捣敷、研末调敷或煎水洗。

【选方】

①脚丫湿烂：荆芥叶捣敷之。

②头目诸疾，血劳，风气头痛，头晕目眩：荆芥穗为末，每次与酒服 10 g。

③吐血不止：荆芥连根，洗，捣汁半盏服；干穗为末亦可。

④风热牙痛：荆芥根、乌桕根、葱根等份。煎汤频含漱之。

【附注】“荆芥穗”效用与荆芥相同，唯发散之力较强。其根（荆芥根）亦供药用。用于治吐血，牙痛，瘰疬。

南山楂
Nanshanzha

【别名】野山楂、茅楂。

【来源】为蔷薇科植物野山楂 *Crataegus cuneata* Sieb. et Zucc. 成熟果实。秋季果实成熟后采摘，晒干。

【原植物】落叶灌木，高达 1.5m。枝条具刺，嫩枝被白色绒毛。单叶互生；托叶近卵形；叶柄长约 3 mm，有时无柄；叶片倒卵形至倒卵状椭圆形，长 1.5～6 cm，宽 0.8～2.5 cm，先端小，不裂或 3 深裂，边缘有缺刻及不整齐锯齿，基部楔形，渐窄缩。花 5～6 朵簇生成伞房花序；花萼 5 片，卵状披针形，外侧密生细毛。梨果较小，呈红黄色，近圆形，直径 1～1.5 cm。花期 5～6 月，果期 8～10 月。（图片 A041－02，彩图见 466 页）

生长在荒山坡、溪边、路边疏林及灌丛中。

【化学成分】果实含三萜类有熊果酸（ursolic acid）、野山楂醇（cuneataol）等；另含氨基酸，维生素 C、维生素 B_1、

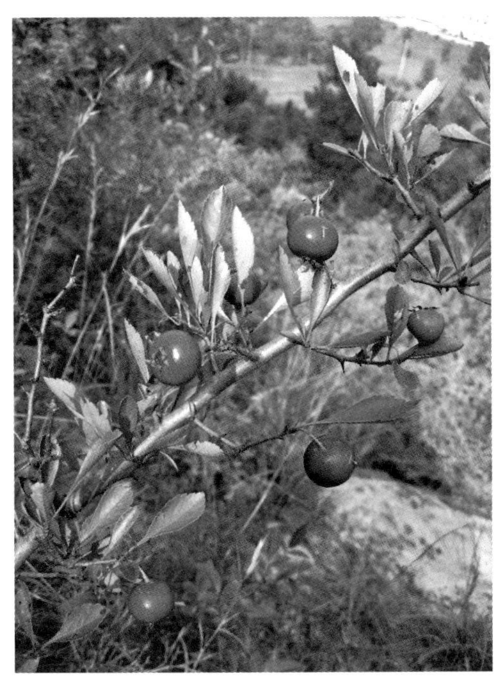

野山楂

维生素 B_2、维生素 P，β－胡萝卜素，脂肪，蛋白质，糖，有机酸及矿物质等。

野山楂叶多元酚类成分有牡荆素、牡荆素－2″－O－鼠李糖苷、芦丁、槲皮素、金丝桃苷、牡荆素－4－O－葡萄糖苷和芦丁－4－O－鼠李糖苷、绿原酸等，总含量在山楂属植物中最高（3.70%～6.20%）；另含原儿茶醛、没食子酸、对羟基苯甲酸、氨基酸等。

【药理作用】

①对血液的影响：野山楂具有明显的抗氧化、降低血脂、促进纤溶系统活性和防治动脉粥样硬化的作用。在体外对超氧阴离子自由基有较强的清除作用；野山楂果实对正常小鼠随增龄引起的SOD活性降低，TG、TC升高，HDL－C/TC比值下降有显著的作用。

②野山楂根在体外能改善弱精子症患者精子运动功能：含药血清在5～15 min和即能显著提高弱精子症患者精子前向运动百分率（$P<0.05$），在60 min和120 min时使精子活动率和前向运动百分率有极显著的增加（$P<0.01$），其刺激作用呈现出一定的时效关系；野山楂根水煎剂能够拮抗雷公藤多苷对雄性大鼠的生殖损伤作用，提高不育症模型雄鼠的生育力。

【性味归经】 微酸、甘，微温。归脾、胃、肝经。

【功能主治】 行气散瘀。用于心腹刺痛；高血脂症。

【用法用量】 6～12 g；外用适量，煎水洗或捣敷。

【选方】

①消化不良，小儿食积：野山楂、野山楂根各12 g，车前草9 g。水煎服。

②诸漱滞腹痛：南山楂一味煎汤饮。

③高血压：山楂叶或花泡茶饮。

④细菌性痢疾：山楂根、小果蔷薇根各15 g，水煎服。

【附注】 其根（山楂根）、茎（山楂木）、叶（山楂叶）、种子（山楂核）亦供药用。山楂根味甘，性平。有消积，祛风，止血之功能。主治食积，痢疾，关节痛，咯血。内服煎汤用量10～15 g。

山楂木味苦，性寒。主治水痢，头风，身痒。

山楂叶味酸，性平。归肝经。具活血化瘀，理气通脉之功能。用于气滞血瘀，胸闷憋气，心悸健忘，眩晕耳鸣。内服煎汤用量5～10 g；或泡茶饮。

山楂核治食积，疝气。内服煎汤或入丸、散。

南五味子
Nanwuweizi

【别名】 五味子。

【来源】 为木兰科植物华中五味子 *Schisandra sphenanthera* Rehd. et Wils. 的干燥成熟果实。秋季果实成熟时采摘，晒干，除去果梗及杂质。

【原植物】 落叶藤本。枝细长，红褐色，有皮孔。叶椭圆形、倒卵形或卵状披针形，长4～11 cm，宽2～6 cm，先端渐尖或短尖，基部楔形或圆形，边缘有疏齿；叶柄长1～3 cm。花单生或2朵生于叶腋，橙黄色；花被5～9片，2～3轮；雄蕊10～15枚；雌蕊心皮30～50个，花托伸长；花梗细，长2～4 cm。穗状聚合果长6～9 cm。浆果长6～9 mm，红色。花期5月，果熟期8～9月。（图片A030－05，彩图见463页）

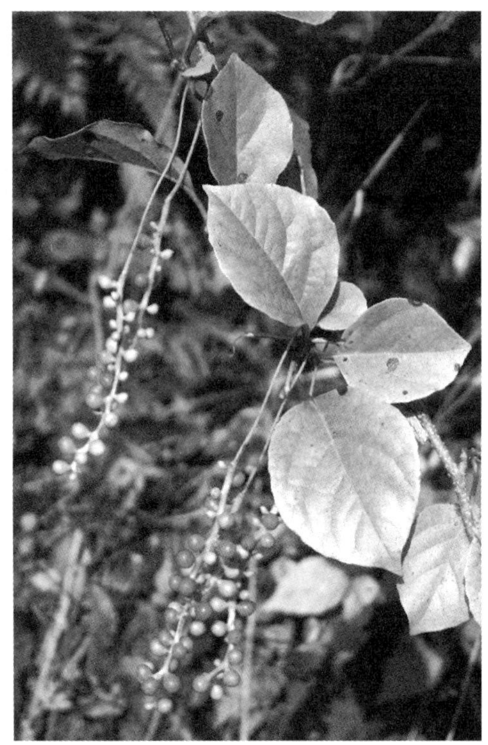

华中五味子

生长在山沟或山坡湿润杂木林中。

【药材】 呈球形或扁球形，直径4～6 mm。表面棕红色至暗棕色，干瘪，皱缩，果肉常紧贴于种子上。种子1～2枚，肾形，表面棕黄色，有光泽种皮薄而脆。果肉气微，味微酸。

【化学成分】 含五味子酯甲～戊（schisantherrin A～E）、五味子甲素（deoxyschisandrin，去氧五味子素、五味子素A）、五味子乙素（schisandrin B，γ－五味子素、五味子素B）、五味子丙素（schisandrin C）、外消－安五脂素、安五酸、d－表加巴辛、襄五脂素、d－表绿黄素、五味子酚、华中五脂素、6－O－苯甲酰戈米辛O、华中五味子酮、脱氧五味子素、当归酰戈米辛P、巴豆酰戈米辛（tigloylgomisin）O～P、右旋－戈米辛K3、苯甲酰戈米辛（benzoylgomisin）P、Q、戈米辛U、苯甲酰戈米辛U、表戈米辛O等；另含挥发性成分，其中已鉴定出有花侧柏烯、罗汉柏烯、α－檀香烯、γ－杜松萜烯、β－雪松烯等60多种成分；其营养成分含有蛋白质、氨基酸、维生素E、维生素C、脂肪酸和矿质元素。

【药理作用】

①保肝作用：五味子酯甲对小白鼠及大白鼠有显著降低转氨酶的作用，并能对抗CCl_4所造成的病理损害。五味子酯甲～丁对迁延性、慢性病毒肝炎患者有较好的降血清谷丙转氨酶的作用；五味子酯丁对肝损害有极强的抑制作用，对半乳糖胺致肝损伤亦具强抑制效果。

②抗氧化作用：对实验性肾阴虚型小鼠血清中SOD的升高与OFR的降低有显著的作用；五味子酯甲能抑制CCl_4引起的肝微粒体脂质过氧化，并明显抑制CCl_4与肝微粒体脂质的共价结合；还能明显抑制CCl_4代谢转化为CO及代谢过程中还原氢（NADPH）和氧的消耗。

③抗溃疡及抗应激：五味子甲素可抑制胃酸分泌，有显著的抗溃疡作用；

但对碳酰胆碱和脱氧葡萄糖的刺激无明显改变。华中五味子酮能够抑制 AD 诱导的氧化应激和炎性反应，在阿尔茨海默病发病中可能具有保护作用。

④其他作用：总木脂素具强壮作用；五味子甲素能促进成骨细胞的增殖分化；五味子多糖具有一定的抑瘤作用；五味子挥发油具镇咳作用；五味子酸性成分具有祛痰作用。

【性味归经】 酸、甘，温。归肺、心、肾经。

【功能主治】 收敛固涩，益气生津，补肾宁心。用于久嗽虚喘，梦遗滑精，遗尿、尿频，久泻不止，自汗，盗汗，津伤口渴，短气脉虚，内热消渴，心悸失眠。

【用法用量】 2～6g。

【附注】 华中五味子 *Schisandra sphenanthera* Rehd. dt Wils. 的藤茎（血藤）亦供药用。血藤味辛、酸，性温。有养血消瘀，理气化湿之功能。治痨伤吐血，肢节酸痛，心胃气痛，脚气痿痹，月经不调，跌打损伤。内服煎汤或浸酒，15～30g。

茜 草

Qiancao

【来源】 为茜草科植物茜草 *Rubia cordifolia* L. 的干燥根及根茎。春、秋季采挖，除去泥沙，干燥。

【原植物】 多年生攀援草本，长 1～3m。根细长，圆柱形，多数丛生，外皮红褐色，折断面红色或淡红色。茎四棱形，中空，棱上生倒钩刺。叶通常 4 片轮生，有长柄；叶片卵状心形或三角状卵形，长 2～6 cm，宽 1～4 cm，先端急尖，基部心形；全缘，基出脉 5 条，上面粗糙，下面中脉与柄上均有倒刺。夏季开花，花小，淡黄白色，多数集成聚伞圆锥花序，腋生和顶生，花萼平截；花冠 5 裂；雄蕊 5 枚，着生在花冠管喉内；子房下位，2 室，花柱上部 2 裂。浆果近球形，直径约 5 mm，平滑，黑色或紫黑色，有 1 粒种子。花期 6～7 月，果熟期 9～10 月。（图片 A112－04，彩图见 491 页）

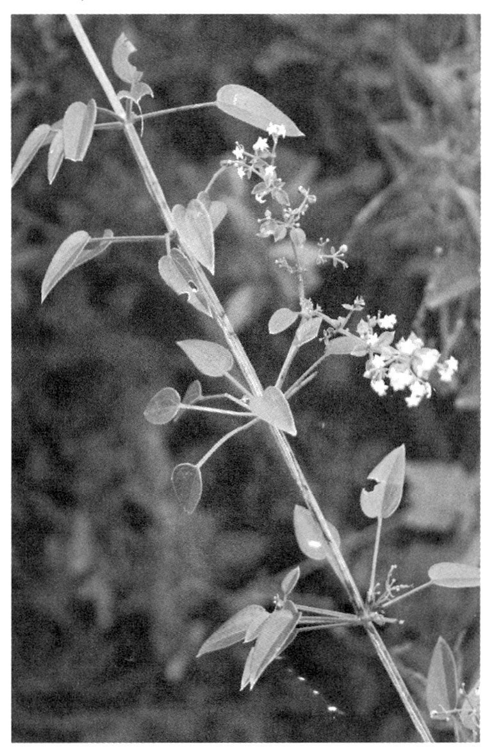

茜 草

多生长在山坡、林边、灌丛、草丛阴湿处。

【药材】 根茎呈结节状，丛生粗细不等的根。根呈圆柱形，略弯曲，长 10～25 cm，直径 0.3～0.5 cm；表面红棕色或暗棕色，具细纵皱纹及少数细根痕；皮部脱落处呈黄红色，质脆，易折断，断面平坦，皮部狭，紫红色，木部宽广，浅黄红色，导管孔多数。气微，味微苦，久嚼刺舌。

【化学成分】根含蒽醌及其苷类、萘醌类、三萜类、环己肽类、多糖类、甾醇、脂肪酸及微量元素等。蒽醌及其苷类有茜草素（alizarin）、羟基茜草素（purpurin）、异茜草素（purpuroxanthin）、伪羟基茜草素（pseudopurpurin）、茜黄（rubiadin）、6－羟基茜黄（6－hydroxyrubiadin）、蒽棓酚（anthragallol）、1－羟基蒽醌、1－羟基－2－甲基蒽醌（1－hydroxy－2－methyl－anthraquinone）、1，3，6－三羟基－2－甲基蒽醌、1，2，4－三羟基蒽醌、1，3，6－三羟基－2－甲基蒽醌－3－O－（O－6－乙酰基）新橙皮苷、1，3，6－三羟基－2－甲基蒽醌－3－O－新橙皮糖苷、1，3，6－三羟基－2－甲基蒽醌－3－O－（O－6－乙酰基）－β－D－吡喃葡萄糖苷、1，6－二羟基－2－甲基蒽醌－3－β－乙酰基－葡萄糖（2→1）－木糖苷、1，3，6－三羟基－2－甲基蒽醌－3－O－β－D吡喃葡萄糖苷、1，2－二羟基蒽醌－O－β－D－吡喃木糖（1→6）－β－D－吡喃葡萄糖苷、1，3－二羟基－2－一羟甲基蒽醌－3－O－β－D－吡喃木糖（1→6）－β－D－—吡喃葡萄糖苷、1，3，6－三羟基－2－甲基蒽醌－3－O－β－D－吡喃木糖(1→2）－β－D－（6－O－乙酰基）吡喃葡萄糖苷；萘醌类有大叶茜草素（mollugin）、茜草内酯（rubilactone）、3′－甲氧羰基－4′－羟基－萘骈[1′，2′－2，3]呋喃（furomollugin）、二氢大叶茜草素（dihydromollugin）、2－(3′－羟基）异戊基－3－甲氧羰基－1、H－萘氢醌－1－O－β－D－吡喃葡萄糖苷、萘酸双葡萄糖苷等；萜类有齐墩果酸（oleanic acid）、熊果酸（Ursolic acid）等；环己肽类有RA系列单体共16个（RA－Ⅰ～RA－XⅥ）；多糖类有茜草多糖QC－Ⅰ、QC－Ⅱ和QC－Ⅲ，其化学组成为L－鼠李糖、L－阿拉伯糖、D－木糖、D－甘露糖、D－葡萄糖和D－半乳糖。

【药理作用】

①止血作用：家兔口服适量茜草温浸液2～4h内或腹腔注射同等剂量的茜草液后30～60 min均有明显的促进血液凝固作用；茜草炭口服也能明显缩短小白鼠尾部出血的时间。

②护肝作用：小鼠口服茜草水－甲醇提取物能显著降低对乙酰氨基酚所引起的致死率并缓解其肝毒性，对CCl_4所致的肝毒性也能明显降低。

③抗炎抗风湿作用：茜草对大鼠多发性关节炎有明显的治疗作用，并降低其血清中白细胞介素Ⅰ、Ⅱ、白细胞介素Ⅵ（IL－1、IL－2、IL－6）及TNF的含量，但不影响皮质醇的含量，通过抑制机体免疫反应，改善局部炎症反应而发挥抗炎、抗风湿作用。

④抗氧化作用：茜草乙醇提取物对大鼠丙二醛的形成有抑制作用，与药物剂量呈正相关，能对抗异丙基苯过氧化氢（CGP）诱导的脂质过氧化反应；茜草多糖有较明显的清除自由基的作用，清除率大于93%。

⑤抗肿瘤活性：茜草提取物对小鼠Lewis肺癌、小鼠肝癌（HAC）的抑瘤作用明显；所含二环六肽化合物可抑制小鼠白血病、腹水瘤、黑素瘤、结肠癌、Lewis肺癌等；茜草根的二氯甲烷提取物对HT－29、HepG2和MCF－7三种癌细胞株以及DNA拓扑异构酶Ⅰ和Ⅱ具有较强的细胞毒活性。

⑥其他作用：升高白细胞及免疫调节作用：茜草的粗提取物具有升高白细胞的作用，适用于化学辐射引起和原因

不明的白细胞减少症，亦适用于急性肿瘤放疗、化疗所致的白细胞减少的治疗和预防。茜草提取物的水溶部分可明显增加心肌和脑组织中 ATP 含量，对 ADP 引起的大鼠血小板聚集有解聚作用，即有抗心肌梗死的作用；茜草根煎剂能对抗乙酰胆碱所致的离体肠痉挛，有解痉作用；茜草根的水提物对离体豚鼠子宫有兴奋作用，产后口服亦有加强子宫收缩作用。

【性味归经】苦，寒。归肝经。

【功能主治】凉血，止血，祛瘀，通经。用于吐血，出血，崩漏，外伤出血，经闭瘀阻，关节痹痛，跌扑肿痛。

【用法用量】内服：6～10g。

【附注】其茎叶（茜草茎）亦供药用。茜草茎味苦，性寒。具有止血，行瘀之功能。治吐血，血崩，跌打损伤，风痹，腰痛，痈毒，疔肿。内服煎汤用量 9～15g（鲜者 30～60g）；外用：煎水洗或捣敷。

荞　麦
Qiaomai

【来源】为蓼科植物荞麦 *Fagopyrum esculentum* Moench. 的种子。秋季采收，晒干备用。

【原植物】一年生草本，高 40～100cm。茎直立，分枝，中空，质软，光滑，淡绿色或红褐色，稀具乳头状突起。叶互生，下部叶有长柄，上部叶近无柄；叶片三角形或卵状三角形，先端渐尖，基部心形或成戟形，全缘，两面无毛或仅沿叶脉有毛；托叶鞘短筒状，顶端斜而截平，早落。花序为总状花序，合成圆锥状或伞房状复花序，顶生或腋生，有多花，直立或微俯；花小，白色带淡红色，花被 5 深裂，裂片长圆形；雄蕊 8 枚，短于花被，花丝无毛；子房 1 室，有 1 胚珠，花柱 3 个，至果时向外反曲。瘦果卵形，有 3 锐棱，顶端渐尖，黄褐色或黑色。花期 8～9 月，果熟期 9～10 月。

种植于田地；偶见野外荒地或路旁逸生。

【化学成分】种子含黄酮类、酚酸类、甾体类、三萜类、长链脂肪酸类、环醇类、营养成分及其他成分。主要有芦丁（rutin）；对羟基苯甲酸、丁香酸（syringic acid）、香草酸（vanillic acid）、白藜芦醇（resveratrol）；23S－甲基胆甾醇、5，24（28）－二烯－3－豆甾醇、5－烯－3－豆甾醇、trans－5，22－二烯－3－豆甾醇、24－烯－3－醇－9，19环羊毛甾醇；齐墩果－12－烯－3－醇、熊果－12－烯－3－醇；fagopyritol A1～A3、fagopyritol B1～B3；3，4－二羟基－2－哌啶甲醇、L－2－（2－呋喃甲酰基）丙氨酸、o－（β－D－葡萄糖氧基）苄胺、p－（β－D－葡萄糖氧基）苄胺、γ－生育酚、角鲨烯、水杨胺、4－羟基苯甲胺、N－水杨叉替水杨胺等；营养成分有蛋白质、氨基酸、脂肪、维生素类（维生素 C、维生素 B_1、维生素 B_2、维生素 E）、矿物质（硒、铜、锌、锰）等。

茎叶含芸香苷、槲皮素、咖啡酸；也含光敏感物质。籽苗含荭草素、异荭草素、牡荆素、肥皂草素、芸香苷、槲皮素、矢车菊素、花白苷等。

【药理作用】

①保肝作用：荞麦多糖溶液对 CCl_4、扑热息痛所致小鼠实验性肝损伤有明显保护作用，但对硫代乙酰胺所致小鼠实验性肝损伤无明显的保护作用。

②抗氧化活性：对荞麦丙酮提取物

的正己烷、乙酸乙酯、乙醚、正丁醇及水萃取部分进行研究，发现正丁醇部分的超氧化自由基清除活性最强。

③荞麦子粒甲醇提取物具抗炎作用：机制可能是抑制组胺释放和抑制肥大细胞中细胞因子基因的表达。

④其他作用：荞麦麸皮甲醇提取物中分离得到的 3 个新化合物对金黄色葡萄球菌有抗菌活性。动物实验证明荞麦花总黄酮对甲状腺素所致心肌肥厚具有保护作用。

【性味归经】 甘，凉。归脾、胃、大肠经。

【功能主治】 开胃宽肠，下气消积。治绞肠痧，肠胃积滞，慢性泄泻，痈疽发背，瘰疬，烫、火伤。

【用法用量】 内服：入丸、散；外用，研末掺或调敷。

【选方】

①慢性泻痢，妇女白带：荞麦炒后研末，水泛为丸，每服 6 g，一日 2 次。

②出黄汗：荞麦粉适量，加红糖烙饼或煮食。

③疮毒，疖毒，丹毒，无名肿毒：荞麦面炒黄，用米醋调如糊状，涂于患部，早晚更换。

④高血压，眼底出血，毛细血管脆性出血，紫癜：鲜荞麦叶 30 ~ 60 g，藕节 3 ~ 4 个，水煎服。

【附注】 其茎叶（荞麦秸）亦供药用。荞麦秸味酸，性寒。用于治噎食，痈肿，并能止血、蚀恶肉。

荞麦三七

Qiaomaisanqi

【别名】 金荞麦。

【来源】 为蓼科植物金荞麦 *Fagopyrum dibotrys*（D. Don）Hara 的根和根茎。10 ~ 11 月采挖，晒干。

【原植物】 多年生草本，高 50 ~ 150 cm，全体微被白色柔毛。主根粗大，呈结状，横走，红褐色。茎纤细，多分枝，具棱槽，淡绿微带红色，单叶互生，叶柄长达 9 cm，上部渐短，具白色短柔毛；叶片戟状三角形，长宽约相等；顶部叶长于宽，长 7 ~ 10 cm，先端长渐尖或尾尖状。全缘或具微波，基部心脏截形；顶端叶狭窄，无柄，基部抱茎；上面绿色，下面淡绿色，脉上有白色细柔毛；托鞘抱茎。聚伞花序顶生或腋生；总花梗长 4 ~ 8 cm，具白色短柔毛；花被除数 5 片；雄蕊 8 枚；花柱 3 个，柱头头状。瘦果呈卵状三棱形，长 6 ~ 8 mm，先端具短尖头，红褐色，花期 9 ~ 10 月，果期 10 ~ 11 月。（图片 A015 - 05，彩图见 454 页）

生长在山区草坡，林边、土质疏松的阴湿处。

【药材】 干燥根茎呈不规则块状，木质；表面棕褐色，粗糙不平，多疙瘩，并有芽痕及须根。质坚硬，断面略粗糙，淡红棕色，中有裂隙和不规则细纹。气微，味微涩。

【化学成分】 根茎含黄酮类、酚酸类及其他成分。黄酮类有槲皮素（quercitrin）、槲皮苷、3 - 甲基槲皮素、3，5 - 二甲基槲皮素、芸香苷（rutin）、槲皮素 - 3 - O - （2″ - O - 对羟基香豆酰基） - 葡萄糖苷、木犀草素（luteo-

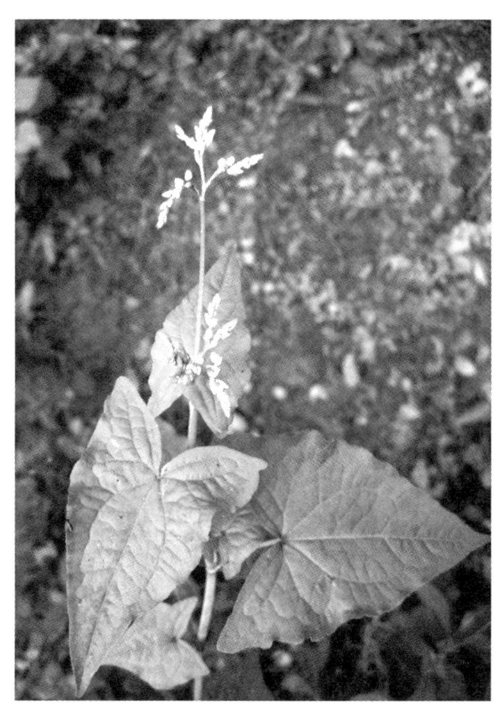

金乔麦

lin)、3－甲基棉黄素－8－O－葡萄糖苷、3′，4′－亚甲二氧基－7－羟基－6－异戊烯基黄酮、双聚原矢车菊苷元（procyanidin）、（－）－表儿茶素［（－）－epicatechin］、（－）－表儿茶素－3－O－没食子酸酯、（＋）－儿茶素、橙皮苷（hesperidin）；酚酸类有对香豆酸、阿魏酸、咖啡酸、绿原酸、没食子酸、原儿茶酸（protocatechuic acid）、原儿茶酸甲酯、6－O－没食子酰－D－葡萄糖、3，4－二羟基苯甲醛、反式对羟基桂皮酸甲酯、diboside A、lapathoside A；其他成分有海柯皂苷元（hecogenin）、赤杨酮（glutinone）、赤杨醇（glutinol）、3，4－二羟基苯甲酰胺、大黄素－8－O－β－D－葡萄糖苷、正丁醇－β－D－吡喃型果糖苷、棕榈酸单甘油酯等。

金荞麦地上部分含苯甲酸、β－谷甾醇，5，5′－二呋喃醛基二甲醚、对羟基苯甲酸、芸香苷，槲皮素，胡萝卜苷和琥珀酸（succinic acid）等。

【药理作用】

①抗菌作用：金荞麦提取液（≥7.8mg/mL）能明显抑制金黄色葡萄球菌胞外耐热核酸酶的活性；金荞麦乙醇提取物对乙型溶血性链球菌和肺炎球菌有明显抑制作用，而体内抑菌试验表明此部分对已感染肺炎球菌的小鼠有保护作用；还有研究发现金荞麦根茎、茎叶及花3个部位的提取液对鸡白痢沙门菌、金黄色葡萄球菌、多杀性巴氏杆菌、猪丹毒杆菌均有较好的抑菌活性。

②解热抗炎作用：连续给伤寒菌苗所致热家兔灌服金荞麦浸膏2.6 g/kg 2次，有明显解热作用。

③抗肿瘤作用：金荞麦提取物能显著抑制肝（HepG2）、白细胞（K562）、肺（H460）、结肠（HCT116）及骨骼（U2OS）来源的癌细胞的生长，其中对肝癌细胞最为敏感；其 IC_{50} 范围为25～40 μg/mL，而对子宫颈（HeLa）及卵巢（OVCAR－3）细胞的生长有轻微抑制作用（IC_{50} > 120 μg/mL）。只有浓度超过60μg/mL的金荞麦才能抑制前列腺癌细胞（DU145）与脑癌细胞（T98 g）的生长。金荞麦浓度为25 mg/L时对四种人癌细胞的集落抑制率均达到80%以上，浓度为50 mg/L、100 mg/L时能完全抑制多种人癌细胞集落形成；动物体内抑瘤实验，金荞麦多酚类提取物对S180肉瘤、肝癌H22实体瘤抑制率为41.4%～68.3%；在400 mg/kg剂量时可明显抑制C57/BL6小鼠Lewis肺癌生长；金荞麦提取物浓度为100 mg/L时能明显抑制B16－BL6细胞侵袭；为200 mg/kg时能有效抑制B16－BL6黑色素瘤细胞在C57/BL6小鼠体内自发性肺转移。

④祛痰镇咳作用：金荞麦能促进排

痰，有益于引流，可用于治疗肺脓肿；小鼠酚红法的祛痰实验，在所用剂量下，其作用强度与口服杜鹃素相似，有稳定的祛痰作用；在镇咳实验中，用恒压氨雾刺激法，给小鼠灌金荞麦浸膏 2.6 g/kg，产生镇咳效果。

⑤降脂降糖作用：给予高血糖模型大鼠喂食金荞麦 6 周后，血糖明显下降；高血脂大鼠服用金荞麦后，血胆固醇和三酰甘油水平也明显降低，并有降低血清游离脂肪酸的趋势。

⑥其他作用：金荞麦提取物，具有不同程度增强小鼠腹腔巨噬细胞的吞噬功能和增强机体免疫功能的作用；金荞麦乙醇提取物具有抗突变作用。

【性味归经】 微辛、涩，凉。归肺经。

【功能主治】 清热解毒，排脓祛瘀。用于肺脓疡，麻疹肺炎，扁桃体周围脓肿。

【用法用量】 15～45 g，用水或黄酒隔水密闭炖服。外用适量，捣汁或磨汁涂。

【选方】

①关节肿胀疼痛：金荞麦全草 60～90 g，水煎，饭后服。

②鼻咽癌：鲜金荞麦、鲜汉防己、鲜土牛膝各 30 g。水煎服。另取灯心草捣碎口含，用垂盆草捣烂外敷。

③脱肛：鲜金荞麦根 300 g，苦参 300 g。水煎，趁热熏患处。

茯　苓
Fuling

【别名】 白茯苓、赤茯苓、云苓。

【来源】 为多孔菌科植物茯苓 *Poria cocos* (Schw.) Wolf. 的干燥菌核。野生茯苓一般在 7 月至翌年 3 月间可到松林中采集。栽培的茯苓一般在接种后第二、第三年的 7～9 月采挖，挖出后除去泥沙，堆置“发汗”后，摊开晾至表面干燥，再“发汗”，反复数次至现皱纹、内部水分大部散失后，阴干，称为“茯苓个”；或将鲜茯苓按不同部位切制，阴干，分别称为茯苓块、茯苓皮。

【原植物】 常见者为其菌核体。多为不规则的块状，球形、扁形、长圆形或长椭圆形等，大小不一，小者如拳，大者直径达 20～30 cm，或更大。表皮淡灰棕色或黑褐色，呈瘤状皱缩，内部白色稍带粉红，由无数菌丝组成。子实体伞形，直径 0.5～2 mm，口缘稍有齿；有性世代不易见到，蜂窝状，通常附菌核的外皮而生，初白色，后逐渐转变为淡棕色，孔作多角形，担子棒状，担孢子椭圆形至圆柱形，稍屈曲，一端尖，平滑，无色。有特殊臭气。（图片 E08－01，彩图见 448 页）

野生者多寄生于赤松或马尾松的根部，深入地下 20～30 cm。现多人工培育。

【药材】

①茯苓个：呈类球形、椭圆形、扁圆形或不规则团块，大小不一，外皮薄而粗糙，表面棕褐色至黑褐色，有明显的皱缩纹理。体重，质坚实，断面颗粒性，有的具裂隙，外层淡棕色，内部白色，少数淡红色，有的中间抱有松根。气微，味淡，嚼之黏牙。

②茯苓块：为去皮后切制的茯苓，呈块片状，大小不一。白色、淡红色或淡棕色。

③茯苓皮：为削下的茯苓外皮，形状大小不一。外面棕褐色至黑褐色，内面白色或淡棕色。质较松软，略具弹性。

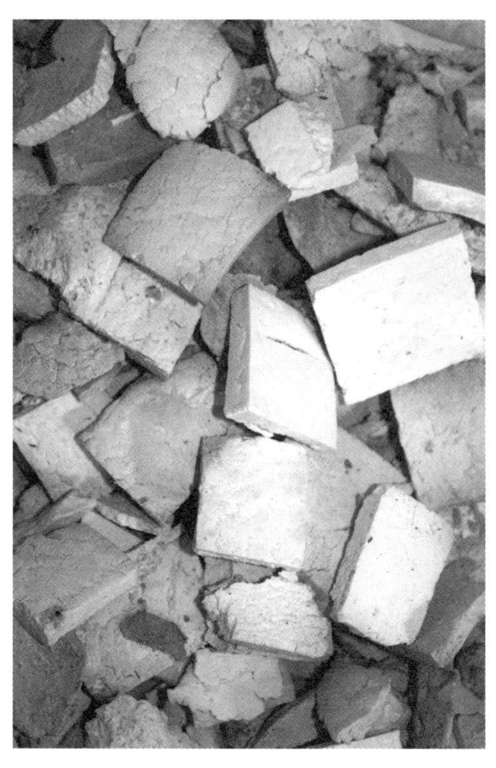

茯　苓

【化学成分】茯苓主要含茯苓多糖（pachymose）、三萜类、麦角甾醇、蛋白质、氨基酸、胆碱、卵磷脂、脂肪、酶、腺嘌呤、树胶、糖等。茯苓多糖中主要含β-茯苓聚糖（β-pachymose）；三萜类按化学结构骨架分为三种类型，即羊毛甾-8-烯型三萜（lanosta-8-enetype triterpenes）、羊毛甾-7，9（11）一二烯型三萜（lanosta-7，9（11）-diene type triter-penes）、3，4-开环-羊毛甾-7，9（11）二烯型三萜［3，4-seco-lanostan-7，9（11）-diene typetriterpenes］。另外，含茯苓素（poriatin），为茯苓酸（pachymic acid）、松苓酸（pmicoic acid）、块苓酸（tumulosic acid）、齿孔酸（eburicoic acid）和松苓新酸等的混合物。

【药理作用】

①利水消肿作用：茯苓素是利尿消肿的主要成分，茯苓素能激活细胞膜上的Na-K-ATP酶，而ATP与利尿有关；茯苓素是醛固酮受体拮抗剂，有利于尿液排出，恢复肾功能，消除蛋白质，治疗心源性水肿，有明显的利尿作用，在100 g/d剂量时作用最强。

②抗炎、抗菌、抗病毒作用：茯苓提取物对二甲苯棉球所致大鼠皮下肉芽肿形成有抑制作用，同时也能抑制其所致小鼠耳肿；从茯苓分离的三萜化合物能抑制TPA（12-氧-14-酰佛波醇-13-乙酸）引起的鼠耳肿及炎症；100%茯苓浸出液滤纸片对金黄色葡萄球菌、白色葡萄球菌、绿脓杆菌、炭疽杆菌、大肠杆菌、甲型链球菌、乙型链球菌均有抑制作用；羧甲基茯苓多糖（cmP）钠注射液在体外有抗单纯疱疹病毒Ⅰ型（HSV-Ⅰ）的作用。

③对消化系统的影响：茯苓对CCl_4所致大鼠肝损伤有明显的保护作用，使谷丙转氨酶活性明显降低，防止肝细胞坏死；采用四氯化碳、高脂低蛋白膳食、饮酒等复合病因刺激复制肝硬化动物模型，在肝硬化形成后，经茯苓醇治疗3周，给药组动物肝硬化明显减轻，肝内胶原蛋白含量低于对照组，而尿羟脯氨酸排出量高于对照组，表明茯苓醇可以使动物肝脏胶原蛋白降解，使肝内纤维组织重吸收。羧甲基茯苓多糖对肝硬化、慢性迁延性肝炎有较好的疗效，90%的患者服用后肝功能得到改善；对急性黄疸性肝炎近期治愈率在30%以上，能提高血清补体C3及IgA的含量，降低IgG及IgM的含量；茯苓浸液对家兔离体肠肌有直接松弛作用，使肠肌收缩振幅减少，张力下降，对大白鼠实验性溃疡有防治作用，并能减低胃酸分泌，临床上常用于脾胃虚弱、消化不良、食少便溏者。

④抗肿瘤作用：茯苓素体外对小鼠白血病L1210细胞的DNA有明显的不可逆的抑制作用，抑制作用随着剂量的增大而增强；对艾氏腹水癌、肉瘤S180有显著的抑制作用，对小鼠Lewis肺癌的转移也有一定的抑制作用；茯苓多糖腹腔给药能抑制小鼠S180实体瘤的生长，能使环磷酰胺所致的大鼠白细胞减少回升速度加快，提高巨噬细胞对羊红细胞的吞噬功能；羧甲基茯苓多糖具有扶正固本的功能，是免疫激活剂。三萜茯苓酸、去氧土莫酸和猪苓酸C及其制备的衍生物甲酯、乙酯等对K562（人慢性髓样白血病）肿瘤细胞的毒素作用明显，对肝癌细胞也具有细胞毒作用。

⑤对免疫功能的影响：茯苓多糖具有增强免疫功能的作用，它有抗胸腺萎缩、抗脾脏增大和抑瘤生长的作用。既可增强细胞免疫，又可增强体液免疫。茯苓素体内可诱导小鼠腹腔巨噬细胞进入激活状态。

⑥抗衰老作用：茯苓水提液在31～250 mg/L时，可诱导细胞内钙离子浓度升高9.9%～33.7%，随着给药浓度的增大而增强；当浓度大于或等于500 mg/L时，无明显升高胞浆内钙离子浓度的作用。31～2 000 mg/L的茯苓水提液对500 μmoL/L谷氨酸诱导细胞内钙离子浓度的升高有明显的作用。茯苓对神经细胞线粒体的功能及微管结构有重要作用。UVB照射豚鼠皮肤，可使豚鼠皮肤酪氨酸mRNA表达水平提高，与正常组比较有显著差异。豚鼠皮肤涂茯苓提液可使其酪氨酸mRNA表达水平降低，表明茯苓能在基因转录水平下调酪氨酸RNA表达，抑制酶蛋白的生物合成。2 g/kg、4 g/kg、8 g/kg的茯苓水提液给老年大鼠，各剂量组的羟脯氨酸含量均高于老年鼠空白组，而对红细胞及皮肤中SOD活性则影响不显著。表明茯苓水提液可能通过提高皮肤中羟脯氨酸的含量来延缓衰老。

⑦其他作用：茯苓多糖能有效抑制大鼠肾内草酸钙结晶的形成和沉积，具有较好的防石作用；茯苓提取物对大鼠异位心脏移植急性排斥反应有明显的抑制作用；茯苓可减轻卡那霉素中毒性耳损害；茯苓能明显抑制小鼠2，4－二硝基氟苯（DNFB）变应性接触性皮炎（ACD），且呈现一定的量效关系；茯苓各剂量组（2 g/kg、5 g/kg、10 g/kg）诱发的精子畸形率与阴性对照组相比，未见增高，对mmC引起的精子畸形均有明显抑制作用；茯苓三萜及其衍生物抑制蛙口服五水$CuSO_4$引起的呕吐，实验证明，侧链上的C－24位具有末端双键基团的三萜显示对蛙有止吐作用。单味中药茯苓治疗慢性精神分裂症，每人60 g/d，水煎服，治疗前后对照表明，慢性精神分裂症的患者血清铜蓝蛋白和免疫球蛋白有明显下降，临床症状明显缓解，其总有效率为56.60%。

【性味归经】 甘、淡，平。归心、肺、脾、肾经。

【功能主治】 利水渗湿，健脾宁心。用于水肿尿少，痰饮咳逆，脾虚食少，便溏泄泻，心神不安，惊悸失眠。

【用法与用量】 内服，煎汤，5～10 g；或入丸散。

【附注】 茯苓皮味甘淡，性平。具利水消肿之功能。用于水肿，小便不利。内服煎汤用量10～15 g。

歪头菜
Waitoucai

【别名】 三铃子、野豌豆。

【来源】 为豆科植物歪头菜 *Vicia unijuga* A. Brown 的全草。夏、秋季采收，晒干。

【原植物】 多年生草本，高达 1m。幼枝被淡黄色柔毛。羽状复叶，互生；小叶 2 片，形状和大小变化很大，卵形至菱形，长 2.5 ~ 11 cm，宽 1 ~ 5 cm，先端钝面而有细尖，基部楔形，边缘粗糙；叶柄短；卷须不发达而变为针状；托叶窄菱形，边缘有稀疏粗齿；总状花序腋生；萼斜钟状，5 齿裂，三角形，下面 3 齿高，疏生短毛；花冠紫色或紫红色，旗瓣提琴形，先端微缺，长约 15 mm，翼瓣先端钝，下部有耳和爪，长约 13 mm，龙骨瓣曲卵形，有耳及爪，与翼瓣等长；子房具柄，花柱上部有毛。荚果狭矩形，两侧扁，无毛，长 2.5 ~ 4 cm；种子扁圆形，棕褐色。花期 4 ~ 5 月，果熟期7 ~ 8 月。(图片 A042 – 07，彩图见 469 页)

生长在草地、山沟、林缘或向阳的灌丛中。

【药材】 本品的根较粗壮，近木质，褐色。茎具明显两棱，直径 1.5 ~ 3 mm，有分枝，表面绿色或黄绿色，幼枝被淡黄色柔毛；质硬，折断面淡黄绿色，纤维性。叶互生，偶数羽状复叶，小叶 2 枚，多皱缩、破碎，完整者展平后呈卵形或椭圆形，长 3 ~ 6 cm，宽 2 ~ 3.5 cm，选端渐尖或钝，基部楔形，边缘具微凸出的小齿；托叶半边箭头状。或偶尔见花序腋生，花蓝紫色或淡紫色。荚果扁平。气微，味淡。

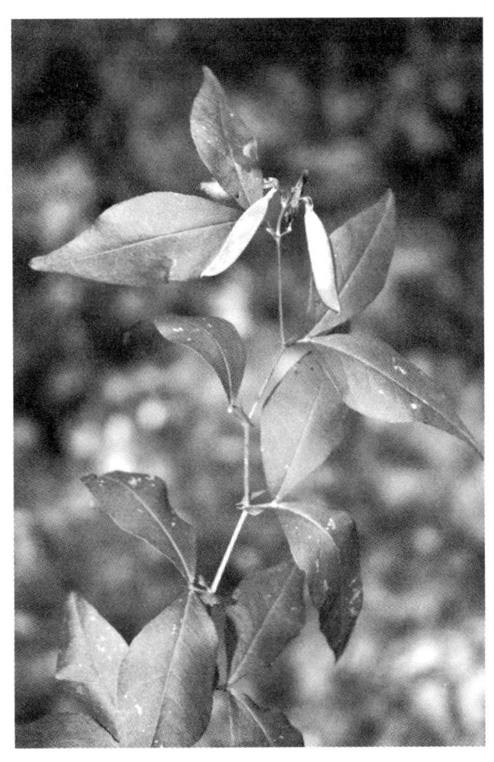

歪头菜

【化学成分】 叶主含黄酮类，有大波斯菊苷、木犀草素 – 7 – 葡萄糖苷等。

【性味】 甘，平。

【功能主治】 补虚。治痨伤、头晕。

【用法用量】 内服煎汤，10 ~ 15 g；外用适量，捣烂敷患处。

【选方】

①痨伤：歪头菜根 15 g。蒸酒 30 g，日服 3 次。

②头晕：歪头菜嫩叶 10 g。蒸鸡蛋吃。

厚　朴
Houpu

【别名】 厚皮、重皮、赤朴。

【来源】 为木兰科植物厚朴 *Magnolia officinalis* Rehd. et Wils. 和凹叶厚朴 *Mag-*

nolia officinalis Rehd. et Wils. var. *biloba* Rehd. et Wils. 的干燥干皮、根皮及枝皮。4～6月剥取，根皮及枝皮直接阴干，干皮置沸水中微煮后，堆置阴湿处，“发汗”至内表面变紫褐色或棕褐色时，蒸软，取出，卷成筒状，干燥。

【原植物】

①厚朴：落叶乔木，高7～15m。树皮紫褐色。小枝幼时有细毛，老时无毛，冬芽粗大，圆锥状，芽鳞密被淡黄褐色绒毛。单叶互生，椭圆状倒卵形，长35～45cm，宽10～20cm，先端圆而有短急尖头，稀钝，基部渐狭成楔形，有时圆形，全缘，上面淡黄绿色，无毛，幼时下面有密生灰色毛，老时呈白粉状，侧脉上密生长毛；叶柄长3～4cm。花与叶同时开放，单生顶端，杯状，白色，芳香，直径15cm；花梗粗短，长2～3.5cm，密被丝状白毛。花被9～12片或更多，肉质，几等长；萼片长圆状倒卵形，淡绿折色，常带紫红色；花瓣匙形，白色；雄蕊多数，螺旋状排列；雌蕊心皮多数，分离，子房长圆形。聚合果长椭圆状卵形，长9～12cm，直径5～6.5cm，心皮排列紧密，成熟时木质，顶端有弯尖头。种子三角形倒卵形，外种皮红色。花期4～5月，果熟期9～10月。（图片A030－03，彩图见462页）

②凹叶厚朴：形态与前种相似，主要区别点在于本种叶片先端凹陷，形成2圆裂，裂深2～3.5cm。

生长在温暖、湿润、土壤肥沃的山坡地。多栽培。

【药材】

①干皮：呈卷筒状或双卷筒状，长30～35cm，厚0.2～0.7cm，习称“筒朴”；近根部的干皮一端展开如喇叭口，长13～25cm，厚0.3～0.8cm，习称“靴筒朴”。外表面灰棕色或灰褐色，粗糙，有时呈鳞片状，较易剥落，有明显椭圆形皮孔和纵皱纹，刮去粗皮者显黄棕色。内表面紫棕色或深紫褐色，较平滑，具细密纵纹，划之显油痕。质坚硬，不易折断，断面颗粒性，外层灰棕色，内层紫褐色或棕色，有油性，有的可见多数小亮星。气香，味辛辣、微苦。

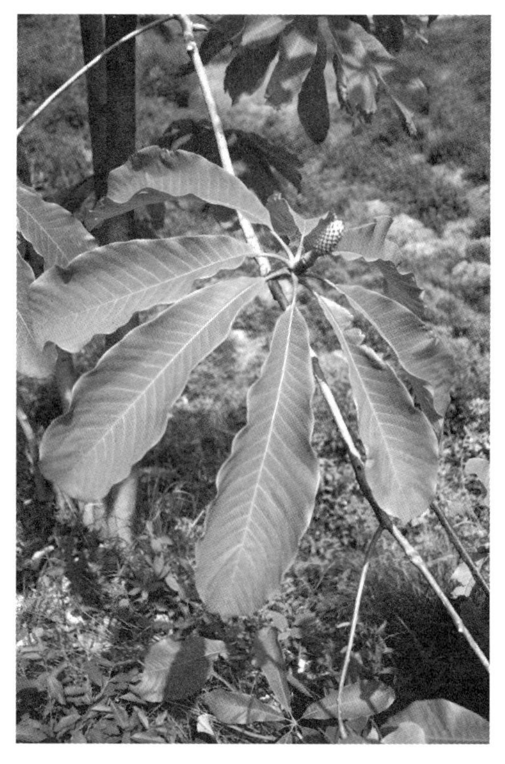

厚　朴

②根皮（根朴）：呈单筒状或不规则块片；有的弯曲似鸡肠，习称“鸡肠朴”。质硬，较易折断，断面纤维性。

③枝皮（枝朴）：呈单筒装，长10～20cm，厚0.1～0.2cm。质脆，易折断，断面纤维性。

【化学成分】厚朴含木脂素类、生物碱类、黄酮类、挥发油、甾醇、脂肪酸等。主要有厚朴酚（magnolol）、和厚朴酚（honokiol）、四氢厚朴酚（tetrahydro-magnolol）、异厚朴酚（iso-magnolol）；木兰箭毒碱（magnocurarine）、鹅掌楸碱（liriodenine）、罗默碱（roemerine）、瑞枯灵（reticuline）、番荔枝碱（anonaine）、阿西米洛宾（asimilobine）、N－降荷叶碱（N－nornuciferine）、降南天竹碱（nor-nantenine）、异萨苏林（isosalsoline）、N－甲基异萨苏林（N－methylisosalso-line）；槲皮苷、芸香苷等；挥发油主含β－桉叶醇（β－eudesmol）、聚伞花素等。

厚朴花含挥发油等。

【药理作用】

①抗菌、抗病毒作用：厚朴煎剂具广谱抗菌作用。其煎剂在体外对金黄色葡萄球菌、α－溶血性链球菌、白喉杆菌、枯草杆菌、痢疾杆菌、伤寒杆菌、副伤寒杆菌、霍乱弧菌、大肠杆菌、变形菌、绿脓杆菌、须发癣菌、肺炎双球菌、百日咳杆菌有抑制作用。以和厚朴酚标准品为实验材料测定其对金黄色葡萄球菌、大肠杆菌、链球菌的抑菌活性，得其抑菌浓度在 10 mg/L 以内；另以管碟法实验发现厚朴煎液对耐药金葡菌敏感。其醇提物对致病性皮肤真菌及结核杆菌也有较强的抑制作用。厚朴煎剂对体内炭疽杆菌也表现出明显的抗菌活性，已初步确定其活性物质为厚朴酚；另对幽门螺杆菌（HP）具有抑制其生长的作用，但未发现其对 HP 尿素酶起作用，厚朴酚为有效成分之一，对 HP 黏附抑制作用显著。厚朴、厚朴酚、和厚朴酚、四氢厚朴酚等有十分显著的抗龋齿作用，一般认为是通过抗口腔中链球菌突变株起作用。

②对胃肠活动的影响：厚朴挥发油具有驱风健胃作用，其煎液对家兔、豚鼠、小白鼠离体肠管活动低浓度兴奋，高浓度抑制；厚朴碱静注使麻醉猫在体小肠张力下降，并可抑制组胺所致大白鼠十二指肠痉挛。厚朴生品、姜炙品煎液均可对抗大白鼠幽门结扎型溃疡和应激型溃疡，姜炙后抗溃疡作用增强，一般认为其抗应激型溃疡的本质是在中枢抑制的基础上产生的应激反应缓解作用。此外，厚朴酚对应激反应时胃液分泌的增加有抑制作用，并对应激反应引起的胃黏膜对胃液抵抗力减弱带来的胃出血具有强烈的抑制效果。具有二苯基结构的厚朴酚、和厚朴酚有镇吐作用。

③肌肉松弛和中枢抑制作用：厚朴乙醚提取物通过口、腹腔给予小白鼠，显示出正相反射消失的强烈中枢抑制作用；再以乙醚提取物中分离出的和厚朴酚与厚朴酚给药，具有同样的中枢抑制及肌松作用。以厚朴酚 30mg/kg 腹腔注射小白鼠，测试脑电波变化，显示其对脑干网状结构及下丘脑神经通路有抑制作用。和厚朴酚是厚朴产生抗焦虑作用的主要成分。和厚朴酚具有特殊持久的肌松作用；木兰箭毒碱（magnocurarine）有松弛肌肉与降压作用；厚朴乙醇提取物可使握力下降，对由士的宁、印防已毒素、戊四唑等药物诱发的痉挛有强烈的抑制作用。

④抗氧化作用：厚朴不同提取物对 DPPH 自由基均有清除作用，以乙醇提取物活性最高。

⑤抗炎活性：不同浓度的厚朴酚可剂量相关地显著抑制抗 IgE 抗体刺激的白三烯（LTC_4 和 LTB_4）的产生，1×10^{-5} moL/L 时，A23187（还原型谷胱苷肽）有极显著的抑制作用，但对 IgE 诱导的β－已糖胺的释放无抑制作用。此外，1×10^{-5}moL/L 厚朴酚还可显著抑制抗 IgE 抗体刺激的细胞内 Ca^{2+} 浓度升高。

⑥对血液、血管及心脏的作用：厚朴醇提取物及厚朴酚都有血小板凝集抑

制效果，厚朴乙醇提取物可明显延长大白鼠血栓形成时间。其血小板凝集阻断作用及血管扩张作用与厚朴的活血化瘀作用密切相关。和厚朴酚还有心肌保护作用，其抗小白鼠心肌细胞线粒体脂类过氧化作用强度是α－生育酚（alphatocopherol）的1000倍；与厚朴酚具有保护心肌不受局部缺血伤害和抑制局部缺血时室性心律失常及抗溶血作用。另外，还发现厚朴酚与和厚朴酚通过抑制A－胆固醇酰基转移酶（ACAT）从而抑制胆固醇吸收，产生抗动脉粥样硬化的作用。

⑦对肾脏的影响：厚朴酚可促使小白鼠肾上腺类固醇生成，在正常剂量给药下，厚朴酚可增加皮质酮类分泌物，此效应在40μg/mL可达最大值；在肾上腺培养细胞中，少量厚朴酚可促进类固醇生成，产生糖皮质激素，此作用可解释厚朴控制气喘之效。

⑧对癌症的作用：厚朴中存在的活性物质可通过激活脂多糖抑制肿瘤坏死因子的生成，进一步研究证实厚朴中含新木脂素类、和厚朴酚及厚朴酚为产生抑制作用的活性成分，这些成分在产生抑制作用的剂量时没有发现其有细胞毒性，厚朴酚与和厚朴酚的半抑制浓度分别为53.7μg/mL和61.4μg/mL。厚朴酚与和厚朴酚在体内和体外均被发现可以抑制新生血管及肿瘤生长，并且在有效剂量范围内能够被宿主很好的耐受。

【性味归经】 苦、辛，温。归脾、胃、肺、大肠经。

【功能主治】 燥湿消痰，下气除满。用于湿滞伤中，脘痞吐泻，食积气滞，腹胀便秘，痰饮喘咳。

【用法用量】 3～10g。

【附注】 其花（厚朴花）及果（厚朴子）亦供药用。厚朴花味苦、辛，性温。具有理气，化湿之功能。治胸膈胀闷。内服煎汤用量2～6g。

厚朴子味甘，性温。具有理气，温中，消食之功能。内服煎汤用量3～5g。

威灵仙
Weilingxian

【别名】 铁脚威灵仙、百条根、老虎须。

【来源】 为毛茛科植物威灵仙 *Clematis chinensis* Osbeck 的根。秋季挖根，去净茎叶，洗净泥土，晒干或切段后晒干。夏、秋季采叶，鲜用或晒干。

【原植物】 多年生藤本，干时变黑。地下有丛生细根，外皮黑褐色。茎近无毛。叶对生，长达20cm，为一回羽状复叶；叶柄长4.5～6.5cm；小叶通常5片，有时为3片，窄卵形或三角状卵形，长1.2～6cm，宽1.3～3.2cm，顶端钝或渐尖，全缘，近无毛。圆锥花序腋生或顶生；花白色或绿白色，直径约1.4cm；花萼4片，花瓣状，展开，矩圆形或窄倒卵形，长约6.5cm，外面边缘密生短柔毛；无花瓣；雄蕊多数，无毛；心皮多数。瘦果扁卵形，长约3mm，疏生柔毛，果实顶端有羽毛状花柱，长达1.8cm。花期6～8月，果期8～10月。（图片A026－07，彩图见459页）

生长在山谷、山坡林边或灌木丛中。

【药材】 根茎呈柱状，长1.5～10cm，直径0.3～1.5cm；表面淡棕黄色；顶端残留茎基；质较坚韧，断面纤维性；下侧着生多数细根。根呈细长圆柱形，稍弯曲，长7～15cm，直径0.1～0.3cm；表面黑褐色，有细纵纹，有的皮部脱落，露出黄白色木部；质硬脆，易折断，断

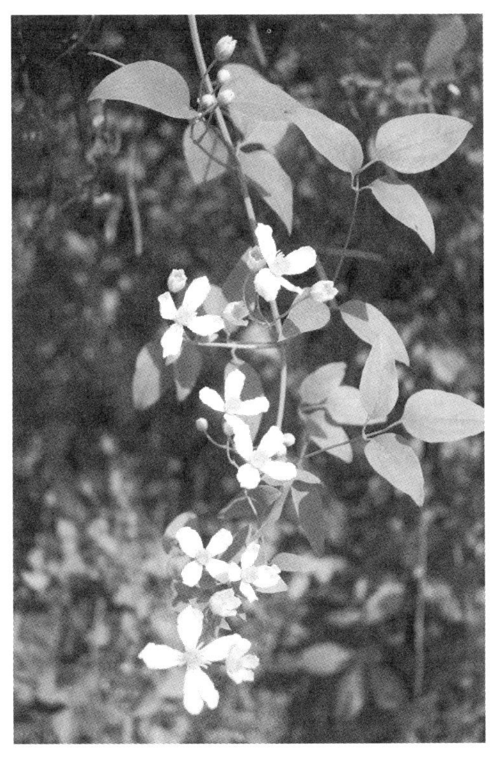

威灵仙

面皮部较广，木部淡黄色，略呈方形，皮部与木部间常有裂隙。气微，味淡。

【化学成分】根含皂苷类、挥发油及其他成分。皂苷元为齐墩果酸（oleanic acid）、常春藤皂苷元（hederagenin）及衍生物，皂苷成分主要有威灵仙皂苷（clematichinenoside）A～C、威灵仙次皂苷 C_{p1}～C_{p10} 等；挥发油（水蒸气蒸馏法和超临界 CO_2：流体萃取有差异）中主要有正十六酸、9，12－十八二烯酸、邻苯二甲酸丁醋、亚油酸乙酪、豆甾醇、γ－谷甾醇、羽扇豆醇等；其他还有白头翁素（anemonin）、白头翁内酯（anemonol）、原白头翁素（protoanemonin）等。

其叶含内酯、酚类、三萜、氨基酸、有机酸等。

【药理作用】

①抗炎镇痛活性：威灵仙的水提液、注射液和大剂量煎剂都能减少冰醋酸引起的小白鼠扭体的次数，表现出显著的镇痛作用；能明显减轻二甲苯导致的小鼠耳郭肿胀值，降低毛细血管的通透性，明显抑制炎症早期引起的组织水肿和渗出。

②抗菌活性：威灵仙的抑菌活性成分主要是原白头翁素和白头翁素。它们对大肠杆菌、链球菌、结核杆菌、金黄色葡萄球菌、白喉杆菌有抑制作用；与链霉素有协同作用；并具有很强的杀真菌活性；对志贺痢疾杆菌、皮肤真菌奥杜阳盎小孢子菌有强杀菌作用；另外，威灵仙的几种提取液对感染佝氏鼠疟的原虫均有抑制作用。

③抗癌活性：其总皂苷能够杀伤体外培养的移植性肿瘤细胞 S180A（肉瘤腹水型）、EAC（艾氏腹水型）和 HepA（肝癌腹水型），且给药浓度越大，杀伤力越强。

④其他生物活性：有抗利尿作用，其 50% 煎剂 0.2 mL 约相当于脑垂体后叶素 0.1 单位的抗利尿作用，且作用时间较长；威灵仙制剂能显著降低血尿酸和抗炎，能保护肾脏，治疗高尿酸引起的肾病；其烯醇提取液对小鼠中期妊娠有引产作用；威灵仙的水煎剂、醇提物和注射剂均能促进肠平滑肌的运动，松弛鼠离体回肠平滑肌，对抗组胺或乙酰胆碱引起的回肠收缩反应，而且水煎剂和醇提物还能促进大鼠的胆汁分泌，醇提物可促进狗分泌胆汁并松弛其总胆管末端括约肌，表现出较好的利胆作用；威灵仙对实验性胆汁淤积大白鼠具有退黄降酶作用；含 0.001%～20.0% 威灵仙及其皂苷提取物的美容剂具有亮肤美白作用；威灵仙多糖在体内外均具有显著的抗氧化作用。

【性味归经】辛、咸，温。归膀胱

经。

【功能主治】祛风除湿，通络止痛。用于风湿痹痛，肢体麻木，筋脉拘挛，屈伸不利，骨哽咽喉。

【用法用量】6～10 g；外用适量。

【选方】

①风湿性关节炎：威灵仙、苍术各 9 g，制草乌 4.5 g。水煎服。

②急性扁桃体炎：鲜威灵仙（或单用茎叶）60 g（或干品 30 g）。煎汤服或代茶饮。

【附注】中国药典规定本品的另外两种来源植物棉团铁线莲 *Clematis hexapetala* Pall. 和东北铁线莲 *Clematis manshurica* Rupr.，大别山区少见。

点地梅

Diandimei

【别名】喉咙草、佛顶珠。

【来源】为报春花科植物点地梅 *Androsace umbellata*（Lour.）Merr. 的全草。春季开花时采集，除去杂质，晒干。

【形态特征】一年生或二年生柔弱小草本，高 4～17 cm，全株被白色细柔毛。叶 10～30 片丛生，呈莲座状平铺于地上，有细长柄；叶片半圆形至近圆形，径 5～20 mm，先端圆形，基部略呈心形，边缘圆齿状，上面绿色，有时局部带紫红色。花茎自叶丛中抽出，3～7 枝，顶端有小伞梗 5～7 个，排成伞形花序；萼绿色，5 深裂，裂片卵形，宿存；花冠白色，下部愈合成短管形，上部 5 裂，向外平展；雄蕊 5 枚，着生花筒内，花丝短；子房上位，花柱短，柱头不明显。蒴果球形，直径 2～3 mm，成熟时 5 瓣裂。种子多数，细小，棕色。花期 4 月，果期 5 月。（图片 A089－01，彩图见 481 页）

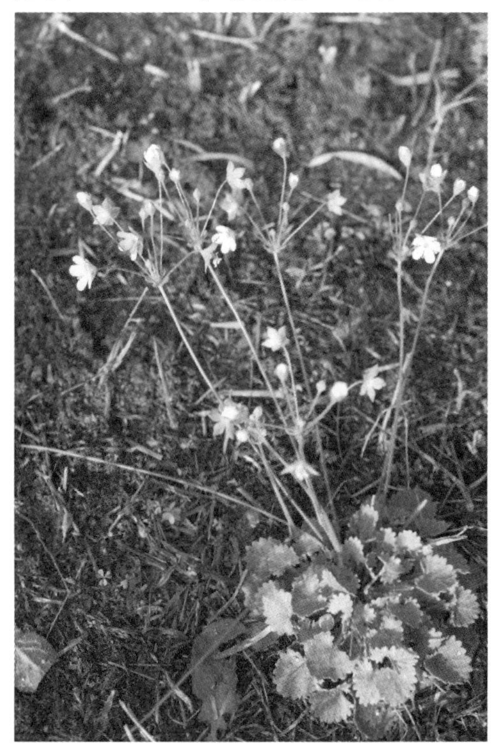

点地梅

生长在山野草地、林下、路边潮湿处。

【化学成分】全草含黄酮类有山柰酚（kaempferol）、芦丁（rutin）、槲皮素（quercetin）；三萜苷类有 3－O－［β－D－吡喃木糖－（1→2）－β－D－吡喃葡萄糖－（1→4）－α－L－阿拉伯糖］－16α－羟基－13β，28－环氧－齐墩果烷－30－醛（primulanin）、3－O｛β－D－吡喃木糖－（1→2）－β－D－吡喃葡萄糖－（1→4）－［β－D－吡喃葡萄糖－（1→2）］－α－L－阿拉伯糖｝－16α－羟基－13－β－28－环氧－齐墩果烷－30－醛（saxifragifolin B）、3－O－｛β－D－吡喃木糖－（1→2）－β－D－吡喃葡萄糖－（1→4）－［β－D－吡喃葡萄糖－（1→4）－β－D－吡喃葡萄糖－（1→2）］－α－L－阿拉伯

糖｝-16-α-羟基-13-β-28-环氧-齐墩果烷-30-醛（saxifragifolin D）、胡萝卜苷（daucosterol）。

【性味】苦、辛，寒。

【功能主治】祛风，清热，消肿，解毒。治咽喉肿痛，头痛，牙痛，风湿，哮喘，淋浊，疔疮肿毒，跌打，烫伤。

【用法用量】5～10 g；研末或浸酒。外用：捣敷或研末掺。

【选方】

①风湿性关节炎：佛顶珠 15 g。水煎服。

②偏正头痛、牙痛、风火赤眼：点地梅 10～30 g。水煎服。

③哮喘：鲜点地梅 30～60 g。水煎服。

④急性扁桃体炎：点地梅 10 g。水煎服。

省沽油
Shengguyou

【别 名】双蝴蝶。

【来源】为省沽油科植物省沽油 *Staphylea bumalda* DC. 的成熟果实。秋季采收，除去杂质，晒干。

【原植物】落叶灌木，高达 3m。复叶对生；叶柄长 3～8cm，有早落性托叶；小叶 3 片，椭圆形或椭圆状卵形，长 3～7cm，宽 1～3cm，先端渐尖，基部楔形，边缘细锯齿有小尖头，两面脉上疏生细毛；小叶柄极短。圆锥花序顶生；花萼 5 片，黄白色；花瓣 5 片，约与萼片等长，白色；雄蕊 5 枚；心皮 2 枚，子房被粗毛，花柱 2 个。朔果扁平，倒三角形，长约 2cm，果皮膜质，有横纹。种子圆形而扁黄色而有光泽。花期 6 月，果期 7～9 月。（图片 A055-01，彩图见 474 页）

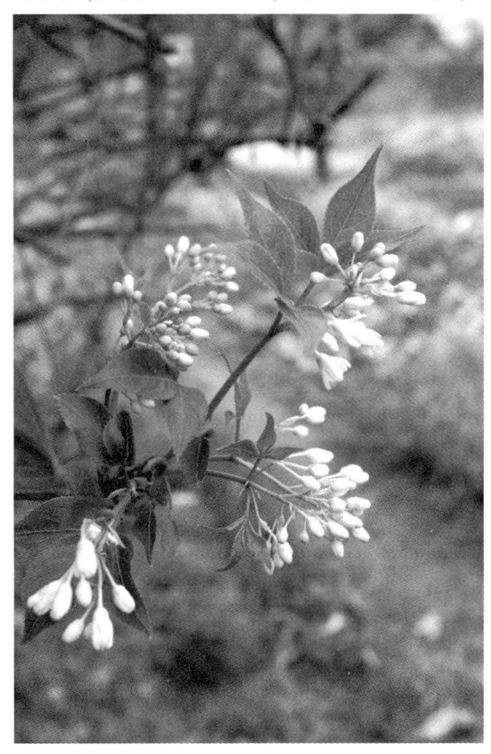

省沽油

生长在山坡路边或溪谷两旁灌丛中。

【化学成分】种子油脂主含油酸、亚油酸、亚麻酸、角鲨烯、维生素 E 等。新鲜叶含省沽油素（staphylin）。

【功能主治】治干咳，果实 9～12 g，水煎服。

【附注】省沽油 *Staphylea bumalda* DC. 的花蕾（珍珠花）为天然食品。每 100 g 珍珠花中含粗蛋白质 34.94 g，可溶性糖 9.25 g，粗脂肪 1.95 g；18 种氨基酸总含量为 14.1%；其中人体必需氨基酸为 5.1%；花蕾中常规成分的营养价值高于种子、嫩梢和嫩叶。

映山红

Yingshanhong

【别名】 杜鹃花、满山红。

【来源】 为杜鹃花科植物杜鹃 *Rhododendron simsii* Planch. 的干燥花。4～5 月花盛开时采收，晒干。

【原植物】 常绿或半常绿灌木，高达 3 m。分枝细而多，密被黄色或褐色平伏硬毛。叶卵状椭圆形或倒卵形，长 2～6 cm，宽 1～3 cm，先端尖，基部楔形，上面疏被硬毛，下面密被褐色细毛，脉上更多。花 2～6 朵簇生枝端；萼片面，椭圆状卵形，长 2～4 mm，密被褐色硬毛，宿存；花冠玫瑰色至淡红色，阔漏斗状，径 4～5 cm，裂片近倒卵形，上部 1 瓣及近侧 2 瓣有深红色斑点；雄蕊 7～10 枚，花丝下部有稀疏细毛，花药紫色；子房卵圆形，密被硬毛，柱头头状。蒴果卵圆形，长 5～8 mm，密被硬毛。花期 4 月，果熟期 10 月。（图片 A087－01，彩图见 480 页）

生长在山坡或平地、林中、岩畔。

【化学成分】 花含花色苷和黄酮醇类，均为花的色素。红花色苷有矢车菊素 3－葡萄糖苷（cyanidin3－glucoside）、矢车菊素 3，5－双葡萄糖苷（cyanidin 3，5－diglucoside）；紫花色苷有锦葵花素3，5－双葡萄糖苷（malvidin3，5－diglucoside）；黄酮醇类有杜鹃黄素 3－鼠李糖葡萄糖苷（azaleatin3－rhamnosyl glucoside）和杨梅树皮素 5－甲醚（myricetin 5－methyl ether）等。

叶和嫩枝中含黄酮类有槲皮素、槲皮苷、金丝桃苷、杜鹃花醇（matteucinol）、杜鹃花醇苷（matteucinin）等；三萜类有熊果酸；另含挥发油及有毒成分梫木毒素（andromedotoxin）等。

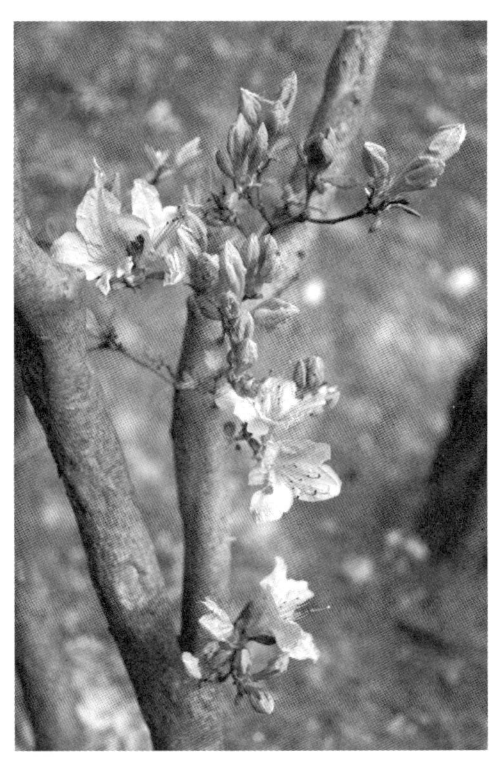

杜　鹃

【药理作用】

①镇咳祛痰作用：小白鼠腹腔注射映山红煎剂有止咳作用（氨水喷雾引咳法），其醋酸乙酯提取物、氯仿提取物及其母液，包括分离出的结晶甲和乙（黄酮化合物）也有镇咳作用。小白鼠灌服煎剂有祛痰作用（酚红法）。

②抗炎镇痛作用：杜鹃花总黄酮有明显的镇痛作用，且对平滑肌的解痉作用明显，对一般炎症疼痛有效，而且更适合于内脏平滑肌的疼痛。其镇痛作用机制与中枢作用有关，且与促进 NO 释放及抑制 PGE_2 合成有关；另外，杜鹃花总黄酮 50 mg/kg、100 mg/kg 能明显抑制二甲苯致小白鼠耳肿胀；可显著抑制蛋清致大鼠足爪的肿胀，使血清和脚爪组织中 MDA 含量减少，同时脚爪组织中 NOS

活性、NO 和 PGE_2 含量也有显著的下降，显示抗炎作用可能与抑制 PGE_2 和 NO 合成及抗脂质过氧化有关。

③对心肌缺血的保护作用：杜鹃花总黄酮对大白鼠心肌缺血再灌注损伤有明显延迟相保护作用，其作用与减少自由基过氧化、增加 NO 生成等有关。

毒性 映山红总黄酮 LD_{50} 为 0.495 g/kg；映山红粗提物 LD_{50} 为 13.14 g/kg；分别相当于人给药 539.33 g、33.7 g 的生药量，显示安全性较低。映山红中的毒性成分有木藜芦毒烷衍生物、挥发油中的杜鹃酮和杜鹃素等。梫木毒素（木藜芦毒素Ⅰ）0.4mg/10 g，可使小白鼠急性中毒和死亡。中毒症状为呼吸困难，肌肉麻痹，食欲废绝，死于充血性心力衰竭。映山红中毒可用阿托品缓解症状。

【性味】 酸、甘，温。

【功能主治】 和血，调经，祛风湿。治月经不调，闭经，崩漏，跌打损伤，风湿痛，吐血、出血。

【用法用量】 15～30 g。

【选方】

①月子病，经闭干瘦：映山红 60 g。水煎服。

②跌打疼痛：映山红子（研末）1.5 g。用酒吞服。

③流鼻血：映山红花（鲜）或杜鹃花根 15～30 g。水煎服。

④指疔，各种阳性肿毒：新鲜杜鹃花的枝头嫩叶适量，捣烂如泥，敷于患处，每日换药 2 次。止痛消肿，未化脓时，可使消散。

⑤眼外伤红肿：杜鹃花嫩叶捣烂，加人乳，外敷。

⑥外伤出血：杜鹃花鲜叶捣烂，外敷伤口。或杜鹃花根皮（鲜）适量，酒糟少许，捣烂外敷。

⑦对口疮：杜鹃鲜叶和侧柏叶等量捣烂，调鸡蛋清或蜜，敷患处。

⑧荨麻疹：杜鹃鲜叶，煎汤洗浴。

【附注】 其根（杜鹃花根）、嫩枝叶（杜鹃花叶）亦分别供药用。

①杜鹃花根：味酸、甘，性温。具和血，止血，祛风，止痛之功能。用治吐血、出血，月经不调，崩漏，肠风下血，痢疾，风湿疼痛，跌打损伤。内服煎汤用量 15～30 g；或浸酒；外用，捣敷。

②杜鹃花叶：味、酸，性平。具清热解毒，止血之功能。用治痈肿疔疮，外伤出血，荨麻疹。多外用，捣敷或煎水洗浴。

香加皮
Xiangjiapi

【别名】 北五加皮、杠柳皮。

【来源】 为萝藦科植物杠柳 *Periploca sepium* Bge. 的干燥根皮。春、秋季采挖，剥取根皮，晒干。

【原植物】 落叶缠绕灌木，高达 1m 以上。主根圆柱状。小枝常对生，黄褐色，有细条纹，枝上有圆点状突起的皮孔。叶对生；叶柄长 3～6 mm；叶片披针形或长圆状披针形，长 5～10 cm，宽 1～3 cm，先端渐尖，全缘，基部楔形或近圆形，上面深绿色，有光泽，下面淡绿色，羽状网脉较细密。聚伞花序腋生或顶生，花 1 朵至数朵；苞片对生，小形；花梗细弱，花径约 2 cm；萼深 5 裂，裂片卵形；花冠外面绿黄色，内面带紫红色，深 5 裂，裂片矩圆形，向外反卷，边缘密生白茸毛；副花冠 5 个，线形，具细柔毛；雄蕊 5 枚，连合作圆锥状，有毛，包围雌蕊；子房上位，由 2 分离心皮组成，柱头合生。蓇葖果近圆柱状，长 10～15 cm，先端渐尖，两果相对，弯曲而顶端相连，熟时沿内侧纵裂。种子狭纺锤形而扁，黑褐色，顶端丛生白色长毛。花期 5 月，果期 9 月。（图片 A098－01，彩图见 483 页）

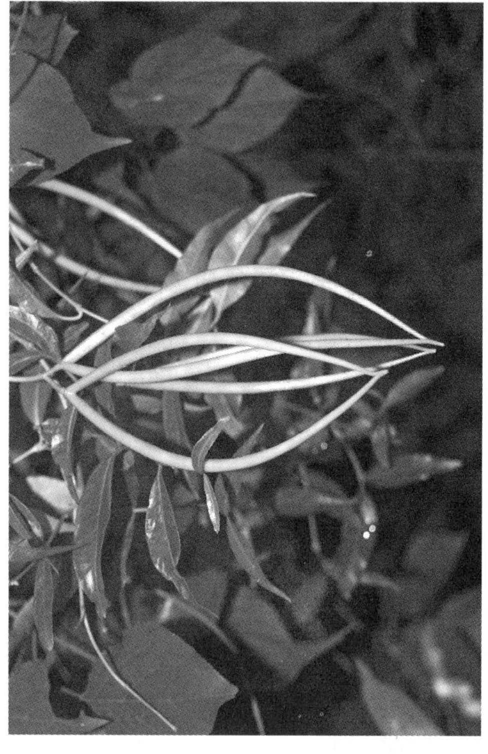

杠　柳

生长在路边、沙质地、砾石山坡上。

【药材】呈卷筒状或槽状，少数呈表规则的块片状，长 3～10 cm，直径 1～2 cm，厚 2～4 mm。外表面灰棕色或黄棕色，栓皮松软常呈鳞片状，易剥落。内表面淡黄色或淡黄棕色，较平滑，有细纵纹。体轻，质脆，易折断，断面不整齐，黄白色。有特异香气，味苦。

【化学成分】茎皮和根皮含强心苷类、C_{21} 甾类、黄酮类、三萜类、低聚糖、挥发油、脂肪酸、甾醇等。强心苷类有杠柳苷元（periplogenin）、xysmalogenin、杠柳毒苷［periplocin，即北五加皮苷 G（periplocoside G）］、杠柳次苷（periplocymarin）等；C_{21} 甾类有孕甾烯醇类苷元（9 种）、北五加皮苷（periplocoside）A～F、北五加皮苷 J～O、杠柳苷（periploside）A～C、GlycosideB、GlycosideE、GlycosideH$_1$、GlycosideH$_2$、GlycosideK、秦岭藤苷 C、秦岭藤苷 D 等；黄酮类有宝藿苷Ⅰ（baohuoside－Ⅰ）；三萜类有 α－香树脂醇（α－amyrin）、β－香树脂醇（β－amyrin）、β－香树脂醇乙酸酯（β－amyrin acetate）、羽扇豆醇（lupeol）等；低聚糖有 4－O－（2－O－乙基－β－D－毛地黄糖基）－D－磁麻糖、甲基 4－O－（2－O－乙基－β－D－毛地黄糖基）－D－磁麻糖苷、C$_1$、D$_2$、F$_1$、F$_2$ 等；挥发油有香气成分 4－甲氧基水杨醛（4－Methoxy salicylaldehyde）、甲酸丁酯（butyl formate）、乙酸丁酯（butyl acetate）等。

【药理作用】

①抗炎作用：香加皮中 α－或 β－香树酯醇乙酸酯以 40 mg/kg 给小白鼠或大白鼠腹腔注射 10 d，对角叉菜胶或醋酸实验性足肿胀有明显抗炎作用，与其抗风湿功能相吻合。

②强心作用：杠柳皮醇提物对在体、离体蛙心与在体猫心及离体猫心肺装置均使心脏收缩加强，大剂量使心脏停止在收缩期，其强心作用与毒毛旋花子苷 K 及毒毛旋花子苷 G 相似，均与其抑制心肌细胞膜 Na^+-K^+－ATP 酶有关。其强心作用的主要成分为杠柳苷（1mg 相当于 0.587 mg 毒毛旋花子苷 G），其苷元化学结构与药理作用特点与毒毛旋花子苷元极其相似。

③对中枢神经系统作用：香加皮水蒸气蒸馏所得“杠柳脑”皮下注射，引

起小鼠运动兴奋，对声和光刺激的反应性增强。“杠柳脑”、杠柳酊和杠柳蒸出液都有缩短蟾蜍脊髓反射潜伏期的作用。

④升白细胞作用：香加皮醇提物给小白鼠1g/kg灌胃给药，同时腹腔注射环磷酰胺20mg/kg，发现香加皮对环磷酰胺所导致的白细胞下降有回升作用。

⑤拟胆碱作用：杠柳苷可增强大白鼠、豚鼠和猫对乙酰胆碱的敏感性，此作用与其抗胆碱酯酶作用密切相关。

⑥抗肿瘤及免疫调节作用：杠柳根皮甲醇提取物对小白鼠 S_{180A} 腹水癌具有显著抗癌活性，杠柳苷A具有较强的抗癌活性；香加皮水提取物对不同组织来源的肿瘤细胞株有广泛的抑制作用。

毒性 香加皮配方颗粒有急性毒性和低蓄积毒性，并可导致心电图异常改变。杠柳毒苷的毒性作用与毒毛旋花子苷相似，强心总苷用鸽法测定每1mg相当于0.587mg毒毛旋花子苷G结晶；粗苷2mg抑制豚鼠心肌细胞 Na^+-K^+-ATP 酶活性几乎达到99%；香加皮生药制剂给猫灌胃时1g/kg的剂量可致死。中毒后血压先升而后下降，心收缩力增强，继而减弱，心率不齐，乃至心肌纤颤而死亡。临床上香加皮不良反应主要见恶心、呕吐、腹泻等胃肠道症状，以及心率减慢、早搏、房室传导阻滞等心律失常表现，甚至有误服香加皮致死的报道。

【性味归经】 辛、苦，温；有毒。归肝、肾、心经。

【功能主治】 祛风湿，强筋骨。用于风寒湿痹，腰膝酸软，心悸气短，下肢浮肿。

【用法用量】 3～6g；浸酒或入丸、散。

香附子
Xiangfuzi

【别名】 香附。

【来源】 为莎草科植物莎草 *Cyperus rotundus* L. 的根茎。秋季采挖，燎去毛须，置沸水中略煮或蒸透后晒干，或燎后直接晒干。

【原植物】 多年生宿根草本，高15～50cm。根状茎匍匐而长，其末端有灰黑色、椭圆形、具有香气的块茎（即香附），有时数个连生。茎直立，上部三棱形，叶基部丛生，3行排列，叶片窄条形，长15～40cm，宽2～6mm，基部抱茎，全缘，具平行脉。夏秋开花，花序形如小穗，在茎顶排成伞形，基部有叶状总苞2～4个；小穗条形，稍扁平，茶褐色；花两性，无花被；雄蕊5枚；子房椭圆形，柱头3裂呈丝状。坚果三棱形，灰褐色。花期6～9月，果熟期8～11月。（图片A125－01，彩图见500页）

喜生于耕地、旷野、路旁和草地上。

【药材】 多呈纺锤形，有的略弯曲，长2～3.5cm，宽0.5～1cm。表面棕褐色或黑褐色，有纵皱纹，并有6～10个略隆起的环节，节上有未除净的棕色毛须及须根断痕；去净毛须者较光滑，环节不明显。质硬，经蒸煮者断面黄棕色或红棕色，角质样；生晒者断面色白而显粉性，内皮层环纹明显，中柱色较深，点状维管束散在。气香，味微苦。

【化学成分】 含生物碱、黄酮类、甾醇、挥发油、糖及淀粉等。主要有大黄素甲醚（physicion）、十六烷酸、胡萝卜苷（daucosterol）等；挥发油的主要成分有α－香附酮（α－cyperone）和β－香

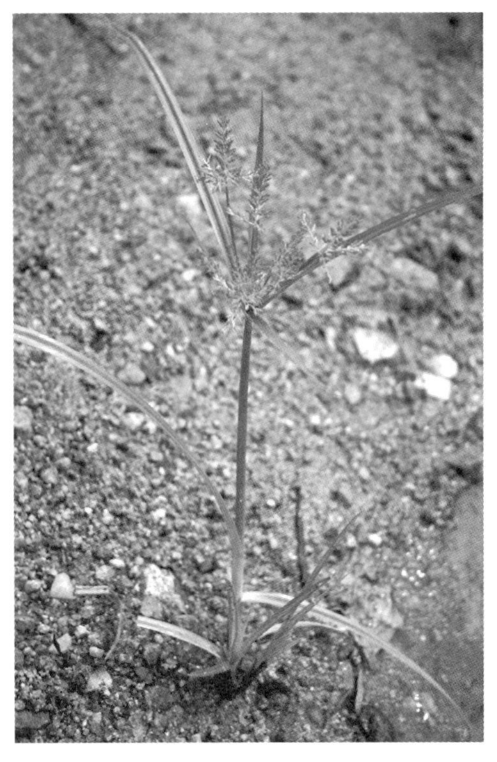

莎　草

附酮（β - cyperene）、香附烯（cyperene）、β - 蒎烯（β - pinene）、β - 芹子烯（β - scliene）、香附子烯、广藿香烯酮、丁香烯、δ - 荜澄茄烯、古巴烯等50多种成分。

【药理作用】

①对中枢神经系统的作用：不同剂量的香附挥发油均能明显协同戊巴比妥钠对小鼠的催眠作用；给家兔分别缓慢静脉注射不同剂量的香附挥发油0.050 mg/kg，0.075 mg/kg及0.100 mg/kg，平均麻醉时间依次为9.0 min，15.0 min，28.5 min；能明显地延长东莨菪碱的麻醉时间，但并不影响麻醉深度；香附醇提物解热效应明显，其特点是起效快，持续时间长，且有较强的镇痛作用；而香附水提物也见较强的镇痛作用，但未见明显的解热效应；给予香附挥发油30 min后可明显降低大白鼠正常体温（$P < 0.05$），较氯丙嗪的降温作用强，但作用不及氯丙嗪持久，随后大白鼠体温逐渐恢复正常。

②对心血管系统的作用：香附总生物碱、苷类、黄酮类和酚类化合物的水溶液亦有强心和减慢心率作用，并且有明显的降压作用；香附挥发油具短暂的降血压作用；香附乙醇提取物20mg/kg静脉注射于麻醉犬，血压缓缓下降，持续0.5～1 h。乙醇提取物不影响肾上腺素和乙酰胆碱对血压的作用，但能部分阻断组胺的作用。

③雌激素样作用：去卵巢大鼠试验表明，香附挥发油有轻度雌激素样活性。香附的这一作用是其治疗月经不调的主要依据之一。

④对子宫的作用：5%香附流浸膏对豚鼠、兔、猫和犬等动物的离体子宫，无论已孕或未孕，都有抑制作用，使其收缩力减弱、肌张力降低；实验证明，香附酮能有效地抑制未孕大鼠离体子宫肌的自发性收缩，同时抑制缩宫素引起的离体子宫肌的收缩，并呈剂量依赖关系，是香附调经解痛的主要有效成分。

⑤抗炎作用：香附醇提取物100 mg/kg腹腔注射，对角叉菜胶和甲醛引起的大鼠脚肿有明显的抑制作用。此作用强于5mg/kg～10mg/kg氢化可的松。

⑥对肠管的作用：香附挥发油浓度为5 μg/mL时可抑制肠管的收缩，当浓度增加至20 μg/mL时，有明显的抑制作用，使肠管收缩幅度降低、张力下降；香附醇提取物20 μg/mL浓度时，对离体兔回肠平滑肌有直接抑制作用。

⑦抗菌作用：体外试验，香附挥发油对金黄色葡萄球菌有抑制作用，对其他细菌无效。香附烯Ⅰ和香附烯Ⅱ的抑菌作用比挥发油强，且对宋内痢疾杆菌

亦有效。氢化不影响其抗菌作用。香附酮则完全无效。香附提取物对某些真菌亦有抑制作用。

⑧其他作用：香附醇提取物对组织胺喷雾所致豚鼠支气管痉挛有保护作用；香附所含的前列腺素生物合成抑制物质主要为α-香附酮。用不同浓度的香附水煎剂灌流大鼠离体脂肪组织，发现香附水煎剂可促进脂肪组织释放游离脂肪酸，并且存在剂量效应关系；心得安、异搏定和元钙液可不同程度的阻断香附的作用，表明香附促进脂肪组织释放游离脂肪酸的作用部分经肾上腺素能p受体、异搏定敏感的L型Ca^{2+}通道及外Ca^{2+}内流介导。

毒性 香附的毒性较小，饲料中加药比例不超量时，大鼠可以耐受，加药量达30%~50%时，动物生长受到一定的抑制。香附醇提取物小鼠腹腔注射的LD_{50}为1500mg/kg。三萜类化合物小鼠腹腔注射的LD_{50}为50mg/kg。腹腔注射香附挥发油以寇氏法测得的LD_{50}为（0.297±0.0191）mL/kg。

【性味归经】辛、微苦、甘，平。归肝、脾、三焦经。

【功能主治】行气解郁，调经止痛。用于肝郁气滞，胸、胁、脘腹胀痛，消化不良，胸脘痞闷，寒疝腹痛，乳房胀痛，月经不调，经闭痛经。

【用法用量】6~10g。或入丸、散。外用：研末撒、调敷或作饼热敷。

重　楼
Chonglou

【别名】蚤休。

【来源】为百合科植物七叶一枝花*Paris polyphylla* Sm. 和华重楼*Paris polyphylla* Sm. var. *chinensis*（Franch.）Hara的根茎。秋季采挖，除去须根，洗净，晒干。

【原植物】

①七叶一枝花：多年生直立草本，高50~100cm。根状茎直径达1.5cm，表面棕褐色，密生环节和多数须根。茎基部通常紫红色，有1~3枚灰白色干膜质的鞘。叶5~10片轮生，矩圆形、椭圆形或倒卵状披针形，长7~15cm，宽2.5~5cm，先端短尖或渐尖，基部圆形或宽楔形；叶柄明显，长2~6cm，带紫红色。花梗长5~30cm；外轮花被片绿色，3~6片，狭卵状披针形，长3~7cm，内轮花被片狭条形，通常比外轮长；雄蕊8~12枚，花药短，长5~8mm，与花丝近等长或稍长，药隔突出部分长0.5~2mm；子房近球形，具棱，顶端具盘状花柱基，花柱粗短，具4~5个分枝。蒴果紫色，直径1.5~2.5cm，3瓣或6瓣裂开；种子多数，具鲜红色多浆汁的外种皮。花期5~7月，果期8~11月。（图片A 134-10，彩图见505页）

②华重楼：叶5~8枚轮生，通常7枚，倒卵状披针形，矩圆状披针形或倒披针形，长7~15cm，宽2.5~5cm，先端短尖或渐尖，基部通常楔形；叶柄明显，长2~6cm带紫红色。花梗长5~30cm；外轮花被片绿色，3~6片，狭卵状披针形，长3~7cm，内轮花被片狭条形，通常中部以上变宽，长1.5~3.5cm，宽1~1.5mm，长为外轮的1/3至近等长或稍超过；雄蕊8~10枚，花药长1.2~2cm，长为花丝的3~4倍，药隔突出部分长1~2mm。花期5~7月，果期8~10月。

生长在山坡林下及灌丛阴湿处。

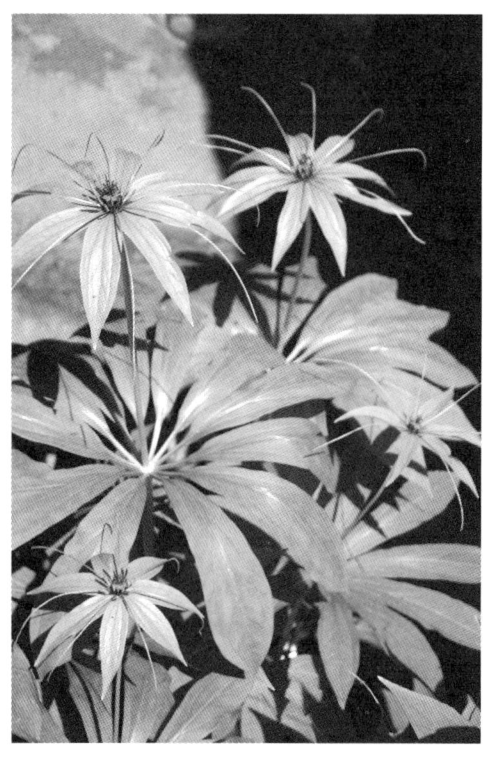

七叶一枝花

【药材】本品呈结节状扁圆柱形，略弯曲，长5～12cm直径1.0～4.5cm。表面黄棕色或灰棕色，外皮脱落处呈白色；密具层状突起的粗环纹，一面结节明显，结节上具椭圆形凹陷茎痕，另一面有疏生的须根痕。顶端具鳞叶及茎的残基。质坚实，断面平坦，白色至浅棕色，粉性或角质。气微，味微苦、麻。

【化学成分】根茎含甾体皂苷类、甾酮、β－蜕皮激素、黄酮类、糅质、氨基酸、胡萝卜苷、蔗糖和微量元素等。主要有薯蓣皂苷元（diosgenin）、偏诺皂苷元（pennogenin）、重楼皂苷（parissaponin）Ⅰ～Ⅲ、薯蓣皂苷、C_{22}－羟基－原薯蓣皂苷、C_{22}－甲氧基－原薯蓣皂苷、C_{22}－羟基－原重楼皂苷Ⅰ、C_{22}－甲氧基－原重楼皂苷Ⅰ、C_{22}－甲氧基－原重楼皂苷Ⅱ等；重楼皂苷D、重楼皂苷H；皂草苷A～D（saponins A～D）、蚤休皂苷A，B（pariphyllinsA，B）、七叶一枝花皂苷G～H（polyphyllins G～H）、重楼甾酮（paristerone）、山柰酚－3－O－β－D－葡萄吡喃糖基（1→6）－β－D－葡萄吡喃苷和7－O－α－L－鼠李吡喃糖基－山柰酚－3－O－β－D－葡萄吡喃糖基（1→6）－β－D－葡萄糖苷等。

【药理作用】

①抗菌、抗病毒及消炎作用：重楼煎剂对金黄色葡萄球菌、溶血性链球菌、脑膜炎双球菌、痢疾杆菌、伤寒杆菌、副伤寒杆菌、大肠杆菌和绿脓杆菌有不同程度的抑制作用；重楼有较强的抗白色念珠菌作用，其MIC为1.5mg/mL，抗菌效价为6.25mg/mL；重楼水及醇提取物对甲型和亚洲甲型流感病毒有较强的抑制作用；其乙醇提取物7.8mg/mL有杀灭钩端螺旋体作用，而同浓度水煎剂没有此作用。重楼煎剂对于右旋糖酐所致“无菌性炎症”具有对抗作用。

②抗肿瘤作用：重楼的水及醇提物在体内能抑制小鼠艾氏腹水癌（EAC）瘤株，两种提取物腹腔给药均有效，且水提物效果好。体外实验中，甲醇提取物对Hela瘤株有效，可抑制其生长。对于小白鼠成纤维细胞（L－929）瘤株，甲醇提取物在体外的抑瘤率高于水提物，但水提物细胞毒活性相对较小。重楼提取物可明显非特异性的抑制TNF（肿瘤坏死因子）细胞毒活性。对小白鼠腹腔巨噬细胞经LPS诱生，TNF有明显抑制作用。药物剂量越高，对TNF活性及其诱生的抑制作用越明显。另有实验证明，重楼的水、甲醇和乙醇提取物，对人肺癌A－549、人乳腺癌MCF－7、人结肠腺癌HT－29、人肾腺癌A－496、人胰腺癌PACA－2、人前列腺癌PC－36种人体肿瘤细胞均有抑制作用。重楼皂苷是其

抗肿瘤的主要活性成分。

③止血作用：有研究表明，重楼皂苷能显著缩短凝血时间及体内外血浆复钙时间，诱导家兔主动脉条收缩，其对家兔凝血时间有显著影响，但不缩短KPTT（部分凝血活酶时间）。另有研究证明，重楼甾体总皂苷体内给药能够增强ADP诱导血小板聚集；体外能够直接诱导血小板聚集，并呈剂量效应关系。

④其他作用：重楼总皂苷提取物能有效清除OH、O^{2-}自由基，对脂质过氧化及DNA的OH氧化损伤有显著抑制作用；对膜性肾病（MN）大白鼠肾脏具有保护作用，其疗效与雷公藤多苷相当；早期还报道七叶一枝花煎剂有明显平喘作用和明显止咳作用；但无祛痰作用。

【毒性】小鼠灌服煎剂30～60 g/kg，3d内未见死亡。小鼠每日灌服0.4 g，每日3次，连续3d；或静脉注射0.2% 0.4mL/只，均无死亡。故毒性很低。

【性味归经】苦，微寒；有小毒。归肝经。

【功能主治】清热解毒，消肿止痛，凉肝定惊。用于疔疮痈肿，咽喉肿痛，毒蛇咬伤，跌扑伤痛，惊风抽搐。

【用法用量】3～10 g；外用适量，研末调敷。

【选方】

①喉痹：重楼0.6 g。研粉吞服。

②肺痨久咳及哮喘：重楼15 g。加水适量，同鸡肉或猪肺炖服。

④脱肛：蚤休，用醋磨汁。外涂患部后，用纱布压送复位，每日可涂2～3次。

⑤蛇咬伤：重楼6 g，研末开水送服，每日2～3次；另外，可把重楼鲜根捣烂，或加甜酒酿捣烂敷患处。

鬼 臼
Guijiu

【来源】为小檗科植物八角莲 *Dysosma versipellis*（Hance）M. Cheng的根茎。秋季采挖，洗净，晒干备用或鲜用。

【原植物】多年生草本，高20～40 cm。根茎横卧，粗壮。茎直立，高30～50 cm。茎生叶1片，有时2片，盾状，圆形，直径达30 cm，5～9裂，裂片三角状卵圆形或卵状矩圆形，长2.5～4 cm。基部宽5～7 cm，下面疏生柔毛或无毛，边缘有针刺状细齿；叶柄长10～15 cm。花5～8朵簇生叶柄顶部离叶基不远处，下垂；花萼6片，椭圆形，外面有疏长毛；花瓣6片，2轮，长2 cm，深红色；雄蕊6枚，花丝开张，花药向内；子房上位，1室，柱头大，盾状。浆果椭圆形或卵形。种子多数。花期4～5月，果期7～8月。（图片A028－01，彩图见460页）

生长在山谷、山坡杂木林中阴湿地。

【化学成分】根茎含木脂素类、黄酮类、甾醇类、氨基酸及挥发油等。主要有鬼臼毒素（podophyllotoxin）、去氢鬼臼毒素（dehydropodophyllotoxin）、4′－去甲基鬼臼毒素（4′－demethylpodophyllotoxin）、异鬼臼苦酮（isopi－cropodophyllone）、isodiphyllin、L－picropodophillotoxin－4－O－（β－D－glucopyra nosyl－（1→6）－β－D－gluco－pyranoside）、L－picropodophillotoxin－4－O－β－D－glucopyranoside、山柰酚（kaempferol）等。

【药理作用】

①抗病毒作用：八角莲水溶性成分

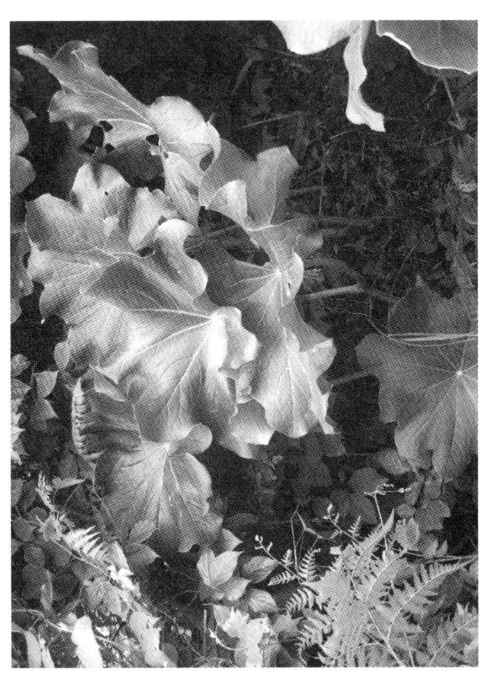

八角莲

山柰酚、苦鬼臼毒素对柯萨奇B组病毒1－6型（CB1－6V）和I型单纯疱疹病毒（HSV－1）都有抑制作用。外用可抑制人乳头瘤病毒（HPV）感染所导致疣状增殖的上皮细胞的分裂和增生，使之发生坏死、脱落，从而起到治疗尖锐湿疣的作用。

②抗肿瘤作用：鬼臼毒素能抑制细胞中期的有丝分裂，对动物肿瘤有明显的抑制作用；鬼臼毒素能诱导胃癌细胞凋亡，抑制其生长及体内致瘤能力；鬼臼毒素体外药效试验证明本品能抑制培养的正常人皮肤角质形成细胞和宫颈癌上皮细胞的脱氧核苷掺入和DNA合成，阻碍其分裂和增殖；但毒性很大。

③其他作用：鬼臼提取物对离体蛙心有兴奋作用，使心脏停搏于收缩状态。鬼臼毒素对菜青虫有毒杀作用，对淡色库蚊的生长发育有明显的抑制作用，与对照组相比，加药组的化蛹率相对较低。

【性味】苦、辛，平；有小毒。

【功能主治】祛痰散结，解毒祛瘀。治痨伤，咳嗽，吐血，胃痛，瘿瘤，痈肿，疔疮，跌打损伤，蛇伤。

【用法用量】3～10g；外用适量，捣烂敷或磨酒、醋调敷患处。

【选方】

①胃痛：八角莲根茎，泡酒服或嚼服，每服3g。

②哮喘：八角莲叶30g，柿饼2个。水煎，调红糖服。

③背痈溃烂：八角莲鲜叶，用针密刺细孔，以米汤泡软，贴患处，日换2次。

【附注】其叶（鬼臼叶）亦供药用。用于治哮喘，背痈溃烂。内服煎汤鲜用15～30g；或捣汁。外用：捣敷。

鬼针草
Guizhencao

【别名】婆婆针、粘身草。

【来源】为菊科植物鬼针草*Bidens bipinnata* L. 的全草。夏、秋间采收地上部分，晒干。

【原植物】一年生草本，高40～85cm。茎直立，下部略带淡紫色，四棱形，无毛，或于上部的分枝上略具细毛。中、下部叶对生，长11～19cm，2回羽状深裂，裂片披针形或卵状披针形，先端尖或渐尖，边缘具不规则的细尖齿或钝齿，两面略具短毛，有长柄；上部叶互生，较小，羽状分裂。头状花序直径6～10mm，有梗，长1.8～8.5cm；总苞杯状，苞片线状椭圆形，先端尖或钝，被有细短毛；花托托片椭圆形，先端钝，长4～12mm，花杂性，边缘舌状花黄色，通常有1～3朵不发育；中央管状花黄色，两性，全育，长约4.5 mm，裂片5枚；雄蕊5枚，聚药；雌蕊1枚，柱头2裂，瘦果长线形，体部长12～18 mm，宽约1 mm，具3～4棱，有短毛；顶端冠毛芒状，3～4枚，长2～5mm。花期8～9月，果期9～10月。（图片A118－09，彩图见496页）

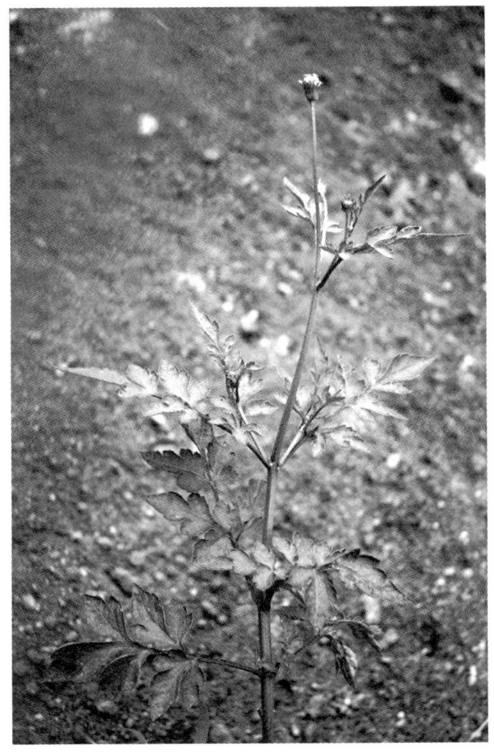

鬼针草

生长在路边、荒野或住宅旁。

【化学成分】 全草含黄酮类、聚乙炔类、苷类、酚酸类、挥发油、甾醇、氨基酸、蛋白质、维生素及矿物质等。主要有槲皮素、木犀草素、金丝桃苷（hyperoside）、奥卡宁（okanin）、海生菊苷（maritimein）、异奥卡宁－7－O－葡萄糖苷（isookanin－7－O－β－D－glacopyranoside）、6－O－（6″乙酰基－β－D－吡喃葡萄糖基）－6，7，3′，4′－四羟基噢哢、槲皮素－3－O－β－D－吡喃葡萄糖苷、槲皮素－3－O－α－L－鼠李糖苷；鬼针聚炔苷、鬼针聚炔苷B；丁香酚苷（eugenyl－O－β－D－glucopyranoside）、七叶苷（aesculin）；水杨酸（salicylic acid）、原儿茶酸、没食子酸；维生素B_1、维生素B_2、维生素K_1等。

【药理作用】

①抗炎镇痛作用：鬼针草中的鬼针聚炔苷能明显抑制巴豆油诱发的小鼠耳壳肿胀及蛋清性足肿胀，降低大鼠棉球肉芽肿重量，还能显著抑制小白鼠毛细血管通透性和醋酸至炎的大白鼠的白细胞游走，其抗炎效果大多与地塞米松无显著差异，甚至有的作用略强，鬼针草中的黄酮混晶也有较好的抗炎作用。鬼针草20g/kg能显著抑制小白鼠扭体反应，显示有镇痛作用，且与单胺类神经递质有关。

②对血液循环系统的作用：鬼针草有显著地降低血脂，降低血液黏度，对抗血栓形成的作用。鬼针草95%乙醇提取物的乙酸乙酯、正丁醇萃取物能降低正常小白鼠的血糖，并且乙酸乙酯萃取物具有降低四氧嘧啶高血糖小鼠血糖的作用。鬼针草浓度为12.5mg/mL生药和6.25 mg/mL生药时，能明显抑制大鼠血小板聚集反应，且随剂量加大作用加强，呈剂量依赖关系。1.25 g/mL的鬼针草水和醇提取液静脉插管给药，能使大鼠血压下降。

③抑菌作用：鬼针草水煎剂对堪萨斯分枝杆菌最低抑菌浓度均为5mg/mL。鬼针草的乙醇浸液在体外对革兰阳性细菌有抑菌作用，花、茎对金黄色葡萄球菌也有抑菌作用。

④保肝作用：鬼针草提取物对CCl_4致小白鼠肝损伤有明显的保护作用。鬼针草总黄酮160 mg/kg、80 mg/kg能明显降低肝纤维化，对血吸虫病肝纤维化

有明显治疗作用。

⑤其他作用：鬼针草的70%乙醇总提物、经醇提后再除去亲脂和亲水性成分的提取物、聚炔苷混晶、鬼针聚炔苷等对体外培养的两种不同白血病细胞HL－60，$V_{(937)}$均有不同程度的抑制作用，其中聚炔苷混晶和鬼针聚炔苷活性为最佳。对两种细胞均有较强抑制作用，尤其对人组织淋巴瘤细胞$V_{(937)}$的$IC_{(50)} \leq$ 60μg/mL。注射鬼针草生药注射液40～45 g/kg能明显减少大鼠胃液分泌量和降低胃液酸度；且对离体胃平滑肌无影响，而对在体胃平滑肌的运动有抑制作用。

【性味】苦，平。

【功能主治】清热，解毒，散瘀，消肿。治腹泻，肝炎，急性肾炎，胃痛，咽喉肿痛，跌打损伤，蛇虫咬伤。

【用法用量】15～30 g（鲜者30～60 g）；或捣汁。外用：捣敷或煎水熏洗。

宜忌 孕妇忌服。

【选方】

①跌打损伤：鲜鬼针草全草30～60 g（干者减半）。水煎，另加黄酒30 g，温服。

②痢疾：鬼针草嫩芽1把。水煎服。

③急性肾炎：鬼针草15 g（切细）。水煎汤，和鸡蛋1个，加适量麻油或茶油煮熟食之，日服1次。

④偏头痛：鬼针草30 g，大枣3枚。水煎服。

⑤胃气痛：鲜鬼针草45 g。和猪肉200 g同炖，调酒少许，饭前服。

⑥蛇伤、虫咬：鲜鬼针全草60 g，酌加水，煎成半碗，温服；渣捣烂涂贴伤口，每天2次。

鬼箭羽
Guijianyu

【别名】篦子树。

【来源】为卫矛科植物卫矛*Euonymus alatus*（Thunb.）Sieb.的具翅状物的枝条或翅状附属物。全年可采，割取枝条后，除去嫩枝及叶，晒干。

【原植物】落叶灌木，高可达3m，全体光滑无毛，多分枝。小枝常呈四棱形，带绿色，健壮的枝上常生有扁条状木栓翅，翅宽达1 cm，棕褐色。单叶对生，倒卵形至椭圆形或广披针形，稍膜质，长2～6 cm，宽1.5～3.5 cm，先端短尖或渐尖，边缘锯齿细锐而密，基部锐形或楔形；上面光泽，深绿色，下面淡绿色，秋时呈红色，主脉在叶的两面均稍隆起；叶柄长约2 mm。花小，两性，淡黄绿色，通常3朵着生成聚伞花序；萼4浅裂；花瓣4片，近圆状，边缘有时呈微波状；雄蕊4枚，花丝短，着生在花盘上；子房与花盘合生。蒴果，1～3室，分离，椭圆形，表面光滑，绿色或紫绿色，种子淡褐色，椭圆形或卵形，外被橘红色假种皮。花期5～6月，果熟期9～10月。（图片A054－01，彩图见474页）

生长在山坡、山沟灌丛或疏林中，或栽植于庭园。

【药材】干燥枝条呈细长圆柱形，多分枝，长40～50 cm，直径0.4～1 cm。表面灰绿色，有纵皱纹，四面生有灰褐色片状翅，形似箭羽。枝坚硬而韧，难折断，断面淡黄白色，粗纤维性。翅质轻而脆，易折断，断面较平坦，暗红棕色，细颗粒性。气微，味微苦涩。以枝条均匀、翅状物齐全者为佳。

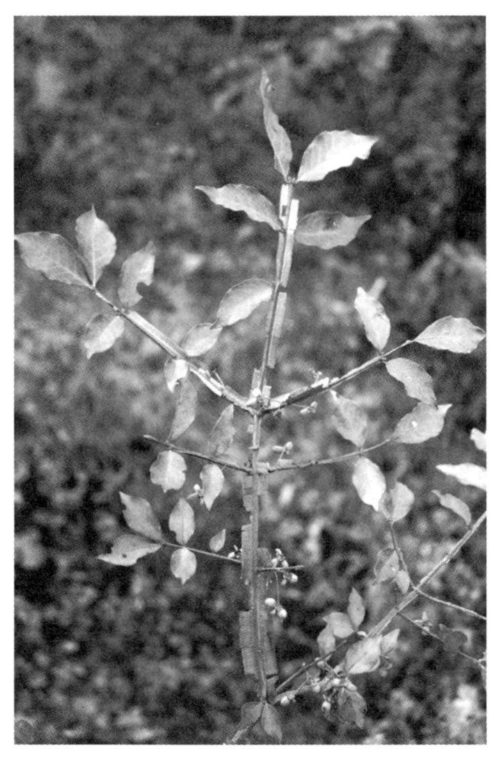

卫　矛

【化学成分】含倍半萜类、三萜类、黄酮类、甾体、酚酸类、烷烃及含氧衍生物、微量元素等。倍半萜类有卫矛羰碱（evonine）、新卫矛羰碱（neoevonine）、雷公藤碱（wilfordine）、卫矛碱（euonymine）、异卫矛碱（euonymine）、evoninol、euonyminol、alatusamine、neoalatamine、alatusinine、alatoline、evonoline、euolalin 等；三萜类有羽扇豆醇（lupenone）、羽扇豆酮（lupenone）、齐墩果酸（oleanolic acid）、白桦脂醇（betulin）、木栓酮（friedelin）、木栓醇（friedelinol）等；黄酮类有槲皮素、山柰酚、金丝桃苷、橙皮苷、香橙素（aromadendrin）、儿茶素、去氢儿茶素 A、胡萝卜苷等；甾体类有 β－谷甾醇、豆甾－4－烯－3－酮、豆甾－4－烯－3，6－二酮、β－豆甾醇、豆甾－3β，6α－二醇；酚酸类有松萝酸（usnic acid）、苯甲酸、对羟基苯甲酸、3，4－二羟基苯甲酸、3－甲氧基－4－羟基苯甲酸、3，5－二甲氧基－4－羟基苯甲酸等。

【药理作用】

①降低血糖、血脂作用：鬼箭羽提取组分可促进正常脂肪细胞低浓度胰岛素刺激脂肪细胞的葡萄糖摄取，促进胰岛素抵抗脂肪细胞的葡萄糖摄取可能是其降糖作用机制之一；鬼箭羽能降低糖尿病小白鼠血糖，同时糖尿病小鼠高、低切变率下的全血黏度明显下降，有调节脂质代谢的作用，证明鬼箭羽对于糖尿病及其慢性并发症有积极的防治作用；对肾小管上皮细胞具有一定保护作用，可能有预防和减轻糖尿病肾病并发症的作用。

②抗菌、抗炎作用：鬼箭羽醇提取物能抑制金黄色葡萄球菌和大肠埃希杆菌，且对后者的作用优于前者，而对铜绿假单胞杆菌无抑菌作用；鬼箭羽醇提取物具有一定的抑菌、抗炎作用，其抗炎作用主要是抑制迟发型变态反应，且对晚期效应强于早期效应，总黄烷成分为其有效成分。

③其他作用：鬼箭羽可能使外周血 K 细胞作用的抗体依赖性细胞介导的细胞毒反应和血清甲状腺微粒体抗体（TMA）的结合率显著下降，从而改善甲状腺局部症状和降低血清抗甲状腺自身抗体。从鬼箭羽中分离出总黄酮、总甾体和总多糖均具有抗氧化作用和抗心肌缺血作用。

【性味归经】苦，寒。归肝经。

【功能主治】破血，通经，杀虫。用于闭经，产后瘀滞腹痛，虫积腹痛，糖尿病，慢性肾炎，盆腔炎；外用治痈肿疮痒，皮炎。

【用法与用量】5～10 g；或入丸、

散。

【选方】

①月经不调、产后瘀血腹痛：鬼箭羽、当归各9g，益母草12g。水煎服。

②跌打损伤、瘀血肿痛：鬼箭羽30g，赤芍15g，红花、桃仁各9g，大黄3g，共研细粉，每服3g，日服3次。

③无乳汁：鬼箭羽10g，水煎服。

追风草

Zhuifengcao

【别名】草本水杨梅、五气朝阳草。

【来源】为蔷薇科植物水杨梅 *Geum aleppicum* Jacq. 的根及全草。夏、秋季采收，阴干或鲜用。

【原植物】多年生草本，高50～90cm，全株被长刚毛。主根略呈块状，具支根及细须根。基生叶大，丛生，羽状全裂或近羽状复叶；顶叶片较大，菱状卵形至圆形，长5～10cm，宽3～10cm，3裂或具缺刻，先端略尖，边缘具大牙齿，两面疏生长刚毛；侧生叶片小，1～3对，宽卵形；茎生叶有3～5片，卵形，3浅裂或羽状分裂；托叶卵形，有缺刻。花单生于茎顶或茎上部叉状分枝上，黄色；萼片广披针形或卵状披针形，长5～7.5mm；雄蕊及雌蕊多数。聚合果球形，直径约1.5cm，宿存花柱先端有长钩刺。花期夏季，果期秋季。（图片A 041－07，彩图见467页）

生长在针叶林、针阔混交林及阔叶林缘、山坡、稍湿地。

【化学成分】全草含山柰酚－3－O－(6’’－O－反式－对－香豆酰基)－β－D－葡萄吡喃糖苷、没食子醛－3－β－D－葡萄糖苷（gallic aldehyde－3－

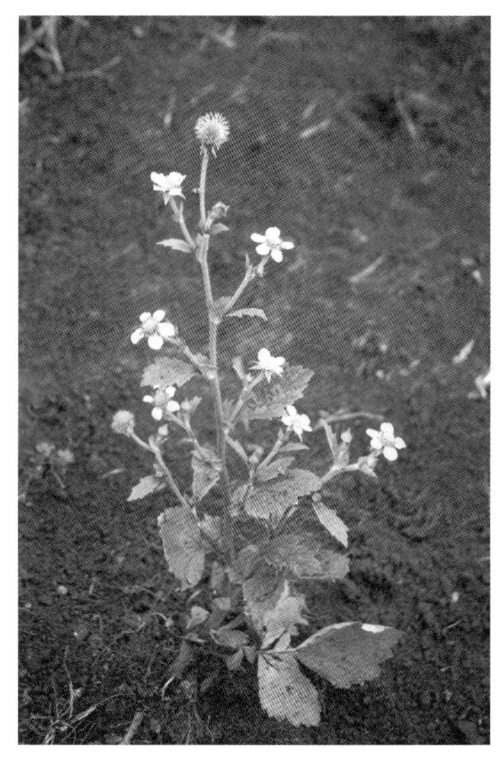

水杨梅

β－D－glueoside）、4－O，O－次甲基－4′－O－甲基鞣花酸、4，4′－O－二甲基鞣花酸、没食子酸、绿原酸、苯甲酸、水杨酸、香草醛、丁香酚、五倍子醛、没食子酸乙酯、胡萝卜苷、β－谷甾醇；另含挥发油、氨基酸及无机元素。

【药理作用】所含4－O，O－次甲基－4′－O－甲基鞣花酸、4，4′－O－二甲基鞣花酸对金黄色葡萄球菌和绿脓杆菌有抑制作用。

【性味】甘、辛，平。

【功能主治】祛风除湿，活血消肿。治腰腿痹痛，痢疾，崩漏白带，跌打损伤，痈疽疮疡，咽痛，瘰疬。

【用法用量】6～12g；或鲜品捣汁服。外用：捣敷。

【选方】

①月经不调、不育及子宫癌：追风草15g。煮鸡或煮肉服。

②咽喉肿痛：追风草根10g，紫金牛6g。水煎服。

③痈疖肿痛：鲜追风草捣成泥膏，敷贴疮肿处。

姜
Jiang

【来源】 为姜科姜属植物姜 *Zingiber officinale* Rosc. 的干燥根状茎。冬季采挖，除去须根和泥沙，晒干或低温干燥，称“干姜”；切片干燥者为“干姜片”。

【原植物】 多年生宿根草本，高40～100cm。根状茎肉质，肥厚扁平，横走并分歧，表面淡黄色，里面黄色，有芳香和辛辣味。叶二列生，无柄，有抱茎叶鞘；叶片条状披针形，长15～30cm，宽约2cm，先端渐尖，基部渐窄，平滑无毛；叶舌长1～3mm，膜质。夏季开花，花葶直立，从根状茎上生出，高15～25cm，被以覆瓦状疏离的鳞片；穗状花序卵形至椭圆形，花稠密；苞片卵形，长约2.5cm，先端具硬尖，绿白色，覆瓦状排列，边缘黄色；花冠裂片3，黄绿色，唇瓣较短，淡紫色带黄白色斑点。本种在栽培时很少开花。（图片A139－01，彩图见507页）

栽培于肥厚的土质上。

【药材】

①干姜：呈扁平块状，具指状分枝，长3～7cm，厚1～2cm。表面灰黄色或浅灰棕色，粗糙，具纵皱纹及明显的环节。分枝处常有鳞叶残存，分枝顶端有茎痕或芽。质坚实，断面黄白色或灰白色，粉性或颗粒性，内皮层环纹明显，维管束及黄色油点散在。气香、特异，味辛辣。

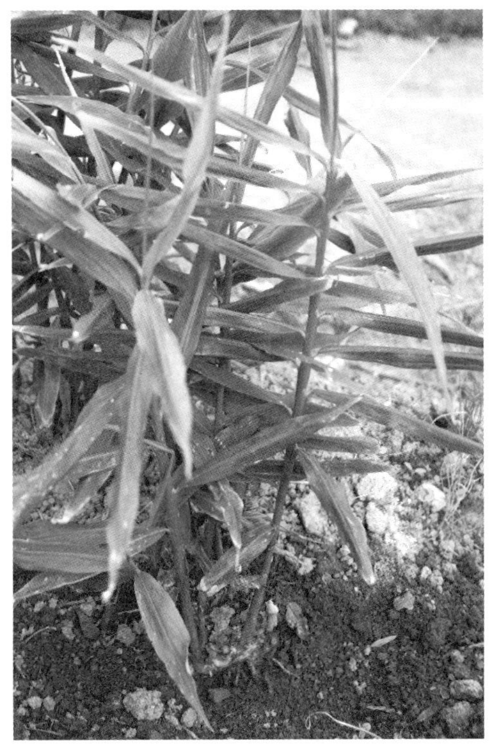

姜

②干姜片：为不规则纵切片或斜切片，具指状分枝，长1～6cm，宽1～2cm，厚0.2～0.4cm。外皮灰黄色或浅黄棕色，粗糙，具纵皱纹及明显的环节，切面灰黄色或灰白色，略显粉性，可见较多的纵向纤维，有的呈毛状。质坚实，断面纤维性。气香、特异，味辛辣。

【化学成分】 含有挥发油、烷基酚类、长链不饱和脂肪酸酯苷类、酚类磺酸化物、氨基酸、淀粉等。含挥发油0.25%～3%，油中分出100多种成分，主要有α－蒎烯、β－水芹烯、α－姜烯、β－红没药烯、丁香烯等；烷基酚类为姜的特有成分，主要有6－姜辣素（6－gingerol）、8－姜辣素（8－gingerol）、10－姜辣素（10－gingerol）、6－姜二醇（6－gingerdiol）、姜烯酮（gingerenone）A～C、异姜烯酮B（isogingerenone B）、姜酚（shoagol）、6－dehydroshoaol、8－dehydroshoaol、10 - dehydroshoaol 等。

【药理作用】

①止呕作用：大鼠口服姜的丙酮、50%乙醇提取物、姜汁剂量分别为100mg/kg，200mg/kg，500mg/kg 时，可抑制由顺铂引起的大鼠呕吐，并使呕吐时间推迟；姜还能缓解晕船、晕车、化疗引起的呕吐。

②抗晕动症作用：通过人体实验证明姜具有抗晕动作用，干姜乙醇提取液静脉注射可使家兔皮层脑电图低幅快波变为高幅慢波，使家兔在体胃运动短暂抑制，姜液对离体大鼠胃底条运动幅度有先兴奋后抑制作用，且抑制胃底条运动频率，姜液致离体豚鼠回肠的收缩有快速耐受性，该收缩效应不受六烃季铵、5 - HT 预处理影响，但可被冷冻、东莨菪碱、吗啡、苯海拉明、异丙嗪，以及 P 物质脱敏预处理所抑制。姜液对离体豚鼠回肠 ACH 组胺性量效关系呈现非竞争性拮抗，姜通过 P 物质介导兴奋 M、H1 受体，有先兴奋后抑制作用，通过中枢及外周抗胆碱和抗组胺效应而发挥抗晕动作用。

③对血液系统的作用：6 - 姜酚可抑制血小板及动脉壁中的花生四烯酸的活性，具抗凝血作用。

④降脂作用：姜能够降低脂类的过氧化作用，增强纤维蛋白酶活性，但不能有效降低血脂。姜的动脉粥样硬化保护作用可能与其自由基清除作用、前列腺抑制作用有关。

⑤抗氧化活性：姜中分离得到的 50 多个化合物的抗氧化活性试验发现姜辣素类化合物均有抗氧化活性作用。

⑥镇痛抗炎作用：腹腔给药 6 - 姜辣素 25 ~ 50 mg/kg 能抑制冰醋酸引起的扭体反射和皮肤表面涂抹福尔马林造成的疼痛；给予 50 ~ 100 mg/kg 能抑制角叉菜引起的动物爪水肿。

⑦降血糖作用：动物实验表明姜汁能降低血糖水平，并且升高体内胰岛素水平；同时，姜汁能降低糖尿病大鼠血清中胆固醇、三酰甘油和血压；正常大鼠注射 5 - 羟色胺（5 - HT）1 mg/kg 产生高血糖及胰岛素分泌不足的作用可被姜汁阻断，说明姜汁的降糖作用可能与其对 5 - HT 受体作用有关。

⑧抗真菌活性：6 - 姜辣素、8 - 姜辣素、10 - 姜辣素和 6 - 姜二醇（6 - gingerdiol）具有抗真菌活性，对 13 种病原体的有效剂量小于 1mg/mL。

⑨对消化系统的作用：对装有隔离小胃及食管瘘的狗，用 50% 煎剂置于口腔中，可对胃酸及胃液的分泌呈双相作用，最初数小时内为抑制，后则继以较长时间的兴奋。向胃内灌注 25% 煎剂 200mL，则呈兴奋作用。隔离小胃狗试服生姜 0.1 ~ 1.0 g，胃液分泌增加并刺激游离盐酸分泌，但胃蛋白酶对蛋白的消化作用却降低，脂肪酶的作用增强。姜有抑制肠内的异常发酵及促进气体排出的作用。

⑩其他作用：一般对大脑皮质呈兴奋作用，有拮抗催眠剂的作用。对于延髓的呼吸及血管运动中枢均有兴奋作用，增进血液循环，使血压上升，促进发汗，给呼吸及物质代谢以好的影响。大量口服生姜会引起口干、喉痛，吸收后由肾排泄，若剂量过大，还能刺激肾脏发炎，故用量不宜过大。

【性味归经】辛，热。归脾、胃、肾、心、肺经。

【功能主治】干姜温中散寒，回阳通脉，燥湿消痰。用于脘腹冷痛，呕吐泄泻，肢冷脉微，痰饮喘咳。

【用法用量】3～10g。

【选方】

①风寒感冒：生姜10g，水煎加红糖适量趁热服；或加紫苏叶6g，葱白2根。水煎服。

②呕吐：生姜30g，切细，加醋煎服。

③偏风：生姜皮，作屑末，和酒服。

④手脱皮：鲜姜30g。切片，用酒100mL，浸24h后，涂搽局部，每日2次。

⑤斑秃：生姜捣烂，加温，敷头上。

⑥风湿痹痛：生姜汁和黄明胶熬，贴患处。

【附注】其根状茎鲜品（生姜）、栓皮（姜皮）亦供药用。生姜味辛，性微温。归肺、脾、胃经。具有解表散寒，温中止呕，化痰止咳之功能。用于风寒感冒，胃寒呕吐，痰饮，寒痰咳嗽。内服用量3～9g。或捣汁；外用，捣敷，擦患处或炒热熨。姜皮味辛，性凉。归脾、肺经。具有行水，消肿之功能。主治水肿胀满。内服煎汤用量2～5g。

前　胡
Qianhu

【来源】为伞形科前胡属植物白花前胡 *Peucedanum praeruptorum* Dunn 和紫花前胡 *Peucedanum decursivum*（Miq.）Maxim. 的根。冬季至次春茎叶枯萎或未抽花茎时采挖，除去须根，洗净，晒干，或低温干燥。

【原植物】

①白花前胡：多年生草本，高30～120cm。根粗壮而长直，根头处有叶鞘残存纤维。茎直立，单一，上部分枝，被短毛，下部无毛。基生叶有长柄，叶柄基部膨大成叶鞘，抱茎；叶为二至三回三出式羽状复叶，长15～20cm，第一回小叶2～3对，最下面的一对有较长柄，向上短柄或无柄，第二回小叶3～5裂，裂片呈菱状卵形或广卵形，先端尖，基部平截形至微心形，边缘有缺刻状粗锯齿，上面沿中脉处有细短柔毛，下面无毛或沿脉上疏细短的柔毛；茎生叶较小，有短柄或几无柄，近花序的叶片生在膨大的叶鞘上。秋季开白色小花，复伞形花序顶生或腋生；总苞片1～2片，条状披针形，边缘膜质，多数脱落。伞幅12～18；小总苞片8片，披针形，有缘毛；花梗约20枚；萼5片，细小呈齿状；花冠5瓣，广卵形；雄蕊5枚，与花瓣互生；雌蕊1枚，子房下位，花柱短，基部呈扁圆锥形。果实卵圆形，无毛，分果有5棱，侧棱发展成窄而厚的翅。花期8～10月，果期10～11月。

②紫花前胡：多年生草本，高70～140cm。根长而直，粗壮，纺锤形或分枝，有少数支根。茎直立，单一，有棱，上部有少数分枝，有毛，下部无毛。基生叶柄长14～23cm，有细毛，基部膨大成叶鞘，叶片硬纸质，一回至近乎二回羽状复叶，小叶卵形至长卵形，中间的小叶近菱形，边缘有细锯齿，基部下延至小叶柄上呈翅状，两面脉上都有短毛，但下面脉上稍不明显；茎生叶向上叶片逐渐变小，最上部常只有广阔的紫色叶鞘。秋季开紫色花，复伞形花序顶生，总苞片1～2片，囊状卵圆形，紫色，宿存；伞幅10～20；小总苞片数片，披针形；花梗多数。果实卵圆形，无毛；分果有5棱，侧棱发展成较宽而薄的翅。花期8～9月，果期9～10月。（图片A 084－04，彩图见480页）

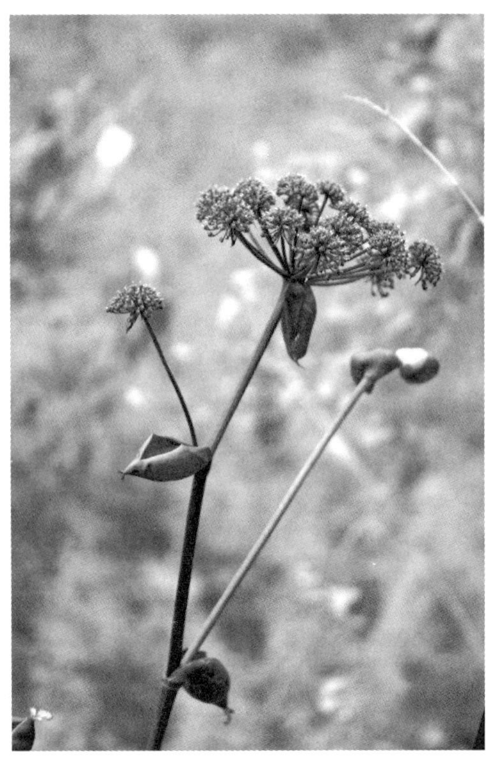

紫花前胡

生长在山坡、林边及草坡地。

【化学成分】白花前胡根含香豆精类、挥发油、甾醇等。主要有白花前胡甲素、乙素、丙素、丁素及E素（praeruptorin A ~ E），补骨脂素（psoralen），8 - 甲氧基补骨脂素（8 - methoxyp soralen），pteryxin，欧前胡素（imperatorin），佛手柑内酯（bergapten），顺式 - 3′，4′ - 千里光酰基 - 3′，4′ - 二氢邪蒿内酯，isobocconin，aegelinol，反式凯林内酯；此外还有2，6 - 二甲基喹啉、胡萝卜苷、腺苷、β - 谷甾醇、甘露醇、棕榈酸、丁酸、二十四烷酸等。

紫花前胡的根含线型吡喃香豆精类、挥发油、鞣质、甘露醇、糖等。主要有紫花前胡苷（nodakenin）、紫花前胡素（decursitin）D、紫花前胡素F、3′（S） - acetoxy - 4′（R） - angeloyloxy - 3′，4′ - dihydroxanthyletin、Pd C - Ⅱ、Pd C - Ⅳ、（+） - 3′S - decursinol、（+） - trans - Decursidinol、伞花内酯（umbelliferone）等。

紫花前胡茎叶含欧前胡素、石防风素、哥伦比亚内酯、β - 谷甾醇、东莨菪内酯、（+） - trans - decursidinol 和胡萝卜苷等。

【药理作用】

白花前胡

①平喘祛痰：白花前胡石油醚提取物能够抑制乙酰胆碱及KCl引起的家兔气管平滑肌收缩；白花前胡煎剂能显著增加呼吸道黏液的分泌，故具祛痰作用；而止咳作用不明显。

②降压：前胡甲、乙、丙及E素均具有扩血管作用，以前胡丙素（Pra - C）作用最强；白花前胡石油醚提取物能有效降低MCT诱导的肺动脉高压大鼠全血黏度和还原黏度、肺循环血液的表观黏度、红细胞聚集指数，改善肺部微循环，从而有效降低肺动脉压；可使野百合碱致慢性炎症性肺动脉高压大鼠血压降低；能明显降低急性低氧性肺动脉高压犬的血压；前胡水提取物和石油醚提取物对兔离体肺动脉环具有舒张作用，并能降低肺动脉环对去甲肾上腺素和氯化钾所致收缩的反应性；前胡丙素和前胡浸膏还具有改善肾性高血压的作用。

③抗心衰：前胡具有抗心肌缺血并缩小心肌梗死面积的作用；白花前胡香豆素可降低大鼠肾型高血压伴左室肥厚、心肌胶原含量，增加冠脉流量和心输出量，改善心脏舒张功能，提高心肌顺应性；白花前胡甲素有抗心律失常作用，前胡E素能够对离体豚鼠心房呈频率依赖性正性肌力作用，并且对右心房自发性收缩节律和肾上腺素诱发的异位自律性有抑制作用。

④抗心脑缺血：白花前胡可增加急性心肌梗死麻醉猫冠状窦血流量，降低冠脉阻力、血压、左室压、左室舒张末压、左室最大上升速率，减少心肌耗氧量、心肌氧摄取率、率压积及心率，有明显降低LDH、AST及CK2MB活性的趋势，缩小心肌梗死范围，对心肌梗死具有保护作用；白花前胡提取物可降低大脑动脉梗死大鼠血清中IL26、IL28等炎性细胞因子水平，降低脑梗死范围。

⑤抗癌：Pra－C在10～30mg/L浓度时可引起HL260肿瘤细胞凋亡，凋亡程度随Pra－C浓度增加而增加。

紫花前胡：其水提物能有效改善血液流变学；紫花前胡苷能够降低兔血小板聚集；紫花前胡抗血小板活化因子活性可能是其治疗哮喘的作用机制之一。

【性味归经】 苦、辛，微寒。归肺经。

【功能主治】 散风清热，降气化痰。用于风热咳嗽，痰多，痰热喘满，咯痰黄稠。

【用法用量】 3～10g。

穿山龙
Chuanshanlong

【别名】 穿地龙、地龙骨。

【来源】 为薯蓣科植物穿龙薯蓣 *Dioscorea nipponica* Makino 的根状茎。春、秋季采挖，去掉须根及外皮，晒干。

【原植物】 多年生缠绕草本。根茎横走，圆柱形，黄褐色。茎左旋，长达5m，近乎无毛。叶具长柄，互生，卵形或宽卵形，长5～12cm，通常5～7裂，基部心形，顶端裂片有长尖，叶脉9条，基出，支脉网状。花黄绿色，单性，雌雄异株：花序腋生，下垂；雄花序复穗状，雌花序穗状；雄花小，钟形，花被6片，雄蕊6枚，着生于花被筒上；雌花被6片，矩圆形，柱头3裂，裂片再2裂。蒴果倒卵状椭圆形，具3翅。种子具长方形翅。花期6～8月，果期8～10月。

生长在山坡林边、灌丛或沟边。

【化学成分】 根状茎含甾体皂苷、尿囊素、树脂、甾醇、多糖类、蛋白质和淀粉等。主要有薯蓣皂苷元（diosgenin）、薯蓣皂苷酮、薯蓣皂苷元－3，6－二酮、薯蓣皂苷（dioscin）、纤细薯蓣皂苷（gracillin）、龙血树苷E、延龄草皂苷等。

【药理作用】

①镇咳、祛痰及平喘作用：小鼠口服总皂苷、水溶性或水不溶性皂苷或腹腔注射煎剂，都有明显的止咳祛痰作用；煎剂0.5～1.0g/kg对组胺等引起的豚鼠喘息有对抗作用。

②抗菌作用：穿山龙水煎液对金黄色葡萄球菌、八叠球菌、大肠杆菌、卡他球菌、脑膜炎双球菌、甲型溶血性链球菌等有显著抑制作用。

③对心血管的作用：总皂苷10mg/kg能显著降低兔血胆甾醇及血压，延缓心率、增强心收缩振幅、增加尿量、降低β/α脂蛋白比例，改善冠状动脉循环；穿山龙能显著增加心肌营养性血流量，有效成分为水溶性皂苷。

④类激素样作用：薯蓣总皂苷是合成可的松等甾体激素类药物及性激素的主要原料，其煎剂用治各种风湿病、大骨节病、某些代谢性皮炎、过敏性皮炎、结膜炎、支气管炎等往往产生生理良性反应。

⑤对机体免疫功能的影响：1g/kg穿山龙总皂苷灌胃给药或穿山龙水煎剂给药，对体液和细胞免疫功能均有显著的

抑制作用。

⑥其他作用：有研究发现薯蓣皂苷元或总皂苷在体内或体外均具有明显抗瘤和抑制白血病细胞增殖的作用。

毒性 小鼠口服总皂的 LD_{50} 为2.21 ± 0.14) g/kg。

【性味】 甘、苦，温。

【功能主治】 祛风湿，止痛，舒筋活血，止咳平喘祛痰。用于风湿性关节炎，腰腿疼痛、麻木，大骨节病，跌打损伤，闪腰岔气，慢性支气管炎，咳嗽气喘。

【用法用量】 内服：煎汤，9 ~ 15 g；或浸酒。外用：鲜品捣敷。

【选方】

①风湿热，风湿关节痛：穿山龙 9 g，水煎服。

②劳损：穿山龙 15 g。水煎冲红糖、黄酒。每日早、晚各服一次。

③大骨节病，腰腿疼痛：穿山龙 60 g。白酒 500 g，浸泡 7 天。每服 50 g，每日 2 次。

④闪腰岔气，扭伤作痛：穿山龙 15 g。水煎服。

⑤慢性气管炎：鲜穿山龙 60 g。去皮和须根，洗净切片加水，慢火煎 2h，共煎二次，合并煎液，浓缩至 100 mL。分早、晚二次服，10 d 为 1 个疗程。

娃娃鱼
Wawayu

【别名】 羌活鱼、杉木鱼。

【来源】 为小鲵科动物山溪鲵 *Batrachuperus pinchonii* (David) 的全体。夏、秋季捕捉，捕得后用酒醉死，洗净晒干或以微火炕干。

【原动物】 体呈圆柱形而略扁，长 12 ~ 16 cm，最大者可达 20 cm。皮肤光滑，体色一般为橄榄绿色，背面有绿色细点纹交织而成的麻斑；腹面色较浅，麻斑少。头部略扁平，长稍超过宽；吻端圆阔，鼻孔近于吻端；眼大，突出，有眼睑，约与吻等长或略短；上下颌有细齿，锄骨齿短，2 行，在内鼻孔内侧斜置或平置，分离很远；唇褶发达，位于眼后方。躯干两侧各有肋沟 12 条左右；四肢的指趾扁平，末端钝圆，基部无蹼；指 4，第 2、3 指几等长，第 4 指略长于第 1 指；趾 4，其序为 3、4、2、1；掌指、跖趾底部覆有棕色角质鞘，指趾末端具黑色的角质爪状物。尾前端略成圆柱状，逐渐成侧扁；尾很大，约为全长的 1/2 或稍长。雄性肛孔小而略成一短横缝，雌性的为一纵裂缝。(图片 ZC08 - 01，彩图见 509 页)

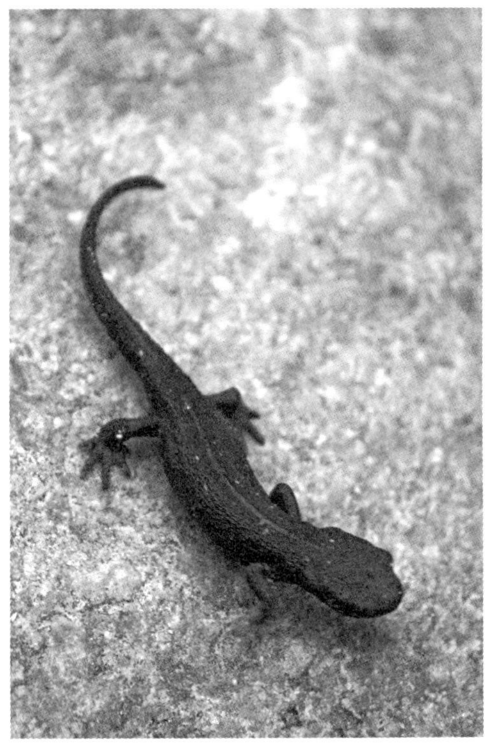

山溪鲵

常生活在高山的溪水中或林下阴湿

处。昼伏夜出，以昆虫、软体动物、蚯蚓及小鱼等为食。

【药材】干燥的娃娃鱼，全身皮肉皱缩，呈干枯状，长 12 ~ 15 cm。头部口眼模糊不清，四肢枯瘦，趾尚明显可辨。尾部侧扁，背部棕褐色或枯棕色，腹部显黄棕色。气腥臭。

【药理作用】山溪鲵皮肤分泌物初步提纯样品经抗菌实验发现，具有抗菌活性。其中的抗菌活性成分为蛋白质性质，分子质量约为 20kD，具有在高温下短时间、常温下长时间保持稳定的特性。初步提纯样品经尿素 SDS 聚丙烯酰胺凝胶电泳检测为两条带；经反相高效液相层析（RP - HPLC）检测为 13 个峰。

【性味归经】辛、咸，平。归肝、胃经。

【功能主治】行气止痛。用于肝胃气痛及血虚脾弱，面色萎黄。

【用法用量】10 ~ 15 g；或研末。

【选方】

①骨折：娃娃鱼焙干研末，每服 1.5 g，每日 3 次，黄酒送下。

②肝胃气痛：娃娃鱼、红叩、当归、白芷、延胡索、川楝子。水煎服。

③脾弱面色萎黄：娃娃鱼、黄芪、党参、茯苓、陈皮、红枣、当归。水煎服。

络石藤

Luoshiteng

【别名】爬墙虎、石龙藤。

【来源】为夹竹桃科植物络石 *Trachelospermum jasminoides*（Lindl.）Lem. 的干燥带叶藤茎。冬季至次春采割，除去杂质，晒干。

【原植物】常绿攀援木质藤本。茎赤褐色，多分枝，无毛，表面有点状皮孔，幼枝有细柔毛。叶对生，具短柄；叶片老时革质，椭圆形至卵状披针形，长 2 ~ 8 cm，宽 1 ~ 4 cm，先端短尖或钝，基部楔形，全缘，无毛或下面有毛。夏季开白花，有得气，为腋生的聚伞花序，花序柄比叶长；花萼 5 深裂，裂片条状披针形，长约 5 mm，花后外卷；花冠呈高脚碟状，冠管细，上端 5 裂，裂片右旋，长于花冠管；雄蕊 5 枚，花药箭形，连合围绕于柱头四周；子房上位，心皮 2 个。蓇葖果 2 个，圆柱状，长 10 ~ 18 cm，近于水平开展，成熟时开裂。种子多数，有许多白色种毛。花期 4 ~ 5 月，果期 10 月。（图片 A097 - 02，彩图见 483 页）

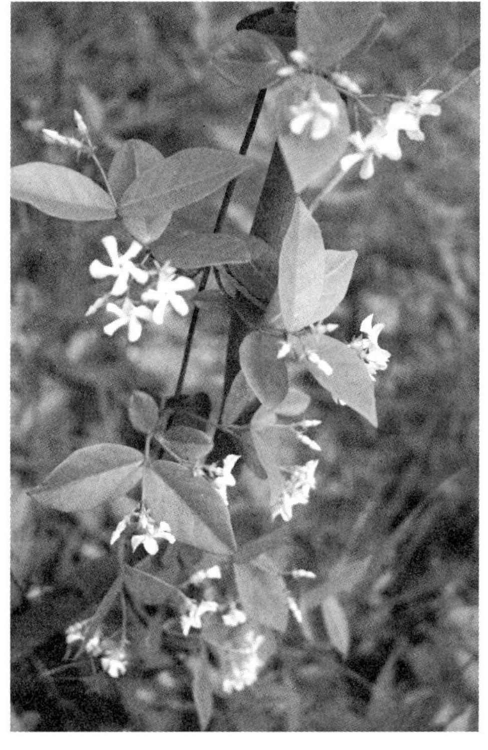

络　石

生长在山野、荒地，常攀援附生于

石上、墙上或其他植物上，亦有栽培于庭园作观赏者。

【药材】 茎呈圆柱形，弯曲，多分枝，长短不一，直径1～5 mm；表面赤褐色，有纵细纹，有点状皮孔及不定根；质硬，断面淡黄白色，常中空。叶对生，有短柄；展平后叶片呈椭圆形或卵状披针形，长1～8 cm，宽0.7～3.5 cm；全缘，略反卷，上表面暗绿色或棕绿色，下表面色较淡；革质。气微，味微苦。

【化学成分】 藤茎含木脂素类、三萜及其苷类、黄酮类、甾醇等。木脂素类有牛蒡苷（arctiin）、牛蒡苷元（arctigenin）、络石藤苷元（trachelogenin）、络石藤苷（tracheloside）、罗汉松脂素（matairesinol）、罗汉松脂苷（matairesinosaide）、去甲基络石藤苷（nortracheloside）、去甲基络石藤苷元（nortrachelogenin）；三萜及其苷类有络石苷（trachelosperoside）F、B－1、D－1、E－1，络石苷元B（trachelosperogenin B）等；黄酮类有芹菜素（apigenin）、芹菜素－7－葡萄糖苷、芹菜素－7－龙胆二糖苷、芹菜素－7－新橙皮糖苷、芹菜素－7－O－β－D－葡萄糖苷、4′，5，7－三羟基－3′－甲氧基黄酮、槲皮苷、大豆苷（daidzin）、木犀草素、木犀草素－7－龙胆二糖苷、木犀草素－4′－葡萄糖苷等。

叶含黄酮类黄杉素、芹菜素、藤黄菌素及其糖苷、紫云英苷、异槲皮苷、异蚊母树苷等。

【药理作用】

①抗炎作用：牛蒡子苷和络石藤苷元对12－O－tetradecanoyl－phorbol－13－acetate（PHIP）引发的小鼠耳朵皮肤炎症均显示出很强的抑制效果。

②植物性雌激素样作用：所含牛蒡子苷等成分可以预防乳腺癌等与雌激素有关的癌症，而且还可以预防和治疗因雌激素水平低下而引起的更年期综合征、骨质疏松症等疾病。

③抗癌活性：口服给予牛蒡子苷对PHIP（2－氨基－1－甲基－6－苯并咪唑－吡啶）诱发的乳腺癌的发生中促进阶段的抑制率明显高于对照组。而且其抑制率与给药量呈现出量效关系。对L5178Y细胞的抗癌作用与鬼臼毒素、etopodids进行比较的结果全部显效。但牛蒡子苷元和络石藤苷元的显效低于鬼臼毒素和etoposide。

④其他作用：牛蒡子苷可引起血管扩张，血压下降，使冷血及温血动物产生惊厥，大剂量引起呼吸衰竭，并使小鼠皮肤发红，腹泻，对离体兔肠及子宫则抑制；芹菜素具有抗肿瘤、抗炎症、降血压、抗动脉硬化和血栓症、抗焦虑、抗菌抗病毒以及抗氧化作用等方面。络石藤叶所含黄酮类成分具有强抗氧化作用。

【性味归经】 苦，微寒。归心、肝、肾经。

【功能主治】 祛风通络，凉血消肿。用于风湿热痹，筋脉拘挛，腰膝酸痛，痈肿，喉痹，跌打损伤。

【用法用量】 10～15 g；浸酒或入散剂。外用适量，研末调敷或捣汁洗。

【选方】

①筋骨痛：络石藤30～60 g。浸酒服。

②关节炎：络石藤、五加皮各30 g，牛膝根15 g。水煎服，白酒引。

③肺结核：络石藤30 g，地菍30 g，猪肺120 g。同炖，服汤食肺，每日一剂。

④外伤出血：络石藤适量。研末，撒敷，外加包扎。

【附注】 其果实（络石果）亦供药

用。用于治筋骨痛。内服煎汤用量 5 ~ 10 g。

绞股蓝
Jiaogulan

【别名】 七叶胆、小苦药。

【来源】 为葫芦科植物绞股蓝 *Gynostemma pentaphyllum*（Thunb.）Makino 的干燥全草。秋季采集，洗净、晒干。

【原植物】 多年生攀援草本。根状茎细长横走，长 50 ~ 100 cm，直径粗者可达 1 cm，有分枝或不分枝，节上生须根。茎细长，有棱，卷须先端 2 裂或不分裂。鸟趾状复叶，互生；叶柄长 2 ~ 4 cm，被柔毛；小叶 5 ~ 7 片，膜质，披针形或卵状长圆形，先端钯尖或短渐尖，基部楔形边缘具浅波状小齿，中间小叶较大，长4 ~ 10 cm，宽 1.5 ~ 3 cm，两侧小叶渐小。花单性，雌雄异株，雄花组成腋生，披散的圆锥花序，长 10 ~ 16 cm；花萼短小，5 裂；花冠黄绿色，5 裂，裂片线状披针形，长 2.5 ~ 3 mm；雄蕊 5 枚，花丝下部合生。雌花序较短；花柱 3 个，子房球形。浆果球形，直径 5 ~ 9 mm，成熟时黑色。花期 6 ~ 8 月，果期 8 ~ 10 月。（图片 A116 - 01，彩图见 492 页）

生长在山间的阴湿环境，以山间林下阴湿而有乱石的环境最为常见。

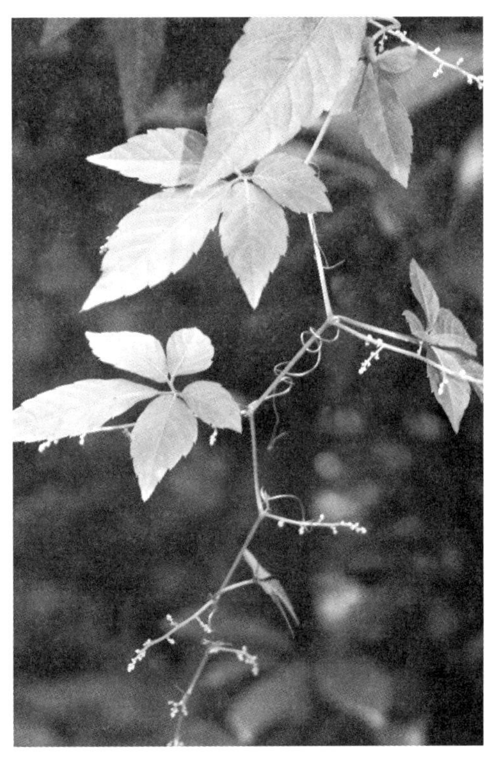

绞股蓝

【化学成分】 全草含皂苷、黄酮类、萜类、生物碱、蛋白质、氨基酸、维生素、磷脂、有机酸、多糖、低聚糖、单糖及矿物质等。主要含有 130 多种绞股蓝皂苷（gypenoside），其中绞股蓝皂苷Ⅲ、Ⅳ、Ⅷ、Ⅻ分别同人参皂苷 Rb_1、Rb_3、Rd、F_2 结构相同；另有绞股蓝皂苷经水解得 20（R） - 原人参二醇、20（S） - 人参二醇、拟人参皂苷元 - F_{11}、20（R） - 达玛烷 - 3β，12β，20，25 - 四醇和 20（R） - 达玛烷 - 3β，6α，12β，20，25 - 五醇等。黄酮类有商陆素（omtuin）、芦丁（rutin）、商陆苷（ombuoside）。含有维生素 B_1、维生素 B_2、维生素 C、维生素 E 等。

【药理作用】

①降血脂作用：高脂血症大鼠灌服绞股蓝皂苷（GPs）100 mg/kg 可降低血中总胆固醇（TC）及三酰甘油（TG）含量，并能显著降低低密度脂蛋白（LDL）和极低密度脂蛋白（VLDL）的含量，提高高密度脂蛋白水平和 HDL/LDL 的比值；能明显抑制鹌鹑血清 TC 及 LDL + VLDL 水平的提高，减少胆固醇在动脉壁的沉积及脂质过氧化物的生成，对平滑肌细胞增生有抑制作用，明显延缓动脉粥样硬化的发生与发展。

②降血糖作用：2型糖尿病肾病患者服用GPs后，能明显改善肾功能及降低血脂，从而使患者尿蛋白降低并保护肾脏；体外对α-淀粉酶有一定的抑制作用并可降低四氧嘧啶高血糖大鼠的空腹血糖及糖耐量。

③抗溃疡：对大鼠应激性溃疡的发生率具有抑制作用；GPs 100 mg/kg，给药5d，对大鼠醋酸性胃溃疡治愈率为46.79%，连续服15 d，治愈率可达56.72%。

④抑制血小板聚集：绞股蓝体外均能抑制ADP、AA和胶原诱导的家兔血小板聚集；对正常血小板结构无影响。可提高血小板内cAMP水平，抑制5-羟色胺（5-HT）释放。在体外明显抑制花生四烯酸诱导的家兔血小板集聚及血栓素B_2（TXB_2）的释放（IC_{50}为0.28 g/L）。

⑤镇静、催眠、镇痛作用：绞股蓝浸膏450 mg/kg给小鼠灌服后0.75 h后自发活动减少，产生镇静作用，3 h作用最强，可维持7 h以上。小鼠服用50 mg/kg和100 mg/kg绞股蓝总皂苷可延长巴比妥钠诱导的小鼠睡眠时间。热板法和扭体法实验表明，小鼠灌服绞股蓝总皂苷浸膏45 mg/kg，可明显提高给药后45～90 min痛阈值。

⑥抗衰老：果蝇实验证明绞股蓝能促进生长发育，又可延缓衰老过程。0.1 g原药材加入2.5 g基础饲料喂养5月龄小鼠，可使其4个月生存率提高到50%（对照组为0）；可明显降低其血浆、肝脏和脑中脂质过氧化物（LPO）含量，并明显提高肝、脑中超氧化物歧化酶（SOD）的活性。

⑦调节机体免疫功能：绞股蓝可调节正常小鼠的免疫功能；并对环磷酰胺所致小鼠免疫功能低下有显著拮抗作用；在正常范围内提高T淋巴细胞的数目，增强天然杀伤细胞（NK细胞）的活性；提高肺巨噬细胞的吞噬能力。

⑧抗应激作用：绞股蓝提取物250 mg/kg给小鼠灌服，每日1次，共6 d，对环磷酰胺所致外周血细胞下降有明显保护作用；小鼠灌服绞股蓝皂苷100 mg/kg和200 mg/kg，每日1次，共10d，可延长小鼠游泳时间29%和95%；80 mg/kg给小鼠灌胃连续3 d，能延长小鼠爬杆时间；200 mg/kg腹腔注射，每日1次，共3 d；或100 mg/kg、200 mg/kg灌胃，每日1次，连用10 d，皆明显延长常压缺氧条件下小鼠生存时间，提高其缺氧耐受力；450 mg/kg绞股蓝浸膏灌胃，每日1次，连续5d，可提高小鼠耐高温能力，延长小鼠的生存时间。

⑨其他作用：绞股蓝对糖皮质激素所致的肾上腺皮质萎缩具有明显的预防、保护和治疗作用；绞股蓝皂苷对摩利斯肝癌、子宫癌、肺癌、小鼠艾氏腹水癌、肿瘤S180、小鼠腹腔移植肉瘤和黑色素肉瘤等癌细胞的增殖有显著抑制作用或直接杀灭作用；绞股蓝与人参皂苷相似，绞股蓝皂苷对大鼠脑、心肌微粒体Na^+-K^+-ATP酶呈不可逆抑制作用，其IC_{50}分别为（52.07 ± 6.25）μg/mL和（58.79±8.25）μg/mL。

毒性 大鼠灌服绞股蓝总皂苷10 g/kg无毒性反应，灌服8 g/kg，每日1次，连用1个月，其一般情况、体重、食量、饮水量、血、尿常规、病理检查等均未见异常。小鼠灌胃绞股蓝总皂苷浸膏（含总皂苷20%）的LD_{50}为4.5 g/kg（折含原药材约36 g/kg）。大鼠腹腔注射绞股蓝总皂苷的LD_{50}为1.85 g/kg，小鼠腹腔注射LD_{50}为755 mg/kg，都未发现异常病理反应。

【性味】苦，寒。

【功能主治】消炎解毒，止咳祛痰。用于降血脂，增强免疫，防衰老，祛痰利尿，慢性气管炎。

【用法用量】1～3g；或研末服。

十　画

桔　梗
Jiegeng

【别名】牛尾巴根。

【来源】为桔梗科桔梗属植物桔梗 *Platycodon grandiflorum*（Jacq.）A. DC. 的干燥根。春、秋季采挖，洗净，除去须根，趁鲜剥去外皮或不去外皮，干燥。

【原植物】多年生草本，高 30～100 cm，有乳汁，全株光滑，多少带苍白色。根肥大肉质，长圆锥形，外皮黄褐色或灰褐色。茎直立，上部稍分枝。叶近无柄；茎中下部的叶常对生或3～4片轮生，叶片卵形或卵状披针形，长3～6 cm，宽1～2.5 cm，边缘有不整齐的锐锯齿；茎上部的叶互生，较窄。7～8月开花，花单生茎枝之顶或数朵集成疏总状花序；花萼钟状，裂5片，长约为花冠的1/3，宿存；花冠开扩钟状，鲜蓝紫色或蓝白色，大形，直径2.5～5 cm，裂5片，三角形，深裂至花冠的中部；雄蕊5枚，花丝颇短；子房5室，花柱长，柱头5裂反卷。蒴果倒卵圆形。种子多数。花期8～10月，果熟期10～11月。（图片A 117－01，彩图见493页）

生长在山坡、草丛中或沟旁。有栽培。

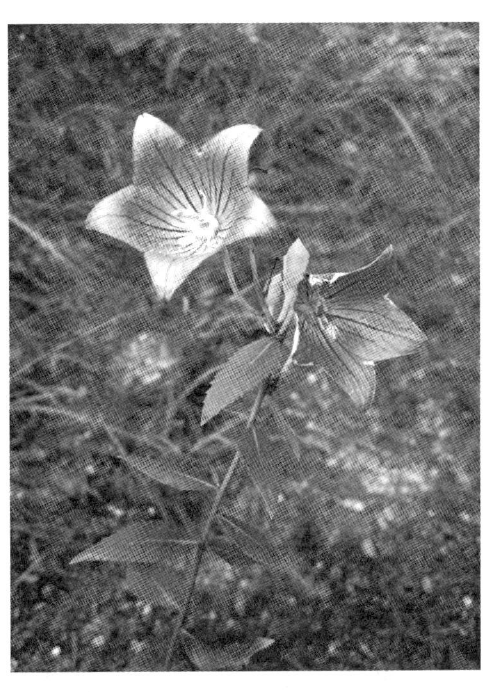

桔　梗

【药材】呈圆柱形或略呈纺锤形，下部渐细，有的有分枝，略扭曲，长7～20 cm，直径0.7～2 cm。表面白色或淡黄白色，不去外皮者表面黄棕色至灰棕色，具纵扭皱沟，并有横长的皮孔样斑痕及支根痕。上部有横纹。有的顶端有较短的根茎或不明显，其上有数个半月形茎痕。质脆，断面不平坦，形成层环棕色，皮部类白色，有裂隙，木部淡黄白色。气微，味微甜后苦。

【化学成分】根含三萜皂苷类成分已分离鉴定45种，其皂苷元分为桔梗皂苷元（platycodigenin）、远志酸（polygalacic acid）、桔梗酸A（platycogenic acid A）及桔梗酸A内酯（platycogenic acid A lactone）等四类；另外还含有黄酮类、酚类、聚炔类、多糖（菊糖、桔梗聚糖等）、挥发油、氨基酸及微量元素等。

【药理作用】

①祛痰和镇咳活性：桔梗皂苷D和桔梗皂苷 D_3 通过雾化给药，能增加大鼠

上皮细胞中黏液素的释放；桔梗皂苷 D_3 的作用比 ATP 和 Ambroxole 的作用更强。

②抗炎作用：桔梗的水提取物具有较好的体外抗炎活性，对脂多糖所致炎症模型的分子生物学研究表明，其抗炎活性的机制是调控 NF－κB 因子活性及抗炎基因的表达。

③抗肿瘤及免疫调节活性：桔梗多糖在巨噬细胞中能激活 iNOS 的转录和 NO 的产生，能增加 B 细胞中多克隆 IgM 抗体的产生，是巨噬细胞和 B 细胞的特定激活剂；桔梗水提取物能通过 NF－κB 反式转录激活功能，上调 iN2OS 和TNF－α 的表达，从而引起 NO 和 TNF－α 的释放；桔梗水提取物还能刺激巨噬细胞的增生、撒布能力、噬菌作用、细胞抑制活性增强，是一种潜在的巨噬细胞功能增强剂；桔梗水提取物可导致体外培养的人肺癌细胞 A549 生长抑制和凋亡，分子生物学的研究表明，桔梗水提取物引起的细胞凋亡机制与端粒酶活性的降低和 Bcl－2 表达的下调有关；桔梗的聚炔类成分有抑制人癌细胞（HT－29、HRT－18 和 Hep G2）活性。

④降血脂作用：桔梗总皂苷对大鼠高血脂的降低作用差异较为显著。大剂量［200 mg/（kg·d）］可以显著性地降低高脂血症大鼠的 TC（总胆固醇）、LDLC（低密度酯蛋白胆固醇）、HDLC（高密度酯蛋白胆固醇），其作用程度超过阳性药物组（绞股蓝）；小剂量组和中剂量组仅对血脂的部分指标有影响。

⑤其他作用：桔梗能有效地阻止和改善非胰岛素依赖性糖尿病并发症、X 综合征及冠心病等以血胰岛素增多为特征的代谢紊乱患者症状；桔梗皂苷类成分能抑制胰脂肪酶活性，从而抑制对食物脂肪的吸收而具有抗肥胖作用；桔梗皂苷 D 经脑室或膜内注射给药时，在甩尾、扭体和福尔马林等不同类型小鼠疼痛模型实验中均显示了较强的镇痛作用，其作用主要在中枢神经系统，不受鸦片受体影响；桔梗抗 RSV（呼吸道合胞病毒）活性的半数抑制浓度（IC_{50}）值为 6.3～52.1mg/L；此外其沸水提取物还具有杀虫活性、抗诱变活性、抗氧化活性及较好的抑制酪氨酸酶活性。

【性味归经】苦、辛，平。归肺经。

【功能主治】宣肺，利咽，祛痰，排脓。用于咳嗽痰多，胸闷不畅，咽痛，音哑，肺痈吐脓，疮疡脓成不溃。

【用法与用量】3～10 g。

莴　苣
Woju

【别名】莴笋、笋子。

【来源】为菊科植物莴苣 *Lactuca sativa* L. 的茎、叶。春季嫩茎肥大时采收；秋季采收种子。

【原植物】一年或二年生草本，高约 1m。茎直立，粗壮，嫩时呈棍棒状，光滑无毛，灰白色，含乳汁；老时上部分枝开花。基生叶丛生，长椭圆形、倒卵形或舌状，亦有呈披针形者，全缘或边缘皱折，或有不整齐的齿状缺刻，无柄；茎生叶互生，基部耳状抱茎。头状花序有长梗，排列成顶生的圆锥状花丛；总苞圆筒状，苞片多层，覆瓦状排列；花两性，全部为舌状花，舌片先端 5 齿裂，黄色；雄蕊 5 枚；子房下位，柱头 2 裂。瘦果卵形，扁平，每面具 3 条突出的纵棱，先端具喙。种子黑褐色或灰白色。花期6～7月，果熟期 8～9 月。

栽培在肥沃田地。

【药材】干燥种子呈长椭圆形而扁，长约3 mm，宽约1 mm；外表面灰白色或黄白色，有细小的顺直纹理；搓去外皮，即露出棕色的种仁，富油性。气弱，味微甘。

【化学成分】茎叶主含倍半萜内酯类、甾体类、蛋白质、维生素及矿物质等。主要有8-去氧莴苣苦素（8-deoxylactucin）、莴苣苷（lactuside）C、lettucenin A、jacquinelin glucoside、胡萝卜苷（daucosterol）、lupeylacetate；富含锌。

【药理作用】莴苣鲜汁对兔体外平滑肌、主动脉环、支气管环和小肠标本实验显示具有扩张血管，舒张气管平滑肌，兴奋小肠平滑肌的作用；莴笋提取物对APD、胶原和凝血酶作诱导剂诱导大鼠血小板聚集具有明显的抗血小板聚集及抗血栓形成的作用。莴苣叶多酚具有清除超氧阴离子（O^{2-}）与羟基自由基（OH）的能力，且在0.5~2.0mg/mL浓度范围内显量效关系。

【性味归经】苦、甘，凉。归肠、胃经。

【功能主治】通乳汁，利小便，杀虫蛇毒。用于小便不利，尿血，乳汁不通。

【用法与用量】内服适量。外用：捣敷。多食昏人眼。

【选方】

①小便不下或尿血：莴苣适量，捣敷脐上。

②产后无乳：莴苣3枚，研作泥，好酒调开服；或莴苣子30枚，研细酒服；或莴苣子200 g，生甘草9 g，糯米、粳米各100 g。煮粥频食。

③百虫入耳：莴苣捣汁，滴入则虫自出。

④阴囊癞肿：莴苣子200 g，捣末，煎5沸，温服。

【附注】莴苣 *Lactuca sativa* L. 的种子（莴苣子）亦供药用。其味苦，性寒。具有下乳汁，通小便之功能。用于阴肿，痔漏下血，乳汁不行。内服，煮粥、煎汤或研细酒调。外用适量，研末涂擦。

盐肤子
Yanfuzi

【别名】猪菜树子。

【来源】为漆树科植物盐肤木 *Rhus chinensis* Mill. 的果实。秋季采收，晒干。

【原植物】落叶灌木或小乔木，高可达10m。小枝棕褐色，被锈色柔毛。单数羽状复叶，互生，具小叶5~13片，总叶柄和叶轴有显著翅，小叶无柄，卵状椭圆形或长卵形，长5~12 cm，宽2.5~6 cm，先端急尖，基部圆或楔形，边缘具圆粗锯齿，上面绿色，下面绿灰色，具锈色柔毛。圆锥花序顶生，序梗密生棕褐色柔毛；花小，杂性同株，两性花的萼片5，广卵形，先端钝；花瓣5片，乳白色，倒卵状长椭圆形，边缘内侧基部具柔毛；雄蕊5枚，花药黄，丁字着生，花丝黄色；雌蕊较雄蕊短，子房上位，花柱3个，柱头头状；雄花略小，中央有退化子房。核果扁球形，横径约5 mm，密被毛，熟时橙红色。花期7~8月，果熟期10~11月。（图片A052-01，彩图见473页）

生长在海拔500~1800m的向阳山坡、沟谷、溪边的疏林、杂灌丛和荒山地。

【化学成分】果实含鞣质、有机酸、树脂、淀粉、脂肪酸及黄酮类。主要有五-间双没食子酰-β-葡萄糖、游离没

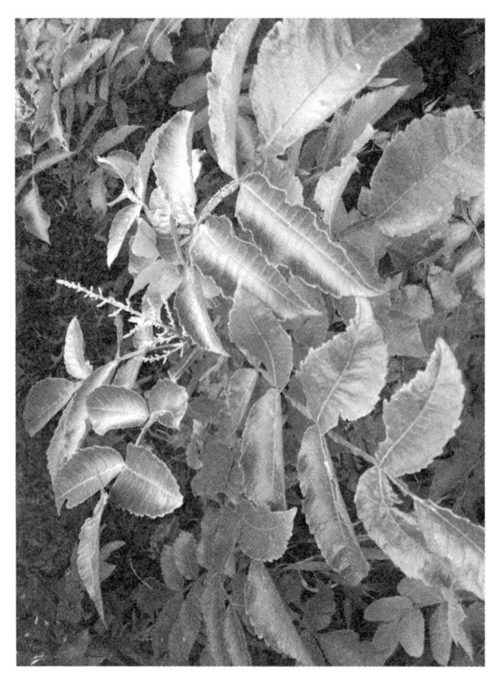

盐肤木

食子酸、苹果酸、酒石酸、柠檬酸。

根、茎、叶含三萜类、黄酮类、鞣质、酚酸类等。

【药理作用】 盐肤子甲醇提取物给小鼠灌胃，能显著抑制由蓖麻油引起的腹泻，减少由硫酸镁诱发的肠液分泌量和排泄物；从盐肤木叶中得到的酚酸成分在大鼠试验中表现出抑制肥大细胞释放组胺的作用，同时还具有体外抗肿瘤活性，对人宫颈癌 Hela 细胞的 IC_{50} 值为 6.7μg/mL；所含烷基水杨酸类具有抗真菌和抗细菌作用。盐肤木茎提取物尤其是石油醚提取部分具有较好的抗 HIV 活性。

【性味】 酸、咸，微寒。

【功能主治】 生津润肺，降火化痰，敛汗，止痢。用于痰嗽，喉痹，黄疸，盗汗，痢疾，顽癣，痈毒。

【用法用量】 10～15 g；外用适量，煎水洗、捣敷或研末调敷。

【选方】

①年久顽癣：盐肤木子、王不留行。焙干研末，麻油调搽。

②肺虚久嗽胸痛：盐肤子研末。每晨 3～9 g，开水送服。

③腹泻：盐肤子（或根），水煎服。

④痈毒溃烂：盐肤子和花捣烂，香油调敷。

⑤慢性支气管炎：盐肤木根皮 30 g，枇杷叶 3 片。水煎服，加冰糖少许。

⑥漆疮：盐肤木叶适量，煎水熏洗患处。

【附注】 盐肤木 *Rhus chinensis* Mill. 的去栓皮的根皮（盐肤根白皮）、去栓皮的茎皮（盐肤树白皮）、叶（盐肤叶）、花（盐肤木花）亦供药用。盐肤根白皮味酸咸，性凉。归脾、肾经。具祛风化湿，消肿软坚之功能。用于感冒发热，咳嗽，腹泻，水肿，风湿痹痛，跌打伤肿，乳痈，癣疮。内服用量 9～15 g（鲜者 30～60 g）。外用适量，煎水洗、捣敷或研末调敷。

盐肤木白皮治血痢，肿毒，疮疥。内服用量 15～60 g。外用适量，煎水洗或捣敷。

盐肤叶味酸咸，性寒。具化痰止咳，收敛，解毒之功能。用于痰嗽，便血，血痢，盗汗，疮疡。内服用量 10～15 g（鲜者 30～60 g）。外用适量，捣敷或捣汁涂。

盐肤木花，用于治鼻疳，痈毒溃烂。

夏天无

Xiatianwu

【来源】 为罂粟科植物伏生紫堇 *Corydalis decumbens*（Thunb.）Pers. 的干燥

块茎。春季或初夏出苗后采挖，除去茎叶，洗净，干燥。

【原植物】 多年生草本，全体无毛。块茎近球形，直径达6mm，表面黑褐色，着生少数须根。茎细弱，丛生，长17～30cm，不分枝。基生叶具长柄，叶背面有白粉，近正三角形，长约6cm，二回三出全裂，未回裂片倒卵形，具短柄；茎生叶2～3片，生茎下部以上或上部，形似基生叶，但较小，具稍长柄或无柄。总状花序顶生，长1.7～4cm；苞片卵形或阔披针形，全缘；花淡紫红色，筒状唇形，上面花瓣长1.4～1.7cm；瓣片近圆形，先端微凹，距圆筒形，长6～8mm，直或向上微弯；雄蕊6枚，成两体。蒴果线形，2瓣裂。种子细小。花期4～5月，果期5～6月。（图片A033－03，彩图见464页）

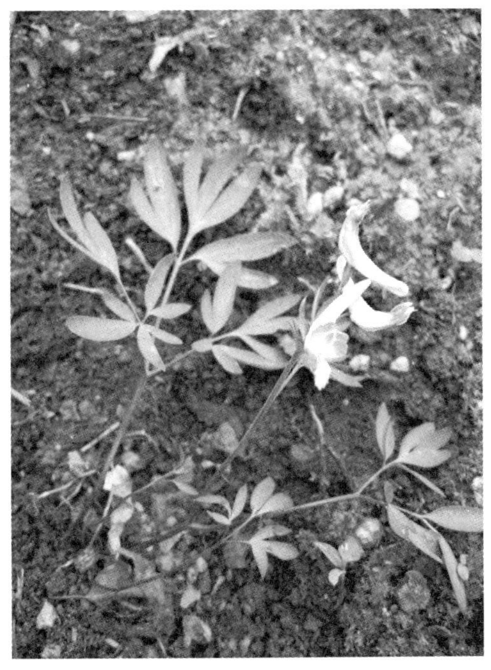

伏生紫堇

生长在低山荒坡草地或疏林下。

【化学成分】 块茎主含20多种叔胺类和季胺类生物碱：原阿片碱（protopine）、延胡索乙素（tetrahydropalmatine）、延胡索单酚碱［（＋）－kikemanine］、别隐品碱（allocryptopine）、隐品碱（cryptopine）、隐品巴马亭、斯阔任、球紫堇碱、咖若定、紫堇明定、毕枯枯灵、巴马亭、考卢米定、α－别隐品碱、小檗碱、药根碱、二氢巴马亭、白毛茛碱宁、3，4－去氢白毛茛碱宁、去氢紫堇碱、夏天无碱、表－α－夏天无碱、羟基白毛茛碱宁、紫堇碱、蝙蝠葛碱等；此外还含有β－谷甾醇、棕榈酸、阿魏酸等。

【药理作用】

①对血循环的作用：对高血压大鼠模型静脉注射原阿片碱可通过舒张血管平滑肌、降低外周阻力来降低血压，具有作用温和、起效较快、持续时间较短、对高血压状态下的血压比正常血压影响更大的特点。在10～40mg/kg范围内，口服给药对血压无显著影响。原阿片碱对麻醉猫血流动力学的影响实验显示可通过抑制心肌收缩力及降低外周阻力来降低血压，并通过抑制心脏自律性，减慢心率，最终使左心做功降低，心肌耗氧量减少；原阿片碱对主动脉有松弛作用。另外，原阿片碱对去氧肾上腺素（PE）和高钾所致血管收缩作用的量效曲线均产生显著的抑制作用。原阿片碱在无钙液中，对P诱发及加入外钙后引起的血管收缩均有抑制作用，但不影响咖啡因的缩血管作用，表明原阿片碱对血管平滑肌的作用与抑制受体在介质中的Ca^{2+}内流和Ca^{2+}释放有关。采用可逆性大脑中动脉梗死法，观察原阿片碱对局灶性脑缺血大鼠梗死面积和行为障碍的影响，结果表明，原阿片碱显著改善局灶性脑缺血大鼠神经功能及缩小脑梗死范围，并能显著降低急性脑缺血小鼠的

死亡率，具有抗缺氧、抗脑缺血作用。夏天无总碱注射液临床用于治疗高血压偏瘫和脑栓塞性偏瘫等有较好疗效。原阿片碱能强烈抑制由花生四烯酸、二磷酸腺苷、胶原、血小板凝聚因子所引起的血小板聚集，并具有浓度相关性，其半数抑制浓度（IC_{50}）值均＜阿司匹林。此外，原阿片碱选择性抑制血栓素 A2 经环氧酶的合成，但不影响血小板的脂氧酶途径。

②抗心律失常作用：夏天无总碱对氯仿诱发小鼠室颤、氯化钙引起大鼠室颤和乌头碱导致大鼠心律失常均有显著的预防和治疗作用，能显著对抗肾上腺素所致的家兔心律失常。总碱能对抗乌头碱引起的钠通道持续开放；对蟾蜍离体坐骨神经动作电位振幅的抑制程度大致与心得安相同，提示总碱对心肌细胞膜 Na^+ 内流可能有抑制作用。总碱还能阻滞肾上腺素激动心脏 β1 受体引起的心律失常。夏天无对猫心脏复灌血流动力学及心律失常的影响主要表现在，夏天无总碱具有显著的抗心律失常作用，可显著减少缺血期和复灌期心律失常的发生率并降低其严重程度，减少心肌在缺血期和复灌期发生室颤的危险性。

③解痉作用：采用离体气管条法和整体药物引喘法观察原阿片碱对气管平滑肌的影响，显示原阿片碱能显著抑制组胺、乙酰胆碱引起的豚鼠离体气管收缩，与氨茶碱作用相似，与氨茶碱合用对组胺引起的豚鼠离体气管条收缩具有协同的抑制作用；腹腔注射后呈剂量依赖性的延长组胺诱发的引喘潜伏期。夏天无及其主要成分原阿片碱具有松弛平滑肌的作用，其滴眼液用于防治青少年近视具有良好的疗效。

④抗炎镇痛作用：夏天无注射液对角叉菜胶和鸡蛋清引起的大鼠足跖炎症、二甲苯引起的小鼠耳壳肿胀和大鼠皮下纸片肉芽肿增生均有较好的抑制作用；但对醋酸所致的小鼠腹腔毛细管通透性增高无抑制作用。夏天无对化学刺激和电刺激引起的疼痛有显著的镇痛作用；夏天无总碱对热板法所致小鼠疼痛和醋酸诱发小鼠扭体反应均显示有止痛作用。

⑤保肝作用：原阿片碱可通过抑制微粒体药物代谢酶预防化学物质导致的肝毒性。大鼠每天口服原阿片碱 2 次，2 d 后，可保护由 CCl_4 和对乙酰氨基酚引起的肝损害，显著降低血清天门冬酸氨基转移酶和丙氨酸氨基转移酶水平。原阿片碱体外能抑制 CCl_4 引起的肝微粒体脂质过氧化，抑制 CCl_4 转化为 CO。原阿片碱 100 mg/（kg·d）连续 3 d 给药后，细胞色素 P_{450} 的有关酶活性均显著升高，表明原阿片碱能提高肝脏解毒功能；原阿片碱给药 3 次能显著缩短戊巴比妥钠睡眠时间，但在给予戊巴比妥钠前 1 h 给药 1 次却显著延长睡眠时间。表明原阿片碱对 P_{450} 呈先抑制后诱导的双相作用。

⑥其他作用：总碱能显著改善大鼠学习记忆障碍，显著抑制大鼠海马 AchE 活性，提高大脑皮质乙酰胆碱含量，增加中枢胆碱能系统功能；夏天无还具有抗疟疾作用。

【性味归经】 苦、微辛，温。归肝经。

【功能主治】 活血通络，行气止痛。用于中风偏瘫，跌打损伤，风湿性关节炎，坐骨神经痛。

【用法与用量】 6～12 g；或研末分 3 次服。

夏枯草
Xiakucao

【别名】牛牴头、夏枯球。

【来源】为唇形科夏枯草属植物夏枯草 *Prunella vulgaris* L. 的果穗。夏季果穗呈棕红色时采收，除去杂质，晒干。

【原植物】多年生草本，高 10 ~ 30 cm。根茎匍匐，节上生根。茎多自基部分枝，四棱形，散生具节硬毛或近无毛。直立或斜向上，通常带红紫色。叶对生，茎下部的叶有长柄，上部叶渐无柄；叶卵状长圆形、狭卵状长圆形或卵形，长 1.5 ~ 4.5 cm，宽 0.7 ~ 2.5 cm，先端钝尖，基部楔形，全缘或微波状，两面均有毛或有时散生具节硬毛且夹有白色腺点。轮伞花序密集排列成顶生长 2 ~ 5 cm 的假穗状花序；苞片大，宽心形，具骤尖，外被具节硬毛；花萼筒状，花冠唇形，紫色或白色；上唇帽状，2 裂，下唇半展，3 深裂；雄蕊 4 枚伸出花冠外；小坚果三棱状长椭圆形，褐色。花期 4 ~ 5 月，果期 6 ~ 7 月。（图片 A102 – 04，彩图见 485 页）

生长在路旁、山坡草地、林边。

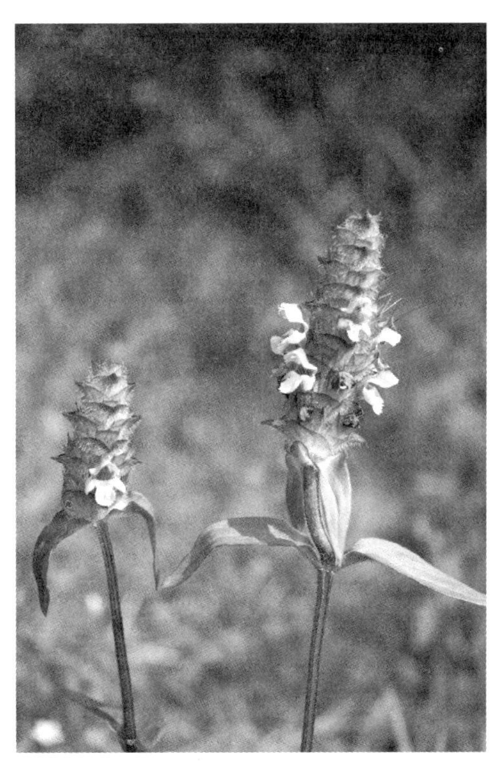

夏枯草

【药材】本品呈圆柱形，略扁，长 1.5 ~ 8 cm，直径 0.8 ~ 1.5 cm；淡棕色至棕红色。全穗由数轮至十数轮宿萼与苞片组成，每轮有对生苞片 2 片，呈扇形，先端尖尾状，脉纹明显，外表面有白毛。每一苞片内有花 3 朵，花冠多已脱落，宿萼二唇形，内有小坚果 4 枚，卵圆形，棕色，尖端有白色突起。体轻。气微，味淡。

【化学成分】含三萜及其苷类、甾醇及其苷类、黄酮类、香豆素、苯丙素、有机酸、挥发油、维生素、糖类及无机盐等。三萜类主要有熊果酸（ursolic acid）、齐墩果酸（oleanolic acid）、山楂酸、夏枯草皂苷（pruvuloside）A、夏枯草皂苷 B 和夏枯草新苷 A 等；甾体类有 β – 谷甾醇、豆甾醇、α – 菠甾醇、Δ^7 – 豆甾醇及其葡萄糖苷、胡萝卜苷等；黄酮类有芸香苷、木犀草素、异荭草素、木犀草苷、槲皮素、山柰酚 – 3 – O – β – D – 葡萄糖苷等；香豆素类有伞型酮、莨菪亭和七叶苷元；苯丙素类有顺式咖啡酸、反式咖啡酸、迷迭香酸、甲基迷迭香宁、乙基迷迭香宁、丁基迷迭香宁、3，4，α – 三羟基 – 甲基 – 丙酸苯酯、P – 香豆酸等。

【药理作用】

①降压作用：夏枯草的水浸出液、乙醇—水浸出液和 30% 乙醇浸出液，对麻醉犬有降低血压作用。夏枯草煎剂对

于肾上腺素模拟病态下的家兔血压失常，可以使血压下降，最适浓度是10～30g/100mL。从夏枯草中提取的夏枯草总皂苷（PVS）40mg/kg腹腔注射，可使麻醉大鼠lgPVC，lg（VT+VF）及心律失常得分较对照组显著减少；20mg/kg腹腔注射使冠脉结扎后4h的麻醉大鼠心肌梗死范围较对照组有缩小。

②抗病毒作用：用水提醇沉及凝胶柱色谱法，从夏枯草中得到一种水溶性阴离子多糖。此夏枯草多糖在100mg/mL浓度时，对单纯性疱疹病毒1型和2型（HSV－Ⅰ，HSV－Ⅱ）表现出明显的对抗活性，但对巨细胞病毒、人类流感病毒A型、脊髓灰质炎病毒1型、水泡性口炎病毒无活性。另外，夏枯草提取物在体外可明显降低经暴露的HIV逆转录过程的抑制作用。

③抗菌作用：据体外初步试验证明，夏枯草煎剂对痢疾杆菌、伤寒杆菌、霍乱弧菌、大肠杆菌、变形杆菌、绿脓杆菌和葡萄球菌、链球菌有抑制作用，抗菌谱亦较广。其水煎剂有轻微抗淋球菌作用，对耐药金黄色葡萄球菌敏感，其作用优于盐酸万古霉素。其水浸剂（1：4）在试管内对某些常见的致病性皮肤真菌也有抑制作用。对小鼠的实验性结核病，夏枯草可使肺部病变有所减轻。

④降糖作用：夏枯草提取物可降低正常小鼠和四氢嘧啶糖尿病模型小鼠血糖水平。该提取物可对抗肾上腺素升高血糖作用，并具有改善糖耐量、增加肝糖元合成的作用。

⑤抗炎、免疫抑制作用：夏枯草中提取的熊果酸、2α－羟基熊果酸、桦木酸及2α，3α－二羟基乌苏－12烯－28酸具有明显的抗过敏、抗炎活性，其中后者对经培养的RBL－2H3细胞中β－氨基己糖苷酶的释放有显著的抑制作用，并呈现出量效关系，其50%酶活性抑制浓度（IC_{50}）为57mmol/L；前二者对经培养的鼠巨噬细胞RAW2647细胞一氧化氮的产生表现出强烈的抑制作用，IC_{50}分别为17mmol/L、27mmol/L。夏枯草和红糖组成的夏枯草胶囊可上调外周血T淋巴细胞亚群值，其调节免疫作用可能是治疗溃疡性结肠炎的作用机制之一。

⑥抗突变、抗癌作用：夏枯草水煎醇沉法制成的夏枯草注射液（5%）可明显抑制人胃腺癌SGC－7901细胞的生长，并诱导其凋亡；有研究表明夏枯草注射液在治疗支气管肺癌胸水方面有较好的疗效，且毒副反应极小。

【性味归经】辛、苦，寒。归肝、胆经。

【功能主治】清火，明目，散结，消肿。用于目赤肿痛，目珠夜痛，头痛眩晕，瘰疬，瘿瘤，乳痈肿痛；淋巴结结核，甲状腺肿大，乳腺增生，高血压。

【用法用量】6～15g；熬膏或入丸、散。外用适量，煎水洗或捣敷。

【选方】

①头晕目眩：夏枯草（鲜）60g，冰糖15g。开水冲服。

②预防麻疹：夏枯草15～60g。水煎服。

③急性扁桃体炎，咽喉疼痛：鲜夏枯草全草60～90g。水煎服。

柴　胡
Chaihu

【来源】为伞形科植物柴胡*Bupleurum chinense* DC.或狭叶柴胡*Bupleurum scorzoneraefolium* Willd.的干燥根。按性

状不同，分别习称“北柴胡”及“南柴胡”。春、秋季采挖，除去茎叶及泥土杂质，干燥。

【原植物】

①柴胡（北柴胡）：多年生草本，高40～85 cm，无毛。主根圆柱形，质坚硬，褐色，有或无侧根。茎单生或丛生，直立，表面有细软纵条纹，实心，上部多分枝，并略呈“之”字形弯曲。单叶互生，无柄；叶片条状阔披针形，长3～9 cm，宽0.6～1.3 cm，先端渐尖，最终呈短芒状，全缘，具平行脉7～9条，下面具粉霜。秋季开鲜黄色花，复伞形花序腋生兼顶生；总伞梗细长，近水平伸出；总苞片无，或有2～3片，披针形；伞幅3～8，不等长；小总苞片5片，较小伞梗短或略等长，披针形，先端锐尖，小伞梗常5～10枚。双悬果宽椭圆形，左右扁平，分果有5条明显的主棱。花期9～10月，果熟期10～11月。

②狭叶柴胡（南柴胡）：多年生草本，高30～60 cm。主根发达，圆锥形，外皮红褐色或深红棕色，表面略皱缩，上端有横环纹，下部有纵纹，质疏松而脆。茎单一或数枝丛生，基部有许多棕色纤维状的叶柄残基，茎上部略作“之”字形弯曲，并多分枝，无毛。基生叶及下部的叶有长柄；叶片条形或窄条形，长7～15 cm，宽2～6 cm，先端长渐尖，最终呈短芒状，基部渐窄；茎生叶条状披针形或条形，下面有5～7凸出的平行脉。秋季开鲜黄色小花，复伞形花序腋生兼顶生；总苞片缺或1～3，条形；伞幅3～8，弧曲；小总苞片5，条状披针形，与小伞梗几等长或稍长，紧贴小伞，先端渐尖；小伞梗6～15枚。双悬果长圆形或长圆状卵形，带褐色，分果的5条果棱粗而钝。花期7～8月，果熟期8～9月。（图片A084－02，彩图见479页）

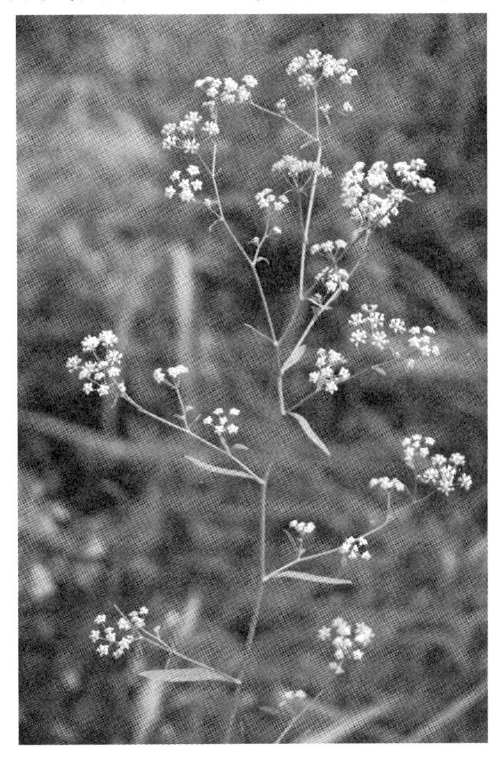

狭叶柴胡

北柴胡喜生长在向阳山坡、山谷草地。狭叶柴胡喜生长在干燥草地、向阳山坡、灌木林边缘。

【药材】北柴胡呈圆柱形或长圆锥形，长6～15 cm，直径0.3～0.8 cm。根头膨大，顶端残留3～15个茎基或短纤维状叶基，下部分枝。表面黑褐色或浅棕色，具纵皱纹、支根痕及皮孔。质硬而韧，不易折断，断面显纤维性，皮部浅棕色，木部黄白色。气微香，味微苦。

南柴胡的根较细，圆锥形，顶端有多数细毛状枯叶纤维，下部多不分枝或稍分枝。表面红棕色或黑棕色，靠近根头处多具细密环纹。质稍软，易折断，断面略平坦，不显纤维性。具败油气。

【化学成分】柴胡根含黄酮类、皂苷类、木脂素、香豆素类、挥发油、甾醇类等。黄酮类有山萘酚、槲皮素、异鼠李素及其苷等；皂苷类有柴胡皂苷（saikosaponin）a～f 等；香豆素类有脱肠草素（hemiarin）、莨菪亭（scopoletin）、白柠檬素、白蜡树亭、七叶亭等。

【药理作用】

①解热作用：柴胡的解热作用与柴胡总皂苷及柴胡皂苷 a 有关，亦与挥发油有关；柴胡皂苷不仅能使发热的动物降温，而且在口服大剂量皂苷（200～800 mg/kg）时，能使大鼠正常体温下降。大剂量柴胡煎剂对人工发热的家兔有解热作用，其有效成分为柴胡挥发油。柴胡对外感，内伤所致高热均可奏效，且退热平稳，无反跳现象，也可安全用于儿童及孕妇，这是其他退热药无法比拟的。

②抗细菌内毒素作用：柴胡提取液能明显缩短 DIC（血管内弥散形凝血）模型大鼠的部分凝血活酶时间、凝血酶原时间、凝血酶时间，降低总胆红素及丙氨酸转氨酶水平，增加血小板数量；对注射细菌内毒素的小鼠，柴胡提取液能提高其生存率，延长平均生存时间，与地塞米松磷酸钠无显著差异；体外抗内毒素实验表明，浓度大于 25% 的柴胡提取液对细菌内毒素有明显破坏作用。柴胡对内毒素致热家兔有很好的解热作用，大剂量时与阿司匹林解热作用相当。

③抗病毒作用：柴胡能显著抑制鸡胚内流感病毒，降低鼠肺炎病毒所致的肺指数增高，阻止肺组织渗出性病变，降低肺病毒所致的小鼠死亡率。柴胡中的有效成分柴胡皂苷 a、柴胡皂苷 d 和二次生成的柴胡皂苷 Sb_1、Sb_2、Sb_3、Sb_4 对于 Na，Ka－ATP 酶有很强的抑制作用，能引起能量和水盐代谢的变化从而起到抗病毒作用。

④抗惊厥作用：柴胡皂苷 150 mg/kg 与挥发油 300 mg/kg 合理配伍后有很强的抗惊厥作用；柴胡皂苷还可以延长猫的睡眠时间，故柴胡治疗神经精神科疾病有较好的疗效，如惊恐症，神经分裂症等；柴胡作用于毛果芸香碱致痫的家兔和大鼠，可使癫痫发作次数和发作持续时间显著减少，发作间隔时间延长，对癫痫模型大脑皮质放电及中枢神经系统的突触传递过程有明显的抑制作用，对于癫痫病有显著的抑制作用。

⑤抗炎作用：柴胡皂苷及挥发油对小鼠二甲苯所引起的耳壳炎症有一定程度的抑制作用，口服柴胡总皂苷，能显著的减轻右旋糖酐引起的大鼠足肿胀，减轻小鼠腹腔毛细血管通透性及巴豆油引起的大鼠肉芽肿。柴胡皂苷对许多炎症过程（渗出、毛细血管通透性、炎症介质的释放、毛细胞游走和结缔组织增生等）都有影响。

⑥降血脂作用：柴胡可以显著降低小鼠血清总胆固醇、三酰甘油、低密度脂蛋白胆固醇的实验性升高，作用程度优于已知的降脂药物，能抑制小鼠实验性高脂血症的形成，其有效成分为柴胡皂苷 d。

⑦保肝作用：柴胡可以抑制小鼠肝细胞的凋亡，柴胡皂苷对 CCl_4，D－氨基半乳糖和脂多糖与卡介苗致小鼠慢性肝损伤有显著的修复保护作用。

⑧提高机体免疫力及抗癌作用：柴胡的提取成分（水提取成分，50% 乙醇提取成分，氢氧化钡提取成分）对小鼠脾淋巴细胞的增殖、白细胞介素－2 和肿瘤坏死因子的分泌水平，均有明显的增强作用；柴胡提高机体免疫力的有效成分为柴胡多糖，柴胡多糖对辐射损伤的小鼠具有非常显著的保护作用和增强免疫的效果，而且柴胡皂苷 a、柴胡皂苷 d、柴胡皂苷 f 可以增加实验用小鼠的胸腺和

脾脏重量，T 细胞和 B 细胞的活性以及白细胞介素 -2 的分泌水平。柴胡提取物对人肝癌 SmmC - 7721 细胞线粒体代谢活性、细胞增殖以及小鼠移植 S - 180 实体肿瘤有明显抑制作用。

【性味归经】 苦，微寒。归肝、胆经。

【功能主治】 和解表里，疏肝，升阳。用于感冒发热，寒热往来，胸胁胀痛，月经不调；子宫脱垂，脱肛。

【用法用量】 3 ~ 10 g；或入丸、散。

铁线莲
Tiexianlian

【来源】 为毛茛科植物铁线莲 *Clematis florida* Thunb. 的全草。秋、冬季采收，除去杂质，晒干。

【原植物】 藤本。小枝褐色，具纵沟槽。二回三出复叶对生；小叶卵形至卵状披针形，长 2 ~ 5 cm，先端尖，全缘，或具 2 ~ 3 缺刻，背面疏生短毛，小脉明显，有短柄。花梗生于叶腋，长 6 ~ 12 cm，中部生对生的苞叶；梗顶开大型白色花，花径达 5 ~ 8 cm；萼 4 ~ 6 片，卵形，锐头，边缘微呈波状，中央有三粗纵脉，外面的中央纵脉带紫色，并有短毛；无花瓣；雄蕊多数，常常变态，花丝扁平扩大，暗紫色；雌蕊亦多数，花柱上有丝状或无。一般常不结果，只有雄蕊不变态的始能结实。花期 5 ~ 6 月。果熟期 7 ~ 8 月。（图片 A026 - 06，彩图见 459 页）

生长在山坡灌丛、溪边或林缘。

【功能主治】 解毒，利尿，活血散瘀。用于痛风，中风，积聚，黄疸。

【用量用法】 5 ~ 10 g。

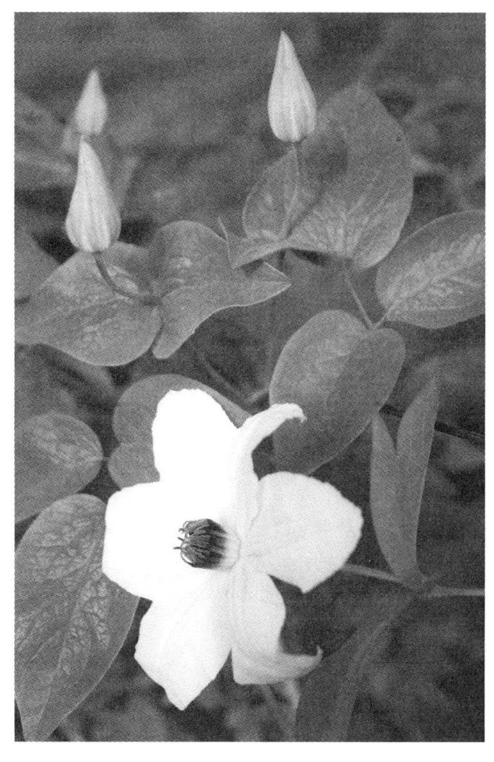

铁线莲

【选方】

①蛇虫咬伤：铁线莲全草，捣烂，敷患处。

②风火牙痛：鲜铁线莲根，加食盐捣烂，敷患处。

射　干
Shegan

【别名】 乌扇、老鸹扇。

【来源】 为鸢尾科植物射干 *Belamcanda chinensis*（L.）DC. 的根状茎。

【原植物】 多年生草本。地下有鲜黄色不规则结节状的根状茎，生有多数须根。茎直立，高 50 ~ 150 cm。叶互生，常聚生于茎基，互相嵌叠而抱茎，排为二列，剑形，扁平，长 20 ~ 60 cm，宽 2 ~ 4 cm，绿色，常被白粉，先端渐尖，叶脉平行。总状花序顶生，二叉分枝，花梗基部具膜质苞片，苞片卵形至卵状披针形，长1cm左右；花直径3~5cm，花被6片，排为2轮，内轮3片较小，花被片椭圆形，长2~2.5cm，宽约1cm，先端钝圆，基部狭，橘黄色而有红色斑点；雄蕊3枚，短于花被，花丝红色，花药外向；雌蕊子房下位，3室，花柱棒状，柱头浅3裂。蒴果椭圆形，长2.5~3.5cm，具3棱，成熟时3瓣裂。种子球形，黑紫色，直径约5mm，着生在果轴上。花期6~8月，果期7~9月。（图片A137-01，彩图见506页）

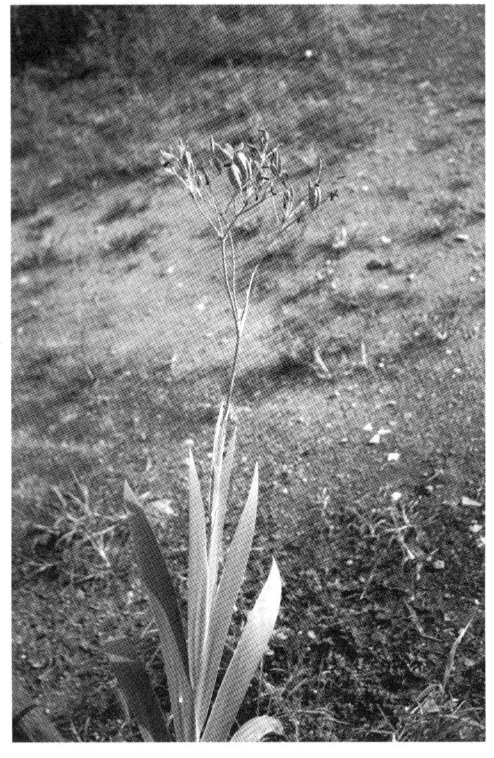

射　干

生长在海拔1200m以下的林缘、山坡草地、田边或疏林中；或栽培。

【药材】干燥根茎呈不规则结节状，长3~10cm，直径1~2cm。表面黄褐色、棕褐色或黑褐色，皱缩，有较密的环纹。上面有数个圆盘状凹陷的茎痕，偶有茎基残存；下面有残留细根及根痕。质硬，断面黄色，颗粒性。气微，味苦、微辛。

【化学成分】根状茎含三萜类及黄酮类。主要有野鸢尾黄素（irigenin）、鸢尾黄素（tectorigenin）、鸢尾苷（tectoridin）、白射干素（dichotomitin）、粗毛豚草素、异鼠李素等。

【药理作用】

①抗炎及镇痛作用：射干提取物0.32g/kg、0.64g/kg、1.28g/kg剂量明显降低大鼠足肿胀率，0.46g/kg、0.92g/kg、1.84g/kg剂量能明显降低小鼠耳肿胀程度，并明显减少小鼠扭体次数，具有较好的抗炎及镇痛作用。鸢尾黄素和鸢尾苷均能对大鼠腹膜巨噬细胞中由蛋白激酶C激活剂、12-O-四癸酰巴豆醇-13-醋酸盐（TPA）或内膜Ca^{2+}-2ATP酶抑制剂诱导的前列腺素E_2的产生起到抑制作用，且鸢尾黄素的抑制作用更强。射干的抗炎活性可能就在于这种直接通过抑制炎性细胞中的环氧合酶（COX）-2而实现的对前列腺素E_2的抑制作用。

②抗肿瘤活性：鸢尾苷元和野鸢尾苷元具有抑制前列腺癌细胞的增殖作用；鸢尾苷和鸢尾黄素均能有效地抑制血管增生，其中鸢尾黄素的抗增生活性更强，与染料木素的活性相当。给肺癌小鼠皮下注射鸢尾黄素30mg/kg，持续20d，可看到小鼠体内的肿瘤体积显著减小。染料木素和鸢尾苷元对胃腺癌细胞和白血病细胞的增殖有一定程度的抑制作用，并呈剂量依赖性；在高质量浓度下，鸢尾苷元对人淋巴样白血病细胞增殖活性的抑制作用大于对胃腺癌细胞增殖活性的抑制作用。

③抗氧化和保肝作用：射干中提取分离的异丹叶大黄素的抗氧化活性比抗

氧化剂维生素 E 更强；鸢尾苷及其苷元具有抗氧化和保肝作用；鸢尾苷及其苷元能显著降低由 CCl_4 引起的大鼠肝损伤而升高的血清转氨酶活力，并能使抗氧化酶如肝细胞液中的过氧化物歧化酶、过氧化氢酶和谷胱甘肽过氧化酶的活性大大增强。

④抗病原微生物作用：射干对新型隐球菌、镰刀菌、白色念珠菌、曲霉菌等临床分离的 9 种致病真菌有较好的抗菌作用；射干乙醚提取物对 5 种常见的致病性皮肤真菌有显著抑制作用；对埃可病毒和疱疹病毒均有抑制作用；射干对多重耐药菌株铜绿假单胞菌 PA11 株有较强的抑制作用，最小抑菌浓度（MIC）为 31.25 g/L，对菌株携带的 R 质粒也有消除作用。

⑤其他作用：射干具有抗血栓形成作用；给被切除卵巢的小鼠静脉注射鸢尾苷元，能抑制小鼠促黄体激素的分泌；另外，所含鸢尾型三萜化合物具有毒鱼活性。

【性味归经】 苦，寒。归肺经。

【功能主治】 清热解毒，消痰，利咽。用于热毒痰火郁结，咽喉肿痛，痰涎壅盛，咳嗽气喘。

【用法用量】 3～10 g；外用适量，研末吹喉或调敷。

臭梧桐
Chouwutong

【别 名】 海州常山。

【来 源】 为马鞭草科植物臭梧桐 *Clerodendron trichotomum* Thunb. 的嫩枝及叶。秋季开花前采收，鲜用或晒干。

【原植物】 落叶灌木或小乔木，高约 3m。茎直立；幼枝、叶柄、花序轴多少被黄褐色短柔毛。髓部有淡黄色薄片横隔。叶对生，广卵形以至椭圆形，长 7～15 cm，宽 5～9 cm，先端渐尖，基部阔楔形以至截形，全缘或有微波齿；上面绿色，下面淡绿色，叶脉羽状，侧脉 3～5 对，幼时两面均被白色短柔毛，老时则上面光滑；具叶柄。聚伞花序，顶生或腋生；具长柄；花多数，有气味；萼带赤色，下部合生，中部膨大，上部 5 深裂，裂片卵形以至卵状长椭圆形；花冠白色或淡红色，下部合生成细管，先端 5 裂，裂片长椭圆形；雄蕊 4 枚，花丝伸出；子房为不完全的 4 室，花柱伸出，柱头分叉。核果近球形，外围宿萼，果皮呈蓝色而多浆汁。花期 6～9 月，果期 9～11 月。（图片 A101－02，彩图见 484 页）

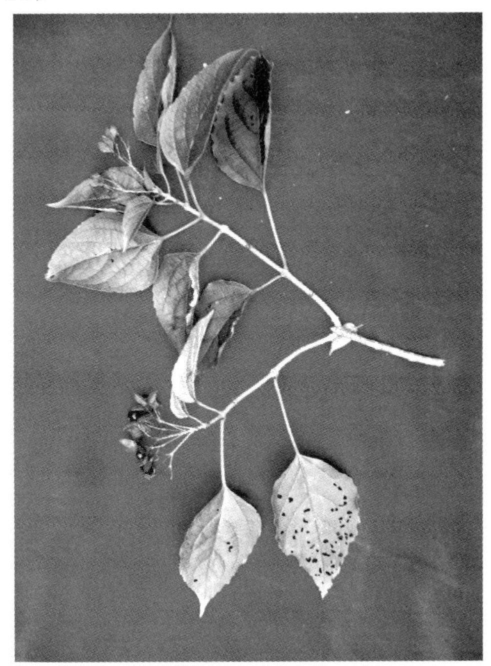

臭梧桐

生长在山坡、林边、沟谷及灌丛中。

【药材】 干燥小枝类圆形，或略带方形，棕褐色，具黄色点状皮孔，密被短柔毛。叶对生，广卵形以至椭圆形，上面灰绿色，背面黄绿色，具短柔毛，叶片多已皱缩破碎。偶有花，黄棕色。枝叶质脆易折断，小枝断面黄白色，中央具白色的髓，髓中有淡黄色分隔。有特异臭气，味苦而涩。

【化学成分】 叶含海州常山素(clerodendrin)、内消旋肌醇（meso－inositol)、生物碱、刺槐素－7－二葡萄糖(acacetin－7－glucurono－（1→2）－glucuronide)。尚含臭梧桐素甲（clerodendronin)、臭梧桐素乙、海州常山苦素A(clerodendrin A)、及海州常山苦素B等。

【药理作用】 臭梧桐茎叶具有降血压作用和轻度镇静作用；所含臭梧桐素乙有明显的镇痛作用。

【性味】 甘、苦，平。

【功能主治】 祛风湿，止痛，降血压。用于风湿痹痛，高血压病。

【用法用量】 10～15g（鲜者30～60g)；浸酒或入丸、散。外用适量，煎水洗，研末调敷或捣敷。

【选方】

①高血压病：臭梧桐叶10g（鲜叶30g)，水煎服。

②风湿痛：臭梧桐10～30g，煎服；或臭梧桐根10～15g，水煎服。

③一切内外痔：臭梧桐叶7片，瓦松7枝，皮硝9g，煎汤熏洗患处。

④湿疹或痱子发痒：臭梧桐适量，煎汤洗浴。

⑤跌打损伤：臭梧桐根，煎酒服之。

【附注】 其根（臭梧桐根）亦供药用。臭梧桐根味苦，性寒。用于治疟疾，风湿痹痛，高血压，跌打损伤。内服用量10～15g。

徐长卿
Xuchangqing

【别名】 了刁竹。

【来源】 为萝藦科植物徐长卿 *Cynanchum paniculatum*（Bge.）Kitag. 的根及根茎。秋季采挖，除去杂质，阴干。

【原植物】 多年生草本，高约1m。全株近无毛，含乳汁。根状茎短，须根多数，形如马尾，土黄色，有香气。茎细而节间长，少分枝。单叶对生，披针形或条形，长4～15cm，宽5～15mm，先端渐尖，基部渐窄，全缘，两面无毛，有缘毛，侧脉不明显，叶柄长约3mm。圆锥状聚伞花序顶生或腋生。花萼5深裂，卵状披针形；花冠黄绿色，5深裂，广卵形，平展或向外反卷；副花冠5片，黄色，肉质，肾形，基部与雄蕊合生；雄蕊5枚，相连成筒状，药2室；雌蕊1枚，子房上位，由2个离生心皮组成，花柱2个，柱头平扁。蓇葖果呈角状，长约6cm，表面淡褐色。种子多数，卵形而扁，暗褐色，顶端有一簇白色细长毛。花期5～7月，果熟期9～12月。（图片A098－03，彩图见483页）

生长在海拔1000m以下的山坡草地、灌丛及疏林中。

【药材】 根茎呈不规则柱状，有盘节，长0.5～3.5cm，直径2～4mm。有的顶端带有残茎，细圆柱形，长约2cm，直径1～2mm，断面中空；根茎节处周围着生多数根。根呈细长圆柱形，弯曲，长10～16cm，直径1～1.5cm。表面淡黄白色至淡棕黄色或棕色；具微细的纵皱纹，并有纤细的须根。质脆，易折断，断面粉性，皮部类白色或黄白色，木部

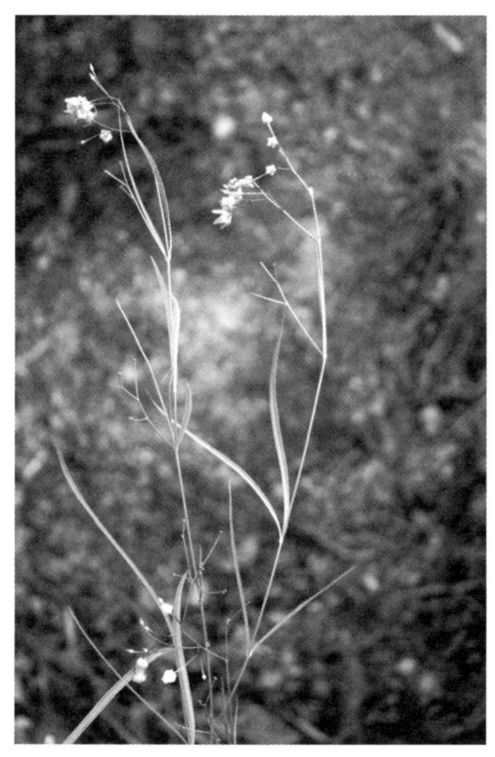

徐长卿

细小。气香，味微辛凉。

【化学成分】 根及根茎含丹皮酚(paeonol)、多种甾体苷元、黄酮、氨基酸、挥发油（已分离鉴定30多种成分）、甾醇、杂多糖等。

【药理作用】

①抗炎镇痛作用：丹皮酚可以显著抑制豚鼠皮肤血管反应，大鼠足跖肿胀；对绵羊红细胞、牛血清蛋白诱导的小鼠迟发型足跖肿胀，对二硝基苯引起的小鼠接触性皮炎均有显著的抑制作用。丹皮酚能作用于组胺、5－羟色胺、缓激肽，还能调节花生四烯酸的代谢，并可以清除自由基。

②抗菌作用：徐长卿煎剂对福氏痢疾杆菌、伤寒杆菌、大肠杆菌、甲型链球菌、绿脓杆菌、金黄色葡萄球菌均有抑制作用。

③免疫活性：徐长卿的多糖CPB64有一定的促脾细胞增殖的作用，多糖CPB54有较强的促脾细胞和淋巴细胞增殖的作用，CPB－4对以ConA或LPS诱导的T、B淋巴细胞有一定抑制作用；丹皮酚对Ê型、Ë型、Ì型变态反应均有显著的抑制作用。用丹皮酚对小鼠进行灌胃给药，注射植物血凝素攻击，观察脾脏指数和胸腺指数及淋巴细胞转化率。结果显示脾脏指数、胸腺指数和淋巴细胞转化率与对照组相比明显提高，并呈良好的量效关系（$P<0.05$）。丹皮酚在低浓度时（10～15 mg/kg）能够显著提高外周血酸性α－醋酸萘酯酶（ANAE）阳性淋巴细胞百分率，增强机体细胞免疫功能；并且使外周血中性粒细胞对金黄色葡萄球菌的吞噬作用显著提高，增强机体非特异性免疫功能，并通过增加T淋巴细胞在血液循环中的比例，使T淋巴细胞发挥淋巴因子分泌功能。

④对心血管系统的作用：徐长卿煎剂能增加冠脉血流量，改善心肌代谢而缓解心脏缺血；丹皮酚可降低全血黏度，使红细胞压积降低，同时降低红细胞聚集性和血小板黏附性，并使红细胞的变形能力显著增强；丹皮酚能升高高脂血症大鼠血浆前列腺素I2（PGI2）、一氧化氮（NO）含量和降低内皮素（ET）水平，进而舒张血管，抑制血小板积聚和黏附，抑制炎性细胞向内皮迁徙。最终起到保护高脂血症大鼠动脉内皮细胞功能。

⑤其他作用：徐长卿注射液可使豚鼠离体回肠张力下降，但同时丹皮酚对乙酰胆碱、组胺、氯化钡引起豚鼠离体回肠收缩均有显著对抗作用；徐长卿多糖灌胃给药对小鼠移植性腹水癌H22、EAC和实体瘤S－180生长具有抑制作用。

【性味归经】 辛，温。归肝、胃经。

【功能主治】 祛风化湿，止痛止痒。用于风湿痹痛，胃痛胀满，牙痛，腰痛，跌扑损伤；荨麻疹，湿疹。

【用法用量】 3～12 g；入煎剂宜后下。外用适量，捣敷或煎水洗。

海金沙
Haijinsha

【来源】 为海金沙科植物海金沙 *Lygodium japonicum*（Thunb.）Sw. 的干燥成熟孢子。秋季孢子未脱落时采割藤叶，晒干，搓揉或打下孢子，除去藤叶。

【原植物】 多年生草质攀援藤本，长达4m。根状茎横走，生黑褐色有节的毛；根须状，黑褐色，坚韧，亦被毛。叶多数，丛生于短枝，二型，纸质，连同叶轴有疏短毛；营养叶尖三角形，长宽各10～12 cm，二回羽状，小羽片掌状或3裂，宽3～8 mm，边缘有不整齐的细钝锯齿；孢子叶卵状三角形，长宽各为10～20 cm，多收缩而呈深撕裂状。夏末，小羽片下面边缘生流苏状的孢子囊穗，穗长2～4 mm，暗褐色，孢子表面有小疣。（图片 P07－01，彩图见449页）

多生在山坡林边、灌丛、草地及溪谷丛林中。

【药材】 干燥成熟的孢子，呈粉末状，棕黄色或淡棕黄色。体轻，手捻之有光滑感。置手中易由指缝滑落。气微，味淡。

【化学成分】 孢子含咖啡酸（caffeic acid）、香豆酸（coumarilic acid）、反式对香豆酸（trans－p－coumanic acid）、油酸、亚油酸、棕榈酸及多糖等。

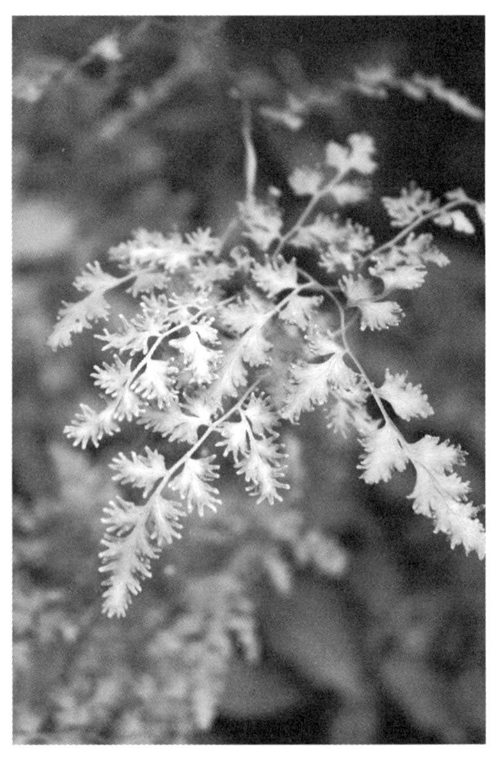

海金沙

海金沙根含三萜类、黄酮类及其苷类成分。

海金沙草含黄酮类、酚酸类、甾体及其苷类、挥发油（其中已分离鉴定含不饱和烃类、有机酸类、酮类、非萜源醇类等50多种成分）、氨基酸、糖类等。

【药理作用】

①抗菌作用：海金沙多糖对枯草芽孢杆菌、大肠杆菌、普通变形杆菌、金黄色葡萄球菌和八叠球菌具有抑菌作用，且随着其浓度的增大而增大，对金黄色葡萄球菌抑制作用最大，其最小抑菌浓度水提液为10%。海金沙水提物和醇提物对藤黄球菌、乙型溶血性链球菌、枯草芽孢杆菌、金黄色葡萄球菌的最低抑菌质量分数分别为25%、12.5%、12.5%、25%和3.12%、1.56%、6.25%、3.12%。

②利胆保肝作用：海金沙及其根可治疗黄疸型肝炎，所含咖啡酸、反式对香豆酸药理试验证实有利胆保肝作用。

反式对香豆酸能增加大白鼠胆汁量，而不增加胆汁里胆红素和胆固醇的浓度，给药前后胆汁里胆红素和胆固醇的含量无差异（$P>0.05$）。

③其他作用：海金沙孢子50%乙醇提取物对睾酮处理过的仓鼠肋腹器官的增长具有显著抑制作用，并促进睾酮处理过的小鼠的毛发再生长，而对5α-二氢睾酮处理过的仓鼠肋腹器官增长无抑制作用。体内试验表明海金沙孢子50%乙醇提取物具有显著的抗雄激素作用。海金沙的95%乙醇、乙酸乙酯、丙酮、乙酸、氯仿、甲醇6种溶剂提取物对DPPH.、OH.和O^{2-}均有一定程度的清除作用，其中95%乙醇提取物对3种自由基清除效果最好。

【性味归经】 甘、咸，寒。归膀胱、小肠经。

【功能主治】 清利湿热，通淋止痛。用于热淋，石淋，血淋，膏淋，尿道涩痛。

【用法用量】 6～15 g；入煎剂宜包煎。

【附方】

①热淋急痛：海金沙为末，生甘草汤冲服。

②膏淋：海金沙、滑石各30 g（为末），甘草7.5 g（为末），共研匀。饭前每服6 g，煎麦门冬汤或灯心汤调服。

③小便出血：海金沙为末，以糖水调下。

④赤痢、腹泻：海金沙全草，水煎服。

⑤黄蜂螫伤：海金沙叶30 g。捣烂；取汁擦患处。

⑥传染型肝炎（黄疸型）：鲜金沙根30～60 g。煎服，每日二次分服。

⑦腮腺炎：鲜海金沙根30～60 g（或干根15～30 g）。水煎服，日二剂。

【附注】 植物海金沙 Lygodium japonicum（Thunb.）Sw. 的全草（海金沙草）及根（海金沙根）亦供药用。海金沙根味甘、淡，性寒。具清热解毒，利湿消肿之功。用于肺炎，乙脑，急性胃肠炎，黄疸型肝炎，湿热肿满，淋病。内服用量：鲜者30～60 g。

海金沙草味甘，性寒。具清热解毒，利水通淋之功。用于尿道炎，尿结石，白浊带下，肾炎水肿，湿热黄疸，感冒发热，咳嗽，咽喉肿痛，肠炎、痢疾，烫伤，丹毒。内服用量15～30 g（鲜者30～90 g）；或研末。外用：煎水洗或捣敷。

瓶尔小草
Pingerxiaocao

【来源】 为瓶尔小草科植物瓶尔小草 *Ophioglossum vulgatum* L. 的全草。8月采收，洗净，晒干。

【原植物】 多年生小草本，直立，高8～15 cm。根状茎短，圆柱形，有一簇肉质粗根。叶二型，常单生，或偶有2～3叶由根状茎的楠部发出，总柄长5～10 cm，深埋土中。营养叶从总柄基部以上6～9 cm处生出，卵形或椭圆形，长3～12 cm，宽1～4 cm，先端钝或稍急尖，基部短楔形，下延，无柄，全缘，肉质，网状脉明显，中脉两侧的二次细胞约与中脉平行。孢子囊穗自总柄顶端发出，穗长2.5～3.5 cm，顶端有小突尖。孢子囊10～50对，排成2列，无柄，横裂，无盖，孢子球状四面形。（图片P04-01，彩图见449页）

生长在林下或草丛阴湿的地方。

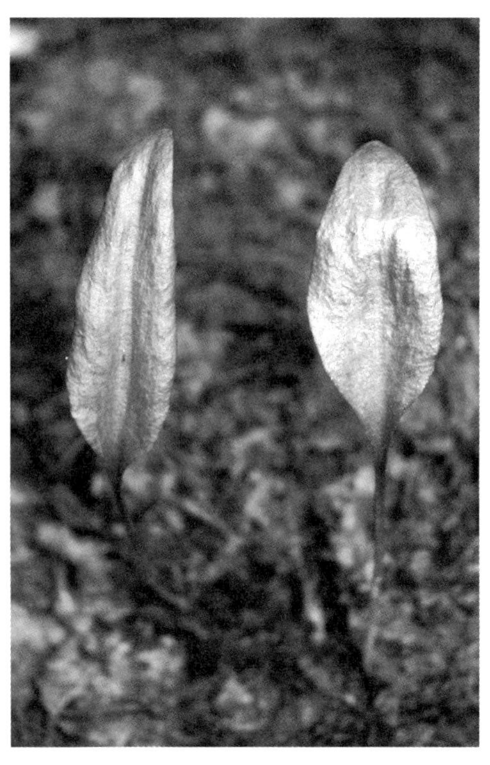

瓶尔小草

【化学成分】 全草含黄酮类、β－谷甾醇、油脂等。

【性味归经】 甘，平。归肺经。

【功能主治】 清热，凉血，镇痛，解毒。用于肺热咳嗽，痧症腹痛，淋浊，痈肿疮毒，毒蛇咬伤。

【用法用量】 10～15 g；或研末。外用适量，捣敷或研末调涂。

【选方】

①毒蛇咬伤：瓶尔小草 15 g，水煎服。另取鲜药适量，捣烂敷患处。

②痧症腹痛：瓶尔小草 10～15 g。煎水兑酒服。

③痔疮、疔疮：瓶尔小草 15 g。水煎服。

益母草
Yimucao

【别名】 坤草。

【来源】 为唇形科植物益母草 *Leonurus japonicus* Houtt. 的鲜品或干燥地上部分。鲜品春季幼苗期至初夏花前期采割；干品夏季茎叶茂盛、花未开或初形时采割；晒干，或切段晒干。

【原植物】 一或二年生草本。茎直立，单一或有分枝，高 60～100 cm，四棱形，微有毛。叶对生，叶形多种，一年根叶有长柄，叶片近圆形，直径 4～8 cm，叶缘有 5～9 浅裂，每裂片有 2～3 钝齿，基部心形；中部茎生叶 3 全裂，有短柄，裂片近披针形，中央裂片常再 3 裂，侧片常再 1～2 裂；最终裂片近线形，先端渐尖，边缘疏生锯齿或近全缘；最上部的叶不分裂，线形，近无柄，上面绿色，下面浅绿色，两面均被短柔毛。花多数，在叶腋中集成轮伞；苞片针刺状；花萼钟形，先端有 5 个长尖齿；花冠唇形，淡红或紫红色，长 9～12 mm，上下唇近等长，上唇长圆形，全缘，下唇 3 裂，中央裂片较大，倒心脏形，花冠外被长绒毛，尤以上唇为多；雄蕊 4 枚，2 枚强，着生于花冠内面近裂口的下方；子房 4 裂，花柱与花冠上唇几等长，柱头 2 裂。小坚果褐色，三棱状，长约 2 mm。花期 6～9 月，果期 8～10 月。（图片 A102－05，彩图见 485 页）

生长在野荒地、河滩草丛中及溪边湿润处。

【药材】 茎表面灰绿色或黄绿色；体轻，质韧，断面中部有髓。叶片灰绿色，多皱缩、破碎，易脱落。轮伞花序腋生，

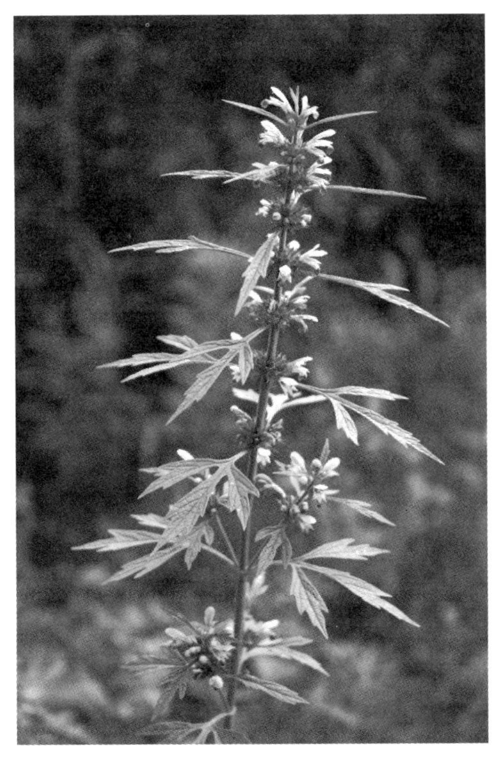

益母草

小花淡紫色，花萼筒状，花冠唇形。切段者长约2cm。气微，味微苦。

【化学成分】全草含生物碱类、二萜类、黄酮类、环烯醚苷类、苯丙醇苷类、甾醇、有机酸、多糖、挥发油、似强心甾苷类成分等。主要有益母草碱（leonurine）、水苏碱（stachydrine）、阿魏酸等。

茺蔚子含生物碱类、黄酮类、脂肪酸类、苯丙醇苷类、二萜类、环型多肽、挥发油、氨基酸、有机酸、甾醇及微量元素等。主要有益母草碱、水苏碱、益母草啶、益母草宁；汉黄芩素、大豆素、洋芹素、槲皮素、山柰素及芦丁等。

【药理作用】

①对子宫的作用：其煎剂和酊剂给家兔灌胃或静脉注射，对家兔离体、在体子宫及子宫瘘管均有兴奋作用，且煎剂效力比酊剂强；益母草碱对离体子宫、在体子宫和子宫血管均呈兴奋作用。

②对心血管、血液系统的作用：益母草水苏碱能明显提高冠状动脉和心肌营养性血流量，减少心肌细胞坏死量，降低血管阻力，改善微循环，减慢心率，减少心输出量，对血管壁有直接扩张作用；益母草碱能对抗肾上腺素的升压作用，具有减小梗死范围，减轻病变程度，减少心肌细胞坏死的作用。益母草能显著降低红细胞压积、全血比黏度低切部分、全血还原比黏度低切部分、黏度指数和红细胞聚集指数，抑制血小板聚集，降低血液及血浆黏度，预防和抑制微小血管血栓形成；益母草素是一种血小板活化因子（PAF）的拮抗剂，能竞争性抑制血小板上的PAF受体产生抗凝作用。

③对肾脏的作用：益母草能显著降低血液及血浆黏度，预防和抑制微小血管血栓形成；临床研究表明益母草具有调整全身血液循环、祛除瘀滞、消除水肿、恢复肾功能的作用，可用于治疗急、慢性肾炎水肿，营养不良性水肿及病因不明之水肿。

④对免疫系统的作用：益母草具有活跃淋巴微循环的作用，能够扩张淋巴管，加强淋巴管的收缩性，促进淋巴液的生成和回流，有益于机体恢复内环境的恒定和提高免疫力。

⑤其他作用：实验证明，益母草对许兰黄癣菌、羊毛状小芽孢癣菌、红色表皮癣菌、星形努卡菌等皮肤真菌均有不同程度的抑制作用；此外，益母草还具有抗炎、镇痛、抗痛经及抗孕等作用。

【不良反应】益母草可引起子宫收缩，可造成孕妇流产；扩张小动脉可表现为大汗淋漓、血压下降甚至休克；兴奋呼吸中枢引起呼吸加快增强；全身乏力；泌尿系统损害表现腰痛、血尿；对神经－肌肉有箭毒样作用。

【性味归经】苦、辛，微寒。归肝、心包经。

【功能主治】活血调经，利尿消肿。用于月经不调，痛经，闭经，恶露不尽，水肿尿少；急性肾炎水肿。

【用法用量】10～30 g（鲜者15～40 g）；外用适量，研粉或鲜品捣烂敷或水煎洗患处。

【附注】

①植物益母草（Leonurus japonicus Houtt.）学名的异名有Leonurus artemisia（Lour.）S. Y. Hu；Leonurus heterophyllus Sweet；Stachys artemisia Lour. 等。

②植物益母草Leonurus japonicus Houtt. 的果实（茺蔚子）亦供药用。茺蔚子味辛、性苦，性微寒。归心包、肝经。具有活血调经，清肝明目之功能。用于月经不调，痛经，闭经，目赤翳障，头晕胀痛。内服煎汤，用量5～10 g。

拳　参
Quanshen

【别名】紫参、草河车。

【来源】为蓼科植物拳参 *Polygonum bistorta* L. 的干燥根茎。春初发芽时或秋季茎叶将枯萎时采挖，除去茎、叶及须根，洗净，晒干。

【原植物】多年生草本，高50～80 cm。根状茎肥大，弯曲，黑褐色。茎直立，不分枝，无毛。基生叶有长柄；叶片革质，矩圆状，披针形或窄卵形，长10～18 cm，宽2.5～6 cm，先端锐尖或窄尖，基部钝圆或截形，有时心形，沿叶柄下延成翼状，边缘外卷，无毛，下面具网脉；托叶鞘膜质，筒状；在茎上部的叶条形或披针形，无柄或抱茎。夏季开淡红色或白色花，穗状花序顶生，小花密集，花梗纤细，苞片显著，花被5深裂，裂片椭圆形；雄蕊8枚，与花被近等长；花柱3个。瘦果三棱状椭圆形，红褐色，光亮，包于宿存萼内。花期6月，果期7～8月。（图片A015－01，彩图见453页）

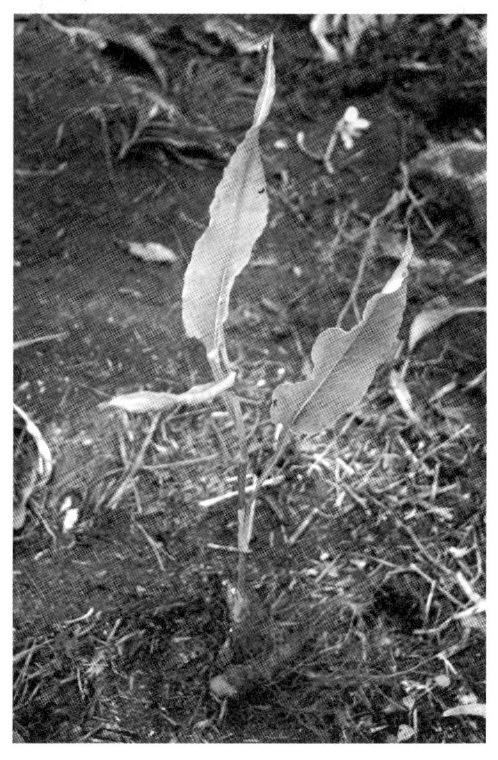

拳　参

生长在山坡草丛或林间草甸。

【药材】呈扁长条形或扁圆柱形，弯曲，有的对卷弯曲，两端略尖，或一端渐细，长6～13 cm，直径1～2.5 cm。表面紫褐色或紫黑色，粗糙，一面隆起，一面稍平坦或略具凹槽，全体密具粗环纹，有残留须根或根痕。质硬，断面浅棕红色或棕红色，维管束呈黄白色点状，排列成环。气微，味苦、涩。

【化学成分】含鞣质、黄酮类、酚酸类、三萜类、甾醇、淀粉、糖类、果胶、树胶、黏液质、树脂等。主要有没食子酸（gallic acid）、（－）－表儿茶素[（－）－epicatechin]、原儿茶酸(3，4－dihydroxy benzoic acid)、儿茶素（catechin）、槲皮素（quercetin）、山柰酚（kampferol）、芦丁（rutin）、绿原酸（chlorogenic acid）、阿魏酸（freulic acid）、无羁萜醇（friedelanol）、乔木萜醇（Arborinol）、木栓酮（（friedelan－3－one））、3β－木栓醇（3β－friedelinol）等。

【药理作用】

①抗菌作用：拳参的各提取物和单体化合物对金黄色葡萄球菌、大肠埃希菌、枯草芽孢杆菌、变形杆菌、产气杆菌、绿脓杆菌和肺炎链球菌均有一定的抑菌活性，其中乙酸乙酯层提取物抑菌活性最强，单体中没食子酸的抑菌性最强。

②抗炎镇痛作用：拳参正丁醇提取物对醋酸诱发小鼠扭体反应，热板法和电刺激法诱发的疼痛有显著的镇痛作用，且纳洛酮不能对抗其镇痛作用。

③抗心律失常作用：拳参的正丁醇的提取物具有明显的抗心律失常作用，对大鼠结扎冠状动脉的损伤有保护作用；拳参正丁醇提取物对氯仿诱发的小鼠室颤和乌头碱诱发的大鼠心律失常有明显的治疗效果。拳参正丁醇提取物还能对抗肾上腺素诱发的家兔心律失常，可降低蟾蜍离体坐骨神经动作电位振幅，但对氯化钙诱发的大鼠室颤无明显的预防作用。拳参正丁醇提取物可抑制豚鼠离体右心房的自律性，降低豚鼠离体右心房的收缩幅度、收缩速度及舒张速度，且具有明显的剂量依赖性。

④心肌保护作用：拳参正丁醇提取物能有效地增加冠脉流量；使心率减慢、左心室收缩压升高、左心室舒张压降低；能使心肌收缩力及减少心肌酶的释放对离体心脏缺血再灌注损伤起保护作用。不同浓度的拳参正丁醇提取物通过抑制或促进平滑肌细胞膜电压依赖 Ca^{2+} 通道而对家兔主动脉的收缩起双重效应，对受体操纵的 Ca^{2+} 通道也具有一定的抑制作用，对 K^{+} 通道的开放有一定的促进作用。

⑤中枢抑制作用：拳参正丁醇提取物对小鼠自发活动有明显抑制作用，能加速戊巴比妥钠的入睡时间，延长其睡眠时间，并与戊巴比妥钠产生协同作用。

【性味归经】 苦、涩，微寒。归肺、肝、大肠经。

【功能主治】 清热解毒，消肿，止血。用于赤痢，热泻，肺热咳嗽，痈肿，瘰疬，口舌生疮，吐血，出血，痔疮出血，毒蛇咬伤。

【用法用量】 5～10 g。外用适量，捣敷、煎水含漱或用醋磨汁搽患处。

桑　叶
Sangye

【来源】 为桑科植物桑 *Morus alba* L. 的叶。初霜后采收，除去杂质，晒干。

【原植物】 落叶乔木，高 3～7m 或更高，通常灌木状，植物体含乳液。树皮黄褐色，枝灰白色或灰黄色，细长疏生，嫩时稍有柔毛。叶互生；卵形或椭圆形，长 5～10 cm，最长可达 20 cm，宽 5～11 cm，先端锐尖，基部心脏形或不对称，边缘有不整齐的粗锯齿或圆齿；叶柄长 1.5～4 cm；托叶披针形，早落。花单性，雌雄异株；花黄绿色，与叶同时开放；雄花成柔荑花序；雌花成穗状花序；萼片 4 裂；雄花有雄蕊 4 枚；雌花无花柱，柱头2裂，向外卷。聚合果腑生，肉质，有柄，椭圆形，长1～2.5cm，深紫色或黑色，少有白色的。花期4～5月，果期6～7月。（图片A008－01，彩图见451页）

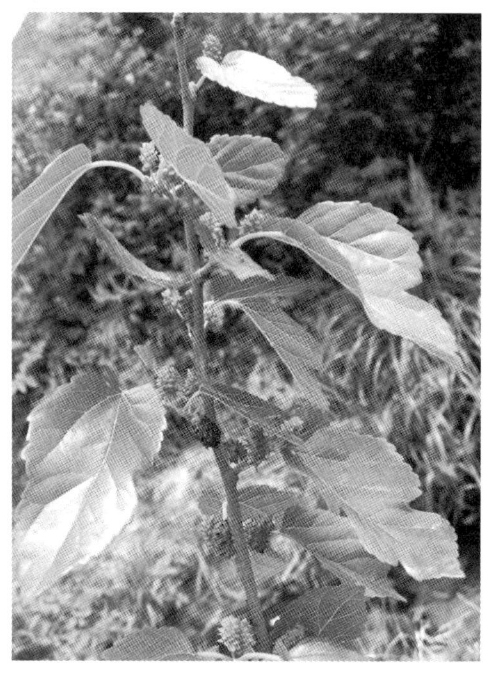

桑

多生长在山坡疏林中，也常栽培于路旁、沟渠、池塘边或住宅周围。

【药材】本品多皱缩、破碎。完整者有柄，叶片展平后呈卵形或宽卵形，长8～15cm，宽7～13cm。先端渐尖，基部截形、圆形或心形，边缘有锯齿或钝锯齿，有的不规则分裂。上表面黄绿色或浅黄棕色，有的有小疣状突起；下表面颜色稍浅，叶脉突出，小脉网状，脉上被疏毛，脉基具簇毛。质脆。气微，味淡，微苦涩。

【化学成分】叶含黄酮类、生物碱类、三萜类、蒽醌、甾醇、昆虫变态激素、溶血素、挥发性成分、酚酸类、香豆精、糖及多糖、氨基酸、γ－氨基丁酸、维生素、腺嘌呤、胆碱及矿物质等。主要有芦丁（rutin）、槲皮素（quercetin）、异槲皮苷（isoquercitrin）、黄芪苷（astragalin）；1－脱氧野尻霉素（1－deoxynojirimycin）、去甲莨菪碱及其他多羟基生物碱；羽扇豆醇（tetratriacontyl alcohol）；大黄素甲醚（sitosterol）；牛膝甾酮、蜕皮甾酮；维生素A、维生素B_1、维生素B_2、维生素C、视黄醇、胡萝卜素、烟酸等。

【药理作用】

①抗炎作用：桑叶水煎剂给小鼠灌胃（20g/kg～40g/kg），结果发现，其对巴豆油所致小鼠耳郭肿胀有显著的抑制作用，抑制率分别为32.3%和32.8%；对醋酸所致的小鼠腹腔毛细管通透性抑制率为61.3%和55.7%，对抑制角叉菜胶所致的小鼠足趾浮肿作用非常明显，抑制率为49.7%，表明桑叶具有较强的抗炎作用。

②降血糖作用：桑叶中提取的桑叶总多糖（TPM），腹腔注射给药（50mg/kg，100mg/kg，200mg/kg）对四氧嘧啶糖尿病小鼠有显著的降血糖作用；TPM还可以提高糖尿病小鼠的耐糖能力，增加肝糖元含量而降低肝葡萄糖；TPM腹腔注射给药可以提高正常大鼠血中的胰岛素水平；桑叶粉沸水提取液0.4g/mL，以2mL/d浸液给四氧嘧啶致糖尿病大鼠灌胃，观察30d，结果显示有明显的降血糖作用。

③抗衰老作用：采用抗应激、抗疲劳、SOD和脂褐质测定，以及果蝇寿命试验，研究表明桑叶能提高小鼠的耐高温能力和防止由于应激刺激引起的大鼠肾上腺维生素C含量降低，能延长小鼠游泳及转棒时间，增强机体耐力作用，延长果蝇的寿命，提高老年大鼠红细胞内SOD和降低大脑、脊髓组织脂褐质含

量，表明桑叶具有调节机体对应激刺激的反应能力、增强机体耐受能力和延缓衰老作用。

【性味归经】 甘、苦，寒。归肺、肝经。

【功能主治】 疏散风热，清肺润燥，清肝明目。用于风热感冒，肺热燥咳，头晕头痛，目赤昏花。

【用法用量】 5~10g。

【选方】

①咽喉红肿，牙痛：桑叶10~15g，水煎服。

②糖尿病：桑白皮12g，枸杞子15g。煎汤服。

③小石疖：采桑叶乳汁，点上。

④口及舌上生疮，烂：砍桑树，取白汁涂。

【附注】 其根皮（桑白皮）、嫩枝（桑枝）、果穗（桑椹）亦分别供药用。桑白皮味甘，性寒。归肺经。具泻肺平喘，利水消肿之功能。用于肺热喘咳，水肿胀满尿少，面目肌肤浮肿。内服用量10~15g；外用适量，捣汁涂或煎水洗。

桑枝味微苦，性平。归肝经。具祛风湿，利关节之功能。用于肩臂、关节酸痛麻木。内服用量10~15g；外用适量，煎水熏洗。

桑椹味甘、酸，性寒。归心、肝、肾经。具补血滋阴，生津润燥之功能。用于眩晕耳鸣，心悸失眠，须发早白，津伤口渴，内热消渴，血虚便秘。内服用量10~15g；外用适量，浸水洗。

十一画

菝　葜
Baqia

【别名】 金刚藤、金刚刺、铁菱角。

【来源】 为百合科植物菝葜 *Smilax china* L. 的根茎。2月或8月采挖根茎，除去泥土及须根，晒干。

【原植物】 攀缘状灌木。根茎横走，呈不规则的弯曲，质坚硬，疏生须根。茎硬，高0.7~2m以上，有倒生或平出的疏刺。叶互生，革质，圆形乃至广椭圆形，长5~7cm，宽2.5~5cm，先端突尖或浑圆，基部浑圆或阔楔形，有时近心形，全缘，3~5脉，下面绿色；叶柄长4~5mm，沿叶柄下部两侧有卷须2条。花单性，雌雄异株；伞形花序，腋生；苞片卵状披针形；花被裂6片，2轮，矩圆形，黄绿色；雄花直径约6mm，雄蕊6枚，花丝短，长约4mm，药黄色；雌花较小；直径约3mm，退化雄蕊成丝状，子房上位，长卵形，3室，柱头3裂，稍反曲。浆果球形，红色，有白粉。花期4~5月，果熟期9~10月。（图片A134-13，彩图见505页）

生长在海拔1500m以下的林下、灌丛中、路旁、河谷或山坡上。

【药材】 干燥根茎略呈圆柱形，微弯，结节状，有不规则的凹陷。长8~15cm，直径2~4cm。外表褐紫色，微有光泽，结节膨大处常有坚硬的须根残基及芽痕，或留有坚硬弯曲的细根。质坚硬，难折断，断面黄棕色，平坦。气微，味

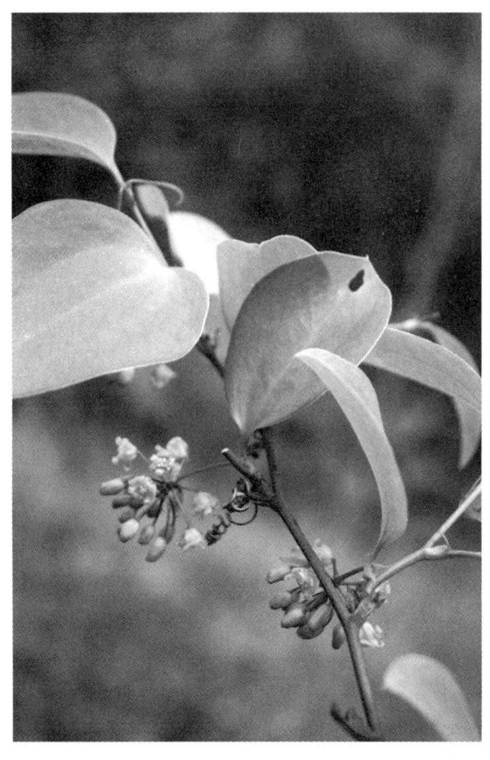

菝　葜

微苦涩。

【化学成分】根茎含皂苷类、黄酮及其苷类、芪类、酚类、氨基酸、有机酸、甾醇、糖类等。主要有薯蓣皂苷元（diosgenin）、薯蓣皂苷（dioscin）、菝葜素（smilaxin）、山萘酚（kaempferol）、二氢山柰酚（Ⅴ）、二氢槲皮素（dihydrokaempferol）、柚皮素、异鼠李素（isorhamnetin）、花旗松素、落新妇苷（astilbin）、黄杞苷（engeletin）、异黄杞苷（isoengeletin）、白藜芦醇（resveratrol）、氧化白藜卢醇、没食子酸、原儿茶酸、咖啡酸、麦角甾醇等。

【药理作用】

①抗炎作用：菝葜对急、慢性炎症均有抗炎作用；菝葜的抗炎活性部位为乙酸乙酯提取部位和正丁醇提取部位，其主要活性物质分别为黄酮类化合物和皂苷类化合物，对大鼠蛋清诱发的足肿胀、棉球肉牙肿以及大鼠炎足 PGE_2 等，在生药 50 ~ 100 g/kg 剂量范围内，能显著降低蛋清诱导的大鼠足跖肿胀度、甲醛诱导的小鼠足肿胀程度、小鼠腹腔毛细血管通透性增高和二甲苯诱导的耳郭肿胀，同时对炎症晚期也有一定的抑制作用。

②佐剂性关节炎治疗作用：菝葜（90 g/kg、180 g/kg）灌胃给药能明显抑制佐剂性关节炎小鼠继发性足肿胀、减轻胸腺和脾脏重量。

③对非细菌性前列腺炎、慢性盆腔炎的作用：醋酸乙酯部位、正丁醇部位、皂苷、菝葜总提取液均能降低白细胞数、和模型大鼠的前列腺指数，证明菝葜对非细菌性前列腺炎有显著治疗作用，其皂苷类成分为有效部位。菝葜皂苷给慢性盆腔炎模型大鼠灌胃，对全血黏度的各项指标均较模型组有明显改善，同时在抑制子宫炎症上也有明显的效果。

④抑菌作用：25% 菝葜煎剂对绿脓杆菌、大肠杆菌、变形杆菌、福氏痢疾杆菌均有抑制作用；菝葜的甲醇、氯仿、乙酸乙酯、丁醇提取物对 B. megaterumi 菌、B. subtilis 菌具有显著的抑制作用。甲醇、乙酸乙酯、丁醇提物取对 A. rhizogene 菌也显示较强的抗菌活性。而氯仿和乙酸乙酯提取物还对 A. tumefcient 菌具有明显的抑制作用。

⑤活血化瘀作用：菝葜具有明显活血化瘀的药理作用，其作用机制与抑制血小板聚集，延长内源性凝血时间及影响纤维蛋白原生成有关；以菝葜水煎液、正丁醇萃取物、正丁醇萃取剩余物分别按照 50 ~ 100 g/kg 剂量对小白鼠灌胃给药 7 d 天后，体外检测各相关指标显示具有明显抑制血小板聚集功能，但三者对血小板数无明显影响。

⑥其他作用：菝葜煎剂对实验性糖尿病小鼠的血糖有明显的抑制作用；菝葜乙酸乙酯提取物可以在体内外有效抑制肿瘤细胞的增殖，对小鼠 S180、H22、EAC 肿瘤细胞及 HepG2 细胞株的半数抑制浓度（IC_{50}）分别为（0.521 ± 0.272）g/L、（0.801 ± 0.333）g/L、（0.512 ± 0.217）g/L、（0.608 ± 0.268）g/L；菝葜甲醇提取物还具有清除自由基和加强抗氧化酶活性的作用。

【性味归经】 甘、苦，温。归肝、肾经。

【功能主治】 祛风利湿，解毒散瘀。用于筋骨酸痛，历节，痛风，淋病带下，牛皮癣等。

【用法用量】 15～30 g；浸酒或入丸、散。外用适量，煎水熏洗。

【选方】

①筋骨麻木：菝葜浸酒服。

②乳糜尿：菝葜、楤木（鸟不宿）根各 30 g。水煎服。

③痢疾：菝葜和茶各等份，水煎服。

④赤白带下：菝葜 250 g，捣碎煎汤，加糖 100 g。每日服。

【附注】 其叶（菝葜叶）亦供药用。用于肿毒，疮疖，烫伤。内服浸酒；外用适量，捣敷或研末调敷。

菊　花
Juhua

【来源】 为菊科植物菊 *Chrysanthemum morifolium* Ramat. 的头状花序。9～10 月花正盛开时分批采收，阴干或焙干，或熏、蒸后晒干。药材按产地和方法不同，分为“亳菊”、“怀菊”、“杭菊”等。

【原植物】 多年生草本，高 50～140 cm，全体密被白色绒毛。茎基部稍木质化，略带紫红色，幼枝略具棱。叶互生，卵形或卵状披针形，长 3.5～5 cm，宽 3～4 cm，先端钝，基部近心形或阔楔形，边缘通常羽状深裂，裂片具粗锯齿或重锯齿，两面密被白绒毛；叶柄有浅槽。头状花序顶生或腋生，直径 2.5～5 cm；总苞半球形，苞片 3～4 层，绿色，被毛，边缘膜质透明，淡棕色，外层苞片较小，卵形或卵状披针形，第二层苞片阔卵形，内层苞片长椭圆形；花托小，凸出，半球形；舌状花雌性，位于边缘，舌片线状长圆形，长可至 3 cm，先端钝圆，白色、黄色、淡红色或淡紫色，无雄蕊，雌蕊 1 枚，花柱短，柱头 2 裂；管状花两性，位于中央，黄色，每花外具 1 卵状膜质鳞片，花冠管长约 4 mm，先端 5 裂，裂片三角状卵形，雄蕊 5 枚，聚药，花丝极短，分离，雌蕊 1 枚，子房下位，矩圆形，花柱线形，柱头 2 裂。瘦果矩圆形，具 4 棱，顶端平截，光滑无毛。花期 9～11 月。（图片 A118－10，彩图见 496 页）

本品为栽培种。

【化学成分】 花含黄酮及其苷类、有机酸、三萜类、挥发油、多糖、氨基酸和微量元素等。主要有香叶木素（chrysoeriol）、木犀草素（luteolin）、芹菜素（apigenin）、金合欢素（acacetin、）、山柰酚（kaempferol）、异泽兰黄素（eupatilin）、大黄素（emodin）、大黄酚（chrysophanol）、大黄素甲醚（physcion）；氯原酸（chlorogenic acid）；棕榈酸－16β，28－二氢基羽扇醇酯、棕榈酸－16β，22α－二氢基假蒲公英甾醇酯；挥发油中主要有龙脑、樟脑、菊油环酮、石竹烯、氧化石竹烯等。

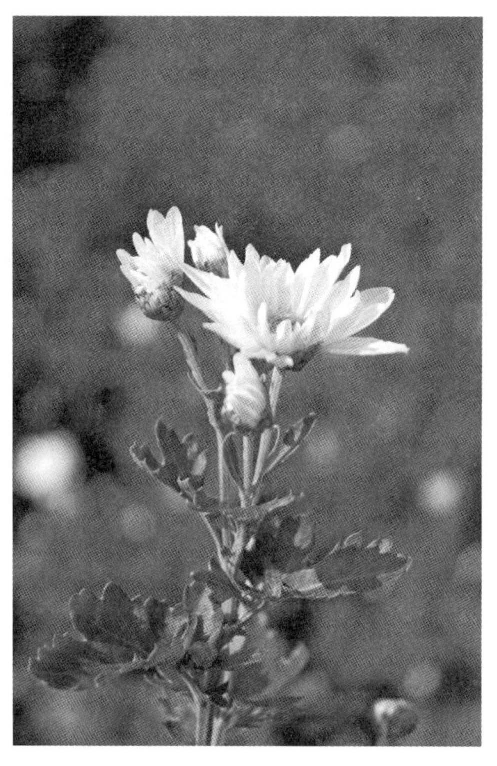

菊　花

【药理作用】

①抗菌抗病毒作用　菊花挥发油对金黄色葡萄球菌、白色葡萄球菌、变形杆菌、乙型溶血性链球菌、肺炎双球菌均有一定的抑制作用，对金黄色葡萄球菌的抑制效果尤为明显；菊花黄酮对 HIV 急性感染的 H9 细胞复制有抑制作用，其中金合欢素 -7-O-β-D-半乳糖苷是抗 HIV 的活性成分。

②抗炎作用：鲜菊花可增强毛细血管的抵抗力，抑制毛细血管通透性而具有抗炎作用；从菊花中分离出 27 种具有抗炎作用的三萜类化合物对丝氨酸蛋白酶、胰蛋白酶或糜蛋白酶均有潜在的抑制作用，有 7 种对胰蛋白酶和糜蛋白酶具有交叉作用。

③对心血管系统的作用：菊花黄酮类化合物具有良好的抗自由基和抗氧化能力，明显增加冠脉流量，对抗乌头碱和氯仿诱发的心律失常，拮抗 Ca^{2+} 的内流从而改善心肌细胞的收缩力，而且具有明显的舒张血管和降血脂作用。菊花水煎醇沉制剂具有增加离体兔心和在体狗心冠脉流量的作用，可改善由电刺激兔中枢神经引起的缺血心电图 ST 段压低状况。对实验性冠状动脉硬化兔的离体心脏，也能增加冠脉流量和提高心肌耗氧量。

④抗氧化作用：菊花黄酮对猪油的氧化有明显的抑制作用，且随着质量分数的增大其抗氧化能力也增强；菊花水提液能明显抑制 D-半乳糖所致脂质过氧化，降低血中丙二醛（MDA）含量、单胺氧化酶（MAO）活性；提高血中超氧化物歧化酶（SOD）及谷胱甘肽过氧化物酶（GSH-Px）的活性。

⑤其他作用：绿原酸是很有希望抗艾滋病毒的先导化合物；绿原酸还具有显著的抗癌作用；菊花茶中硒元素与金属元素有很强的亲和力，在体内可与铅结合成金属硒蛋白复合物使之排出体外，降低血铅；此外，锌、铁、钙等金属元素对铅的吸收也有一定的拮抗作用。

【性味归经】 甘、苦，微寒。归肺、肝经。

【功能主治】 散风清热，平肝明目。用于风热感冒，头痛眩晕，目赤肿痛，眼目昏花。

【用法用量】 5～10 g；泡茶或入丸、散。

【附注】 其根（白菊花根）、嫩茎叶（菊花苗）、叶（菊花叶）亦供药用。

白菊花根治疔肿，喉疔，喉癣，癃闭。内服煎汤用量 30～60 g；或捣汁饮。外用适量，捣敷。

菊花苗味甘、微苦，性凉。具清肝明目之功。用于头风眩晕，目翳。内服煎汤。外用煎水熏洗。

菊花叶味辛、甘，性平。用于疔疮，痈疽，头风，目眩。内服煎汤或捣汁。外用捣敷。

黄　精
Huangjing

【来源】为百合科植物黄精 *Polygonatum sibiricum* Redoute 和多花黄精 *Polygonatum cyrtonema* Hua 的根茎。春、秋季采收，除去须根，洗净，置沸水中略烫或蒸至透心，干燥。

【原植物】

①黄精：多年生草本，高 50 ~ 100 cm。根茎横走，圆柱形，节部膨大，有茎痕；节间一头粗，一头细，黄白色。茎直立，圆柱形，光滑无毛。叶无柄；通常 4 ~ 5 片轮生；叶片线状披针形至线形，长 7 ~ 11 cm，宽 5 ~ 12 mm，先端渐尖并卷曲，上面绿色，下面淡绿色。花腋生，下垂，花梗长 1.5 ~ 2 cm，先端 2 歧，着生花 2 朵；苞片小，远较花梗短；花被筒状，长 8 ~ 13 mm，白色，先端 6 齿裂，带绿白色；雄蕊 6 枚，着生于花被管的中部，花丝光滑；雌蕊 1 枚，与雄蕊等长，子房上位，柱头上有白色毛。浆果球形，直径 7 ~ 10 mm，成熟时黑色。花期 5 ~ 6 月，果熟期 8 ~ 9 月。（图片 A134 - 09，彩图见 504 页）

②多花黄精：多年生草本，高 50 ~ 100 cm。根茎横生，肥大肉质，近圆柱形，节处较膨大，直径约 1.5 cm。茎圆柱形，光滑无毛，有时散生锈褐色斑点。叶无柄，互生；叶片椭圆形，卵状披针形至矩圆状披针形，少有稍作镰状弯曲，长 8 ~ 14 cm，宽 3 ~ 6 cm，先端钝尖，两面均光滑无毛，叶脉 5 ~ 7 条。花腋生，总花梗下垂，长约 2 cm，通常着花 3 ~ 5 朵或更多，略呈伞形；小花梗长约 1 cm；花被绿白色，筒状，长约 2 cm，先端 6 齿裂；雄蕊 6 枚，花丝上有柔毛或小乳突；雌蕊 1 枚，与雄蕊等长。浆果黑色，直径约 1 cm。种子圆球形。花期 4 ~ 5 月，果期 6 ~ 9 月。（图片 A134 - 07，彩图见 504 页）

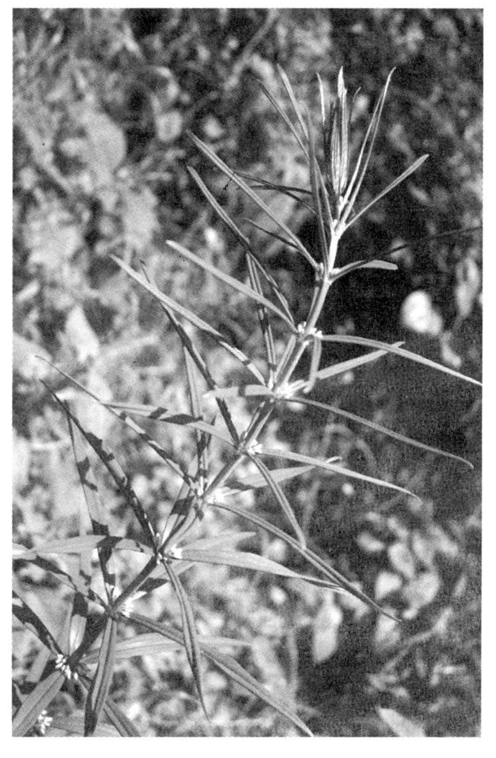

黄　精

生长在林下、灌丛或阴坡草地。

【化学成分】含三萜及甾体皂苷、生物碱、黄酮类、木脂素神经鞘苷类、神经鞘苷类糖及多糖、氨基酸、高级脂肪酸混合物及微量元素等。主要有积雪草苷（asiaticoside）、羟基积雪草苷（madecassoside）、薯蓣皂苷元（diosgenin）、薯蓣皂苷元 - 3 - O - β - D - 吡喃葡萄糖基（1→3） - β - D - 吡喃葡萄糖基（1→4） - [- α - L - 吡喃鼠李糖基（1→2）]

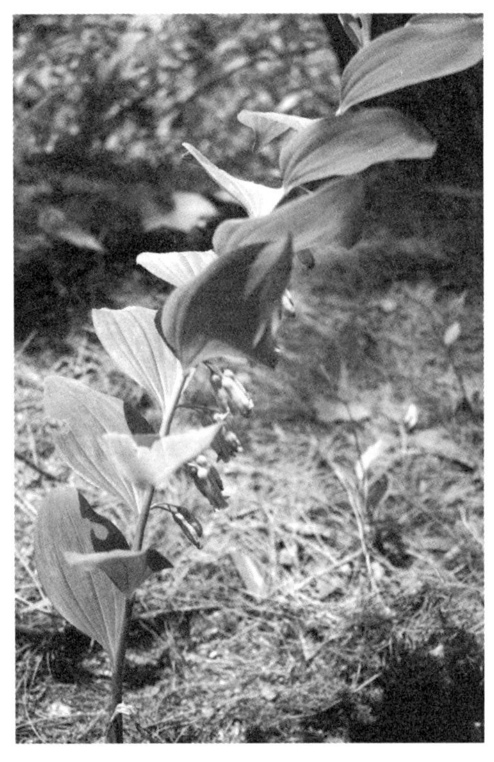

多花黄精

-β-D-吡喃葡萄糖苷、薯蓣皂苷元-3-O-α-L-吡喃鼠李糖基（1→2）-[-α-L-吡喃鼠李糖基（1→4）]-β-D-吡喃葡萄糖苷、薯蓣皂苷元-3-O-α-L-吡喃鼠李糖基（1→2）-[-β-D-吡喃葡萄糖基（1→4）]-β-D-吡喃葡萄糖苷、西伯利亚蓼苷（neosibiricoside）A~D、PO-2、PO-3；3-乙氧甲基-5，6,7，8-四氢-8-吲哚里嗪酮；4′，5，7-三羟基-6，8-二甲基高异黄酮；（+）-syringaresind、liriodendrin；黄精神经鞘苷A、黄精神经鞘苷B、黄精神经鞘苷C。

【药理作用】

①调节血糖作用：黄精多糖对正常小鼠血糖水平无明显影响，但可显著降低肾上腺素诱发的高血糖小鼠的血糖值，同时降低肾上腺素模型小鼠肝脏中环磷酸腺苷的含量；正常小鼠腹腔给予黄精甲醇提取物后亦可使血糖下降，在降血糖作用的同时，不改变血清胰岛素水平。该提取物还有抑制肾上腺素诱发高血糖小鼠血糖的作用。

②调节免疫作用：通过高、中、低剂量黄精多糖对小鼠腹腔巨噬细胞吞噬功能，小鼠溶血素生成和迟发型超敏反应的影响试验发现，黄精多糖的免疫调节作用很明显，不但能增强小鼠体液免疫功能，还可增强小鼠细胞免疫的功能。免疫活性筛选表明，黄精可提高受环磷酰胺处理小鼠的骨髓造血功能，使其白细胞和红细胞数量上升，骨髓嗜多染红细胞微核率下降，小鼠腹腔巨噬细胞的吞噬功能提高。

③抗菌作用：黄精煎液对伤寒杆菌、金黄色葡萄球菌、结核杆菌、耐酸杆菌等有抑制作用。

④抗炎作用：黄精多糖眼药水能消除兔模型结膜充血、水肿、分泌物增加、角膜混浊、睫状充血等局部症状，能明显抑制小鼠耳郭肿胀、大鼠足趾肿胀，还能降低大鼠肉芽肿的质量、减少肉芽肿内渗出。

⑤其他作用：黄精多糖具有抗单纯疱疹病毒作用；小鼠腹腔注射黄精溶液（12 g/kg）能明显提高小鼠耐缺氧能力；用黄精水煎剂2.5 g/kg灌胃小鼠，能显著延长小鼠游泳时间；此外，黄精多糖还具有调血脂、抗氧化及延缓衰老等作用。

【性味归经】甘，平。归脾、肺、肾经。

【功能主治】补气养阴，健脾，润肺，益肾。用于脾胃虚弱，体倦乏力，口干食少，肺虚燥咳，精血不足，内热消渴。

【用法用量】10~15 g（鲜者30~60 g）。

【附注】《中国药典》2005年版一部收载黄精的另一来源植物滇黄精 *Polygonatum kingianum* Coll. et Hemsl，大别山地区无分布。

黄药子
Huangyaozi

【别名】金丝吊蛋。

【来源】为薯蓣科植物黄独 *Dioscorea bulbifera* L. 的块茎。夏末至冬初采挖，洗净，干燥。

【原植物】多年生草质缠绕藤本。茎圆柱形，长可达数米，绿色或紫色，光滑无毛；叶腋内有紫棕色的球形或卵形的珠芽。叶互生；叶片广心状卵形，长7～22 cm，宽7～8 cm，先端尾状，基部宽心形，全缘，基出脉7～9条；叶柄扭曲，与叶等长成稍短。花单性，雌雄异株；小花多数，黄白色，呈穗状花序，腋生；花基部均有苞2片，卵形，先端锐尖；雄花花被6片，披针形，雄蕊6枚，花丝很短；雌花花被6片，披针形，先端钝尖，子房下位，3室，花柱3裂。蒴果下垂，长椭圆形，有3个膜质的翅。花期7～8月，果期9～10月。（图片A136－01，彩图见506页）

生长在山谷、河岸、路旁或杂林边缘。

【药材】干燥的块茎为圆形或类圆形的片子，横径2.5～6 cm，长径4～7 cm，厚0.5～1.5 cm。表面棕黑色，有皱纹，密布短小的支根及黄白色圆形的支根痕，微突起，直径约2 mm，一部分栓皮脱落，脱落后显露淡黄色而光滑的中心柱。切面淡黄色至黄棕色，平滑或呈颗粒状的凹凸不平。质坚脆，易折断，断面平坦

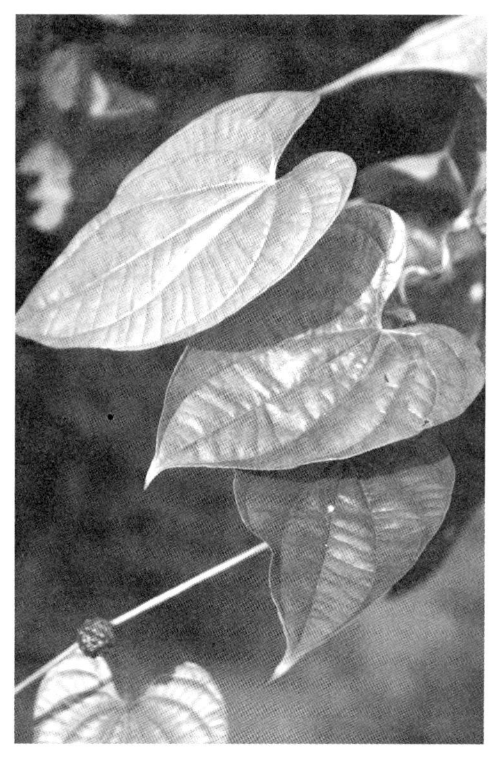

黄　独

或呈颗粒状。气微，味苦。

【化学成分】块茎含甾体皂苷类、二萜内酯类、黄酮类、生物碱类、鞣质、酚酸类、蒽醌、糖、淀粉及微量元素等。薯蓣皂苷元（diosgenin）、薯蓣次苷甲（prosapogenin A）、箭根薯皂苷（taccaoside）；黄独素（diosbulbin）A和B、新黄独素（neodiosbulbin）；3，7－二甲氧基山柰酚（3，7－dimethoxykaempferol）、3，7－二甲氧基槲皮素（3，7－dimethoxyquercetin）、山核桃素（caryatin）、3，5－二甲氧基山柰酚（3，5－dimethoxykaempferol）、3，5，3′－三甲氧基槲皮素（3，5，3′－trimethoxyquercetin）、杨梅树皮素（myricetin）、杨梅树皮素－3－O－β－D－吡喃半乳糖苷（myricetin－3－O－β－D－galactopyranoside）、杨梅树皮素－3－O－β－D－吡喃葡萄糖苷（myricetin－3－O－β－D－glucopyranoside)、金丝桃苷(hyperoside)、山柰酚-3-O-β-D-吡喃半乳糖苷(kaempferol-3-O-β-D-galactopyranoside);二氢薯蓣碱(dihydrodioscorine);(+)-儿茶素(catechin)、(+)-表儿茶素(epicatechin)、原儿茶酸(protocatechuic acid)、香草酸(vanillic acid)、异香草酸(isovanillic acid)、琥珀酸(succinic acid)、莽草酸(shikimic acid)、棕榈酸、大黄素、硬脂酸。

黄独零余子含有类似成分。

【药理作用】

①抗菌作用:黄独水浸剂对堇色毛癣菌、同心性毛癣菌、许兰黄癣菌、奥杜盎小芽胞癣菌、星形奴卡菌等多种皮肤真菌有抑制作用;0.1%的二氢薯蓣碱能抑制多种植物致病真菌的生长。

②抗炎作用:黄独甲醇提取物对二甲苯所致的小鼠耳部炎症、蛋清和角叉菜胶所致的大鼠足趾肿胀有明显的抑制作用,且显现出一定的量效关系,与对照组比较有极显著性差异;黄独素B对大鼠角叉菜胶性足跖肿胀、棉球所致肉芽肿有明显抑制作用,其对急性和亚急性炎症均有抑制效果。

③抗甲状腺炎作用:黄药子以2%~5%的量混入饲料中,对缺碘饲料所致的大鼠甲状腺肿有治疗作用,但对硫尿嘧啶所造成的甲状腺肿无效。临床上黄药子用于治疗亚急性甲状腺炎有效。

④对心脏的作用:20%黄药子水煎剂或一定浓度的醇浸物可使离体蛙心收缩减弱,心跳减慢、心室及心房扩张;当由皮下注射或静脉注射给药,可使在位蛙心收缩减弱、心跳减慢。

⑤对平滑肌的作用:20%黄药子水煎剂或醇浸物水液2 mL,对家兔离体肠平滑肌有抑制作用;对家兔及豚鼠离体未孕子宫有兴奋作用,出现节律性收缩与强直性收缩,但能被苯海拉明所抑制。

毒性 黄独有较强的毒性,主要表现为对肝肾的损伤,损伤程度与给药剂量和时间密切相关。常引起恶心、呕吐、腹痛、中毒性肝炎等症,严重者可导致死亡。黄独对肝脏的损伤在短时间内即表现出来,组织形态学改变为脂肪样变、嗜酸样变性、小灶性坏死、片状小灶性坏死或片状坏死。对肾脏损害需较长时间才能表现出来。组织形态学改变为肾血管扩张充血,肾小囊内可见到红细胞。

【性味归经】 苦,平;有小毒。归肝、心经。

【功能主治】 凉血,降火,消瘿,解毒。用于吐血,出血,疮毒,喉痹,瘿气,蛇犬咬伤。

【用法用量】 5~10 g。外用适量,捣敷或研末调敷。

【选方】

①疝气、甲状腺肿、化脓性炎症:黄药子15~30 g。水煎服。

②疮:黄药子,研为末,以凉开水调敷。

③腹泻:黄药子研末,.每次3 g,开水吞服。

④咳嗽:黄独零余子4.5~9 g。水煎服。

【附注】 其珠芽(黄独零余子)亦供药用。其味辛,性寒,有小毒。用于百日咳,咳嗽,头痛。内服:煎汤用量6~12 g;磨汁或浸酒。外用:切片贴。

接骨木

Jiegumu

【来源】 为忍冬科植物接骨木 *Sambu-*

cus williamsii Hance 的茎枝。全年可采，切段，干燥。

【原植物】落叶灌木或乔木，高 4 ~ 8m。茎无棱，多分枝；枝灰褐色，无毛。单数羽状复叶对生；通常具小叶 7 片，有时 9 ~ 11 片，长卵圆形或椭圆形至卵状披针形，长 4 ~ 12 cm，宽 2 ~ 4 cm，先端渐尖，基部偏斜阔楔形，边缘具锯齿，两面无毛。顶生的卵圆形至长椭圆状卵形的圆锥花序，直径 6 ~ 9 cm；花白色至淡黄色；花萼钟形，裂 5 片，舌形；花冠合瓣，裂 5 片，倒卵形；雄蕊 5 枚，着生于花冠上，与裂片互生，短于花冠。浆果状核果近球形，黑紫色或红色，具 3 ~ 5 核。花期 4 ~ 5 月，果期 7 ~ 9 月。（图片 A113 - 02，彩图见 492 页）

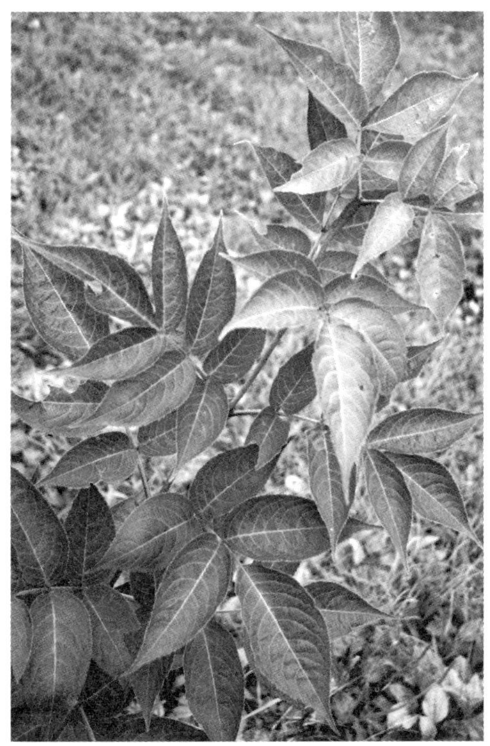

接骨木

生长在向阳山坡或栽培于庭园。

【药材】干燥茎枝，多加工为斜向横切的薄片，呈长椭圆状，长 2 ~ 6 cm，厚约 3 mm，皮部完整或剥落，外表绿褐色，有纵行条纹及棕黑点状突起的皮孔；木部黄白色，年轮呈环状，极明显，且有细密的白色髓线，向外射出，质地细致；髓部通常褐色，完整或枯心成空洞，海绵状，容易开裂。质轻，气微，味淡。

【化学成分】茎枝含有三萜类、甾醇类及酚酸类等成分，主要有熊果酸（ursolic acid）、齐墩果酸（oleanolic acid）、白桦醇（betulin）、白桦酸（betulinic acid）、α - 香树脂醇（α - amyrin）；β - 谷甾醇（β - sitosterol）、豆甾醇（stigmasterol）、胡萝卜苷（daucosterine）、蒲公英赛醇（taraxerol）；香草醛（vanillin）、香草乙酮（acetovanilone）、松柏醛（coniferyl aldehyde）、丁香醛（syringaldehyde）、对羟基苯甲酸（4 - hydroxybenzoic acid）、对羟基桂皮酸（4 - hydroxycinnamic acid）、原儿茶酸（protocatechuic acid）。

根及根皮含环烯醚萜苷类、三萜苷类、木脂素类等；叶含黄酮类及多种氰苷类成分。

【药理作用】

①促进骨折愈合作用：家兔人工骨折模型外敷接骨木茎枝制成的酊剂可明显促进骨痂的形成和钙、磷在骨折部位的沉积；甲醇提取物的乙酸乙酯部分对甲状旁腺激素（PTH）的促进骨吸收显示强抑制作用，并且其可溶部分对低钙饮食大鼠高血钙水平呈现剂量依赖性的降低作用。

②抗骨质疏松作用：灌胃给予卵巢切除小鼠 30 ~ 60mg/100 g 的接骨木提取物，能明显减少卵巢切除后小鼠的尿钙排泄量和骨更新率，并能增加血钙水平；接骨木茎枝甲醇提取物在器官培养中能抑制骨的吸收；接骨木甲醇提取物得到

的醋酸乙酯部分、香草醛和原儿茶酸能抑制甲状旁腺激素诱导的新生小鼠颅骨吸收亢进，明显降低血钙水平；其中，羟基桂皮酸可促进大鼠类成骨 UMR106 细胞的增殖及分化；香草醛、松柏醛、白桦酸和白桦醇可促进细胞的增殖；对羟基苯甲酸、原儿茶酸和白桦醇可促进细胞碱性磷酸酶活性，提示这些酚酸及三萜类化合物具有抗骨质疏松的作用。

③抗炎镇痛作用：接骨木煎剂灌胃 20 g/kg 生药，对小鼠（热板法）有镇痛作用，作用强度次于吗啡，优于安乃近，服药后的小鼠呈安静状态；接骨木水提取物对醋酸诱发的小鼠扭体反应及醋酸引起的小鼠腹腔毛细血管通透性增高都有显著的抑制作用。

【性味】甘、苦，平。

【功能主治】祛风，利湿，活血，止痛。治风湿筋骨疼痛，腰痛，水肿，风痒，瘾疹，产后血晕，跌打肿痛，骨折，创伤出血。

【用法用量】10～15 g；或入丸、散；外用适量，捣敷或煎水熏洗。

【选方】

①创伤出血：接骨木研粉，外敷。

②筋骨疼痛，跌打损伤，扭腰岔气，大骨节病：接骨木茎叶适量，煎水熏洗。

③跌伤骨折：鲜接骨木叶一握，黄栀子 15 g，和老酒或红糟捣烂敷。

④风湿性关节炎：接骨木根 90～120 g，鲜豆腐 120～150 g。酌加开水或红酒炖服。

⑤脚气湿痹，偏瘫：接骨木叶、金银花藤叶各适量，煎水趁热熏洗。

⑥漆疮：接骨木茎叶 120 g，煎汤待凉洗患处。

【附注】其根及根皮（接骨木根）、叶（接骨木叶）、花朵（接骨木花）亦供药用。

①接骨木根：味甘、苦，性平。用于风湿疼痛，痰饮，水肿，热痢，黄疸，跌打损伤，烫伤。内服煎汤，鲜者 30～60 g；或浸酒。外用适量，捣敷或研末调敷。

②接骨木叶：味苦，性寒。具有活血，行瘀，止痛之功。用于跌打骨折，风湿痹痛，筋骨疼痛。内服煎汤 15～30 g；外用适量，捣敷或煎水熏洗。

③接骨木花：具发汗，利尿作用。内服煎汤 5～10 g，或泡茶饮。

常春藤
Changchunteng

【来源】为五加科植物常春藤 *Hedera nepalensis* K. Koch var. *sinensis* (Tobl.) Rehd. 的茎叶。秋季采收。

【原植物】多年生常绿藤本。茎光滑，嫩枝上有柔毛如鳞片状，借气根攀援。单叶互生，革质光滑；营养枝的叶三角状卵形至三角状长圆形，长 2～6 cm，宽 1～8 cm，全缘或三裂，基部截形；花枝和果枝的叶椭圆状卵形、椭圆状披针形，长 5～12 cm，宽 2～6 cm，先端尖，全缘，基部楔形，叶柄长 1～5 cm。伞形花序，伞梗长 1～2 cm，具棕黄色柔毛；花柄长 5～10 mm，无节，有柔毛；花萼有 5 齿；花瓣黄绿色，5 片，卵圆形；雄蕊 5 枚，与花瓣交错排列；子房 5 室，花柱联合成短柱形，果实圆球形，浆果状，黄色或红色。花期 9～11 月，果熟期次年 3～5 月。（图片 A083－01，彩图见 478 页）

生长在山野，多攀援于大树或岩石上；庭园常有栽培。

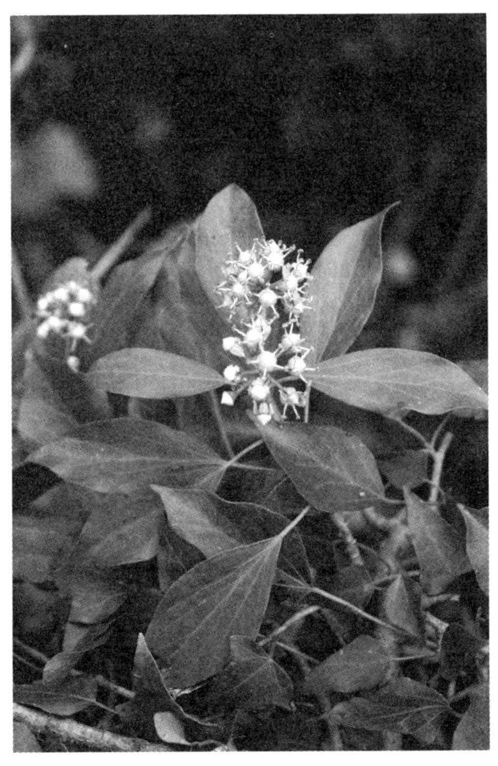

常春藤

【化学成分】茎叶含皂苷、挥发油、糖类、鞣质、树脂等。主要有常春藤皂苷C（hederacoside C）；挥发油主要成分有邻苯二甲酸异丁基酯（phthalic diisobutyl ester）、氧化石竹烯（caryophyllene oxide）、花生酸（eicosanoic acid）、香紫苏内酯（sclareolide）、匙叶桉油烯醇、葎草烯、α－石竹萜烯等。

【性味归经】苦，凉。归肝、脾经。

【功能主治】祛风利湿，平肝，解毒。治风湿性关节炎，肝炎，头晕，口眼㖞斜，出血，痈疽肿毒。

【用法用量】5～10g；浸酒或捣汁。外用适量，煎水洗或捣敷。

【选方】

①肝炎：常春藤、败酱草，煎水服。

②风湿关节痛及腰痛：常春藤10g，黄酒、水各半煎服；并用水煎汁洗患处。

③皮肤痒：常春藤500g。熬水洗浴。

④疔疮痈肿：鲜常春藤60g，水煎服；外用鲜常春藤叶捣烂，加糖及烧酒少许捣匀，外敷。

蛇　蜕
Shetui

【别名】长虫壳。

【来源】为游蛇科动物黑眉锦蛇 *Elaphe taeniurus* Cope、锦蛇 *Elaphe carinata* Gunther 和乌梢蛇 *Zaocys dhumnades* Contor 等蜕下的干燥表皮膜。春末夏初或冬初采集，除去泥沙，干燥。

【原动物】

①黑眉锦蛇：全长1.7m左右，吻鳞宽稍大于高。鼻间鳞宽比高大，长为前额鳞长的1/2。前额鳞与上眼前鳞的缝合线比额鳞的缝合线略长。额鳞的长比两颅顶鳞间的缝合线短。颅顶鳞的长比吻端至额鳞前缘的长度更长。颊鳞上缘椭圆形，长大于高。眼前鳞2～3片，不与额鳞相接。眼后鳞2片。前颞鳞2片。后颞鳞3片。上唇鳞9片。下唇鳞11片。体鳞25～25～19行。腹鳞233～259片，尾下鳞84～111对，头部褐黄色，从颊鳞至最后两个上唇鳞的上半部呈黑色横斑，状如黑眉。上唇和咽喉部黄色。背部呈橄榄色，有4条黑色纵纹，自颈部向后呈绳梯状斑纹。体侧前部有纵行的不规则的黑斑点，后半部渐扩大成黑色纵带。尾背黄色，尾下及体侧淡黄色。

多栖于屋内，以鼠、雀为食，无毒。

②锦蛇：全长可达1.8m。头部比颈部稍大。吻鳞宽大于高，从背面可以看到。鼻间鳞长宽略相等。前额鳞宽大于长，两鳞间的缝合线比鼻间鳞长。额鳞前方稍宽于后方。颅顶鳞宽大。前鼻鳞

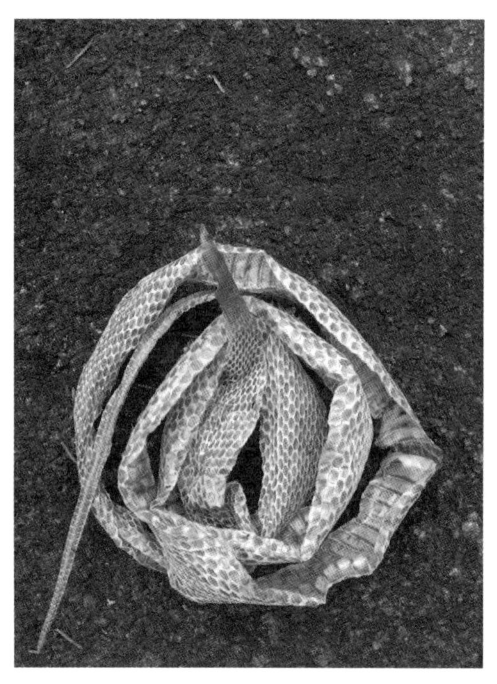

蛇　蜕

狭长，后鼻鳞宽广，鼻孔大，位于2鼻鳞之间而稍向后。眼前鳞2片，有时3片，极少为1片。眼后鳞2片。前颞鳞2片，狭长；偶有3片者。后颞鳞3片，短而宽。上唇鳞8片，第4、5两片入眼；第7片最大。颊鳞1片，偶有2片者。下唇鳞10片。前5片与前颏鳞相接。前颏鳞比后颏鳞大。体鳞23～23～19行，除最外1、2行鳞列光滑外，余都起棱。腹鳞215～226片，肛鳞2裂，尾下鳞84～101对。体背面及头部的鳞片四周黑色，中央黄色，体之前半部有30条左右较明显的黄色横斜斑纹，至体后半部消失，只在鳞片中央有黄斑。腹面黄色，有黑色斑纹。

栖于高山及平原地区。性活泼，动作迅速。以其他蛇类为食，甚至吃自己的小蛇。亦食鸟类的蛋及鼠类。有奇臭，无毒。

③乌梢蛇：详见“乌梢蛇”条。

【药材】呈圆筒形的半透明皮膜，多压扁而皱缩，完整者形似蛇，长可达1m以上。背部银灰色或淡灰棕色，有光泽，鳞迹菱形或椭圆形，衔接处呈白色，略抽皱或凹下；腹部乳白色或略显黄色，鳞迹长方形，呈覆瓦状排列。体轻，质微韧，手捏有润滑感和弹性，轻轻揉搓，沙沙作响。气微腥，味淡或微咸。（图片ZC16－01，彩图见509页）

【化学成分】含骨胶原、氨基酸、微量元素等。

【药理作用】蛇蜕水提取液具有抗炎作用，且毒性极低。

【性味归经】咸、甘，平。归肝经。

【功能主治】祛风，定惊，解毒，退翳。用于小儿惊风，抽搐痉挛，翳障，喉痹，疔肿，皮肤瘙痒。

【用法用量】2～3 g；或研末吞服0.3～0.6 g。外用：煎汤洗涤或研末调敷。

蛇床子
Shechuangzi

【来源】为伞形科植物蛇床 *Cnidium monnieri*（L.）Cuss. 的干燥成熟果实。夏、秋季果实成熟时采收，除去杂质，晒干。

【原植物】一年生草本，高20～80 cm。茎有分枝，中空，有深条棱，疏生细柔毛。基生和下部叶片卵形或三角状卵形，长4～8 cm，2～3回羽状分裂，最终裂片线状披针形，先端尖锐；基部有短而阔的叶鞘；茎生叶与基生同形。复伞形花序顶生或侧生，伞梗10～25个，基部总苞片8～10，线形，具缘毛；小总苞片8～10，线形；萼齿不明显，花瓣5片，白色，倒卵形，先端凹，而具狭窄内折的小舌；雄蕊5枚，与花瓣互生，花丝细长，花药椭圆形；子房下位，花柱2个，花柱基部圆锥形。双悬果椭圆形，果棱成翅状，无毛。花期5~7月，果熟期8~10月。

生长在山坡草地、田边、路旁、河岸或疏林下。

【药材】 为双悬果，呈椭圆形，长2~4mm。直径约2mm，表面灰黄色或灰褐色，顶端有2枚向外弯曲的宿存花柱基，基部偶有细梗。分果背面有薄而突起的纵棱5条，接合面平坦，有2条棕色略突起的纵棱线。果皮松脆揉搓易脱落。种子细小，灰棕色，有油性。气香，味辛凉而有麻舌感。

【化学成分】 含香豆素类、色原酮类、苯并呋喃类、挥发油等。主要有蛇床子素（osthole）、欧前胡素（imperatorin）、异虎耳草素（isopimpinellin）、佛手内酯（bergapten）、花椒毒素（xanthotoxin）、花椒毒酚（xanthotoxol）、白芷素（angelicin）、蛇床定（cnidiadin）、当归元素（archangelicin）、cnidimolA~F等。

【药理作用】

①对心血管系统的影响：蛇床子的水提取物、总香豆素对氯仿诱发的小鼠室颤，氯化钙诱发的大鼠室颤均有明显的预防作用，蛇床子素和花椒毒酚同样具有此药理作用，并能提高家兔心室电致颤阈；蛇床子的水提取物、总香豆素、蛇床子素、花椒毒酚对心肌细胞膜的钠离子内流有明显的抑制作用；蛇床子素还具有抑制心脏、扩张血管、松弛血管平滑肌和降压作用。

②对呼吸系统的作用：蛇床子总香豆素具有松弛由药物（组胺、乙酰胆碱）引起的支气管痉挛和直接舒张支气管的作用，此作用可被β-肾上腺素受体阻断剂心得安所阻断，小鼠灌服蛇床子总香豆素后，体内酚红排出量明显增加，表明有较强的祛痰作用。

③抗炎作用：蛇床子素和花椒毒酚可抑制二甲苯引起的小鼠耳壳肿胀及醋酸引起的小鼠腹腔毛细血管通透性增高，明显抑制小鼠肉芽肿。蛇床子素和花椒毒酚对角叉莱胶诱发的大鼠及切除双侧肾上腺的大鼠足肿胀有明显的抑制作用，花椒毒酚还可降低大鼠足肿胀部位炎症组织内PGE含量，但蛇床子素不影响大鼠足肿胀部位炎症组织内PGE含量。

④抗菌抗瘙痒作用：蛇床子对金黄色葡萄球菌、铜绿假单胞菌和大肠埃希菌三种细菌临床分离株杀菌效果明显，还能明显减弱金黄色葡萄球菌残余株的致病力；蛇床子的甲醇提取液有明显的抗瘙痒作用，其中可溶于氯仿的组分显著地抑制链霉菌诱发的瘙痒反应。

⑤其他作用：蛇床子素可显著增强阈下催眠剂量戊巴比妥钠对小鼠的催眠作用，且此催眠作用与剂量相关。蛇床子素有促进小鼠学习记忆的作用；蛇床子对人精子的表面形态和超微结构均有明显的破坏和损伤；蛇床子水提取液可抑制肉瘤S-180生长。

【性味归经】 辛、苦，温；有小毒。归肾经。

【功能主治】 温肾壮阳，燥湿，祛风，杀虫。用于阳痿，宫冷，寒湿带下，湿痹腰痛；外治外阴湿疹，妇人阴痒，滴虫性阴道炎。

【用法用量】 3~10g；外用适量，多煎汤熏洗；或研末调敷。

【选方】

①妇人阴痒：蛇床子30g，白矾6g。煎汤频洗。

②滴虫性阴道炎：蛇床子15g，水

煎，灌洗阴道。

③男子阴囊肿胀：蛇床子末，配鸡子黄调敷之。

④阴囊湿疹：蛇床子 15 g，煎水洗。

蛇总管

Shezongguan

【别名】 小叶蛇总管、铁苍术。

【来源】 为唇形科植物香茶菜 *Rabdosia amethystoides*（Benth.）Hara 的全草。秋季开花时采收全草，洗净，鲜用或晒干。

【原植物】 多年生草本，高 50 ~ 150 cm，全株被短柔毛。茎四棱，中空，多分枝，节明显，基部木质化，暗灰棕色，上部淡紫色或绿色，有条纹。叶对生，有短柄或上部叶近无柄；叶片卵形、卵状菱形至卵状披针形，长 4 ~ 6 cm，宽 2.5 ~ 5 cm，边缘有钝齿，基部常下延，两面被柔毛。二歧状聚伞花序生于叶腋或枝顶，集成疏散的圆锥状；萼紫绿色，5 裂，二唇形，下唇两齿大，上唇三齿小，被紫色短毛；花冠较萼长 4 倍，2 唇形，筒部白色，上面基部肿胀，唇部淡紫色，下唇长，全缘，船形，上唇短，4 裂；雄蕊 4 枚，2 枚强，着生冠管内面，药室靠合；雌蕊 1 枚，无毛，子房上位，4 裂。小坚果圆形，褐灰色，具小疣状突起。花期 9 ~ 10 月，果期 10 ~ 11 月。（图片 A102 – 10，彩图见 486 页）

多生长在林缘灌丛、山坡、山谷湿润而向阳的地方。

【化学成分】 主含四环二萜类有香茶菜甲素（amethystoidin A）、香茶菜醛（amethystonal）、香茶菜酸（amethystonoic acid）、umbrosin A、umbrosin B、14 – Ac-

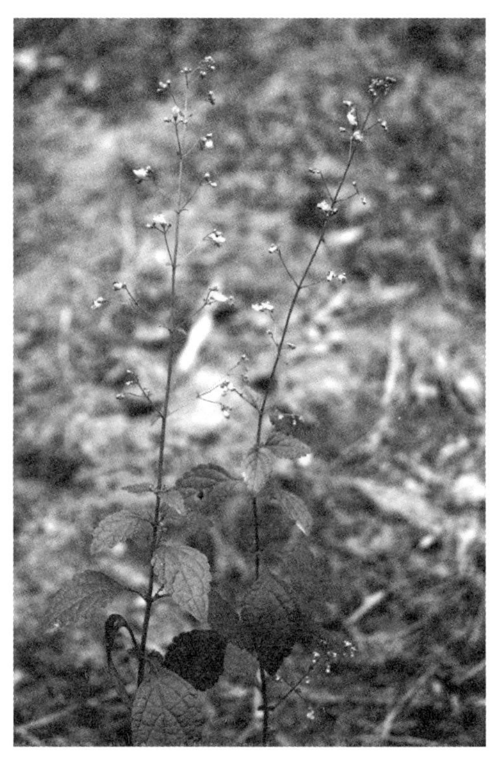

香茶菜

etyl – umbrosin B；三萜类有熊果酸、齐墩果酸；还含有 β – 谷甾醇、棕榈酸、硬脂酸等。

【药理作用】

①免疫活性：香茶菜水煎剂（10 g/kg，5 g/kg，2.5 g/kg）对 2，4 – 二硝基氟苯所致小鼠迟发型超敏反应有显著的抑制作用，对胸腺、脾脏指数无明显影响；对绵羊红细胞所致小鼠特异性抗体生成，香茶菜水煎剂（10 g/kg，5 g/kg，2.5 g/kg）则有显著的增强作用；证明香茶菜水煎剂能抑制细胞免疫反应，而增强体液免疫反应，具有显著的免疫活性。

②保肝作用：在 CCl_4 所致的大小白鼠实验性肝损伤模型上，香茶菜甲素能使血清 GPT 明显下降，肝内三酰甘油蓄积量减少，促进变性和坏死的肝细胞修复。

③其他作用：香茶菜醛具抗氧化作

用；香茶菜甲素有抗实验肿瘤及抑制金黄色葡萄球菌作用。

【性味归经】 苦，凉。归心、肝、脾经。

【功能主治】 清热，解毒，活血。用于毒蛇咬伤，跌打损伤。

【用法用量】 内服：煎汤，10～15 g；外用：捣烂敷患处。

【选方】 毒蛇咬伤：蛇总管100g，徐长卿25g，用50°左右白酒250mL浸3周后服用。首次量50～100mL，以后每日3～4次，每次25～50mL，连服3～4日；也可取蛇总管根10～15g，草果仁为引，水煎服，连服2日；另取根煎水洗患处。

野菊花
Yejuhua

【来源】 为菊科植物野菊 *Chrysanthemum indicum* L. 的干燥头状花序。秋、冬季花初开放时采摘，晒干，或蒸后晒干。

【原植物】 多年生草本，高30～90 cm。根状茎粗壮分枝，顶部的枝通常被白色柔毛，有香气。叶互生，基生叶脱落，茎生叶菱状三角形，长4～6cm，宽1.5～5cm，有羽状深裂片，中裂片较大，侧裂片2～3对，椭圆形或长圆状卵形，先端尖，上面被疏柔毛，下面被白色短柔毛及腺体，沿脉毛较密；具叶柄。头状花序顶生，直径1.5～2.5cm，数个排列成伞房花序状；总苞半球形，外层苞片椭圆形，较内层稍短小，边缘干膜质，中肋绿色，被绵毛或短柔毛，内层苞片长椭圆形，全部干膜质；外围为舌状花，淡黄色，1～2层，舌瓣长11～13mm，宽2.5～3mm，无雄蕊；中央为管状花，深黄色，先端5齿裂，雄蕊5枚，聚药，花丝分离，雌蕊1枚，花柱细长，柱头2裂。瘦果约长1.5mm，具5条纵纹，基部窄狭。花期8～10月，果熟期9～11月。（图片A118－11，彩图见496页）

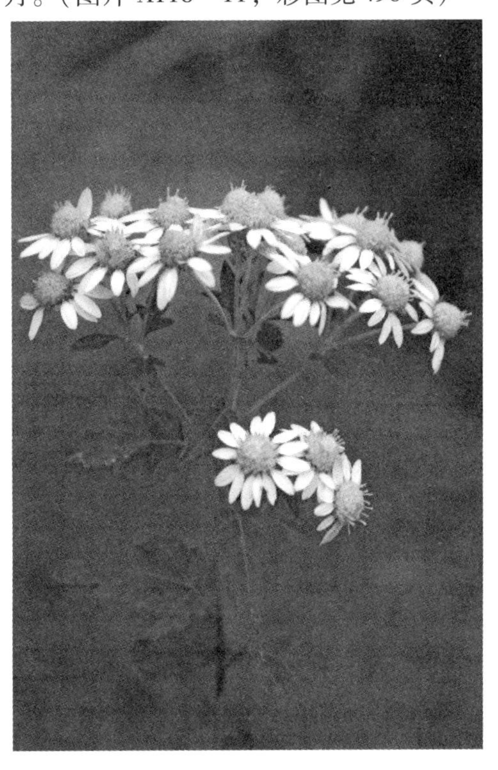

野　菊

生长在山谷路旁、林缘、丘陵、荒地。

【药材】 干燥的头状花序呈类球形，直径0.3～1cm，棕黄色。总苞由4～5层苞片组成，外层苞片卵形或条形，外表面中部灰绿色或浅棕色，通常被白毛，边缘膜质；内层苞片长椭圆形，膜质，外表面无毛。总苞基部有的残留总花梗。舌状花1轮，黄色至棕黄色，皱缩卷曲；管状花多数，深黄色。体轻。气芳香，味苦。

【化学成分】 含黄酮类、生物碱、酚酸及鞣质类、挥发油、蛋白质、氨基酸、糖类、酯类、维生素类、叶绿素、黄色素及微量元素等。主要有金合欢素（acacetin）、金合欢素-7-O-（6″-O-乙酰基）β-D-葡萄糖苷［acacetin-7-O-（6″-O-acetyl）β-D-glucopyranoside］、蒙花苷（linarin）、矢车菊苷（chrysanthemin）、芹菜素-7-O-β-D-葡萄糖苷（apigenin-7-O-β-D-glucopyranoside）、木犀草素（luteolin）、洋芹素（apiginin）、刺槐素苷（acacetin-7-rhamnosido-gluoside）；水苏碱、胆碱；绿原酸（chlorogenic acid）、香草酸（vanillic acid）；野菊花内酯（yejuhua lactone）等。

【药理作用】

①抑菌及抗病毒作用：野菊花水提物对金黄色葡萄球菌、白喉杆菌、伤寒杆菌、大肠杆菌、变形杆菌、痢疾杆菌、大肠埃希菌、绿脓假单胞菌、福氏志贺菌有较强的抑制作用；野菊花挥发油对金黄色葡萄球菌作用较强，对白色葡萄球菌有效；野菊花水提物和挥发油都具有抗病毒活性，但作用较病毒唑弱；菊花醇提浸膏的水溶液对常见的浅部真菌，如红色毛癣菌、羊毛状小孢子菌、石膏样毛癣菌、石膏样小孢子菌，有明显的抑制作用，但各种浓度的药液对白色念珠菌无抑制作用。

②心脏保护和降压作用：野菊花注射液（水煮醇沉法制得，主要成分为黄酮）灌流离体兔心，有明显的扩张冠脉作用；静脉注射野菊花注射液1.5～2.0 g/kg，麻醉猫冠脉流量增加93%，心率较给药前降低12%，且心肌耗氧量降低，而血压无明显变化；兔肾和兔耳血管给野菊花注射液后也有明显扩张作用。野菊花水煮醇沉醋酸乙酯提取物80mg/kg静脉注射健康麻醉狗，可使冠脉流量增加49.6%，心率减慢，而且血压同总外周阻力下降，心输出量及每搏输出量增加。野菊花95%乙醇浸提物主要含有野菊花内酯、黄酮苷等水难溶物质，对麻醉猫、正常狗均有一定的降压效果，且降压作用缓慢、持久。

③抗血小板凝聚：野菊花注射液对ADP诱导的雄性家兔颈动脉血小板聚集功能有较强的抑制作用和解聚作用。

④抗炎和免疫抑制：野菊花水提物和挥发油对二甲苯致小鼠耳郭肿胀都有明显的抑制作用，但挥发油作用较强；对蛋清所致的大鼠足跖肿胀都有较强的抗炎作用，而水提物作用较强；挥发油对化学物所致的炎症效果较好，水提物对异性蛋白致炎因子所致的炎症作用较好；另外野菊花极性较大的亲脂性部分分离到的野菊花醇具有明显的抗炎作用；野菊花煎剂有促进人体白细胞吞噬金黄色葡萄球菌的作用。

⑤抗氧化作用：野菊花多糖具有清除活性氧自由基的作用；野菊花水提液对离体大鼠心、脑、肝、肾的过氧化脂质（LPO）都有不同程度的抑制作用；对H_2O_2引发的红细胞LPO和红细胞溶血都有很好的抑制作用；野菊花水提液还可提高体内抗氧化酶的活力。

【性味归经】 苦、辛，微寒。归肝、心经。

【功能主治】 清热解毒。用于疔疮痈肿，目赤肿痛，头痛眩晕。

【用法用量】 10～15 g。外用适量，煎汤外洗或制膏外涂。

【选方】

①疔疮：野菊花和红糖捣烂敷患处。

②夏令热疖及皮肤湿疮溃烂：用野菊花或茎叶煎浓汤洗涤，并以药棉或纱布浸药汤掩敷，一日数回。

③胃肠炎，肠鸣泄泻腹痛：干野菊

花 9～12 g。煎汤，一日 2～3 次服。

④预防流脑：野菊花 500 g。将上药粉碎，加水 5 kg 熬煎至 70% 煎液，过滤去渣。在流脑流行期，用药液滴鼻 2～3 滴，每日 2 次。

野花椒叶
Yehuajiaoye

【来源】 为芸香科植物野花椒 *Zanthoxylum simulans* Hance 的干燥小枝叶。7～9 月采收带有叶片的小枝，晒干。

【原植物】 灌木或小乔木，高达 1～2 m。枝通常有皮刺及细小的皮孔。单数羽状复叶，互生；叶轴疏生短柔毛，具狭小的翼，并散生长短不等的皮刺；小叶 5～9 片，对生，厚纸质，卵形至卵状长椭圆形，长 2.5～6 cm，宽 1.5～3.5 cm，先端急尖，基部楔形，两侧略不对称，边缘具细小圆齿，上面通常散生刚毛，下面中脉有刚毛状小刺，两面均有透明腺点；小叶柄极短或无柄。聚伞圆锥花序顶生，长 1～5 cm；花单性，花轴具短柄；花被 5～8 片，绿色，长三角形；雄花具雄蕊 5～7 枚，花盘盘状。蓇葖果1～2 瓣裂，稀为 3 瓣，红色或紫红色，基部有伸长的子房柄，外面有粗大、半透明的腺点。种子黑色，圆形，直径 3～4 mm。花期 4～5 月，果熟期 6～8 月。（图片 A046－01，彩图见 470 页）

多生长在山坡或灌木林中。

【药材】 小枝表面灰棕色，疏生皮刺及细小皮孔；断面黄白色，中央具白色的髓部。小叶片有时破碎或卷缩，完整者呈卵圆形或卵状椭圆形。上面棕绿色，下面灰绿色，沿主脉疏生小刺。对光可见多数透明腺点。质脆易碎。气微，味微苦。

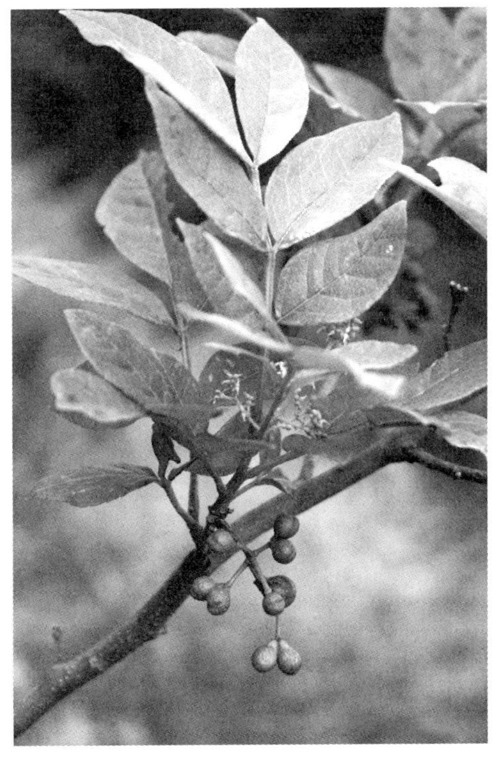

野花椒

【化学成分】 叶含挥发油等。

【性味】 辛，温。

【功能主治】 祛风散寒，除湿止泻，活血通经。用于跌打损伤，风湿痛，瘀血作痛，经闭，咯血，吐血，关节痛风。

【用法用量】 6～30 g；或泡酒。外用适量，捣敷。

【选方】

①跌打损伤：野花椒叶 15～30 g。水煎服。

②妇女经闭：野花椒叶干末泡酒服，每次 6 g。

【附注】 野花椒 *Zanthoxylum simulans* Hance 的根（野花椒根）可治积劳损伤、胸腹酸痛麻木、蛇咬伤及胃肠痛等。

野颠茄
Yedianqie

【别名】刺茄。

【来源】为茄科植物牛茄子 *Solanum surattense* Burm. f. 的全株。根在夏、秋季采，鲜用或晒干。果实、种子在秋季采，种子洗净晒干，炒黄至有香气，备用。

【原植物】草本或亚灌木，高 30 ~ 60 cm。茎及小枝具淡黄色直刺，幼嫩部混生刺毛。叶单生或成对，互生，阔卵形，长 5 ~ 12 cm，宽 5 ~ 10 cm，顶端短尖至渐尖，基部心形，5 ~ 7 裂，两面均被紧贴的硬毛，主脉上有刺；叶柄有刺，有时混生疏长毛。聚伞花序腋外生，有花数朵，有时花单生；萼有刺，5 裂，花冠白色，裂片披针形；雄蕊 5 枚，着生于花冠喉上，花药顶裂；子房 2 室，胚珠多数。浆果球形，直径 2.5 ~ 4 cm，秃净，成熟时橙红色。花期 5 ~ 8 月，果熟期7 ~ 10 月。（图片 A103 – 08，彩图见 489 页）

喜生长在路旁荒地、疏林或灌丛中；有栽培。

【化学成分】浆果中含有澳洲茄碱，澳洲茄边碱和刺茄碱。

【性味】苦、辛，温，有毒。

【功能主治】镇咳平喘，散瘀止痛。治哮喘，慢性支气管炎，胃痛，风湿痛，瘰疬，寒性脓疡，跌打损伤。

【用法用量】3 ~ 6 g；或研末，0.5 ~ 1 g。外用适量，捣敷；煎水洗或研末调敷。

【选方】

①跌打肿痛，痈疮肿毒：鲜野颠茄根捣敷；或用野颠茄茎叶晒干煅存性为末，调茶油敷患处。

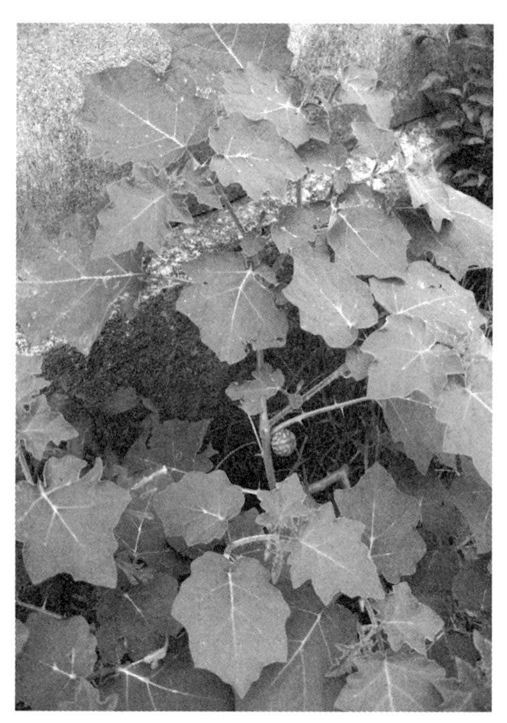

牛茄子

②扭挫伤：野颠茄、姜黄、韭菜根，共捣烂外敷。

③冻疮：野颠茄，煎水熏洗患处。

银杏叶
Yinxingye

【别名】白果叶。

【来源】为银杏科植物银杏 *Ginkgo biloba* L. 的干燥叶。秋季叶尚绿时采收，及时干燥。

【原植物】乔木，高可达 40m。树杆直立，树皮灰色。枝有长短两种，叶在短枝上簇生，在长枝上互生。叶片扇形，长 4 ~ 8 cm，宽 5 ~ 10 cm，先端中间 2 浅裂，基部楔形，叶脉平行，叉形分歧；叶柄长 2.5 ~ 7 cm。花单性，雌雄异株；雄花呈下垂的短柔荑花序，4 ~ 6 个生于短枝上的叶腋内，有多数雄蕊，花药2室，生于短柄的顶端；雌花每2～3朵聚生于短枝上，每花有一长柄，柄端2叉，各生1枚心皮，胚珠附生于上，通常只有1个胚珠发育成熟。种子核果状，倒卵形或椭圆形，长2.5～3 cm，淡黄色，被白粉；外种皮肉质，有臭气；内种皮灰白色，骨质，两侧有棱边；胚乳丰富，子叶2枚。花期3～4月，果熟期9～10月。(图片G2－01，彩图见450页)

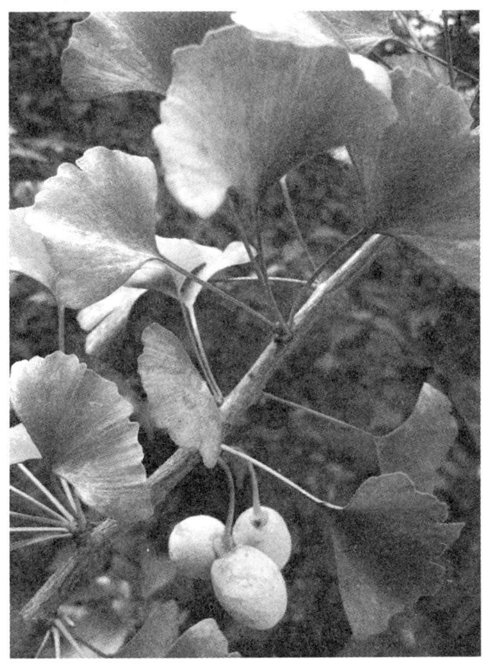

银　杏

主要为栽培。新县为全国种植基地之一。

【药材】本品多皱折或破碎，完整者呈扇形，长3～12cm，宽5～15cm。黄绿色或浅棕黄色，上缘呈不规则的波状弯曲，有的中间凹入，深者可达叶长的4/5。具二叉状平行叶脉，细而密，光滑无毛，易纵向撕裂。叶基楔形，叶柄长2～8cm。体轻。气微，味微苦。

【化学成分】叶含黄酮类、萜烯类、儿茶素类、原花青素类、酚酸类、聚异戊烯醇类、烷基酚、甾体及微量元素等。黄酮类有槲皮素（quercetin）、山柰素(kaempferol)、异鼠李素（isorhamnetin）、芹菜素（apigenin）、芫花素（genkwanin）、杨梅素（myricetin）、银杏双黄酮(ginkgetin)、异银杏双黄酮（isoginkgetin）及其苷等20多种成分；萜烯类有银杏内酯（ginkgoolide）A、银杏内酯B、银杏内酯C、银杏内酯J、银杏内酯K、银杏内酯L、银杏内酯M和白果内酯(bilobalide)等。

【药理作用】

①对心血管系统的作用：银杏内酯B 0.25～2.5mg/kg，对大鼠心绞痛模型呈现剂量依赖性的ST段压低程度减轻，显示其具有改善心肌缺血的作用，从而缓解心绞痛。银杏叶提取物（EGb761）对小鼠大脑皮质血管内皮细胞悬液具有明显升高NOS活性和胞内钙离子浓度的作用；可促进兔心肌细胞抗凋亡基因bel－2、bel－xL的表达。

②抗氧化作用：银杏叶提取物对小鼠PD及AD模型实验结果显示海马、纹状体和黑质区域的CAT和SOD活性增强，海马区的LPO活性下降；对体外缺氧—复氧导致的鼠肝脏线粒体损害具有保护作用。

③对中枢神经系统的作用：银杏叶提取物有改善老年人学习记忆功能障碍以及促进中枢神经系统可塑性的作用。银杏叶提取物治疗老年性痴呆的记忆丧失和认知障碍与其增加脑血流量，改善脑代谢、抗脂质过氧化，影响某些神经递质和受体功能等作用有关；对托吡酯(TPM）引起的发育期癫痫大鼠学习记忆功能损害具有显著改善作用；银杏内酯B对戊四氮诱导的癫痫发作大鼠的脑具有保护作用，银杏内酯B剂量增大，癫痫

大鼠海马 CA3 区的钙超载明显减轻；银杏叶提取物剂量越大，癫痫发作的严重程度越轻，潜伏期越长，海马 CA3 区的神经元丢失和神经细胞的凋亡数越少。

④对消化系统的作用：银杏叶提取物对幽门结扎型大鼠胃溃疡模型具有降低溃疡发生后大鼠胃黏膜溃疡指数，减少胃酸和胃蛋白酶分泌，降低壁细胞 H^+-K^+-ATP 酶活性作用；还具有抗肝纤维化作用。

⑤对泌尿生殖系统的作用：银杏叶提取物能显著降低顺铂所致肾功能损伤大鼠血清肌酐、尿素氮和肾皮质丙二醛含量升高，抑制对氧磷酶（PONI）和超氧化物歧化酶活性下降，减轻肾组织的病理学损伤，对肾功能损伤有明显保护作用。银杏叶提取物、卡托普利和缬沙坦对链脲佐菌素诱导的糖尿病肾病（DN）模型大鼠的 AGEs 含量、肾脏指数、血糖、血肌酐、尿素氮、24 h 尿蛋白及抗氧化指标 CAT、T－AOC、SOD、GSH－Px 等活性有不同程度的影响，均能预防糖尿病模型大鼠的形成；银杏叶提取物在改善肾脏功能和提高抗氧化指标活性方面作用明显优于卡托普利、缬沙坦，对 DN 的保护作用强于卡托普利和缬沙坦。

【性味归经】 甘、苦、涩，平。归心、肺经。

【功能主治】 敛肺，平喘，活血化瘀，止痛。用于肺虚咳喘；冠心病，心绞痛，高脂血症。

【用法用量】 9～12 g；或研末服。

【附注】 其果实（白果）亦供药用。白果味甘、苦，性平，有毒。归肺经。具敛肺定喘，止带浊，缩小便之功能。用于痰多喘咳，带下白浊，遗尿，尿频。内服煎汤，5～10 g。也可炒熟直接食用。

银线草
Yinxiancao

【别名】 土细辛、四叶对。

【来源】 为金粟兰科植物银线草 *Chloranthus japonicus* Sieb. 的干燥全草。春、夏间采，洗净，阴干。

【原植物】 多年生草本，高 20～40 cm。根状茎分枝，生多数须根，具特有气味。茎直立，全体无毛；单生或数枚丛生，节明显，不分枝，下部节上对生 2 个鳞片状叶。茎顶 4 叶对生，广卵形、卵形或椭圆形，长 4～12 cm，宽 2～6 cm，先端长尖，基部楔形，边缘具粗锯齿，齿尖有一腺体，叶面暗绿色，背面淡绿色，纸质；叶柄长 10～15 mm。穗状花序顶生，单条，长 2～3 cm，下有 2～5 cm 的柄，对生多数小花，花两性；苞片白色，无柄与花被；雄蕊 3 枚，花丝线形，白色，长 4～5 mm，基部愈合，着生于子房背面，上部分离，中间的雄蕊无花药；子房下位，绿色，柱头平截无柄。核果梨形，直径约 2 mm。花期 4～5 月，果熟期 7 月。（图片 A002－01，彩图见 451 页）

生长在山坡或山谷林下阴湿处。

【药材】 全草长 20～50 cm。根状茎多节，具分枝，暗黄色或灰黄色，长 5～10 cm，直径 2～4 mm；节间长 4～10 mm，节微隆起，上生有多数细长灰白或土黄色须根，有香气。须根直径 1～2 mm，质坚脆，易折断，断面略平坦，白色；皮部发达，易与木质部分离。茎圆柱形，单生或数个丛生，不分枝，下部节上对生 2 片鳞状叶；断面中空。叶通常 4 片生于茎顶，多皱缩或破碎，完整叶宽椭圆

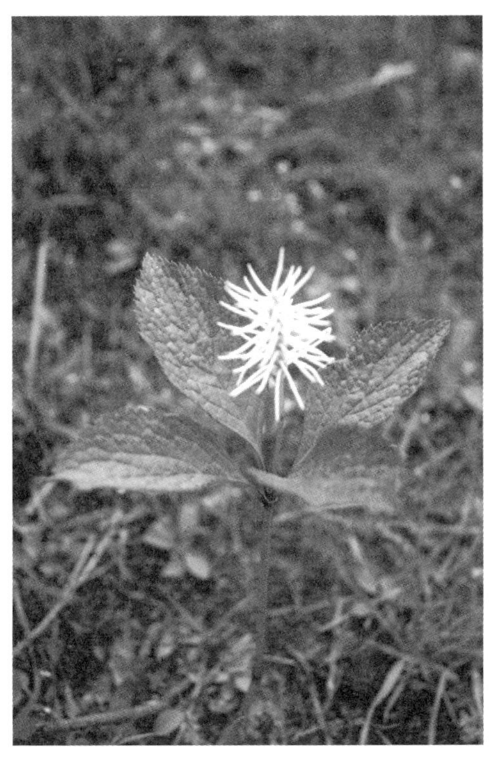

银线草

形或倒卵形，基部宽楔形至楔形，顶端急尖，边缘有粗锯齿。偶有穗状花序顶生，花白色。气微，味辛、苦。

【化学成分】全草含黄酮苷、木脂素类、香豆素类、萜类、酚类、氨基酸、糖类等；根含倍半萜烯内酯类，如金粟兰内酯 A～E、atractylenolide Ⅲ等。另有报道从银线草抗肿瘤有效部位分离出嗪皮啶（fraxidin）、异嗪皮啶－7－O－β－D－葡萄糖苷（isofraxidin－7－O－β－D－glucopyranoside）、盾叶夹竹桃苷（androsin）。

【药理作用】金粟兰内酯 A 和 B 对小鼠淋巴肉瘤 L－5178y 细胞具有细胞毒活性；金粟兰内酯 A 还具有显著的抗真菌活性；atractylenolide Ⅲ 具有抗炎作用。

【性味】辛、苦，温；有毒。

【功能主治】祛湿散寒、活血止痛、散瘀解毒。用于风寒咳嗽、风湿痛、闭经，跌打损伤、瘀血肿痛、痈肿疮疖。

【用法用量】1～3 g；或浸酒。外用适量，捣敷。

【选方】

①跌打外伤：鲜银线草叶一握，洗净，加红酒捣烂，搓擦或敷伤处。

②蛇咬伤：鲜银线草叶 3～5 片，加少量雄黄捣烂，贴在伤处。

③痈肿疮疖：银线草 6 g，煎服。

④风湿：银线草根，泡酒（含生药 20%），每日服 30～90 g。

【附注】银线草根亦供药用。其味辛、苦，性温；有毒。具有祛风胜湿，活血理气之功。用于风湿痛，劳伤，感冒，胃气痛，经闭，白带，跌打损伤，疖肿。

犁头草

Litoucao

【来源】为堇菜科植物长萼堇菜 *Viola inconspicua* Blume 的全草。夏季采收，鲜用或晒干。

【原植物】多年生草本。根茎粗短。叶丛生，长卵形至三角状卵形，长 2～6 cm，宽 1.5～4 cm，先端钝，基部心形，边缘具钝锯齿，下面稍带紫色，两面及叶柄稍有毛或无毛；托叶白色，具长尖，有稀疏的线状齿；叶柄长 2～8 cm，上端有狭翅。花梗长 6～12 cm，中部有线状小苞片 2 枚。花两性，花萼 5 片，披针形，长 5～7 mm，附属物上常有钝齿；花瓣 5 片，紫色，倒卵状椭圆形，长约 1.5 cm，距长约 7 mm；雄蕊 5 枚；子房上位，1 室，柱头三角形凸状。蒴果长圆形，裂瓣有棱沟，长 6～10 mm。花期 4 月，果期 5～8 月。（图片 A069－02，彩图见

476 页）

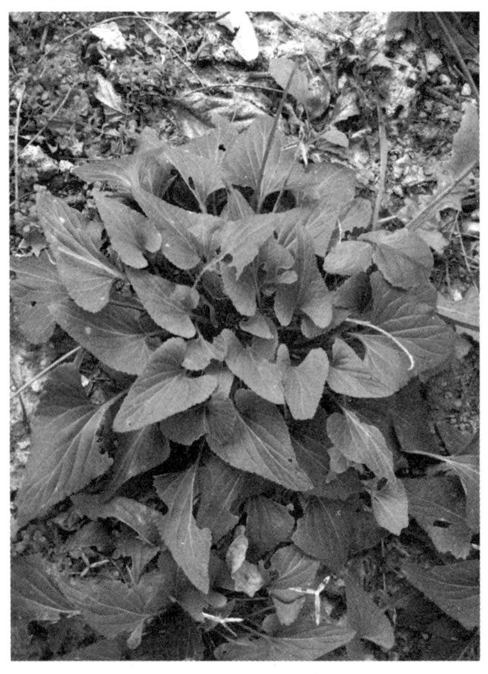

长萼堇菜

生长在山野菜荒地、田埂、河边或路旁。

【化学成分】含黄酮类。

【性味】微苦，寒。

【功能主治】清热解毒。用于痈疽，疔疮，外伤出血。

【用法用量】10～15 g（鲜者 30～60 g）；外用适量，捣敷或研末调敷。

【选方】

①痈疽疔疮，无名肿毒：鲜犁头草、鲜野菊花叶各等量。同捣烂，敷患处；或鲜犁头草全草，加白糖（或食盐）少许，捣敷；同时捣汁一酒杯内服。

②甲沟炎：鲜犁头草、龙葵等量，捣敷。

盘龙参

Panlongshen

【来源】为兰科植物绶草 *Spiranthes sinensis*（Pers.）Ames 的全草。夏、秋季采收。

【原植物】多年生草本。根茎短，有簇生、粗厚的纤维根。茎高 15～45 cm。叶数枚生于茎的基部，线形至线状披针形，长度和宽度变化大，最长的可达 15 cm，先端钝尖，全缘，基部微抱茎，上部的叶退化而为鞘状苞片。穗状花序旋扭状，长 5～10 cm，总轴秃净，花序密生腺毛；苞片卵状矩圆形，比子房略长，渐尖；花白而带粉红；生于总轴的一侧；花被线状披针形，长 3～4 mm；唇瓣矩圆形，有皱纹；花柱短，下部拱形，斜着于子房之顶，有一卵形的柱头在前面和一直立的花药在背面；花粉粉状；子房下位，1 室。蒴果椭圆形，有细毛。花期 5～6 月。（图片 A141－03，彩图见 507 页）

生长在田畔或湿润草地。

【化学成分】根含黄酮类（盘龙参黄酮Ⅰ）、二氢菲类化合物、甾醇类、阿魏酸酯等。

【性味】甘、苦，平。

【功能主治】益阴清热，润肺止咳。用于病后虚弱，阴虚内热，咳嗽吐血，头晕，腰酸，遗精，淋浊带下，疮疡痈肿。

【用法用量】鲜者 15～30 g。外用适量，捣敷。

【选方】

①虚热咳嗽：绶草 10～15 g，水煎服。

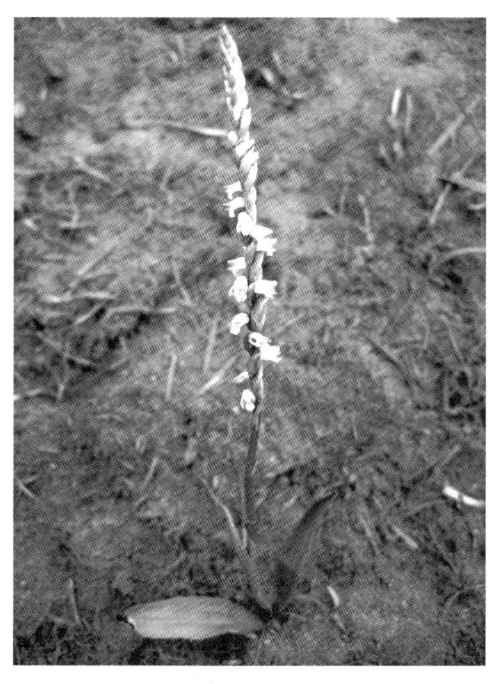

绶　草

②糖尿病：盘龙参根 30 g，猪胰 1 个，银杏叶 30 g。酌加水煎服。

猪　苓
Zhuling

【别名】野猪食、猪屎苓。

【来源】为多孔菌科植物猪苓 *Polyporus umbellatus*（Pers.）Fries 的干燥菌核。春、秋季采挖，除去泥沙，干燥。

【原植物】菌核呈长形块状或不规则块状，有的呈姜状，稍扁，表面凹凸不平，棕黑色或黑褐色，有皱纹及瘤状突起；断面呈白色或淡褐色，半木质化，较轻。子实体从地下菌核内生出，常多数合生，菌柄基部相连或多分枝，形成一丛菌盖，伞形成伞状半圆形，直径达 15 cm 以上。菌盖肉质，干后硬而脆，圆形，宽 1～3 cm，中部脐状，表面浅褐色至红褐色。菌肉薄，白色。菌管与菌肉同色，与菌柄呈延生；管口多角形。孢子在显微镜下呈卵圆形。

生长在山林中柞树、枫树、桦树、槭树、橡树的根上，性喜松软凸起不易长草的土壤中，雨季常在凸起处生有一茎多头蘑菇状的子实体。

【药材】呈条形、类圆形或扁块状，有的有分枝，长 5～25 cm，直径 2～6 cm。表面黑色、灰黑色或棕黑色，皱缩或有瘤状突起。体轻，质硬，断面类白色或黄白色，略呈颗粒状。气微，味淡。

【化学成分】含猪苓多糖、麦角甾醇（ergosterol）、生物素（biotin）、蛋白质等。

【药理作用】

①利尿作用：口服或注射猪苓煎剂，对不麻醉犬具有比较明显的利尿作用，并能促进钠、氯、钾等电解质的排出。

②对免疫功能的影响：猪苓多糖能提高机体的免疫功能，能增加和回升正常及肝损伤小鼠的腹腔巨噬细胞数量和释放 H_2O_2 能力；猪苓多糖能显著增强小鼠 T 细胞对凝聚素 A（ConA）的增殖反应以及 B 细胞对脂多糖（LPS）的增殖反应，对小鼠全脾细胞有明显的促有丝分裂作用，在 12.5mg/（kg・d）的剂量时，猪苓多糖能明显增强小鼠对绵羊红细胞（SRBC）的特异抗体分泌细胞数，能明显增强小鼠对异型脾细胞的迟发型超敏反应，以及促进异型脾细胞激活的细胞毒 T 细胞（CTL）对靶细胞的杀伤。

③抗肿瘤作用：对小鼠肉瘤 S－180、肝癌、膀胱癌有抑制作用；对大鼠给予致癌剂（BBN）同时喂以猪苓干粉（90 g/kg）30 周后，膀胱总发瘤率与对照组比较下降 60%。

④抗氧化及保肝作用：猪苓多糖还能降低衰老模型小鼠肝中过氧化脂质的

含量，提高衰老模型小鼠红细胞中超氧化物歧化酶和肝脏过氧化氢酶活力。对四氯化碳和D－半乳糖胺腹腔注射诱发中毒性肝炎小鼠，在诱发前后腹腔注射猪苓多糖（100～200 mg/kg），均可明显阻止肝病变发生，使丙氨酸转氨酶（SGDP）活力下降，肝5－核苷酸酶、酸性磷胺酶、6－磷酸葡萄糖磷酸酶活力回升。

⑤抗菌作用：猪苓的醇提取液对金黄色葡萄球菌、大肠杆菌有抑制作用。

【性味归经】甘、淡，平。归肾、膀胱经。

【功能主治】利水渗湿。用于小便不利，水肿，泄泻，淋浊，带下。

【用法用量】6～12 g；或入丸，散。

猫爪草
Maozhaocao

【来源】为毛茛种植物小毛茛 *Ranunculus ternatus* Thunb. 的块根。春、秋季采挖，除去须根及泥沙，晒干。

【原植物】多年生小草本，高5～15 cm，具分枝。具数个纺锤状块根。基生叶为3出复叶或3深裂，小叶倒卵形，长0.5～1.5 cm，宽0.5～1.5 cm，先端3浅裂或齿裂，基部楔形，有时裂成线形或线状披针形，中央裂片较两侧者略大；具叶柄，柄长3～6 cm，基部扩大，边缘膜质；茎生叶互生，通常无柄，3裂，裂片线形，长约1.5 cm，宽约1 mm。花单生于茎端，与叶对生，直径达1.5 cm，花柄长0.5～2 cm，有短细毛；萼5片，长圆形或倒卵形，膜质，绿色，边缘淡黄色，向下反曲，外有细毛；花瓣5片，阔倒卵形，黄色，无毛；雄蕊多数，花药长圆形，纵裂，花丝扁平；心皮多数，离生，丛集于膨大的花托上；柱头短小，单一。聚合果球形；瘦果扁卵形，细小，表面淡棕色，平滑，顶端有短喙。花期3～4月，果期5～6月。（图片A026－04，彩图见458页）

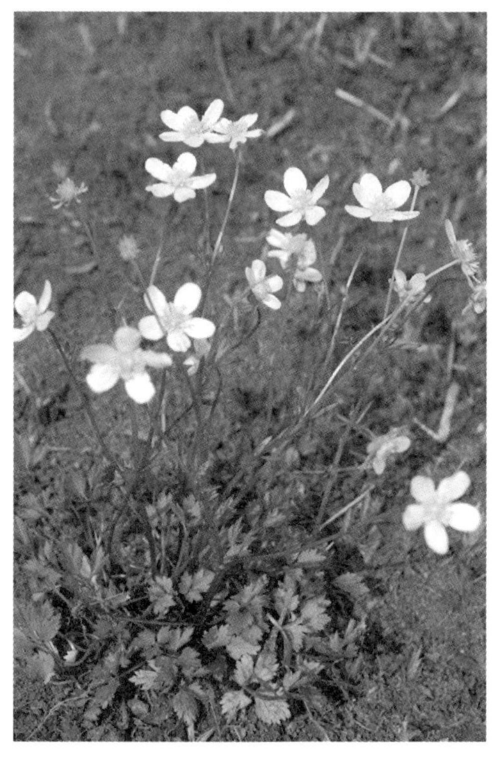

小毛茛

生长在溪边、水田边、路旁潮湿地。有栽培。

【药材】干燥的块根呈纺锤形，多5～6个簇生，形似猫爪，长3～10 mm，直径2～3 mm，顶端有黄褐色残茎或茎痕。表面黄褐色或灰黄色，久存色泽变深，微有纵皱纹，并有点状须根痕和残留须根。质坚实，断面类白色或黄白色，空心或实心，粉性。气微，味微甘。

【化学成分】含黄酮类、皂苷类、有机酸及酯类、甾醇类、挥发油、脂肪酸、蛋白质、氨基酸、多糖及微量元素等。主要有粗贝壳杉黄酮－4′－甲醚（robustaflavone－4′－methyl ether）、榧双黄酮（kayaflavone）、罗汉松双黄酮 A（podocarpusflavone A）、白果素（bilobetin）、异银杏素（isoginkgetin）、穗花杉双黄酮（amentoflavone）；豆甾醇－3－O－β－D－吡喃葡萄糖苷、维太菊苷（vittadinoside）、猫爪草苷［4 氧－代－5－（O－β－D－吡喃葡萄糖基）－戊酸－正丁基酯］（4－oxo－5－（O－β－D－glucopyranosyl）－pentanoic acid－1－O－butyl ester）；对羟基桂皮酸、4－氧化戊酸、丁二酸、壬二酸、对羟基苯甲酸；γ－酮－δ－戊内酯（γ－keto－δ－valerolactone）、α－羟基－β，β－二甲基－γ－丁内酯（pantolactone）、4－羟甲基－γ－丁内酯（5－hydroxymethyl－dihydro－furan－2－one）、5－羟基氧化戊酸甲酯（methyl 5－hydroxy－4－oxopentanoate）、琥珀酸甲酯（methyl hydrogen succinate）、琥珀酸乙酯；猫爪草多糖 RTP－1、猫爪草多糖 RTP－2、猫爪草多糖 RTP－3 等。

【药理作用】

①抗菌作用：猫爪草的水煎剂、生药粉末及醇提液在试管内对强毒人型结核菌（H37RV）均有不同程度的抑制作用；猫爪草的煎剂及生药粉末的抑菌浓度为 1∶10，其醇提液的抑菌浓度为 1∶1000，且抑菌作用较异烟肼稍强；猫爪草水提液对金黄色葡萄球菌、白色葡萄球菌、四链球菌、痢疾杆菌等均有抑制作用，且可抑制耐药性结核杆菌、能抗约氏鼠疟杆菌、降低原虫感染率。

②抗癌作用：猫爪草注射液对小鼠 S180、S37、EAC 等肿瘤株有显著的抑制作用；猫爪草皂苷及多糖对肉瘤 S－180、艾氏腹水瘤 EAC 及人乳腺癌细胞株 MCF27 的 3 种肿瘤细胞株的生长和集落形成均有不同程度的影响，皂苷给药量与抑瘤率和集落形成明显地呈正相关关系，而多糖有一最佳浓度；猫爪草有效成分对肿瘤坏死因子有诱生作用，从而能特异性的杀死肿瘤细胞和异常的吞噬细胞，对正常组织则无不良影响。

③免疫活性：猫爪草多糖、皂苷灌胃给药可使环磷酰胺造模法制作免疫抑制小鼠模型的吞噬百分率、吞噬指数显著升高；猫爪草多糖、皂苷可显著促进溶血素的形成并提高外周血中 T 淋巴细胞数。

④其他作用：猫爪草对动物中枢神经系统、心脏、呼吸系统及肠壁具有不同程度的抑制作用，并可使血压一时性下降；猫爪草还具有一定的抗炎作用。

毒性 猫爪草水提物小鼠 ig 给药的最大耐受量为 132 g（生药）/kg 以上，相当于成人（50 kg）日剂量 0.456 g（生药）/kg 的 289 倍，说明该药急性毒性低，口服给药安全。

【性味归经】 甘、辛，温。归肝、肺经。

【功能主治】 散结，消肿。用于瘰疬未溃；淋巴结结核。

【用法用量】 15～30 g，单味药可用至 120 g。外用适量，熬膏贴或研末撒。

猕猴桃根

Mihoutaogen

【别名】 羊桃根。

【来源】 为猕猴桃科植物中华猕猴桃 *Sctinidia chinensis* Planch. 的根。全年可采，晒干或鲜用。

【原植物】 大型落叶藤本。幼枝及叶柄密被灰棕色柔毛，髓大，白色至淡褐色，片层状。叶互生，叶片纸质，倒阔卵形至椭圆形，先端极短，渐尖至突尖；花枝上的近圆形，长6～17cm，宽5～13cm，先端短突尖、微凹或平截，基部圆形至多少心形，边缘有纤毛状细尖，上面常仅叶脉上被疏毛，下面灰白色，密被星状绒毛；叶柄长3～7.5cm。花杂性，通常3～6朵成腋生聚伞花序，少为单生，初开时乳白色，后变为橙黄色，芳香；萼片5片，外被黄色绒毛；花瓣5片，先端凹成缺刻，光滑无毛；雄蕊多数，花丝长短不等；子房上位，花柱丝状，多数。浆果卵状或近球形，密生棕黄色长硬毛，果皮黄褐绿色。种子细小多数，黑色。花期5～6月，果期8～10月。（图片A065－01，彩图见475页）

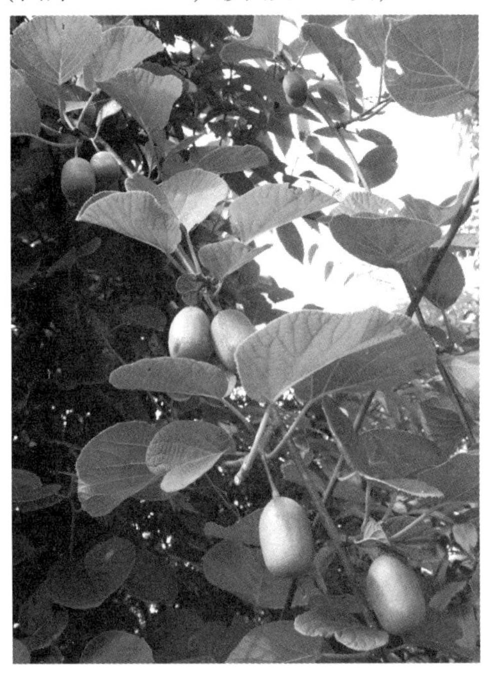

中华猕猴桃

生长在于山坡、林缘或灌木丛中。

【化学成分】猕猴桃根主要含三萜类、甾醇类、多糖等。主要有2α－羟基齐墩果酸（2α－hydroxyoleanolic acid）、2α－羟基乌苏酸（2α－hydroxyursolic acid）、蔷薇酸（rosolic acid）、23－羟基乌苏酸（23－hydroxyursolic acid）、3β－O－乙酰乌苏果酸、麦角甾－4，6，8（14），22－四烯－3－酮、β－谷甾醇等。

【药理作用】

①免疫调节作用：猕猴桃根中提取的多糖复合物（ACPS）对小鼠腹腔注射2周后分别测定免疫功能，结果显示能明显促进NK细胞对YAC－1淋巴瘤细胞的细胞毒作用，加强巨噬细胞的吞噬功能和增加特异花结形成细胞（SRFC）数，但对抗体形成细胞（PFC）无任何影响，能有效地恢复被环磷酰胺抑制的迟发超敏（DTH）反应。

②保肝作用：猕猴桃根经乙酸乙酯萃取部分的抗氧化活性较强，其用量为60mg/kg时，对CCl_4造成的小鼠急性肝损伤ALT、AST活性升高具有显著的降低作用。

③抗肿瘤作用：猕猴桃根氯仿提取物对肿瘤细胞增殖抑制作用最强，甲醇提取物次之。体内实验证实氯仿提取物可有效地抑制小鼠肝癌模型和人肝癌裸小鼠移植瘤模型的生长，抑制率大概在38.0%。

【性味】苦、涩，凉。

【功能主治】清热解毒，活血散结，祛风利湿。用于风湿性关节炎，淋巴结核，跌打损伤，痈疖，肿瘤等。

【用法用量】30～60g；或炖猪肠。外用适量，捣敷。

【选方】

①急性肝炎：猕猴桃根120g，红枣12枚。水煎代茶饮。

②水肿：猕猴桃根10～15g。水煎服。

③风湿关节痛：猕猴桃根、木防己各15g，荭草9g，胡枝子30g。水煎服。

④胃肠系统肿瘤，乳腺癌：猕猴桃

根45g，水1000mL，煎3h以上，每日一剂，10d为1个疗程。

⑤淋浊，带下：猕猴桃根30～60g，苎麻根等量，水煎服。

⑥烫伤：猕猴桃叶，捣烂，加石灰少许，敷患处。

【附注】猕猴桃 *Sctinidia chinensis* Planch. 的果实（猕猴桃）亦供药用。猕猴桃味甘、酸，性寒。归肾、胃经。具解热，止渴，通淋之功能。用于烦渴，消渴，黄疸，石淋，痔疮。内服煎汤用量30～60g。

旋覆花
Xuanfuhua

【来源】为菊科植物旋覆花 *Inula japonica* Thunb. 干燥头状花序。夏、秋季花开放时采收，除去杂质，阴干或晒干。

【原植物】多年生草本，高30～70cm。茎直立，单生或簇生，上部分枝，被长伏毛。基部叶有柄，下部叶通常宿存，向上渐小，椭圆形、长圆形至长圆状披针形，长3～13cm，宽0.7～3cm，先端钝或急尖，基部楔形，全缘或具细锯齿，上面绿色，疏被糙毛，下面淡绿色，密被糙伏毛。头状花序少数或多数，顶生，呈伞房状排列，直径3～4cm；花序梗被白毛：近花序处通常有1披针形的苞片，被柔毛；总苞半圆形，长8～10mm，直径1～1.8cm，总苞片数层，外层披针形，内层线状披针形或线形，干膜质，外面被毛或仅具缘毛；花托微凸；舌状花1层，黄色，雌性，花冠先端3浅裂，基部两侧稍连合呈管状，雌蕊1枚，子房下位，具棱，被白色短硬毛，花柱线形，柱头2裂；管状花两性，位于花序的中央，花冠先端5齿裂，裂片卵状三角形，雄蕊5枚，聚药，花丝分离而短，雌蕊1枚，花柱线形，柱头2裂。瘦果长椭圆形，被白色硬毛，冠毛白色。花期6～9月，果期7～10月。（图片A118－03，彩图见494页）

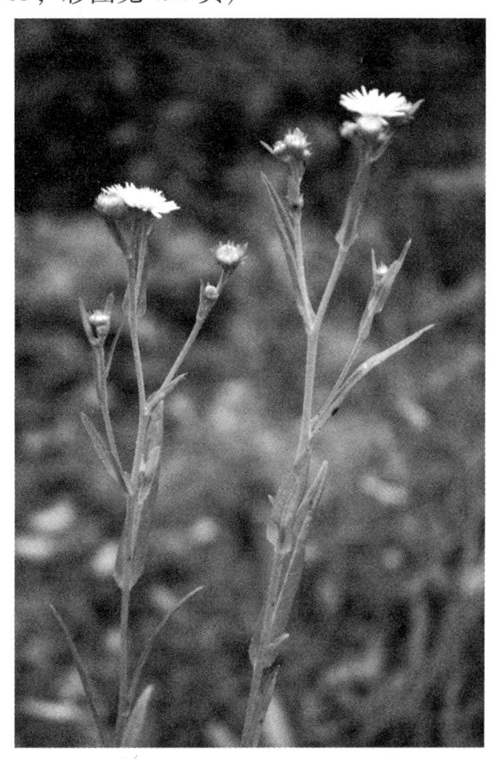

旋覆花

生长在山坡、路旁、田边或沟河两岸。

【药材】呈扁球形或类球形，直径1～2cm。总苞由多数苞片组成，呈覆瓦状排列，苞片披针形或条形，灰黄色，长4～11mm；总苞基部有时残留花梗，苞片及花梗表面被白色茸毛，舌状花1列，黄色，长约1cm，多卷曲，常脱落，先端3齿裂；管状花多数，棕黄色，长约5mm，先端5齿裂；子房顶端有多数白色冠毛，长5～6mm。有的可见椭圆形小瘦果。体轻，易散碎。气微，味微苦。

【化学成分】花主含萜类、黄酮类、

甾醇、鞣质、挥发油等。主要有1β－羟基－4α，11α氢－桉烷－5－烯－12，8β－交酯、黄色突变型磺胺甲氧嗪（xanthalongin）、1β－羟基－土木香内酯（1β－hydroxy－alantolactone）、1β－羟基－8β－乙酰氧基木香酸甲酯、asperilin、ivangustin；木犀草素、槲皮素、异鼠李素、山柰酚、japonicin A、japonicinB等。另外，欧亚旋覆花中还含有17－O－β－D－吡喃葡萄糖－16－β－H－内－贝壳杉烯－19－酸－19－O－β－D－吡喃葡萄糖苷、17－O－β－D－吡喃葡萄糖－16－β－H－内－贝壳杉烯－19－酸、蒲公英甾醇乙酸酯（taraxasteryl acetate）、β－香树脂（β－amyrin）、羽扇豆醇（lupeol）、β－扶桑甾醇（β－rosasterol）、万寿菊素（patuletin）、山柰酚－3－葡萄糖苷（kaempferol－3－glucoside）、异鼠李素－3－葡萄糖苷（isorhamnetin－3－glucoside、粗毛豚草素－7－葡萄糖苷（hispidulin－7－glucoside）、万寿菊苷（patulitrin）、nepitrin、万寿菊素－7－O－（6″2异丁酰基）葡萄糖苷［patuletin－7－O－（6″2 isobutyryl）glucoside］等。

【药理作用】

①抗炎作用：旋覆花中1－O－乙酰旋覆花内酯能抑制血管平滑肌的炎症反应，该化合物（5 μmol/L，10 μmol/L，20 μmol/L）能抑制脂多糖（LPS）诱导的前列腺素 E_2 生成及环氧合酶（COX）－2表达，阻断核因子－κB活化和转染。

②抗糖尿病作用：旋覆花水提物（100 mg/kg，250 mg/kg和500 mg/kg）给予四氧嘧啶糖尿病小鼠灌胃，能显著降低糖尿病小鼠血糖和血浆三酰甘油及低密度脂蛋白—胆固醇的水平，提高血浆胰岛素含量，改善糖尿病小鼠对葡萄糖的耐受能力。

③抗氧化及保肝等作用：旋覆花正丁醇部位得到具有抗氧化作用的3个黄酮苷，即万寿菊苷、nepitrin和arillarin。该黄酮苷对谷氨酸引起的神经毒有一定保护作用，在1～50 μmol/L范围内呈剂量—效应关系，并且能提高抗氧化酶（过氧化氢酶、谷胱甘肽还原酶和谷胱甘肽过氧化酶）的活性，抑制谷氨酸引起的谷胱甘肽含量降低。所含蒲公英甾醇乙酸酯在23mg/kg剂量下对 CCl_4 引起的小鼠肝损伤有一定保护作用，能降低肝脏转氨酶水平，有效抑制肝细胞死亡。

④抗癌作用：旋覆花中的倍半萜内酯异土木香内酯和11α，13－二羟基－异土木香内酯对人肝癌细胞、乳腺癌、卵巢癌、前列腺癌细胞也有明显细胞毒作用。所含neobritannilactone B化合物也能引起人的结肠癌细胞COLO 205、大肠癌细胞HT29、白血病细胞HL－60和胃癌细胞AGS的凋亡。倍半萜内酯ergolide和bigelovin对人口腔上皮癌细胞Kb、前列腺癌细胞LNCaP和乳腺癌细胞ZR－75－1均有显著的抑制活性。

【性味归经】苦、辛、咸，微温。归肺、脾、胃、大肠经。

【功能主治】降气，消痰，行水，止呕。用于风寒咳嗽，痰饮蓄积，胸膈痞满，喘咳痰多，呕吐噫气，心下痞硬。

【用法用量】3～10 g，包煎。外用适量，煎水洗，研末干撒或调敷。

【附注】

①本品的另一种来源植物欧亚旋覆花 *Inula britannica* L. 在大别山地区无分布。

②旋覆花 *Inula japonica* Thunb. 的干燥地上部分（金沸草）亦供药用。其味

苦、辛、咸，性温。归肺、大肠经。有降气，消痰，行水之功；用于风寒咳嗽，痰饮蓄结，痰壅气逆，胸膈痞满，喘咳痰；外治疔疮肿毒。

鹿 藿
Luhuo

【别名】野黄豆。

【来源】为豆科植物鹿藿 *Rhynchosia volubilis* Lour 的全草及根。5 ~6 月采，晒干。

【原植物】多年生缠绕草本，全株有淡黄色柔毛。茎蔓长。3 出羽状复叶；侧生小叶斜阔卵形，或斜阔椭圆形，长 2 ~6 cm，阔 1.5 ~4.5 cm，先端短急尖，基部圆形：顶生小叶近圆形，长 2.5 ~6 cm，阔 2.5 ~5.5 cm，先端急尖或短渐尖；小叶纸质，上面疏被短柔毛，下面密被长柔毛和淡黄色透明腺点；托叶线状披针形，不脱落。总状花序腋生，有花 10 余朵；花黄色，长 7 mm；花萼钟状，5 裂；花冠蝶形，龙骨瓣有长喙；雄蕊 10 枚，2 枚体，花药 1 室；子房上位，胚珠 2 个，花柱长，基部弯曲被毛，柱头头状。荚果短矩形，红紫色，长约 1.5 cm，阔约 9 mm；有 1 ~2 颗黑色有光泽的种子。花期 8 ~9 月，果熟期 10 ~11 月。（图片 A042 -09，彩图见 470 页）

生长在山坡灌丛及山沟河旁。

【化学成分】根含苷类（β - 甲基 2，4 - 二甲氧基 - L - 吡喃岩藻糖苷）、酚类、醇类及糖等。

【药理作用】

①抗菌作用：采用试管法及琼脂平皿稀释法实验显示鹿藿醇提取物对金黄色葡萄球菌、铜绿假单胞菌、淋病奈瑟

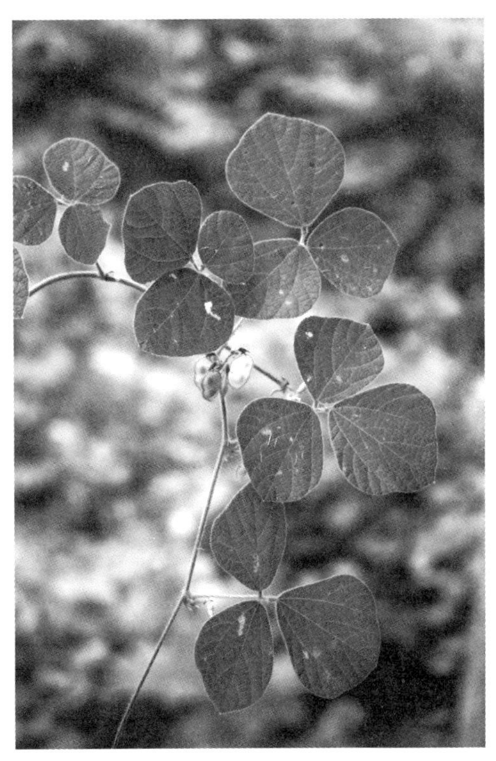

鹿 藿

菌、淋球菌、大肠埃希菌、肺炎克雷伯菌有比较强的抑制作用。鹿藿水煎剂及 2 种提取物在体外对解脲脲原体有明显的抑菌作用。

②抗生育作用：鹿藿根提取物（乙醇提取物、乙酸乙酯提取物、正丁醇提取物及水溶物）均具有抗生育作用。体外实验表明鹿藿醇提取物对小鼠和人精子有一定杀精作用；鹿藿乙酸乙酯提取物连续用药 2 周，小鼠妊娠率明显下降，妊娠抑制率明显增高；连续给药后，精子数量减少，但对小鼠睾丸及附睾影响不大。

【性味归经】苦，平。归胃、脾、肝经。

【功能主治】凉血和血，解毒，祛风湿。用于头痛，腰疼，腹痛，瘰疬，痈肿，杀虫。

【用法用量】10 ~15 g，外用适量，

捣敷。

【选方】

①头痛：鲜鹿藿21g，水煎服。

②妇女产褥热：鹿藿茎叶9～15g，水煎服。

③疖毒：鹿藿根适量煨热，加盐捣烂涂敷。

鹿衔草
Luxiancao

【来源】为鹿蹄草科植物普通鹿蹄草 *Pyrola decorata* H. Andres 或鹿蹄草 *Pyrola calliantha* H. Andres 的全草。全年均可采挖，除去杂质，晒至叶片较软时，堆置至叶片变紫褐色，晒干。

【原植物】

①普通鹿蹄草：常绿草本，高15～35cm。根茎细长，有分枝。近基生叶3～6片，薄革质，长圆形或倒卵状圆形或匙形，有时卵状长圆形，长5～7cm，宽2.5～3.5cm，先端钝尖或圆钝尖，基部近楔形，上面沿叶脉为淡绿白色；叶柄长2～3cm。花葶细长，常带紫色，有1～2枚褐色鳞片状叶；总状花序4～10朵花；花梗长5～9mm，腋间有披针形膜质苞片；萼片卵状长圆形；花瓣淡绿色、黄绿色或近白色，倒卵状椭圆形；雄蕊10枚，花药具小角，黄色；花柱倾斜，伸出花冠，柱头5个圆裂。蒴果扁球形，直径7～10mm。花期6～7月，果期7～8月。

②鹿蹄草：多年生常绿草本，高20～30cm。地下茎细长，匍匐或直伸，有不明显的节，每节具鳞片1枚，鳞腋生出分枝纤细的不定根。叶于基部丛生；叶片圆形至卵圆形，长2～6cm，宽2～5cm，先端钝圆，基部圆形或楔圆形，全缘或具细疏圆齿，边缘向后反卷，侧脉近羽状，明显；下面常呈灰蓝绿色；叶柄长可2倍于叶片，花茎细圆柱形，具棱角，近上部有苞片1～2枚，苞片披针形；总状花序，花大，广开，直径15～20mm，具短梗，基部有1披针形小苞片；萼片5深裂，裂片舌形，急尖或圆钝；花瓣5片，椭圆形，先端钝圆，基部稍窄，白色或稍带粉红色；雄蕊10枚，花丝略弯曲，扁平；雌蕊1枚，子房扁球形，花柱肉质，弯曲，柱头5裂，头状。蒴果扁球形，具5棱，成熟时开裂，花萼宿存。花期5～6月，果期9～10月。

生长在山林中树下，或阴湿处。

【药材】根茎细长。茎圆柱形，紫褐色或暗绿色，具纵棱，棱间有细皱纹。叶完整者呈长圆形或近圆形，暗绿色或紫褐色，上表面沿脉处常有白色的斑纹，下表面具白粉。总状花序，小花棕色或棕褐色。蒴果扁球形5纵裂，裂瓣边缘有蛛丝状毛。气微，味微苦。

【化学成分】全草含黄酮类、酚类、蒽醌类、三萜类、甾醇、鞣质、腺苷、胡萝卜素、氨基酸等。主要有金丝桃苷（hyperin）、槲皮素、2″-O-没食子酰基金丝桃苷（2″-O-galloylhyperin）、鼠李素-3-O-阿拉伯糖-4′-O-葡萄糖苷、鼠李素-3-O-半乳糖苷、鼠李素-3′-O-葡萄糖苷、槲皮素-3-O-呋喃阿拉伯糖苷等；高熊果酚苷、羟基肾叶鹿蹄草苷等；鹿蹄草素（pyrolin）、梅笠草素（chimaphilin）、大黄素（modin）；熊果酸（ursolic acid）、2β，3β，23-三羟基-12-烯-28-乌苏酸（2β，3β，23-trihydroxy-12-ene-28-ursolic acid）、蒲公英赛醇；胡萝卜苷（daucosterol）、没食子酸（gallic acid）、腺苷（adenosine）、N-苯基-2-萘胺。

【药理作用】

①抗菌作用：鹿蹄草的水煎剂以及提取分离出来的化学成分具有广谱的抗菌作用，对金黄色葡萄球菌、伤寒杆菌、肺炎球菌、脑膜炎球菌、白色葡萄球菌、大肠杆菌、福氏痢疾杆菌、溶血性链球菌及绿脓杆菌等都有抑制作用；对消化道、上呼吸道、泌尿道、创伤感染等常见多发病有较好的抗菌消炎疗效，已经证明鹿蹄草素为主要抑菌活性成分。

②抗炎作用：鹿蹄草的水煎剂能抑制二甲苯所致小鼠耳壳炎症及醋酸诱发小鼠腹腔毛细血管通透性增高，明显抑制大鼠角叉莱胶性关节炎，对大鼠慢性肉芽肿也有明显对抗作用。

③对心脑血管系统的作用：鹿蹄草提取液对动脉血管有显著的扩张作用，能增强心肌收缩力，降低心肌耗氧量等作用。通过大鼠实验结果表明2″-O-没食子酰基金丝桃苷能使缺血再灌注心肌组织中SOD水平显著增加，脂质过氧化物（LPO）显著降低，心肌线粒体损伤得到明显改善。体外实验没食子酰基金丝桃苷对超氧阴离子自由基（SAFR）和羟基自由基（HFR）具有显著的清除作用。

④其他作用：鹿衔草对免疫功能有促进作用；鹿蹄草醇提物对Hela肿瘤细胞有较强的细胞毒作用；此外还具有止咳、平喘、祛痰、利尿作用。

【性味归经】甘、苦，温。归肝、肾经。

【功能主治】祛风湿，强筋骨，止血。用于风湿痹痛，腰膝无力，月经过多，久咳劳嗽。

【用法用量】10～15 g。外用适量，捣敷或研末撒、或煎水洗。

【选方】

①关节炎：鹿蹄草、白术各12 g，泽泻9 g。水煎服。

②肺结核咯血：鹿衔草、白及各12 g。水煎服。

③虚劳：鹿衔草30 g，猪蹄1对。炖食。

④慢性肠炎，痢疾：鹿蹄草15 g。水煎服。

商　陆
Shanglu

【来源】为商陆科植物商陆 *Phytolacca acinosa* Roxb. 或垂序商陆 *Phytolacca Americana* L. 的干燥根。秋季至次春采挖，除去须根及泥沙，切成块或片，晒干或阴干。

【原植物】商陆：多年生草本，高70～100 cm，全株无毛，根粗壮，肉质，圆锥形，外皮淡黄色。茎直立，多分枝，绿色或紫红色，具纵沟。叶互生，椭圆形或卵状椭圆形，长12～25 cm，宽5～10 cm，先端急尖，基部楔形而下延，全缘，侧脉羽状，主脉粗壮；叶柄长1.5～3 cm，上面具槽，下面半圆形。总状花序顶生或侧生，长10～15 cm；花两性，径约8 mm，具小梗，小梗基部有苞片1及小苞片2；萼通常5片，偶为4片，卵形或长方状椭圆形，初白色，后变淡红色：无花瓣：雄蕊8枚，花药淡粉红色；心皮8～10，离生。浆果扁球形，径约7 mm，通常由8枚个分果组成，熟时紫黑色。种子肾圆形，扁平，黑色。花期6～8月，果期8～10月。（图片A019-01，彩图见456页）

多生长在疏林下、林缘、路旁、山

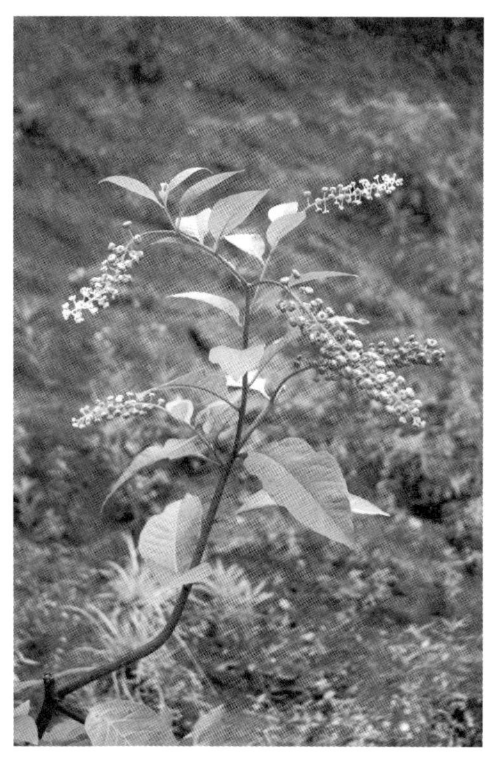

商　陆

沟荒地。

垂序商陆：与上种主要区别为果穗下垂，心皮10个，合生。

原产拉丁美洲。大别山区有栽培或野生。

【化学成分】两种来源植物均含三萜类、皂苷类、生物碱、多糖、有机酸、酯类、甾醇类、氨基酸及微量元素等。主要有商陆酸（elculentic acid）、美商陆酸（phytolaccagentic acid）、齐墩果酸（oleanolic acid）；美商陆皂苷元（phytolaccagenin）、美商陆苷A、美商陆苷B、美商陆苷D、美商陆苷E、美商陆苷G、美商陆苷F、美商陆苷D_2（phytolaccosideA、B、D、E、G、F、D_2）、商陆苷A~N；商陆碱；商陆毒素（phytolaccatoxin）；商陆多糖-Ⅰ、商陆多糖Ⅱ；美商陆抗病毒蛋白（PAP-R）、美商陆抗真菌蛋白R_1、美商陆抗真菌蛋白R_2和有丝分裂原（mitogen）等。

【药理作用】

①对肾功能的作用：以商陆根提取物灌注蟾蜍肾，能明显增加尿流量，以其直接滴于蛙肾或蹼可使毛细血管扩张，血流量增加；用商陆煎剂5 g/kg给小鼠灌胃，有显著的利尿作用。商陆的利尿作用与药物剂量有关，小剂量有利尿作用，大剂量反而使尿量减少。美商陆抗病毒蛋白（PAP）能显著改善IgG加速型肾毒血清的生化指标，使血清白蛋白增高，血清尿素氮、血清总胆固醇、腹腔吞噬细胞和外周白细胞减少，表明PAP具有抗肾炎作用。

②镇咳祛痰平喘作用：商陆根煎剂、酊剂20 g/kg予小鼠皮下注射，有轻度镇咳作用。商陆生物碱部分2 g/kg予小鼠灌胃给药，对氨雾引起的小鼠咳嗽有明显的镇咳作用；氯仿提取物及皂苷镇咳作用不明显。商陆煎剂给家兔灌胃（10 g/kg），腹腔注射（3 g/kg），给小鼠灌胃（15 g/kg），气管内给药（0.01 g/只）均可使呼吸道排泌酚红量明显增加；商陆根水浸剂、煎剂、酊剂（20 g/kg）给小鼠灌胃使支气管酚红排泌量增加；商陆乙醇浸膏小鼠灌胃给药（2 g/kg），气管内给药（0.002 g/只）均可使气管酚红排泌量增加；商陆氯仿提取物（2 g/kg），皂苷元（1 g/kg）给小鼠灌胃，可使支气管酚红排泌量增加；豚鼠皮下注射商陆煎剂或酊剂5 g/kg，未见平喘作用，但用量至8 g/kg（接近中毒致死量）时，则有一定的平喘作用。

③抗菌及抗病毒作用：商陆煎剂和酊剂在体外对流感杆菌、肺炎杆菌和奈瑟菌有一定的抑制作用；商陆水浸剂（1:4）在试管内对许兰氏黄癣菌、奥杜应小芽孢癣菌等皮肤真菌有杀灭作用。商

陆蛋白质具有明显的抗单纯疱疹病毒Ⅱ型的作用。垂序商陆所含精油对羊毛样小芽孢癣菌有明显的抑制作用。

④抗炎作用：腹腔注射垂序商陆粗苷15～30 mg/kg，对角叉菜胶所致大鼠足跖肿胀有明显的抑制作用；美商陆皂苷及皂苷元胃肠外给药，对大、小鼠的急性炎症水肿有强大的抗炎作用；美商陆皂苷E 200mg/kg灌胃，对大鼠角叉菜胶性足肿有显著抑制作用；商陆皂苷A可抑制乙酸提高小鼠腹腔毛细血管通透性、二甲苯引起的小鼠耳壳肿胀、小鼠足跖肿胀和棉球肉芽肿。

⑤对免疫系统的作用：商陆多糖－Ⅰ（PAP－Ⅰ）灌胃，能显著促进刀豆蛋白A和脂多糖诱导的淋巴细胞转化，增强NK细胞活性；能促进腹腔巨噬细胞吞噬功能，刺激小鼠脾淋巴细胞增殖及诱导脾淋巴细胞产生白介素－2（IL－2）；垂序商陆根中所含的有丝分裂原（pokeweed mitogen，PWM）在试管内可诱导人外周血淋巴细胞转化，对T细胞和B细胞均有促有丝分裂作用，能刺激B细胞产生Ig。

⑥抗肿瘤作用：小鼠腹腔注射商陆多糖－Ⅰ（PAP－Ⅰ）5～20mg/kg可显著抑制S－180的生长，显著促进脾脏增生，提高T淋巴细胞和IL－2的产生能力；商陆皂苷在体外均能诱导正常外伤脾和患者脾细胞产生γ－干扰素。

毒性 商陆根水浸剂、煎剂、酊剂予小鼠灌胃的LD_{50}分别为26 g/kg、28 g/kg、46.5 g/kg；腹腔注射的LD_{50}分别为1.05 g/kg、1.3 g/kg、5.3 g/kg。不同动物对商陆敏感性不同，猫、狗较兔更敏感。中毒症状为活动降低，呕吐，呼吸初变快，逐渐变慢变弱，时有全身抽搐。

【性味归经】苦，寒；有毒。归肺、脾、肾、大肠经。

【功能主治】逐水消肿，通利二便，解毒散结。用于水肿胀满，二便不通；外治痈肿疮毒。

【用法用量】3～10 g。外用鲜品捣烂或干品研末涂敷。

淫羊藿

Yinyanghuo

【别名】仙灵脾。

【来源】为小檗科植物箭叶淫羊藿*Epimedium sagittatum*（Sieb. et Zucc.）Maxim.或柔毛淫羊藿*Epimedium pubescens* Maxim.的干燥地上部分。夏、秋季茎叶茂盛时采割，除去粗梗及杂质，晒干或阴干。

【原植物】

①箭叶淫羊藿：多年生草本。根茎短，直径3～5 mm。茎高25～50 cm，有条棱，无毛。一回3出复叶；小叶狭卵形至披针形，长5～19 cm，宽3～8 cm，先端急尖或渐尖，边缘有细刺齿，基部心形，上面无毛，下面初无毛，后疏生单细胞短硬毛；顶生小基部裂片近圆形，均等，侧生小叶基部不对称，外侧裂片形斜而较大，三角形，内侧裂片较小而近于圆形；茎生叶常对生于顶端，形与根出叶相似，基部呈歪箭状心形，外侧裂片特大而先端渐尖。花多数，聚成总状或下部分枝而成圆锥花序，花小，直径仅6～8 mm，花瓣有短距或近于无距。花期4～5月，果期5～6月。（图片A028－02，彩图见461页）

②柔毛淫羊藿：与箭叶淫羊藿的主要区别为小叶下面被灰色柔毛或卷柔毛，沿各脉及叶柄着生处尤多。

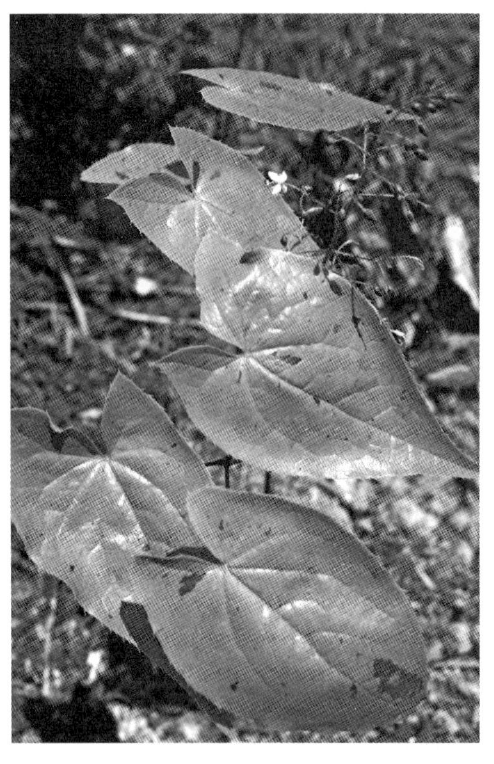

箭叶淫羊藿

均生长在山坡林下或山沟阴湿处。

【药材】

①箭叶淫羊藿：茎细圆柱形，长约20 cm，表面黄绿色或淡黄色，具光泽。茎生叶对生，一回三出复叶，小叶片长卵形至卵状披针形，长4～12 cm，宽2.5～5 cm；先端渐尖，两侧小叶基部明显偏斜，外侧呈箭形。边缘具黄色刺毛状细锯齿；上表面黄绿色，下表面灰绿色，疏被粗短伏毛或近无毛。叶片革质。气微，味微苦。

②柔毛淫羊藿：叶下表面及叶柄密被绒毛状柔毛。

【化学成分】箭叶淫羊藿含黄酮及苷类、木脂素、紫罗酮类、酚苷类、苯乙醇苷类、生物碱、多糖、挥发油和微量元素等。黄酮及苷类主要有异槲皮素（isoquercetin）、金丝桃苷（hyperin）、箭叶淫羊藿苷（sagittatoside）A～C、箭叶淫羊藿素A～H（yinyanghuo A～H）、6－脱甲基－7－甲基色原酮、6－脱甲基－4′－甲基－8－异戊烯基色原酮、6－脱甲基－7－异戊烯基色原酮、箭叶素。木脂素类主要有 EL_1、EL_2、EL_9、icariside E_6、dihydrodehydrodiconiferylalcohol、icariside E_7、olivil、icariol A_1、icariol A_2、3，5′－De－methoxy－syringaresinol－O－glucoside；紫罗酮类主要有 icariside B_2、icarisideB$_8$、icarisideB$_9$ 和 blumenolglucoside 酚苷类有 icariside A_1；苯乙醇苷类有 icariside D_3、phenthylglucoside；β－谷甾醇、β谷甾醇葡萄糖苷；（Z）－3－hexenyl gluco－side、icariside H_1 等。

柔毛淫羊藿另含有淫羊藿苷（icariine）、淫羊藿苷Ⅰ、淫羊藿苷Ⅱ、淫羊藿C、宝藿苷Ⅰ和Ⅵ、金丝桃苷、柔毛淫羊藿苷等。

【药理作用】

①对性功能的影响：淫羊藿为传统的补肾壮阳类中药，现代药理研究发现其能增强下丘脑—垂体—性腺轴及肾上腺皮质轴、胸腺轴等内分泌系统的分泌功能；淫羊藿流浸膏对犬精液分泌有促进作用，淫羊藿苷可增加小鼠前列腺、精囊和提肛肌质量，即有雄激素样作用，这种作用以叶及根部作用最强，果实次之；同时体外试验还表明，淫羊藿苷能促进大鼠睾丸间质细胞睾酮基础分泌和环磷酸腺苷的生成；淫羊藿总黄酮（TFE）对D－半乳糖致衰老大鼠睾丸损伤有明显的改善作用。

②防治骨质疏松作用：淫羊藿多糖在体外能明显提高骨髓细胞的增殖率和DNA合成率；淫羊藿可以抑制破骨细胞的活性，促进成骨细胞的生长；淫羊藿总黄酮可增加股骨骨钙含量、骨皮质厚度及骨小梁数量，对骨质疏松症具有明

显的预防和治疗作用。柔毛淫羊藿浸膏能使去卵巢小鼠的血清雌二醇含量明显增高，子宫重量和子宫系数明显增加，子宫内膜明显增厚，子宫内膜腺体直径明显增大，血管明显扩张，具有明显的拟雌激素作用；临床上淫羊藿治疗老年女性骨质疏松有效。

③对免疫系统的影响：淫羊藿苷对雌二醇有直接刺激作用，在高剂量时可促进肾上腺皮质细胞分泌皮质酮，从而表明淫羊藿的补肾壮阳作用与其直接刺激靶腺分泌激素有关；淫羊藿煎剂灌胃给药可使氢化可的松所致“阳虚”的小鼠肝、脾低下的 DNA 合成率显著上升；对于影响核酸代谢的羟基脲制造的“阳虚”动物模型，能够防止体重减轻，提高耐寒能力，减少动物死亡率，使 DNA 合成率恢复正常水平。淫羊藿总黄酮对大剂量氢化考的松和羟基脲所致免疫功能低下模型小鼠能显著增强胸腺和脾脏指数，增加胸腺和脾器官的重量；淫羊藿多糖能使小鼠胸腺和脾脏细胞合成IL－2 增多，有诱生干扰素（IFN）的作用；淫羊藿多糖和淫羊藿苷具有增强机体细胞免疫功能并具有双向调节作用。淫羊藿提取液、总黄酮、淫羊藿苷均可提高绵羊血红细胞（SRBC）免疫小鼠的血清溶血素抗体生成水平，淫羊藿多糖可影响初次和再次体液免疫应答反应。

④对心脑血管系统的作用：研究表明，淫羊藿总黄酮能明显地拮抗异丙肾上腺素对心房肌的正性肌力和正性频率的作用，其对心肌的作用是选择性阻断心肌的 β_1 受体；而对气管 β_2 受体和心肌血管平滑肌 α 受体无阻断作用；淫羊藿苷能显著增加家兔和狗脑血流量，降低脑血管阻力；淫羊藿苷还可扩张血管平滑肌而增加实验动物脑血流量，保护脑缺血损伤。

⑤抗肿瘤作用：淫羊藿苷对 HL－60、H7402 和 WEHI－3 瘤细胞株增殖有抑制作用，且能够诱导肿瘤细胞的凋亡，抑制肿瘤细胞对外基质的黏附性及侵袭力，从而逆转肿瘤细胞恶性表型，使之向正常方向分化。

⑥其他作用：淫羊藿煎剂对白色葡萄球菌、金黄色葡萄球菌有较显著的抑制作用；对奈氏卡他球菌、肺炎双球菌、流感嗜血杆菌有轻度抑制作用；淫羊藿提取液对家兔有降压作用，小量使尿分泌增加，大量则反而抑制之。

【性味归经】 辛、甘，温。归肝、肾经。

【功能主治】 补肾阳，强筋骨，祛风湿。用于阳痿遗精，筋骨痿软，风湿痹痛，麻木拘挛；更年期高血压。

【用法用量】 3～9 g。

【附注】

①《中国药典》2005 年版收载本品其他来源植物淫羊藿 *Epimedium brevicornum* Maxim.、巫山淫羊藿 *Epimedium wushanense* T. S. Ying 和朝鲜淫羊藿 *Epimedium koreanum* Nakai，大别山地区无分布。

②以上来源植物的根（淫羊藿根）亦供药用。可用于治疗白浊，白带，月经不调，痈疽成脓不溃等。

淡竹叶
Danzhuye

【来源】 为禾本科植物淡竹叶 *Lophatherum gracile* Brongn. 的干燥茎叶。夏季未抽花穗前采割，晒干。

【原植物】 多年生草本，高 40～100

cm。有短缩而稍木质化的根茎，须根中部常膨大为纺锤形的块根。茎丛生，细长直立，中空，表面有微细的纵纹，基部木质化。叶互生；叶片披针形，长5～20 cm，宽2～3.5 cm，先端渐尖，基部楔形而渐狭缩成柄状，全缘，两面无毛或具小刺毛，脉平行，小横脉明显，中脉在背面明显突起；叶鞘光滑或一边有纤毛；叶舌截形，长0.5～1 mm，质硬，边缘有毛。圆锥花序顶生，长10～30 cm，分枝较少，小穗疏生，长7～12 mm，宽1.5～2.5 mm，伸展或成熟时扩展，基部光滑或被刺毛，具极短的柄；颖矩圆形，具5脉，先端钝，边缘膜质，第一颖较第二颖短；外稃较颖长，披针形，具7～9脉，顶端的数枚外稃中空，先端具短芒，内稃较短，膜质透明；子房卵形，花柱2个，柱头羽状。花期6～7月，果期8～10月。（图片A124－01，彩图见499页）

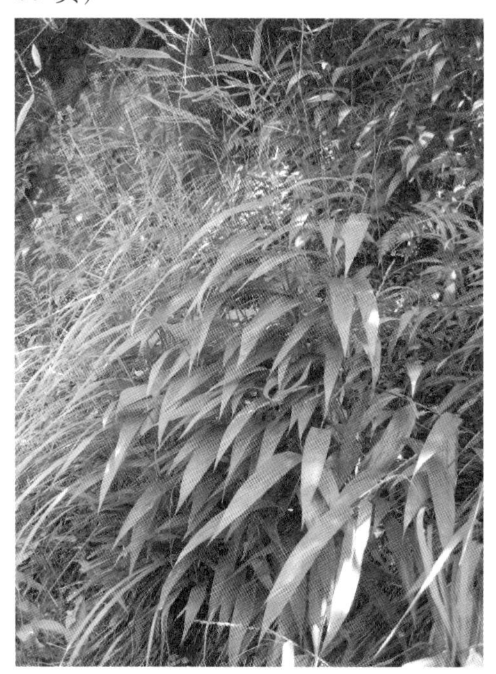

淡竹叶

生长在山坡林下及阴湿处。

【化学成分】 茎叶含三萜类、黄酮类、酚类、氨基酸、饱和脂肪酸酯、不饱和脂肪酸酯、芳香酯、有机酸、生物碱、单萜类、糖类等。主要有芦竹素（arundoin），印白茅素（cylindrin），蒲公英赛醇（taraxerol）和无羁萜（friedelin）；牡荆素（vitexin）、苜蓿素（5，7，4′－trihydroxy 3′，5′－dimethoxy－flavone）、苜蓿素－7－O－β－D－葡萄糖苷（5，4′－dihydroxy－3′，5′－dimethoxy－7－O－β－D－glucosyloxy－flavone）、异荭草素、牡荆苷、苜蓿素－7－O－葡萄糖苷；反式对羟基桂皮酸（trans－p－hydroxycinnamic acid）、香草酸（vanillic acid）、香豆酸（p－coumaric acid）；胸腺嘧啶（thymine）、腺嘌呤（adenine）等。

【药理作用】

①解热作用：对人工发热的大白鼠经口给予淡竹叶1～20 g/kg有退热作用。用大肠杆菌皮下注射使猫和家兔引起人工发热，2 g/kg淡竹叶的解热效价等于33 mg/kg非那西汀的0.83倍。

②利尿作用：淡竹叶的利尿作用较猪苓、木通等为弱，但其增加尿中氯化物量的排泄则比猪苓等强。

③抗菌作用：淡竹叶提取物对金黄色葡萄球菌（最低抑菌浓度为6.2%）、溶血性链球菌、绿脓杆菌和大肠杆菌（12.5%）均具较强抑制效果，且耐热性好，抑菌pH值为4～9；但对霉菌的抑制效果不明显。

④抗氧化作用：热水提取的淡竹叶多糖，对－OH和O^{2-}均有较强的清除能力，当淡竹叶多糖溶液的浓度为0.838 mg/mL时，清除率分别达到54.37%和41.37%。

【性味归经】 甘、淡，寒。归心、胃、小肠经。

【功能主治】清热除烦，利尿。用于热病烦渴，小便赤涩淋痛，口舌生疮。

【用法用量】6～10 g。

【附注】其根茎及块根(碎骨子)亦供药用。碎骨子味甘，性寒。有清热，利尿，滑胎之功能。用于发热，烦渴，肾炎。

剪夏罗
Jianxialuo

【来源】为石竹科植物剪夏罗 *Lychnis coronata* Thunb. 的全草。夏、秋季采收，除去杂质，晒干。

【原植物】多年生或二年生草本，高40～90 cm。根茎横生，竹节状，表面黄色，内面白色，具条状根。茎直立，丛生，微有棱，节略膨大，多分枝，光滑无毛。单叶对生，无柄；叶片卵状椭圆形，长6～10 cm，宽2～4 cm，先端渐尖或长渐尖，基部圆形或阔楔形，边缘有浅细锯齿。花1～5朵集成聚伞花序；花萼长筒形，先端5裂，裂片尖卵形，具脉10条；花瓣5片，橙红色，先端有不规则浅裂，基部狭窄成爪状，瓣片与爪之间有鳞2片；雄蕊10枚，与花瓣互生；子房圆柱形，花柱5个。蒴果具宿存萼，先端5齿裂；种子多数。花期4～5月，果期6月。(图片 A023－04，彩图见457页)

生长在山坡疏林内或林缘草丛中的较阴湿处。

【药理作用】剪夏罗鲜汁液及其黄酮组分对Ⅰ型单纯性疱疹病毒可明显抑制病毒复制，使病毒诱导的细胞病变明显减轻，培养液中子代病毒感染滴度明显下降，且培养上清液中病毒感染滴度与

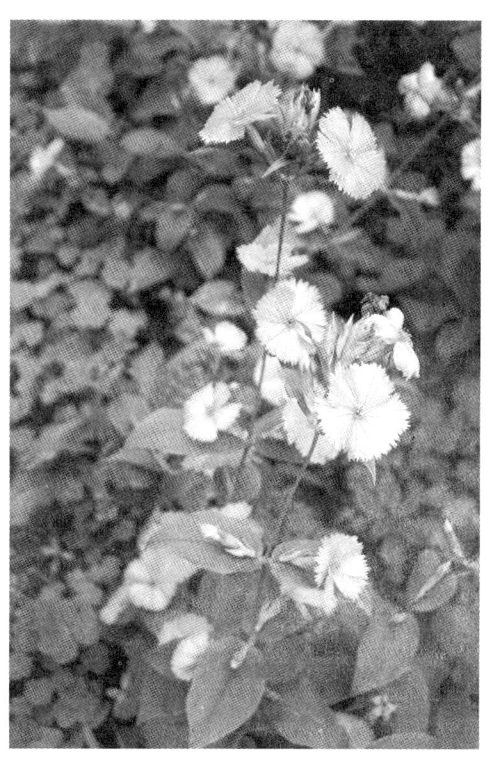

剪夏罗

鲜汁液和黄酮组分的浓度呈直线负相关。

【性味】甘，寒。

【功能主治】用于关节不利，腹泻，带状疱疹。

【用法用量】15～30 g。外用适量，研末调涂。

【选方】

①因淋雨或饮冷水感寒，身热无汗、口渴：剪夏罗30 g，高粱泡、仙鹤草、蓬虆各15 g，水煎，冲入适量白酒，早晚饭前服。

②带状疱疹：剪夏罗适量，研细末，蜜调敷。

绵枣儿
Mianzao′er

【别名】地枣。

【来源】为百合科植物绵枣儿 *Scilla scilloides* (*Lindl.*) *Druce*. 的干燥鳞茎。6～7月采收。除去茎叶。

【原植物】多年生草本。鳞茎卵球形，下部有短根茎，其上生多数须根，鳞茎片内面具绵毛。叶狭线形，基生，长15～20 cm，宽5～8 mm，平滑，正面凹。花茎直立，长30～45 cm，先叶抽出；花序总状，苞片小，线状；花小，淡紫红色；花被6片，裂片矩圆形，有深紫色的脉纹1条；雄蕊6枚，花丝基部扁平，顶尖；子房扁椭圆形，3室，每室有1粒直立的胚珠。蒴果倒卵形，3棱，成熟时成3瓣开裂，长2～3 cm。种子有棱，黑色，光泽。花期7～10月，果期8～11月。(图片A134－05，彩图见503页)

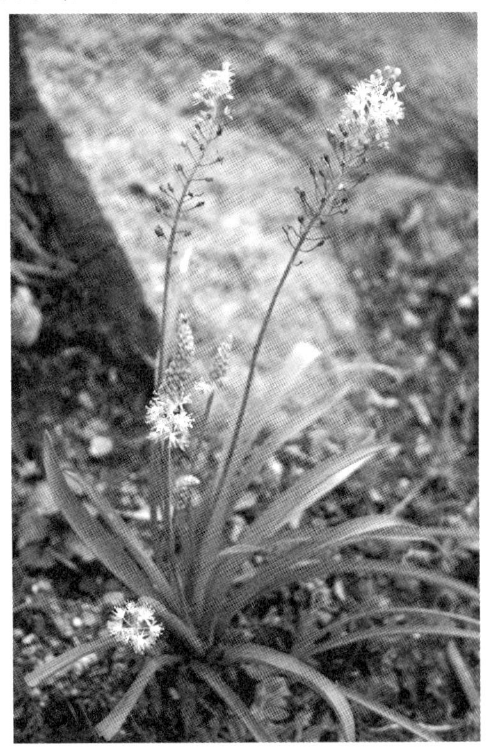

绵枣儿

生长在海拔1500 m以下山坡、草地、路旁或林缘。

【药材】干燥鳞茎呈圆锥形或不规则卵圆形，高1.5～2.5 cm，直径0.7～1.8 cm。有时外被数层棕色膜质鳞叶，内层鳞叶表面类白色或淡黄色，具明显的纵向收缩粗纹理；质硬而脆，易断碎，断面平坦，类白色。鳞茎盘外突，须根多脱落。气微，味淡，嚼之黏牙，有持久皂舌感。

【鉴别】本品粉末类白色。淀粉粒较多，多为单粒，偶见2～3分粒组成的复粒；单粒多呈类圆形、椭圆形或长卵形，直径5～20 μm，层纹不明显，脐点多点状。草酸钙针晶极多，散在或成束存在于黏液细胞内，长40～160 μm。螺纹导管直径20～40 μm。

【化学成分】鳞茎含eucosterol寡糖苷、多糖及淀粉等。主要有scillanoside L－1、scillanosideL － 2；绵枣儿苷(scisclIascilloside) E－1～E－3，绵枣儿苷G－1、海葱苷等。

【药理作用】绵枣儿苷类成分对8种肿瘤细胞系HT1080、B16 (F－10)、3LL等均具有抗肿瘤活性。绵枣儿的乙醇提取物具有洋地黄样强心作用，还具有明显利尿作用，对离体小鼠子宫有显著的兴奋作用。

【毒性】妊娠兔两只灌服根提取物6 g/kg，其中一只再加叶提取物2 g/kg，一日后又灌服全草煎剂40 g，均未见异常。另一兔静脉注射叶提取物4 g/kg，则见呼吸迫促，挣扎，瞳孔散大，眼球突出，明显缺氧，很快窒息而死，解剖见心脏仍跳。所含海葱苷有毒。中毒症状与夹竹桃相似，先出现头痛、头晕、恶心、呕吐、腹痛、腹泻、烦燥、说胡话；其后四肢冰冷而有汗，脸色苍白，脉搏不规则，瞳孔散大，对光不敏感，继而痉挛，昏迷，心跳停止而死亡。

【性味】甘，寒。有小毒。

【功能主治】 活血解毒，消肿止痛。治乳痈，肠痈，跌打损伤，腰腿痛。

【用法用量】 3～10g。外用适量，捣敷。

【附注】 大别山区农民有食绵枣儿经验，方法是将绵枣儿鳞茎洗净加水长时间煮至糖浆状，其味甜如蜜。但不可多食。

断血流
Duanxueliu

【别名】 灯笼草。

【来源】 为唇形科植物风轮菜 *Clinopodium chinense*（Benth.）O. Ktze. 和荫风轮 *Clinopodium polycephalum*（Vaniot）C. Y. Wu et Hsuan 的干燥地上部分。夏季开花前采收，除去泥沙，晒干。

【原植物】

①风轮菜：多年生草本，高可达100 cm。茎四方形，茎基部匍匐生根，上部多分枝，全体被柔毛。叶对生，卵形，长1～5 cm，宽5～25 mm，顶端尖或钝，基部楔形，边缘有锯齿。花密集成轮伞花序，腋生成顶生；苞片线形、钻形，边缘有长缘毛，长3～6 mm；花萼筒状，绿色，萼筒外面脉上有粗硬毛，具5齿，分2唇；花冠淡红色或紫红色，外面及喉门下方有短毛，基部筒状，向上渐张开，长5～7.5 mm，上唇半圆形，顶端微凹，下唇3裂，侧片狭长圆形，中片心形，顶端微凹；雄蕊2枚，药室略叉开；花柱着生子房底，伸出冠筒外，2裂。小坚果宽卵形，棕黄色。花期5～8月，果期8～10月。（图片A102－08，彩图见486页）

②荫风轮：多年生草本，高可50～

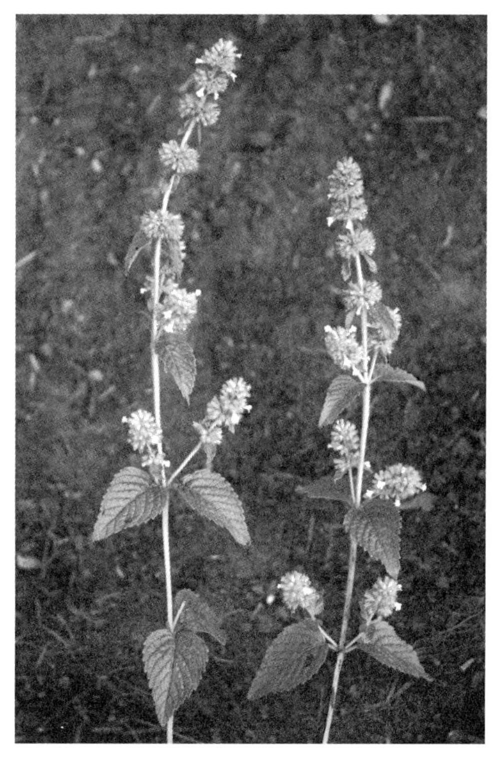

风轮菜

100 cm。茎直立，分枝或不分枝，被平展糙硬毛。叶纸质，卵形、卵状长圆形或长圆形，长2.5～5 cm，宽1～2.5 cm，先端钝圆，基部渐狭呈楔形，上部边缘具粗齿，下部全缘，表面暗绿色，疏被伏贴硬毛，背面淡绿色，沿脉被粗硬毛；叶柄长约1 cm，被硬毛。轮伞花序在枝端密集呈假穗状花序；无总梗或具短总梗；花萼钟状，长约5 mm，5裂，上唇裂片三角形，下唇2裂呈刺状，外面被长硬毛，具13脉；花冠淡紫色或粉红色，长约8 mm，上唇近圆形，先端微凹，下唇3裂，中裂片较两侧裂片大；雄蕊4枚，2枚强，花丝无毛；花柱稍长于雄蕊，柱头不明显2裂。小坚果微小，球形，平滑无毛。花期6～8月，果期7～9月。（图片A102－07，彩图见486页）

生长在海拔1 000 m以下的山坡、草地、路旁、沟边、灌丛、林下。

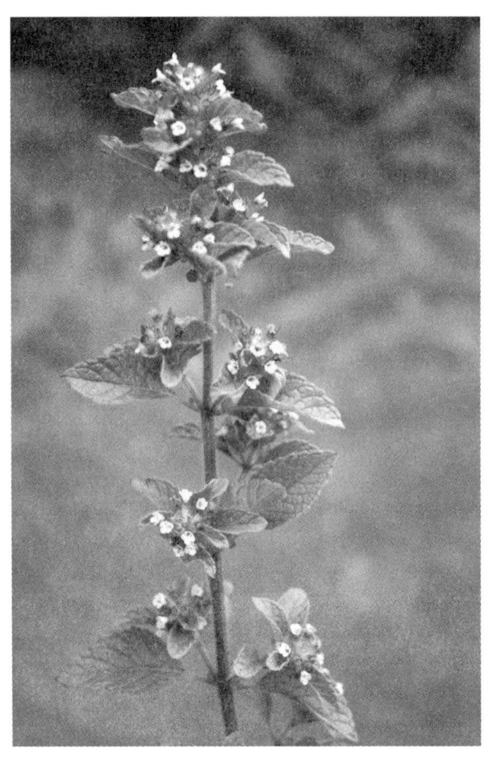

荫风轮

【药材】本品茎呈方柱形，四面凹下呈槽，分枝对生，长 30 ~ 90 cm，直径 1.5 ~4 mm；上部密被灰白色茸毛，下部较稀疏或近于无毛，节间长 2 ~ 8 cm，表面灰绿色或绿褐色；质脆，易折断，断面不平整，中央有髓或中空。叶对生，有柄，叶片多皱缩破碎，完整者展平后呈卵形，长 2 ~5 cm，宽 1.5 ~3.2 cm；边缘具疏锯齿，上表面绿褐色，下表面灰绿色，两面均密被白色茸毛。气微香，味涩微苦。

【鉴别】本品叶的表面观：下表皮细胞垂周壁呈波状，气孔直轴式。非腺毛细长、众多，由 1 ~9 个细胞组成，长至 1 440 μm，有的基部细胞膨大，直径至 102 μm；中间细胞直径 10 ~55 μm，有的细胞呈缢缩状，表面具疣状突起。腺鳞头部 7 ~11 细胞，直径至 60 μm，柄部单细胞，极短。小腺毛头部、柄部均为单细胞，头部直径约 20 μm。

【化学成分】含黄酮类、皂苷类、挥发油、鞣质及酚性物质、氨基酸、香豆精、糖类、无机盐等。主要有香蜂草苷（dydimin）、橙皮苷（hesperidin）、柚皮苷、洋芹素、异樱桃素（lsosakuranetin）、芹黄素（apigenin）；风轮菜皂苷（clinopodiside）A ~ G 等。

【药理作用】

①止血作用：荫风轮总苷 10 ~40mg/kg 用于小鼠，可明显缩短小鼠断尾出血时间，减少出血量，并缩短凝血时间，且随剂量增加作用增强。

②收缩血管作用：风轮菜醇提取物对家兔离体胸主动脉、肺主动脉、子宫动脉、肾动脉、门静脉等血管具有显著的收缩作用，其中对子宫动脉作用最强，与去甲肾上腺素比较，作用缓慢、温和而持久。

③抗炎抑菌作用：荫风轮总苷 20 mg/kg 能轻度减轻对角叉莱胶致大鼠足肿胀度。荫风轮总苷 10 ~ 40 mg/kg 均可明显抑制小鼠毛细血管通透性，使蓝染面积显著缩小，皮肤伊文思蓝量显著降低。风轮菜水提液和醇提液对金黄色葡萄球菌、肺炎双球菌、大肠杆菌有抑制作用。

【性味归经】微苦、涩，凉。归肝经。

【功能主治】止血。用于崩漏，尿血，鼻出血，牙龈出血，创伤出血；子宫肌瘤出血。

【用法用量】10 ~ 15 g。外用适量，研末或取鲜品捣敷。

十二画

斑　蝥
Banmao

【来源】 为芫青科昆虫南方大斑蝥 *Mylabris phalerata* Pallas 或黄黑小斑蝥 *Mylabris cichorii* Linnaeus 的干燥体。夏、秋季捕捉，闷死或烫死，晒干。

【原动物】

①南方大斑蝥：体长 15 ~ 30 mm，底色黑色，被黑绒毛。头部圆三角形，具粗密刻点，额中央有一条光滑纵纹。复眼大，略呈肾脏形。触角 1 对，线状，11 节，末端数节膨大呈棒状，末节基部狭于前节。前胸长稍大于阔，前端狭入后端；前胸背板密被刻点，中央具一条光滑纵纹，后缘前面中央有一凹陷，后缘稍向上翻，波曲形，小楯片长形，末端圆钝。鞘翅端部阔于基部，底色黑色，每翅基部各有 2 个大黄斑，个别个体中斑点缩小；翅中央前后各有一黄色波纹状横带；翅面黑色部分刻点密集，密生绒毛，黄色部分刻点及绒毛较疏。鞘翅下为 1 对透明的膜质翅，带褐色。足 3 对，有黑色长绒毛，前足和中足跗节均为 5 节；后足的跗节则是 4 节，跗节先端有爪；足关节处能分泌黄色毒液，接触皮肤，能起水疱。腹面亦具黑色长绒毛。（图片 ZAR17 -01，彩图见 508 页）

具复变态，幼虫共 6 龄，以假蛹越冬。成虫 4 ~5 月开始为害，7 ~9 月为害最烈，多群集取食大豆之花、叶，花生、茄子叶片及棉花的芽、叶、花等。各地

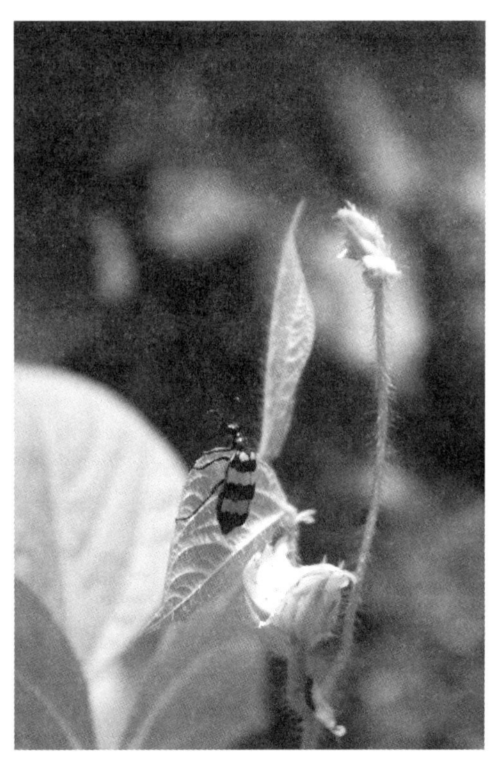

南方大斑蝥

均有分布；但由于农药的大量使用和生态环境变化，数量大大减少。

②黄黑小斑蝥：外形与上种极相近，体小型，长 10 ~ 15 mm。触角末节基部与前节等阔。生活习性和分布同上种。

【化学成分】 含斑蝥素（cantharidin）、脂肪、蜡质、乙酸、色素和多种微量元素等物质。

【药理作用】

①抗癌作用：斑蝥素是斑蝥抗癌的有效成分。斑蝥素对小鼠肉瘤 S - 180 略有抑制作用，能使瘤组织呈碎块及糜烂状；斑蝥素能引起小鼠腹腔积液肝癌细胞明显萎缩、退化，以及胞质多空泡等形态学改变。其抗癌的机制主要是抑制癌细胞的蛋白质合成，降低癌毒激素水平及影响癌细胞的核酸代谢。

②升高白细胞作用：斑蝥素能够刺激骨髓引起白细胞数升高，给大鼠灌胃

斑蝥素后发现，升高后的白细胞分类比例无明显变化，但骨髓检查显示白细胞增生活跃。此外，斑蝥素在升高白细胞数量的同时，还可以拮抗环磷酰胺引发的白细胞数下降，其机制在于斑蝥素能够刺激骨髓细胞 DNA 合成，促进白细胞从骨髓释放入循环池。

③抗菌作用：斑蝥水浸剂（1:4）在试管内对堇色毛癣菌等皮肤真菌有不同程度的抑制作用。

毒性 本品属剧毒药。内服斑螯可引起胃肠炎症，豁膜坏死，可使肾小球上皮细胞产生严重浊肿白细胞升高，出现蛋白尿、管型尿、血尿及血清非蛋白氮升高。中毒的动物还可发生肝细胞肿胀，肝淋巴细胞纤维性损伤和肝细胞坏死，心肌肿胀、出血，肺淤血，并可引起毛细血管和神经系统的损害。其中毒量为 1.0 g，致死量为 3.0 g。斑螯素是斑螯抗癌的有效成分，也是其毒性的主要成分。斑蝥素 30 mg 即可致人死亡。

【性味归经】 辛，热；有大毒。归肝、胃、肾经。

【功能主治】 破血消癥，攻毒蚀疮，引赤发疱。用于癥瘕肿块，积年顽癣，瘰疬，赘疣，痈疽不溃，恶疮死肌。

【用法用量】 0.03～0.06 g，炮制后多入丸散用。外用适量，研末或浸酒醋，或制油膏涂敷患处，不宜大面积用。

博落回
Boluohui

【别名】 号筒杆。

【来源】 为罂粟科植物博落回 *Macleaya cordata*（Willd.）R. Br. 或小果博落回 *Macleaya microcarpa*（Maxim.）Fedde 的全草。5～10 月采收。

【原植物】 多年生草本，高 1～2m，全体带有白粉，折断后有黄汁流出。茎圆柱形，中空，绿色，有时带红紫色。单叶互生，阔卵形，长 15～30 cm，宽 12～25 cm，5～7 或 9 浅裂，裂片有不规则波状齿，上面绿色，光滑，下面白色，具密细毛；叶柄长 5～12 cm，基部膨大而抱茎。圆锥花序顶生或腋生，萼 2 片，白色，倒披针形，边缘薄膜质，早落；无花瓣；雄蕊多数，花丝细而扁；雌蕊 1 枚，子房倒卵形，扁平，花柱短，柱头 2 裂。蒴果下垂，倒卵状长椭圆形，长约 2 cm，宽约 5 mm，扁平，红色，表面带白粉，花柱宿存。种子 4～6 粒；矩圆形，褐色而有光泽。花期 6～7 月，果期 8～11 月。（图片 A033－02，彩图见 464 页）

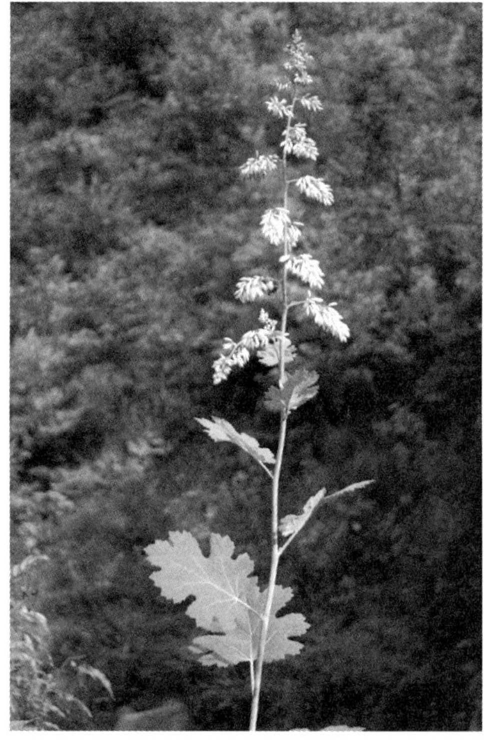

博落回

生长在低山丘陵、山坡荒地、林缘或路边。分布山区各地。

【化学成分】含有生物碱，甾体，萜类，皂苷，黄酮及其苷，强心苷，香豆素内酯及其苷，糖和多糖，少量挥发油等。主要活性生物碱有血根碱（sanguinarine）、氧化血根碱（oxysanguinarine）、去甲基血根碱（norsanguinarine）、二氢血根碱（dihydrosanguinarine）、原阿片碱（protopine）、白屈菜红碱（chenerythrine）、博落回碱（bocconoline）、α-别隐品碱（α-allocryptopine）等。

小果博落回所含化学成分与博落回相似。

【药理作用】

①抗菌作用：博落回中生物碱是抗菌作用的有效成分。水煎剂对多种革兰阳性菌和革兰阴性菌及钩端螺旋体有较强的抑制作用。乙氧基血根碱与乙氧基白屈菜红碱在体外能抑制革兰阳性菌生长，对肺炎双球菌、金黄色葡萄球菌和枯草杆菌较敏感，其抑菌作用较黄连素强。白屈菜红碱、血根碱及博落回碱对金黄色葡萄球菌、枯草杆菌、迭杆菌、大肠杆菌、变形杆菌、绿脓杆菌及某些真菌等也有不同程度的抑制作用。乙氧基血根碱在体外对钩端螺旋体也有很强的杀灭作用。

②抗肿瘤作用：博落回总碱在体内外均有明显的抗肿瘤活性。大量的试验证明，博落回有较好的免疫增强作用，对T、B淋巴细胞的功能均有刺激作用，对多种药物所致的急性肝损伤，博落回显示出良好的改善肝功能的作用，可显著降低血清乳酸脱氨酶的水平，降低动物病死率，提高血清蛋白/球蛋白的比值，有效保护肝细胞膜，抑制肝纤维化。博落回的主要成分白屈菜红碱是一种选择性蛋白激酶C（PKC）抑制剂，并被广泛用于抗肿瘤和与细胞增殖和再生有关的细胞信号转导的研究。

③杀虫作用：博落回（主要活性成分血根碱和白屈菜红碱）为民间常用杀虫草药，具有杀阴道滴虫、杀蛆作用，能抑制蝇卵孵化；杀蛆作用以叶及果皮效力最强，茎次之，根最弱。另外，博落回还具有杀灭农作物害虫和真菌作用，被用作生物农药。

毒性 博落回所含生物碱具有一定毒性。博落回粉急性毒性实验显示，LD_{50}未测出，安全限度大于100倍。12周长期毒性实验显示对大鼠血常规，肝、肾功能及血清蛋白等测定值均在正常范围内。

【性味】辛、苦，温；有毒。

【功能主治】消肿，解毒，杀虫。用于指疔，脓肿，急性扁桃体炎，中耳炎，滴虫性阴道炎，下肢溃疡，烫伤，顽癣。

【用法用量】外用适量，捣敷；煎水熏洗或研末调敷。

【选方】

①黄癣（癞痢头）：博落回60g，明矾30g，煎水洗。

②水、火烫伤：博落回根研末，棉子油调搽。

③中耳炎：博落回同白酒研末，澄清后用灯心草醮滴耳内。

葛 根
Gegen

【别名】麻藤根、干葛、甘葛。

【来源】为豆科植物野葛 *Pueraria lobata* (Willd.) Ohwi 的干燥根。秋、冬季采挖，趁鲜切成厚片或小块；干燥。

【原植物】野葛为多年生藤本，长达10m，全株被黄褐色粗毛。块根肥厚。叶互生；具长柄；3出复叶，顶端小叶的柄较长，叶片菱状圆形，有时有 3 个波状浅裂，长 8～19cm，宽 6.5～18cm，先端急尖，基部圆形，两面均被白色伏生短柔毛，下面较密；侧生小叶较小，偏椭圆形或偏菱状椭圆形，有时有 2～3 个波状浅裂。总状花序腋生，总花梗密被黄白色绒毛；花密生；苞片狭线形，早落，小苞片线状披针形；蝶形花蓝紫色或紫色，长 15～19 cm；花萼 5 齿裂，萼齿披针形；旗瓣近圆形或卵圆形，先端微凹，基部有两短耳，翼瓣狭椭圆形，较旗瓣短，通常仅一边的基部有耳，龙骨瓣较翼瓣稍长；雄蕊 10 枚，两体（9 + 1）；子房线形，花柱弯曲。荚果线形，扁平，长 6～9 cm，宽 7～10 mm，密被黄褐色的长硬毛。种子卵圆形而扁，赤褐色，有光泽。花期 4～8 月，果期 8～10 月。（图片 A042 -08，彩图见 469 页）

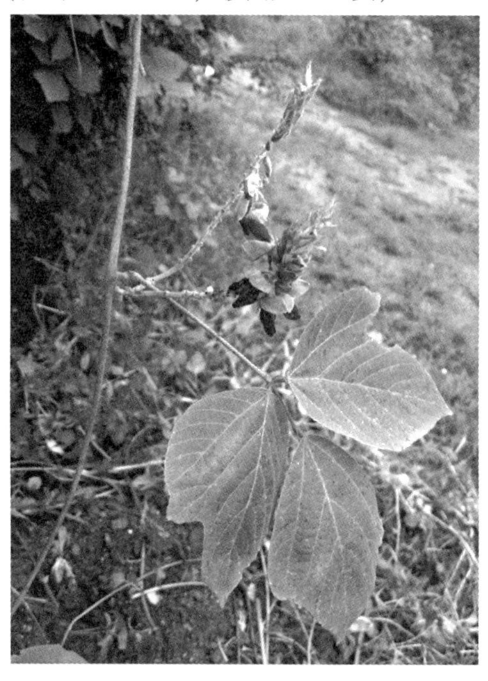

野　葛

生长在山坡草丛中或路旁及较阴湿的地方。

【药材】葛根呈纵切的长方形厚片或小方块，长 5～35 cm，厚 0.5～1 cm。外皮淡棕色，有纵皱纹，粗糙，切面黄白色，纹理不明显。质韧，纤维性强。气微，味微甜。

【化学成分】葛根含异黄酮及其苷类、芳香类、三萜皂苷类、生物碱、脂肪酸、糖、淀粉及其他活性成分。葛根的主要活性成分异黄酮类已分离鉴定出 10 多种，主要有大豆苷元（daidein）、染料木素（genistiein）、芒柄花素（formononetin）、香豆雌酚（coumestrol）、异甘草素（isoliquiritigenin）；苷类成分有葛根素（puerarin）、大豆苷（daidzin）、染料木苷（genistin）、3′-羟基葛根素（3′-hydroxypuerarin）、3′-甲氧基葛根素（3′-melhoxypuerarin）、大豆苷元-8-C-芹菜糖基-（1→6）葡萄糖苷、染料木素-8-C-芹菜糖基-（1→6）葡萄糖苷、大豆苷元 4′,7-二葡萄糖苷、葛根素-木糖苷等；三萜皂苷类有葛根皂苷 A1～A5、葛根皂苷 SA1～SA4、葛根皂苷 C_1、槐二醇等；胆碱、乙酰胆碱、氯化胆碱、二氯化乙酰胆碱、长塞因；D-甘露醇、L-（+）-乳酸镁、β-谷甾醇、胡萝卜苷、6,7-二甲氧基香豆素、5-甲基海因等。

藤茎主含大豆苷元、芒柄花异黄酮、6,7-二甲氧基-3’,4’-次甲二氧基异黄酮、大豆苷和葛根素等。有报道叶的总黄酮含量高于藤茎。

葛根花主含尼泊尔鸢尾异黄酮、尼泊尔鸢尾异黄酮 7-O-β-D-葡萄糖苷、葛花苷、染料木素、刺芒柄花素、大豆苷元和 8-C-芹菜糖（1→6）-葡萄糖大豆苷等。

【药理作用】

①对心脑血管系统的作用：葛根对动物的正常血压和高血压均有一定的降

压作用。葛根浸膏能对抗异丙肾上腺素引起的升压作用，减弱甚至完全抵消肾上腺素的升压作用，增强其降压作用；葛根素有明显的降压作用；葛根黄酮和葛根素使正常和心肌缺血的狗心率明显减慢；葛根黄酮、大豆苷元和葛根乙醇提取物对乌头碱、氯化钡、氯化钙、氯仿—肾上腺素和急性心肌缺血等所致的心律失常均有明显对抗作用；葛根还能缩短氯仿—肾上腺素诱发的家兔心律失常的时间，并明显提高哇巴因引起的室性早搏和室性心动过速的阈值；葛根总黄酮和葛根素明显扩张冠脉血管，可使正常和痉挛的冠脉血管扩张，且其作用随着剂量的增加而加强；葛根素的作用要强于总黄酮，利血平给药后，总黄酮和葛根素对冠脉循环的作用仍保持；总黄酮和葛根素能对抗垂体后叶素引起的大鼠急性心肌缺血；静脉注射葛根黄酮能改善正常和缺血心肌的代谢；葛根素还能明显减少缺血引起的心肌乳酸的产生，降低缺血与再灌流时心肌的氧消耗量与心肌水含量；葛根可以扩张脑血管，解除脑血管痉挛，改善脑循环，增加脑血流量。

②降血糖、血脂作用：口服葛根素能使四氧嘧啶性高血糖小鼠血糖明显下降，血清胆固醇含量减少。口服葛根煎液能对抗饮酒大鼠因乙醇所致的血中APOA－1降低及胆固醇、三酰油的升高现象。但对肾上腺素诱发的小鼠高血糖，仅在葛根素与阿司匹林并用时显示降糖作用。

③抗氧化作用：葛根异黄酮能明显抑制小鼠肝肾组织及大白兔血、脑组织的脂质过氧化产物丙二醛的升高，且对提高血、脑组织中超氧化物歧化酶（SOD）活性有极显著作用。

④抗肿瘤及诱导细胞的分化作用：大豆苷元可抑制HP260细胞繁殖，它对HL260细胞周期移行呈 G_1 期阻断作用，大豆苷元是一个有效的HL260细胞分化诱导剂。大豆苷元在10～20 mg/mL浓度范围内明显抑制黑色素瘤B13细胞的增殖。另外，葛根提取物对ESC癌、S－180肉瘤及Lewis的肺癌均有一定的抑制作用。

⑤抑制血小板聚集作用：葛根素在试管内均能不同程度的抑制ADP诱导的鼠血小板的聚集。静脉注射葛根素亦有抑制作用。葛根素尚有抗血栓素TXA2及提高 PGI_2 和HDL的作用，因此可对抗血管痉挛，降低血小板凝聚。

⑥对免疫作用的影响：葛根使巨噬细胞（M4）的异物吞噬功能活化，而使初期感染状态下的异物排除功能增强；同时通过活化的M4细胞性免疫施以影响。

⑦其他作用：葛根中的多种异黄酮（特别是大豆苷元）具有舒张平滑肌及解痉作用；葛根素具有降低眼压和改善眼微循环的双重作用，对青光眼的治疗非常有效；葛根醇提取物尚能改善学习记忆功能。

【性味归经】 甘、辛，凉。归脾、胃经。

【功能主治】 解肌退热，生津，透疹，升阳止泻。用于外感发热头痛、项背强痛，口渴，消渴，麻疹不透，热痢，泄泻；高血压颈项强痛。

【用法用量】 10～15 g。

【选方】

①高血压：葛根30 g，水煎分2次服，每日1剂，连服15d。

②鼻出血：生葛根适量，捣烂取汁，每次服30 mL，日服2～3次。

③偏头痛：葛根10~15g，水煎分2次服，每日1剂，连服10~15d。

④脑栓塞：葛根、益母草各40g，地龙30g，红花15g（急性期减为6g）。水煎2次，早晚分服，每日1剂。

⑤糖尿病：葛根、天花粉各30g，共研细末，取猪胰子一个，先将猪胰子洗净切片水煎，取煎液调葛粉、天花粉吞服。每日2次。

【附注】 其藤茎（葛蔓）、叶（葛叶）、花（葛花）、种子（葛谷）、根粉（葛粉）亦分别供药用。

葛蔓治痈肿，喉痹。内服煎汤用量6~10g（鲜者30~60g）；外用适量，烧存性研末调敷。

葛叶用于金疮止血。捣敷外用。

葛花味甘，性凉。归胃经。具解酒醒脾之功能。治伤酒发热烦渴，不思饮食，呕逆吐酸，吐血，肠风下血。内服用量5~10g。

葛谷味甘、咸，性平。治痢疾，解酒毒。内服用量10~15g。

葛粉味甘，性寒。归胃经。具生津止渴，清热除烦之功能。用于烦热，口渴，热疮，喉痹。

喜树果

Xishuguo

【来源】 为珙桐科植物喜树 *Camptotheca acuminata* Decne. 的果实。秋末至初冬采收，晒干。

【原植物】 落叶乔木，高达30m。树皮灰色或浅灰色。叶互生，纸质，椭圆状卵形或长椭圆形，长12~28cm，宽6~12cm，先端短锐尖，基部近圆形或宽楔形，全缘，或呈微波状，上面深绿色有光泽，下面疏生短柔毛，脉上较密；叶柄长1.5cm左右。花单性同株，绿白色，无梗，多数排成球形头状花序，直径4cm，或数花序排成总状，间有单生于枝端叶腋的；雌花球顶生，雄花球腋生。苞片3枚，两面被短柔毛；萼杯状，萼齿5个；花瓣5片，淡绿色，外面密被短柔毛；雄花有雄蕊10枚，2轮，外轮较长；雌花子房下位，花柱2~3裂。瘦果窄矩圆形，长2~2.5cm，顶端有宿存花柱，两边有窄翅，褐色。花期5~7月，果熟期9月。（图片A077-01，彩图见478页）

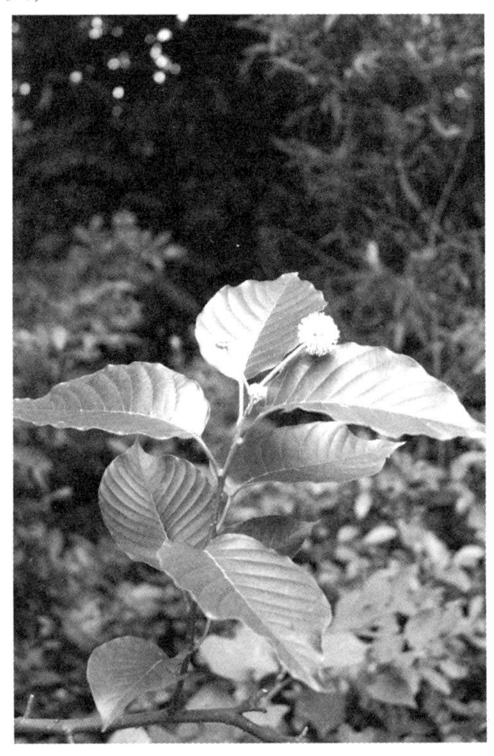

喜　树

多栽培。

【药材】 呈圆披针形，长2~2.5cm，宽5~7mm，先端尖，有柱头残基；基部变狭，可见着生在花盘上的椭圆形凹点痕，两边有翅。表面棕色，微有光泽，有纵皱纹，有时可见数条角棱和黑色斑点。质韧，不易折断，断面纤维性，内有种子 1 粒，干缩成细条状。气微，味苦。

【化学成分】 全株含生物碱、甾醇、鞣质、挥发油等。主要有喜树碱（camptothecin）、羟基喜树碱（hydroxycamptothecin）、甲氧基喜树碱、喜树次碱等。

【药理作用】 喜树碱对 L－615 白血病、肉瘤 S－180（皮下型）及艾氏腹水癌均有较好的疗效，而对小鼠移植性肝癌（皮下型）效果较差；羟基喜树碱和甲氧基喜树碱对白血病－1210 均具有与喜树碱相似的效果；羟基喜树碱具有抑制 A549 人肺腺癌细胞增殖的作用，抑制作用具有明显的浓度和时间依赖性。

毒性 对肾、肝及心肌有损伤毒性；喜树碱钠盐能引起肠道炎症，小鼠腹腔注射 LD_{50}为 8.81mg/kg。

【性味】 苦、涩，寒；有毒。

【功能主治】 散结，破血化瘀。用于胃癌、肠癌、慢性粒细胞白血病、绒毛膜上皮癌、恶性葡萄胎、淋巴肉瘤，银屑病以及血吸虫病引起的肝脾肿大等。

【用法用量】 3～10 g；或制成针、片剂用。

紫　草
Zicao

【来源】 为紫草科植物紫草 *Lithospermum erythrorhizon* Sieb. et Zucc. 的根。春、秋季采挖，除去泥沙，干燥。

【原植物】 多年生草本。根直立，圆柱形，略弯曲，常分歧，外皮暗红紫色。茎直立，单一或上部分歧，全株被粗硬毛。叶互生；无柄；叶片长圆状披针形，长约 6 cm，宽约 1.3 cm，先端尖，基部楔形，全缘，两面被糙伏毛。聚伞花序总状，顶生；花两性；苞片叶状，两面具粗毛；花萼短筒状，5 深裂，裂片狭渐尖；花冠白色，花冠管短，先端5 裂，喉部具有 5 个鳞片状附肢，基部具有毛状物；雄蕊 5 枚，内藏；子房上位，4 深裂，花柱线形，柱头 2 裂。小坚果 4 枚，卵圆形，长 3～4 mm，平滑，乳白色带褐色。花期 5～6 月、果期 7 月。

生长在山野草丛、山坡路旁或灌木丛中。

【药材】 呈扭曲的圆柱形或略呈纺锤形，长 7～15 cm，直径 0.7～2 cm，根头部具茎残基，常有侧根。表面暗紫色，粗糙，有纵沟，皮部薄，稍有鳞片。质硬而轻脆，易折断，断面片状，皮部深紫色，与木部之间有裂隙或呈小圆孔状，木部较明显，黄白色。气特殊，味微甘而酸。

【化学成分】 含紫草素（shikonin）、乙酰紫草素（acetyl shikonin）、β，β－二甲基丙烯酰紫草素（β，β－isobuthyl－shikonin）、β－羟基异戊酰紫草醌（β－hydaroxyisovaleryl shikonin）、3，4－二甲基戊烯－3－酰基紫草素、去氧紫草素（deoxy shikonin）、异戊酰紫草素（i sovaleryl shikonin）等；另含水溶性成分多糖等。

【药理作用】

①抗炎作用：紫草的醇提取物和乙酰紫草素对大鼠甲醛性足趾肿、棉球肉芽肿有抑制作用；紫草素对大鼠甲醛性足趾肿有抑制作用。

②抗生育作用：紫草能降低体内卵泡刺激素和黄体生成素水平，抑制排卵从而导致不孕；可降低血清人绒毛膜促性腺激素含量，破坏绒毛生长，阻碍妊娠黄体的发育，起到终止妊娠及辅助药

物流产的作用。

③抗肿瘤作用：体外实验证实紫草素能抑制人类多种肿瘤细胞的生长，且呈时间和剂量依赖性，主要有白血病细胞 K562、HL－60；组织细胞淋巴瘤细胞 U937；大肠癌细胞 CCL229；直肠癌细胞 COLO205；胃癌细胞 AZ－521、BGC823；前列腺癌细胞 DU145、LNCaP、PC－3；恶性黑色素瘤细胞 A375－S2；宫颈癌细胞 Hela；胃癌细胞 MGC－803、肺癌细胞 GLC－82、鼻咽癌细胞 CNE2、口底癌细胞 KB、和肝癌细胞 HepG2 等。

④杀菌抗病毒作用：100% 紫草浸出液 K－B 纸片扩散法对金黄色葡萄球菌、白色葡萄球菌、绿脓杆菌、大肠杆菌、伤寒杆菌、甲型链球菌、乙型链球菌均有明显抑菌作用。采用原代兔肾细胞培养方法对紫草水煎液抗Ⅱ型疱疹病毒的作用进行研究的结果提示，其 MIC 为 3.125 mg/mL，MFC 为 6.25 mg/mL，并对 HSV 的感染有预防作用和对病毒颗粒有直接杀伤作用。

⑤其他作用：紫草还具有保肝、降血糖、镇静、解毒透疹、免疫调节及促进伤口愈合等作用。

【性味归经】 甘、咸，寒。归心、肝经。

【功能主治】 凉血，活血，解毒透疹。用于血热毒盛，斑疹紫黑，麻疹不透，疮疡，湿疹，水火烫伤。

【用法用量】 3～10 g；或入散剂。外用，熬膏涂。

【附注】 紫草最早见于《神农本草经》，《本草纲目》引陶弘景曰“今出襄阳”，可见中国古代一直以紫草 *Lithospermum erythrorhizon* Sieb. et Zucc. 为药用，但目前资源已严重减少。1990 年以后的《中华人民共和国药典》中收录了紫草科（Boraginaceae）3 种植物，即软紫草属（*Arnebia* Forsk.）的新疆紫草（*A. euchroma*（Royle）Johnst.）、蒙紫草（*A. guttata* Bge.），这几种紫草的品质非常不同，所含紫草素及其衍生物的总量分别为（薄层色谱扫描）：新疆紫草 2.019%，硬紫草 0.384%，滇紫草 0.105% 与蒙紫草 0.215%，所以目前新疆紫草已成为主要的商品紫草。

紫 藤
Ziteng

【别 名】 葛藤、葛花。

【来 源】 为豆科植物紫藤 *Wisteria sinensis*（Sims）Sweet 的茎叶。夏、秋季采收。

【原植物】 落叶攀援灌木。茎缠绕于他物上。单数羽状复叶，互生；托叶线状披针形，早落；小叶通常 7～11 片，卵状披针形或矩圆状披针形，长 4～7 cm，顶端一枚较大；小叶先端渐尖，基部阔楔形；幼时密生平贴细毛，成熟时无毛。总状花序侧生，倒垂，长 15～30 cm；花梗柔弱，有毛，长 1～2 cm；萼钟状，5 齿裂，密被细毛；花冠蝶形，蓝紫色，旗瓣大，外反，基部有 2 附属体，翼瓣基部有耳，龙骨瓣钝，镰状；雄蕊 2 枚；花柱内弯，柱头顶生。荚果长而扁平，长 10～20 cm，密生绒毛。种子扁圆形，1～3 粒。花期 4～5 月，果熟期 9～10 月。（图片 A042－05，彩图见 469 页）

生长在山谷林缘或山边路旁；有栽培于庭园。各地均有分布。

【化学成分】 茎皮含紫藤苷（wistarin）及树脂。叶含木犀草素 7－葡萄糖鼠李糖甙、木犀草素 7－鼠李糖葡萄糖甙、

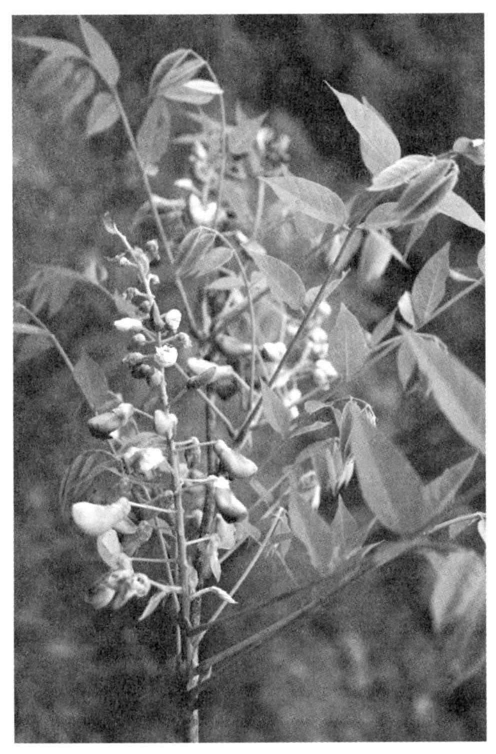

紫　藤

芹菜素 7－鼠李糖葡萄糖甙；新鲜叶含维生素 C。

紫藤花含挥发油、尿囊素等。紫藤子含金雀花碱（cytisine）。

【药理作用】 紫藤苷及树脂均有毒，能引起呕吐、腹泻乃至虚脱。

【性味】 甘，微温；有小毒。

【功能主治】 主水癊病。作煎如糖，下水。

【选方】

①痛风：紫藤根 15 g。配其他痛风药煎服。

②关节炎：紫藤根、枸骨根、菝葜根（均为鲜品）各 30 g。水煎，米酒兑服。

③腹痛、吐泻，蛲虫病：紫藤子炒熟 30 g，鱼腥草 15 g，醉鱼草根 20 g。水煎服。

【附注】 其根（紫藤根）、种子（紫藤子）亦分别供药用。紫藤根味甘，性温。治筋络风气，内服用量 10～15 g。紫藤子　味甘，微温；有小毒。具杀虫，止痛，解毒之功能；内服用量 10～15 g；外用适量，研末调敷。

紫薇叶
Ziweiye

【别名】 百日红叶。

【来源】 为千屈菜科植物紫薇 *Lagerstroemia indica* L. 的叶。

【原植物】 落叶灌木或小乔木，高可达 7m。枝条光滑，幼枝具 4 棱，叶对生或近于对生，上部的互生；叶近乎无柄；椭圆形、倒卵形或长椭圆形，长 2～7 cm，宽 1～4 cm，先端尖或钝，基部阔楔形或圆形，平滑无毛，或下面沿主脉上有毛。圆锥状花序顶生，长 4～20 cm；花萼长 7～10 mm，萼筒外部不具棱槽，顶端通常 6 浅裂，裂片卵形；花瓣 6 片，近圆形，紫色，边缘皱曲，基部成爪；雄蕊 36～42 枚，外侧 6 枚的花丝较长，花药较大，呈绿色，花粉粒紫色；雌蕊 1 枚，花柱细长，柱头头状。蒴果圆球形，长 9～13 mm，宽 8～11 mm。花期 6～9 月，果熟期 9～12 月。（图片 A075－01，彩图见 477 页）

多栽培于庭园、道路边。

【鉴别】 横切面：上表皮细胞类方形，外被薄的角质层，有单细胞毛，长可达 105 μm；下表皮细胞较小，具气孔及单细胞毛；栅栏组织由两层柱状细胞构成，并夹有分泌腔；海绵组织由不规则类圆形的薄壁细胞构成，排列疏松，间有分泌腔；主脉上下表面明显突起，木质部较为发达，导管 10 数列，韧皮部

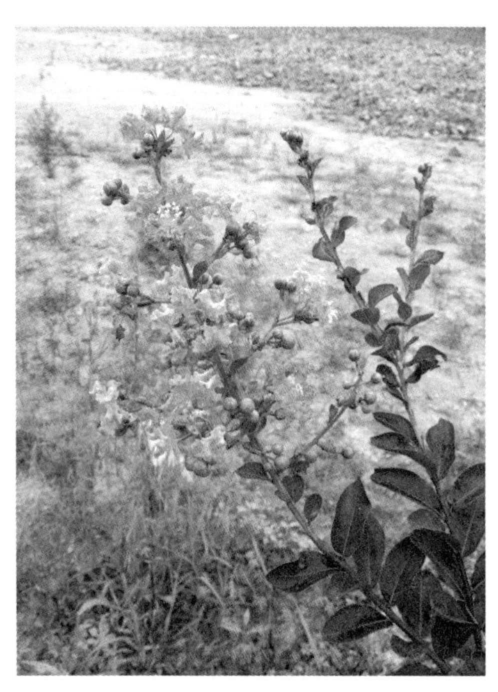

紫　薇

窄；主脉的薄壁细胞中含有草酸钙簇晶。

本品粉末绿色，微涩。表皮细胞为不规则形，气孔为不定式，非腺毛尖锐，长达106 μm；草酸钙簇晶直径约40 μm。

【化学成分】 叶含生物碱：德新宁碱（decinine）、德洒明碱（decamine）、紫薇碱（lagerine）、双氢蔚刿雌拉亭（dihydroverticillatine）、德考定碱（decodine）等。

【药理作用】 叶有某些抗菌作用；德洒明碱有抗真菌活性，体外杀白色念珠菌之浓度为8μg/mL；对白喉杆菌最低抑制浓度为4μg/mL。

【功能主治】 治痢疾，湿疹，创伤出血。

【用法用量】 3～10 g。外用适量，煎水洗、捣敷或研末撒。

【选方】

①白痢：紫薇叶（或根），水煎服。

②湿疹：紫薇叶，捣烂敷或煎水洗。

【附注】 其根（紫薇根）、花（紫薇花）亦分别供药用。紫薇根治痈肿疮毒，牙痛，痢疾。紫薇花治血隔癥瘕，崩中，带下，疥癞癣疮，小儿烂头胎毒。

紫花地丁
Zihuadiding

【来源】 本品为堇菜科植物紫花地丁 *Viola yedoensis* Makino 的干燥全草。春、秋季采收，除去杂质，晒干。

【原植物】 多年生草本，高4～10 cm。根茎稍粗，垂直，长3～12 mm，生1条至数条细长的根。叶基生，舌形，长圆形、卵圆形、卵状长圆形或长圆状披针形，长2.5～4 cm，宽0.5～1.2 cm，先端通常钝，基部截形、钝圆形或楔形，边缘具圆锯齿，两面淡绿色，散生或密生短毛，或仅脉上有毛或无毛；叶柄长1.5～5 cm，果期长达10 cm，具狭或宽翅；托叶长达2.5 cm，2/3～1/2与叶柄合生，分离部分呈线状披针形，边缘具疏齿或近全缘。花梗超出叶或略等于叶，被短硬毛或近无毛；苞片生于花梗中部附近；萼片披针形或卵状披针形，边缘膜质，基部附属物短，末端圆形、截形或不整齐，通常无毛；花瓣紫堇色或紫色，倒卵形或长圆状倒卵形，侧瓣无须毛或稍有须毛；子房无毛，柱头顶端略平，两侧及后方有薄边，前方具短喙。蒴果长圆形，长6～10 mm，无毛。花期3～4月，果熟期4～5月。（图片A069－01，彩图见476页）

生长在田边、荒地、沟边。

【药材】 多皱缩成团。主根长圆锥形，直径1～3 mm；淡黄棕色，有细纵皱纹。叶基生，灰绿色，展平后叶片呈披针形或卵状披针形，长1.5～6 cm，宽1

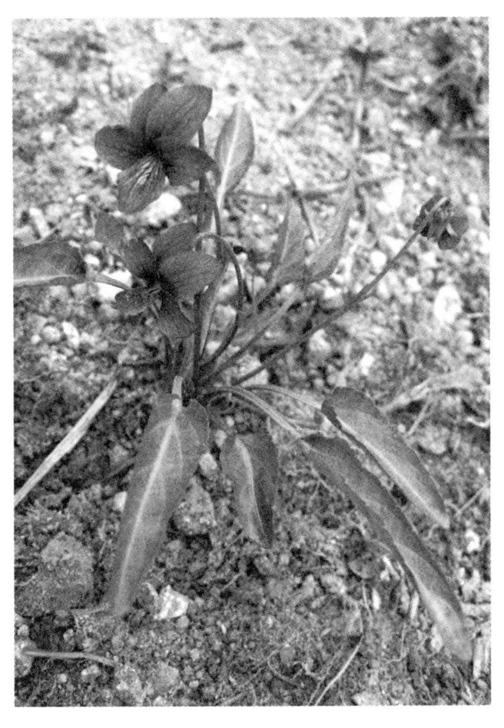

紫花地丁

~2 cm；先端钝，基部截形或稍心形，边缘具钝锯齿，两面有毛；叶柄细，长2~6 cm，上部具明显狭翅。花茎纤细；花瓣5片，紫堇色或淡棕色；花距细管状。蒴果椭圆形或3裂，种子多数，淡棕色。气微，味微苦而稍黏。

【化学成分】 全草含黄酮及其苷类、香豆素类、有机酸、挥发油、氨基酸、多肽及蛋白质、甾醇、糖类、鞣质及无机元素等。主要有芹菜素（apigenin）、木犀草素、山柰酚（kaempferol）、槲皮素-3-O-β-D-葡萄糖苷（quercetin-3-O-β-D-glucoside）、山柰酚-3-O-β-D-葡萄糖苷（kaempferol-3-O-β-D-glucoside）；秦皮乙素（aesculetin）、东莨菪素（scopoletin）、菊苣苷（cichoriin）、早开堇菜苷（prionanthoside）、秦皮甲素（esculin）、双七叶内酯（euphorbetin）；绿原酸、软脂酸、对羟基苯甲酸、丁二酸、反式对羟基桂皮酸；环肽 eyeloviolaein Y1~Y5、环肽 kalata B1、varv A 和 varv E 等。

【药理作用】

①抗炎及抑菌作用：紫花地丁水煎剂、乙醇提取物乙酸乙酯部位对二甲苯所致的小鼠耳肿胀有明显的抑制作用（$P<0.05$）；紫花地丁提纯物对金黄色葡萄球菌、乳房链球菌、无乳链球菌、停乳链球菌、大肠杆菌、沙门菌有较强的抑菌作用；100%的煎剂对肺炎链球菌、甲型链球菌、乙型链球菌、流感杆菌、白喉杆菌、绿脓杆菌、白色葡萄球菌、白色念珠菌有不同程度的抑制作用；1∶4水浸剂对堇色毛癣菌亦有抑制作用；其醇和水提取物（浓度分别为31mg/mL和62 mg/mL）对钩端螺旋体有抑制作用。

②抗HIV活性：紫花地丁提取物在低于毒性剂量的浓度下，可完全抑制艾滋病毒（HIV）的生长。其二甲亚砜提取物的体外抑制HIV活性强于甲醇提取物的活性，这些提取物同时还有细胞毒性作用。所含环肽类成分具有抗HIV活性。

③清除自由基活性：所含芹菜素具有清除超氧阴离子和羟基自由基的作用，其清除自由基活性超过维生素C、维生素E。

【性味归经】 苦、辛，寒。归心、肝经。

【功能主治】 清热解毒，凉血消肿。用于疔疮肿毒，痈疽发背，丹毒，毒蛇咬伤。

【用法用量】 15~30 g；鲜品30~60 g，煎汤或鲜品绞汁内服。外用鲜品适量，捣烂敷患处。

【选方】

①黄疸内热：紫花地丁研末，每服9 g，酒送下。

②痈疽恶疮：紫花地丁（连根）、苍

耳叶等份，捣烂，加酒一杯，搅汁服。

③疔疮肿毒：紫花地丁捣汁服；或紫花地丁、葱头、生蜜一起捣烂敷患处。

紫茉莉根
Zimoligen

【来源】为紫茉莉科植物紫茉莉 *Mirabilis jalapa* L. 的块根。秋、冬季挖取块根，洗净泥沙，晒干。

【原植物】一年生草本，高 20～80 cm。块根纺锤形，肉质，表面棕黑色，内面白色。茎直立，分枝多，有膨大的节。叶对生，卵状，长 4～10 cm，宽约 3 cm，先端锐尖，基部截形或心脏形，全缘，羽状网脉；叶柄长。花 1 至数朵生于枝梢，总苞 5 裂，萼状；花萼呈花冠状，萼管细长，长 4～5 cm，上部扩大成喇叭形，5 裂，色白、黄色或紫红；花瓣缺；雄蕊 5～6 枚，花丝细长，与花被等长或稍长；雌蕊 1 枚，子房上位，1 室，花柱线状，柱头头状。果球形，黑色，具细棱。种子直立，内藏丰富的白色粉质胚乳。花期 6～9 月，果熟期 7～10 月。(图片 A018－01，彩图见 456 页)

主要为栽培。

【化学成分】紫茉莉（黄花）根含三萜皂苷、生物碱、黄酮类、芳香类、甾醇类、挥发油、氨基酸、有机酸、树脂、淀粉等。主要有黄芪甲苷（astragaloside Ⅳ）、黄芪皂苷Ⅱ、黄芪皂苷Ⅲ、黄芪皂苷Ⅵ；胡芦巴碱（trigonelline）；4′－hydroxy－2，3－dihydroflavone－7－β－D－glucopyrano－side；姜糖酯（gingerglycolipid）A 、3，4－二羟基苯甲醛（3，4－dihydroxybenzaldehyde）、对羟基苯甲醛（p－hydroxybenzaldehyde）；β－谷甾醇（β－sitosterol）、豆甾醇（daucosterol）、胡萝卜苷。

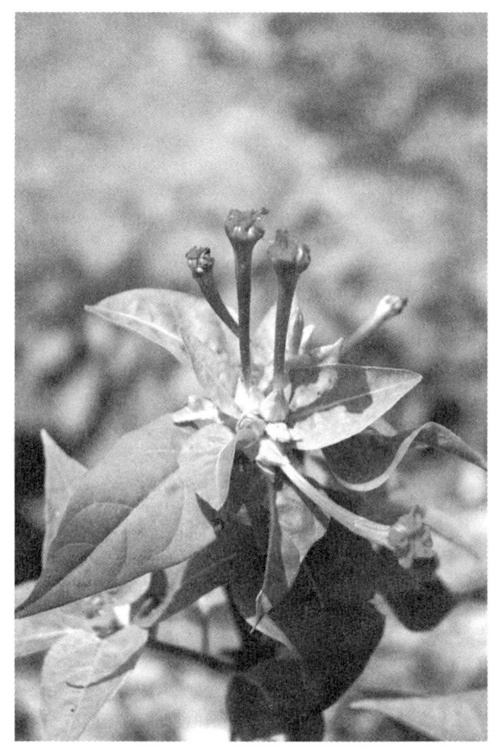
紫茉莉

【药理作用】紫茉莉根水提物可降低四氧嘧啶性糖尿病小鼠的血糖；所含树脂对皮肤、黏膜有刺激性。

【性味】甘、苦，平。

【功能主治】利尿，泻热，活血散瘀。治淋浊，带下，肺劳吐血，痈疽发背，急性关节炎。

【用法用量】10～15 g（鲜者 15～30 g）。外用，捣敷。

【选方】

①淋浊、白带：紫茉莉根 30～60 g，茯苓 10～15 g。水煎饭前服。

②急性关节炎：鲜紫茉莉根 90 g。水煎服，体热加豆腐，体寒加猪脚。

③宫颈糜烂、前列腺炎：鲜紫茉莉根 50 g。水煎服。

④疥疮：紫茉莉鲜叶一握，洗净捣

烂，绞汁抹患处。

【附注】其叶（紫茉莉叶）、种子内的胚乳（紫茉莉子）亦供药用。叶味甘，性平。用于痈疖，疥癣，创伤。种子取其粉可去面上瘢痣粉刺。

紫萁贯众

Ziqiguanzhong

【来源】为紫萁科植物紫萁 *Osmunda japonica* Thunb. 的根茎及叶柄基部。春、秋季采挖，洗净，除去须根，晒干。

【原植物】多年生草本，高 50～80 cm。根状茎粗壮，横生或斜升。叶 2 型，幼时密被绒毛；不育叶片三角状阔卵形，长 30～50 cm，宽 25～40 cm，顶部以下 2 回羽状，小羽片长圆形或长圆披针形，先端钝或尖，基部圆形或宽楔形，边缘有匀密的微钝锯齿。能育叶强度收缩，小羽片条形，长 1.5～2 cm，沿主脉两侧密生孢子囊，成熟后枯萎。（图片 P06－01，彩图见 449 页）

生长在林下或溪边的酸性土壤上。

【药材】为植物紫萁的干燥根茎。呈圆锥状或三角圆锥状，稍弯曲，顶端有时分支；长 10～20 cm，直径 4～8 cm；表面棕褐色，密被斜生的叶柄残基及须根，无鳞片。叶柄残基呈扁圆柱形，边缘钝圆，具耳状托叶翅，但翅易剥落，多已不存或呈撕裂状；质硬，折断面呈新月形或扁圆形，多中空，可见“U”形维管束，托叶翅的厚壁组织连成一片，断面呈一条黑线。叶柄基部生出弯曲的须根，常扁压，多分支。气微弱而特异，味淡微涩。

【化学成分】根茎含紫萁甾酮 A（ponastelone A）、蜕皮酮（acdysone）、蜕皮

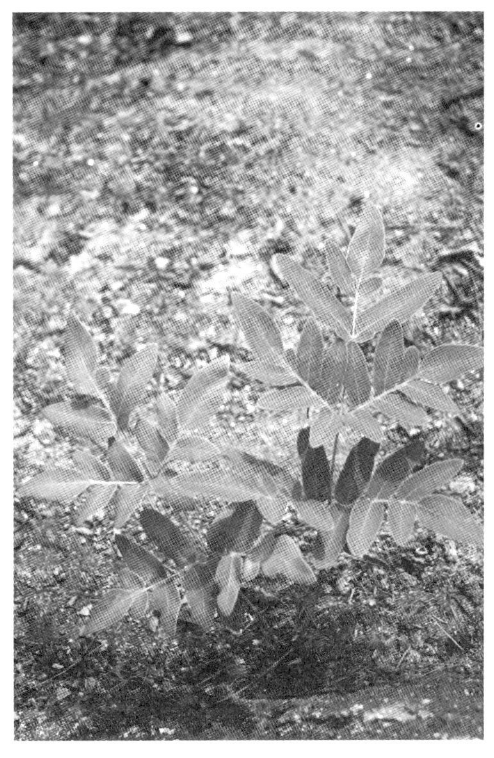

紫　萁

甾酮（acdystelone）、紫萁苷、紫萁内酯（osmundalactone）、β－谷甾醇、鞣质、多糖及黄酮类等；其嫩叶含有蛋白质、肽及氨基酸、淀粉、多糖及微量元素等。

【药理作用】紫萁具有抗单纯性疱疹病毒、腺病毒、脊髓灰质炎病毒、流感病毒等活性；全株水提取液和乙醇提取液均具有抗枯草杆菌、大肠杆菌、金黄色葡萄球菌作用，地下部分比地上部抗菌作用强；紫萁多糖具有抗菌消炎活性。

【性味归经】苦，凉。归肝、胃经。

【功能主治】清热解毒，止血。用于防治感冒，鼻出血、头晕，痢疾，崩漏。

【用法用量】5～10 g；外用适量，研末调涂。

景天三七
Jingtiansanqi

【别名】土三七、见肿消、血见愁。

【来源】为景天科植物景天三七 *Sedum aizoon* L. 的全草。夏、秋季采挖，除去泥沙，晒干。

【原植物】多年生肉质草本，无毛，高可20～50cm。根木质，块状。茎直立，不分枝，粗壮，基部常紫褐色。叶互生，披针形或倒披针形，长2.5～5cm，宽1～2cm，先端钝尖，基部楔形，边缘有不整齐锯齿，几无柄。聚伞花序，分枝平展；花密生，无柄或近乎无柄；萼5片，绿色，长短不一，长约为花瓣的1/2，线形至披针形，先端钝；花瓣5片，黄色，长圆状披针形，先端具短尖；雄蕊10枚，较花瓣短；心皮5个，略开展，基部稍稍相连。蓇葖果5枚成星芒状排列。种子平滑，边缘具窄翼，顶端较宽。花期6～7月，果期8～9月。

生长在山坡灌从中及山谷杂木林下阴湿地。山区各地均产。

【药材】干燥全草，根茎表面呈灰棕色。茎圆柱形，表面暗棕色或紫棕色，有纵棱；颀脆，易折断，断面常中空。叶皱缩，展平后长披针形或全披针形，灰绿色或棕褐色，边缘上部有锯齿。花小，黄色。气微，味微酸。

【化学成分】全草含黄酮及其苷类、三萜类、甾醇、鞣质及酚酸类、糖、蛋白质、挥发油等。主要有槲皮素（quercetin）、山柰酚（kaempferol）、杨梅素（myricetin）、杨梅素-3-O-β-D-葡萄糖苷、山柰酚-7-O-β-D-葡萄糖苷；齐墩果酸（oleanolic acid）、熊果酸（ursolic acid）等。

【性味归经】甘、微酸，平。归心、肝经。

【功能主治】散瘀，止血，安神。用于溃疡病，肺结核，支气管扩张及血小板减少性紫癜等血液病的中小量出血，外伤出血，烦躁不安。

【用法用量】30～60g（鲜品60～90g），煎汤或鲜品绞汁，内服；外用适量，捣敷。

【选方】

①吐血，咳血，鼻出血，牙龈出血，内伤出血：鲜景天三七60～90g。水煎或捣汁服。

②癔病，惊悸，失眠，烦燥惊狂：鲜景天三七60～90g，猪心1个（不要剖割，保留内部血液），置瓦罐中炖熟，去草，日分2次吃。

③白带，崩漏：鲜景天三七60～90g。水煎服。

④跌打损伤：鲜景天三七适量。捣烂外敷。

⑤尿血：景天三七15g。加红糖引，水煎服。

⑥蝎子蛰伤：鲜景天三七适量。加食盐少许，捣烂敷患处。

鹅不食草
Ebushicao

【来源】为菊科植物石胡荽 *Centipeda minima*（L.）A. Br. et Aschers 的干燥全草。夏、秋季花开时采收，洗去泥沙，晒干。

【原植物】一年生匍匐小草本。茎铺散，多分枝，高8～20cm，近秃净或稍被绵毛。叶互生；叶片小，匙形，长7～20

mm，宽3～5 mm，先端钝，基部楔形，边缘有疏齿。头状花序无柄，直径3～4 mm，腋生；总苞片约2列，边缘膜质；花托平坦或稍隆起；花杂性，淡黄色或黄绿色，管状；雌花位于头状花序的外围，多列，花冠短；两性花，数朵，位于头状花序的中央，花冠钟状，顶端4裂；雄蕊4枚，围绕花柱四周，花药短，基部钝形；花柱裂片短，钝或截头形。瘦果四棱形，棱上有毛，无冠毛。花期7～8月，果熟期8～9月。（图片A118－12，彩图见497页）

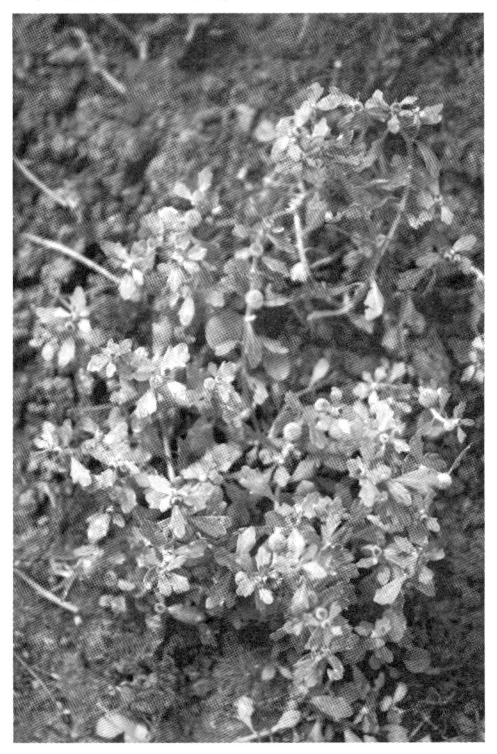

石胡荽

生长在山坡阴湿草地或山沟水田边。分布山区各地。

【药材】干燥的全草缠结成团。须根纤细，淡黄色。茎细，多分枝；质脆，易折断，断面黄白色。叶小，近无柄；叶片多皱缩、破碎，完整者展平后呈匙形，表面灰绿色或棕褐色，边缘有3～5个锯齿。头状花序黄色或黄褐色。气微香，久嗅有刺激性，味苦、微辛。

【化学成分】全草中含倍半萜及三萜类、黄酮类、甾体类、挥发油等。山金车内酯C、D、短叶老鹳草素、堆心菊灵、千里光酰二氢堆心菊灵；羽扇豆醇(lupeol)、乙酸羽扇豆醇、齐墩果酸和乌索酸衍生物及其苷类；芹菜素、槲皮素－2－甲酯、槲皮素－3，3′－二甲酯、槲皮素、3，7，3′－三甲酯、槲皮素－3，7，3′，4′－四甲酯；蒲公英甾醇、乙酸蒲公英甾醇酯、棕榈酸蒲公英甾醇酯、山金车二醇等。

【药理作用】

①止咳、祛痰、平喘作用：挥发油和乙醇提取液有止咳、祛痰、平喘作用；鹅不食草挥发油对大鼠急性肺损伤有明显的保护作用，减少支气管上皮细胞CD54的表达是其抗吸呼道炎症作用的可能机制。

②抗菌作用：所含三萜类化合物具有较强的抗菌活性；伪愈创木内酯具有抗枯草杆菌、金黄色酿脓葡萄球菌、分枝杆菌的作用，山金车内酯C和D具有相似的抗枯草杆菌作用，MIC值为150 μg/ mL。

③抗炎作用：对急、慢性炎症有明显的抑制作用，对大鼠急性肺损伤，对角叉菜胶致大鼠急性胸膜炎有明显的保护作用。鹅不食草挥发油对二甲苯致小鼠耳郭肿胀，醋酸致小鼠腹腔毛细血管通透性增高，角叉菜胶致小鼠足跖肿胀有明显的抑制。鹅不食草挥发油对小鼠棉球肉芽肿和蛋清致大鼠足肿胀均有明显的抑制作用，能明显减少大鼠炎症组织中组胺的含量。

④抗肿瘤活性：短叶老鹳草素对老鼠的Walker 256肿瘤有很强的抑制作用，

其他一些衍生物也有抗肿瘤活性。鹅不食草的粗提物具有抗白血病活性。

⑤其他作用：鹅不食草煎液对实验性肝损伤有明显的保护作用；鹅不食草水煎剂对绿脓杆菌耐药质粒有较强的的消除作用；其乙醚、甲醇和水提物均具有很强的抗过敏活性。

【性味归经】辛，温。归肺、肝经。

【功能主治】通鼻窍，止咳。用于风寒头痛，咳嗽痰多，鼻塞不通，鼻渊流涕。

【用法用量】6～10g；或捣汁。外用适量，捣烂塞鼻或捣敷。有胃病者慎用。

【选方】

①伤风头痛、鼻塞，目翳：鹅不食草（鲜或干均可）搓揉塞鼻。

②脑漏：鲜石胡荽捣烂，塞鼻孔内。

隔山消
Geshanxiao

【别名】隔山撬、白首乌。

【来源】为萝藦科植物牛皮消 *Cynanchum auriculatum* Royle et Wight 的块根。6～8月采，晒干。

【原植物】多年生缠绕草本，茎圆形有微柔毛。根肥厚块状。叶膜质，对生，有长柄；叶片广卵状长圆形，长6～13 cm，宽4～12 cm，先端短渐尖，全缘，基部深心形，两侧呈圆耳状下延或内弯。聚伞花序腋生，花黄白色，萼与花冠各5深裂，裂片向下反卷；副冠5个，钻状披针形，高出柱头；雄蕊5枚，着生于花冠基部，花丝连成筒状，药附着于柱头周围；雌蕊由2个心皮组成。蓇葖双果长约11 cm，宽约1.2 cm，成熟时沿一侧开裂。种子卵形而扁，褐色，先端有一束白亮的长绒毛。花期6～9月，果熟期7～11月。（图片A098－02，彩图见483页）

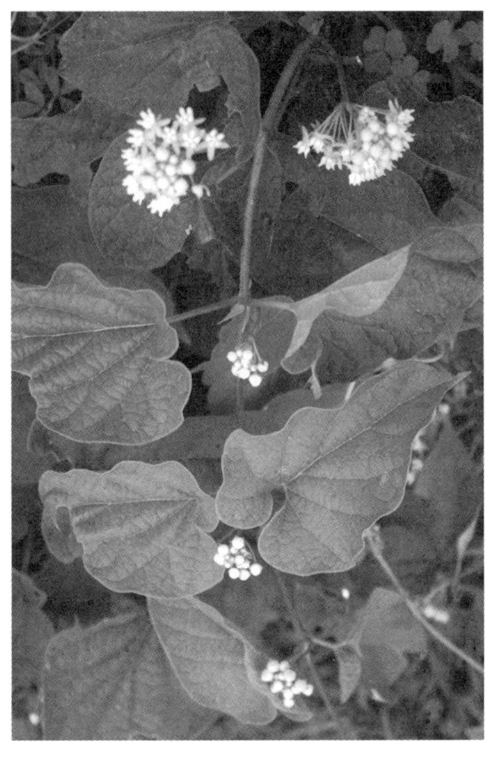

牛皮消

生长在山坡杂林下或灌丛中。

【药材】本品呈圆柱形，微弯曲，直径2～3 cm。表面黄褐色或红棕色，栓皮粗糙，有明显纵横皱纹，皮孔横长突起，栓皮破裂处露出黄白色的木质部。质坚硬，断面淡黄棕色，粉质，有辐射状花纹及鲜黄色孔点。气微，味苦、甘。

【化学成分】含C_{21}甾体皂苷类、三萜类、苯乙酮类、磷酯、氨基酸、维生素、直链淀粉及无机元素等。主要有告达庭（caudatin）、开德苷元（kidjolanin）、萝藦苷元（metaplexigenin）、萝藦胺、隔山消苷（wilfoside）C3N、C1N、C1G、K1N、白首乌苷（cinauriculoside）A～C、白首乌新苷（cinanauriculoside）A～B；白桦脂酸（betulic acid）、熊果

酸、介香树脂醇乙酸酯、齐墩果酸-3-乙酸酯；白首乌苯乙酮（cynandione）A、白首乌苯乙酮B、白首乌苯乙酮E、2,4-二羟基苯乙酮、香荚兰乙酮；磷酯PC、磷酯PE、磷酯PA、磷酯PG、磷酯DPG；杂多糖AC-A、杂多糖AC-B、杂多糖AC-C等。

【药理作用】

①抗氧化抗衰老作用：C_{21}甾苷具有清除超氧阴离子自由基和羟自由基的作用，隔山消水溶液成分具有抑制小鼠大脑MAO-β酶活性的作用，但总苷部分则无此作用；总苷可明显降低心肌细胞的耗氧量，采用体外诱导法引起心肌脂质过氧化反应的实验发现总苷可有效抑制MDA的生成。

②神经保护作用：苯乙酮化合物cynandione A具有显著的抗L-谷氨酸诱导神经兴奋性毒性作用和抗H_2O_2诱导的神经损伤作用。

③对消化系统的作用：牛皮消能显著提高小肠运动受抑小鼠的小肠推进功能，显著降低功能性消化不良大鼠胃黏膜NO含量，显著升高脾虚泄泻模型大鼠血清胃泌素（GAS）和血浆胃动素（MTL）含量；采用吲哚美辛、乙醇引起的大鼠胃黏膜急性损伤和组胺引起的大鼠胃酸分泌增加模型，发现牛皮消氯仿部位即总甾苷具有显著的胃保护活性，特别是其抑制胃酸分泌活性非常显著，作用强度与阳性药西咪替丁相当；白首乌总苷对乙酰苯肼造成的溶血性盆血的肝脏有明显的保护作用。

④抗肿瘤作用：所含总甾苷对癌细胞有直接杀伤作用；其甾体酯苷时艾氏腹水瘤、Lewis肺癌、小鼠S-180实体瘤均具有显著的抑制作用；同时对体外培养的人或动物的瘤细胞株均有明显的抑制作用；所含白首乌苷对体外传代培养的KB细胞有杀伤作用，且有药物剂量—时间依赖效应；隔山消提取物对小鼠肝癌细胞H22有抑制作用，对小鼠免疫器官无明显影响，同时，能够增加肿瘤组织中凋亡细胞的数量，增加抑癌基因bax蛋白的表达，并可减少癌基因bcl-2蛋白的表达。

⑤其他作用：C_{21}甾苷具有较强的抗炎作用，抗炎机制与抑制细胞因子TNF-α、IL-6和炎症因子NO、PGE2的生成有关。

【性味】甘、苦，平。

【功能主治】养阴补虚，健脾消食。用于治虚损劳伤，痢疾，疳积，胃痛饱胀，白带，疮癣。

【用法用量】6～10g（鲜者15～30g）；或入丸散。外用：捣敷或磨汁涂。

【选方】

①痢疾：牛皮消根30g。水煎服。

②食积饱胀：隔山消10g。研末，用开水吞服，每日1次。

③多年老胃病：隔山消30g，鸡矢藤15g。炖猪肉服。

④催乳：隔山消30g。炖肉吃。

⑤气膈噎食，转食：隔山消60g，鸡肫皮30g，牛胆南星、朱砂各30g，急性子6g。共研为末，炼蜜丸，小豆大。每服3g，淡姜汤下。

【附注】

①本品在江苏、上海、山东等地作白首乌使用。

②牛皮消 *Cynanchum auriculatum* Royle et Wight的茎叶（飞来鹤）亦供药用。飞来鹤味甘、微辛，性温。用于下乳，瘰疬。内服煎汤用量10～15g。

十三至二十画

椿　皮
Chunpi

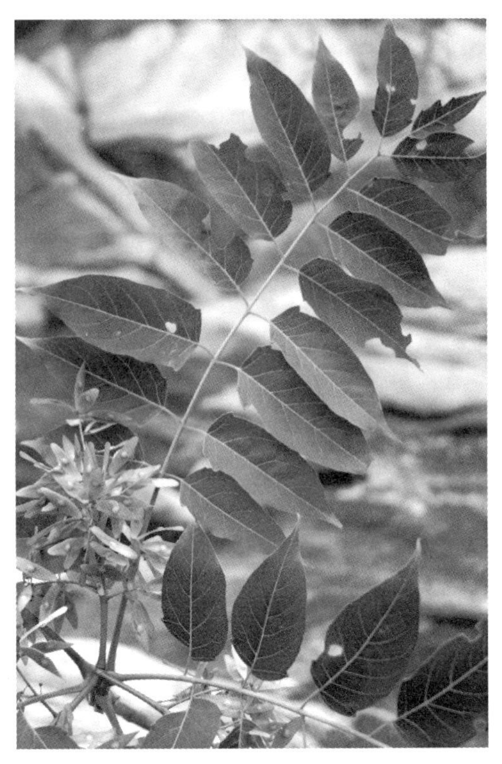
臭　椿

【别名】 樗白皮、椿白皮。

【来源】 为苦木科植物臭椿 *Ailanthus altissima*（Mill.）Swingle 的干燥根皮或干皮。全年均可剥取，晒干，或刮去粗皮，晒干。

【原植物】 落叶乔木，高达 30 m。根皮平滑有直纹；新枝赤褐色，初有细毛，后稍脱落。单数羽状复叶，互生，长 45～60 cm；小叶 13～25 片，有短柄，披针状卵形，长 7～12 cm，宽 2～4.5 cm，先端长渐尖，基部斜截形稍圆，叶缘上半部全缘，近基部外具 2 大锯齿，齿背面有腺体一枚，上面深绿色，下面灰绿色，破裂后有奇臭。圆锥花序顶生，长 10～20 cm；花小，绿色，杂性，萼短 5 裂，花瓣 5 片，；雄花有雄蕊 10 枚，不具退化雌蕊；两性花及雌花雄蕊较短；子房由 5 心皮组成，花柱联合，柱头 5 裂。翅果长圆状纺锤形，长 3～5 cm，宽 9～12 mm，微带红褐色，先端扭曲；种子位于翅果中部。花期 6 月，果熟期 7～9 月。（图片 A047－01，彩图见 472 页）

生长在丘陵、山沟、路旁或村边。

【药材】

①根皮：呈不整齐的片状或卷片状，大小不一，厚 0.3～1 cm。外表面灰黄色或黄褐色，粗糙，有多数纵向皮孔样突越及不规则纵、横裂纹，除去粗皮者显黄白色；内表面淡黄色较平坦，密布梭形小孔或小点。质硬而脆，断面外层颗粒性，内层纤维性。气微，味苦。

②干皮：呈不规则板片状，大小不一，厚 0.5～2 cm，外表面灰黑色，极粗糙，有深裂。

【化学成分】 根和茎皮含苦木苦素苷类、生物碱及其苷类等。主要有臭椿内酯 A～N（shinjulactone A～N）、臭椿醇 A～H（ailantinol A～H）、1－acetyl－4－methoxy－β－carboline、1－（2′－hydroxyethyl）－4－methoxy－β－carboline、1－（1′，2′－dihydroxyethyl）－4－methoxy－β－carboline、ca－3N－oxide、canthin－6－one、1－methoxycanthin－6－one、canthin－6－one－3N－oxide、1－（1－hydroxy－2－methoxy）ethy－4－methoxy－β－carboline、5－hydroxymethycanthin－6－one、ailantcanthinosides A～B 等。

果实含苦木苦素苷类、甾醇、萜类、脂肪酸等。

【药理作用】

①抗病毒作用：臭椿内酯B、臭椿内酯C，臭椿醇A具有较强的抗艾滋病毒的活性；所含生物碱对I型单纯性疱疹病毒（HSV－1）有对抗作用。

②抗肿瘤作用：臭椿皮的水提取物对小鼠移植性肿瘤S－180、H22均有较好的抑瘤作用，抑制率分别达到35.07%、39.79%，而其醇提物和三氯甲烷提取物对瘤谱具有选择性。臭椿醇（ailantinol）E～G都有显著的抗肿瘤活性，其机制与抑制氧化亚氮活性有关。

③其他作用：臭椿含有抗疟疾、抗阿米巴和抗真菌活性成分；所含ailanthone、6α－tigloyloxychaparrinone均具有对恶性疟疾的磷酸氯喹抗性和敏感性的株系的体外抑制活性，但是ailanthone显示出较高的细胞毒性；苦木苦味素类物质ailanthone、amarolide、acetylamarolide具有抗阿米巴活性，但其细胞毒性较高，尚难应用于临床；臭椿中的canthin－6－one对15株供试真菌在较低的浓度（5～80μg/mL）表现出抑制其生长的活性。

【性味归经】 苦、涩，寒。归大肠、胃、肝经。

【功能主治】 清热燥湿，收涩止带，止泻，止血。用于赤白带下，湿热泻痢，久泻久痢，便血，崩漏。

【用法用量】 6～12g；研末或入丸、散。外用适量，煎水洗或熬膏涂。

【选方】

①痢疾：椿白皮30g，爵床9g，凤尾草15g。水煎服。

②慢性痢疾：椿白皮120g。焙干研粉，每次6g，每日2次，开水冲服。

③赤白带、尿道炎：椿白皮、鸡冠花各15g。水煎服；或凤眼草60g，炒黄研面，每服6g，开水送服。

④滴虫性阴道炎：椿白皮15g，水煎服；另用千里光30g，薄荷15g，蛇床子15g。煎水，外洗。

⑤痔疮：椿白皮9g，蜂蜜30g。水煎服。

⑥疮癣：椿白皮适量，煎水洗患处。

【附注】 其叶（臭椿）、果实（凤眼草）亦供药用。凤眼草味苦、涩，性寒。具活血祛风、利湿之功能。用于经闭劳热，风湿痹痛，大便带血，白浊，白带，遗精。内服用量3～9g。臭椿味苦，有毒。主要是外用煎汤洗疮疥，风疸。

槐　花
Huaihua

【来源】 为豆科植物槐*Sophora japonica* L.的干燥花及花蕾。夏季花开放或花蕾形成时采收，及时干燥，除去枝、梗及杂质。前者习称“槐花”，后者习称“槐米”。

【原植物】 落叶乔木，高达25m。小枝绿色，幼时具短毛，老时有白色皮孔。单数羽状复叶互生，叶柄基部膨大；小叶7～15片，卵状长圆形或卵状披针形，长2.5～7.5cm，宽1.5～3cm，先端渐尖而具细突尖，基部圆形或阔楔形，全缘，上面绿色，背面灰白色，疏生短柔毛；小叶柄长2.5mm，有毛；托叶镰刀状，早落。圆锥花序顶生；花乳白色，长1.5cm；萼钟形，5浅裂；花冠蝶形，旗瓣同心形，有短爪，脉微紫；雄蕊10枚，分离不等长；子房筒状，有细长毛，花柱弯曲。荚果长2.5～5cm，有节，呈连珠状，无毛，绿色，肉质，不开裂，种子

间极细缩。种子1～6粒，深棕色，肾形。花期7～8月，果熟期9～10月。（图片A042－03，彩图见468页）

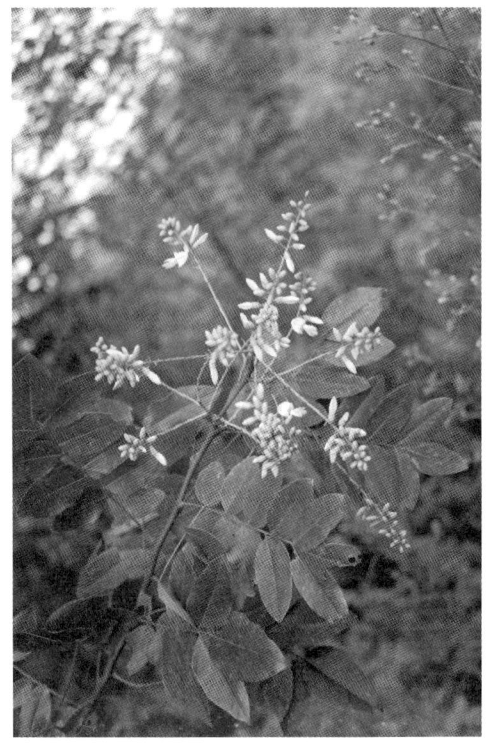

槐

普遍栽培。

【药材】

①槐花：皱缩而卷曲，花瓣多散落。完整者花萼钟状，黄绿色，先端5浅裂；花瓣5片，黄色或黄白色，1片较大，近圆形，先端微凹，其余4片长圆形。雄蕊10枚，其中9枚基部连合，花丝细长。雌蕊圆柱形，弯曲。体轻。气微，味微苦。

②槐米：呈卵形或椭圆形，长2～6 mm，直径约2 mm。花萼下部有数条纵纹。萼的上方为黄白色未开放的花瓣。花梗细小。体轻，手捻即碎。气微，味微苦涩。

【化学成分】含有黄酮类、三萜类、植物甾类、鞣质、氨基酸、蛋白质、挥发油、多糖及微量元素等。主要有槲皮素（quercetin）、山柰酚（kaempferol）、染料木素（genistein）、染料木素7，4′－二葡萄糖苷（genistein7，4′－di－O－β－D－glucoside）、槐属双苷（sophorabioside）、樱黄素4′－O－β－D－葡萄糖苷（prunetin4′－O－β－D－glucoside）、槐属苷（sophororicoside）、染料木苷（genistin）、异鼠李素、芦丁等；桦木醇（betulin）、槐二醇（sophoradiol）及其苷。

【药理作用】

①止血作用：中药饮片生槐花、炒槐花、槐花炭及提取物芦丁、槲皮素、鞣质均可降低毛细血管通透性，减少小鼠出、凝血时间和大鼠血浆凝血酶原时间；3种饮片还可增加纤维蛋白原含量；3种提取物则明显降低大鼠血小板聚集率。另外，芦丁具有增加小鼠血小板总数的作用。

②对心血管系统的影响：槐花煎液可显著降低家兔心肌收缩力，减慢心率，减少心肌耗氧量，有保护心功能的作用，对于心动过速、房性和室性早搏、心绞痛等心脏病具有治疗作用。所含的芦丁能够降低毛细血管的异常通透性、脆性，可用于高血压、脑溢血、出血等病的治疗和预防，能维持血管抵抗力等；槐花液、槐花酊剂、芦丁及其制剂对麻醉犬、猫有暂时显著的降低血压作用。

③抗炎作用：所含芦丁及槲皮素对大白鼠因组织胺、蛋清、5－羟色胺、甲醛、多乙烯吡咯酮引起的脚爪浮肿，以及透明质酸酶引起的足踝部水肿有抑制作用；芸香苷能显著抑制大鼠创伤性浮肿，并能阻止结膜炎、耳郭炎、肺水肿的发展，对兔由于芥子油引起的结膜水肿，仅有轻微的抑制作用，如将芦丁溶于丙二醇中，预防炎症的效果更好。

④抗菌作用：槐花挥发油体外抑菌实验显示对金黄色葡萄球菌、伤寒沙门菌、志贺痢疾杆菌、埃希大肠杆菌均有抑制作用；另外槐花浸剂在试管内对蔓色毛癣菌、奥杜盎小芽胞癣菌、羊毛状小芽胞癣菌、星形奴卡菌等皮肤真菌均有不同程度的抑制作用。

⑤其他作用：槲皮素能降低肠、支气管平滑肌的张力，其解痉作用较芦丁强，用X线研究证明，芦丁能降低大鼠的胃运动功能，并能解除氯化钡引起的小肠平滑肌痉挛。

【性味归经】 苦，微寒。归肝、大肠经。

【功能主治】 凉血止血，清肝泻火。用于便血，痔血，血痢，崩漏，吐血，出血，肝热目赤，头痛眩晕。

【用法用量】 5～10 g；或入丸、散。外用适量，煎水熏洗或研末撒。

【附注】 槐 *Sophora japonica* L. 的根（槐根）、嫩枝（槐枝）、根皮及树皮的韧皮部（槐白皮）、叶（槐叶）、果实（槐角）、树脂（槐胶）亦分别供药用。

①槐根：用于痔疮，喉痹，蛔虫病。内服用量30～60 g；外用适量，煎水洗。

②槐枝：味苦，性平。用于崩漏带下，心痛，目赤，痔疮，疥疮。内服用量15～30 g；浸酒或入散剂；外用适量，煎水熏洗或烧沥涂。

③槐白皮：味苦，性平。具有祛风除湿，消肿止痛之功。用于治风邪外中，身体强直，肌肤不仁，热病口疮，牙疳，喉痹，肠风下血，疽，痔，烂疮，阴部痒痛，汤、火烫伤。内服用量6～15 g。外用适量，煎水含漱、熏洗或研末撒。

④槐叶：味苦，性平。归肝、胃经。用于惊痫，壮热，肠风，溲血，痔疮，疥癣，湿疹，疔肿。内服用量15～30 g；或入散剂。外用适量，捣敷。

⑤槐角：苦，寒。归肝、大肠经。具有清热泻火，凉血止血之功能。用于肠热便血，痔肿出血，肝热头痛，眩晕目赤。内服用量6～10 g；或入丸，散；嫩角捣汁用。外用，烧存性研末调敷。

⑥槐胶：味苦，性寒。归肝经。主一切风证，化涎。用于肝藏风，筋脉抽掣，口噤，四肢不收，顽痹。多入丸、散。

蒲　黄
Puhuang

【别名】 蒲棒花粉、毛蜡烛、蒲草黄。

【来源】 为香蒲科植物水烛香蒲 *Typha angustifolia* L.、东方香蒲 *Typha orientalis* Presl、长苞香蒲 *Typha angustata* Bory et Chaubard或同属植物的干燥花粉。夏季采收蒲棒上部的黄色雄花序，晒干后碾轧，筛取花粉。剪取雄花后，晒干，成为带有雄花的花粉，即为草蒲黄。

【原植物】

①水烛香蒲：多年生水生或沼生草本，高1.5～3m。根状茎乳黄色、灰黄色，先端白色；茎直立，粗壮。叶线形，长54～120 cm，宽0.4～0.9 cm，上部扁平，中部以下腹面微凹，背面向下逐渐隆起呈凸形，下部横切面呈半圆形；叶鞘通常有叶耳，下部圆筒状，具膜质边缘。雌雄花序相距2.5～6.9 cm；雄花序具褐色扁柔毛，单生或分叉，叶状苞片1～3枚，花后脱落；雌花序长15～30 cm，基部常具1枚叶状苞片，较叶片宽，花后脱落；雄花雄蕊3枚，有时2枚或4枚，花药长约2 mm，花粉粒单体，花丝

短，合生成柄，长1.5～3mm；雌花具小苞片，孕性雌花柱头窄，线形或披针形，长1.3～1.8cm，子房纺锤形，长约1mm，具褐色斑点，子房柄纤细，长5mm；不孕雌花子房倒圆锥形，柱头短尖；白色丝状毛着生于子房柄基部，与小苞近等长，均短于柱头。小坚果长椭圆形，长约1.5mm，具褐色斑点；种子深褐色。花期5～6月，果期6～7月。（图片A119－01，彩图见499页）

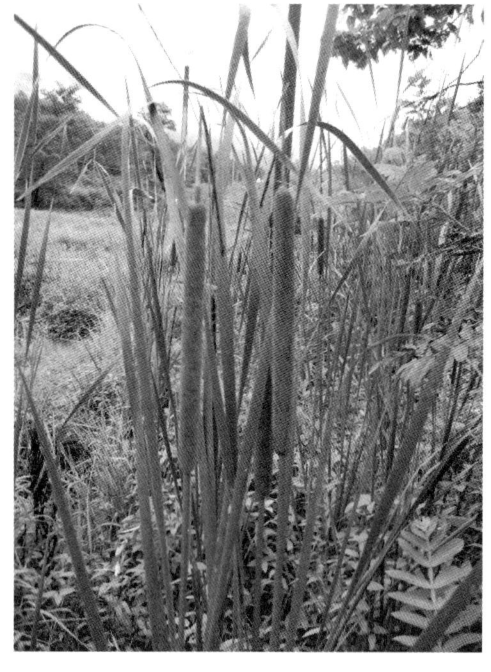

水烛香蒲

②东方香蒲：与上种主要区别是其雌花序与雄花序紧密连接，从不分离；雌花序长5～15cm；雌花柱头宽匙形，白色丝状毛与花柱近等长。

③长苞香蒲：主要区别为雄花序轴具稀疏白色或黄褐色柔毛，从不分叉；柱头宽线形至披针形，比花柱宽。

均生长在湖泊、河流、池塘、沼泽、沟渠。

【药材】为黄色粉末。体轻，放水中则飘浮水面。手捻有滑腻感，易附着手指上。气微，味淡。

【化学成分】含黄酮类、酚酸、甾醇类、脂肪酸、蛋白质、氨基酸、糖、矿物质等。主要有柚皮素（naringenin）、异鼠李素（rhamnetin）、槲皮素（quercetin）、泡桐素（paulownin）、异鼠李素－3－O－新橙皮苷（isorhamnetin－3－O－neohesperidoside）、异鼠李素－3－O－（2g－A－L－鼠李糖基）－芸香苷、槲皮素－3－O－（2g－A－L－鼠李糖基）－芸香苷、山柰酚－3－O－（2g－A－L－鼠李糖基）－芸香苷、异鼠李素－3－O－芸香苷、山柰酚－3－O－新橙皮苷、槲皮素－3－O－新橙皮苷、异鼠李素－3－O－α－L－鼠李糖基（1→2）－β－D－葡萄糖苷、异鼠李素－3－O－（2g－α－L－鼠李糖基）－α－L－鼠李糖基（1→6）－β－D－葡萄糖苷（香蒲新苷）；表儿茶素、香草酸、赤藓醇；5α－豆甾烷－3，6－二酮、谷甾醇等。

【药理作用】

①止血作用：蒲黄的不同炮制方法对凝血作用不同。生蒲黄具有延长小鼠凝血时间，较大剂量下有促纤溶活性；但其煎剂和蒲黄中黄酮类物质（如异鼠李素－3－芸香糖基－7－鼠李糖苷及其类似物）又有明显的促凝血作用；而炒蒲黄、蒲黄炭则能缩短小鼠凝血时间，且无促纤溶活性。

②对血液循环系统的作用：蒲黄能刺激内皮细胞产生前列环素（PGI_2），而PGI_2可强烈扩张血管，抑制血小板聚集；蒲黄的70%乙醇提取物主要作用于心肌细胞，降低心肌耗氧量，并能提高心、脑对缺氧的耐受力；蒲黄水提物对室性纤颤有预防作用；蒲黄提取物具有抗自由基、抑制脂质过氧化损伤的作用，并

能保护细胞结构及其功能，从而延缓或减轻脑组织再灌注损伤；蒲黄防治大白鼠高胆固醇血症的作用明显，但对高脂引起的肝脏损害无保护作用；蒲黄能促使血小板中 cAMP 增加，抑制血小板聚集和 5-羟色胺（5-HT）的释放，防止血栓形成；蒲黄混悬液灌胃给药对高脂血症致动脉粥样硬化大鼠模型可以通过调节脂质代谢、调控 NO 合成、抗脂质过氧化等途径以实现抗动脉粥样硬化的作用。

③护肾作用：蒲黄能降低胃饲草鱼胆汁致早期肾脏损害的大鼠血肌酐和尿 N-乙酰-β-D-氨基葡萄糖苷酶，使肌酐清除率增加，且能减少近曲小管上皮细胞坏死及囊腔内有红细胞的肾小球数目；对急性缺血再灌注损伤肾脏有保护作用。

④抗菌消炎作用：蒲黄水溶部分体外对金黄色葡萄球菌、铜绿假单胞菌、大肠埃希菌、伤寒杆菌、痢疾杆菌及Ⅱ型副伤寒杆菌均有较强抑制作用；蒲黄水煎液外敷对大鼠下肢烫伤有明显的消肿作用，腹腔注射蒲黄水煎醇沉制剂可降低小鼠局部注射组胺引起的血管通透性增加，并对大鼠蛋清性肺水肿有一定的消肿作用。

⑤镇痛作用：蒲黄的水提液和醇提液对热及化学刺激致痛都有非常明显的镇痛作用，乙醇提取液的镇痛效果更佳。

⑥对子宫的作用：蒲黄水煎液对着床期妊娠小鼠作用不明显，但对小鼠早期妊娠有致流产和致死胎的作用，且致死胎主要表现为胚胎的坏死吸收。蒲黄煎剂、酊剂及乙醚浸液对多种动物的离体未孕和已孕子宫均有兴奋作用。

⑦其他作用：蒲黄水煎剂可增高糖尿病胃轻瘫大鼠离体胃窦纵行肌条的张力，延长收缩持续时间，增大收缩面积，但对频率没有影响；且这种作用能被阿托品和异搏定所影响，而苯海拉明、酚妥拉明等却不影响其作用；蒲黄中的亚油酸有抑制原癌基因蛋白增值的作用，其他不饱和脂肪酸对 Myc-Max 异源二聚体与 DNA 结合也有明显的抑制作用；且不饱和脂肪酸对 SNU16 型人胃癌细胞有明显毒性；蒲黄水提物对 Lewis 肺癌小鼠移植瘤的生长有一定的抑制作用；蒲黄可促进实验性桡骨骨折大鼠的愈合，加速血肿吸收，使骨母细胞及软骨细胞增生活跃，促进骨痂形成；此外，蒲黄还有利胆、平喘、调节免疫应答和预防急性高山反应的作用。

【性味归经】 甘，平。归肝、心包经。

【功能主治】 止血，化瘀，通淋。用于吐血，出血，咯血，崩漏，外伤出血，经闭痛经，脘腹刺痛，跌扑肿痛，血淋涩痛。

【用法用量】 5～9 g；或入丸、散。外用：研末撒或调敷。

蒲公英
Pugongying

【来源】 为菊科植物蒲公英 *Taraxacum mongolicum* Hand. -Mazz.、碱地蒲公英 *Taraxacum sinicum* Kitag. 或白花蒲公英 *Taraxacum leucanthum* Ledeb. 的干燥全草。春至秋季花初开时采挖，除去杂质，洗净，晒干。

【原植物】

①蒲公英：多年生草本，含白色乳汁，高 10～25 cm。根圆柱形，黑褐色，单一或分枝。叶根生，排成莲座状；叶片矩圆状披针形、倒披针形或倒卵形，

长6~15cm，宽2~3.5cm，先端尖或钝，基部狭窄，下延成叶柄状，边缘浅裂或作不规则羽状分裂，裂片齿牙状或三角状，全缘或具疏齿，绿色，或在边缘带淡紫色斑，被白色丝状毛。花茎上部密被白色丝状毛；头状花序单一，顶生，直径2.5~3.5cm，全部为舌状花，两性；总苞钟状，总苞片多层，外层较短，卵状披针形，先端尖，有角状突起，内层线状披针形，先端呈爪状；花冠黄色，长1.5~1.8cm，宽2~2.5mm，先端平截，5齿裂；雄蕊5枚，着生于花冠管上，花药合生成筒状，包于花柱外，花丝分离，白色，短而稍扁；雌蕊1枚，子房下位，长椭圆形，花柱细长，柱头2裂，有短毛。瘦果倒披针形，长4~5mm，宽约1.5mm，外具纵棱，有多数刺状突起，顶端具喙，着生白色冠毛。花期4~9月，果熟期5~10月。（图片A118-20，彩图见499页）

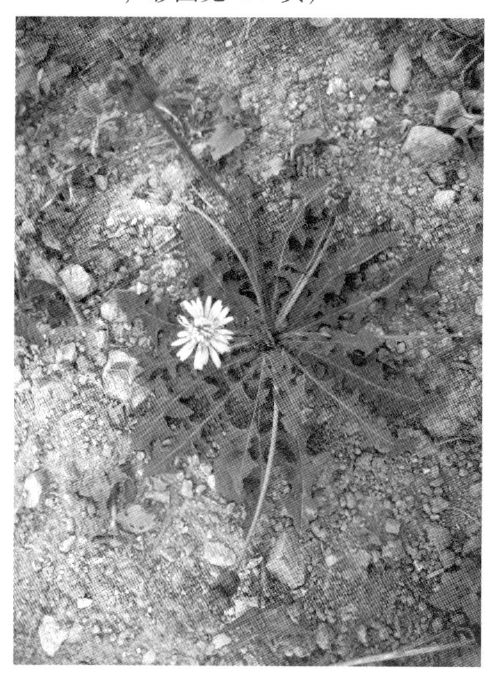

蒲公英

②碱地蒲公英：与蒲公英的主要区别为其瘦果全部具小刺。植株较小。头状花序小型；舌状花少。

③白花蒲公英：与蒲公英的主要区别为其总苞片外层无毛；花白色或白黄色。花期5~8月，果熟期6~9月。（图片A118-21，彩图见499页）

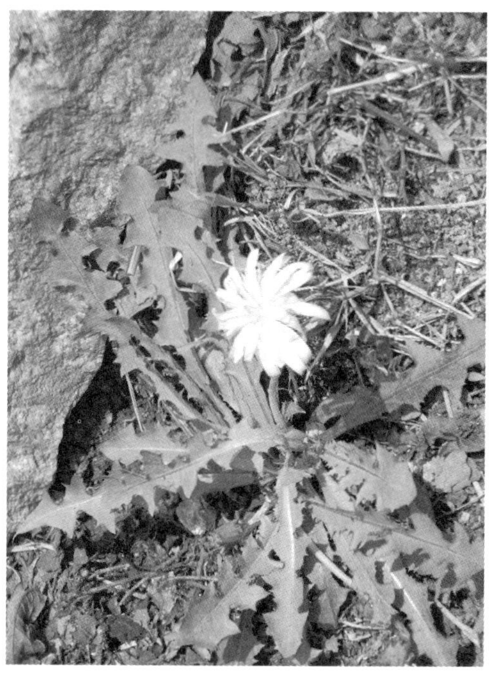

白花蒲公英

均生长在山坡草地、路旁、河岸沙地及田野间。

【药材】呈皱缩卷曲的团块。根呈圆锥状，多弯曲，长3~7cm；表面棕褐色，抽皱；根头部有棕褐色或黄白色的茸毛，有的已脱落。叶基生，多皱缩破碎，完整叶片呈倒披针形，绿褐色或暗灰色，先端尖或钝，边缘浅裂或羽状分裂，基部渐狭，下延呈柄状，下表面主脉明显。花茎一至数条，每条顶生头状花序，总苞片多层，内面一层较长，花冠黄褐色或淡黄白色。有的可见多数具白色冠毛的长椭圆形瘦果。气微，味微苦。

【化学成分】蒲公英含五环三萜类、

黄酮及其苷类、酚酸类、甾醇类、挥发油等。主要有蒲公英甾醇（taraxa－sterol）、蒲公英赛醇（taraxerol）；槲皮素（quercetin）、木犀草素－O－葡萄糖苷（luteolin－7－O－glucoside）、槲皮素－3－O－葡萄糖苷（quercetin－3－O－glucoside）、槲皮素－3－O－β－半乳糖苷（quercetin－3－O－β－salactoside）；绿原酸（chlorogenic acid）、咖啡酸（caffeic acid）、阿魏酸；β－谷甾醇（β－sitosterol）、豆甾醇（stiga－masterol）、胡萝卜苷（daucosterol）等。

此外，碱地蒲公英还含有木犀草素（luteo－lin）、香叶木素（diosmetin）、芹菜素（apigenin）、芹菜素－7－O－葡萄糖苷（apigenin－7－O－glucoside）、木犀草素－O－葡萄糖苷（luteolin－O－glucoside）、芸香苷（rutin）等。

【药理作用】

①抑菌抗病毒作用：50% 蒲公英煎剂对大肠杆菌、绿脓杆菌、金黄色葡萄球菌、弗氏痢疾杆菌、副伤寒杆菌甲、白色念珠菌等均有一定抑制作用；100% 蒲公英煎剂纸片法试验对伤寒杆菌有抑菌作用；蒲公英提取物对人型结核杆菌（H37RV）有抑菌作用。蒲公英水浸剂（1∶4）在试管内对堇色毛癣菌、同心性毛癣菌、许兰毛癣菌、奥杜盎小芽胞癣菌、铁锈色小芽胞癣菌、羊毛状小芽胞癣菌、石膏样小芽胞癣菌、腹股沟表皮癣菌、星形奴卡菌等均有抑制作用；蒲公英煎剂及 95% 乙醇提取液有抗单纯疱疹病毒的作用。

②抗肿瘤作用：蒲公英水提取物对小鼠皮肤乳头状瘤、小鼠艾氏腹水癌（EAC）、小鼠 mm46 瘤细胞有抑制作用；蒲公英根中的抗致癌成分主要为蒲公英甾醇（taraxasterol）及蒲公英赛醇（taraxerol）。

③抗胃损伤作用：蒲公英煎剂对大鼠应激法、幽门结扎法胃溃病模型和无水乙醇所致胃黏膜损伤模型均有不同程度的保护作用；蒲公英粉末开水浸泡代茶饮，对胃溃疡患者有治疗作用，使幽门弯曲菌转阴，溃疡面愈合、疼痛停止；蒲公英醇沉水煎剂对清醒大鼠胃酸分泌有抑制作用，在麻醉大鼠用 pH 值为 4 的盐酸生理盐水胃灌流实验，显示蒲公英有明显抑制组胺、五肽胃泌素及氨甲酰胆碱诱导的胃酸分泌作用。

④保肝利胆作用：蒲公英煎剂能降低 CCl_4 肝损伤大鼠的 SGPT；蒲公英在动物身上有利胆、利尿作用，特别是对门脉性水肿有效。

⑤调节免疫作用：口灌服蒲公英煎液对醋酸地塞米松（DEX）诱导小鼠免疫功能低下模型实验结果显示有促进IL－2、IFN－γ、IL－4 的分泌，即通过改善机体的免疫抑制状态，进而增强和调节机体免疫功能作用。蒲公英提取物可增强小鼠的脾淋巴细胞增殖能力、NK 细胞活性及巨噬细胞吞噬指数水平；提高小鼠抗体生成细胞水平和巨噬细胞吞噬率。蒲公英多糖能显著提高脾脏指数和胸腺指数，改善器官内部组织结构，促进小鼠免疫器官的生长发育，有利于提高小鼠的免疫功能。

【性味归经】苦、甘，寒。归肝、胃经。

【功能主治】清热解毒，消肿散结，利尿通淋。用于疔疮肿毒，乳痈，瘰疬，目赤，咽痛，肺痈，肠痈，湿热黄疸，热淋涩痛。

【用法用量】10～15 g；外用鲜品适量，捣敷或煎汤熏洗患处。

【附注】中药蒲公英的来源植物较

多，《中国药典》2005年版一部规定为 *Taraxacum mongoli－cum* Hand. －Mazz.、*Taraxacum sinicum kilag.* 或同属数种植物的干燥全草。上述3种在大别山地区有分布。

路路通
Lulutong

【别名】枫实、枫树球。

【来源】为金缕梅科植物枫香树 *Liquidambar formoana* Hance 的干燥成熟果序。冬季果实成熟后采收，除去杂质，干燥。

【原植物】落叶乔木，高达25m。树皮深灰色，具灰白色片状斑纹，老时呈不规则深裂。小枝圆形，幼时有柔毛。叶互生；叶柄长3～7cm；托叶线形，早落；叶片心形，常3裂，幼时及萌发枝上的叶多为掌状5裂，长6～12cm，宽8～15cm，裂片卵状三角形或卵形，先端长渐尖，基部心形或截形，边缘有细锯齿。花单性，雌雄同株，无花被；雄花淡黄绿色，成总状花序，有锈色细长毛，雄蕊多数，密生成球形；雌花成圆球形的头状花序，被毛，有少数退化雄蕊，子房半下位，多数愈合，四周有许多钻形小苞片围绕，2室，花柱2个，柱头弯曲。复果圆球形，下垂，直径2.5～3cm，表面有刺，蒴果多数，密集复果之内，长椭圆形，成熟时顶孔开裂。种子多数，细小，扁平，棱上有时略有翅。花期4月，果熟期9月。（图片A039－02，彩图见465页）

生长在山坡或山沟杂木林中。

【药材】为聚花果，由多数小蒴果集合而成，呈球形，直径2～3cm。基部有

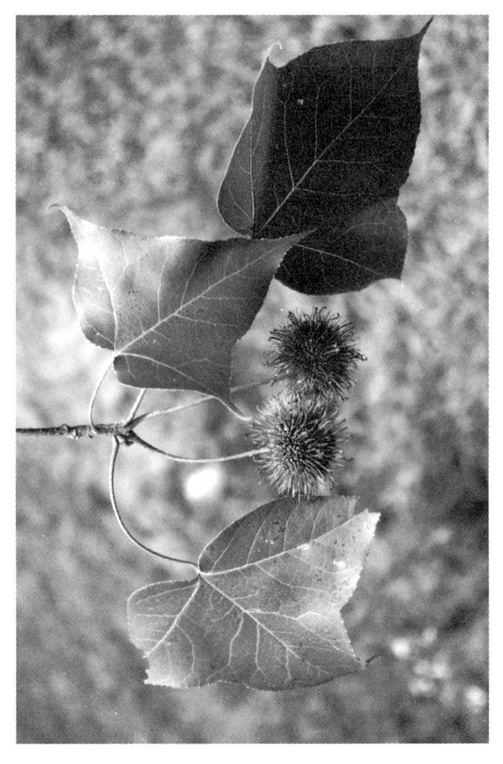

枫香树

总果梗。表面灰棕色或棕褐色，有多数尖刺及喙状小钝刺，长0.5～1mm，常折断，小蒴果顶部开裂，呈蜂窝状小孔。体轻，质硬，不易破开。气微，味淡。

【化学成分】含五环三萜类、挥发油、甾醇、鞣质、有机酸等。主要有路路通酸［liquidambaric acid；又称桦木酮酸（betunolic acid）］、路路通内酯（liquidambariclactone）、齐墩果酸、齐墩果烷、熊果酸；挥发油中主要成分有β－松油烯、β－蒎烯、柠檬烯、γ－松油烯、桃金娘醛、α－松油醇、反式－葛缕醇、百里香酚、香荆芥酚、胡椒烯、β－榄香烯、反式－β－金合欢烯、α－衣兰油烯、杜松烯和榄香醇等。

【药理作用】路路通提取物（静脉注射）临床验证能使三酰甘油显著降低，使全血比黏度、血浆比黏度、还原血黏度、纤维蛋白原、血细胞比容均显著降

低；路路通对于脑出血急性期有显著疗效。路路通酸 10mg/kg、20mg/kg 能明显对抗角叉菜胶引起的小鼠足肿胀，10mg/kg 能明显对抗醋酸所致小鼠腹腔毛细血管通透性亢进并降低小鼠的扭体次数；路路通对糖尿病周围神经病变疗效显著。

【性味归经】 苦，平。归肝、肾经。

【功能主治】 祛风活络，利水通经。用于关节痹痛，麻木拘挛，水肿胀满，乳少经闭。

【用法用量】 5～10 g；或煅存性研末。外用：煅存性研末调敷或烧烟闻嗅。

【选方】

①风湿关节痛：枫树根 30～60 g。水煎服。

②水泻水痢：枫香木皮煎饮；或幼枫树的枝头嫩叶 30 g。水煎加白糖服。

③癣：路路通 10 个（煅存性），白砒 0.15 g。共研细末，香油调搽。

【附注】 其根（枫香树根）、树皮（枫香树皮）、叶（枫叶）、树脂（枫香脂）亦供药用。

①枫香树根：味辛、苦，性平。归脾、肾、肝经。用于痈疽，疔疮，风湿关节痛。内服用量 5～30 g；外用适量，捣敷。

②枫香树皮：味辛，性平。用于泄泻，痢疾，大风癞疮。内服用量 30～60 g。外用适量，煎水洗或研末调敷。

③枫香树叶：味辛苦，性平。归脾、肾、肝经。治急性胃肠炎，痢疾，产后风，小儿脐风，痈肿发背。内服用量，鲜者 15～30 g；外用适量，捣敷或煎水洗。

④枫香脂：味辛、微苦，性平。归肺、脾经。具有活血止痛，解毒，生肌，凉血之功能。用于跌扑损伤，痈疽肿痛，吐血，出血，外伤出血。内服用量 1～3 g，宜入丸散服；外用适量，研末涂敷患处或水煎洗患处。

蜈　蚣
Wugong

【来源】 为大蜈蚣科动物少棘巨蜈蚣 *Scolopendra subspinipes mutilans* L. Koch 的干燥体。春、夏季捕捉，用竹片插入头尾，绷直，干燥。

【原动物】 体形扁平而长，全体由 22 个同型环节构成，长 6～16 cm，宽 5～11 mm。头部红褐色；头板近圆形，前端较窄而突出，长约为第一背板之 2 倍。头板和第一背板为金黄色，生触角 1 对，17 节，基部 6 节少毛。单眼 4 对；头部之腹面有颚肢 1 对，上有毒钩；颚肢底节内侧有 1 距形突起，上具 4 枚小齿，颚肢齿板前端亦具小齿 5 枚。身体自第 2 背板起为墨绿色，末板黄褐色。背板自 2～19 节各有 2 条不显著的纵沟，第 2、4、6、9、11、13、15、17、19 节之背板较短；腹板及步肢均为淡黄色，步肢 21 对，足端黑色，尖端爪状；末对附肢基侧板端有 2 尖棘，同肢前腿节腹面外侧有 2 棘，内侧 1 棘，背面内侧 1～3 棘。（图片 ZAR02－01，彩图见 508 页）

栖居于潮湿阴暗处；食肉性。

【化学成分】 含二种类似蜂毒的有毒成分，即组胺（histamine）样物质及溶血性蛋白质；尚含总蛋白质、游离氨基酸、脂肪油、胆甾醇、蚁酸及微量元素等。

【药理作用】

①中枢抑制及抗惊厥作用：少棘巨蜈蚣对硝酸士的宁所引起的惊厥（脊髓）有明显的对抗作用，对小鼠电惊厥也有一定的抑制作用，但对超强电流所致惊

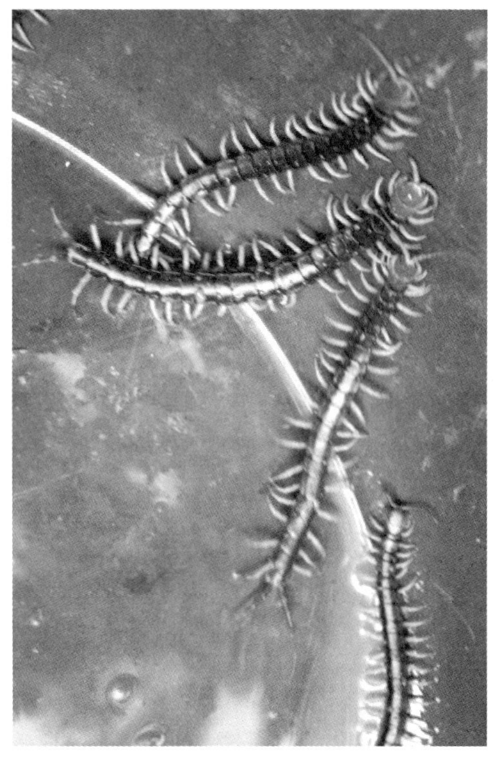

蜈　蚣

厥和戊四氮所致惊厥无对抗作用。

②镇痛抗炎作用：蜈蚣的醇提物、水提物对热板法刺激引起的疼痛均有显著镇痛作用，且小剂量优于大剂量；对二甲苯引起的小鼠耳郭炎症也有显著的抑制作用。

③对血循环系统的作用：蜈蚣提取液对在体大鼠心脏血流动力学有明显改善作用，对急性心肌缺血再灌注损伤的左心功能有明显保护作用，且存在一定的量效关系；蜈蚣所含组胺样物质及溶血性蛋白可扩张血管，降低血液黏滞度，改善局部组织因长期血循不畅、缺氧所致的高凝血状态。

④抗菌作用：蜈蚣酸性水提液体外抑菌实验，其1/100浓度的酸性提取液对致病性真菌有较强的抑菌作用，而中性和弱碱性水提取液抑菌效果不佳；鲜体蜈蚣及其毒素没有抑菌作用；在浓度为1/400时，对羊毛状孢子菌、石膏样毛癣菌和红色表皮癣菌等均有抑制作用，对新型隐球菌和白色念珠菌不甚敏感。

⑤抗氧化、衰老作用：蜈蚣水提物能显著降低大鼠血清中过氧化脂质及肝、脑组织中脂褐质含量，可使红细胞中超氧化物歧化酶和血中谷胱甘肽过氧化物酶活力明显升高，使免疫器官胸腺和脾脏重量明显增加；显著增强机体吞噬细胞吞噬活性，对吞噬细胞Fc受体有显著增强作用，证明其具有改善机体免疫功能和抗衰老作用。

⑥其他作用：蜈蚣提取物对人和小鼠肝癌、胃癌、肺癌、肾癌、结肠癌、卵巢癌、宫颈癌等细胞株的体外生长均有显著抑制效力；蜈蚣水提物冻干粉20 mg/kg剂量时对大鼠胃液、胃酸、胃酶、胃蛋白酶总活力及对小鼠小肠推进运动有促进作用，40 mg/kg剂量时还可提高胃蛋白酶活力及胰液量、胰液蛋白量，证明蜈蚣具有增强胃肠功能的作用。

毒性 蜈蚣可使小鼠怀孕率降低，致畸率升高，RBC数减少，Hb含量、RBC压积降低，凝血时间延长，微血管口径增大，开放数显著增加，属妊娠禁忌药；蜈蚣毒不存在类凝血酶、淀粉酶活性及出血毒性，蜈蚣毒的浓度为0.3μg/μL时强烈诱导血小板的聚集；有试验表明小鼠骨髓细胞染色体畸变实验中长期给药量达205 mg/kg时（相当于人体最大用量的5倍以上），染色体的畸变率与未给药的对照组相接近，亦未显示出遗传毒性；干粉的急性毒性极低，当给药量达到50 g/kg时（相当于50 kg人体临床用量5条蜈蚣的7~13倍），动物仍未出现死亡，LD_{50}难于测出。

【性味归经】 辛，温；有毒。归肝经。

【功能主治】息风镇痉，攻毒散结，通络止痛。用于小儿惊风，抽搐痉挛，中风口歪，半身不遂，破伤风，风湿顽痹，疮疡，瘰疬，毒蛇咬伤。

【用法用量】3～5 g，或入丸、散。外用适量，研末调敷。

矮地茶
Aidicha

【别名】平地木、紫金牛。

【来源】为紫金牛科植物紫金牛 *Ardisia japcnica*（Thunb.）Blume 的干燥全草。夏、秋季茎叶茂盛时采挖，除去泥沙，干燥。

【原植物】常绿小灌木，高 10～30 cm。地下茎作匍匐状，具有纤细的不定根。茎单一，圆柱形，径约 2 mm，表面紫褐色，有细条纹，具有短腺毛。叶互生，通常 3～4 叶集生于茎梢，呈轮生状；叶柄长 5～10 mm，密被短腺毛；无托叶；叶片椭圆形，长 3.5～7 cm，宽 1.5～3 cm，先端短尖，边缘具细锯齿，基部楔形，上面绿色，有光泽，下面淡紫色，老时带革质，除叶中的中肋疏生细柔毛外，全体平滑。花着生于茎梢或顶端叶腋，2～6 朵集成伞形；花两性；花萼 5 裂，裂片三角形；花冠白色或淡红色，5 深裂，裂片卵形而先端锐尖，两面无毛，具有赤色斑点；雄蕊 5 枚；雌蕊 1 枚，子房球形，花柱细，顶端尖而微弯。核果，球形，直径 5～10 mm，熟时红色，经久不落。花期 7～8 月。（图片 A088－01，彩图见 480 页）

生长在林下阴湿处。

【药材】本品根茎呈圆柱形，疏生须根。茎略呈扁圆柱形，稍扭曲，长 10～30 cm，直径 0.2～0.5 cm；表面红棕色，有细纵纹、叶痕及节；质硬，易折断。叶互生，集生于茎梢；叶片略卷曲或破碎，完整者展平后呈椭圆形，长 3～7 cm，宽 1.5～3 cm；灰绿色、棕褐色或浅红棕色；先端尖，基部楔形，边缘具细锯齿；近革质。茎顶偶有红色球形核果。气微，味微涩。

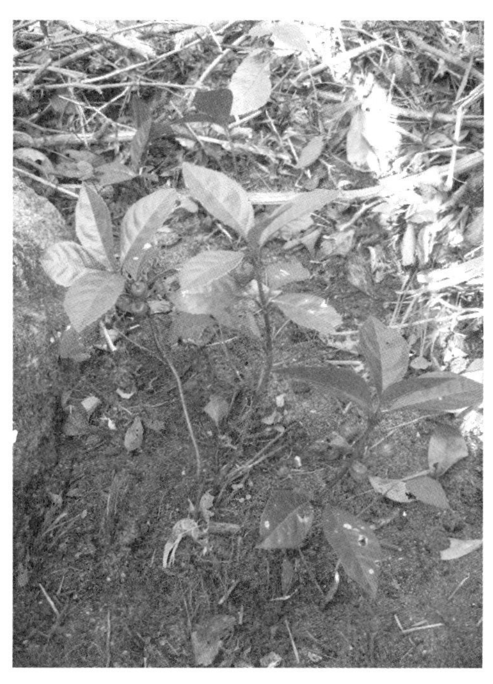

紫金牛

【化学成分】含香豆素类、苯酚类、苯醌类、黄酮类、三萜类及挥发油等。主要有岩白菜素（bergenin）；紫金牛酚（ardisinol）Ⅰ、Ⅱ；2－羟基－5－甲氧基－3－十五烯基苯醌、恩贝素（embelin）、紫金牛醌 A～B、杜茎山素；槲皮苷、杨梅树皮苷、山萘酚；冬青醇（ilexol）等。

【药理作用】

①止咳、祛痰、平喘作用：有效成分岩白菜素的止咳强度按剂量计算相当于可待因的 1/7～1/4；矮地茶所含苯醌能抑制哮喘和炎症，所含挥发油亦有平

喘作用；所含黄酮类成分动物实验显示能增加气管分泌作用和促进气管纤毛排痰的作用；临床研究显示对慢性支气管炎有明显作用。

②抗菌与抗病毒作用：矮地茶所含紫金牛酚Ⅰ、Ⅱ对结核杆菌有较强的抑制作用；所含岩白菜素具有良好地抗HIV作用。

③其他作用：所含苯醌类成分具有很强的抑制5-脂氧化酶的作用；所含Embelin具有驱绦虫和抗毛滴虫作用。

毒性 矮地茶水提物及醇提物对小鼠灌胃给药的 LD_{50} 分别为（115.77 ± 10.31）g/kg和（94.71 ± 10.13）g/kg，毒性很低。

【性味归经】 辛、微苦，平。归肺、肝经。

【功能主治】 化痰止咳，利湿，活血。用于新久咳嗽，痰中带血，湿热黄疸，跌打损伤。

【用法用量】 15～30g，或捣汁。外用适量，捣敷。

【选方】

①吐血：矮地茶60g（洗净，捣烂），猪肺1个（洗净）。将矮地茶纳入肺管内，加水煮烂，去矮地茶，连汤食。

②肺痈：矮地茶30g，鱼腥草30g。水煎，分2次服。

③血痢：矮地茶适量，水煎服。

④肿毒：矮地茶适量，水煎服。

⑤跌打胸部伤痛：矮地茶30g，酒、水各半煎，分2次服。

锦灯笼
Jindenglong

【别名】 挂金灯、红姑娘。

【来源】 为茄科植物酸浆 *Physalis alkekengi* L. var. *franchetii*（Mast.）Makino的干燥宿萼或带果实的宿萼。秋季果实成熟、宿萼呈红色或橙色时采收，干燥。

【原植物】 多年生草本，高20～100cm。茎粗壮直立，不分枝，茎节膨大。茎下部叶互生，上部叶假对生；叶片长卵形、宽卵形或菱状卵形，长3～17cm，宽2～7cm，顶端渐尖，基部楔形或偏斜，全缘边缘波状或浅裂状粗齿；叶柄长2～7cm。花单生于叶腋，花梗长1～1.5cm；花白色，直径1.5～2cm；花萼绿色，钟形，长约1cm，先端5裂，边缘及外侧被短毛；花冠钟形，5裂，裂片广卵形，先端急尖，边缘具腺毛；雄蕊5枚，着生在花冠的基部，花药长圆形，基部着生，花丝丝状；子房上位，卵形，2室，花柱线形，柱头细小，不明显。浆果圆球形，直径约1.2cm；光滑无毛，成熟时呈橙红色；宿存花萼在结果时增大，厚膜质膨胀如灯笼，长可达4.5cm，具5棱角，橙红色或深红色，无毛，疏松地包围在浆果外面。种子多数，细小。花期5～7月，果期7～9月。（图片A103-02，彩图见487页）

生长在山坡路旁、河坝及荒地草丛中；也有栽培作观赏。

【药材】 本品略呈灯笼状，多压扁，长3～4.5cm，宽2.5～4cm。表面橙红色或橙黄色，有5条明显的纵棱，棱间有网状的细脉纹。顶端渐尖，微5裂，基部略平截，中心凹陷有果梗。体轻，质柔韧，中空，或内有棕红色或橙红色果实。果实球形，多压扁，直径1～1.5cm，果皮皱缩，内含种子多数。气微，宿萼味苦，果实味甘、微酸。

【化学成分】 果实及宿萼含酸浆苦素

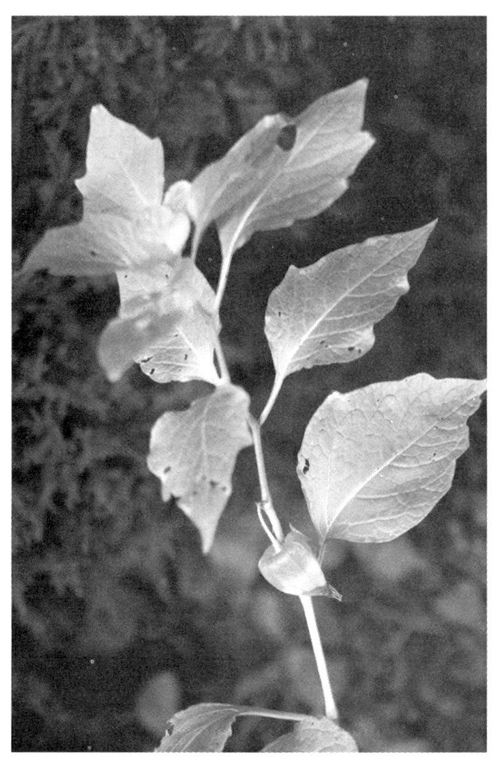

酸　浆

类、黄酮类、甾醇、黏液质、酚酸、有机酸类、树脂、果胶质、鞣质、香豆素类、氨基酸、多糖、维生素及无机元素等。主要有酸浆苦素（physailin）A、酸浆苦素B、酸浆苦素C、酸浆苦素K、酸浆苦素L、酸浆苦素P、酸浆苦素Q、酸浆苦素T及其衍生物等；木犀草素；酸浆甾醇（physanol）A、酸浆甾醇B；禾木苗醇（gramisterol）、钝叶醇（obtusifoliol）、胆甾醇、24－乙基胆甾醇；草酸、阿魏酸、咖啡酸、桂皮酸、甘醇酸等。

根含生物碱主要为巴豆酰莨菪碱、托品碱、假托品碱、红古豆碱等；茎叶含生物碱及单萜苷类等。

【药理作用】

①抗菌抗病毒作用：宿萼提取物对金黄色葡萄球菌、甲型链球菌、乙型链球菌、蜡样芽胞杆菌、枯草芽胞杆菌有抑制作用；而对绿脓杆菌、大肠杆菌、表皮葡萄球菌、腐生葡萄球菌以及白色念珠菌无抑制作用；酸浆有抗乙肝病毒作用，可治疗上呼吸道感染。

②对血循环系统的作用：果实的水提醇沉物具有降血糖、降血脂作用；酸浆（生药）可使采用高脂饮食致高血脂大鼠模型的血清胆固醇（TC）和低密度脂蛋白胆固醇（LDL－C）降低，高密度脂蛋白胆固醇（HDL－C）水平含量虽提高不明显，但有上升趋势；锦灯笼水提醇沉物对肾上腺素和四氧嘧啶诱发小鼠实验性糖尿病的模型具有明显降血糖作用。

③镇痛抗炎作用：酸浆地上部分水煎液能降低二甲苯致小鼠耳肿胀度、蛋清及甲醛所致的大鼠足爪肿胀度，并对小鼠实验性腹膜炎及大鼠实验性皮肤炎症有明显的抑制作用。酸浆生药能不同程度地减轻急性期和慢性期佐剂性关节炎大鼠致炎后爪的局部肿胀，有消炎作用。

④抗氧化作用：酸浆果萼和果实多糖对超氧阴离子自由基和对二苯代苦味基自由基（DPPH）有清除作用，对卵黄脂蛋白（LPO）有抑制作用。

⑤强心作用：酸浆醚溶性和水溶性成分对蛙心均有加强收缩作用，大量使用时使其心脏在收缩期中静止。两种成分对于家兔的心脏都有搏动旺盛作用，并能引起微弱的血管收缩及血压亢进。

⑥抗癌作用：酸浆苦素B体外实验对鼻咽癌细胞的ED_{50}为3.1mg/L，对小鼠淋巴白血病细胞的ED_{50}为0.89 mg/L；酸浆苦素M有拮抗Hela癌细胞的作用；酸浆果实提取物中的主要成分柠檬酸对小鼠艾氏（Ehrilich）腹水癌的生长有抑制作用；酸浆甲醇提取物对小鼠类髓磷脂类白血病细胞（MLcells）有抑制作用。

⑦其他作用：所含酸浆具有兴奋子宫和催产的作用；酸浆根素（hystonin 即硝酸钾）可使离体家兔子宫肌肉发生紧张性的收缩，这是由于交感神经末梢麻痹所引起，与迷走神经无关，并已证实果实有催产作用；酸浆醚溶性和水溶性成分对蛙心均有加强收缩作用；特别是前者的作用较强；酸浆水煎液对卵清蛋白（OVA）致敏的哮喘小鼠具有明显的治疗作用。

【性味归经】 苦，寒。归肺经。

【功能主治】 清热解毒，利咽，化痰，利尿。用于咽痛音哑，痰热咳嗽，小便不利；外治天疱疮，湿疹。

【用法用量】 5～10 g。外用适量，捣敷患处。

【选方】

①天疱湿疮：锦灯笼生捣敷；亦可为末，油调敷。

②喉疮并痛者：酸浆草，炒焦为末，酒调，敷喉中。

③热咳咽痛：酸浆草，为末，白汤服，仍以醋调敷喉外。

④黄疸，利小便：酸浆草、茅草根、薏苡根各 15 g。煎水服。

【附注】 其根（酸浆根）、地上部分（酸浆草）亦供药用。酸浆根味苦，性寒。归肺、脾经。有清热，利水之功能。用于疟疾，黄疸，疝气。内服用量 3～6 g（鲜者 24～30 g）。

酸浆草味酸、苦，性寒。归肺、脾经。有清热，解毒，利尿之功能。用于热咳，咽痛，黄疸，痢疾，水肿，疔疮，丹毒。内服用量 9～15 g；外用适量，煎水洗、研末调敷或捣敷。

酸 模

Suanmo

【来源】 为蓼科植物酸模 *Rumex acetosa* L. 的根。夏、秋季采收，晒干。

【原植物】 多年生草本，高 30～80 cm。根肥厚，黄色。茎直立，细弱，通常不分枝。基生叶有长柄，矩圆形，长 3～11 cm，宽 1.5～3.5 cm，先端急尖或圆钝，基部箭形，全缘；茎上部叶较小，披针形，无柄；托叶鞘膜质，斜形。花单性，雌雄异株；花序顶生，狭圆锥状，分枝稀，花数朵簇生；雄花花被 6 片，椭圆形，排为 2 轮，内轮花被片长约 3 mm，外轮稍狭小，雄蕊 6 枚，花丝甚短；雌花的外轮花被反折向下紧贴花梗，内轮花被直立，花后增大包被果实，径约 5 mm，圆形，全缘，各有一不明显的瘤状突起，子房三棱形，柱头画笔状，紫红色。瘦果圆形，具三棱，黑色，有光泽。花期 5 月，果熟期 6 月。（图片 A015－06，彩图见 455 页）

生长在山沟溪旁、路边、林缘湿地。

【化学成分】 含蒽醌类、蒽酮类、黄酮类、萘及萘醌类、酚酸类等。主要有大黄素（emodin）、ω－乙酰氧基芦荟大黄素、1，8－二羟基蒽醌；大黄酚蒽酮、大黄素蒽酮、大黄素甲醚蒽酮；乙酰荭草素 A、乙酰荭草素 B、荭草素、异荭草素、牡荆素、异牡荆素、萹蓄苷、金丝桃苷；酸模素等。

【药理作用】 所含大黄素具有抗菌作用；酸模根热水提取得高分子多糖部位，对小鼠移植性实体瘤 S－180 有显著的抗肿瘤活性。

【性味】 酸，寒。

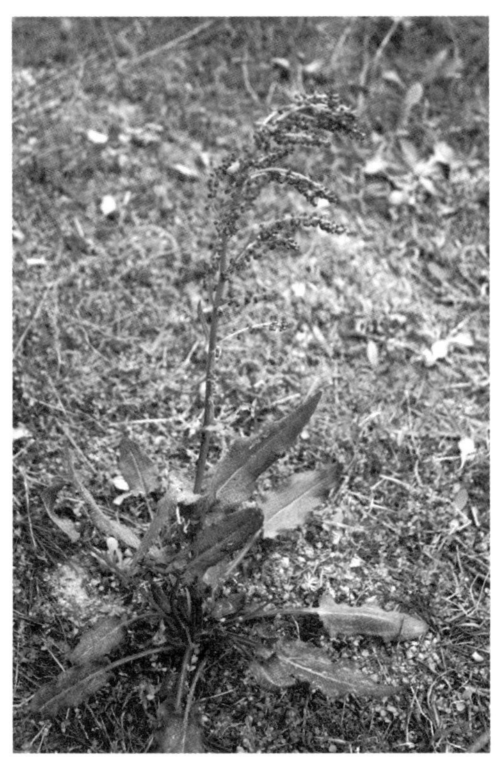

酸　模

【功能主治】清热，利尿，凉血，杀虫。治热痢，小便不通，吐血，疮疥。

【用法用量】9～12 g；或捣汁。外用适量，捣敷。

【选方】

①小便不通：酸草根9～12 g。水煎服。

②疮疥：酸模根，捣烂涂擦患处。

【附注】酸模 *Rumex acetosa* L. 的叶（酸模叶），外用消伤肿、疮毒。

豨莶草
Xixiancao

【来源】为菊科植物腺梗豨莶 *Siegesbeckia pubescens* Makino.、豨莶 *Siegesbeckia orientalis* L. 或毛梗豨莶 *Siegesbeckia glabrescens* Makino 的干燥地上部分。夏、秋季花开前及花期均可采割，除去杂质，晒干。

【原植物】

①腺梗豨莶：一年生草本。茎直立，高40～110 cm，上部多分枝，被灰白色长柔毛和糙毛。中部叶卵圆形或卵形，长3.5～12 cm，宽1.8～6.5 cm，先端渐尖，基部宽楔形，下延成具翅的长1～3 cm的柄，边缘有尖头状规则或不规则的粗齿，两面被平伏短柔毛，基出3脉；上部叶渐小。头状花序直径18～22 mm，排成疏散的圆锥花序；花梗密生紫褐色头状具柄腺毛和长柔毛；总苞宽钟状，总苞片2层，叶质，背面密生紫褐色头状具柄腺毛，外层线状匙形或线形，长7～14 mm，内层卵状长圆形，长3.5 mm。舌状花花冠管部长1～1.2 mm，舌片先端2～3齿裂；两性管状花长约2.5 mm，冠檐钟状，先端4～5裂。瘦果倒卵形，4棱，顶端有灰褐色环状突起。花期8～10月，果期9～11月。（图片A118－07，彩图见495页）

②豨莶：与腺梗豨莶的主要区别为其花梗和枝上部无紫褐色头状具柄的腺毛，而密生短柔毛；中部以上的叶三角状卵形或卵状披针形，边缘有不规则的浅裂或粗齿；分枝常成复二歧状。（图片A118－05，彩图见435页）

③毛梗豨莶：与腺梗豨莶的主要区别为其花梗和枝上部无紫褐色头状具柄的腺毛，而疏生平伏的短柔毛；叶卵圆形，有时三角状卵形，边缘有规则的齿；茎上部分枝非二歧。（图片A118－06，彩图见495页）

均生长在林缘、荒地或路旁。

【药材】本品茎略呈方柱形，多分枝，长30～110 cm，直径0.3～1 cm；表面灰绿色、黄棕色或紫棕色，有纵沟及

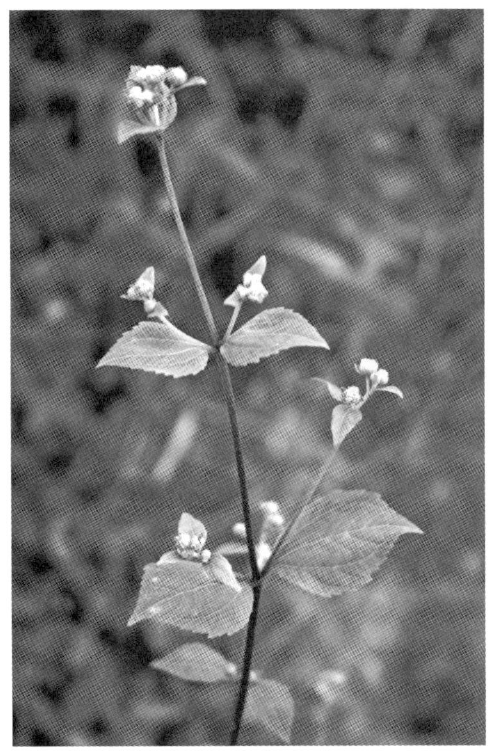
腺梗豨莶

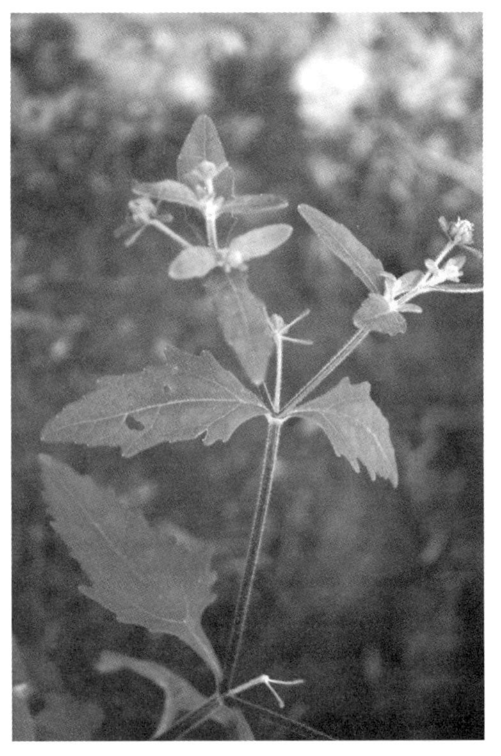
豨莶

细纵纹，被灰色柔毛；节明显，略膨大；质脆，易折断，断面黄白色或带绿色，髓部宽广，类白色，中空。叶对生，叶片多皱缩、卷曲，展平后呈卵圆形，灰绿色，边缘有钝锯齿，两面皆有白色柔毛，主脉3出。有的可见黄色头状花序，总苞片匙形。气微，味微苦。

【化学成分】 含萜及苷类、内酯类、黄酮类、甾醇类、有机酸、挥发油、氨基酸等。

腺梗豨莶主要含奇壬醇（kirenol）、12-羟基奇壬醇、2-酮基-16-乙酰基奇壬酸、腺梗豨莶萜醇酸［（-）-17-hydroxy-16β-kauran-19-oic acid］、腺梗豨莶萜四醇、腺梗豨莶萜三醇、腺梗豨莶萜二酸、豨莶醚酸（siegesmethyletheric acid）、对映-16β，17-二羟基贝壳杉烷-19-羧酸（ent-16β，17-dihydaoxy-kauran-19-oic acid）、对映-贝壳杉-2α，16β，17-三醇、对映-16β，17，18-三羟基贝壳三烷-18-O-β-D-吡喃葡萄糖苷；槲皮素；丁香醛，2-氨基-3（3′-羟基-2′-甲氧苯基）-1-丙醇；β-谷甾醇、阿魏酸、琥珀酸二香草基四氢呋喃。

豨莶主要含奇壬醇（kirenol）、豨莶精醇、异豨莶精醇（isodarntogenol）B、异豨莶精醇C、豨莶酯酸（siegesesteric acid）、豨莶醚酸、豨莶萜内酯（orientin）、豨莶糖苷（darutoside）；豨莶萜内醛酯（orientalide）；3，7-二甲氧基槲皮甙（3，7-dimethoxyquercitrin）、β-谷甾醇葡萄糖甙（β-sitosterol glucoside）；二十一醇（heneicosanol）、花生酸甲酯（methylarachidate）、β-谷甾醇（β-sitosterol）、豆甾醇（stigmasterol）。

毛梗豨莶含有化学类别相似的成分。

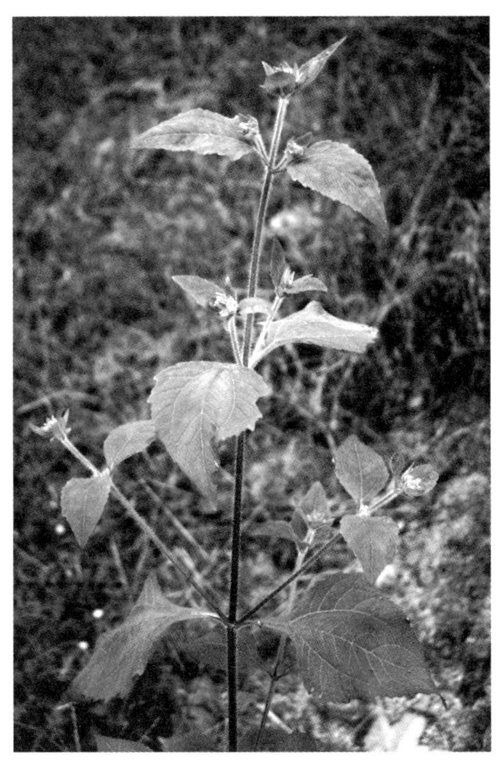

毛梗豨莶

【药理作用】

①抗炎作用：豨莶草生品及炮制品对角叉菜胶致大鼠足肿胀有明显的抑制作用；豨莶草炮制品明显抑制大鼠佐剂性关节炎及慢性棉球肉芽肿；豨莶草生品和炮制品对特异性炎症及免疫性炎症均有明显的抑制作用；可通过调整机体免疫功能，改善局部病理反应而达到抗风湿作用。

②对心脑血管系统的作用：豨莶草的水浸液、30%乙醇浸出液均有降低麻醉动物血压的作用；腺梗豨莶提取液能使保留神经的兔耳血管舒张，并能阻断刺激神经引起的收缩血管反应；冰水肾上腺素血瘀模型动物口服腺梗豨莶草抗血栓组分，能降低血瘀动物血小板的最大聚集率，升高血小板的cAMP/cGMP比值，降低血中TXB2，证明豨莶草抗血栓组分能降低血小板聚集作用。

③抗微生物作用：豨莶草对金黄色葡萄球菌高度敏感，对大肠杆菌、绿脓杆菌、宋氏痢疾杆菌、伤寒杆菌轻度敏感，对白色葡萄球菌、卡他球菌、肠炎杆菌、猪霍乱杆菌有抑制作用；豨莶草煎剂按100 g/kg给鼠灌胃对鼠疟原虫抑制率达90%。

毒性 豨莶草提取物对小鼠血清BUN高于对照组，肺呈现间质性肺炎病变。豨莶草水煎粉剂对小鼠肺脏有一定毒性，其毒性是可逆的；急性毒性LD_{50}为19.27 g/kg，相当于生药的414.3 g/kg。

【性味归经】 辛、苦，寒。归肝、肾经。

【功能主治】 祛风湿，利关节，解毒。用于风湿痹痛，筋骨无力，腰膝酸软，四肢麻痹，半身不遂，风疹湿疮。

【用法用量】 9～12 g；捣汁或入丸、散。外用适量，捣敷、研末撒或煎水洗熏洗。

【附注】 上述来源植物的根（豨莶根）、果实（豨莶果）亦供药用。豨莶根用于风湿顽痹，头风，带下，烫伤；豨莶果可驱蛔虫。

辣　椒
Lajiao

【来源】 为茄科植物辣椒 *Capsicum annuum* L. 或朝天椒 *Capsicum annuum* L. var. *conoides* (Mill.) Irish 的果实。7～10月果实成熟时采收。

【原植物】

①辣椒：一年生草本，茎高45～75 cm。单叶互生；叶片卵状披针形，长5～9.5 cm，宽1.5～2 cm，全缘，先端尖，基部渐狭，延入叶柄；叶柄长。花1～3

朵，腋生，白色；萼广钟形，先端5齿；轮状花冠，径长9～15cm，5裂，裂片长椭圆形，镊合状排列，较冠筒长；雄蕊5枚，有时6或7枚，插生于花冠近基部处，花药长圆形，纵裂；雌蕊1枚，子房2室，少数3室，花柱线状。浆果成熟后变为红色或橙黄色，形状与大小，经栽培后，变异很大，有长圆锥形、灯笼形或球形等；果梗长可至3.5cm，直立或下垂，先端膨大，萼宿存。种子多数，扁圆形，淡黄色。花期6～7月，果期7～10月。（图片A103－04，彩图见488页）

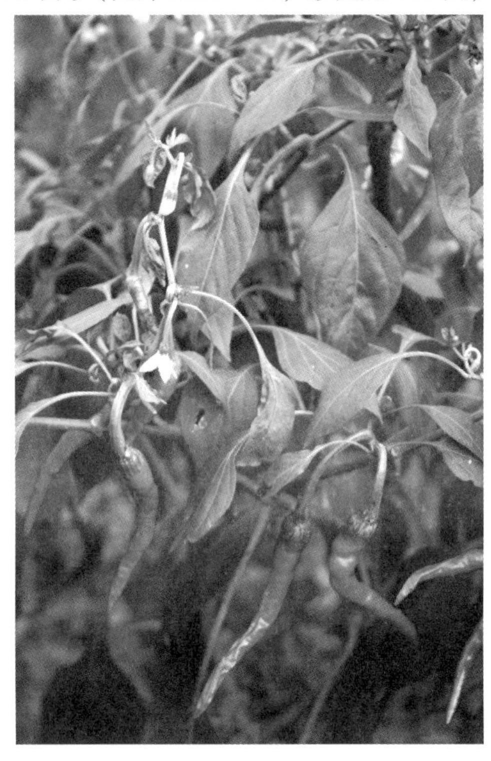

辣　椒

②朝天椒：植株多二歧分枝。叶卵形，长4～7cm。花生于二分叉间，花梗直立，花稍俯垂，花冠白色或带紫色。果梗及果实均直立，浆果小圆锥形，成熟后红色或紫色，味极辣。（图片A103－05，彩图见488页）

本品主要为栽培。

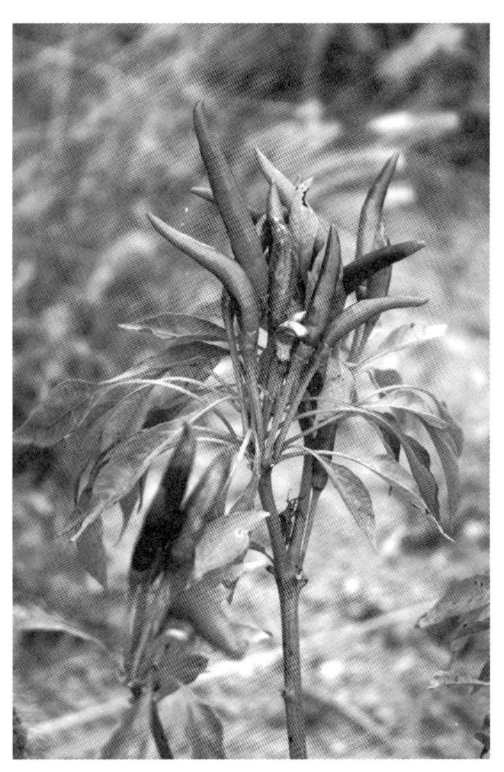

朝天椒

【药材】

①辣椒：本品呈长圆锥形或纺锤形，稍弯曲，长达10cm，直径1～2cm，顶端尖，底部微圆，常附有一个类绿棕色5齿的萼和果柄。果皮革质，干缩，外表鲜红色或暗红棕色，有光泽。内部空，由中隔分隔成2～3室，每室有多数黄色的种子；种子扁平，呈肾形或圆形，直径达5mm。气特殊，具催嚏性，味辛辣。

②朝天椒：呈圆锥形，长2～4cm。味极辣。

【化学成分】 含香草酰胺类生物碱、色素、胡萝卜素、维生素C、柠檬酸、酒石酸、苹果酸等。主要有辣椒素（capsaicin）、二氢辣椒素（dihydrocapsaicin）、降二氢辣椒素（nordihydrocapsaicin）、高辣椒素（homocapsaicin）、高二氢辣椒素Ⅰ（homodihydrocapsaicin Ⅰ）、高二氢辣椒素Ⅱ（homodihydrocapsaicin Ⅱ）、壬酰

香荚兰胺（nonoyl vanillylamide）、辛酰香荚兰胺（decoylvanillylamide）、癸酰香荚兰胺（capryl vanillylamide）；色素为隐黄素（cryptoxanthin），辣椒红素（capsanthin）、微量辣椒玉红素（capsorubin）、胡萝卜素（carotene）；尚含维生素C、柠檬酸、酒石酸、苹果酸等。

种子含龙葵碱（solanine），龙葵胺（solanidine）等。

【药理作用】

①镇痛作用：辣椒总碱溶液对醋酸引起的小鼠扭体反应次数和痛阈（热板法）及对大鼠痛阈（甩尾法）实验证明具有显著镇痛作用；跖部注射甲醛的大鼠皮下注射10mg/kg辣椒素，可产生明显的镇痛作用，起效快并持续3h。辣椒素对扭体试验的半数有效镇痛剂量为1.4mg/kg。

②抗炎作用：辣椒素对用丁酸菌、P－物质和鹿角菜胶引起的大鼠关节炎有显著的抗炎作用；辣椒素对用组胺或P－物质引发的人体皮肤炎症有显著的抗炎作用。

③对感觉神经纤维、神经递质、感觉功能的选择性作用：辣椒素只作用于外周感觉神经中传递化学刺激、热刺激和压力感受器的外周传入神经纤维，辣椒素的长效镇痛等药理学活性与神经递质P－物质（substance P）和5－羟色胺相关；与γ－氨基丁酸能（GABAergic）、脑啡肽能（fnkephalinergic）、儿茶酚胺能（catecholaminergic）神经介质系统无直接关联；对传递触觉和机械刺激的传入神经纤维无作用。能完全阻断热刺激和化学刺激。对触觉、挤压、冷冻、晃动等刺激不阻断。

④对消化系统的作用：辣椒酊或辣椒素内服可作健胃剂，有促进食欲、改善消化的作用。人口服各种辣椒制成的调味品后，可增加唾液分泌及淀粉酶活性，反射性地加强胃的运动。

⑤抗菌及杀虫作用：辣椒素对蜡样芽孢杆菌及枯草杆菌有显著抑制作用，但对金黄色葡萄球菌及大肠杆菌无效；10%～20%辣椒煎剂有杀灭臭虫的功效。

⑥发赤作用：作为涂擦剂外用对皮肤有发赤作用，使皮肤局部血管起反射性扩张，促进局部血液循环。但也有人认为，辣椒仅强烈刺激感觉神经末梢，引起温暖感，对血管则很少影响，高浓度也不发疱，故不能视为发赤剂。

⑦对循环系统的作用：辛辣物质可刺激人舌的味觉感受器，反射性地引起血压上升（特别是舒张压），对脉搏无明显影响。辣椒素或辣椒制剂对麻醉猫、犬静脉注射可引起短暂血压下降、心跳变慢及呼吸困难，此乃刺激肺及冠脉区的化学感受器或伸张感受器所引起。对离体豚鼠心房则有直接的兴奋作用，对大鼠后肢血管也有收缩作用。

⑧其他作用：辣椒及其活性成分辣椒素通过增强能量和脂质代谢可以减轻大鼠肥胖；辣椒具有催泪催嚏等作用。

【性味归经】辛，热。归心、脾经。

【功能主治】温中散寒，开胃消食。用于寒滞腹痛，呕吐，泻痢，冻疮，疥癣。

【用法用量】内服：入丸、散，1～3g。外用适量，煎水熏洗或捣敷。

【附注】其茎（辣椒梗）、根（辣椒头）亦供药用。其茎味辛，性热。具有除寒湿，逐冷痹，散瘀血之功。用于风湿冷痛，冻疮的治疗。根可治手足无力，肾囊肿胀。

槲寄生
Hujisheng

【来源】 为桑寄生科植物槲寄生 *Viscum coloratum*（Komar.）Nakai 的干燥带叶茎枝。冬季至次春采割，除去粗茎，切段，干燥，或蒸后干燥。

【原植物】 常绿寄生小灌木，高 30～60 cm。茎枝圆柱状，黄绿色或绿色，略带肉质，2～3 叉状分枝，分枝处膨大成节，节间长 5～10 cm。叶对生，生于枝端节上，无叶柄，叶片肥厚呈肉质，黄绿色，椭圆状披针形或倒披针形，长 3～7 cm，宽 7～15 mm，先端钝圆，基部楔形，全缘，有光泽；主脉 5 出，中间 3 条显著。花单性，雌雄异株，生于枝端 2 叶的中间，米黄色或近于肉色，无花梗；雄花 3～5 朵；苞片杯形，长约 2 mm；花被钟形，先端 4 裂，质厚；雄蕊 4 枚，花药多室，无花丝；雌花 1～3 朵，花被钟形，与子房合生，先端 4 裂，长约 1 mm；子房下位，1 室，无花柱，柱头头状。浆果球形，直径 6～7 mm，橙红色。花期 4～5 月，果期 9～10 月。（图片 A012－01，彩图见 452 页）

常寄生在枫柳、桑等树上。

【药材】 本品茎枝呈圆柱形，2～5 叉状分枝，长约 30 cm，直径 0.3～1 cm；表面黄绿色、金黄色或黄棕色，有纵皱纹；节膨大，节上有分枝或枝痕；体轻，质脆，易折断，断面不平坦，皮部黄色，木部色较浅，射线放射状，髓部常偏向一边。叶对生于枝梢，易脱落，无柄；叶片呈长椭圆状披针形，长 2～7 cm，宽 0.5～1.5 cm；先端钝圆，基部楔形，全缘；表面黄绿色，有细皱纹，主脉 5 出，中间 3 条明显；革质。浆果球形，皱缩。气微，味微苦，嚼之有黏性。

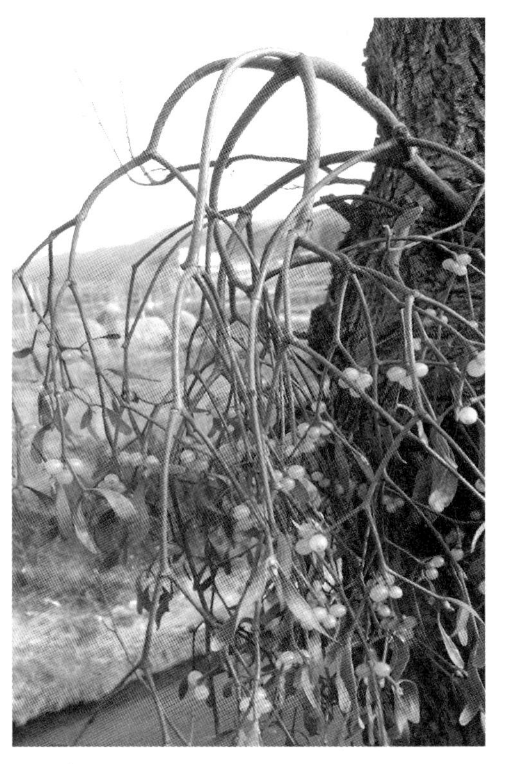

槲寄生

【化学成分】 含三萜类、黄酮类、生物碱、苷类、肽类、酚酸类、植物凝集素、甾醇类、多糖及矿物质等。主要有齐墩果酸（oleanolic acid）、β－香树脂醇（β－amyrin）、羽扇豆醇（lupeol）、白桦脂酸（betulinic acid）；鼠李秦素（rhamnazine）、高圣草素（homoeriodictyol）、槲寄生新苷（viscumneoside）Ⅰ～Ⅵ等；丁香苷、五加苷、鹅掌楸苷；槲寄生毒肽（viscotoxin）B2、槲寄生毒肽 B5、槲寄生毒肽 B7、槲寄生毒肽 B8、槲寄生毒肽 C1；原儿茶酸、咖啡酸、阿魏酸、琥珀酸等。

【药理作用】

①抗肿瘤作用：槲寄生抗肿瘤作用的有效成分被鉴定为植物凝血素、槲寄生毒肽、多糖、生物碱、多酚和黄酮类

化合物等。所含总生物碱按 50 mg/kg、70mg/kg 给动物注射，对 Lewis 肺癌、艾氏腹水癌（EAC）、肉瘤 S37、肉瘤 S-180、腹水网织细胞肉瘤（ARS）及白血病 L1210 均具有显著的抑制作用，且较明显的抑制 C57BL /6 小鼠 Lewis 肺癌肺转移。当用药量达到 90 mg/kg、120 mg/kg 时，对实体瘤及瘤性腹水都有明显抑制作用，能显著延长多瘤小鼠的寿命。槲寄生碱还对食管癌、胃癌、乳腺癌、肝癌细胞生长有显著的抑制作用；槲寄生总肽对人肺癌细胞 A549、人宫颈癌细胞 Hela、人脑瘤细胞 SF126 的 IC_{50} 值分别为：3.7 μg/mL、1.5 μg/mL、2.1 μg/mL；槲寄生毒肽 B_4 分别为 1.3 μg/mL、1.3 μg/mL、1.6 μg/mL；槲寄生毒肽 B_7 分别为：1.2μ g/mL、1.3 μg/mL、6.0 μg/mL。而对人胃癌细胞 BGC 效果不明显。

②对心血管系统的作用：槲寄生浓缩煎液对醋酸脱氧皮质酮（DOCA）盐性高血压大鼠的降压作用显著（$P<0.05$），对参与高血压发病机制的中枢脑腓肽系统的异常改变有双向调节作用；槲寄生短时降压成分为胆碱、乙酰胆碱、丙酰胆碱，持久降压成分为槲寄生毒肽（非纯品）；槲寄生对不同原因的心律失常作用有明显差别；整体动物模型实验和临床应用中均发现槲寄生有抗快速型心律失常作用，但对缓慢型心律失常无效。此外，槲寄生药理研究还证明具有降低心肌耗氧量，防治心肌梗死，增加冠脉流量，改善冠脉循环，增强心肌收缩力，改善心功能，抗血小板聚集，抗血栓形成，改善微循环等作用。

③降血糖作用：槲寄生的叶和枝干中含有水溶性的物质，可以直接刺激同源性 B 细胞分泌胰岛素，从而发挥降血糖作用。

④抗氧化作用：槲寄生提取液按 10 g/kg、20 g/kg 给老年大鼠连续灌胃 30d 后，明显提高 CAT、GSH-Px 活性，提高下丘脑 SOD 酶活性，降低脑组织丙二醛含量以及脑组织和肝脏脂褐质含量。

【性味归经】 苦，平。归肝、肾经。

【功能主治】 祛风湿，补肝肾，强筋骨，安胎。用于风湿痹痛，腰膝酸软，胎动不安。

【用法用量】 10～15 g；入散剂、浸酒或捣汁服。

蝙蝠葛
Bianfuge

【别　名】 蝙蝠藤。

【来　源】 为防己科植物蝙蝠葛 *Menispermum dauricum* DC. 的藤茎。8～11 月割取藤茎，晒干。

【原植物】 多年生缠绕草本，长达数米，全株近无毛。根茎长，较粗壮，黄褐色。小枝具纵条纹。叶互生，有长柄，楯形，基部心形，先端急尖，长达 6～12～15 cm，宽达 6～12～17 cm，上面绿色，下面色淡，嫩叶有微毛，以后平滑或于背面生黄绿色的毛茸。花腋生，形小，直径 3～4 mm，黄绿色，雌雄异株，雄花通常具萼 6 片，花瓣 6～9 片，雄蕊 20 枚左右；雌花通常具 3 个心皮。核果肾圆形，径 1 cm 左右，黑色。花期 5～6 月，果期 7～8 月。（图片 A029-02，彩图见 461 页）

生长在山坡、路旁、灌木丛中。

【药材】 本品呈圆柱形，直径 2～10 mm。表面黄棕色至黑棕色，有明显纵沟，节上有叶痕、侧枝痕或芽痕；质硬，折断面纤维性，皮部易剥落，木部导管孔

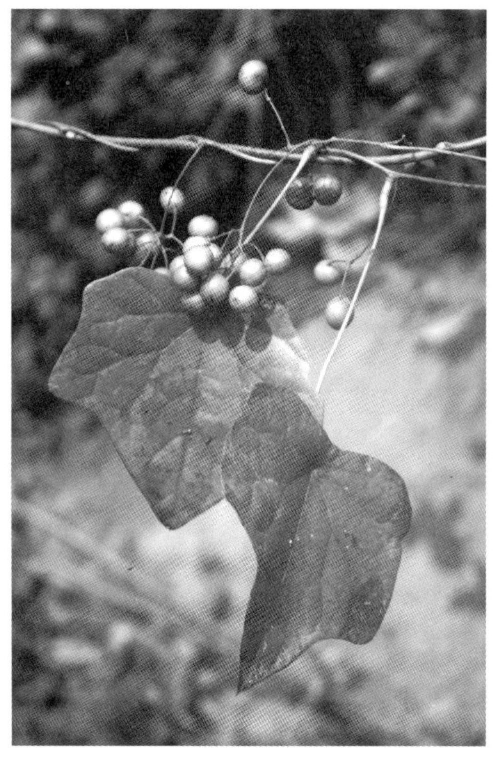

蝙蝠葛

明显，中央有髓。气微，味苦。

【化学成分】茎含生物碱、黄酮类、甾体、内酯、香豆素类、酚性成分、鞣质、油脂、蛋白质、氨基酸及糖类。主要有山豆根碱（dauricine）、汉防己碱（tetrandrine）、蝙蝠葛碱（menisperine）、木兰花碱（magnoflorine）。

叶含青藤碱（sinomenide）、双青藤碱、光千金藤碱（stepharine）、尖防已碱（acutumine）、去羟尖防已碱等。

【药理作用】茎叶的正丁醇提取物对细菌、酵母菌和真菌都有较明显的抑制作用。

【功能主治】用于腰痛，瘰疬。

【选方】

①腰痛：蝙蝠葛 60 g（老人用 90 g），酒煎服。

②胃痛腹胀：蝙蝠葛 6 ~ 9 g。水煎服。

③痢疾，肠炎：蝙蝠葛根 15 ~ 30 g。水煎服。

【附注】蝙蝠葛 *Menispermum dauricum* DC. 的根茎（北豆根）亦供药用。其味苦，性寒；有小毒。归肺、胃、大肠经。具有清热解毒，祛风止痛之功能。用于咽喉肿痛，肠炎痢疾，风湿痹痛等。

墨旱莲

Mohanlian

【别名】旱莲草。

【来源】为菊科植物鳢肠 *Eclipta prostrata* L. 的地上部分。花开时采割，晒干。

【原植物】一年生草本。茎直立或匍匐，高达 15 ~ 55 cm，被糙毛。叶对生，近无柄，线状矩圆形至披针形，长 4 ~ 10 cm，宽 0.8 ~ 2 cm，基部楔形，先端短尖或钝，全缘或稍具齿，叶两面密被白色粗毛。头状花序，腋生或顶生，具花梗；总苞绿色，卵形至阔钟形，苞片少数，2 列，被小粗毛；花托扁平，有线状鳞片，托上着生少数舌状花及多数管状花；舌状花雌性，约 2 列，狭线形，发育或不发育，白色，全缘或为 2 齿裂，子房椭圆形而扁，管状花两性，全发育；花冠 4 浅裂，裂片卵形，外被疏毛，雄蕊 4 枚，药围绕花柱四周；子房椭圆形而扁，花柱柱状，柱头 2 裂。瘦果黄黑色，长椭圆形而扁，长约 3 mm，顶端秃净。揉搓其茎叶有黑色汁液流出。花期 6 ~ 8 月，果期 9 ~ 11 月。（图片 A118 - 08，彩图见 496 页）

生长在田间、路边、河滩及阴湿地上。

【药材】茎呈圆柱形，有纵棱，直径

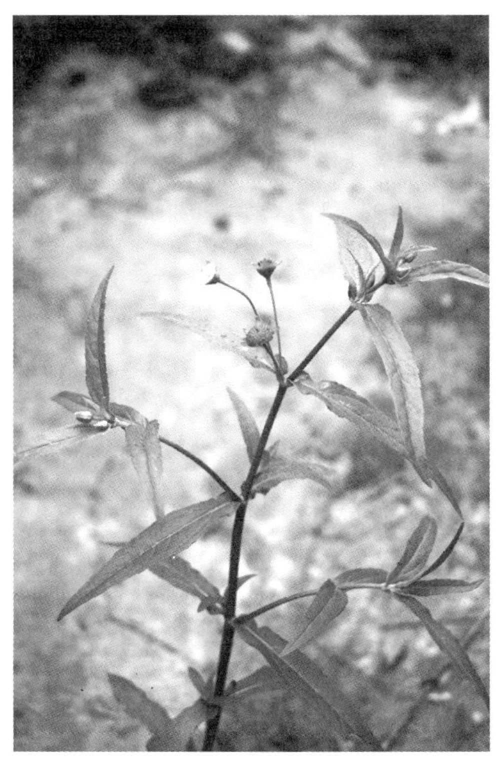

鳢 肠

2～5 mm；表面绿褐色或墨绿色。叶对生，近无柄，叶多卷曲或破碎，完整者展平后呈长披针形，全缘或具浅齿，墨绿色。头状花序直径2～6 mm。气微，味微咸。

【化学成分】含香豆草醚类、三萜皂苷类、噻吩类、黄酮类、鞣质、挥发油、甾体类、有机酸、酯等。主要有蟛蜞菊内酯（wedelolactone）、去甲蟛蜞菊内酯（demethylwedelolacton）、异去甲蟛蜞菊内酯（isodemethylwedelolacton）、去甲蟛蜞菊内酯葡萄糖苷（demethylwedelolactoneglucoside）；eclalbasaponins Ⅰ～Ⅺ、旱莲苷（ecliptasaponin）B、旱莲苷C、旱莲苷D、eclalbatin、α－香树脂醇(α－amyrin)、β 香树脂醇、齐墩果酸（oleanolic acid）、熊果酸（ursolic acid）、刺囊酸（echinocystic acid）；5－（丁烯－3－炔－1－基）2，2’－二联噻吩［5－（3－buten－1－ynyl）－2，2’－bithienyl］、α－三联噻吩（α－terthienyl）、α－醛基三聚噻吩（α－formylterthienyl）；槲皮素、木樨草素、芹菜素、蒙花苷；龙胆酸、吕宋果内酯等。

【药理作用】

①免疫抑制作用：墨旱莲乙酸乙酯提取物灌胃能显著抑制小鼠碳粒廓清率，降低脾指数；可显著提升氧化可的松致免疫功能低下小鼠的胸腺及脾指数，说明其并不降低免疫抑制小鼠的免疫功能，反而表现出对抗作用；对腹腔注射氢化可的松或环磷酰胺所致免疫抑制小鼠模型能显著提高免疫抑制小鼠的免疫脏器指数、溶血素水平及外周血T淋巴细胞CD4亚群比例，并显著增强机体迟发型超敏反应；研究证明，墨旱莲乙酸乙酯提取物可显著抑制正常小鼠的细胞免疫功能，而对于免疫功能低下模型鼠可显著促进细胞免疫功能，表明墨旱莲乙酸乙酯总提物对T淋巴细胞介导的细胞免疫具有一定的免疫调节作用。

②保肝作用：墨旱莲全草的50%乙醇提取物及乙酸乙酯提取物的水溶物能显著地抑制醋氨酚诱发的小鼠SALT、SAST升高，其中以乙酸乙酯提取物的效果最显著；墨旱莲的肝保护作用在5～20 g/kg范围内具有明显的剂量依赖性。墨旱莲三萜皂苷类化合物对肝星形细胞具有抗增值活性，而肝星形细胞在肝纤维化的发病机制中起着重要作用，因此，旱莲草具有治疗肝纤维化的潜在应用价值；墨旱莲叶水提取物具有显著降低高血脂小鼠的总胆固醇、三酰甘油、总蛋白和升高高密度脂蛋白胆固醇作用。

③止血作用：墨旱莲水煎剂对小鼠热盛胃出血模型均能明显地缩短凝血酶原时间、部分凝血活酶时间，升高血小

板数量和纤维蛋白原含量，减少胃黏膜出血点数。具有显著的止血作用。

④抗氧化作用：墨旱莲黄酮类提取物可显著增强小鼠血清 SOD、GSH－Px 活性，降低 MDA 含量；并可有效地清除羟自由基和超氧自由基；墨旱莲水煎剂对致衰老小鼠能显著增强 SOD、GSH－Px 的活性，降低 MDA 的含量。

⑤其他作用：墨旱莲提取液对短尾蝮蛇毒、蛇岛蝮蛇毒、白眉蝮蛇毒及尖吻蝮蛇毒引起的炎症和出血均有明显的抑制作用；墨旱莲乙醇提取物具有促进黑素合成及上调酪氨酸酶基因表达的作用，对白癜风色素恢复有较好应用和开发的前景。

【性味归经】甘、酸，寒。归肾、肝经。

【功能主治】滋补肝肾，凉血止血。用于牙齿松动，须发早白，眩晕耳鸣，腰膝酸软，阴虚血热、吐血，出血，尿血，血痢，崩漏下血，外伤出血。

【用法用量】10～15 g；外用适量，鲜品捣烂敷或搽患处。

【选方】

①热痢：旱莲草 30 g。水煎服。

②刀伤出血：鲜旱莲草捣烂，敷伤处；干者研末，撒伤处。

薤　白
Xiebai

【别名】薤根、小蒜。

【来源】为百合科植物小根蒜 *Allium macrostemon* Bge. 或薤 *Allium chinense* G. Don 的干燥鳞茎。夏、秋季采挖，洗净，除去须根，蒸透或置沸水中烫透，晒干。

【原植物】

①小根蒜：多年生草本，高达 70 cm。鳞茎近球形，外被白色膜质鳞皮。叶基生；叶片线形，长 20～40 cm，宽 3～4 mm，先端渐尖，基部鞘状，抱茎。花茎由叶丛中抽出，单一，直立，平滑无毛；伞形花序密而多花，近球形，顶生；花梗细，长约 2 cm；花被 6 片，长圆状披针形，淡紫粉红色或淡紫色；雄蕊 6 枚，长于花被，花丝细长；雌蕊 1 枚，子房上位，3 室，有 3 棱，花柱线形，细长。果为蒴果。花期 6～8 月，果期 7～9 月。（图片 A134－06，彩图见 504 页）

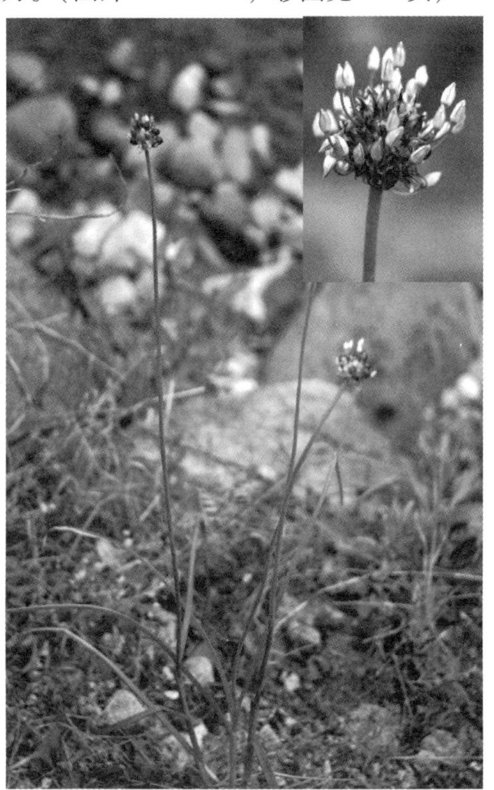

小根蒜

生长在耕地杂草中及山地较干燥处。

②薤：与上种近似。鳞茎长椭圆形，长 3～4 cm。叶片 2～4 片，半圆柱状线形，中空。伞形花序疏松；花被片圆形或长圆形。

生长在山地阴湿处。多栽培。

【药材】

①小根蒜：呈不规则卵圆形，高0.5～1.5cm，直径0.5～1.8cm。表面黄白色或淡黄棕色，皱缩，半透明，有类白色膜质鳞片包被，底部有突起的鳞茎盘。质硬，角质样。有蒜臭，味微辣。

②薤：呈略扁的长卵形，高1～3cm，直径0.3～1.2cm。表面淡黄棕色或棕褐色，具浅纵皱纹。质较软，断面可见鳞叶2～3层，嚼之黏牙。

【化学成分】含甾体皂苷、挥发油、酚酸类、核苷、氨基酸、多糖及微量元素等。主要有薤白苷（macrostemonoside）A～L、（25R）-26-O-β-D-吡喃葡萄糖-5α-呋甾-20（22）-烯-3β，26-二醇-3-O-β-D-吡喃葡萄糖基（1→2）［β-D-吡喃葡萄糖基（1→3）］-β-D-吡喃葡萄精基（1→4）-β-D-吡喃半乳糖苷、（25R）-26-O-β-D-吡喃葡萄糖基-5β-呋甾-20（22）-烯-3β，26-二醇-3-P-β-D-吡喃葡萄糖基（1→2）-β-D-吡喃半乳糖苷和异菝契皂苷元-3-O-D-吡喃葡萄糖基（1→2）-β-D-吡喃半乳糖苷；挥发油中主含噻吩、戊烯醛、烷烃化合物等；丁香苷（syringin）；腺苷（adenosine）、胸苷（thymidine）、前列腺素 A_1 和前列腺素 B_1 等。

【药理作用】

①解痉平喘作用：薤白提取物对磷酸组胺喷雾致喘豚鼠有明显的平喘作用；临床试验支气管患者口服单味薤白煎剂，最短5min起效，有效持续时间为30～120min，即时平喘的有效率为57%～78%，显效率21.4%～45%。

②抑菌作用：薤白纯水浸提液（2g/1mL）试管法对金黄色葡萄球菌、枯草芽孢杆菌、蜡状芽孢杆菌、大肠杆菌、绿脓杆菌、沙门菌有抑制作用；薤白浸提物具有较好的热稳定性；薤白水煎液对痢疾杆菌、金黄色葡萄球菌有抑制作用，300%水煎剂用试管稀释法，1:4对金黄色葡萄球菌、肺炎球菌有抑制作用，1:16对八叠球菌有抑制作用。

③抗氧化作用：原汁能显著提高大鼠血清超氧化物歧化酶（SOD）活性，抑制血清过氧化脂质LPO的形成，增加T淋巴细胞百分率；薤白多糖具有抗-OH和 O^{2-} 的双重功效，且呈剂量依赖关系。

④抗肿瘤作用：所含呋甾苷类及薤白皂苷C在25μg/mL的质量浓度下可以明显地抑制SF268和NCIH460肿瘤细胞的生长；薤白挥发油在体内外对S-180和H22肿瘤细胞的生长具有显著抑制作用。

【性味归经】辛、苦，温。归肺、胃、大肠经。

【功能主治】通阳散结，行气导滞。用于胸痹疼痛，痰饮咳喘，泄痢后重。

【用法用量】5～10g；或入丸、散。外用：捣敷或捣汁涂。

【选方】

①咽喉肿痛：薤白，醋捣，敷肿处。

②赤痢：薤白、黄柏适量。水煎服。

【附注】：其叶（薤叶）亦供药用；用于疥疮，煎汤洗或捣烂外敷。

薏苡仁
Yiyiren

【别名】草珠儿、菩提子。

【来源】为禾本科植物薏苡 *Coix lachryma-jobi* L. 或川谷 *Coix lachryma-jobi*

L. var. *mayuan* (Roman.) Stapf 的干燥成熟种仁。秋季果实成熟时采割植株，晒干，打下果实，再晒干，除去外壳、黄褐色外皮及杂质，收集种仁。

【原植物】一年草本。须根较粗，直径可达 3 mm。秆直立，高 1 ~ 1.5m，约具 10 节。叶片线状披针形，长达 30 cm，宽 1.5 ~ 3 cm，边缘粗糙，中脉粗厚，于背面凸起；叶鞘光滑，上部者短于节间；叶舌质硬，长约 1 mm。总状花序腋生成束；雌小穗位于花序之下部，外面包以骨质念珠状的总苞，总苞约与小穗等长；能育小穗第一颖下部膜质，上部厚纸质，先端钝；第二颖舟形，被包于第一颖中，先端厚纸质，渐尖；第二外稃短于第一外稃；内稃与外稃相似而较小，雄蕊 3 枚，退化；雌蕊具长花柱；不育小穗退化成长圆筒状的颖。雄小穗常 2 ~ 3 枚生于一节；无柄雄小穗第一颖扁平，两侧内折成脊而具不等宽之翼，先端钝，具多数脉；第二颖舟形，亦具多脉；外稃与内稃皆为薄膜质；雄蕊 3 枚；有柄雄小穗与无柄者相似，但较小或有更退化者。颖果外包坚硬的总苞，卵形或卵状球形。花期 7 ~ 9 月，果期 9 ~ 10 月。(图片 A124 - 03，彩图见 500 页)

多生长在屋旁、荒野、河边、溪涧或阴湿山谷中。

【药材】本品呈宽卵形或长椭圆形，长 4 ~ 8 mm，宽 3 ~ 6 mm，表面乳白色，光滑，偶尔有残存的黄褐色种皮；一端钝圆，另端较宽而微凹，有 1 个淡棕色点状种脐；背面圆凸，腹面有 1 条较宽而深的纵沟。质坚实，断面白色，粉性。气微，味微甜。

【化学成分】种仁含脂肪酸及酯、甾醇类、三萜类、生物碱、腺苷、多糖、挥发性物质及营养成分蛋白质、脂肪、维生素 B_1、氨基酸及矿物质等。主要有薏苡仁酯（coixrnolide）、α - 单亚麻酯（α - monolinolein）；阿魏酰豆甾醇、阿魏酰菜子甾醇；friedelin、isoarborinol；薏苡多糖 A、薏苡多糖 B、薏苡多糖 C；中性葡聚糖 1 ~ 7 和酸性多糖 CA - 1、酸性多糖 CA - 2 等。

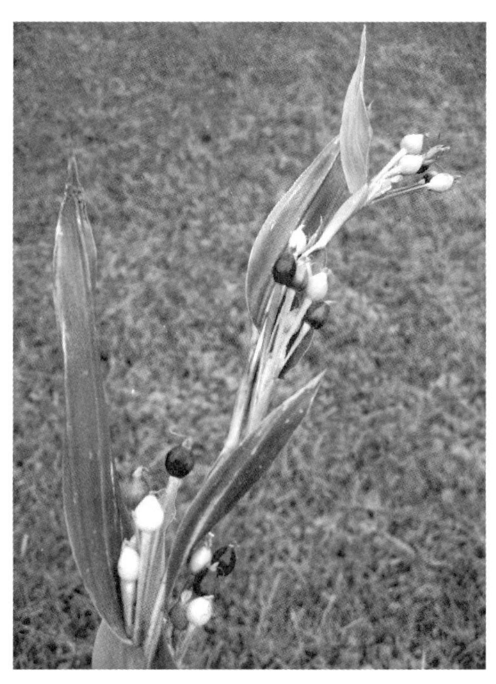

薏　苡

根含苯并恶嗪类、苯并恶唑类（薏苡素，亦称薏苡内酯）、茚类、木脂素类、酚类及醌类等。

【药理作用】

①镇痛抗炎作用：薏苡仁水提液腹腔注射有延长小鼠热痛反应潜伏期作用；给小鼠静脉注射薏苡仁油乳剂，可显著减轻大鼠的触痛和负重痛；薏苡仁 75% 乙醇提取物灌胃，具有明显的镇痛和抗炎作用。

②抗病毒活性：薏苡仁甲醇提取物对 Epstein - Barr 病毒早期抗原（EBV - EA）激活作用有强烈的抑制活性，分离出的活性成分之一 α - 单亚麻酯，当其浓

度为6. 2 μg/mL 时，可引起 80 % 的细胞被抑制。

③抗肿瘤和免疫调节作用：薏苡仁对腹水型肝癌、人鼻咽癌等有细胞毒活性，其主要活性成分为薏苡仁酯和薏苡仁多糖。对小鼠用薏苡仁油灌胃可剂量依赖性地促进荷瘤（肺癌 Lewis 细胞）小鼠脾淋巴细胞增殖，促进 NK 细胞活性和刀豆球蛋白诱导脾细胞产生白介素 -2，升高被环磷酰胺减少的荷瘤（肉瘤 LA_{795} 细胞小鼠）白细胞数；薏苡仁总提取物也具有免疫调节作用；薏苡仁水提液能显著拮抗环磷酰胺所致免疫功能低下小鼠的免疫器官重量减轻和白细胞数量减少，明显增加小鼠腹腔巨噬细胞的吞噬百分率及吞噬指数，显著增加血清溶血素含量。薏苡仁油具有免疫调节作用和抗劣性刺激的适应原样作用。

④降血糖作用：薏苡仁的乙醚提取物给兔经皮下注射，可使其血糖和血钙值降低；小鼠腹腔注射薏苡仁的水提取物，可显著降低血糖浓度，从此活性部位分得的薏苡多糖 A、薏苡多糖 B 和薏苡多糖 C 都能使正常小鼠和阿脲（alloxan）诱导的高血糖小鼠产生降低血糖的作用。

【性味归经】 甘、淡，凉。归脾、胃、肺经。

【功能主治】 健脾渗湿，除痹止泻，清热排脓。用于水肿，脚气，小便不利，湿痹拘挛，脾虚泄泻，肺痈，肠痈；扁平疣。

【用法用量】 10 ~ 30 g。

【选方】

①扁平疣：薏苡仁 50 g，煮熟后，加白糖服，每日 1 剂。

②糖尿病：薏苡仁煮粥食。

③水肿喘促：郁李仁 10 g（研磨取汁），薏苡仁 30 g，粳米 50 g，熬粥食。

④肝硬化腹水初起：薏苡仁 30 g，赤小豆 20 g，粳米 30 g，煮熟加白糖，早晚服。

【附注】 其根（薏苡根）、叶（薏苡叶）亦供药用。薏苡根，味苦甘，性寒。归脾、膀胱经。具有清热利湿，健脾，杀虫之功能。用于黄疸，水肿，淋病，疝气，经闭，带下，虫积腹痛。内服用量 10 ~ 15 g（鲜 30 ~ 60 g）。

糙　苏
Caosu

【来源】 为唇形科植物糙苏 *Phlomis umbrosa* Turcz 的干燥地上部分。夏、秋季采割，除去杂质，晒干。

【原植物】 多年生草本，高 30 ~ 100 cm。根粗壮，木质，略呈纺锤形。茎直立，多分枝，被白色长硬毛或有时上部被星状短柔毛。单叶对生，阔卵圆形，长 5 ~ 10 cm，宽 4 ~ 8 cm，先端短尖，基部心形，边缘有粗锯齿，两面有粗毛或星状毛；叶柄长 2 ~ 6 cm。轮伞花序；苞片披针形或狭披针形；萼筒长约 1 cm，先端有 5 个刺状齿；花冠白色或粉红色，2 唇形，长于萼筒，喉部之上密布多数白色茸毛或星状毛，上唇 2 裂，拱曲，下唇 3 裂，外面密生茸毛；雄蕊 4 枚；花柱单一，柱头 2 裂。小坚果卵圆形。花期 7 ~ 8 月，果熟期 9 ~ 10 月。

生长在海拔 1 000 m 以上的山坡林下或山谷阴湿处。

【化学成分】 根及地上部分主含萜类、苯丙素苷、酚酸类、氨基酸、甾醇类、油脂、挥发油、糖类等。主要有山栀苷甲酯（shanzhiside methyl ester）、8 -

乙酰基山栀苷甲酯、sesamoside、phloyoside Ⅰ~Ⅱ、糙苏苷（umbroside）、黄花香茶菜素（sculponeatin）A、黄花香茶菜素 C、齐墩果酸、熊果酸、马斯里酸（maslinic acid）、委陵菜酸（tormentic acid）；Forsythoside B、4－羟甲基－2－糠醛（4－hydroxy－methyl－furaldehyde）等。

【药理作用】糙苏叶、花和种子挥发油对—OH 自由基有显著的清除作用；对大肠杆菌、肺炎球菌等有显著的抑制作用。

【性味归经】辛、涩，平。归肺经。

【功能主治】散风，解毒，止咳，祛痰。用于防治感冒，慢性支气管炎，疖肿。

【用法用量】10~15 g。

【选方】无名肿毒：糙苏 10 g，水煎服。

壁　虎

Bihu

【别名】爬墙虎、守宫。

【来源】为壁虎科动物无蹼壁虎 *Gekko swinhoana* Günther 或其他数种壁虎的干燥全体。夏、秋季捕捉。捕后摔死，晒干或低温干燥。

【原动物】全长约 12 cm，体与尾几等长。头扁宽；吻斜扁，比眼径长；鼻孔近吻端；耳孔小，卵圆形；吻鳞达鼻孔，其直后方有 3 片较大的鳞。头、体的背面覆以细鳞，枕部有少数较大之圆鳞，躯干部圆鳞交错成 12~14 纵行；胸腹鳞较大，成覆瓦状；尾背面的鳞多少排列成环状，每隔 9~10 排为一排整齐而略大之鳞。尾腹面中央的 1 纵排鳞较宽。指、趾间无蹼迹；指、趾膨大，底部具有单行褶襞皮瓣；除第 1 指、趾外，末端均有小爪。尾基部较宽厚。体背灰棕色；躯干背面常有 5~6 条深宽纹；四肢及尾部有深色横纹。尾易断，能再生。（图片 ZC14－01，彩图见 509 页）

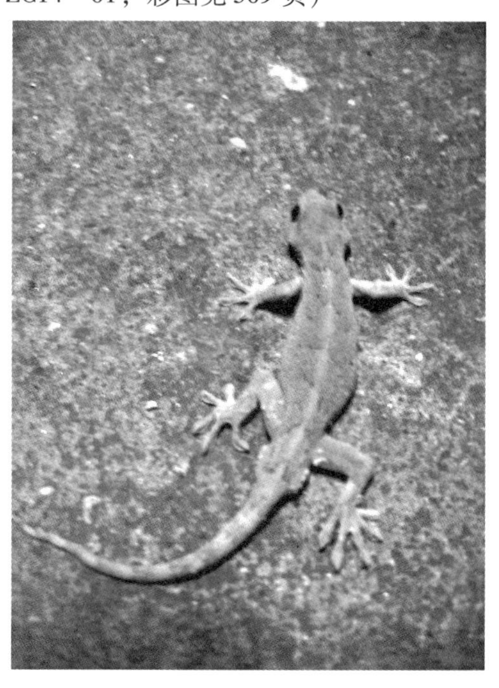

无蹼壁虎

喜栖于壁间、檐下等隐僻处，夜间出入于天花板及墙壁上，捕食蚊、蝇等昆虫。

【性状】呈扁平条状，全体长 10~12 cm。头椭圆形，有眼 1 对，头、背面黑褐色或黑灰色，具疣或无疣，被以细鳞。胸、腹面黄白色，被以较大的鳞片。尾部细长，几与体等长。指、趾间有蹼迹或无蹼迹。气微，味腥。

【化学成分】含有与马蜂毒相似的有毒物质及组胺类、蛋白质、氨基酸、脂肪、多糖、维生素 C、维生素 D 和多种微量元素等。

【药理作用】壁虎粉可通过抑制气道炎症，促进 EOS 凋亡等途径发挥平喘作用；壁虎的水提取液体外试验能抑制人体肝癌细胞的呼吸；鲜无蹼壁虎抗肿瘤活性成分脂质体对 CT－26 肿瘤细胞有明显的抑制作用；干、鲜壁虎均可抑制小鼠 S－180 肉瘤的生长，且抑瘤作用相近；鲜壁虎液在体外能诱导 C6 胶质瘤细胞凋亡，抑制细胞增殖；体外实验显示壁虎多糖具有良好抑制 H22 细胞的增殖作用；然而体内实验中，壁虎多糖与模型组比较无统计学差异，壁虎多糖是否是抗肝癌有效成分有待进一步研究。

急性毒性实验表明干、鲜壁虎常规临床用量安全可靠。

【性味】 咸，寒；有小毒。归心、肝经。

【功能主治】 祛风定惊，散结解毒。用于中风瘫痪，风疾惊痫，瘰疬恶疮。

【用法用量】 3～6 g，多入丸散，或焙干研末冲服；鲜用捣汁或泡酒服。外用，研末调敷。

檵　花
Jihua

【别名】 纸末花、满山白。

【来源】 为金缕梅科植物檵木 *Loropetalum chinense*（R. Brown）Oliv. 的花。春季花初开时采，鲜用或晒干。

【原植物】 灌木或小乔木，高 2～6 m。小枝有褐锈色星状毛。单叶互生，革质，卵形，长 2～5 cm，宽 1.5～2.5 cm，先端锐尖，基部偏斜，全缘，上面叶脉下陷，下面突起，背面密被星状柔毛；叶柄长 2～5 mm，有毛。花两性，3～8 朵簇生；苞片线形，长 3 mm；萼筒有星状毛，萼 4 齿；花瓣 4 片，淡黄白色，条形，长 1～2 cm；雄蕊 4 枚，花丝短，药隔伸出如刺，花药裂瓣内卷与药隔相接成 4 假室；退化雄蕊鳞片状，与发育雄蕊互生；雌蕊子房半下位，2 室，花柱 2 个，极短。蒴果球形木质，褐色，密生星状毛，顶端开裂，有 2 种子。种子长卵形，长 4～5 mm，白色，稍有光泽。花期 3～4 月，果期 8～9 月。（图片 A039－01，彩图见 465 页）

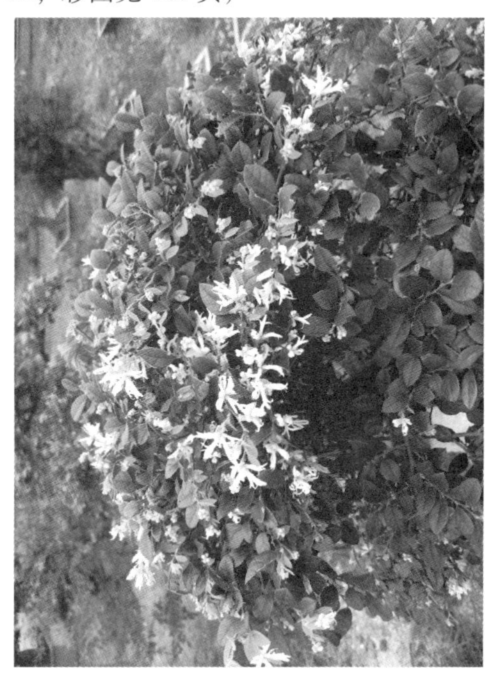

檵　木

生长在多石山坡、疏林下或灌木丛中。

【化学成分】 花、叶主含黄酮类、香豆素类、鞣质等。主要有黄芪苷－2″－O－没食子酸酯（astragalin－2″－O－gallate）、黄芪苷－6″－O－没食子酸酯（astragalin－6″－O－gallate）、黄芪苷－2″，6″－二－O－没食子酸酯（astragalin－2″，6″－di－O－gallate）、八没食子酰葡萄糖（octagalloyl－glucose）、六没食子酰葡萄糖（hexagalloyl－glucose）、七没食子酰葡萄糖（heptagalloyl－glucose）和木犀草素（luteolin）。

【药理作用】叶的水煎液在试管内对链球菌、葡萄球菌、伤寒及大肠杆菌等均有较强抑制作用。

【性味归经】微甘、涩，平。归肺、脾、胃、大肠经。

【功能主治】清暑解热，止咳，止血。用于咳嗽，咯血，遗精，鼻出血，外伤出血。

【用法用量】9～12 g。

【选方】

①鼻出血：檵花 12 g，水煎服。

②暑泻：檵木叶 20 g，水煎服。

③外伤出血：檵木叶 30 g，捣烂敷患处。

④咳血：檵木根 120 g，水煎服。

【附注】其根（檵木根）、叶（檵木叶）亦供药用。檵木根味苦涩，性温。归肝、胃、大肠、肾经。用于血瘀经闭，跌打损伤，慢性关节炎，外伤出血。内服用量 10～15 g。

檵木叶：味甘、苦，性凉。有清热止泻，活血止血之功能。用于暑热泻痢，创伤出血。内服用量 15～30 g；外用适量，捣敷、煎水洗或含漱。

瞿　麦
Qumai

【来源】为石竹科植物瞿麦 *Dianthus superbus* L. 或石竹 *Dianthus chinensis* L. 的干燥地上部分。夏、秋季花果期采割，除去杂质，干燥。

【原植物】

①瞿麦：多年生草本，高 25～60 cm。茎丛生，直立，无毛，上部叉状分枝，节明显。叶互生，线形或线状披针形，长 2～7 cm，宽 2～6 mm，先端渐尖，基部成短鞘状包茎，全缘，两面均无毛。花单生或数朵集成稀疏歧式分枝的圆锥花序；花梗长达 4 cm；小苞片 4～6 枚，排成 2～3 轮；花萼圆筒形，长达 4 cm，先端5 裂，裂片披针形，边缘膜质，有细毛；花瓣 5 片，淡红色、白色或淡紫红色，先端深裂成细线条，基部有须毛；雄蕊 10 枚；子房上位，1 室，花柱 2 个，细长。蒴果长圆形，包在宿存的萼内。花期 6～7 月，果熟期 7～8 月。（图片 A023－02，彩图见 457 页）

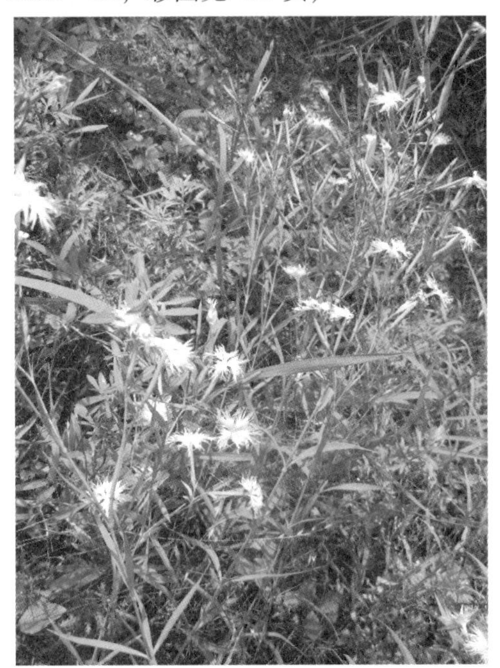

瞿　麦

生长在山坡灌丛、草地或石缝中。

②石竹：外形与上种相似，主要区别为苞片卵形，叶状，开张，长为萼筒的 1/2，先端尾状渐尖；萼筒长 2～2.5 cm，裂片阔披针形；花瓣通常紫红色，先端浅裂成锯齿状。花期 5～8 月，果熟期 6～9 月。（图片 A023－03，彩图见 457 页）

生长在向阳山坡草地、灌丛或石缝中。

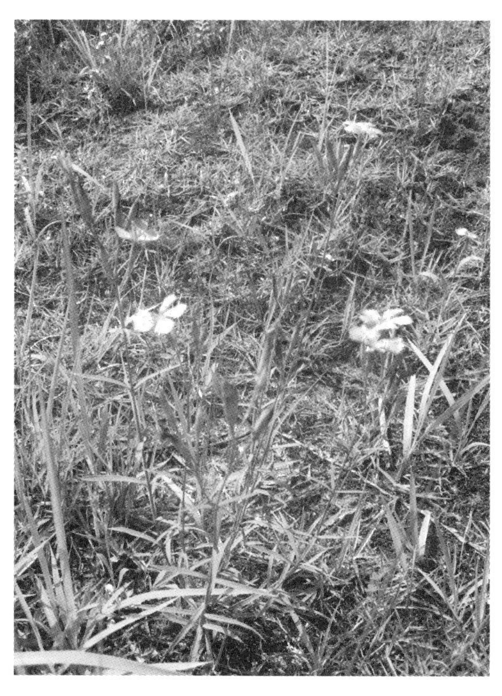

石 竹

【药材】

①瞿麦：茎圆柱形，上部有分枝，长30～60 cm；表面淡绿色或黄绿色，光滑无毛，节明显，略膨大，断面中空。叶对生，多皱缩，展平叶片呈条形至条状披针形。枝端具花及果实，花萼筒状，长2.7～3.7 cm；苞片4～6枚，宽卵形，长约为萼筒的1/4；花瓣棕紫色或棕黄色，卷曲，先端深裂成丝状。蒴果长筒形，与宿萼等长。种子细小，多数。气微，味淡。

②石竹：萼筒长1.4～1.8 cm，苞片长约为萼筒的1/2；花瓣先端浅齿裂。

【化学成分】瞿麦含蒽醌类、挥发油、酸酯类、甾醇类等。主要有大黄素甲醚（physcion）、大黄素（emodin）、大黄素－8－O－葡萄糖苷（emodin－8－O－glucoside）；3，4－二羟基苯甲酸甲酯（methyl－3，4－dihydroxybenzoate）、3－(3′，4′－二羟基苯基）丙酸甲酯；β－谷甾醇苷（β－sitosterol－3－O－glucoside）等。

【药理作用】瞿麦对妊娠小鼠抗生育实验、遗传毒理学实验表明：瞿麦10 g/kg、15 g/kg、30 g/kg对着床期、早期妊娠有较显著的致流产，死胎的作用，15 g/kg、30 g/kg对中期妊娠均有较显著的致流产、死胎的作用，且随剂量增加其作用增强，部分胚胎坏死吸收。瞿麦上述剂量无遗传毒性作用。瞿麦醇提取物有兴奋子宫平滑肌作用，以乙醇提取物更为敏感。瞿麦与前列腺素 E_2 合用可以产生协同作用。瞿麦中来源石竹类药材均具有较强的利尿作用，而瞿麦类药材利尿作用不明显。瞿麦无降压作用；溶血作用较桔梗弱。

【性味归经】苦，寒。归心、小肠经。

【功能主治】利尿通淋，破血通经。用于热淋，血淋，石淋，小便不通，淋沥涩痛，月经闭止。

【用法用量】10～15 g；或入丸、散。外用，研末调敷。

藿 香
Huoxiang

【别名】土藿香。

【来源】为唇形科植物藿香 *Agastache rugosa*（Fisch. et. Mey.）O. Ktze. 的干燥地上部分。夏、秋季枝叶茂盛或花初开时采割，阴干，或趁鲜切段阴干。

【原植物】多年生芳香草本，高50～150 cm。茎直立，四棱形，略被短毛或近无毛。叶对生；椭圆状卵形或卵形，长2～8 cm，宽1～5 cm，先端锐尖或短渐尖，基部圆形或略带心形，边缘具不整齐的钝锯齿，齿圆形；上面无毛或近无毛，散生透明腺点，下面被短柔毛；叶柄长1～4 cm。轮伞花序聚成顶生的总状花序；苞片大，阔线形或披针形，被微柔毛；萼5裂，裂片三角形，具纵脉及腺点；花冠唇形，紫色或白色，长约8 mm，上唇四方形或卵形，先端微凹，下唇3裂，两侧裂片短，中间裂片扇形，边缘有波状细齿，花冠外被细柔毛；雄蕊4枚，2枚强，伸出花冠管外；子房4深裂，花柱着生于子房底部中央，伸出花外，柱头2裂。小坚果倒卵状三棱形。花期6～9月，果熟期8～10月。（图片A102－02，彩图见484页）

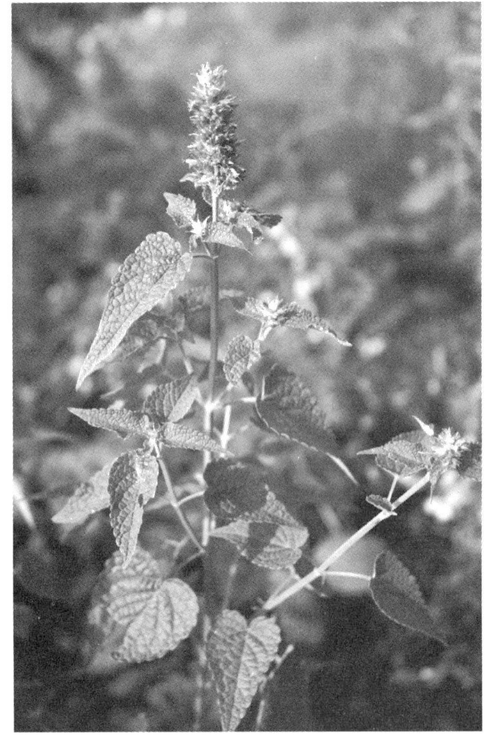

藿　香

生长在山沟、林缘或路旁；多栽培于菜园或宅旁。

【药材】干燥全草长60～90 cm。茎略呈方形，表面灰褐色、灰黄色或带红棕色，被柔毛，髓部白色。叶皱缩而破碎，纸质，灰绿色、灰褐色或浅棕褐色，边缘具大小不规则的钝齿。具特异香气，味微苦。

【化学成分】藿香含黄酮类、挥发油、萜类、微量元素等。主要有刺槐素（acacetin）、椴树素（tilianin）、蒙花甙（linarin）、藿香甙（agastachoside）、异藿香甙（isoagastachoside）、藿香精（agastachin）；挥发油主要成分为甲基胡椒酚（methylchavicol）等。

根主含山楂酸（maslinic acid）、齐墩果酸（oleanolic acid）、3－乙酰基齐墩果醛（3－O－acetyl oleanolic aldehvde）、刺槐素（acacetin）、椴树素（tilianin）、藿香甙（agastachoside）、去氢藿香酚（dehydroagastol）等。

【药理作用】藿香挥发油能促进胃液分泌，提高消化能力，对胃肠道有解痉作用。藿香中的二萜类成分（如去氢藿香酚等）具有弱的抗真菌活性；且具有细胞毒活性。藿香的乙醚、醇、水的浸出液在体外对同心性毛癣菌等15种真菌具有弱的抗菌作用；藿香水煎剂31mg/mL能杀死钩端螺旋体。

【性味】辛，微温。归脾、胃、肺经。

【功能主治】祛暑解表，化湿和胃。用于暑湿感冒，寒热头痛，腹痛吐泻。鲜藿香主用于解暑。

【用法用量】6～12 g；或灭段入丸、散。外用：煎水含漱；或煅烧存性研末调敷。

【附注】其根（藿香根）亦供药用。用于霍乱吐泻，血气痛，发表。

糯米藤
Nuomiteng

【别名】糯米草。

【来源】为荨麻科植物糯米团 *Nemorialis hirta*（Bl.）Wedd. 的干燥带根全草。全年可采。

【原植物】多年生草本。主根粗肥，圆锥形。茎斜上或平卧，常分枝，有短毛。叶对生，卵圆形或椭圆状披针形，长3.5～7cm，宽1～2cm，先端钝尖或渐尖，基部圆形至近心形，全缘，基脉3出，网脉在叶背者明显，有刚毛，上面粗糙，或有刚毛；无柄或有短柄；托叶阔卵形。花小，单性，雌雄同株，簇生于叶腋，黄绿色或淡绿色；雄花被裂片3～5个，在蕾中镊合状排列，裂片急内弯，背部有横摺，形成一环，环上有刚毛，雄蕊5枚；雌花花萼筒状，柱头钻形。瘦果阔卵形，先端尖，纵棱突起，黑色，光滑。花期7～9月，果熟期9～10月。（图片A009－01，彩图见452页）

生长在溪旁或林下草地。

【药材】根较粗壮，肉质，圆锥形，有支根；表面浅红棕色；不易折断，断面略粗糙，呈浅棕黄色。茎黄褐色。叶多破碎，暗绿色，粗糙有毛。气微，味淡。

【性味】甘、苦，凉。

【功能主治】清热解毒，健脾，止血。治疔疮，痢疾，妇女白带，吐血，外伤出血。

【用法用量】6～15g（鲜者30～90g）；外用适量，捣敷。

【选方】

①湿热白带：鲜糯米藤全草30～60g，水煎服。

②血管神经性水肿：鲜糯米团根，加食盐捣烂外敷局部，日换药2次。

③痢疾，痛经：糯米藤6～10g，水煎服。

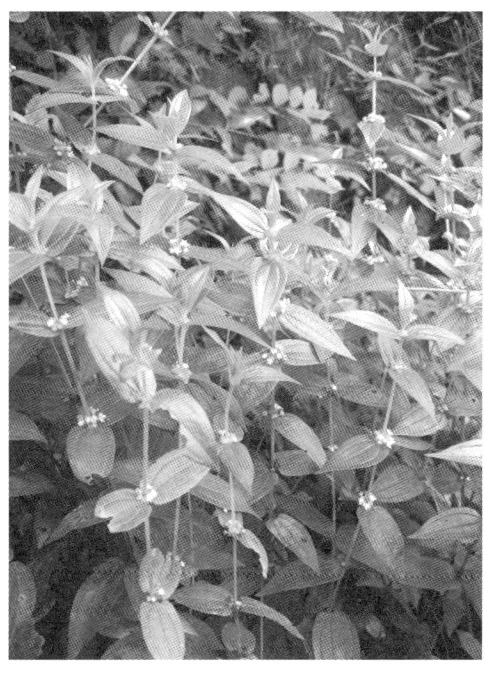

糯米团

参考文献

[1] 江苏新医学院. 中药大辞典 [M]. 上海: 上海科学技术出版社. 1977.

[2] 国家药典委员会. 中华人民共和国药典 (2005 年版一部) [M]. 北京: 化学工业出版社. 2005.

[3] 河南省食品药品监督管理局. 河南省中药饮片炮制规范 (2005 年版) [M]. 郑州: 河南人民出版社. 2005.

[4]《全国中草药汇编》编写组. 全国中草药汇编 (上、下) [M]. 北京: 人民卫生出版社. 1975－1978.

[5] 中国科学院中国植物志编辑委员会. 中国植物志 [M]. 北京: 科学出版社 (中国数字植物标本馆 http://www.cvh.org.cn).

[6] 中国科学院植物研究所. 中国高等植物图鉴 (1～5) [M]. 北京: 科学出版社, 1972－1976.

[7] 丁宝章, 王遂义. 河南植物志 (1～4) [M]. 郑州: 河南科学技术出版社, 1988－1998.

[8] 武汉植物研究所. 湖北植物志 (1～4) [M]. 武汉: 湖北科学技术出版社, 2001－2002.

[9] 訾兴中, 张定成. 大别山植物志 [M]. 北京: 中国林业出版社, 2006.

[10] 中国知网. http://www.cnki.net; 中国学术文献网络出版总库 http://epub.cnki.net.

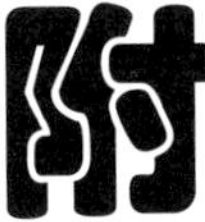 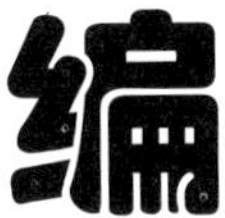

附　编

附编目次

附编Ⅰ　正文未收药用植物名录(一)藻菌苔藓类 ……………………… 382
附编Ⅱ　正文未收药用植物名录(二)蕨类植物 ……………………… 385
附编Ⅲ　正文未收药用植物名录(三)种子植物 ……………………… 387
附编Ⅳ　正文未收药用动物名录 ………………………………… 411
附编Ⅴ　正文未收药用矿物及其他加工类名录 ……………………… 416

附编 I

正文未收药用植物名录(一)
藻菌苔藓类 (按中文科名笔画排序)

科 别	物种名称	学 名	药用部位
马勃科	马勃	*Calvatia cyathiformis*(Bosc.) Morg.	子实体
马勃科	网纹马勃	*Lycoperdon perlatum* Pers.	子实体
马勃科	小灰包	*Lycoperdon pusillum* Bat - xch ex Pers.	子实体
双星藻科	水绵	*Spirogyra communis*(Hass) Kiitz	丝状体
木耳科	木耳	*Auricularia aurieula*(L. exHoor) underw.	子实体
木耳科	毛木耳	*Auricularia polytricha* (Mont.) Sacc.	子实体
牛毛藓科	黄牛毛藓	*Ditrichum pallidum* (Hedw.)	全草
牛肝菌科	美味牛肝菌	*Boletus edulis* Bull. ex Fr.	子实体
牛肝菌科	黄粉牛肝菌	*Pulveroboletus ravenelii* (Berk et Curt.) Murr.	子实体
牛肝菌科	松塔牛肝菌	*Strobilomyces floclopus* (Vahl. ex Fr.) Karst.	子实体
牛肝菌科	点柄黏盖牛肝菌	*Suillus granulatus* (L. ex Fr.) Kuntae	子实体
牛肝菌科	褐环乳牛肝菌	*Suillus luteus* (L. ex Fr.) Gtay	子实体
白蘑科	雷丸	*Omphalia lapidescens* Schroet.	菌核
石蕊科	东方衣	*Stereoculon paschle* Hoffm.	地衣体
石蕊科	石蕊	*Ciadonia rangiferina* Web.	全株
石蕊科	千层石蕊	*Cladonea verticillata* Hoffm.	全草
伞菌科	野磨菇	*Agaricus arvensis* Schaeff. ex Fr	子实体
伞菌科	磨菇	*Agaricus bisporux*(Lange.) Sing.	子实体
伞菌科	香菇	*Lentinus edodes*(Berk.) sing.	子实体
伞菌科	金顶菇	*Plenrotus citrinopileatus* Sing.	子实体
光柄菇科	草菇	*Volvariella volvacea*(Bull. ex Fr.) Sing	子实体
地星科	尖顶地星	*Geastrnm tripex* (Jungh.) Fisch	子实体
地钱科	地梭罗	*Marchantea polymorpha* L.	全草
多孔菌科	树舌	*Ganoderma applanatum* (Pers. ex Gary.) Pat.	子实体
多孔菌科	桦褶孔菌	*Lenaetes berulina*(L.) Fr.	子实体
多孔菌科	针层孔	*Phellinus igniarius* (L. ex Fr.) Quel	子实体
多孔菌科	云芝	*Polysricrus versicolor* (L.) Fr.	子实体
多孔菌科	硫黄菌	*Tyromyces sulphureus* (Bull. ex Fr.) Donk.	子实体
灰藓科	鳞叶藓	*Taxiphyllum taxiramenum* (Mitt.) Fleisch.	全草
红菇科	松乳菇	*Lactarius deliciosus*(L. ex Fr.) Gray	子实体

续表

科　别	物种名称	学　名	药用部位
红菇科	环纹苦乳菇	*Lactarius insulsux* (Fr.) Fr.	子实体
红菇科	白乳菇	*Lactarius piperatus*(L. ex Fr.)Gray	子实体
红菇科	多汗乳菇	*Lactarius Volemus* Fr.	子实体
红菇科	大红菇	*Russula alutcea*(Pers.) Fr.	子实体
红菇科	淡绿菇	*Russula crustosa* Pk.	子实体
红菇科	密褶黑红菇	*Russula densifolia* (Secr.) Gill.	子实体
红菇科	臭黄菇	*Russula foetens* (Pers.) Fr.	子实体
红菇科	红菇	*Russula lepida* Fr.	子实体
红菇科	绒紫红菇	*Russul mariat* Peck.	子实体
红菇科	稀褶黑菇	*Russula nigricans* (Ball.) Fr.	子实体
红菇科	米黄菇	*Russula pectenata* (Bull.) Fr.	子实体
红菇科	点柄臭黄菇	*Russula senecis* Lmai	子实体
红菇科	绿菇	*Russula virescens* (Schaeff.) Fr.	子实体
羊肚菌科	粗柄羊肚菌	*Morehella crassipes*(Vent.)Pers	子实体
肉坐菌科	竹黄	*Shiraia bambusiola* Henn.	子座
鸡油菌科	金黄喇叭菌	*Cantharellus aureus* Berk. ex Curt.	子实体
鸡油菌科	鸡油菌	*Cantharellus cibarius* Fr.	子实体
鸡油菌科	小鸡油菌	*Cantharellus minor* Peck	子实体
麦角科	麦角菌	*Claviceps purpurea* (Fr.) Tulasne	菌核
麦角菌科	大蝉草	*Cordyceps cicadae* Shing	子座及虫体
麦角菌科	亚香棒虫草	*Cordyceps hawkesii* Gray	子座及虫体
念珠藻科	葛仙米	*Nostoc commune* Vauch	藻体
松萝科	长松萝	*Usnea longissima* Ach.	全草
松萝科	破茎松萝	*Usnea diffracta* Vain.	全草
轮藻科	普生轮藻	*Chara vulgaris* Linnaeus	全体
金发藓科	大金发藓	*Polytrichum commune* Hedw.	全草
鬼伞科	墨汁鬼伞	*Copriuus atramentarius* (Bull.) Fr.	子实体
鬼伞科	毛头鬼伞	*Copriuus comatus* (Muell. ex Fr.)S. F. Gray.	子实体
鬼伞科	粪鬼伞	*Copriuus sterquilinus* Fr.	子实体
鬼笔科	白鬼笔	*Phallus impudicus* L.	子实体
鬼笔科	长裙竹荪	*Phallus indusiata* (Venr. ex Pers.) Fisch.	子实体
鬼笔科	红鬼笔	*Phallus rubicundus* (Bosc.) Fr.	子实体
桩菇科	卷边桩菇	*Paxillux invcltus* (Batsch. ex Fr.)Fr.	子实体
脐衣科	石耳	*Gyrophora esculenta* Miyoshi	子实体
梅花衣科	藻纹梅花衣	*Parmelia saxatelis* Ach.	全体
蛇苔科	蛇苔	*Conocephalum conicum* (L.) Dumort.	全株

续表

科　别	物种名称	学　名	药用部位
银耳科	茶耳	*Tremella foliacea* Pers. ex Fr.	子实体
银耳科	银耳	*Tremella fuciformis* Berk.	子实体
提灯藓科	尖叶提灯藓	*Mnium cuspidatum* Hedw.	全草
硬皮马勃科	豆包菌	*Pisolithus tinctrius* (Pers.) Coker et Couch	子实体
硬皮马勃科	大孢硬皮马勃	*Scleroderma bovista* Fr.	子实体
硬皮地星科	硬皮地星	*Astraeus hygrometricjs* (Pers.) Morg.	子实体
葫芦藓科	葫芦藓	*Funaria hygrometrica* Hedw.	全草
黑粉科	麦奴	*Ustilago nuda* (Jens.) Rostr.	菌瘿
黑粉菌科	粟粒黑穗菌	*Ustilago crameri* Koern.	菌瘿
黑粉菌科	玉米黑粉	*Ustilago maydis* (DC.) Corda	孢子堆

附编Ⅱ

正文未收药用植物名录(二)
蕨类植物 (按中文科名笔画排序)

科 别	物种名称	学 名	药用部位
中国蕨科	粉背蕨	*Aleuritopteris argentea*(Gmel.)Fée	全草
中国蕨科	无根粉背蕨	*Aleuritopteris argentea*(Gmel.)Fée ver. *Obscoura*(Christ)Ching	全草
中国蕨科	野鸡尾	*Onychium japonicum* (Thunb.) Kunze	全草
乌毛蕨科	狗脊蕨	*Woodwardia japonica* (L.f.)Sm.	根状茎
乌毛蕨科	单芽狗脊蕨	*Woodwardia unigemmata* (Makino) Nakai	根状茎
凤尾蕨科	蕨	*Pteridium aquilinum* (L.) Kubn var. *latiusculum* (Desv.) Underw.	嫩叶
凤尾蕨科	狭叶凤尾蕨	*Pteris henryi* Christ	全草
凤尾蕨科	凤尾草	*Pteris multifida* Poir.	全草或根
凤尾蕨科	凤尾蕨	*Pteris nervosa* Thunb.	全草
凤尾蕨科	半边旗	*Pteris semipimmata* L.	全草
凤尾蕨科	蜈蚣草	*Pteris vittata* L.	全草
木贼科	问荆	*Equisetum aruense* L.	全草
木贼科	草问荆	*Equisetum pratense* Ehrh.	全草
水龙骨科	伏石蕨	*Lemmaphyllum microphyllum* Presl	全草
水龙骨科	抱石莲	*Lepidogrammitis drymoglossoides* (Bak.) Ching	全草
水龙骨科	两色瓦韦	*Lepisorus bicolor* (Takede) Ching	全草
水龙骨科	扭瓦韦	*Lepisorus contortus* (Christ) Ching	全草
水龙骨科	大瓦韦	*Lepisorus macrosphaerus* (Bak.)Ching	全草
水龙骨科	瓦韦	*Lepisorus thunbergianus* (Kaulf.) Ching	全草
水龙骨科	江南星蕨	*Microsorium fortunei* (Moore) Ching	全草
水龙骨科	盾蕨	*Neolepisorus oveatus* (Bedd.) Ching	全草
水龙骨科	金鸡脚	*Phymatopsis hastata* (Thunb.) Kitag.	全草
水龙骨科	友水龙骨	*Polypodium amoenum* Wall.	根茎
水龙骨科	相异石韦	*Pyrrosia assimilis* (Bak.)Ching	全草
水龙骨科	毡毛石韦	*Pyrrosin drakeana* (Franch.) Ching	全草
水龙骨科	石蕨	*Saxiglossum angustissimum* (Gies) Ching	全草
石松科	铺地蜈蚣	*Lycopodium cernnum* L.	全草
石松科	石松	*Lycopodium clavatum* L.	全草
石松科	地刷子石松	*Lycopodium complanatum* L.	全草

续表

科　别	物种名称	学　名	药用部位
石松科	玉柏	*Lycopodium obscurum* L.	全草
阴地蕨科	蕨萁	*Botrychium virginianum* (L.) Sw.	全草
阴地蕨科	阴地蕨	*Botrychium etrnatum* (Thunb.) Sweet.	全草
卷柏科	蔓生卷柏	*Selaginella daridii* Franch. r	全草
卷柏科	兖州卷柏	*Selaginella involvens* (Sw.) Spring	全草
卷柏科	伏地卷柏	*Selaginella nipponica* Franch. Et Sav.	全草
岩蕨科	耳羽岩蕨	*Woodsia Polystichoides* Eaton	根茎
苹科	苹	*Marsilea quadrifolia* L.	全草
金星蕨科	披针新月蕨	*Abacopteris penangiana* (Hook.) Ching	根茎及全草
金星蕨科	肿足蕨	*Hypodematium crenatum* (Forsk.) Kuhn	全草
金星蕨科	金星蕨	*Parathelypteris glanduligera* (Kze.) Ching	叶
金星蕨科	延羽卵果蕨	*Phegopteris decursive – pinnata* Fée	根茎
铁角蕨科	虎尾铁角蕨	*Asplenium incisum* Thunb.	全草
铁角蕨科	北京铁角蕨	*Asplenium pekinense* Hance	全草
铁角蕨科	长叶铁角蕨	*Asplenium Prolongatum* Hook.	全草
铁角蕨科	铁角蕨	*Asplenium trichomanes* L.	全草
铁角蕨科	三翅铁角蕨	*Asplenium tripteropus* Nakai	全草
铁角蕨科	变异铁角蕨	*Asplenium varians* Wall.	全草
铁线蕨科	铁线蕨	*Adiantum capillus – veneris* L.	全草
铁线蕨科	掌叶铁线蕨	*Adiantum pedatum* L.	全草
槐叶苹科	槐叶苹	*Salvinia natans* (L.) All.	全草
满江红科	满江红	*Azolla imbricata* (Roxb.) Nakai	全草
裸子蕨科	普通凤丫蕨	*Coniogramme intermedia* Hieron.	根茎
裸子蕨科	凤丫蕨	*Coniogramme japonica* (Thunb.) Diels	根茎或全草
膜蕨科	华东膜蕨	*Hymenophyllum barbatum*(V. d. b.) Bak.	全草
蹄盖蕨科	假蹄盖蕨	*Athyriopsis japonica*(Thunb.)Ching	全草
蹄盖蕨科	单叶双盖蕨	*Diplazium lanceum*(Thunb.) Presl	全草
鳞毛蕨科	贯众	*Cyrtomium fortunei* J. Sm.	根茎
鳞毛蕨科	多羽贯众	*Cyrtomium fortunei* J. Sm. f. *polyterum*(Diels) Ching	根茎
鳞毛蕨科	多鳞毛蕨	*Dryopteris championii* (Benth.) C. Chr. ex Ching	根茎
鳞毛蕨科	粗茎鳞毛蕨	*Dryopteris crassirhizoma* Nakai	根茎及叶柄基
鳞毛蕨科	辽东鳞毛蕨	*Dryopteris Peninsulae* Kitag.	根茎
鳞毛蕨科	黑鳞耳蕨	*Polystichum makinoi* Tagawa	嫩叶
鳞毛蕨科	新裂耳蕨	*Polystichum neolobatum* Nakai	根茎
鳞毛蕨科	对马耳蕨	*Polystichum tsus – simense*(Hook.)J. Sm.	全草
鳞始蕨科	乌蕨	*Stenoloma chusanum* (L.) Ching	全草

附编Ⅲ

正文未收药用植物名录(三)
种子植物 (按中文科名笔画排序)

科 别	物种名称	学 名	药用部位
十字花科	油菜	*Brassica campestris* L. var. *oleifera* DC.	嫩茎叶
十字花科	青菜	*Brassica chinensis* L.	叶
十字花科	甘蓝	*Brassica oleracea* L. var. *capiata* L.	茎叶
十字花科	白菜	*Brassica pehinensis* Rubr.	叶
十字花科	芜青	*Brassica rapa* L.	块根及叶
十字花科	大头菜	*Brassica napobrassica* Mill	种子
十字花科	弯曲碎米荠	*Cardamine flexuosa* With.	全草
十字花科	碎米荠	*Cardamine hirsuta* L.	全草
十字花科	荠菜	*Capsellabursa - pastoris* (L.) Medic.	全草
十字花科	白花碎米荠	*Cardamine leucantha* (Tausch) O. E. Schulz	根
十字花科	水田碎米荠	*Cardamine lyrata* Bge.	全草
十字花科	桂竹糖芥	*Erysimum cheiranthoides* L.	全草
十字花科	糖芥	*Erysimum aurantiacum* (Bge.) Maxim.	全草
十字花科	菘蓝	*Isatis tinctoria* L.	根
十字花科	独行菜	*Lepidium apetalum* Willd.	种子
十字花科	播娘蒿	*Descurainia Sophia* (L.) Schur	种子
十字花科	豆瓣菜	*Nasturtium officinale* R. Br.	全草
十字花科	诸葛菜	*Orych ophra gmus violaceus*(L.) O. E. Schulz	全草
十字花科	莱菔	*Raphanus sativus* L.	种子
十字花科	蔊菜	*Rorippa montana* (Wall.) Small	全草
十字花科	白芥	*Sinapis alba* L.	种子
十字花科	芥	*Brassica juncea* (L.)Czern. et Coss.	种子
十字花科	菥蓂	*Thlaspi arvense* L.	全草
千屈菜科	水苋菜	*Ammannia baccifera* L.	全草
千屈菜科	千屈菜	*Lythrum salicaria* L.	全草
卫矛科	苦皮藤	*Celastrus angulata* Maxim.	根或根皮
卫矛科	南蛇藤	*Celastrus orbiculatus* Thunb.	藤茎
卫矛科	扶芳藤	*Euonymus fortunei* (Turcz.) Hand. - Mazz.	茎叶
卫矛科	丝棉木	*Euonyus bungeanus* Maxim.	全株
大戟科	铁苋菜	*Acalypha australis* L.	全草

续表

科 别	物种名称	学 名	药用部位
大戟科	山麻杆	*Alchornea davidi* Franch	茎皮及叶
大戟科	斑地锦	*Epimedium supina* Raf.	全草
大戟科	乳浆大戟	*Euphorbia esula* L.	根
大戟科	泽漆	*Euphorbia helioscopia* L.	全草
大戟科	地锦草	*Euphorbia humifusa* Willd.	全草
大戟科	九牛造	*Euphorbia hylonoma* Haaud - Mzz.	根
大戟科	续随子	*Euphorbia lathyris* L.	种子
大戟科	大戟	*Euphorbia pekinensis* Rupr.	根
大戟科	一品红	*Euphorbia pukcherrima* Willd.	全株
大戟科	算盘子	*Glochidion puberum* (L.) Hutch.	果实
大戟科	白秋	*Mallotus apelta* (Lour.) Mull. - Arg.	叶
大戟科	蜜柑草	*Phyllanthus matsumurae* Hayata	全草
大戟科	蓖麻	*Ricinus communis* L.	种子
大戟科	叶底珠	*Securinega suffruticosa* (Pall.) Rehd.	嫩枝叶及根
小檗科	庐山小檗	*Berberis virgetorum* Schneid.	茎及根
小檗科	八角莲	*Dysosma pleiantha* (Hance) Woods.	根茎、根
小檗科	阔叶十大功劳	*Mahonia bealei* (Fort.) Carr.	茎叶
小檗科	狭叶十大功劳	*Mahonia. fortunei* (Lindl,) Fedde.	茎叶
小檗科	南天竹	*Nandina domestica* Thunb.	果实
山矾科	山矾	*Symplocos caudate* Wall.	叶
山矾科	华山矾	*Symplocos chinensis* (Lour.) Druce	枝叶
山茱萸科	山茱萸	*Cornus officindlis*. Sieb. et Zucc.	果实
山茱萸科	株木	*Gornus macrophylla* Wall	树皮
山茱萸科	青荚叶	*Helwingia japonica* (Thunb.) Dietr.	叶及果
山茶科	山茶	*Camellia japonica* L.	花
山茶科	茶	*Camellia sinensis* O. Ktze.	叶芽
马齿苋科	大花马齿苋	*Portulaca grandiflora* Hook.	全草
马齿苋科	马齿苋	*Portulaca oleracea* L.	全草
马齿苋科	锥花土人参	*Talinum paniculatum* (jacq.) Gaerth.	根
马钱科	大叶醉鱼草	*Buddleia davidii* Franch.	枝叶根皮
马钱科	醉鱼草	*Buddleia lindleyana* Fort	全草
马兜铃科	异叶马兜铃	*Aristolochia heterophylla* Hemsl.	根
马兜铃科	华细辛	*Asarum sieboldii* Miq.	根及根茎
马鞭草科	华紫珠	*Callicarpa cathayana* H. T, Chang	叶
马鞭草科	白棠子树	*Callicarpa dichotoma* (Lour.) K. Loch	根、叶
马鞭草科	兰香草	*Caryppteris incana* (Thunb) Miq.	全草

续表

科　别	物种名称	学　名	药用部位
马鞭草科	臭牡丹	*Clerodendron bungei* Steud.	茎、叶
马鞭草科	马缨丹	*Lantana camara* L.	花叶枝
马鞭草科	腐婢	*Premna microphylla Turcz.*	茎、叶
马鞭草科	黄荆	Vitex negundo *L.*	果实
马鞭草科	牡荆	*Vitex negundo* L. var. *cannabifolia* (sieb. et Zucc.) Hand. －Mazz.	果实
木通科	鹰爪枫	*Holboellia coriacea* Deils.	根
五加科	白竻	*Acanthopanax trifoliatus* (L.)Merr.	根及根皮
五加科	楤木	*Aralia chinensis* L.	韧皮
五加科	刺楸	*Kalopanax septemlobus* (Thunb.) Koidz.	树皮
五加科	大叶三七	*Panax japonicus* C. A. Mey	根茎
五加科	通脱木	*Tetrapanax papyriferus* (Hook.) K. Koch	茎髓
凤仙花科	凤仙花	*Impatiens balsamina* L.	花
凤仙花科	水金凤	*Impatiens uliginosa* Franch.	花、根
天南星科	独角莲	*Typhonium giganteum* Engl.	全草
天南星科	魔芋	*Amorphophallus rivieri* Durieu	块茎
天南星科	芋	*Colocasia esculenta* (L) Schott	块茎
天南星科	滴水珠	*Pinellia cordata* N. E. Br.	块茎
天南星科	水浮莲	*Pistia stratiotes* L.	全草
无患子科	无患子	*Sapindus mukorossi* Gaertn.	种子
无患子科	文冠果	*Xanthoceras sorbifolia* Bge.	枝叶
木兰科	红茴香	*Illicium henryi* Diels	果实
木兰科	狭叶茴香	*Illicium* Lanceolatum A. C. Smith	叶
木兰科	鹅掌楸	*Liriodendron chinense* (Hemsl,) Sarg.	树皮
木耳科	木耳	*Auricularia auricula* (L. ex Hook.) Underw	子实体
木犀科	白蜡树	*Fraxinus chinensis* Roxb.	树皮
木犀科	小白蜡	*Ligustrum quihoui* Carr.	叶
木犀科	桂花	*Osmanthus fragrans* Lour.	花
木犀科	丹桂	*Osmanthus fragrans* Lour. var. *aurantiacus* Makino	根、花、果
毛茛科	乌头	*Aconitum carmichaeli* Debx.	块根
毛茛科	高乌头	*Aconitum sinomontanum* Nakai	根
毛茛科	林荫银莲花	*Anemone flaccida* Fr. Schmidt	根茎
毛茛科	耧斗菜	*Aquilegia viridiflora* Pall.	全草
毛茛科	金龟草	*Cimicifuga acerina* (Sieb. et Zucc.) Tanaka.	根茎
毛茛科	升麻	*Cimicifuga foetida* L.	根茎
毛茛科	女萎	*Clematis apiifolia* DC.	茎

续表

科　别	物种名称	学　名	药用部位
毛茛科	小木通	*Clematis armandi* Franch.	藤茎
毛茛科	绣球藤	*C. montana* Buch. – Ham.	藤茎
毛茛科	草芍药	*Paeonia veichii* Lynch	根
毛茛科	毛叶草芍药	*Paeonia obobata* Maxim. var. *willmottiae* (Stapf) Stem	根
毛茛科	牡丹	*Paeonia suffuticosa* Aanr.	根皮
毛茛科	杨子毛茛	*Ranumculus sieboldii* Miq.	全草
毛茛科	茴茴蒜	*Ranunculus chinensis* Bge.	全草
毛茛科	毛茛	*Ranunculus japonicus* Thunb.	全草或根
毛茛科	翅果唐松草	*Thalictrum aquilegifolium* L. var. *sibiricum* Reg. et Tiling	全草或根
毛茛科	华东唐松草	*Thalictrum acutifolium* (Hand. – Mazz) Boivin	根及根茎
毛茛科	大叶唐松草	*Thalictrum* Faberi Ulbr.	根及根茎
毛茛科	尖叶唐松草	*Thalictrum* Fortunei S. Moore	根及根茎
毛茛科	盾叶唐松草	*Thalictrum ichangense* Lecoy.	全草或根
水鳖科	水车前	*Ottelia alismoides* (L.) Pers.	全草
水鳖科	苦草	*Vallisneria spiralis* L.	全草
兰科	银兰	*Cephalanthera erecta* (Thunb.) Blume	全草
兰科	金兰	*Cephalanthera* Falcata (Thunb.) Blume	全草
兰科	细茎石斛	*Dendrobium moniliforme* (L.) Sw.	全草
兰科	铁皮石斛	*Dendrobium candidum* Wall. ex Lindl.	全草
兰科	霍山石斛	*Dendrobium tosaense* Makino	全草
兰科	大斑叶兰	*Goodyera schlechtendaliana* Reichb. f.	全草
兰科	小斑叶兰	*Goodyera repens* (L.) R. Br.	全草
兰科	细葶无柱兰	*Amitostigma gracile* (Bl.) Schltr	全草及块茎
兰科	蕙兰	*Cymbidium faberi* Rolfe	根皮
兰科	扇脉杓兰	*Cypripedium japonicum* Thunb.	全草
兰科	角盘兰	*Herminium monorchis* (L.) B. Br.	全草
兰科	舌唇兰	*Platanthera japonica* (Thunb.) Lindl.	全草
兰科	小长距兰	*Platanthera minor* Reichb. f.	全草
兰科	蜈蚣兰	*Sarcanthus scolopendrifolius* Mak.	全草
冬青科	冬青	*Ilex chinensis* Sims	果实
冬青科	枸骨	*Ilex cornuta* Lindl.	叶
冬青科	大叶冬青	*Ilex latifolia* Thunb.	叶
冬青科	老鼠刺	*Ilex pernyi* Franch.	根
玄参科	弹刀子菜	*Mazus stachydifolius* (Turcz.) Maxim.	全草
玄参科	泥花草	*Lindernia antipoda* (L.) Alston	全草

续表

科　别	物种名称	学　名	药用部位
玄参科	母草	*Lindernia crustacea* (L.) F. Muell	全草
玄参科	通泉草	*Mazus japonicus* (Thunb.) O. Kuntze	全草
玄参科	通泉草	*Mazus japonicus* (Thunb.) O. Ktze.	全草
玄参科	山萝花	*Melampyrum roseum* Maxim.	全草
玄参科	泡桐	*Paulownia fortunei* (Seem.) Hemsl	树皮
玄参科	毛泡桐	*Paulownia tomentosa*(Thunb.) Steub.	树皮
玄参科	松蒿	*Phtheirospermum japonicum* (Thunb.) Kanitz	全草
玄参科	水苦荬	*Veronica anagallis – aquatica* L.	全草
玄参科	直立婆婆纳	*Veronica arvensis* L.	全草
玄参科	婆婆纳	*Veronica didyma* Tenore	全草
玄参科	仙桃草	*Veronica* Peregrina L.	全草
玄参科	水蔓青	*Veronica linariifolia* Pall. ex Link *subsp. dilatata* (Nak. et Kitag.)Hong.	全草
白花菜科	白花菜	*Cleome grnandra* L.	全草
石竹科	蚤缀	*Arenaria serpyllifolia* L.	全草
石竹科	黏毛卷耳	*Cerastium viscosum* L.	全草
石竹科	狗京蔓	*Cucubalus baccifer* L.	根
石竹科	剪秋罗	*Lychnis senno* Sieb. et Zucc.	全草
石竹科	牛繁缕	*Malachium aquaticum* (L.) Fries	全草
石竹科	女娄菜	*Melandrium prieum* (Turcz.) Rohrb.	全草
石竹科	漆姑草	*Sagina japonica* (Sw.) Ohwi	全草
石竹科	麦瓶草	*Silene conoedea* L.	全草
石竹科	蝇子草	*Silene fortunei Vis.*	全草
石竹科	雀舌草	Stellaria alsine Grimm.	全草
石竹科	繁缕	*Stellaria media* (L.) Cyr.	全草
石竹科	石生繁缕	*Stellariaa saxatilis* Buch. – Ham.	全草
石竹科	王不留行	*Vaccaria segetalis* (Neck.) Garcke	种子
石蒜科	黄花石蒜	*Lycoris aurea* Herb.	鳞茎
石蒜科	水仙花	*Narcissus tazetta* L.	花
石榴科	石榴	*Punica granatum* L.	果皮
禾本科	荩草	*Arthraxon hispidus* (Thunb.) Mak.	全草
禾本科	芦竹	*Arundo donax* L.	根茎
禾本科	野燕麦	*Avena fatua* L.	茎叶
禾本科	雀麦	*Bromus japonicus* Thunb.	茎叶
禾本科	狗牙根	*Cynodon dactylon* (L.) Pers.	全草
禾本科	牛筋草	*Eleusine indica* (L.) Gaertn	全草

续表

科　别	物种名称	学　名	药用部位
禾本科	小画眉草	*Eragrostes poaeoides* Beauv.	全草
禾本科	画眉草	*Eragrostis pilosa* (L.) Beauv.	全草
禾本科	大麦	*Hordeum vulgare* L.	果实
禾本科	箬竹	*Indocalamus tessellates* (Munro) Keng f.	叶
禾本科	假稻	*Leersia japonica* Mak.	全草
禾本科	芒	*Miscanthus sinensis* Anderss	茎
禾本科	稻(粳稻)	*Oryza sativa* L.	种仁
禾本科	狼尾草	*Pennisetum alopecuroides* (L.) Spreng.	全草
禾本科	显子草	*Phaenosperma globosa* Munro	全草
禾本科	芦苇	*Phragmites communis* Trin.	根茎
禾本科	刚竹	*Phyllostachys bambusoides* Sieb. et Zucc.	根茎及根
禾本科	篁竹	*Phyllostachys makinoi* Hayata	苗
禾本科	淡竹	*Phyllostachys nigra* (Lodd.) Munro var. *henonis* (Mitf.) Stapf ex Rendle	茎丝
禾本科	紫竹	*Phyllostachys nigra* (Lodd.) Munro	根茎
禾本科	毛竹	*Phyllostachys pubescens* Mazel ex H. de Lehaie	嫩苗
禾本科	苦竹	*Pleioblastus amarus* (Keng) Keng f.	叶
禾本科	甘蔗	*Seccharum sinensis* Roxb.	茎杆
禾本科	大狗尾草	*Setaria faberii* Herrm.	全草
禾本科	粟	*Setaria italica* (L.) Beauv.	种仁
禾本科	狗尾草	*Setaria viridis* (L.) Beauv.	全草
禾本科	蜀黍	*Sorghum vulgare* Pers.	种仁
禾本科	菅	*Themeda gigantean* Hack. var. *villosa* (Poir.) Keng	根茎
禾本科	小麦	*Triticum aestivum* L.	种子
禾本科	玉蜀黍	*Zea mays* L.	种子
禾本科	菰	*Zizania caduciflora* (Turcz.) Henn. – Mazz.	菌瘿
禾本科	茭白黑粉	*Ustilago esculenta* Henn.	菌瘿
龙胆科	双蝴蝶	*Crawfurdia fasciculata* Wall.	全草
龙胆科	青鱼胆草	*Gentiana rhodantha* Franch.	全草
龙胆科	龙胆	*Gentiana scabra* Bge.	根及根茎
龙胆科	当药	*Swerti diluta* (Turcz.) Benth. et Hook. d.	全草
龙胆科	獐牙菜	*Swertia pseudochinensis* Hara	全草
伞形科	隔山香	*Angelica citriodora* Hance	全草
伞形科	大独活	*Angelica gigas* Nakai	根
伞形科	大齿当归	*Angelica grosseserrata* Maxim.	根
伞形科	芹菜	*Apium graueoleus* L. var. dulce DC.	全草

续表

科别	物种名称	学名	药用部位
伞形科	明党参	*Changium smyrnioides* Wolff	根
伞形科	鸭儿芹	*Cryptotaenia japonica* Hassk.	全草
伞形科	野胡萝卜	*Daucus carota* L.	果实
伞形科	茴香	*Foeniculum vulgare* Mill.	果实
伞形科	天胡荽	*Hydrocotyle sibthorpioides* Lam.	全草
伞形科	藁本	*Ligusticum sinense* Oliv.	根茎及根
伞形科	水芹	*Oenanthe javanica* (Bl.) DC.	全草
伞形科	石防风	*Peucedanum terebinthaceum*(Fisch.) Fisch. ex Turcz.	根
伞形科	异叶茴芹	*Pimpinella diversifolia* DC.	全草
伞形科	缺刻叶茴芹	*Pimpinella thellungiana* Wolff	带根全草
伞形科	薄片变豆菜	*Sanicula lmelligera* Hance	全草
伞形科	直刺变豆菜	*Sanicula orthacantha* S. Moore	全草
列当科	列当	*Orobanche caerulescens* Setph.	全草及根
夹竹桃科	长春花	*Catharanthus roseus* (L.) G. Don.	全草
夹竹桃科	夹竹桃	*Nerium indicum* Mill.	叶或树皮
灯心草科	灯心草	*Juncus effuses* L. var. *decipiens* Buchen.	茎髓
灯心草科	拟灯心草	*Juncus setchuensis* Buchen. var. *effusoides* Buchen.	全草
百合科	肺筋草	*Aletris spicata* (Thunb.) Franch.	全草
百合科	洋葱	*Allium cepa* L.	鳞茎
百合科	葱	*Allium fistu osum* L.	鳞茎
百合科	蒜	*Allium sativum* L.	鳞茎
百合科	韭菜	*Allium tuberosum* Rottb. ex Spreng.	叶、种子
百合科	茖葱	*Allium victorialis* L.	鳞茎
百合科	羊齿天门冬	*Asparagus filicinus* Ham. ex D. Don	块根
百合科	文竹	*Asparagus plumosus* Bak.	全草
百合科	挂兰	*Chlorophytum comosum* (Thunb.) Bak.	全草
百合科	七筋菇	*Clintcnia alpine* (Royle) Kunth	全草
百合科	铃兰	*Convallaria keiskei* Miq.	全草
百合科	浙贝母	*Fritillaria thunbergii* Mig	鳞茎
百合科	安徽贝母	*Fritillaria anhuiensis* S. C. Chen et S. F. Yin	鳞茎
百合科	湖北贝母	*Fritillaria hupehensis* Hsiao et K. C. Hsiao	鳞茎
百合科	萱草	*Hemerocallis fulva* L.	根、花
百合科	金针菜	*Hemerocallis citrine* Baroni	根、花
百合科	玉簪	*Hosta plantaginea* (Lam.) Aschers	花
百合科	紫玉簪	*Hosta ventricosa* (Salisb.) Stearn	花
百合科	大叶麦冬	*Liriope spicta* Lour.	块根

续表

科 别	物种名称	学 名	药用部位
百合科	阔叶麦冬	*Liriope platyphlla* Wang et Tang	块根
百合科	吉祥草	*Reineckea carnea* Kunth	全草
百合科	万年青	*Rohdea japonica* Roth.	根及根茎
百合科	鹿药	*Smilacina japonica* A. Gray	根茎及根
百合科	粉菝葜	*Smilax glauco - china* Waub.	根茎
百合科	牛尾菜	*Smilax riparia* A. DC.	根及根茎
百合科	鞘柄菝葜	*Smilax stans* Maxim.	块茎及根
百合科	短柄菝葜	*Smilx discoeis* Warb.	根茎
百合科	粗轴油点草	*Tricyrtis macropoda* Miq.	根
百合科	老鸦瓣	*Tulipa edulis* Bak.	鳞茎
百合科	开口箭	*Tupistra chinensis* Bak.	根茎
百合科	藜芦	*Veratrum nigrum* L.	根及根茎
红豆杉科	榧	*Torreya grandis* Fort.	果实
红豆杉科	榧	*Torreya grandis* Fort.	种子
防己科	华千金藤	*Stephania sinica* Diels	根
防己科	粉防己	*Stephania tetrandra* S . Moore	根
防己科	青牛胆	*Tinospora sagittata* (Oliv.) Gagnep.	块根
防已科	千金藤	*Stephania japonica* (Thunb.) Miers	根或茎叶
壳斗科	板栗	*Castanea mollissima* Bl.	种仁、树皮、叶、花苞等
壳斗科	茅栗	*Castanea seguinii* Dode	树皮、种仁、总苞
壳斗科	麻栎	*Quercus acutissima* Carr.	果实、壳、树皮
壳斗科	槲树	*Quercus dentate* Thunb.	树皮、叶、果实
壳斗科	白栎	*Quercus fabri* Hance	果实虫瘿
壳斗科	青稠	*Quercus myrsinaefolia* Bl.	种仁、树皮、叶
壳斗科	苦槠	*Castanopsis sclerophylla* (Lindl.) Schott.	种仁
壳斗科	栓皮栎	*Quercus variabilis* Bl.	果壳或果实
忍冬科	六道木	*Abelia biflora* Turcz.	果实
忍冬科	金银忍冬	*Lonicera maackii* (Rupr.) Maxim	根
忍冬科	陆英	*Sambucus javanica* Reinw.	全草或根
忍冬科	荚蒾	*Viburnum dilatatum* Thunb.	茎、叶、子
忍冬科	蝴蝶荚蒾	*Viburnum plicatum* Thunb. f. *tomentosum* (Thunb.) Rehd.	根或茎
忍冬科	木绣球	*Weigela japonica* Thunb. var. *sinica* (Rdhd.) Bailey	根
报春花科	重穗珍珠菜	*Lysimachia barystachys* Bge.	全草
报春花科	泽珍珠菜	*Lysimachia candida* Lindl.	全草
报春花科	珍珠菜	*Lysimachia clethroides* Duby	全草

续表

科　别	物种名称	学　名	药用部位
报春花科	聚花过路黄	*Lysimachia congestiflora* Hemsl.	全草
报春花科	星宿菜	*Lysimachia fortunei* Maxim.	全草
报春花科	金爪儿	*Lysimachia grammica* Hance	全草
报春花科	胡氏排草	*Lysimachia hui* Diels	全草
报春花科	轮叶排草	*Lysimachia klattiana* Hance	全草
杉叶藻科	杉叶藻	*Hippuris vulgaris* L.	全草
杉科	柳杉	*Cryptomeria fortunei* Hooibrenk	根皮、叶
杉科	日本柳杉	*Cryptomeria japonica* (L. f.) D. Don.	根皮、叶
杉科	杉	*Cunninghamia lanceolata* (Lamb.) Hook.	茎木
杉科	水松	*Glyptostrobus pensilis* (Lamb.) K. Koch	叶
杜鹃花科	乌饭树	*Vaccinium bracteatum* Thunb.	果实
杨柳科	响叶杨	*Populus adenopoda* Maxim.	根、皮或叶
杨柳科	山杨	*Populus davidiana* Dode	树皮
杨柳科	垂柳	*Salix babylonica* L.	枝
杨柳科	旱柳	*Salix matsudana* Koidz.	嫩枝叶
芭蕉科	芭蕉	*Musa basjoo* Sieb. et Zucc.	根茎
芸香科	香圆	*Citrus wilsonii* Tanaka	果实
芸香科	臭辣树	*Euodia fargesii* Dode	果实
芸香科	枸桔	*Poncirus trifoliate* (L.) Raf.	果实
芸香科	竹叶椒	*Zanthoxylum planispinum* Sieb. et Zucc.	果实
苋科	牛膝	*Achyranthes bidentata* Bl.	根
苋科	莲子草	*Alternanthera sessilis* (L.) DC.	全草
苋科	雁来红	*Amaranthus tricolor* L.	全草
苋科	凹头苋	*Amaranthus ascendens* Loisel	全草
苋科	尾穗苋	*Amaranthus caudatus* L.	根
苋科	繁穗苋	*Amaranthus paniculatus* L.	种子
苋科	刺苋	*Amaranthus spinosus* L.	根或全草
苋科	皱果苋	*Amaranthus viridis* L.	全草
苋科	鸡冠花	*Celosia cristata* L.	花序
苋科	青葙	*Celosia argentea* L.	种子
苋科	千日红	*Gomphrena globosa* L.	全草或花序
苏铁科	苏铁	*Cycas revolute* Thunb.	叶
豆科	田皂角	*Aeschynomen indica* L.	全草
豆科	土圞儿	*Apios fortunei* Maxim.	块根
豆科	落花生	*Arachis hypogaea* L.	种子
豆科	紫云英	*Astragalus sinicus* L.	全草

续表

科　别	物种名称	学　名	药用部位
豆科	云实	*Caesalpinia sepiaria* Roxb.	种子
豆科	杭子梢	*Campylotropis macrocarpa* (Bge.) Rehd.	根
豆科	豆茶决明	*Cassia nomame* (Sieb.) Kitagawa	全草
豆科	决明	*Cassia obtusifolia* L.	种子
豆科	小决明	*Cassia tora* L.	种子
豆科	望江南	*Cassia occidentalis* L.	种子
豆科	紫荆	*Cercis chinensis* Bge.	树皮
豆科	响铃豆	*Crotalaria albida* Heyne	全草
豆科	假地蓝	*Crotalaria ferruginea* Grab.	全草
豆科	野百合	*Crotalaria sessiliflora* L.	全草
豆科	黄檀	*Dalbergia hupeana* Hance	根皮
豆科	山蚂蝗	*Desmodium racemosum* (Thunb.) DC.	全草
豆科	小叶三点金	*Desmodium microphyllum* (Thunb.) DC.	全草
豆科	波叶山蚂蟥	*Desmodium sinuatum* Bl.	全草
豆科	扁豆	*Dolichos lablab* L.	种子
豆科	刀豆	*Ganavalia gladiata* (Jacq.) DC.	种子
豆科	大豆	*Glycine max* (L.) Merr.	种子
豆科	捞豆	*Glycine soja* Sieb . et Zucc.	茎叶根
豆科	肥皂荚	*Gymnocladus chinensis* Baill.	果实
豆科	铁扫帚	*Indigofera bungeana* Steud.	全草
豆科	苏木蓝	*Indigofera carlesii* Craib	根
豆科	马棘	*Indigofera pseudotenctoria* Matsum	全草
豆科	木蓝	*Indigofera tinctoria* L.	叶及茎
豆科	鸡眼草	*Kummerowi striata* (Thunb.) Schindl.	全草
豆科	胡枝子	*Lespedeza bicolor* Turcz.	茎、叶
豆科	绿叶胡枝子	*Lespedeza buergeri* Miq.	根茎
豆科	截叶铁扫帚	*Lespedeza cuneata* (Dum. – Cours.) G. Don	全草
豆科	多花胡枝子	*Lespedeza floribumda* Bge.	全草或根
豆科	美丽胡枝子	*Lespedeza formosa* (Vog.) Koebne	茎叶
豆科	铁马鞭	*Lespedeza pilosa* (Thunb.) Sieb. et Zucc.	根及全株
豆科	山豆花	*Lespedeza tomentosa* (Thunb.) Sieb.	根
豆科	细梗胡枝子	*Lespedeza virgata* (Thunb.) DC.	全草
豆科	南苜蓿	*Medicago hispida* Gaertn.	全草
豆科	天蓝苜蓿	*Medicago Iupulina* L.	全草
豆科	草木犀	*Melilotus suaveolens* Ledeb.	全草
豆科	赤豆	*Phaseolus angularis* Wight	种子

续表

科　别	物种名称	学　名	药用部位
豆科	绿豆	*Phaseolus radiatus* L.	种子
豆科	菜豆	*Phaseolus Vulgaris* L.	种子
豆科	豌豆	*Pisum sativum* L.	种子
豆科	刺槐	*Robinis pseudoacacia* L.	花
豆科	白刺花	*Sophora viciifolia* Hance	根
豆科	白车轴草	*Trifolium repens* L.	全草
豆科	红车轴草	*Trifolium prtense* L.	花枝
豆科	山野豌豆	*Vicia amoena* Fisch.	全草
豆科	蚕豆	*Vicia faba* L.	种子
豆科	硬毛果野豌豆	*Vicia hirsute* (L) S. F. Gry	全草
豆科	大巢菜	*Vicia sativa* L.	全草
豆科	饭豇豆	*Vigna cylindrical* (L.)Skeels	种子
豆科	豇豆	*Vigna sinensis* (L.) Savi	种子
豆科	野豇豆	*Vigna vexillata*(*L.*) Benth	根
远志科	卵叶远志	*Polygala sibirica* L.	根
松科	金钱松	*Pscudolarix amabilis* (Nelson) Rehd.	树皮或根皮
泽泻科	泽泻	*Alisma orientalis* (Sam.) Juzep.	块茎
泽泻科	矮慈菇	*Sagittaria pygmaea* Miq.	全草
泽泻科	慈菇	*Sagittaria sagittifolia* L.	球茎
苦木科	苦木	*Picrasma quassioides* (D. Don) Benn.	皮或茎木
苦苣苔科	猫耳朵	*Boea hygrometrica* (Bge.) R. Br.	全草
苦苣苔科	石吊兰	*Lysionotus pauciflora* Maxim.	全草
苹科	苹	*Marsilea quadrifolia* L.	全草
茄科	毛曼陀罗	*Datura innoxia* Mill.	花
茄科	白曼陀罗	*Datura metel* L.	花
茄科	番茄	*Lycopersicon esculentum* Mill.	果实
茄科	烟草	*Nicotiana tabacum* L.	叶
茄科	华山参	*Physochlaina infundibularis* Kuang	根
茄科	千年不烂心	*Solanum dulcamara* L.	果实
茄科	茄	*Solanum melongena* L.	果实
茄科	珊瑚樱	*Solanum pseudo – capsicum* L.	根
茄科	马铃薯	*Solanum tuberosum* L.	块茎
虎耳草科	落新妇	*Astilbe chinensis* (Maxim.) Franch. et Sav.	全草
虎耳草科	大叶金腰	*Chrysosplenium macrophyllum* Oliv.	全草
虎耳草科	溲疏	*Deutzia scabra* Thunb.	果实
虎耳草科	八仙花	*Hydrangea macrohyll* (Thunb.) Ser.	根、叶、花

续表

科　别	物种名称	学　名	药用部位
虎耳草科	鸡眼梅花草	*Parnassia uightiana* Wall.	全草
虎耳草科	扯根菜	*Penthorum chinense* Pursh	全草
虎耳草科	黄水枝	*Tiarella polyphylla* D. Don	全草
败酱科	异叶败酱	*Patrinia heterophylla* Bge.	根
败酱科	糙叶败酱	*Patrinia scabra* Bge.	根
败酱科	缬草	*Valeriana officinalis* L.	根及根茎
金鱼藻科	金鱼藻	*Ceratophyllum demersum* L.	全草
金粟兰科	宽叶金粟兰	*Chloranthus henryi* Hemsl.	全草
金粟兰科	多穗金粟兰	*Chloranthus multistachys* Pei	根及全草
金粟兰科	及己	*Chloranthus serratus* (Thunb.) Roem. et Schult	根
金缕梅科	金缕梅	*Hamamelis mollis* Olver	根
金缕梅科	牛鼻栓	*Fortunearia sinensis* Rehd. et Wils.	枝叶或根
雨久花科	凤眼蓝	*Eichhounia crassipes* Solms	全草
雨久花科	雨久花	*Monochoria korsakowii* Reg. et Maack	全草
雨久花科	鸭舌草	*Monochoria vaginalis* (Burm. f.) Presl	全草
鸢尾科	蝴蝶花	*Iris japonica* Thunb.	全草
鸢尾科	马蔺	*Iris pallasii* Fisch. Var. *chinensis* Fixch.	种子
鸢尾科	鸢尾	*Iris tectorum* Maxim.	根茎
姜科	蘘荷	*Zingiber mioga Rosc.*	根茎
柏科	柏木	Cupressus funebris Endl.	叶
柏科	侧柏	*Platycladus orientalis* (L.) Franco	叶
柏科	圆柏	*Sabina chinensis* (L.) Antoine	叶
柳叶菜科	牛泷草	*Circaea cordata* Royle	全草
柳叶菜科	柳叶菜	*Epilobium hirsutum* L.	全草
柳叶菜科	长籽柳叶菜	*Epilobium pyrricholophum* Franch. et Sav.	全草
柳叶菜科	丁香蓼	*Ludwigia prostrata* Roxb.	全草
柳叶菜科	丁香蓼	*Ludwigia prostrata* Roxb.	全草
柽柳科	柽柳	*Tamarix chinensis* Lour.	枝叶
柿科	柿	*Diospyros kaki* L. f.	果实
柿科	君迁子	*Diospyros lotus* L.	果实
省沽油科	野鸦椿	*Euscaphis japonica* (Thunb.) Dipp.	果实种子
秋海棠科	秋海棠	*Begonia evansiana* Andr.	花
秋海棠科	中华秋海棠	*Begonia sinensis* A. DC.	根茎
美人蕉科	美人蕉	*Canna indica* L.	根茎
胡桃科	青钱柳	*Cyclocarya paliurus* (Batal.) Iljinskaja	叶
胡桃科	野胡桃	*Juglans cathayensis* Maxim.	种仁

续表

科　别	物种名称	学　名	药用部位
胡桃科	胡桃	*Juglans regia* L.	种仁
胡桃科	化香树	*Platycarya strobilacea* Sieb. et Zucc.	叶、果
胡桃科	枫杨	*Pterocarya stenoptera* DC.	树皮
胡麻科	脂麻	*Sesamum indicum* L.	种子
胡颓子科	木半夏	*Elaeagnus multiflora* Thunb.	果实
胡颓子科	蔓胡颓子	*Elaeagnus glabra* Thunb	果实
胡颓子科	牛奶子	*Elaeagnus umbollata* Thunb.	根、叶、果实
茜草科	水杨梅	*Adina rubella* (Sieb. et Zucc.) Hance	茎叶或花序
茜草科	猪殃殃	*Galium aparine* L.	全草
茜草科	粗叶拉拉藤	*Galium asperifolium* Wall.	全草
茜草科	四叶葎	*Galium bungei* Stend.	全草
茜草科	蓬子菜	*Galium verum* L.	全草
茜草科	黄毛耳草	*Oldenlandia chrysotricha* (Palib.) Chun	全草
茜草科	蛇根草	*Ophiorrhiza japonica* Bl.	全草
茜草科	毛鸡屎藤	*Paederia scandens* (Lour.) Merr. var. *tomentosa* (Bl.) Hand. -Mazz.	根或全草
茜草科	六月雪	*Serissa foetida* Comm.	全草
荨麻科	细野麻	*Boehmeria gracilis* C. H. Wright	全草
荨麻科	大叶苎麻	*Boehmeria grandifolia* Wedd.	全草
荨麻科	苎麻	*Boehmeria nivea* (L.) Gaud.	根
荨麻科	悬铃木叶苎麻	*Boehmeria platanifolia* (Maxim.) Franch. et Sav.	根、叶
荨麻科	庐山楼梯草	*Elatostema stewardii* Merr.	全草
荨麻科	大蝎子草	*Girardinia palmate* (Forsk.) Gaud.	全草
荨麻科	珠芽艾麻	*Laportea bulbifera* (Sieb. et Zucc.) Wedd.	全草
荨麻科	花点草	*Nanocnide japonica* Bl.	全草
荨麻科	毛花点草	*Nanocnide pilosa* Migo	全草
荨麻科	墙草	*Parietaria micrantha* Ledeb.	根
荨麻科	粗齿冷水花	*Pilea fasciata* Franch.	全草
荨麻科	透茎冰水花	*Pilea mongolica* Wedd.	根茎
荨麻科	冷水花	*Pilea notata* C. H. Wright	全草
荨麻科	三角形冷水花	*Pilea swinglei* Merr.	全草
唇形科	筋骨草	*Ajuga ciliata* Bge.	全草
唇形科	金疮小草	*Ajuga decumbens* Thunb.	全草
唇形科	紫背金盘	*Ajuga nipponensis* Makino	全草
唇形科	风轮菜	*Clinopodium chinense* (Benth.) O. Ktze.	全草
唇形科	光风轮	*Clinopodium confine* (Hance) O. Ktze.	全草

续表

科　别	物种名称	学　名	药用部位
唇形科	瘦风轮	*Clinopodium gracile* (Benth.) Matsum.	全草
唇形科	土香薷	*Elsholtzia ciliata* (Thunb,) Hylnd	全草
唇形科	夏至草	*Lagopsis supina* (Steph.) IK. – Gal.	全草
唇形科	宝盖草	*Lamium amplexicaule* L.	全草
唇形科	野芝麻	*Lamium barbatum* Sieb. et Zucc.	花或全草
唇形科	錾菜	*Leonurus pseudo macranthus* Kitag	全草
唇形科	薄荷	*Mentha haplocalyx* Briq.	全草
唇形科	石香薷	*Mosla chinensis* Maxim.	全草
唇形科	小鱼仙草	*Mosla dianthera* (Buch. – Ham.) Maxim.	全草
唇形科	粗糙荠苎	*Mosla scabra* (Thunb.) Hand. – Mazz.	全草
唇形科	罗勒	*Ocimum basilicum* L.	根、茎叶、种子
唇形科	紫苏	*Perilla frutescens* (L.) Britt.	叶、果
唇形科	野紫苏	*Perilla frutescens* (L.) Britt. var. *acuta* (Thunb.) Kudo	叶、果
唇形科	回回苏	*Perilla frutescens* (L.) Britt. var. *crispa* (Thunb.) H. – M	叶、果
唇形科	显脉香茶菜	*Rabdosia nervosa* (Hemsl.) Kudo	全草
唇形科	华鼠尾	*Salvia chinensis* Benth.	全草
唇形科	荔枝草	*Salvia plebeia* R. Brown	全草
唇形科	韩信草	*Scutellaria indica* L.	全草
桑科	小构树	*Broussonetia kazinoki* Sieb. et Zucc.	嫩枝叶、树皮
桑科	构树	*Broussonetia papyrifera* (L.) Vent.	果实
桑科	大麻	*Cannabis sativa* L.	果实、根、皮、叶、花
桑科	柘树	*Cudrania tricuspidata* (Carr.) Bur.	茎木
桑科	无花果	*Ficus carica* L.	花托
桑科	异叶榕	*Ficus heteromorpha* Hemsl.	果实
桑科	爬藤榕	*Ficus martini* Levl. et Vant.	根、茎
桑科	薜荔	*Ficus pumila* L.	茎、叶
桑科	珍珠莲	*Ficus sarmentosa* Buch. – Ham. ex J. E. Sm. var. *henryi* (King) Corner	花托
桑科	葎草	*Humulus scandens* (Lour.) Merr.	全草
桑寄生科	毛叶桑寄生	*Loranthus yadoriki* Sieb.	茎叶
桑科	桑	*Morus alba* L.	根皮、叶、果
桑科	鸡桑	*Morus australis* Poir.	根皮、叶
桑科	华桑	*Morus cathayana* Hemsl.	根皮、叶

续表

科　别	物种名称	学　名	药用部位
桑科	蒙桑	*Morus mongolica* Schneid.	根皮、叶
桔梗科	沙参	*Adenophora stricta* Miq.	根
桔梗科	轮叶沙参	*Adenophora tetraphylla* (Thunb.) Fisch.	根
桔梗科	荠苨	*Adenophora trachelioides* Maxim	根
桔梗科	兰花参	*Wahlenbergia mrginata* (Thunb.) A. DC.	全草
桦木科	桤木	*Alnus cremastogyne* Burkill	果根
桦木科	赤杨	*Alnus japonica* Sieb. et Zucc.	嫩枝叶及树皮
桦木科	千金榆	*Carpinus cordata* Bl.	果穗
桦木科	小果千金榆	*Carpinus cordata* Bl. var. *chinensis* Franch.	根皮
桦木科	榛	*Corylus heterophylla* Fisch. ex Bess.	种仁
桦木科	川榛	Corylus heterophylla *Fisch. ex Bess var. sutchuenensis* Franch.	种仁
梧桐科	梧桐	*Firmiana simplex* (L.) W. F. Wight	种子
海桐科	崖花海桐	*Pittosp orum sahnianum* Gowda	根、叶、种子
浮萍科	浮萍	*Lemna minor* L.	全草
浮萍科	紫萍	*Spirodela polyrhiza* (L.) Schleid.	全草
透骨草科	透骨草	*Phryma leptostachya* L. var. *asiatica* Hara	全草
铁青树科	青皮木	*Schoepfia jasminodora* Sieb. et Zucc.	全株
莎草科	亚大苔草	*Carex brownii* Tuckerm	全草
莎草科	异穗苔草	*Carex heterostachya* Bge	全草
莎草科	披叶苔草	*Carex lanceolata* Boott.	全草
莎草科	宽叶苔草	*Carex siderosticta* Hance	根
莎草科	水莎草	*Cyperus glomeratus* L.	全草
莎草科	旋鳞莎草	*Cyperus michelianus* (L.) Link	全草
莎草科	日照飘拂草	*Fimbristylis miliacea* (L.) Vabl	全草
莎草科	结壮飘拂草	*Fimbristylis rigidula* Nees	根
莎草科	荸荠	*Heleocharis dulcis* (Burm. f.) Trin. ex Henschel	球茎
莎草科	野荸荠	*Heleocharis plantaginea* R. Brown.	球茎、全草
莎草科	牛毛毡	*Heleocharis yokoscensis* (Franch. et Savat.) Tang et Wang	全草
莎草科	水蜈蚣	*Kyllinga brevifolia* Rottb.	全草
莎草科	萤蔺	*Scirpus erectus* Poir.	全草
莎草科	水葱	*Scirpus tabernaemontani* Gmel.	全草
莎草科	水毛花	*Scirpus triangulatus* Roxb.	全草
莎草科	藨草	*Scirpus triqueter* L.	全草
莎草科	荆三棱	*Scirpus yagara* Ohwi.	块茎
鸭跖草科	鸭跖草	*Commelina communis* L.	全草

续表

科　别	物种名称	学　名	药用部位
鸭跖草科	裸花水竹叶	*Murdannia malabaricum* (L.) Brvckn.	全草
堇菜科	鸡腿堇菜	*Viola acuminaia* Ledeb.	叶
堇菜科	毛果堇菜	*Viola collina* Bess.	全草
堇菜科	匍伏堇	*Viola diffusa* Ging.	全草
堇菜科	紫花堇菜	*Viola grypoceras* A. Gray	全草
堇菜科	堇菜	*Viola verecunda* A. Gray	全草
旋花科	打碗花	*Calystegia hederacea* Wall.	全草
旋花科	篱打碗花	*Calystegia sepium* (L.) R. Br.	花
旋花科	田旋花	*Conxolvulus arvensis* L.	全草及花
旋花科	菟丝子	*Cuscuta chinensis* Lam.	种子
旋花科	土丁桂	*Evolvulus alsinoides* L.	全草
旋花科	蕹菜	*Ipomoea aquatica* Forsk	茎、叶
旋花科	番薯	*Ipomoea batatas* Lam.	块根
旋花科	牵牛	*Pharbitis nil* (L.) Choisy	种子
旋花科	圆叶牵牛	*Pharbitis purpura* (L.) Voigt	种子
清风藤科	泡花树	*Meliosma cuneifolia* Franch.	根皮
猕猴桃科	软枣猕猴桃	*Actinidia arguta* (Sieb. et Zucc.) Planch.	根、叶
眼子菜科	小叶眼子菜	*Potamogeton cristatus* Regel et Maack	全草
眼子菜科	眼子菜	*Potamogeton franchetii* A. Benn. et Baag.	全草
眼子菜科	竹叶眼子菜	*Potamogeton malaianus* Miq.	全草
眼子菜科	抱茎眼子菜	*Potamogeton perfoliatus* L.	全草
粗榧科	三尖杉	*Cephalotaxus fortunei* Hook. f	种子
菊科	脉梗菜	*Adenocaulon himalaicum* Edgew.	根茎
菊科	杏香兔儿风	*Ainsliaea fragrans* Champ.	全草
菊科	香青	*Anaphalis sinica* Hance	全草
菊科	牛蒡	*Arctium lappa* L.	果实
菊科	茵陈蒿	*Artemisia capillaris* Thunb.	全草
菊科	奄蔺	*Artemisia keiskeana* Miq.	全草
菊科	野艾蒿	*Artemisia lavandulaefolia* DC.	叶
菊科	大籽蒿	*Artemisia sieversiana* Ehrh. Ex Willd.	全草
菊科	牡蒿	*Artemisis japonica* Thunb.	全草
菊科	山白菊	*Aster ageratoides* Turcz.	全草
菊科	女菀	*Aster fastigiatus* Fisch.	全草或根
菊科	毛茎马兰	*Aster lasiocladus* Hayata	全草
菊科	东风菜	*Aster scaber* Thunb.	全草
菊科	紫菀	*Aster tataricus* L. f.	根及根茎

续表

科　别	物种名称	学　名	药用部位
菊科	白术	*Atractylodes macrocephala* Koidz.	根茎
菊科	三叶鬼针草	*Bidens pilosa* L.	全草
菊科	金盘银盏	*Bidens biternata* (Lour.) Merr. et Sherff	全草
菊科	狼把草	*Bidens tripartita* L.	全草
菊科	飞廉	*Carduus crispus* L.	全草
菊科	天名精	*Carpesium abrotanoides* L.	果实
菊科	烟管头草	*Carpesium cernuum* L.	全草
菊科	金挖耳	*C. divaricatum* Sieb. et Zucc.	全草
菊科	茼蒿	*Chrysanthemum coronarium* L. var. *spatiosum* Bailey	茎叶
菊科	中国蓟	*Cirsium chinense* Gardn. Et Champ.	全草
菊科	大蓟	*Cirsium japonicum* DC.	全草或根
菊科	绒背蓟	*Cirsium vlassovianum* Fisch.	块根
菊科	野塘蒿	*Conyza. bonariensis* (L.) Cronq.	全草
菊科	小白酒草	*Conyza canadensis* L.	全草
菊科	奶浆柴胡	*Crepis phoenix* Dunn.	根
菊科	一点红	*Emilia sonchifolia* (L.) DC.	全草
菊科	一年蓬	*Erigeron annuus* (L.) Pers.	全草
菊科	华泽兰	*Eupatorium chinense* L.	根
菊科	异叶泽兰	*Eupatorium heterophyllum* DC.	全草
菊科	白鼓钉	*Eupatorium lindleyanum* DC.	根
菊科	毛大丁草	*Gerbera piloselloides* Cass.	全草
菊科	鼠曲草	*Gnaphalium affine* D. Don	全草
菊科	秋鼠曲草	*Gnaphalium hypoleucum* DC.	全草
菊科	白背鼠曲草	*Gnaphalium japonicum* Thunb.	全草
菊科	野茼蒿	*Gynura crepidioides* Benth.	全草
菊科	三七草	*Gynura segetum* (Lour.) Merr.	全草
菊科	菊芋	*Helianthus tuberosus* L.	块茎
菊科	向日葵	*Helianthus annuus* L.	种子
菊科	菊芋	*Helianthus tuberosus* L.	根茎
菊科	狗哇花	*Heteropappus hispidus* (Thunb.) Less.	根
菊科	泥胡菜	*Hemistepta carthamoides* (Buch. Ham.) O. Ktze.	全草
菊科	山苦荬	*Ixeris chinensis* (Thub.) Nakai	全草
菊科	剪刀股	*Ixeris debilis* A. Gray	全草
菊科	抱茎苦荬菜	*Ixoris sonchifolia* (Bge.) Hance	幼苗
菊科	马兰	*Kalimeris indica* (L.) Sch. - Bip.	全草或根
菊科	高莴苣	*Lactuca raddeana* Maxim.	根

续表

科 别	物种名称	学 名	药用部位
菊科	台湾莴苣	*Lactuca taiwaniama* Maxim.	全草
菊科	六棱菊	*Laggera alata* (Roxb.) Soh. – Bip.	全草
菊科	稻搓菜	*Lapsana apogonoides* Maxim.	全草
菊科	大丁草	*Leibnitzia ananeria* (L.) Nakai	全草
菊科	肾叶橐吾	*Ligularia fischeri* (Ledeb.) Turcz.	根及根茎
菊科	窄头橐吾	*Ligularia stenocephala* (Maxim.) Matsum. et Koidz.	根
菊科	毛连菜	*Picris hieracioides* L. subsp. *fuscipilosa* Hand. – Mazz.	花序
菊科	除虫菊	*Pyrethrum cinerariifolium* Trev.	花或全草
菊科	风毛菊	*Saussurea japonica* (Thunb.) DC.	全草
菊科	心叶风毛菊	*Saussurea cordifolia* Hemsl.	根
菊科	白茎鸦葱	*Scorzonera albicaulis* Bge.	根
菊科	鸦葱	*Scorzonera arstriaca* Willd.	根
菊科	羽叶千里光	*Senecio argunensis* Turcz.	全草
菊科	麻花头	*Serratula chinensis* S. Moore	根
菊科	苦苣菜	*Sonchus oleraceus* L.	全草
菊科	兔儿伞	*Syneilesis aconitifolia* Maxim.	全草
菊科	万寿菊	*Tagetes erecta* L.	花序
菊科	白花蒲公英	*Taraxacum leucanthum* (Ledeb.) Ledeb.	全草
菊科	黄鹌菜	*Youngia japonica* (L.) DC.	全草或根
菊科	百日菊	*Zinnia elegans* Jacq.	全草
菱科	菱	*Trapa bispinosa* Roxb.	果茎叶
菱科	乌菱	*Trapa bicornis* Osbeck.	果茎叶
野茉莉科	垂珠花	*Styrax dasyantha* Perk.	叶
野茉莉科	野茉莉	*Styrax japonica* Sieb. et Zucc.	叶、花、果
野茉莉科	玉铃花	*Styrax obassia* S. et Z.	果
萝藦科	青龙藤	*Biondia henryi* (Warb. ex Schltr. et Diels) Tsiang et P. T. Li	全草
萝藦科	雪里蟠桃	*Cynanchum inamoenum* (Maxim.) Loes.	根及根茎
萝藦科	白薇	*Cynanchum atratum* Bge.	根及根茎
萝藦科	蔓生白薇	*Cynanchum versicolor* Bunge.	根及根茎
萝藦科	柳叶白前	*Cynanchum stauntonii* (Decne.) Schltr. ex Levl.	根茎及根
萝藦科	芫花叶白前	*Cynanchum glaucescens* (Decne.) Hand. – Mazz.	根茎及根
萝藦科	萝藦	*Metaplexis japonica* (Thunb.) Mak.	全草或根
萝藦科	娃儿藤	*Tylophora ovata* (Lindl.) Hook. et Steud.	根及根茎
蛇菰科	蛇菰	*Balanophora japonica* Makino	全株
银杏科	银杏	*Ginkgo biloba* L.	种子

续表

科　别	物种名称	学　名	药用部位
黄杨科	黄杨	*Buxus microphylla* Sieb. et Zucc. Var sinica Rehd. et Wils.	茎枝
黄杨科	粉蕊黄杨	*Pachysandra terminalis* Sieb. et Zucc.	全草
景天科	瓦松	*Orostachys fimbriatus* (Turcz.) Berg.	全草
景天科	珠芽景天	*Sedum bulbiferum* Mak.	全草
景天科	凹叶景天	*Sedum emarginatum* Migo	全草
景天科	景天	*Sedum erythrostictum* Miq.	全草
景天科	费菜	*Sedum kamtschaticum* Fisch.	全草或根
景天科	佛甲草	*Sedum lineare* Thunb.	全草
景天科	垂盆草	*Sedum sarmentosum* Bunge	全草
景天科	轮叶景天	*Sedum verticillatum* L.	全草
棕榈科	棕榈	*Trachycarpus fortunei* (Hook. f.) H. Wendl.	叶鞘纤维
番杏科	粟米草	*Mollugo pentaphylla* L.	全草
紫金牛科	朱砂根	*Ardisia crenata* Sims	根
紫金牛科	百两金	*Ardisia crispa* (Thunb.) A. DC.	根及根茎
紫草科	斑种草	*Bothriospermum chinense* Bunge	全草
紫草科	梓木草	*Lithospermum zollinqeri* DC.	果实
紫草科	大紫草	*Lithospermum arvense* L.	果实
紫草科	附地菜	*Trigonotis peduncularis* (Trev.) Benth.	全草
紫葳科	凌霄	*Campsis grandiflora* (Thunb.) K. Schum.	花
紫葳科	楸	*Catalpa bungei* C. A. Mey.	树或根韧皮
紫葳科	梓树	*Catalpa ovata* G.. Don	皮
落葵科	落葵	*Basella rubra* L.	全草
葡萄科	蛇葡萄	*Ampelopsis brevipedunculata* (Maxim.) Trautv.	茎叶
葡萄科	三裂叶蛇葡萄	*Ampelopsis delavayana* (Franch.) Planch.	根或根皮
葡萄科	异叶爬山虎	*Parthenocissus heterophylla* (Bl.) Merr.	根或茎
葡萄科	粉叶爬山虎	*Parthenocissus thomsonii* (Laws.) Planch.	根或藤茎
葡萄科	爬山虎	*Parthenocissus tricuspidata* (Sieb. et Zucc.) Planch.	根、茎
葡萄科	蘡薁	*Vitis adstricta* Hance	根、茎叶
葡萄科	葛藟	*Vitis flexuosa* Thunb.	藤汁
葡萄科	毛葡萄	*Vitis quinquangularis* Rehd.	根皮
葡萄科	秋葡萄	*Vitis romaneti* Roman	根
葡萄科	刺葡萄	*Vitis davidii* Foex.	根
葡萄科	葡萄	*Vitis vinifera* L.	果实
葫芦科	冬瓜	*Benicasa hispida* (Thunb.) Cogn	果实
葫芦科	西瓜	*Citrullus valgris* Schrad.	果瓤或果皮

续表

科　别	物种名称	学　名	药用部位
葫芦科	甜瓜	*Cucumis melo* L.	果蒂、种子
葫芦科	黄瓜	*Cucumis sativus* L.	果实
葫芦科	南瓜	*Cucurbita moschata* Duch.	果实
葫芦科	绞股蓝	*Gynostemma pentaphyllum* (Thunb.) Makino	全草
葫芦科	苦葫芦	*Lagenaria siceraria* (Molina) Standl. Var. *aourda* Ser.	果实
葫芦科	瓠子	*Lagenaria siceraria* (Molina) Standl. Var. *clavata* Ser.	果实
葫芦科	瓢瓜	*Lagenaria siceraria* (Molina) Standl. Var. *depressa* Ser.	果实
葫芦科	丝瓜	*Luffa cylindrical* (L.) Roem.	果实
葫芦科	苦瓜	*Momordica charantia* L.	果实
葫芦科	赤瓟	*Thladinth dubia* Bge.	果实
葫芦科	王瓜	*Trichosanthes cucumeroides* (Ser.) Maxim.	果实
葫芦科	栝楼	*Trichosanthes kirilowii* Maxim.	根
酢浆草科	酢浆草	*Oxalis corniculata* L.	全草
酢浆草科	铜锤草	*Oxalis corymbosa* DC.	全草
黑三棱科	黑三棱	*Sparganium stoloniferum* Buch. – Ham.	块茎
椴树科	假黄麻	*Corchorus acutangulus* Lam.	全草
椴树科	扁担杆	*Grewia biloba* G. Don	根、茎、叶
楝树科	川楝	*Melia toosendan* Sieb. Et Zucc.	果实
楝科	苦楝	*Melia azedarach* L.	根或树皮
楝科	香椿	*Toona sinensis* (A. Juss.) Roem.	叶及嫩枝
榆科	朴树皮	*Celeis sinensis* Pers	树皮
榆科	紫弹树	*Celtis biondii* Pamp.	茎叶及根皮
榆科	小叶朴	*Celtis bungeana* Bl.	树皮
榆科	刺榆	*Hemiptelea davidii* (Hance) Planch.	皮、叶
榆科	榔榆	*Ulmus parvifolia* Jacq.	茎或根皮
榆科	榆树	*Ulmus pumila* L.	树或根韧皮
榆科	大叶榉树	*Zelkova schneideriana* Hand. – Mazz.	树皮
瑞香科	结香	*Edgeworthia chrysantha* Lindl.	花蕾
睡莲科	莲	*Nelumbo nucifera* Gaertn.	根茎、叶、种子等
睡莲科	萍蓬草	*Nuphar pumilum* (Timm) DC.	种子
睡莲科	睡莲	*Nymphaea tetragona* Georgi	花
蒺藜科	蒺藜	*Tribulus terrestris* L.	果实
锦葵科	黄蜀葵	*Abelmoschus manihot* (L.) Medic.	花

续表

科　别	物种名称	学　名	药用部位
锦葵科	苘麻	*Abutilon theophrasti* Medic.	种子
锦葵科	蜀葵	*Althaea rosea* (L.) Cav.	花
锦葵科	草棉	*Gossypium herbaceum* L.	根、棉毛、种子
锦葵科	木芙蓉	*Hibiscus mutabilis* L.	花
锦葵科	朱槿	*Hibiscus rosa - sinensis* L.	花
锦葵科	野西瓜苗	*Hibiscus trionum* L.	根或全草
锦葵科	锦葵	*Malva sinensis* Cavan.	全草
鼠李科	多花勾儿茶	*Berchemia florbunda* (Wall) Brongn.	根
鼠李科	牛鼻拳	*Berchemia giraldiana* Schneid	根
鼠李科	铜钱树	*Paliurus hemsleyanus* Rehd.	根
鼠李科	马甲子	*Paliurus ramosissimus* Poir.	根
鼠李科	长叶冻绿	*Rhamnus crenata* Sieb. et Zucc.	根或根皮
鼠李科	薄叶鼠李	*Rhamnus leptophylla* Schneid.	果实
鼠李科	冻绿	*Rhamnus utilis* Decne.	根或根、茎皮
鼠李科	酸枣	*Ziziphus jujuba* Mill.	种子
鼠李科	枣	*Ziziphus jujube* Mill. Var. *inermis* (Bge.) Rehd.	果实
槭树科	地锦槭	*Acer mono* Maxim.	枝、叶
槭树科	中华槭	*Acer sinense* Pax	根皮
漆树科	毛黄栌	*Cotinus coggygria* Scop. Var. *pubescens* Engl.	根
漆树科	木蜡树	*Rhus succedanea* L.	根或根皮
漆树科	漆树	*Rhus verniciflua* Stokes	树脂
罂粟科	紫堇	*Corydalis edulis* Maxim.	全草
罂粟科	刻叶紫堇	*Corydalis incisa* (Thunb.) Pers.	全草
罂粟科	深山黄堇	*Corydalis pallida* (Thunb.) Pers.	根
罂粟科	小花黄堇	*Corydalis racemosa* (Thunb.) Pers.	全草或根
罂粟科	荷青花	*Hylomecon japonica* (Thunb.) Prantl et kündig	根
罂粟科	罂粟	*Papaver somniferum* L.	嫩苗、果壳、种子、汁
蓼科	两栖蓼	*Polygonum amphibium* L.	全草
蓼科	萹蓄	*Polygonum aviculare* L.	全草
蓼科	毛蓼	*Polygonum barbatum* L.	全草或根
蓼科	丛枝蓼	*Polygonum caespitosum* Bl.	全草
蓼科	水蓼	*Polygonum hydropiper* L.	全草
蓼科	蚕茧草	*Polygonum japonicum* Meisn.	全草
蓼科	酸模叶蓼	*Polygonum lapathifolium* L.	全草
蓼科	柳叶蓼	*Polygonum lapathifolium* L. var. *salicifolium Sibth.*	全草

续表

科　别	物种名称	学　名	药用部位
蓼科	荭草	*Polygonum orientale* L.	全草
蓼科	杠板归	*Polygonum perfoliatum* L.	全草
蓼科	桃叶蓼	*Polygonum persicria* L.	全草
蓼科	习见蓼	*Polygonum plebeium* R. Br	全草
蓼科	刺蓼	*Polygonum senticosum* (Meissn.) Franch. et Sav.	全草
蓼科	箭叶蓼	*Polygonum sieboldii* Meissn.	全草
蓼科	支柱蓼	*Polygonum suffultum* Maxim.	根茎
蓼科	皱叶酸模	*Rumex crispus* L.	根
蓼科	齿果酸模	*Rumex dentatus* L.	叶
蓼科	羊蹄	*Rumex japonicus* Houtt.	根
蓼科	尼泊尔羊蹄	*Rumex nepalensis* Spr.	根
蓼科	巴天酸模	*Rumex patientia* L.	根
蔷薇科	插田泡	*Achyranthes aspera* L.	根、果实
蔷薇科	贴梗木瓜	*Chaenomeles lagenaria* (Loisel.) Koidz	果实
蔷薇科	光皮木瓜	*Chaenomeles sinensis* (Touin) Koehne	果实
蔷薇科	灰栒子	*Cotoneaster acutifolius* Turcz.	枝叶及果实
蔷薇科	蛇莓	*Duchesnea indica* (Andr.) Focke	全草
蔷薇科	柔毛水杨梅	*Geum japonicum* Thunb.	全草
蔷薇科	棣棠	*Kerria japonica* (L.) DC.	花或枝叶
蔷薇科	苹果	*Malus pumila* Mill.	果、叶
蔷薇科	石楠	*Photinia serrulata* Lindl.	叶
蔷薇科	毛叶石楠	*Photinia villosa* (Thunb.) DC.	根
蔷薇科	翻白草	*Potentilla discolor* Bge.	全草
蔷薇科	莓叶委陵菜	*Potentilla fragarioides* L.	全草
蔷薇科	三叶委陵菜	*Potentilla freyniana* Bornm.	全草
蔷薇科	蛇含	*Potentilla kleiniana* Wight et Arn.	全草
蔷薇科	杏	*Prunus armenica* L.	种子
蔷薇科	山杏	*Prunus armeniaca* L. var. *ansu* Maxim.	种子
蔷薇科	桃	*Prunus persica* (L.) Batsoh	种子
蔷薇科	山桃	*Prunus davidiana* (Carr.) Franch.	种子
蔷薇科	樱桃	*Prunus pseudocerasus* Lindl	果实
蔷薇科	李	*Prunus salicina* Lindl.	果实
蔷薇科	山樱桃	*Prunus tomentosa* Thunb.	果实
蔷薇科	棠梨	*Pyrus betulefolia* Bge	果实
蔷薇科	白梨	*Pyrus bretschneideri* Rehd.	果实
蔷薇科	沙梨	*Pyrus pyrifolia* (Burm. f.) Nakai	果实

续表

科　别	物种名称	学　名	药用部位
蔷薇科	豆梨	*Pyrus calleryana* Decne.	果实
蔷薇科	月季花	*Rosa chinensis* Jacq.	花
蔷薇科	小果蔷薇	*Rosa cymosa* Tratt.	根及嫩叶
蔷薇科	玫瑰	*Rosa rugosa* Thunb.	花
蔷薇科	悬钩子	*Rubus corchorifoleus* L. f.	果实
蔷薇科	高粱泡	*Rubus lambertianus* Ser.	根
蔷薇科	茅莓	*Rubus parvifolius* L.	全草
蔷薇科	多腺悬钩子	*Rubus phoenicolasius* Maxim.	根、叶
蔷薇科	灰白毛莓	*Rubus tephrodes* Hance	果实
蔷薇科	东北珍珠梅	*Sorbaria sorbifolia* (L.) A. Br.	皮
蔷薇科	光叶绣线菊	*Spiraea japonica* L. f. var. *fortunei* (Planch.) Rehd.	根
蜡梅科	蜡梅	*Chimonanthus praecox* (L.) Link	花蕾
樟科	红果楠	*Actinodaphne cupularis* (Hernsl.) Gamble.	根叶
樟科	天竺桂	*Cinnam japonecum* Sieb.	树皮
樟科	川桂	*Cinnam wilsonii* Gamble	树皮
樟科	樟	*Cinnamomum camphora* (L.) Presl	木材
樟科	鸡婆子	*Lindera angustifolia* Cheng.	枝叶或根
樟科	香叶树	*Lindera communis* Hemsl.	树皮、叶
樟科	香叶子	*Lindera fragrans* Oliv.	树皮或枝叶
樟科	黑壳楠	*Lindera megaphylla* Hemsl.	根、枝、树皮
樟科	三丫乌药	*Lindera obtusiloba* BL.	树皮
樟科	木姜子	*Litsea pungens* Hemsl.	果实
樟科	紫楠	*Phoebe sheareri* (Hemsl.) Gamble	枝叶
樟科	檫树	*Sassafras tzumu* Hemsl.	根茎叶
爵床科	水蓑衣	*Hygrophila salicifolia* (Vahl.) Nees	全草
爵床科	观音草	*Peristrophe bivalves* (L.) Merr.	全草
爵床科	爵床	*Rostellularia procumbens* (L.) Nees	全草
黎科	小藜	*Chenopodium serotemum* L.	全草
藜科	藜	*Chenopodium album* L.	嫩全草
藜科	地肤	*Kochia scoparia* (L.) Schrad.	果实
藜科	猪毛菜	*Salsola collina* Pall.	全草
藜科	菠菜	*Spinacia oleracea* L.	全草
藤黄科	黄海棠	*Hypericum ascyron* L.	全草
藤黄科	野金丝桃	*Hypericum attenuatum* Choisy.	全草
藤黄科	金丝桃	*Hypericum chinense* L.	全草
藤黄科	小连翘	*Hypericum erectum* Thunb.	全草

续表

科　别	物种名称	学　名	药用部位
藤黄科	地耳草	*Hypericum japonicum* Thunb.	全草
藤黄科	金丝梅	*Hypericum patulum* Thunb.	全草
藤黄科	贯叶连翘	*Hypericum perforatum* L.	全草
藤黄科	元宝草	*Hypericum sampsonii* Hance	全草

附编Ⅳ

正文未收药用动物名录
（按中文科名笔画排序）

科　别	物种名称	学　名	药用部位
土蜂科	土蜂	*Discolia vittisrons* Sch.	全虫
马科	驴	*Equus asinus* L.	头、骨、皮、毛、阴茎、脂……
马科	马	*Equus caballus*（L.）	皮、骨、毛、齿、蹄甲、结石……
马科	骡	*Equus caballus*（L.）×Equus *asinus* L.	皮、骨、毛、齿、蹄甲、结石……
介壳虫科	白蜡虫	*Fricerus pela*（Chavannes）	雄虫分泌物（虫白蜡）
凤蝶科	茴香虫	*Papilio machaon* L .	幼虫
天牛科	星天牛	*Anoplophora chinensis*（Forster）	全虫
天牛科	桑天牛	*Apriona germari*（Hope）	全虫
文鸟科	麻雀	*Passer montanus saturatus* Stejineger	肉或全体
水黾科	水黾	*Hydrotrechus remigator* Hor.	全虫
牛科	黄牛	*Bos Taurus domesticus* Gmelin	胆结石、角、骨、血、脏等
牛科	水牛	*Bubalus bubalis* L.	胆结石、角、骨、血、脏等
牛科	山羊	*Capra hircus* L.	肉
牛科	绵羊	*Ovis aries* L.	肉
犬科	狗	*Canis familiaris* L.	肉
犬科	狼	*Canis lupus* L.	肉、脂肪
犬科	豺	*Cuon slpinus* Pallas	皮、肉、肾
犬科	狐狸	*Vulpes vulpes* L.	头、心、肝、胆、四足、尾
长臂虾科	青虾	*Macrobrachium nipponense*（de Haan）	肉或全体
叩头虫科	有沟叩头虫	*Pleonomus canaliculatus* Galdermann	全虫
正蚓科	背暗异唇蚓	*Allolobophora caliginosa trapezoides*（Ant. duges）	全体
田螺科	方形环棱螺	*Bellamya quadrata*（Benson）	全体
田螺科	中国圆田螺	*Cipangopaludina chinensis*（Gray.）	全体
石龙子科	石龙子	*Eumedes chinensis*（Gry）	全体
龙虱科	东方潜龙虱	*Cybister tripunctatus orientalis* Gschew.	全虫

续表

科 别	物种名称	学 名	药用部位
灯蛾科	灯蛾	*Arctia caja* L.	全虫
衣鱼科	衣鱼	*Lepisma saccharina* L.	全虫
丽蝇科	大头金蝇	*Chrysomyia megacephala* (Fab.)	幼虫
灵长	健康人	Person	胎盘、发、甲、脐带、童尿、乳汁
灵猫科	大灵猫	*Viverra zibetha* L.	肉
灵猫科	小灵猫	*Viverricula indica* Desmarest.	肉
芫青科	绿芫青	*Lytta caraganae* Pallas	全虫
鸠鸽科	家鸽	*Columba livia domestica* Gmelin	肉或全体
鸠鸽科	山斑鸠	*Steptopelia orientalis orientalis* (Latham)	肉
龟科	黄缘闭壳龟	*Cyclemys flavemarginata* (Gray)	去内脏的全体
兔科	华南兔	*Lepus sinensis* Gray	肉、血、肝、骨、脑、皮毛
兔科	蒙古兔	*Lepus tolai* Pallas	肉、血、肝、骨、脑、皮毛
兔科	家兔	*Oryctolagus cuniculus domesticus* (Gmelin)	肉、血、肝、骨、脑、皮毛
刺蛾科	黄刺蛾	*Cnidocampa flaescens* Walker	蛹茧
松鼠科	松鼠	*Sciurus vulgaris* L.	全体
金龟子科	铜绿金龟子	*Anomala corpulenta* Motsch.	幼虫
金龟子科	朝鲜黑金龟子	*Holotrichia diomphalia* Bates	幼虫
金龟子科	屎蛒螂	*Catharsius molossus* L.	全虫
金蛛科	花蜘蛛	*Coganargiope arnoena* Koch.	全虫
胡蜂科	大黄蜂	*Polistes mandarinus* Saussure	巢
草蛛科	草蜘蛛	*Agelena labyrinthica* (Clerck)	全虫
虻科	复带虻	*Tabanus bivittatus* Matsumura	全虫
蚁科	黑蚁	*Formica fusca* L.	全虫
圆网蛛科	大腹圆网蛛	*Aranea ventricosa* (L. Koch)	全虫
秧鸡科	蓝胸秧鸡	*Rallus striatus* Gularis	全体
蚌科	背角无齿蚌	*Anodonta woodiana* Lea	贝壳、蚌肉、蚌泪
蚌科	褶纹冠蚌	*Cristaria plicata* Leach	贝壳、蚌肉、蚌泪
蚌科	射线裂脊蚌	*Schistodesmus laepreyanus* Baird et Adams	贝壳、蚌肉、蚌泪
蚕蛾科	蚕蛾	*Bombyx mori* L.	全虫
蚬科	河蚬	*Corhicula fluminea* (Miillor)	贝壳、肉
钳蝎科	钳蝎	*Buthus martensi* Karsch	全虫
鸬鹚科	鸬鹚	*Phalacrocorax carbo sinensis* (Blumenbach)	骨、涎、翅羽
鸭科	鸭	*Anas domestica* L.	肉

续表

科　别	物种名称	学　名	药用部位
鸭科	绿头鸭	*Anas platyrhynchos* L.	肉
鸭科	鹅	*Anser domestica* Geese	肉
啄木鸟科	绿啄木鸟	*Picus canus* Gmelini	全体
淡水海绵科	脆针海绵	*Spongilla fragilis* Lecidy	群体
猪	豪猪	*Hystrix hodgsoni* Gray.	肉、毛刺、肚
猪科	猪	*Sus scrofa domestica* Brisson	肉、血、心、肝、肺、胆、脾、肾、肚、肠、膀胱、皮毛、骨、胰、脑、蹄、髓
猪科	野猪	*Sus scrofa* L.	肉
猫科	豹猫	*Felis bengalensis* Kerr.	骨
猫科	猫	*Felis domestica* Brisson	肉或全体
猫科	豹	*Panthera pardus* L.	肉
萤科	萤火虫	*Luciola vitticollis* Kies.	全虫
豉虫科	豉虫	*Gyrinus curtus* Motsch.	全虫
隐翅虫科	多毛隐翅虫	*Paederus densipennis* Bernb.	全虫
鹿科	梅花鹿	*Cervus nippon* Temminek	角、皮、骨、髓、肉、头肉……
鹿科	獐	*Hydropotes inermis* Swinhoe	肉、骨、髓
黄鹂科	黑枕黄鹂(黄莺)	*Oriolus chinensis diffusus* Sharpe	肉
椋鸟科	八哥	*Acridotheres cristatellus cristatellus* (L)	肉
蛙科	黑斑蛙	*Rana nigromaculata* Hallowell	全体
蛙科	金线蛙	*Rana plancyi* Lataste	全体
蛞蝓科	蛞蝓	*Limax*	全体
蜓科	蜻蜓	*Aeschna melanictera* Selys	全虫
蜗牛科	蜗牛	*Eulota similaris* Ferussac	全体、壳
跳蛛科	短螯蝇虎	*Menemerus confusus* Bos	全虫
鼠科	褐家鼠	*Rattus norvegicus* Berkenhout	皮、肝、胆、睾丸、脂肪
雉科	鸳鸯	*Aix galericalata* L.	全体
雉科	灰胸竹鸡	*Bambusicola thoracica thoracica* (Temm.)	肉
雉科	鹌鹑	*Coturnix coturnix japonica* Temminck et Schlegel	肉或全体
雉科	雉	*Phasianus colchicus torquatus* Gmelin	肉或全体
雉科	白冠长尾雉	*Syrmaticus reevesii* (Gray)	肉
鲇科	鲇鱼	*Parasilurus asotus* (L.)	全体或肉
翠鸟科	翠鸟	*Ceryle lugubris guttulata*	全体或肉

续表

科 别	物种名称	学 名	药用部位
蜚蠊科	蟑螂	*Blatta orientalis* L.	全虫
蜜蜂科	中华蜜蜂	*Apis cerana* Fabricius	酿糖、幼虫、分泌蜡胶、蜂毒
蜜蜂科	竹蜂	*Xylocopa dissimilis* (Lep.)	全虫
蜥蜴科	丽斑麻蜥	*Eremias argus* Peters	全体
蜾蠃科	蜾蠃	*Eumenes pomifomis* Fab.	全虫
蝉科	黑蚱	*Cryptotympana atrata* Fabricius	皮壳
蝉科	红娘子	*Huechys sanguinea* De Geer.	全虫
蝗科	尖头蚱蜢	*Acrida lata*Motsch	全虫
蝗科	稻蝗	*Oxya chinensis* Thunb.	全虫
蝙蝠科	蝙蝠	*Vespertilio superans* Thomas	全体
蝼蛄科	蝼姑	*Gryllotalpa africana* Pal. de Beauvois	全虫
蝽科	九香虫	*Aspongonpus chinensis* Dallas	全虫
蝾螈科	东方蝾螈	*Cynops orientalis* (David)	全体
鲤科	鳙鱼	*Aristichthys nobilis* (Richardson)	肉
鲤科	金鱼	*Carassius auratus* (L.)	肉
鲤科	鲫鱼	*Carassius auratus* (L.)	肉或全体
鲤科	草鱼	*Ctenopharyngodon idellus* (Cuvier dt Valenciennes)	肉
鲤科	鲤鱼	*Cyprinus carpio* L.	肉或全体
鲤科	鳡鱼	*Elopichthys bambusa* (Rich.)	肉
鲤科	翘嘴红鲌	*Erythroculter ilishaeformis* (Bleeker)	肉
鲤科	鲢鱼	*Hypophthalmichthys molitrix* (Cuv. et Val.)	肉
鲤科	青鱼	*Mylopharyngodon piceus* (Richardson)	肉
壁钱科	壁钱	*Uroctea compactilis* Koch	全虫
燕科	家燕	*Hirundo daurica japonica* Temmick et Schlegel	卵、巢泥
螟蛾科	高粱条螟	*Proceras venosata* Walker	全虫
鲮鲤科	鲮鲤	*Manis Pentadactyla* L.	鳞片
螲蟷科	螲蟷	*Latouchia davidi* (Simon)	全虫
螳螂科	大刀螂	*Paratenodera sinensis* Saussure	卵鞘、全虫
螳螂科	小刀螂	*Statilia maculata* (Thunberg)	卵鞘、全虫
螳螂科	巨斧螳螂	*Hierodula patellifera* (Serville)	卵鞘、全虫
螽科	蝈蝈	*Gampsocleis sinensis* Walker	雄虫全体
蟋蟀科	蟋蟀	*Gryllulus chinensis* Weber	全虫
蟋蟀科	大头狗	*Gryllus testaceus* Walker.	全虫
鮨科	鳜鱼	*Siniperca chuatsi* (Basilewsky)	肉
鳅科	泥鳅	*Misgurnus anguillicaudatus* (Cantor)	肉或全体
鹰科	金雕	*Aquila chrysaetos kamtschatica* Severtzov	骨

续表

科　别	物种名称	学　名	药用部位
鹰科	鸢	*Milvus korschun lineatus* (Gray)	油、胆、嘴、翅骨、脑髓
鼬科	猪獾	*Arctonyx collaris* F. Cuvier	肉
鼬科	水獭	*Lutra lutra* L.	肝脏
鼬科	狗獾	*Meles meles* L.	肉
鼬科	黄鼬	*Mustela sibirica* Pallas	肉
蟾蜍科	中华大蟾蜍	*Bufo bufo gargarizans* Cantor	分泌物、全体
蟾蜍科	黑眶蟾蜍	*Bufo melanostictus* Schneider	分泌物、全体
鳖科	中华鳖	*Trionyx sinensis* Wiegmann	背甲
鳖蠊科	地鳖	*Eupolyphaga sinensis* Walker	全虫
鳗鲡科	鳗鲡	*Anguilla japonica* Temminck et Schlegel	全体或肉
鳝科	鳝鱼	*Monopterus albus* (Zuiew)	肉
鳢科	乌鳢	*Ophicephalus argus* Cantor	肉
鼹鼠科	麝鼹	*Scaptochirus moschatus* Milne - Edwards	全体或肉

附编Ⅴ

正文未收药用矿物及其他加工类名录

（按药名笔画排序）

药用矿物

药　名	别　名	英文名	基　源	成　分
云母	白云母	Muscocite	硅酸盐类	$KAl_2(AlSi_2)O_{10}(OH,F)_2$
石灰		Limestone	石灰岩	$CaCO_3$，$Ca(OH)_2$
石硫黄	硫黄	Sulphur	硫黄矿	主含硫及少量碲、硒
花蕊石	花乳石	Ophicalcite	变质岩类	钙、镁的碳酸盐及铁铝盐等
金精石	水金云母	Vermiculite	硅酸盐类	$(Mg, Fe)_2[(Si, Al)_4O_{10}](OH)\cdot 4H_2O$
铅	黑铅	Galenite	方铅矿	铅和少量银、金
紫石英	萤石	Fluorite	卤化物类	氟化钙 CaF_2
磁石	磁铁矿	Magnetite	氧化物类	四氧化三铁，Fe_3O_4

加工和其他类药物

药 名	别 名	基　原
大豆黄卷	大豆卷	为豆科植物大豆 *Glycine max*（L.）Merr. 的种子（黑大豆）发芽后晒干而成
干冬菜	腌菜、霉干菜	为十字花科植物青菜 *Brassica chinensis* L. 的茎叶，经盐腌蒸晒而成
白炭	木炭	为壳斗科植物麻栎 *Quercus acutissima* Carr. 茎干经无氧燃烧透后闭灭的炭
百草霜	锅烟子	为柴草经燃烧后附于锅底、灶突或烟囱内的烟灰
西瓜霜	西瓜硝	为西瓜皮和皮硝混合制成的白色结晶
灶心土	伏龙肝	为久经柴草熏烧灶底土块

续表

药 名	别 名	基 原
豆豉	淡豆豉	为大豆 *Glycine max* (L.) Merr. 的种子经蒸罨加工而成
豆腐皮	豆精	为豆腐浆煮沸后，浆面所凝结之薄膜
饴糖	打白糖	为米、大麦、粟或玉蜀黍等粮食经发酵糖化制成的食品
变蛋		为鸭蛋或鸡蛋用石灰、草灰、盐等腌制而成
草木灰	薪柴灰	为柴草燃烧后的灰
桑柴灰	桑灰	为桑科植物桑 *Morus alba* L. 的木材所烧成的灰
烟油	烟膏	为陈旧旱烟杆内积存的黑色膏油
酒酿	甜酒	为糯米和酒曲酿制而成的酵米
酒糟	甜糟	为米、麦、高粱等酿酒后剩余的残渣
铁锈		为铁露置空气中氧化后生成的红褐色锈衣
绿豆芽	豆芽菜	为豆科植物绿豆 *Phaseolus radiatus* L. 和种子经浸罨后发出的嫩芽
菜子油	油菜子油	为油菜子的脂肪油
菱粉		为菱科植物菱 *Trapa bispinosa* Roxb. 或其同属植物的果肉，捣汁澄出的淀粉
铜绿	铜青	为铜器表面经二氧化碳或醋酸作用后生成的绿色锈衣
麻油	脂麻油、香油	为胡麻科植物脂麻 *Sesamum indicum* DC. 的种子榨取之脂肪油
麻饼	麻滓、麻渣	为胡麻科植物脂麻 *Sesamum indicum* DC. 的种子经榨去脂肪油后的渣滓
棉子油		为锦葵科植物草棉 *Gossypium herbaceum* L. 等的种子所榨取之脂肪油
落铁	铁落	为生铁煅至红赤，外层氧化时被锤落的铁屑
葛粉		为豆科植物葛 *Pueraria lobata* 的块根经水磨而澄取的淀粉

索　引

拉丁学名索引 …………………………………………………………………… 419
中文笔画索引 …………………………………………………………………… 429

拉丁学名索引

学　名	物种名称	页
Acanthopanax gracilistylus W. W. Smith	五加皮	50
Achyranthes bidentata Bl.	牛膝	8
Achyranthes longifolia Mak.	柳叶牛膝	8
Acorus calamus L.	水菖蒲	71
Acorus tatarinowii Schott	石菖蒲	79
Actinidia chinensis Planch.	中华猕猴桃	313
Adina rubella (Sieb. et Zucc.) Hance	水杨梅	69
Agastache rugosa (Fisch. et. Mey.) O. Ktze.	藿香	377
Agkistrodon halys (Pallas)	蝮蛇	10
Agrimonia pilosa Ledeb.	龙芽草	87
Ailanthus altissima (Mill.) Swingle	臭椿	346
Akebia quinata (Thunb.) Decne.	木通	43
Akebia trifoliata (Thunb.) Koidz.	三叶木通	43
Akebia trifoliata (Thunb.) Koidz. Var. *australis* Diels	白木通	44
Alangium chinense (Lour.) Harms	华爪木	2
Alangium platanifolium Harms	瓜木	2
Albizzia julibrissin Durazz.	合欢	132
Aleurites fordii Hemsl.	油桐	209
Allium chinense G. Don	薤	370
Allium macrostemon Bge.	小根蒜	370
Alternanthera philoxeroides (Mart.) Griseb.	空心莲子草	213
Ampelopsis japonica (Thunb.) Makino	白蔹	94
Androsace umbellata (Lour.) Merr.	点地梅	242
Antenoron filiforme (Thunb.) Roberty et Vautier	金线草	194
Antenoron neofiliforme (Nakai) Hara	短毛金线草	194
Apocynum venetum L.	罗布麻	189
Ardisia japcnica (Horrst.) BI.	紫金牛	357
Arisaema amurense Maxim.	东北天南星	38

学　名	物种名称	页
Arisaema erubescens (Wall.) Schott	天南星	38
Arisaema heterophyllum Bl.	异叶天南星	38
Aristolochia contorta Bge.	北马兜铃	28
Aristolochia debilis Sib. et Zucc.	马兜铃	28
Aristolochia mollissima Hance	绵毛马兜铃	136
Artemisia argyi Levl. et Vant.	艾	73
Artemisia annua L.	黄花蒿	174
Asarum forbesii Maxim.	杜衡	144
Asparagus cochinchinensis (Lour.) Merr.	天门冬	35
Asystasiella chinensis (S. Moore) E. Hossain.	白接骨	103
Atractylodes chinensis (DC.) Koidz.	北苍术	151
Atractylodes lancea (Thunb.) DC.	茅苍术	150
Batrachuperus pinchonii (David)	山溪鲵	262
Belamcanda chinensis (L.) DC.	射干	277
Berberis amurensis Rupr.	大叶小檗	6
Bidens bipinnata L.	鬼针草	252
Bletilla striata (Thunb.) Reichb. f.	白及	89
Bupleurum chinense DC.	柴胡	275
Bupleurum scorzoneraefolium Willd.	狭叶柴胡	275
Camellia oleifera Abel	油茶	207
Camptosorus sibiricus Rupr.	过山蕨	32
Camptotheca acuminata Decne.	喜树	334
Capsicum frutescens L.	辣椒	363
Capsicum frutescens L. var. *conoides* (Mill.) Bailey	朝天椒	364
Caragana sinica (Buc' hoz) Rehd.	锦鸡儿	197
Cayratia japonica (Thunb.) Gagn.	乌蔹莓	62
Centipeda minima (L.) A. Br. et Aschers	鹅不食草	342
Chelidonium majus L.	白屈菜	100
Chenopodium ambrosiodes L.	土荆芥	11
Chinemys reevesii (Gray)	乌龟	166
Chloranthus japonicus Sieb.	银线草	308
Chrysanthemum indicum L.	野菊花	303

学　名	物种名称	页
Chrysanthemum morifolium Ramat.	菊花	291
Cirsium setosum (Willd.) MB.	小蓟	23
Clematis chinensis Osbeck	威灵仙	240
Clematis finetin *Levl.*	山木通	20
Clematis florida *Thunb.*	铁线莲	277
Clematis henryi Oliv.	单叶铁线莲	212
Clerodendron trichotomum Thunb.	臭梧桐	279
Clinopodium chinense (Benth.) O. Ktze.	风轮菜	327
Clinopodium polycephalum (Vaniot) C. Y. Wu et Hsuan	荫风轮	327
Cnidium monnieri (L.) Cusson	蛇床	300
Codonopsis lanceolata Benth. et Hook.	羊乳	84
Coix lachryma-jobi L.	薏苡仁	371
Coix lachryma-jobi L. var. *ma-yuan* (Roman.) Stapf	川谷	372
Coriandrum sativum L.	芫荽	146
Corydalis decumbens (Thunb.) Pers.	伏生紫堇	270
Corydalis yanhusuo W. T. Wang	延胡索	130
Crataegus cuneata *Sieb. et Zucc.*	野山楂	226
Crataegus pinnatifida *Bge.*	山楂	17
Cymbidium ensifolium (*L.*) *Swartz.*	建兰	111
Cymbidium faberi *Rolfe*	蕙兰	110
Cymbidium goeringii (*Rchb. f.*) *Rchb. f.*	春兰	111
Cynanchum auriculatum *Royle ex Wight*	牛皮消	344
Cynanchum bungei *Decne.*	白首乌	102
Cynanchum paniculatum (*Bge.*) *Kitag.*	徐长卿	280
Cyperus rotundus *L.*	莎草	247
Daphne genkwa sieb. et Zucc.	芫花	145
Dianthus chinensis L.	石竹	376
Dianthus superbus L.	瞿麦	376
Dicranopteris dichotoma (Thunb.) Bernh.	芒萁	121
Dictamnus dasycarpus Turcz	白鲜皮	103
Dioscorea bulbifera L.	黄独	295
Dioscorea nipponica Makino	穿龙薯蓣	261

学　名	物种名称	页
Dioscorea opposita Tunb.	薯蓣	16
Dysosma versipellis (Hance) M. Cheng	八角莲	251
Echinopsis multiplex Zucc.	仙人掌	85
Eclipta prostrata L.	鳢肠	368
Elaeagnus pungens Thunb.	胡颓子	223
Elaphe taeniurus Cope	黑眉锦蛇	299
Elaphe tcarinata Gunther	锦蛇	299
Enhydris chinensis (Gray)	水蛇	67
Epimedium sagittatum (Sieb. et Zucc.) Maxim.	箭叶淫羊藿	321
Epimedium pubescens Maxim.	柔毛淫羊藿	321
Equisetum hiemale L.	木贼	42
Erinaceus europaeus L.	刺猬	180
Eriobotrya japonica(*Thunb.*) Lindl.	枇杷	177
Erioculon sieboldtianum Sieb.	赛谷精草	165
Erioculon buergerinum Koern.	谷精草	164
Erodium stephanianum Willd.	牻牛儿苗	121
Eucommia ulmoides Oliv.	杜仲	142
Euonymus alatus (Thunb.) Sieb.	卫茅	254
Eupatorium fortunei Turcz.	佩兰	193
Euryale ferox Salisb.	芡实	154
Evodia rutaecarpa (Juss.) Benth.	吴茱萸	158
Evodia rutaecarpa (Juss.) Benth. var. *officinalis* (Dode) Huang	石虎	158
Fagopyrum dibotrys (D. Don) Hara	金荞麦	232
Fagopyrum esculentum Moench.	荞麦	231
Forsythia suspensa (Thunb.) Vahl.	连翘	155
Fritillaria wuyangensis Z. Y. Gao	舞阳贝母	171
Ganoderma lucidum (Leyss. ex Fr.) Karst	赤芝	170
Gardenia jasminoides Ellis	栀子	219
Gastrodia elata Bl.	天麻	33
Gekko suinhoana Günther	无蹼壁虎	374
Geranium carolinianum L.	野老颧草	121
Geranium nepalense Sweet	尼泊尔老鹳草	121

学 名	物种名称	页
Geranium wilfordii Maxim.	老鹳草	121
Geum aleppicum Jacq.	水杨梅	256
Ginkgo biloba L.	银杏叶	306
Glechoma longituba (Nakai) Kupr.	连钱草	157
Gleditsia sinensis Lam.	皂角	163
Gynostemma pentaphyllum (Thunb.) Makino	绞股蓝	265
Hedera nepalensis K. Koch var. *sinensis* (Tobl.) Rehd.	常春藤	298
Hibiscus syriacus L.	木槿	45
Hirudo nipponia Whitman	水蛭	67
Houttuynia cordata Thunb.	蕺菜	204
Hovenia dulcis Thunb.	拐枣	217
Ilex cornuta Lindl. ex Paxt.	枸骨	221
Imperata cylindrical Beauv. Var. *major* (Nees) C. E. Hubb.	白茅	99
Inula japonica Thunb.	旋覆花	317
Ixeris denticulata (Houtt.) Stebb.	苦荬菜	185
Jasminum nudiflorum Lindl.	迎春花	167
Jasminum sambac (L.) Ait.	茉莉	181
Lactuca indica L.	山莴苣	22
Lactuca sativa L.	莴苣	268
Lagerstroemia indica L.	紫薇	337
Leonurus heterophyllus Sweet	益母草	284
Lespedeza chinensis G. Don	中华胡枝子	58
Ligustrum lucidum Ait.	女贞	26
Lilium brownii F. E. Brown var. *viridulum* Baker	百合	124
Lilium lancifolium Thunb.	卷丹	124
Lilium pumilum DC.	细叶百合	124
Lindera aggregata (Sims) Kosterm.	乌药	58
Lindera glauca (Sieb. et Zucc.) Bl.	牛筋树	21
Lindera reflexa Hemsl.	山橿	19
Liquidambar formosana Hance	枫香树	354
Lithospermum erythrorhizon Sieb. et Zucc.	紫草	335
Lobelia chinensis Lour.	半边莲	113

学　名	物种名称	页
Lonicera japonica Thunb.	金银花	198
Lophatherum gracile Brongn.	淡竹叶	323
Loropetalum chinense (R. Brown) Oliv.	檵木	375
Lychnis coronata Thunb.	剪夏罗	321
Lycium chinense Mill.	枸杞	119
Lycopus lucidus Turcz.	地瓜儿苗	210
Lycopus lucidus Turcz. var. *hirtus* Regel	毛地瓜儿苗	210
Lycoris radita (L. Herib.) Herb.	石蒜	77
Lygodium japonicum (Thunb.) Sweet	海金沙	282
Lysimachia christinae Hance	过路黄	195
Lysimachia phyllocephala Hand – Mazz.	叶头过路黄	15
Macleaya cordata (Willd.) R. Br.	博落回	330
Macleaya microcarpa (Maxim.) Fedde	小果博落回	330
Magnolia biloba (Rehd. et Wils.) Cheng	凹叶厚朴	237
Magnolia biondii Pamp.	望春花	168
Magnolia denudata Desr.	玉兰	168
Magnolia officinalis Rehd. et Wils.	厚朴	237
Melaphis chinensis (Bell)	五倍子蚜	54
Memorialis hirta (Bl.) Wedd.	糯米藤	379
Menispermum dauricum DC.	蝙蝠葛	367
Mirabilis jalapa L.	紫茉莉	340
Momordica cochinchinensis (Lour.) Spreng.	木鳖子	47
Morus alba L.	桑	287
Mylabris cichorii Linnaeus	黄黑小斑蝥	329
Mylabris phalerata Pallas	南方大斑蝥	329
Ophioglossum vulgatum L.	瓶尔小草	283
Ophiopogon japonicus (Thunb.) Ker – Gawl.	麦冬	140
Osmunda japonica Thunb.	紫萁贯众	341
Paederia scandens (Lour.) Merr.	鸡矢藤	172
Paeonia lactiflora pall.	芍药	91
Paris polyphylla Smith var. *chinensis* (Franch.) Hara	七叶一枝花	249
Parthenocissus himalayana (Royle) Planch.	三叶爬山虎	6

学　名	物种名称	页
Patrinia scabiosaefolia Fisch.	黄花败酱	190
Patrinia villosa Juss.	白花败酱	190
Periploca sepium Bge.	杠柳	345
Peristrophe japonica (Thunb.) Brem.	九头狮子草	3
Peucedanum decursivum (Miq.) Maxim.	紫花前胡	259
Peucedanum praeruptorum Dunn	白花前胡	259
Phellodendron amurense Rupr.	黄檗	134
Phlomis umbrosa Turcz	糙苏	373
Phyllanthus urinaria L.	叶下珠	82
Physalis alkekengi L. var. *franchetii* (Mast.) Mak.	酸浆	358
Physalis pubescens L.	苦蘵	184
Phytolacca acinosa Roxb.	商陆	319
Pinellia ternata (Thunb.) Breit.	半夏	111
Pinus massoniana Lamb.	马尾松	178
Plantago asiatica L.	车前	56
Plantago depressa Willd.	平车前	56
Platycodon grandiflorum (Jacq.) A. DC.	桔梗	267
Polygala japonica Houtt	瓜子金	106
Polygonatum cyrtonema Hua	囊丝黄精	293
Polygonatum odoratum (Mill.) Druce.	玉竹	72
Polygonatum sibiricum Redoute	黄精	293
Polygonum bistorta L.	拳参	286
Polygonum chinense L.	火炭母草	66
Polygonum cuspidatum Sieb . et Zucc.	虎杖	186
Polygonuum multiflorum Thunb.	何首乌	160
Polypodium niponicum Mett.	水龙骨	69
Polyporus umbellatus (Pers.) Fries	猪苓	311
Poria cocos (*Schw.*) Wolf	茯苓	234
Potentilla chinensis Ser.	委陵菜	192
Prospirobolus joannsi (Brotemann)	约安巨马陆	128
Prunella vulgaris L.	夏枯草	273
Prunus humilis Bge.	欧李	186

学　名	物种名称	页
Prunus japonica Thunb.	郁李	185
Pseudostellaria heterophylla (Miq.) Pax ex Pax ex Hoffm	孩儿参	48
Pueraria lobata (Willd.) Ohwi	野葛	331
Pulsatilla chinensis (Rge.) Reg.	白头翁	97
Pyrola calliantha H. Andres	鹿蹄草	318
Pyrola decorata H. Andres	普通鹿蹄草	318
Pyrrosia lingua (Thunb.) Farwell	石韦	75
Pyrrosia petiolosa (Christ) Ching	有柄石韦	75
Pyrrosia sheareri (Bak.) Ching	庐山石韦	75
Rabdosia amethystoides (Benth.) Hara	香茶菜	302
Rabdosia rubescens (Hemsl.) Hara	碎米桠	107
Ranunculus sceleratus L.	石龙芮	78
Ranunculus ternatus Thunb.	小毛茛	312
Rhododendron molle G. Don	羊踯躅	205
Rhododendron simsii Planch.	杜鹃花	244
Rhus chinensis Mill.	盐肤木	269
Rhus potaninii Maxim.	青麸杨	269
Rhus punjabensis Stew. Var. *sinica* (Diels) Rehd. et Wils.	红麸杨	269
Rhynchosia volubilis Lour	鹿藿	317
Rosa laevigata Michx.	金樱子	200
Rosa multiflora Thunb.	多花蔷薇	133
Rubia cordifolia L.	茜草	229
Rumex acetosa L.	酸模	360
Rumex madaio Mak.	土大黄	7
Salvia miltiorrhiza Bge.	丹参	64
Sambucus williamsii Hance	接骨木	296
Sanguisorba officinalis L.	地榆	116
Sapium sebiferum (L.) Roxb.	乌桕	60
Saposhnikovia divaricata (Turcz.) Schischk.	防风	139
Sargentodoxa cuneata (Oliv.) Rehd. et Wils.	大血藤	13
Saururus chinensis (Lour.) Baill.	三白草	4
Saxifraga stolonifera (L.) Meerb.	虎耳草	188

学　名	物种名称	页
Schisandra chinensis (Turcz.) Baill.	五味子	52
Schisandra sphenanthera Rehd. dt Wils.	华中五味子	228
Schizonepeta tenuidolia (Benth.) Briq.	荆芥	224
Scilla scilloides (Lindl.) Druce	绵枣儿	325
Scolopendra subspinipes mutilans L.	蜈蚣	355
Scrophularia ningpoensis Hemsl.	玄参	108
Scutellaria barbata D. Don.	半枝莲	114
Sedum aizoon L.	景天三七	342
Selaginella moellendorii Hieron	江南卷柏	118
Selaginella pulvinata (Hook. et Grev.) Maxim.	垫状卷柏	214
Selaginella tamariscine (Beauv.) Spring	卷柏	214
Semiaquilegia adoxoides (DC.) Makino	天葵	40
Senecio integrifolius (L.) Clairvill var. *fauriei* (Levl. et Vant.) Kitam.	狗舌草	203
Senecio scandens Buch, - Ham.	千里光	25
Serissa foetida Comm.	六月雪	95
Serissa serissoides (DC.) Druce	白马骨	95
Siegesbeckia glabrescens Makino	毛梗豨莶	361
Siegesbeckia pubesccns Makino.	腺梗豨莶	361
Siegesbeckia orientalis L.	豨莶	361
Sinomenium acutum (Thunb.) Rehd. et Wils.	青藤	175
Sinomenium acutum (Thunb.) Rehd. et Wils. var. *cinereum* Rehd. et Wils.	毛青藤	175
Siphonostegia chinensis Benth.	阴行草	137
Smilax china L.	菝葜	289
Smilax glabra Roxb.	光叶菝葜	12
Solanum lyratum Thunb.	白英	92
Solanum surattense Burm. f.	牛茄子	306
Solanum uigrum L.	龙葵	81
Solidago virga - aurea L. var. *leiocarpa* (Benth.) A. Gray	一枝黄花	1
Sophora flavescens Ait.	苦参	182
Sophora japonica L.	槐	347
Speranskia tuberculata (Bunge) Bail.	地构叶	216

学　名	物种名称	页
Spiranthes sinensis (Pers.) Ames	绶草	310
Staphylea bumalda DC.	省沽油	243
Stemona japonica (Bl.) Miq.	蔓生百部	126
Stemona sessilifolia (Miq.) Fr. et Sav.	直立百部	126
Stephania cepharantha Hayata	金线吊乌龟	202
Taraxacum leucanthum Ledeb.	白花蒲公英	351
Taraxacum mongolicum Hand. – Mazz.	蒲公英	351
Taraxacum sinicum Kitag.	碱地蒲公英	351
Teucrium viscidum Bl.	山藿香	23
Thesium chinense Turcz.	百蕊草	129
Trachelospermum jasminoides (Lindl.) Lem.	络石藤	263
Trichosanthes kirilowii Maxim.	栝楼	36
Trichosanthes rosthornii Harms	双边栝楼	36
Typha angustata Bory et Chaubard	长苞香蒲	349
Typha angustifolia L.	水烛香蒲	349
Typha orientalis Presl	香蒲	349
Verbena officinalis L.	马鞭草	30
Vicia unijuga A. Brown	歪头菜	237
Viola inconspicua Bl.	长萼堇菜	309
Viola patrinii DC.	白花地丁	105
Viola yedoensis Mak.	紫花地丁	338
Viscum coloratum (Komar.) Nakai	槲寄生	366
Whitmania pigra W.	蚂蟥	67
Wisteria sinensis Sweet	紫藤	366
Xanthium sibiricum Patr	苍耳	152
Zanthoxylum bungeanum Maxim.	花椒	147
Zanthoxylum schinifolium Sieb. et Zucc.	青椒	147
Zanthoxylum simulans Hance	野花椒	305
Zaocys dhumnades Contor	乌梢蛇	61
Zingiber officinale Rosc.	姜	257

中文笔画索引

一 画

一枝黄花…… 1

二 画

七叶一枝花…… 249
七叶胆 …… 异 265
八月札 …… 45
八月札藤 …… 异 43
八角枫…… 2
八角枫叶…… 3
八角枫花…… 3
八角莲…… 251
九头狮子草…… 3
九死还魂草 …… 异 214
九里明 …… 异 25
了刁竹 …… 异 280

三 画

三爪金龙 …… 异 6
三叶木通 …… 43
三叶爬山虎…… 6
三叶草 …… 异 111
三白草…… 4
三步跳 …… 异 111
三铃子 …… 异 237
三颗针…… 6
干葛 …… 异 331
土三七 …… 异 342
土大黄…… 7
土牛膝…… 8
土沉香 …… 异 19
土狗子 …… 10
土细辛 …… 异 144
土细辛 …… 异 308
土茯苓 …… 12
土荆芥 …… 11
土藿香 …… 异 377
大水白草 …… 异 4
大叶小檗…… 6
大血藤 …… 13
大过路黄 …… 15
小毛茛…… 312
小叶蛇总管 …… 异 302
小远志 …… 异 106
小里白 …… 异 121
小果博落回…… 330
小苦药 …… 异 265
小根蒜…… 370
小蒜 …… 异 370
小蓟 …… 23
山乌龟 …… 异 202
山木通 …… 20
山木通 …… 异 175
山地瓜 …… 异 94
山胡椒 …… 21
山胡椒叶 …… 21
山胡椒根 …… 21
山药 …… 16
山药藤 …… 17
山莴苣 …… 22
山黄连 …… 异 100
山楂 …… 17
山楂木…… 226
山楂叶 …… 19
山楂叶…… 226
山楂核…… 226
山楂根…… 226
山溪鲵…… 262

山橿 …… 19
山藿香 …… 23
川谷 …… 371
川槿皮 …… 异 45
千年耗子屎 …… 40
千里光 …… 25
卫矛 …… 254
飞来鹤 …… 344
女贞 …… 异 26
女贞子 …… 26
女贞叶 …… 28
女贞皮 …… 28
女贞根 …… 28
马尾松 …… 178
马辛 …… 异 144
马兜铃 …… 28
马蟥 …… 异 67
马鞭草 …… 30
马蹬草 …… 32

四 画

天冬 …… 35
天麻 …… 33
天葵 …… 40
天门冬 …… 35
天仙藤 …… 30
天花粉 …… 36
天泡草 …… 184
天泡草 …… 异 81
天南星 …… 38
天麻子 …… 35
天麻茎叶 …… 35
天葵子 …… 40
无蹼壁虎 …… 374
元参 …… 异 108
元胡 …… 异 130
云苓 …… 异 234
木贼 …… 42
木通 …… 43
木槿 …… 45
木鳖 …… 47
木附子 …… 异 54
木通根 …… 45
木槿皮 …… 45
木鳖子 …… 47
木鳖根 …… 48
木梓树叶 …… 异 60
木蜡树叶 …… 异 60
太子参 …… 48
五爪龙 …… 异 62
五加叶 …… 52
五加皮 …… 50
五味子 …… 52
五味子 …… 异 228
五倍子 …… 54
五倍子蚜 …… 54
五气朝阳草 …… 异 256
车前 …… 56
车前子 …… 58
车前草 …… 56
中华胡枝子 …… 58
中华猕猴桃 …… 313
见肿消 …… 异 342
牛膝 …… 8
牛皮消 …… 344
牛皮消 …… 异 102
牛茄子 …… 306
牛蚔头 …… 异 273
牛筋条 …… 异 21
牛筋树 …… 21
牛舌头棵 …… 异 7
牛尾巴根 …… 异 267
毛鸡腿 …… 异 192
毛青藤 …… 175
毛蜡烛 …… 异 349
毛梗豨莶 …… 361
毛叶地瓜儿苗 …… 210

长虫壳 …………………………… 异 299
长苞香蒲 …………………………… 349
长萼堇菜 …………………………… 309
丹参 …………………………… 64
乌龟 …………………………… 166
乌药 …………………………… 58
乌药子 …………………………… 60
乌药叶 …………………………… 60
乌扇 …………………………… 异 277
乌桕 …………………………… 60
乌桕子 …………………………… 61
乌桕叶 …………………………… 60
乌桕皮 …………………………… 61
乌梢蛇 …………………………… 61
乌蛇 …………………………… 异 61
乌蔹莓 …………………………… 62
风轮菜 …………………………… 327
凤眼草 …………………………… 347
文蛤 …………………………… 异 54
六月雪 …………………………… 95
六角茶 …………………………… 异 221
六轴子 …………………………… 207
火炭毛 …………………………… 异 66
火炭母 …………………………… 66
水龙骨 …………………………… 69
水杨柳 …………………………… 异 69
水杨梅 …………………………… 256
水杨梅 …………………………… 69
水杨梅根 …………………………… 71
水花生 …………………………… 异 213
水烛香蒲 …………………………… 349
水菖蒲 …………………………… 71
水蛇 …………………………… 67
水蛭 …………………………… 67
双边栝楼 …………………………… 36
双蝴蝶异 …………………………… 243

五 画

玉兰 …………………………… 168
玉竹 …………………………… 72
玉参 …………………………… 异 72
平车前 …………………………… 56
平地木 …………………………… 异 357
甘葛 …………………………… 异 331
艾 …………………………… 73
艾叶 …………………………… 73
节节草 …………………………… 异 42
石韦 …………………………… 75
石竹 …………………………… 376
石虎 …………………………… 158
石蒜 …………………………… 77
石龙芮 …………………………… 78
石龙藤 …………………………… 异 263
石菖蒲 …………………………… 79
龙葵 …………………………… 81
龙芽草 …………………………… 87
东方香蒲 …………………………… 349
东北天南星 …………………………… 38
北马兜铃 …………………………… 28
北五加皮 …………………………… 异 245
北苍术 …………………………… 150
北豆根 …………………………… 368
叶下珠 …………………………… 82
叶头过路黄 …………………………… 15
号筒杆 …………………………… 异 330
四叶对 …………………………… 异 308
四叶参 …………………………… 84
凹叶厚朴 …………………………… 237
生姜 …………………………… 257
仙人掌 …………………………… 85
仙灵脾 …………………………… 异 321
仙鹤草 …………………………… 87
白马骨 …………………………… 95
白及 …………………………… 89
白木通 …………………………… 43
白毛藤 …………………………… 异 92
白头翁 …………………………… 97

白龙须 …………………………… 异 2
白芍 ……………………………… 91
白芨 ……………………………… 异 89
白花地丁 ………………………… 105
白花败酱 ………………………… 190
白花前胡 ………………………… 259
白花蒲公英 ……………………… 351
白屈菜 …………………………… 100
白果 ……………………………… 308
白果叶 …………………………… 异 306
白英 ……………………………… 92
白茅 ……………………………… 99
白茅根 …………………………… 99
白茯苓 …………………………… 异 234
白药子 …………………………… 异 202
白首乌 …………………………… 102
白首乌 …………………………… 异 344
白接骨 …………………………… 103
白菊花根 ………………………… 292
白蔹 ……………………………… 94
白鲜 ……………………………… 103
白鲜皮 …………………………… 103
瓜木 ……………………………… 2
瓜蒌 ……………………………… 38
瓜子金 …………………………… 106
瓜蒌子 …………………………… 38
瓜蒌皮 …………………………… 38
冬凌草 …………………………… 107
玄参 ……………………………… 108
兰草 ……………………………… 110
兰草花 …………………………… 异 110
半夏 ……………………………… 111
半边花 …………………………… 异 113
半边莲 …………………………… 113
半枝莲 …………………………… 114
头痛花 …………………………… 异 145
尼泊尔老鹳草 …………………… 121
丝茅草根 ………………………… 异 99
母猪藤 …………………………… 异 62

六 画

地枣 ……………………………… 异 325
地笋 ……………………………… 212
地榆 ……………………………… 116
地构叶 …………………………… 216
地构菜 …………………………… 异 216
地柏枝 …………………………… 118
地骨皮 …………………………… 119
地瓜儿苗 ………………………… 210
地龙骨 …………………………… 异 261
芍药 ……………………………… 91
芒萁 ……………………………… 121
芒萁骨 …………………………… 121
老虎须 …………………………… 异 240
老鸦嘴 …………………………… 异 121
老鸹扇 …………………………… 异 277
老鼠刺 …………………………… 异 221
老鼠屎 …………………………… 异 40
老鹳草 …………………………… 121
老鹳嘴 …………………………… 异 121
老婆子花 ………………………… 异 97
过山蕨 …………………………… 32
过桥草 …………………………… 异 32
过路黄 …………………………… 195
有柄石韦 ………………………… 75
百合 ……………………………… 124
百部 ……………………………… 126
百合花 …………………………… 126
百虫仓 …………………………… 异 54
百条根 …………………………… 异 240
百部根 …………………………… 异 126
百脚虫 …………………………… 128
百蕊草 …………………………… 129
百日红叶 ………………………… 异 337
光叶菝葜 ………………………… 12
伏生紫堇 ………………………… 270
延胡索 …………………………… 130

华瓜木……………………………… 2
华中五味子……………………… 228
血见愁 …………………………异 23
血见愁 ……………………… 异 342
血参 ……………………………异 64
血藤……………………………… 229
合欢……………………………… 132
合欢皮…………………………… 132
合欢花…………………………… 133
杀虫芥 …………………………异 11
多花蔷薇………………………… 133
羊乳 ……………………………… 84
羊奶参 …………………………异 84
羊桃根 ……………………… 异 313
羊踯躅…………………………… 205
羊奶头叶 …………………… 异 223
羊踯躅根………………………… 207
关黄柏…………………………… 134
江南卷柏………………………… 118
守宫 ………………………… 异 374
灯笼草 ……………………… 异 327
灯笼棵…………………………… 184
寻骨风…………………………… 136
异叶天南星 ……………………… 38
红花草 ……………………… 异 189
红姑娘 ……………………… 异 358
红麸杨 …………………………… 54
红藤 ……………………………异 13
约安巨马陆……………………… 128
阴行草…………………………… 137
防风……………………………… 139

七 画

麦冬……………………………… 140
赤术 ………………………… 异 150
赤朴 ………………………… 异 237
赤芝……………………………… 170
赤茯苓 ……………………… 异 234
芡实……………………………… 154
芫花……………………………… 145
芫荽……………………………… 146
芫荽子…………………………… 146
花椒……………………………… 147
花椒叶…………………………… 150
花椒根…………………………… 150
苍术……………………………… 150
苍耳……………………………… 152
苍耳子…………………………… 152
杜仲……………………………… 142
杜鹃……………………………… 244
杜衡……………………………… 144
杠柳……………………………… 245
杜仲叶…………………………… 144
杜鹃花 ……………………… 异 244
杜鹃花叶………………………… 245
杜鹃花根………………………… 245
杠柳皮 ……………………… 异 246
杉木鱼 ……………………… 异 262
迎春花…………………………… 167
迎春花叶………………………… 168
连钱草…………………………… 157
连翘……………………………… 155
吴茱萸…………………………… 158
旱莲草…………………………… 368
何首乌…………………………… 160
佛顶珠 ……………………… 异 242
皂角……………………………… 163
皂角刺…………………………… 164
皂荚……………………………… 162
皂荚子…………………………… 164
皂荚叶…………………………… 164
皂荚 ………………………… 异 162
皂荚根皮………………………… 164
龟甲……………………………… 166
龟肉……………………………… 167
龟血……………………………… 167
辛夷……………………………… 168

庐山石韦 …………………………… 75
羌活鱼 ………………………… 异262
谷精草………………………… 164
灵山贝母 ……………………… 异171
灵贝 …………………………… 171
灵芝…………………………… 170
灵芝草 ………………………… 异170
忍冬藤………………………… 200
鸡头米 ………………………… 异154
鸡矢藤………………………… 172
鸡屎藤 ………………………… 异172
纸末花 ………………………… 异375

八 画

青木香 ……………………………… 30
青风藤………………………… 175
青桐条 ………………………… 异175
青蔌杨 ……………………………… 54
青椒…………………………… 147
青翘 ………………………… 异155
青蒿…………………………… 174
青藤…………………………… 175
茉莉…………………………… 181
茉莉叶………………………… 182
茉莉花………………………… 181
茉莉根………………………… 182
苦参…………………………… 182
苦荬菜………………………… 185
苦菜 ………………………… 异22
苦蘵…………………………… 184
苦蘵果………………………… 185
苦蘵根………………………… 185
茅苍术………………………… 150
茅楂 ………………………… 异226
松木皮………………………… 180
松叶…………………………… 180
松节…………………………… 180
松花粉………………………… 180
松香…………………………… 179
松根…………………………… 180
松笔头………………………… 180
松球…………………………… 180
枇杷…………………………… 177
枇杷叶………………………… 177
枝朴…………………………… 238
枪头菜 ………………………… 异150
枫叶…………………………… 355
枫实 ………………………… 异354
枫树球 ………………………… 异354
枫香树………………………… 354
枫香树皮……………………… 355
枫香树根……………………… 355
枫香脂………………………… 355
拐枣…………………………… 217
拐枣子 ………………………… 异217
坤草 ………………………… 异284
直立百部……………………… 126
刺儿菜 ………………………… 异23
刺茄 ………………………… 异306
刺梨子 ………………………… 异200
刺菜 ………………………… 异23
刺猬…………………………… 180
刺猬皮………………………… 180
郁李…………………………… 185
郁李仁………………………… 185
欧李…………………………… 186
虎耳草………………………… 188
虎杖…………………………… 186
明天麻 ………………………… 异33
罗布麻………………………… 189
罗布麻叶……………………… 189
败酱…………………………… 190
委陵菜………………………… 192
金丝吊蛋 ……………………… 异295
金刚刺 ………………………… 异289
金刚藤 ………………………… 异289
金沸草………………………… 316

金线吊乌龟………………………… 202
金线草………………………………… 194
金钱草………………………………… 195
金钱草 ……………………………… 异 157
金银花………………………………… 198
金雀花………………………………… 198
金雀根………………………………… 197
金樱子………………………………… 200
金樱叶………………………………… 201
金樱花………………………………… 201
金樱根………………………………… 201
佩兰…………………………………… 193
爬墙虎 ……………………………… 异 263
爬墙虎 ……………………………… 异 374
鱼腥草………………………………… 204
狗舌头草 …………………………… 异 203
狗舌草………………………………… 203
闹羊花………………………………… 205
卷丹…………………………………… 124
卷柏…………………………………… 214
单叶铁线莲…………………………… 212
油茶…………………………………… 207
油茶子………………………………… 207
油茶花………………………………… 208
油茶根皮……………………………… 208
油桐…………………………………… 209
油桐子………………………………… 209
油桐叶………………………………… 210
油桐根………………………………… 210
沿阶草 ……………………………… 异 140
泽兰…………………………………… 210
泽漆麻 ……………………………… 异 189
空心苋………………………………… 213
空心莲子草…………………………… 213
建兰…………………………………… 110
细叶百合……………………………… 124
细柱加皮 ……………………………… 50

九 画

春兰…………………………………… 110
珍珠透骨草…………………………… 216
珊瑚草 ……………………………… 异 129
茜草…………………………………… 229
茜草茎………………………………… 231
茯苓…………………………………… 234
茶子心 ……………………………… 异 207
茶子饼………………………………… 208
茶油…………………………………… 208
茺蔚子………………………………… 286
荆芥…………………………………… 224
荆芥根………………………………… 226
草本水杨梅 ………………………… 异 256
草河车 ……………………………… 异 286
草珠儿 ……………………………… 异 371
荞麦…………………………………… 231
荞麦三七……………………………… 232
荞麦秸………………………………… 232
荫风轮………………………………… 327
胡荽 ………………………………… 异 146
胡颓子………………………………… 224
胡颓子叶……………………………… 223
胡颓子根……………………………… 224
垫状卷柏……………………………… 214
挂金灯 ……………………………… 异 358
枳椇子………………………………… 217
枳椇根………………………………… 219
枸杞…………………………………… 119
枸杞叶………………………………… 121
枸骨…………………………………… 223
枸骨子………………………………… 223
枸骨叶………………………………… 221
枸骨树皮……………………………… 223
栀子…………………………………… 219
栀子叶………………………………… 221
栀子花………………………………… 221
栀子根………………………………… 221

柳叶牛膝…… 8
柳叶蚂蟥 …… 68
威灵仙…… 240
厚皮 …… 异 237
厚朴…… 237
厚朴子…… 240
厚朴花…… 240
南山楂…… 226
歪头菜…… 237
南五加皮 …… 异 50
南五味子…… 227
南方大斑蝥…… 329
南细辛 …… 异 144
欧亚旋覆花…… 315
点地梅…… 242
映山红…… 244
蚂蟥 …… 67
省沽油…… 243
秋苦荬 …… 异 185
重皮 …… 异 237
重楼…… 249
首乌 …… 异 160
香加皮…… 245
香附子…… 247
香附 …… 异 247
香茶菜…… 302
香菜…… 146
香棍 …… 异 19
鬼臼…… 251
鬼臼叶…… 252
鬼针草…… 252
鬼箭羽…… 254
追风草…… 256
狭叶柴胡…… 275
姜…… 257
姜皮…… 259
前胡…… 259
穿山龙…… 261
穿龙薯蓣…… 261
穿地龙 …… 异 261
孩儿参 …… 48
蚤休 …… 异 249
柔毛淫羊藿…… 321
娃娃鱼…… 262
络石…… 263
络石果…… 264
络石藤…… 263
绞股蓝…… 265

十 画

盐肤子…… 269
盐肤木 …… 54
盐肤木…… 269
盐肤木花…… 270
盐肤叶…… 270
盐肤树白皮…… 270
盐肤根白皮…… 270
莴苣…… 268
莴苣子…… 269
莴笋 …… 异 268
莎草…… 247
柴胡…… 274
桐子 …… 异 209
桐油…… 210
桔梗…… 267
栝楼 …… 36
栝楼根 …… 异 36
根朴…… 238
夏天无…… 270
夏枯草…… 273
夏枯球 …… 异 273
鸭屎瓜子 …… 异 47
铁苍术 …… 异 302
铁线莲…… 277
铁脚威灵仙 …… 异 240
铁菱角 …… 异 289
铃茵陈 …… 异 137

透骨草 …………………… 异 216
射干 …………………… 277
臭草 …………………… 异 71
臭草 …………………… 异 11
臭梧桐 …………………… 279
臭梧桐根 …………………… 280
臭椿 …………………… 346
臭蒲 …………………… 异 71
徐长卿 …………………… 280
笔杆草 …………………… 异 42
笋子 …………………… 异 268
狼萁 …………………… 异 121
拳参 …………………… 280
瓶尔小草 …………………… 283
益母草 …………………… 284
海州常山 …………………… 异 279
海金沙 …………………… 282
海金沙草 …………………… 283
预知子 …………………… 45
海金沙根 …………………… 283
桑白皮 …………………… 289
桑枝 …………………… 289
桑葚 …………………… 289
绣球柳 …………………… 异 69

十一画

黄花败酱 …………………… 190
黄花蒿 …………………… 174
黄波罗果 …………………… 136
黄栀子 …………………… 异 219
黄独 …………………… 295
黄独零余子 …………………… 296
黄药子 …………………… 295
黄黑小斑蝥 …………………… 329
黄蒿 …………………… 174
黄精 …………………… 293
黄檗 …………………… 134
菊花 …………………… 291
菊花叶 …………………… 292
菊花苗 …………………… 292
菌灵芝 …………………… 异 170
菝葜 …………………… 289
菝葜叶 …………………… 291
菩提子 …………………… 异 371
接骨木 …………………… 296
接骨木叶 …………………… 298
接骨木花 …………………… 298
接骨木根 …………………… 298
接骨草 …………………… 异 103
雪里开 …………………… 212
常春藤 …………………… 298
野山楂 …………………… 226
野老鹳草 …………………… 121
野花椒 …………………… 305
野花椒叶 …………………… 305
野花椒根 …………………… 305
野茶 …………………… 异 189
野猪食 …………………… 异 311
野菊 …………………… 303
野菊花 …………………… 303
野黄豆 …………………… 异 317
野葛 …………………… 331
野蔷薇 …………………… 异 133
野豌豆 …………………… 异 237
野颠茄 …………………… 306
蛇床 …………………… 300
蛇床子 …………………… 300
蛇总管 …………………… 302
蛇蜕 …………………… 299
钓樟 …………………… 异 19
银杏 …………………… 306
银杏叶 …………………… 306
银线草 …………………… 308
银线草根 …………………… 309
牻牛儿苗 …………………… 121
犁头草 …………………… 309
猕猴桃 …………………… 315

猕猴桃根………………………… 313
猪牙皂………………………… 164
猪苓………………………… 311
猪屎苓 ……………………… 异 311
猪菜树子 ……………………… 异 269
猫爪草………………………… 312
猫蛋根 ……………………… 异 94
盘龙参………………………… 310
麻藤根 ……………………… 异 331
旋覆花………………………… 315
鹿衔草………………………… 318
鹿蹄草………………………… 318
鹿藿………………………… 317
商陆………………………… 319
望春花………………………… 168
粘身草 ……………………… 异 252
断血流………………………… 327
剪夏罗………………………… 325
淡竹叶………………………… 323
淫羊藿………………………… 321
淫羊藿根………………………… 323
婆婆针 ……………………… 异 252
绵毛马兜铃………………………… 136
绵枣儿………………………… 325
绶草………………………… 310

十二画

斑蝥………………………… 329
博落回………………………… 330
喜树………………………… 334
喜树果………………………… 334
朝天椒………………………… 363
葛叶………………………… 334
葛花………………………… 334
葛花 ……………………… 异 336
葛谷………………………… 334
葛根………………………… 331
葛粉………………………… 334
葛蔓………………………… 334
葛藤 ……………………… 异 336
蒲公英………………………… 351
蒲草黄 ……………………… 异 349
蒲黄………………………… 349
蒲棒花粉 ……………………… 异 349
椒目………………………… 150
紫丹参 ……………………… 异 64
紫地榆 ……………………… 异 116
紫花地丁………………………… 338
紫花前胡………………………… 259
紫参 ……………………… 异 286
紫茉莉………………………… 340
紫茉莉子………………………… 341
紫茉莉叶………………………… 341
紫茉莉根………………………… 340
紫金牛………………………… 357
紫草………………………… 335
紫萁贯众………………………… 341
紫薇………………………… 331
紫薇叶………………………… 331
紫薇花………………………… 338
紫薇根………………………… 338
紫藤………………………… 336
紫藤子………………………… 337
紫藤根………………………… 342
景天三七………………………… 342
喉咙草 ……………………… 异 242
蛤蟆叶 ……………………… 异 56
黑乌梢 ……………………… 异 61
黑眉锦蛇………………………… 299
短毛金线草………………………… 194
鹅不食草………………………… 342
猬肉………………………… 181
猬脂………………………… 181
童参 ……………………… 异 48
普通鹿蹄草………………………… 318
隔山消………………………… 344
隔山撬 ……………………… 异 344

十三画

摇钱树叶 …………………… 异 60
椿白皮 …………………… 异 346
槐 …………………… 347
槐叶 …………………… 349
槐白皮 …………………… 349
槐花 …………………… 347
槐角 …………………… 349
槐枝 …………………… 349
槐根 …………………… 349
槐胶 …………………… 349
碎米桠 …………………… 107
碎骨子 …………………… 325
零余子 …………………… 17
蜈蚣 …………………… 355
路路通 …………………… 354
矮地茶 …………………… 357
锦鸡儿 …………………… 197
锦蛇 …………………… 299
腺梗豨莶 …………………… 361
满山白 …………………… 异 375
满山红 …………………… 异 244

十四画

蔓生百部 …………………… 126
酸杆 …………………… 异 186
酸浆 …………………… 358
酸浆草 …………………… 360
酸浆根 …………………… 360
酸模 …………………… 360
酸模叶 …………………… 361
碱地蒲公英 …………………… 351
豨莶 …………………… 361
豨莶果 …………………… 363
豨莶草 …………………… 361
豨莶根 …………………… 363
舞阳贝母 …………………… 171
辣椒 …………………… 363
辣椒头 …………………… 365
辣椒梗 …………………… 365
赛谷精草 …………………… 164

十五画

蕙兰 …………………… 110
蕺菜 …………………… 204
槲寄生 …………………… 366
槿皮 …………………… 异 45
樗白皮 …………………… 异 346
蝙蝠葛 …………………… 367
蝙蝠藤 …………………… 异 367
蝮蛇 …………………… 10
墨旱莲 …………………… 368
靠山竹 …………………… 异 72
箭叶淫羊藿 …………………… 321

十六画

薏苡 …………………… 371
薏苡仁 …………………… 371
薏苡叶 …………………… 373
薏苡根 …………………… 373
薤 …………………… 370
薤叶 …………………… 371
薤白 …………………… 370
薤根 …………………… 异 370
薯蓣 …………………… 16
螃蜞菊 …………………… 异 213
篦子树 …………………… 异 254
糖罐 …………………… 异 200
糙苏 …………………… 373
壁虎 …………………… 374

十七画

藏菖蒲 …………………… 异 71

十八画

櫛芽 …………………… 异 144
檵木 …………………… 375
檵木叶 …………………… 376
檵木根 …………………… 376
檵花 …………………… 375
瞿麦 …………………… 376

十九画

藿香…………………………………… 377
藿香根………………………………… 378
糯米团………………………………… 379
糯米草 ………………………… 异 379
糯米藤………………………………… 379

二十画

鳢肠…………………………………… 368

注:“异”字指其是药物的别名。

原植（动、矿）物图片编号说明

1. 在正方收载药物的来源中，植物图片的编排顺序和编号采用我国通用分类系统的“门”的拉丁（或英文）名称的首字母，加上“科”的顺序号，再加上同科植物的排序号（先按“属”排序，同属植物则按植物中文名称的笔画顺序编号，雌雄异株等情况需拍多张图片者，则后缀英文小写字母 a、b、c 区别）。

真菌门（*Eumyxophyta*）：E00-00

地衣门（*Lichenes*）：L00-00

苔藓植物门（*Bryophyta*）：B00-00

蕨类植物门（*Pteridophyta*）：P00-00

裸子植物门（*Gymnospermae*）：G00-00

被子植物门（*Angiospermae*）：A00-00

例如：赤芝（*Ganoderma lucidum*（Leyss. ex Fr.）Karst.）图片的编号为：E08-02。芒萁［*Dicranopteris dichotoma*（Thunb.）Bernh.］图片编号为：P08-01。芍药（*Paeonia lactiflora pall.*）图片的编号为：A026-01。

2. 收载动物药数量不多，其图片编排顺序仍按分类系统，而编号则采取 *Zootaxy*（动物分类学）首字母加上“门”名称的首字母，再加上“门”内收载种的排序号（按分科顺序）。

环节动物门（*Annelida*）：ZA-00

软体动物门（*Mollusca*）：ZM-00

节肢动物门（*Arthropoda*）：ZAR-00

脊索动物门（*Chordata*）：ZC-00

例如：水蛭（*Hirudo nipponia* Whitman.）图片编号为：ZA-02。蜈蚣（*Scoopendra subspinipes mutilans* L. Koch.）图片编号为：ZAR-02。

3. 收载矿物药数量较少，其图片编号采用 *Mineralogy*（矿物学）首字母“M”后接序号（按矿物中文名笔画顺序）组成：M-00。

例如：白云母石图片编号为：M-01。

图片目录

分类科别	图片名称及编号	页码
多孔菌科	图片 E08－01 茯苓，图片 E08－02 赤芝	448
卷柏科	图片 P02－01 垫状卷柏，图片 P02－02 江南卷柏	448
瓶尔小草科	图片 P04－01 瓶尔小草	449
紫萁科	图片 P06－01 紫萁	449
海金沙科	图片 P07－01 海金沙	449
里白科	图片 P08－01 芒萁	449
水龙骨科	图片 P21－01 有柄石韦，图片 P21－02 水龙骨	450
银杏科	图片 G2－01 银杏叶	450
松科	图片 G3－01 马尾松	450
三白草科	图片 A 001－01 三白草，图片 A001－02 蕺菜	451
金粟兰科	图片 A002－01 银线草	451
桑科	图片 A008－01 桑	451
荨麻科	图片 A009－01 糯米团	452
檀香科	图片 A011－01 百蕊草	452
桑寄生科	图片 A012－01 槲寄生	452
马兜铃科	图片 A013－01 杜衡，图片 A013－02 绵毛马兜铃，图片 A013－03 马兜铃，图片 A013－04 北马兜铃	452～453
蓼科	图片 A015－01 拳参，图片 A015－02 火炭母，图片 A015－03 何首乌，图片 A015－04 虎杖，图片 A015－05 金乔麦，图片 A015－06 酸模，图片 A015－07 金线草	453～455
藜科	图片 A016－01 土荆芥	455
苋科	图片 A017－01 牛膝，图片 A017－02 空心莲子草	455～456
紫茉莉科	图片 A018－01 紫茉莉	456
商陆科	图片 A019－01 商陆	456
石竹科	图片 A023－01 孩儿参，图片 A023－02 瞿麦，图片 A023－03 石竹，图片 A023－04 剪夏罗	456～457

分类科别	图片名称及编号	页码
睡莲科	图片 A024－01 芡实	457
毛茛科	图片 A026－01 芍药，图片 A026－02 天葵，图片 A026－03 石龙芮，图片 A026－04 小毛茛，图片 A026－05 白头翁，图片 A026－06 铁线莲，图片 A026－07 威灵仙	458～459
木通科	图片 A027－01 大血藤，图片 A027－02 三叶木通，图片 A027－03 白木通，图片 A027－04 木通	459～460
小檗科	图片 A028－01 八角莲，图片 A028－02 箭叶淫羊藿	460～461
防己科	图片 A029－01 青藤，图片 A029－02 蝙蝠葛，图片 A029－03 金线吊乌龟	461
木兰科	图片 A030－01 玉兰，图片 A030－02 望春花，图片 A030－03 厚朴，图片 A030－04 五味子，A030－05 华中五味子	462～463
樟科	图片 A032－01 牛筋树，图片 A032－02 山橿，图片 A032－03 乌药	463
罂粟科	图片 A033－01 白屈菜，图片 A033－02 博落回，图片 A033－03 伏生紫堇	464
虎儿草科	图片 A037－01 虎耳草	464
金缕梅科	图片 A039－01 檵木，图片 A039－02 枫香树	465
杜仲科	图片 A040－01 杜仲	465
蔷薇科	图片 A041－01 山楂，图片 A041－02 野山楂，图片 A041－03 枇杷，图片 A041－04 金樱子，图片 A041－05 龙芽草，图片 A041－06 地榆，图片 A041－07 水杨梅，图片 A041－08 委陵菜，图片 A041－09 多花蔷薇	465～467
豆科	图片 A042－01 合欢，图片 A042－02 皂角，图片 A042－03 槐，图片 A042－04 苦参，图片 A042－05 紫藤，图片 A042－06 锦鸡儿，图片 A042－07 歪头菜，图片 A042－08 野葛，图片 A042－09 鹿藿	468～470
牻牛儿苗科	图片 A044－01 野老鹳草，图片 A044－02 尼泊尔老鹳草	470
芸香科	图片 A046－01 野花椒，图片 A046－02 花椒，图片 A046－03 花椒（青椒），图片 A046－04 吴茱萸，图片 A046－05 白鲜，图片 A046－06 黄檗	470～472
苦木科	图片 A047－01 臭椿树	472
远志科	图片 A049－01 瓜子金	472
大戟科	图片 A050－01 叶下株，图片 A050－02 油桐，图片 A050－03 乌桕	472～473

分类科别	图片名称及编号	页码
漆树科	图片 A052－01 盐肤木	473
冬青科	图片 A053－01 枸骨	473
卫茅科	图片 A054－01 卫茅	474
省沽油科	图片 A055－01 省沽油	474
鼠李科	图片 A060－01 拐枣	474
葡萄科	图片 A061－01 三叶爬山虎，图片 A061－02 白蔹，图片 A061－03 乌蔹莓	474～475
锦葵科	图片 A063－01 木槿	475
猕猴桃科	图片 A065－01 中华猕猴桃	475
山茶科	图片 A066－01 油茶	476
堇菜科	图片 A069－01 紫花地丁，图片 A069－02 长萼堇菜，图片 A069－03 白花地丁	476
仙人掌科	图片 A072－01 仙人掌	477
瑞香科	图片 A073－01 芫花	477
胡颓子科	图片 A074－01 胡颓子	477
千屈菜科	图片 A075－01 紫薇	477
珙桐科	图片 A077－01 喜树	478
八角枫科	图片 A078－01 华瓜木，图片 A076－02 瓜木	478
五加科	图片 A083－01 常春藤，图片 A083－02 细柱五加	478～479
伞形科	图片 A084－01 芫荽，图片 A084－02 狭叶柴胡，图片 A084－03 防风，图片 A084－04 紫花前胡	479～480
杜鹃花科	图片 A087－01 杜鹃，图片 A087－02 羊踯躅	480
紫金牛科	图片 A088－01 紫金牛	480
报春花科	图片 A089－01 点地梅，图片 A089－02 过路黄，图片 A089－03 叶头过路黄	481
木犀科	图片 A094－01 连翘，图片 A094－02 女贞，图片 A094－03 迎春花，图片 A094－04 茉莉	481～482
夹竹桃科	图片 A097－01 罗布麻，图片 A097－02 络石。	482～483
萝摩科	图片 A098－01 杠柳，图片 A098－02 牛皮消，图片 A098－03 徐长卿	483
马鞭草科	图片 A101－01 马鞭草，图片 A101－02 臭梧桐	484
唇形科	图片 A102－01 半枝莲，图片 A102－02 藿香，照处 A102－03 连钱草，图片 A102－04 夏枯草，图片 A102－05 益母草，图片 A102－06 丹参，图片 A102－07 荫风轮，图片 A102－08 风轮菜，图片 A102－09 地瓜儿苗，图片 A102－10 香茶菜，图片 A102－11 碎米桠	484～487

分类科别	图片名称及编号	页码
茄科	图片 A103－01 枸杞，图片 A103－02 酸浆，图片 A103－03 毛酸浆，图片 A103－04 辣椒，图片 A103－05 朝天椒，图片 A103－06 龙葵，图片 A103－07 白英，图片 A103－08 牛茄子	487～489
玄参	图片 A104－01 玄参，图片 A104－02 阴行草	489
爵床科	图片 A109－01 九头狮子草，图片 A109－02 白接骨	489～490
车前科	图片 A111－01 车前	490
茜草科	图片 A112－01 栀子，图片 A112－02 六月雪，图片 A112－03 鸡矢藤，图片 A112－04 茜草，图片 A112－05 水杨梅	490～491
忍冬科	图片 A113－01 金银花，图片 A113－02 接骨木	491～492
败酱科	图片 A114－01 黄花败酱，图片 A114－02 白花败酱	492
胡芦科	图片 A116－01 绞股蓝，图片 A116－02 木鳖，图片 A116－03 栝楼	492～493
桔梗科	图片 A117－01 桔梗，图片 A117－02 羊乳，图片 A117－03 半边莲	493～494
菊科	图片 A118－21 佩兰，图片 A118－02 一枝黄花，图片 A118－03 旋覆花，图片 A118－04 苍耳，图片 A118－05 豨莶，图片 A118－06 毛梗豨莶，图片 A118－07 腺梗豨莶，图片 A118－08 鳢肠，图片 A118－09 鬼针草，图片 A118－10 菊花，图片 A118－11 野菊，图片 A118－12 石胡荽，图片 A118－13 黄花蒿，图片 A118－14 艾，图片 A118－15 狗舌草，图片 A118－16 千里光，图片 A118－17 茅苍术，图片 A118－18 北苍术，图片 A118－19 小蓟，图片 A118－20 蒲公英，图片 A118－21 白花蒲公英	494～499
香蒲科	图片 A119－01 水烛香蒲	499
禾本科	图片 A124－01 淡竹叶，图片 A124－02 白茅，图片 A124－03 薏苡	499～500
莎草科	图片 A125－01 莎草	500
天南星科	图片 A127－01 水菖蒲，图片 A127－02 石菖蒲，图片 A127－03 半夏，图片 A127－04 天南星，图片 A127－05 东北天南星，图片 A127－06 异叶天南星	500～502
谷精草科	图片 A129－01 谷精草	502
百部科	图片 A133－01 直立百部	502
百合科	图片 A134－01 百合，图片 A134－02 细叶百合，图片 A134－03 卷丹，图片 A134－04 舞阳贝母，图片 A134－05 绵枣儿，图片 A134－06 小根蒜，图片 A134－07 多花黄精，图片 A134－08 玉竹，图片 A134－09 黄精，图片 A134－10 七叶一枝花，图片 A134－11 天门冬，图片 A134－12 麦冬，图片 A134－13 菝葜	502～505
石蒜科	图片 A135－01 石蒜	506
薯蓣科	图片 A136－01 黄独，图片 A136－02 薯蓣	506

分类科别	图片名称及编号	页码
鸢尾科	图片 A137－01 射干	506
姜科	图片 A139－01 姜	507
兰科	图片 A141－01 白及，图片 A141－02 天麻，图片 A141－03 绶草，图片 A141－04 蕙兰	507～508
圆马陆科	图片 ZAR01－01 约安巨马陆	508
蜈蚣科	图片 ZAR02－01 蜈蚣	508
芫青科	图片 ZAR17－01 南方大斑蝥	508
倍蚜科	图片 ZAR23－01 五倍子蚜	509
小溪鲵科	图片 ZC08－01 山溪鲵	509
壁虎科	图片 ZC14－01 无蹼壁虎	509
游蛇科	图片 ZC16－01 蛇蜕	509
蝮蛇科	图片 ZC17－01 蝮蛇	510

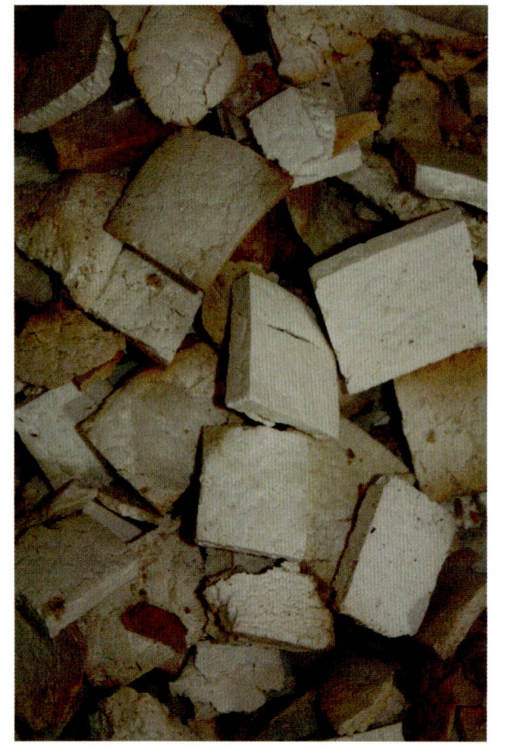
图片 E08－01　茯苓

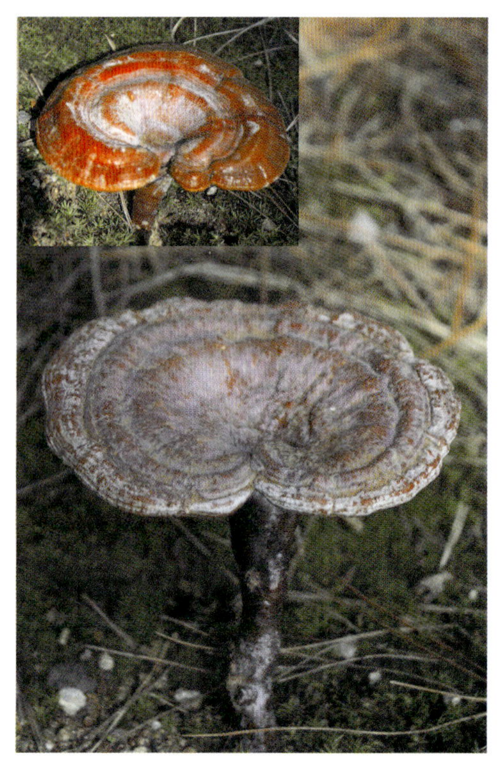
图片 E08－02　赤芝

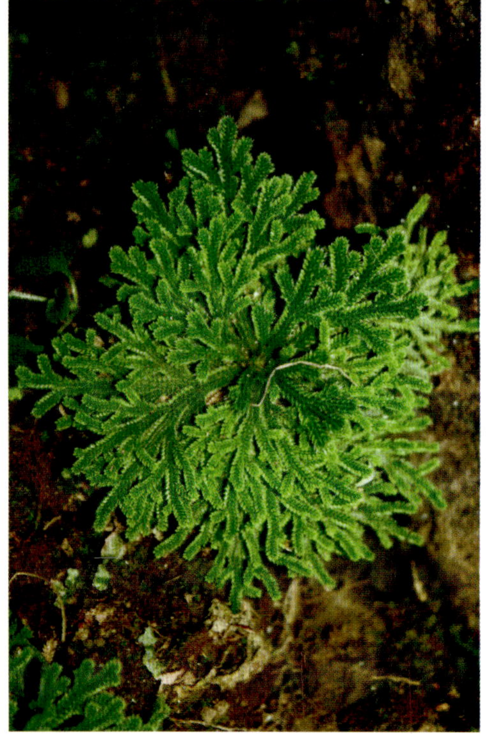
图片 P02－01　垫状卷柏

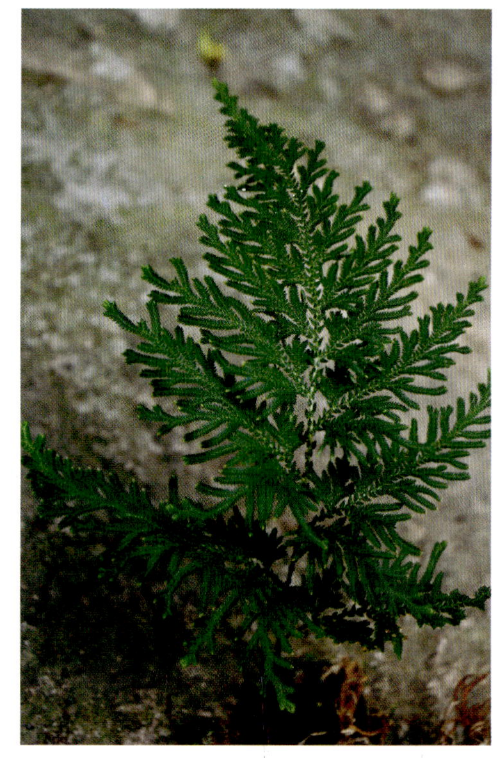
图片 P02－02　江南卷柏

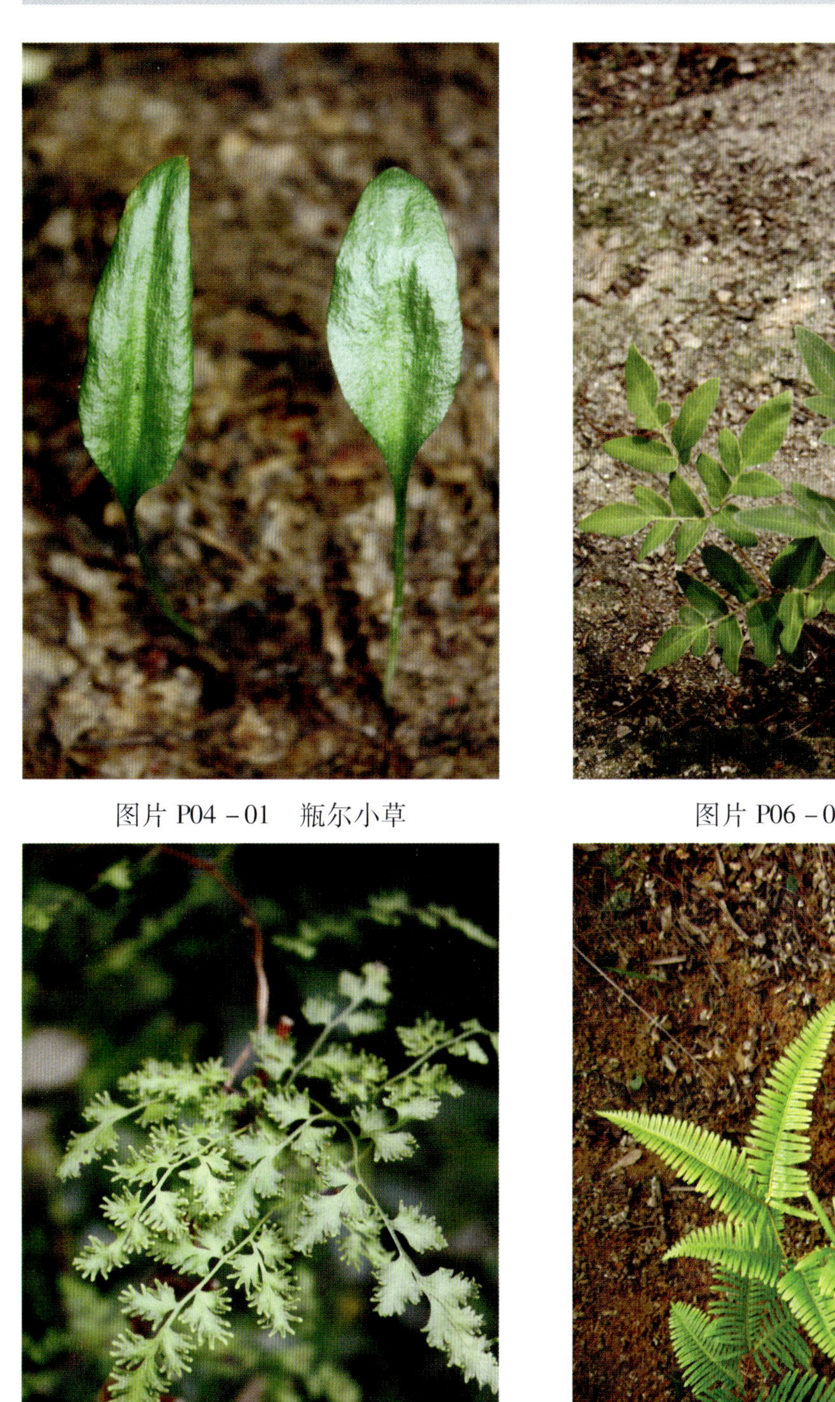

图片 P04－01　瓶尔小草

图片 P06－01　紫萁

图片 P07－01　海金沙

图片 P08－01　芒萁

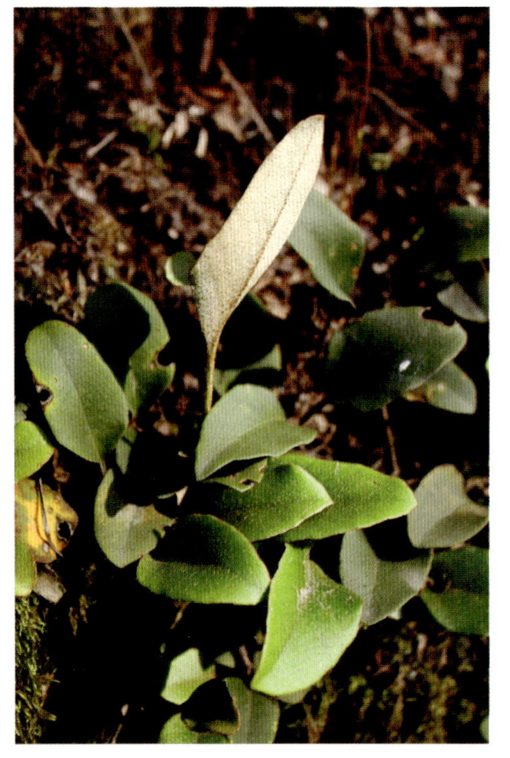
图片 P21 - 01　有柄石韦

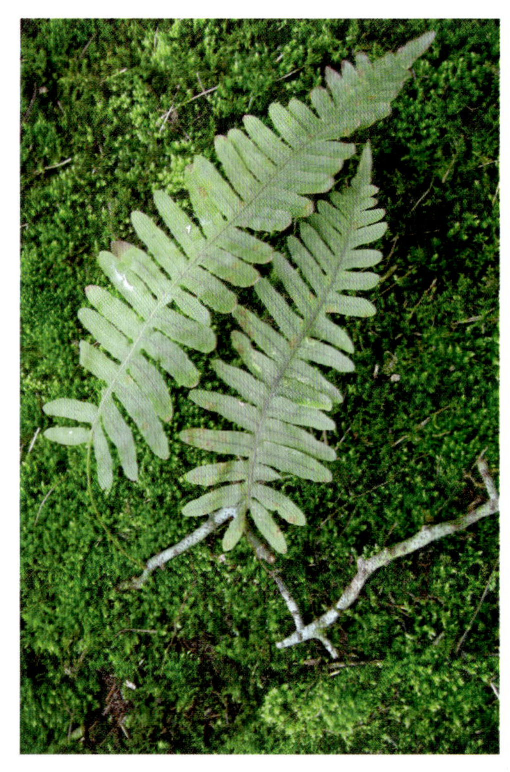
图片 P21 - 02　水龙骨

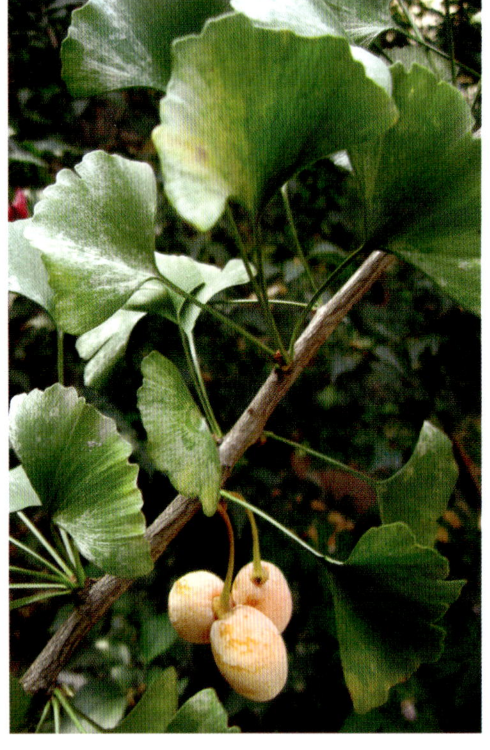
图片 G2 - 01　银杏

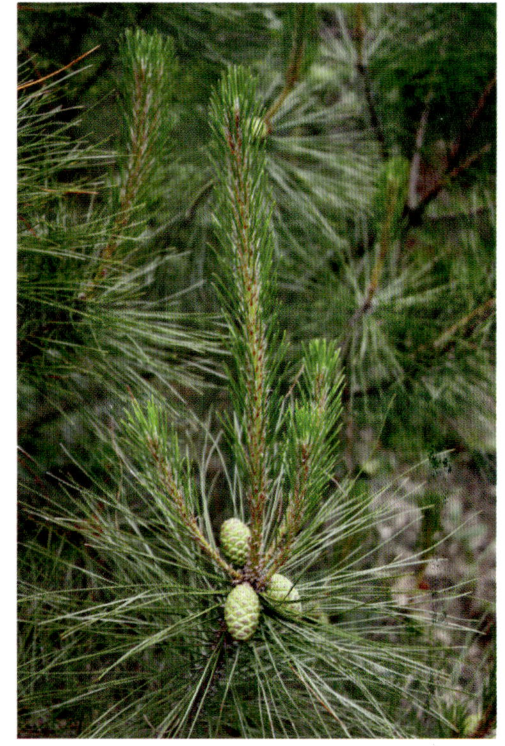
图片 G3 - 01　马尾松

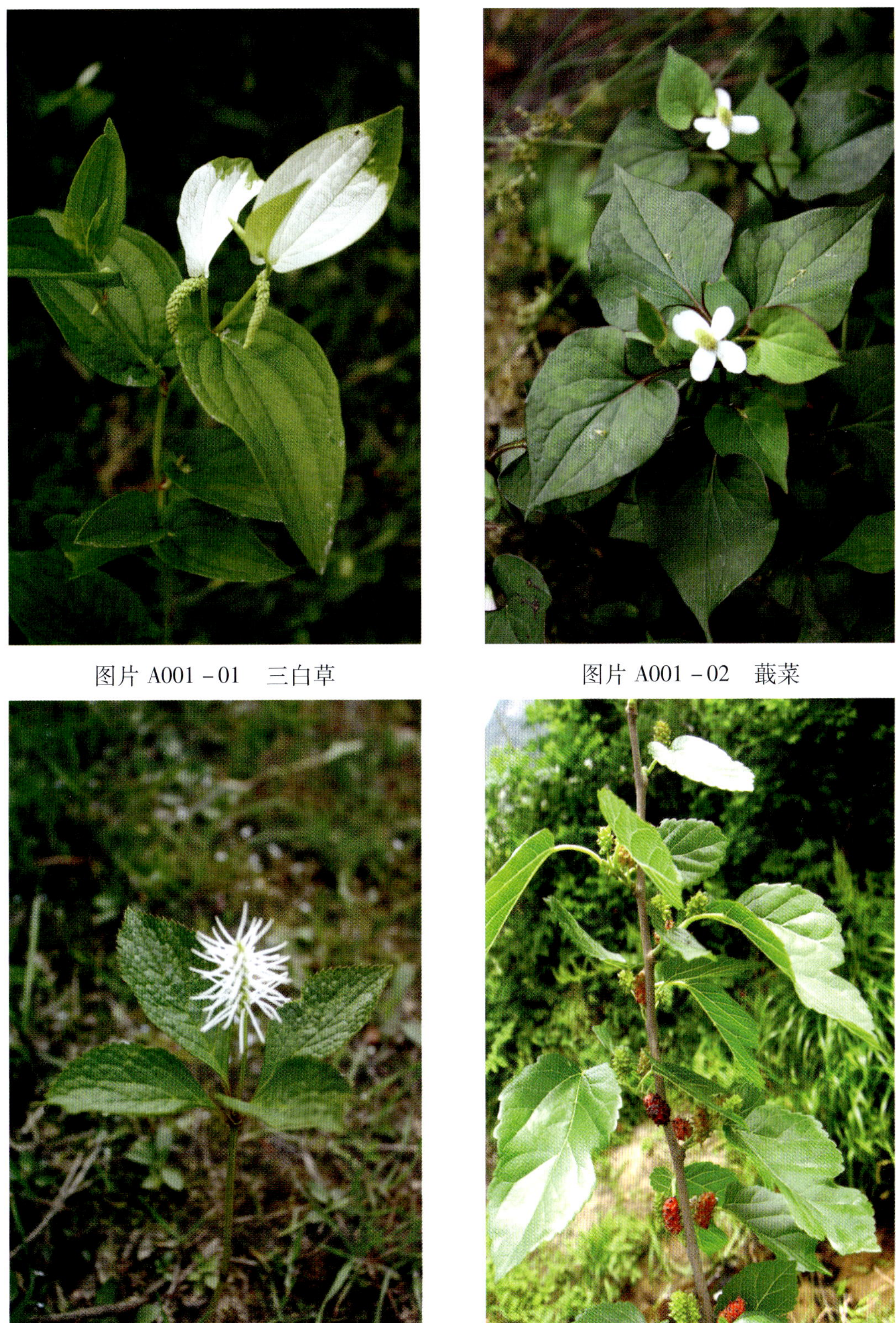

图片 A001－01　三白草

图片 A001－02　蕺菜

图片 A002－01　银线草

图片 A008－01　桑

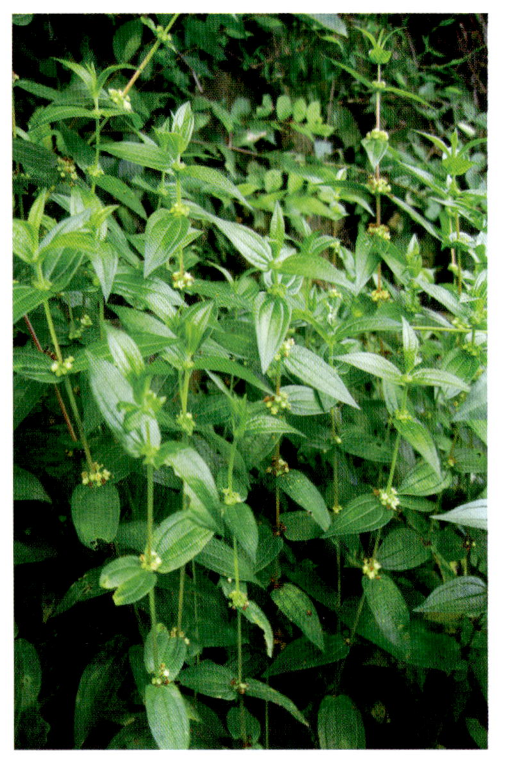

图片 A009 - 01　糯米团

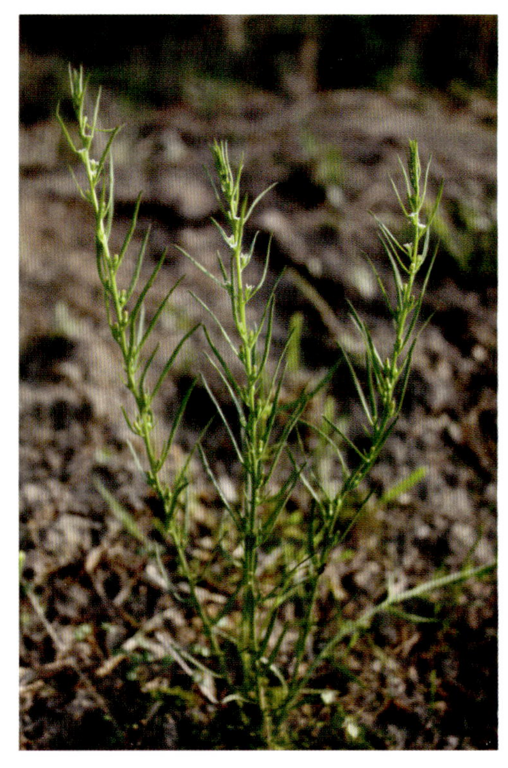

图片 A011 - 01　百蕊草

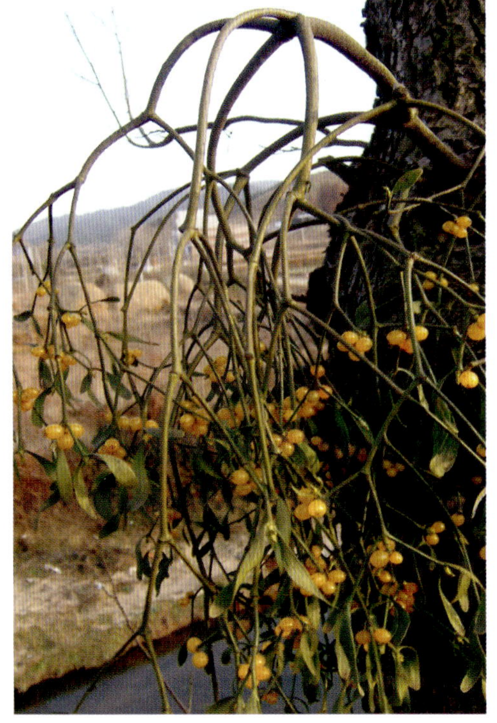

图片 A012 - 01　槲寄生

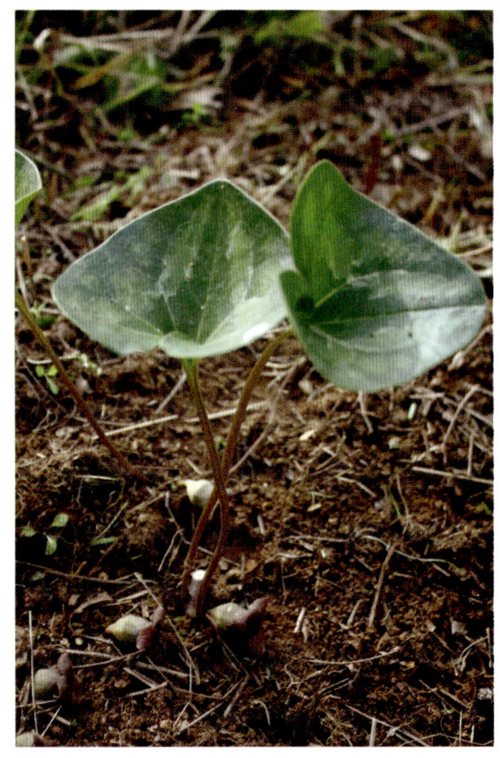

图片 A013 - 01　杜衡

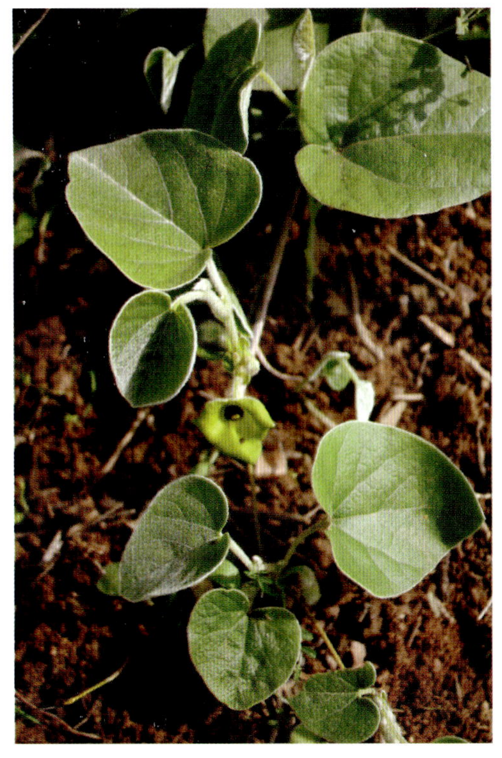

图片 A013－02　绵毛马兜铃

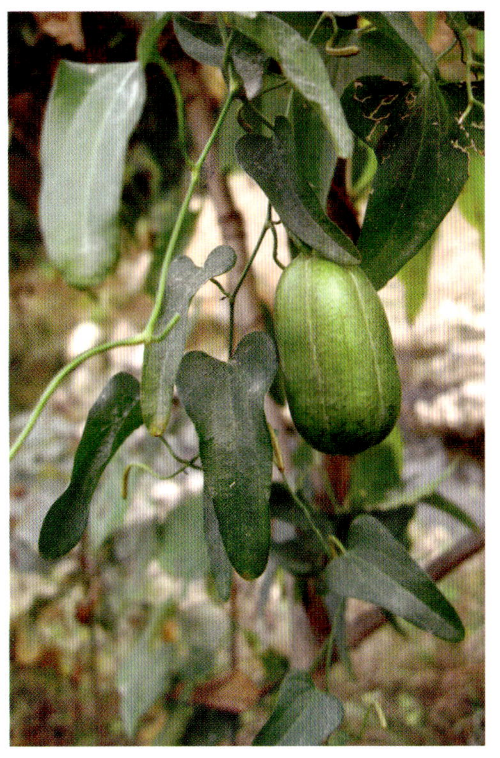

图片 A013－03　马兜铃

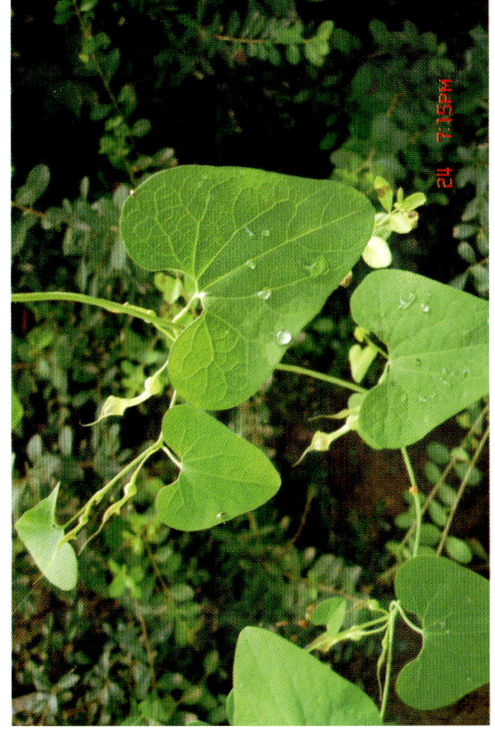

图片 A013－04　北马兜铃

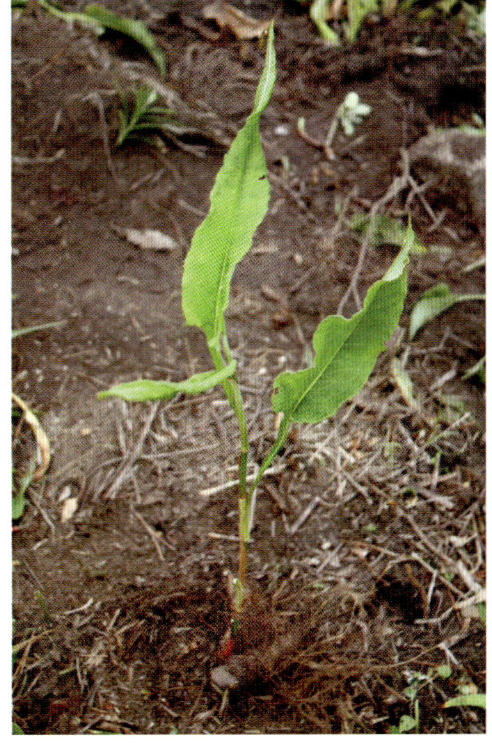

图片 A015－01　拳参

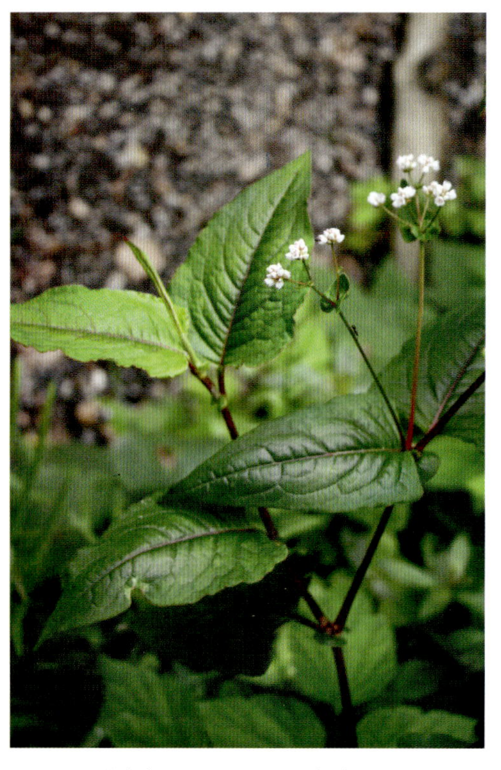
图片 A015－02　火炭母

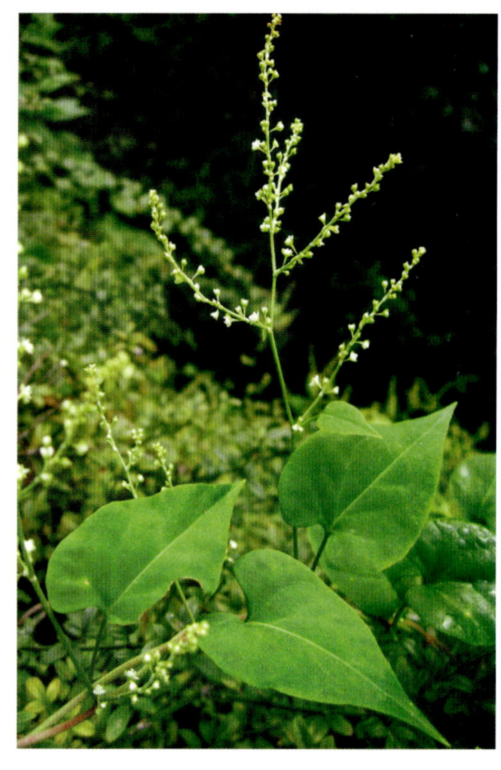
图片 A015－03　何首乌

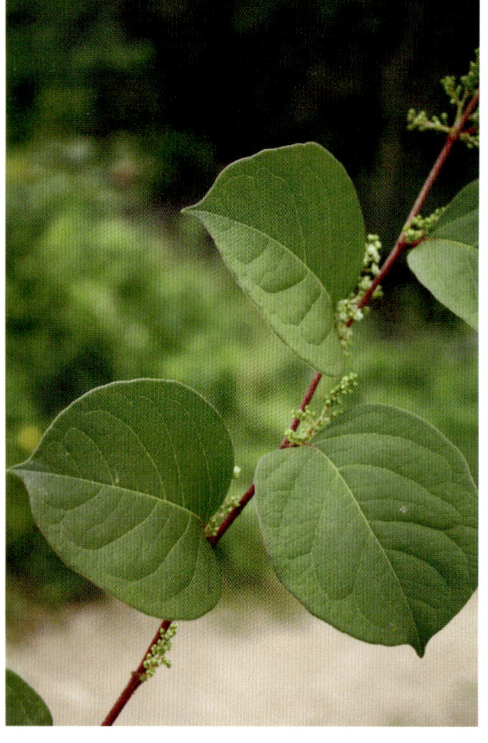
图片 A015－04　虎杖

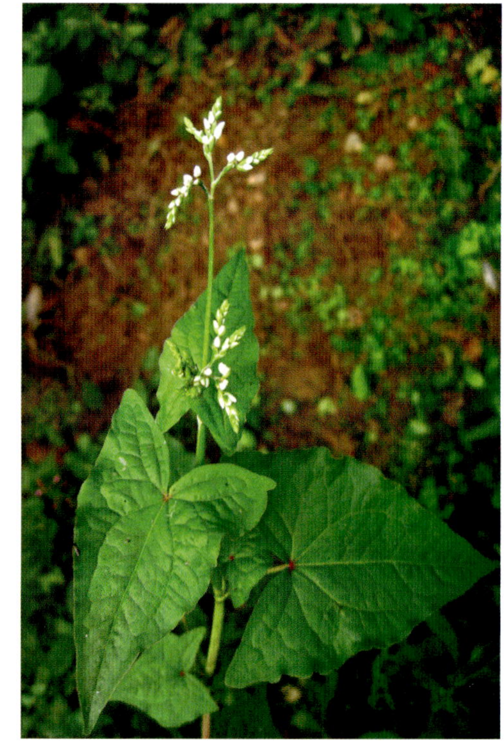
图片 A015－05　金乔麦

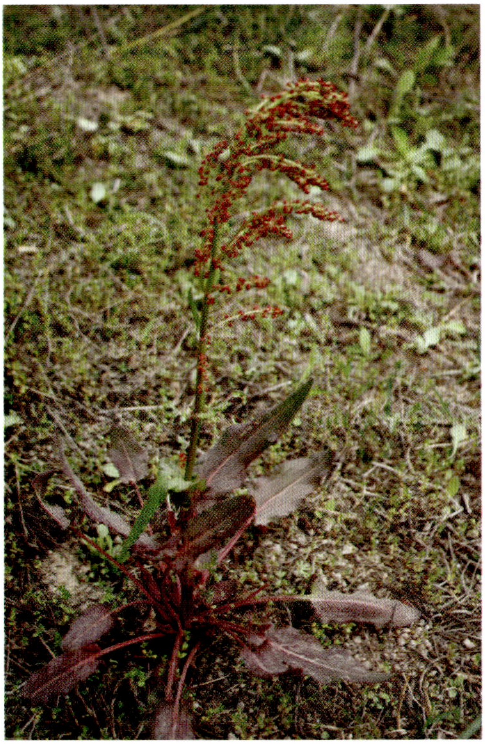

图片 A015－06　酸模

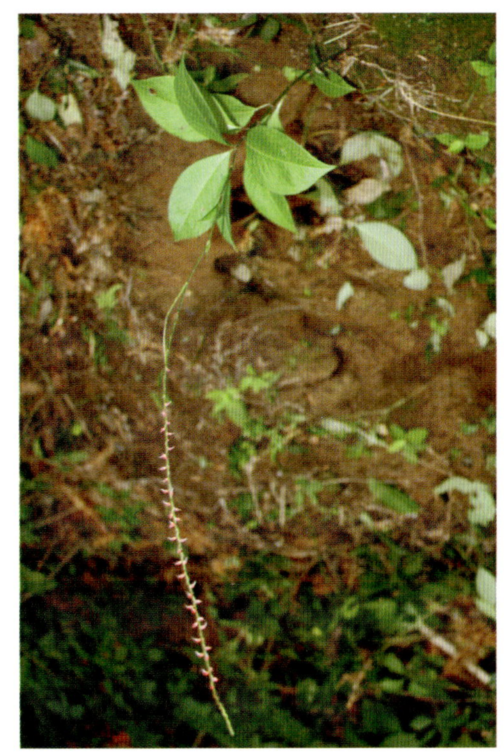

图片 A015－07　金线草

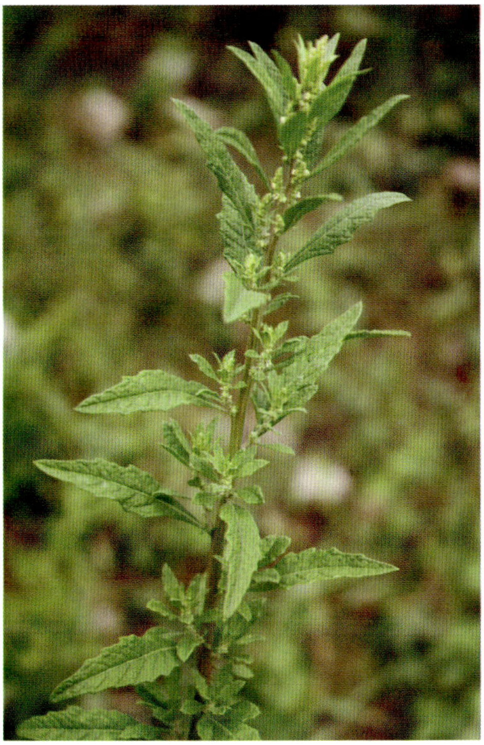

图片 A016－01　土荆芥

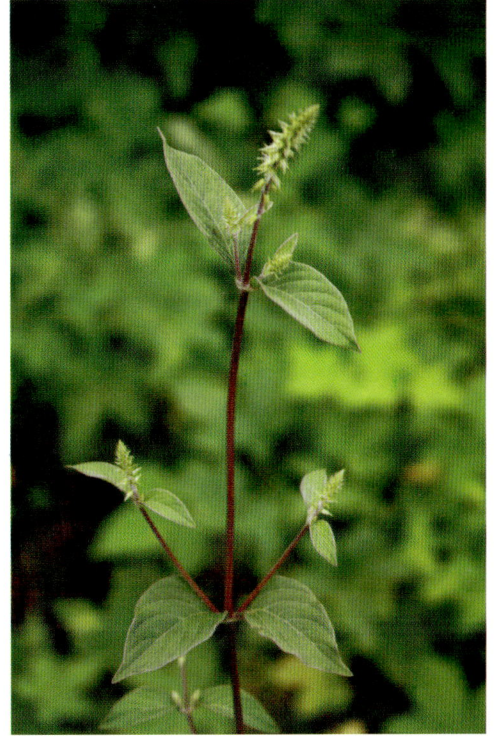

图片 A017－01　牛膝

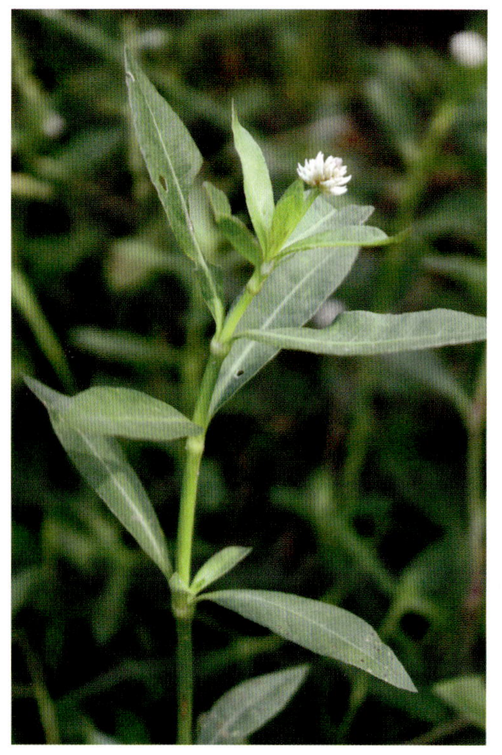
图片 A017 - 02　空心莲子草

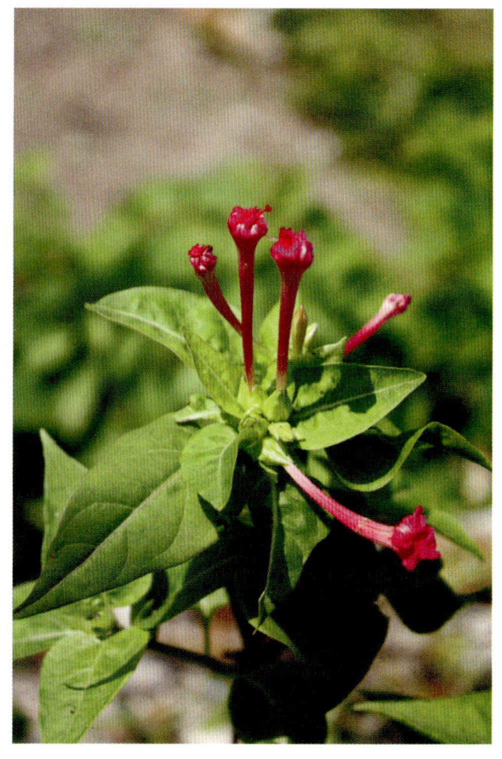
图片 A018 - 01　紫茉莉

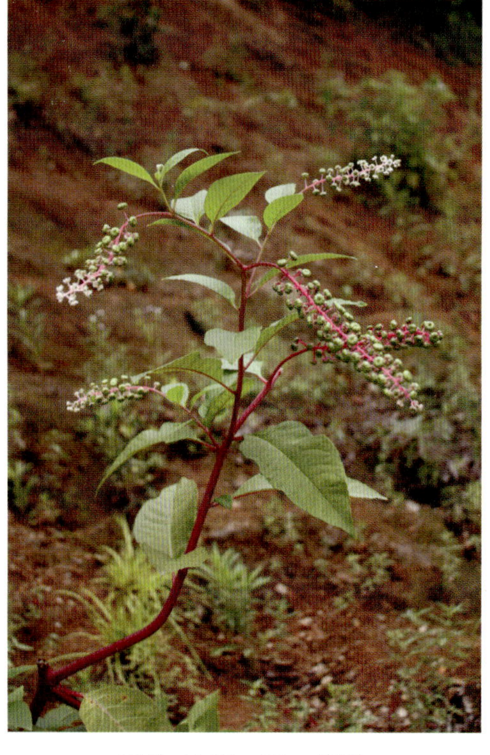
图片 A019 - 01　商陆

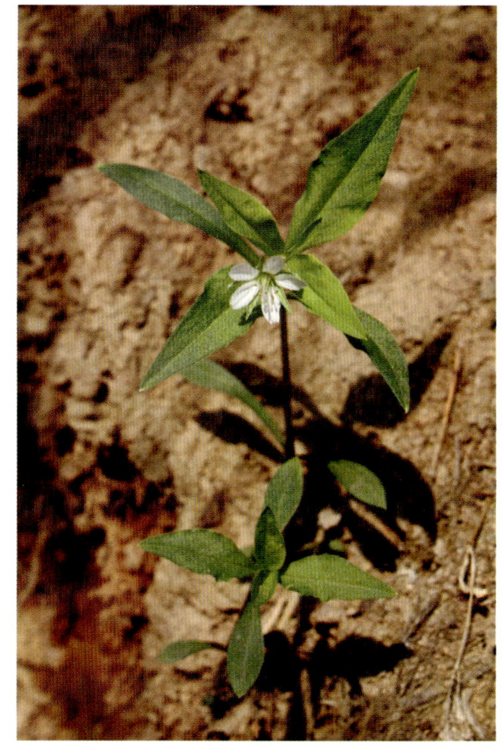
图片 A023 - 01　孩儿参

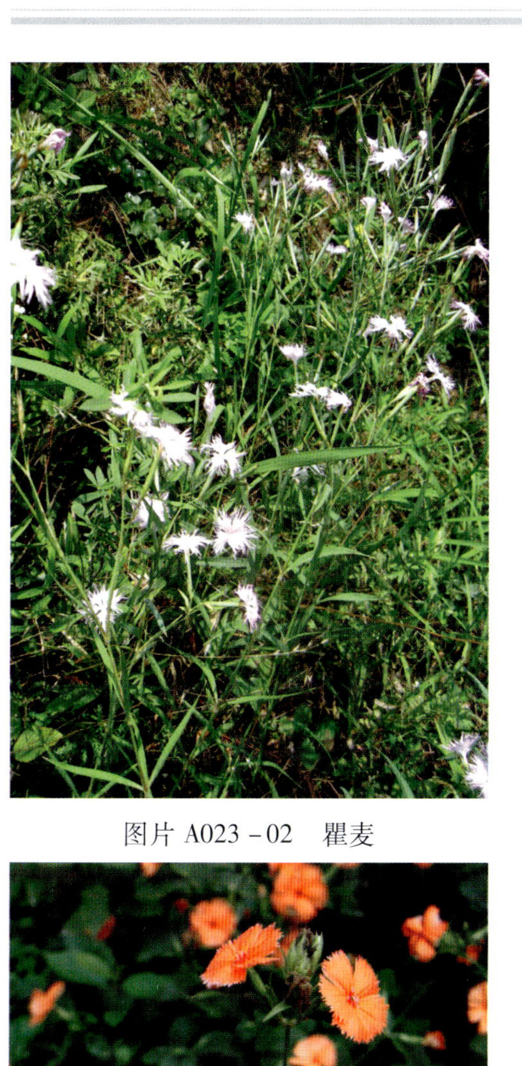

图片 A023 - 02　瞿麦

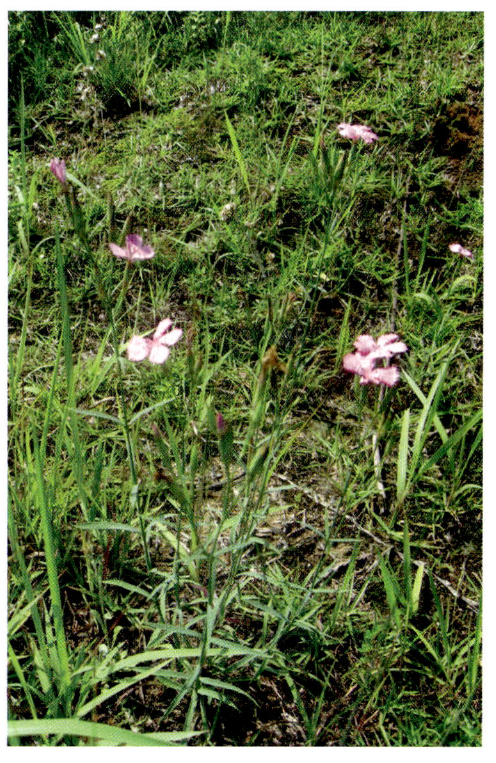

图片 A023 - 03　石竹

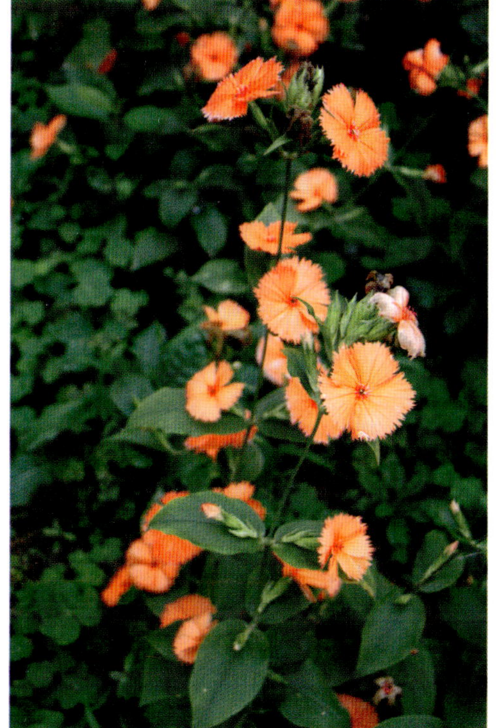

图片 A023 - 04　剪夏罗

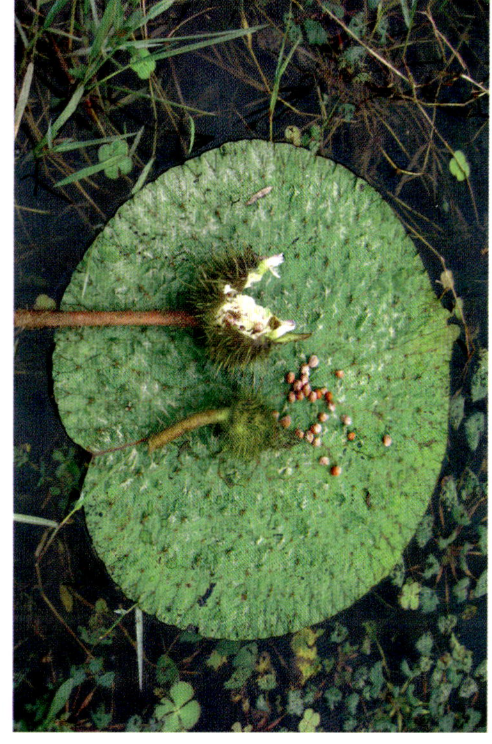

图片 A024 - 01　芡实

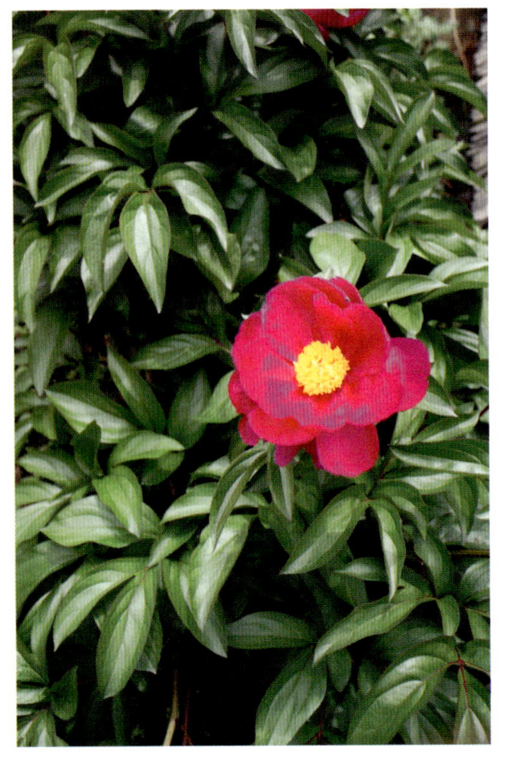
图片 A026－01　芍药

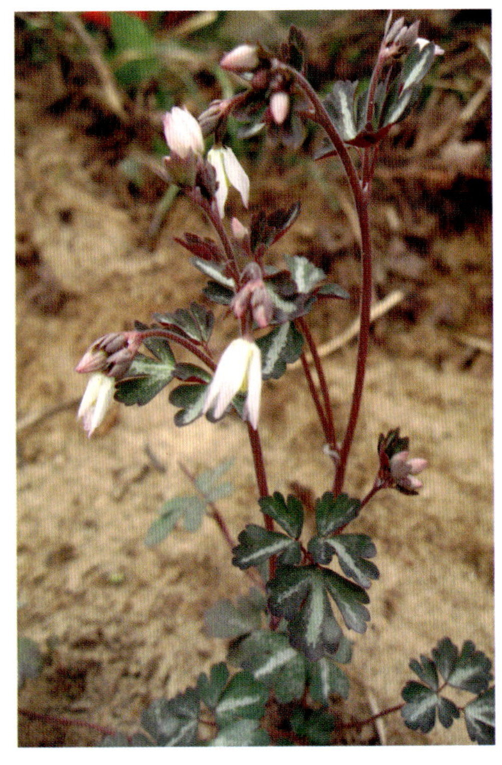
图片 A026－02　天葵

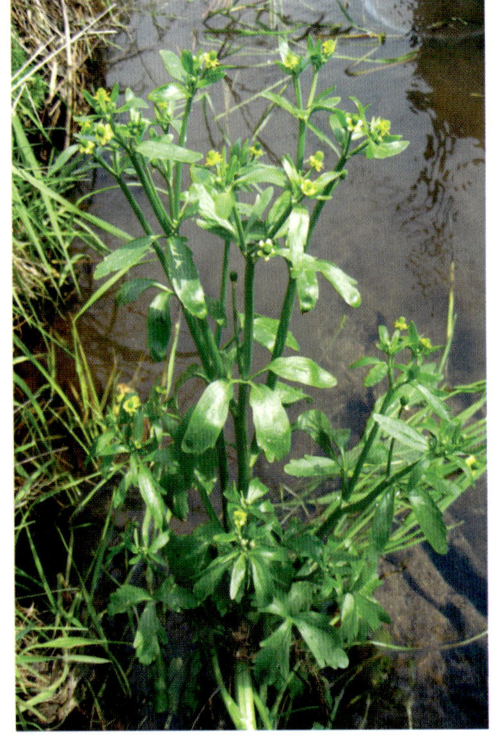
图片 A026－03　石龙芮

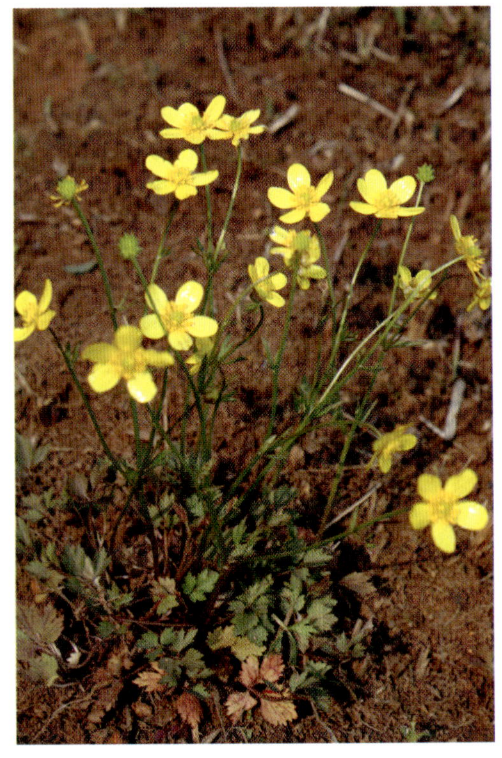
图片 A026－04　小毛茛

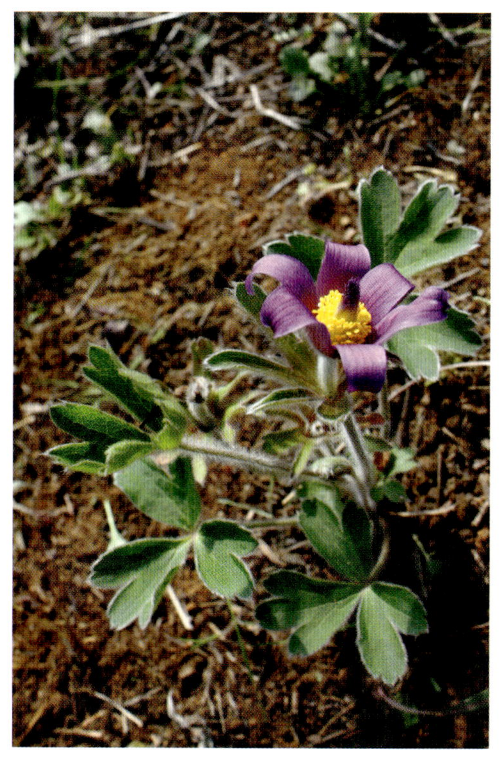

图片 A026－05　白头翁

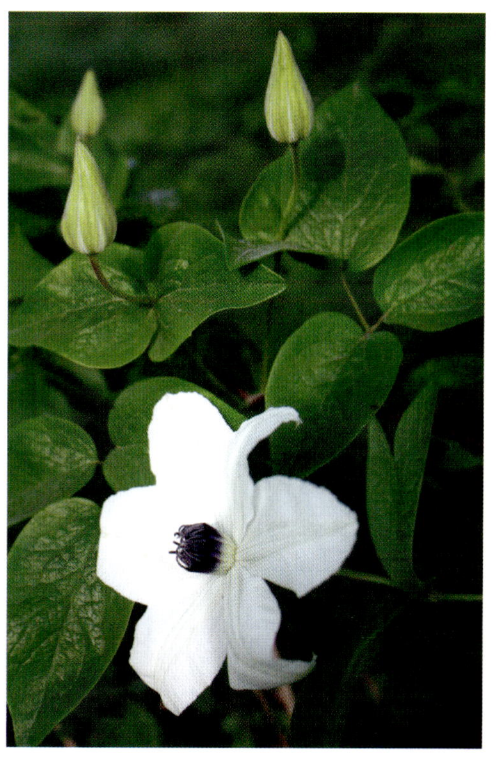

图片 A026－06　铁线莲

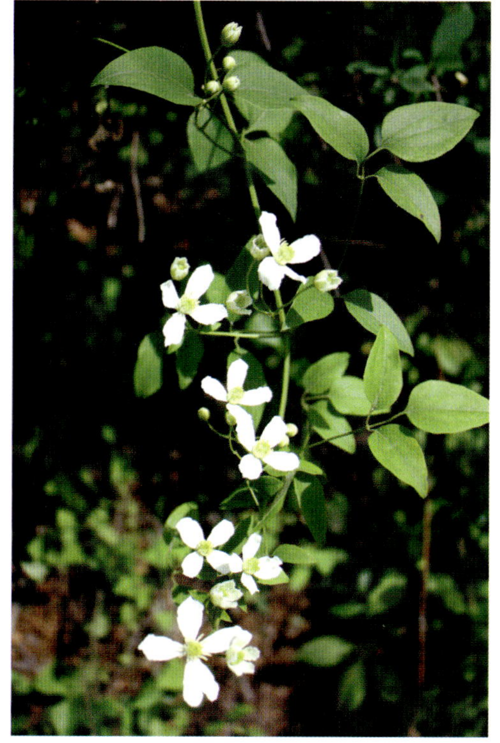

图片 A026－07　威灵仙

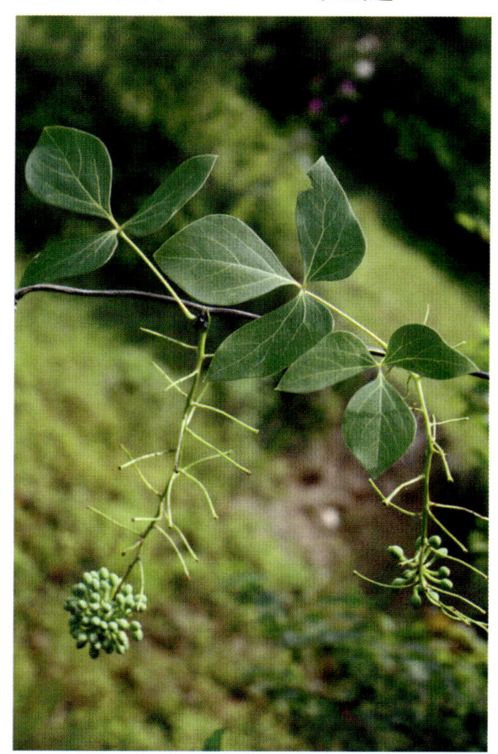

图片 A027－01　大血藤

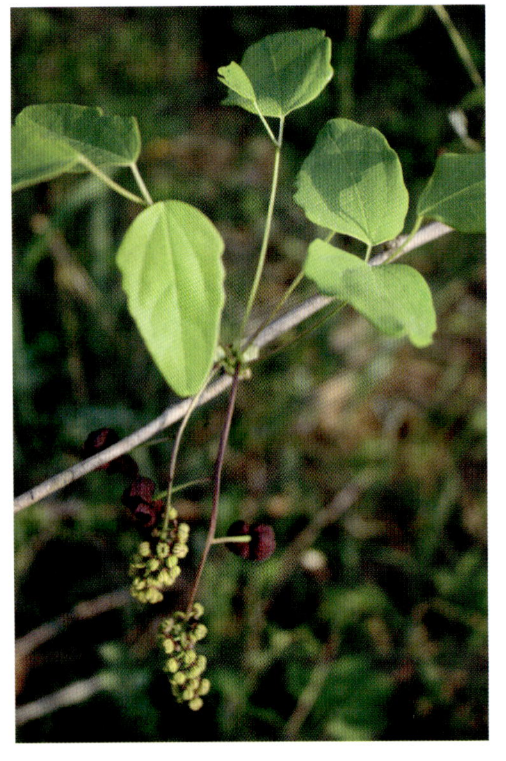
图片 A027－02　三叶木通

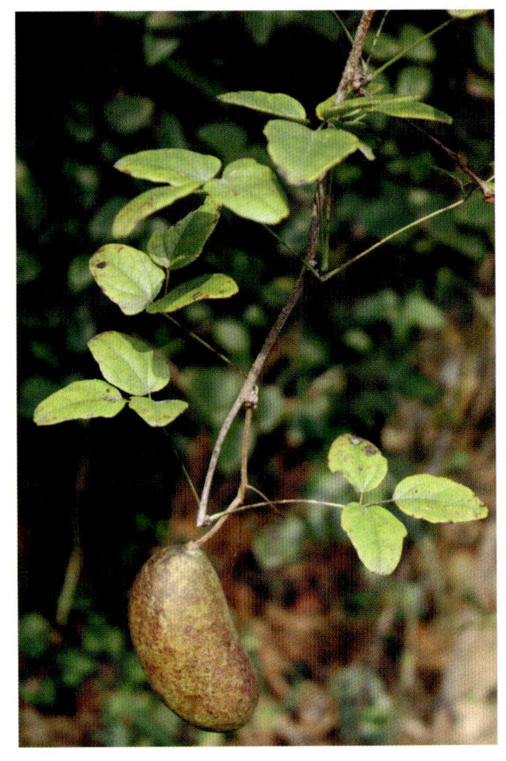
图片 A027－03　白木通

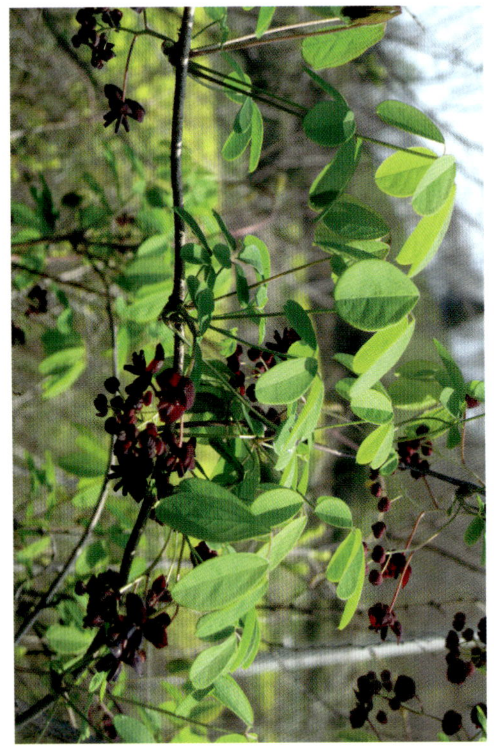
图片 A027－04　木通

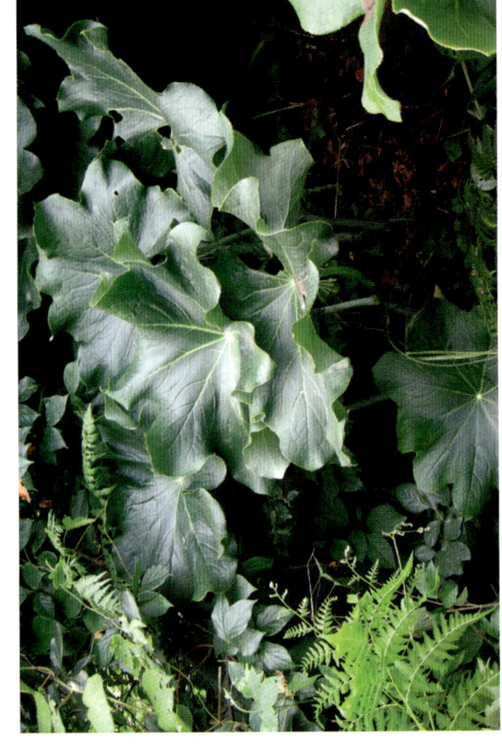
图片 A028－01　八角莲

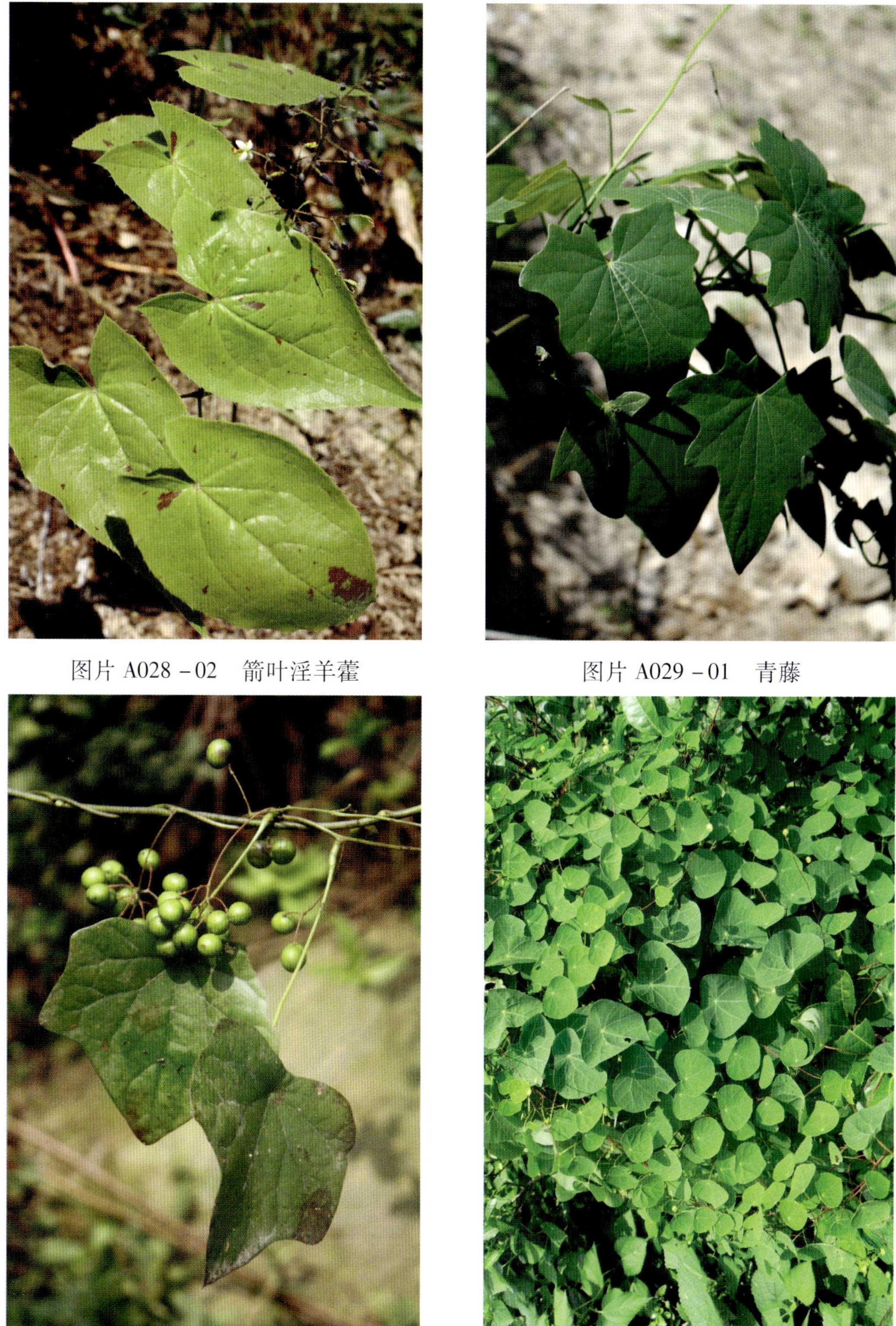

图片 A028－02　箭叶淫羊藿

图片 A029－01　青藤

图片 A029－02　蝙蝠葛

图片 A029－03　金线吊乌龟

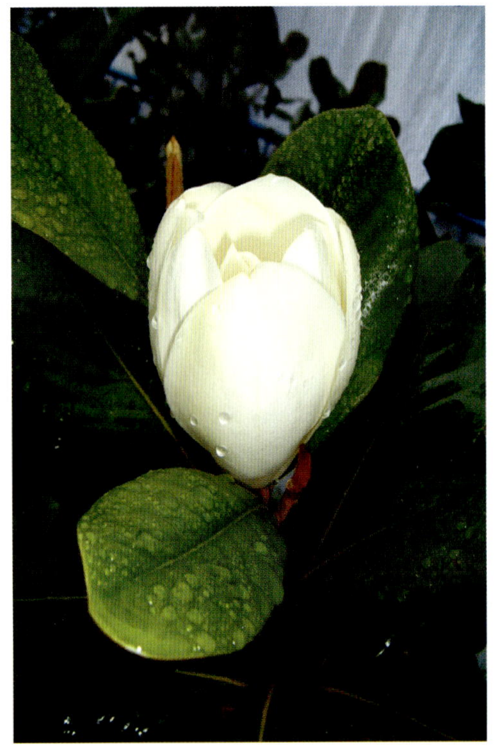

图片 A030 - 01　玉兰

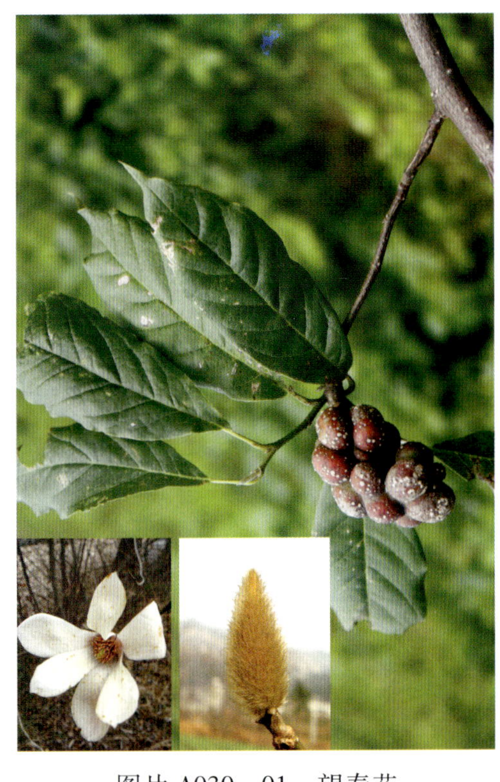

图片 A030 - 01　望春花

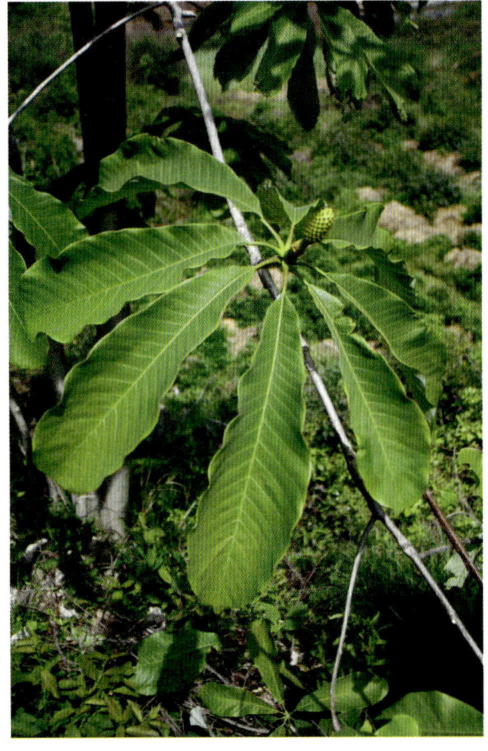

图片 A030 - 03　厚朴

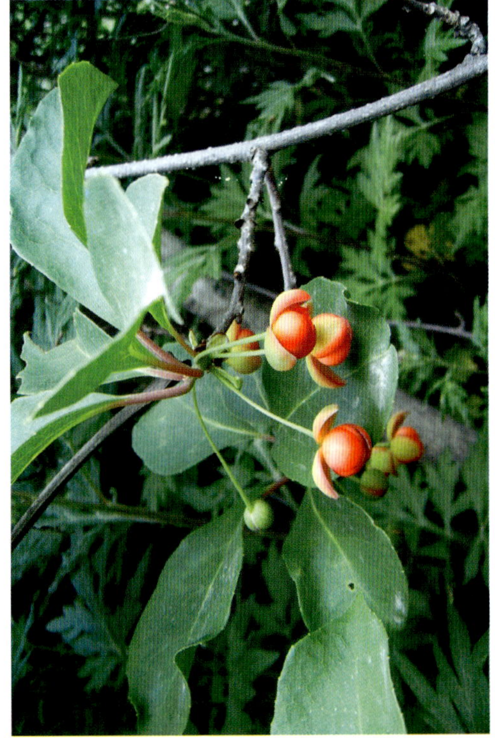

图片 A030 - 04　五味子

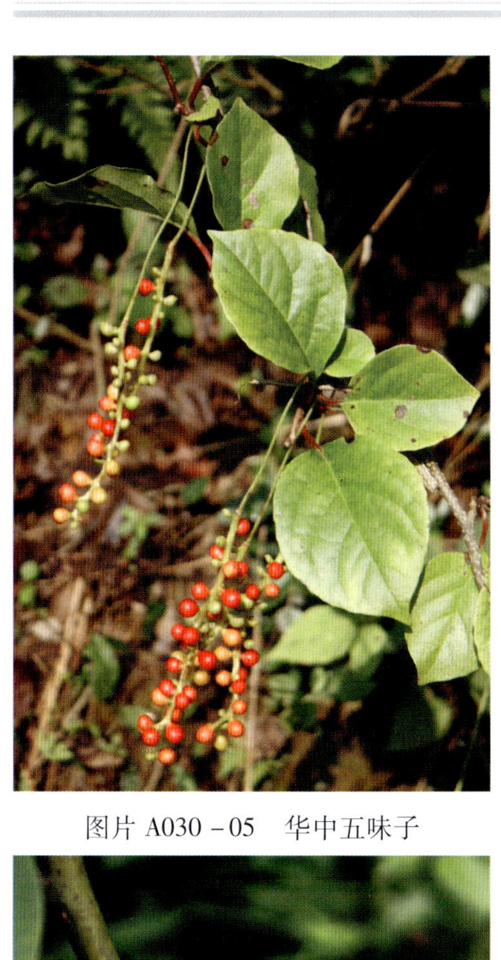

图片 A030－05　华中五味子

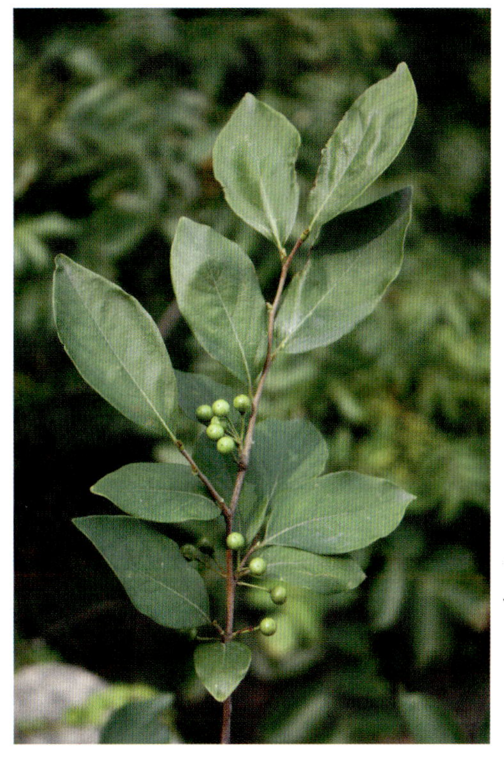

图片 A032－01　牛筋树

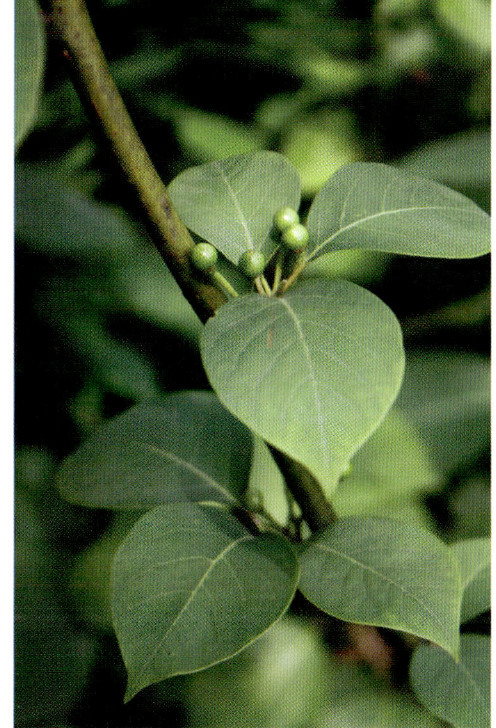

图片 A032－02　山橿

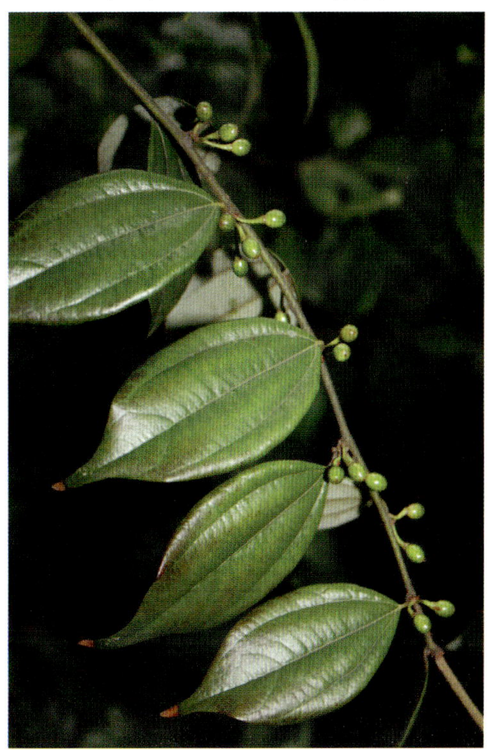

图片 A032－03　乌药

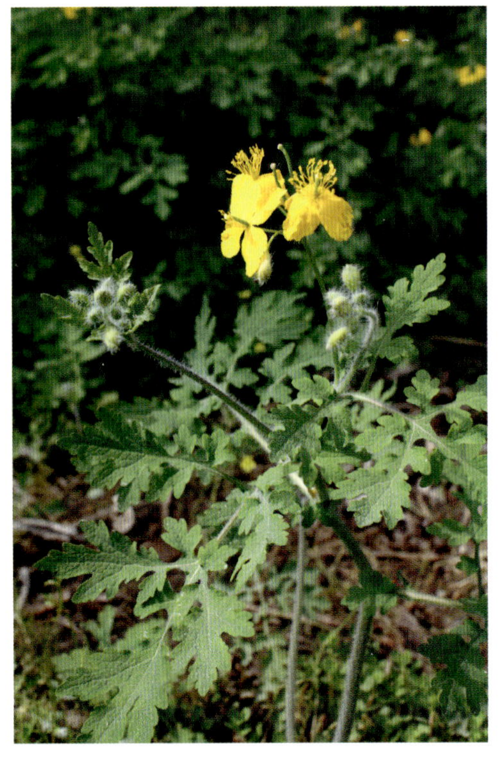
图片 A033-01　白屈菜

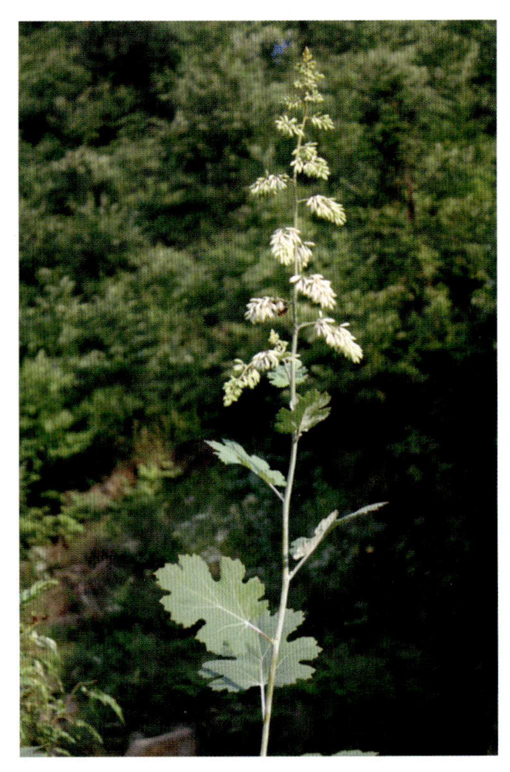
图片 A033-02　博落回

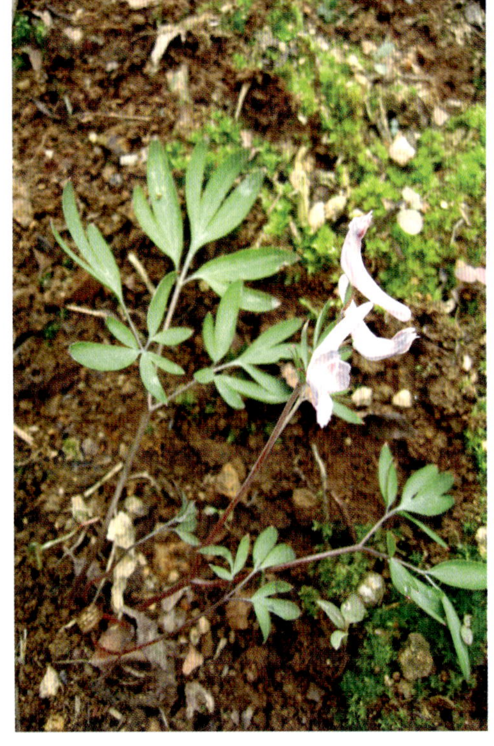
图片 A033-03　伏生紫堇

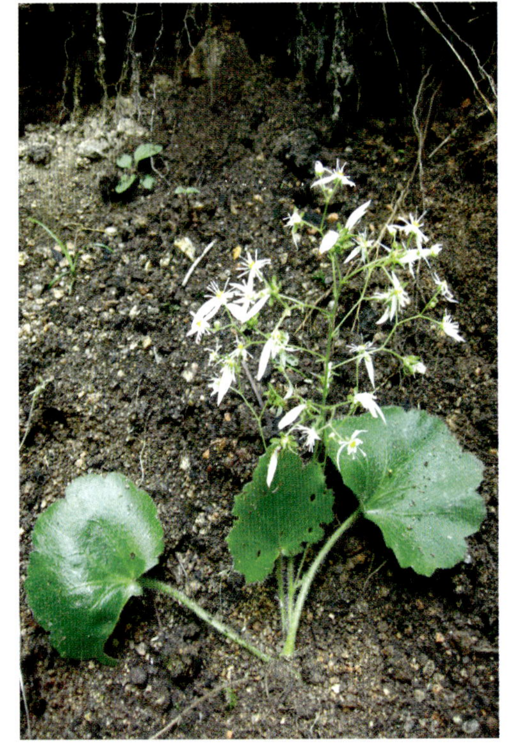
图片 A037-01　虎耳草

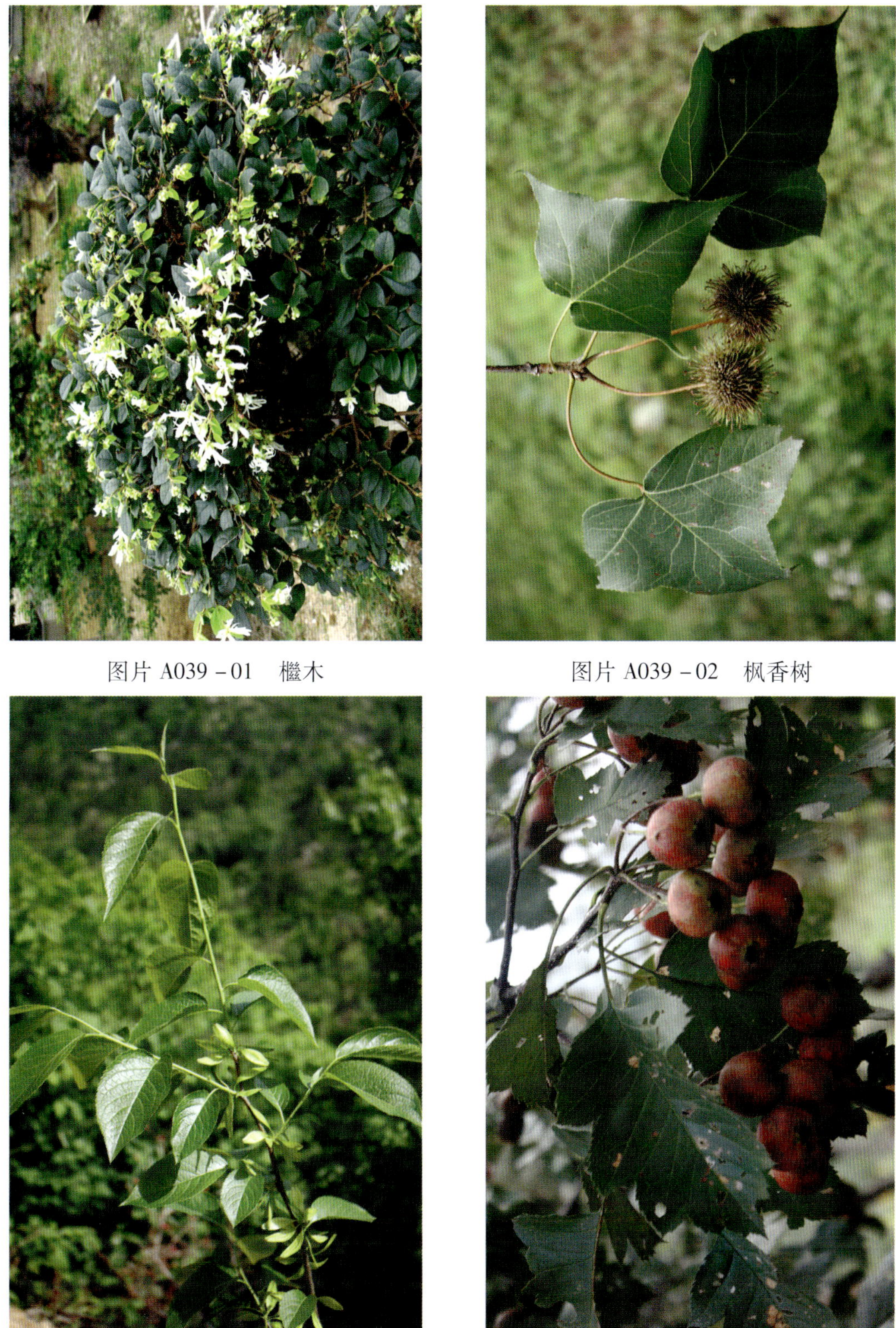

图片 A039－01　檵木

图片 A039－02　枫香树

图片 A040－01　杜仲

图片 A041－01　山楂

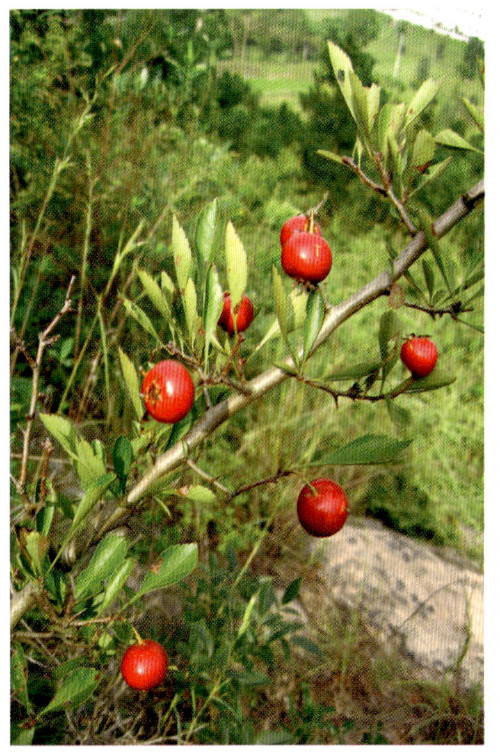

图片 A041－02　野山楂

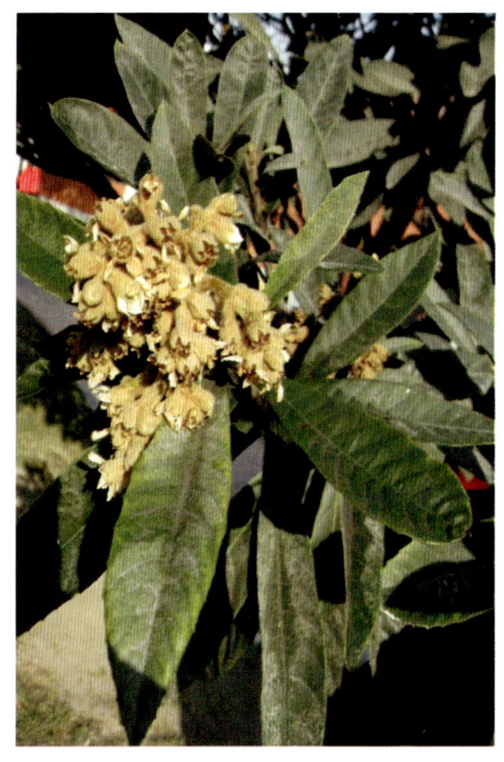

图片 A041－03　枇杷

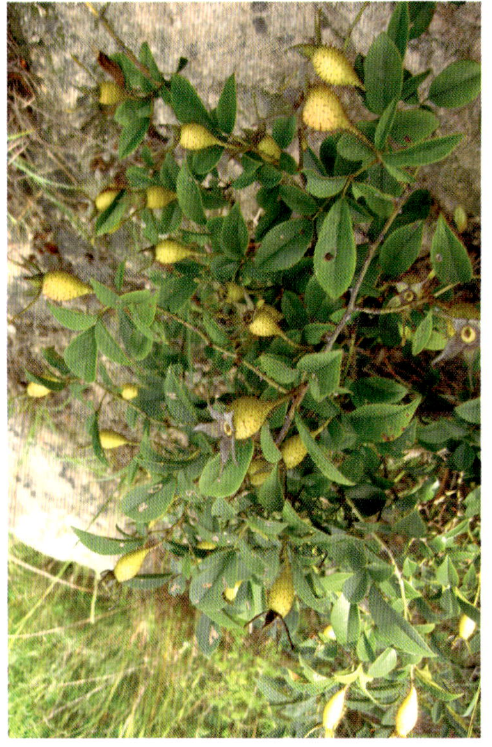

图片 A041－04　金樱子

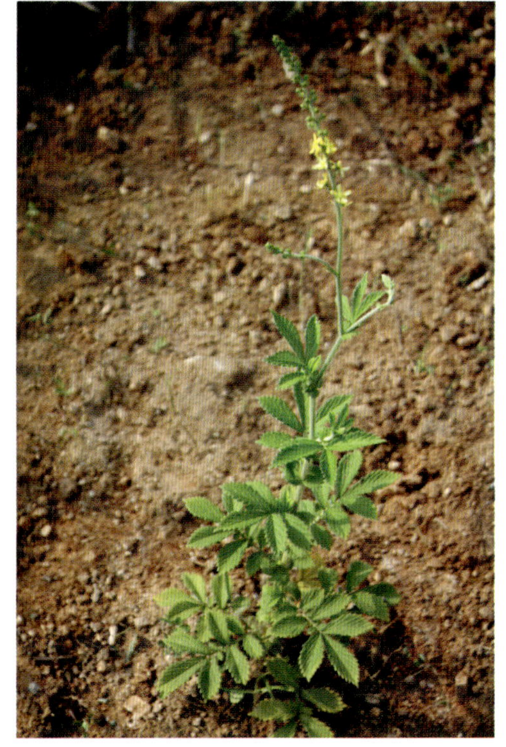

图片 A041－05　龙芽草

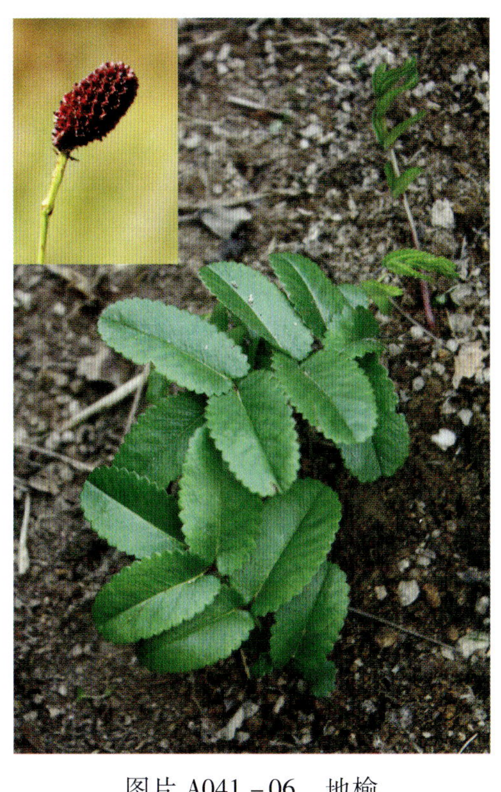

图片 A041－06　地榆

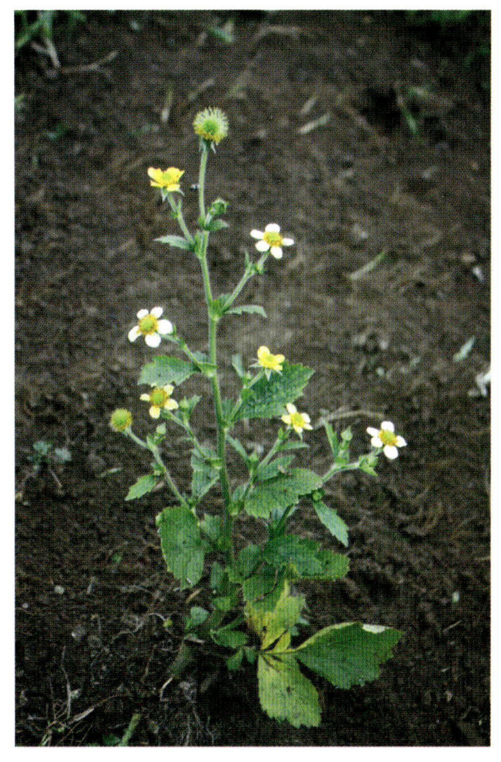

图片 A041－07　水杨梅

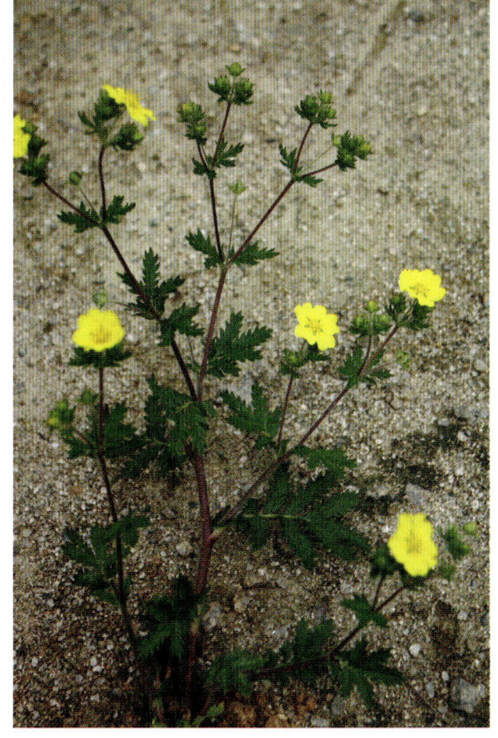

图片 A041－08　委陵菜

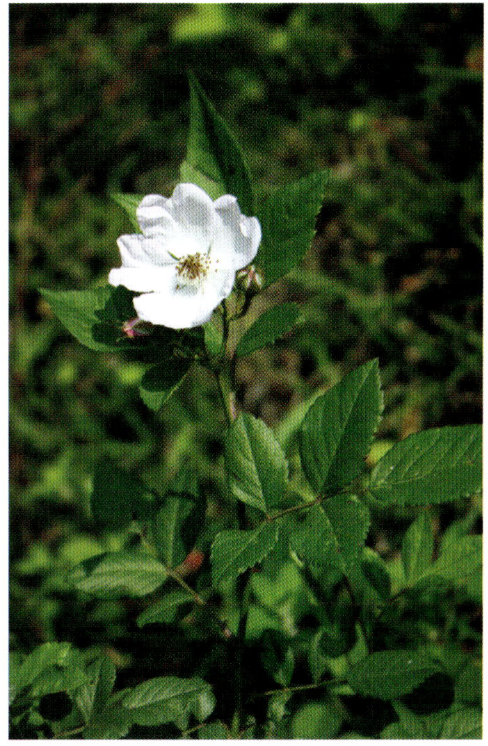

图片 A041－09　多花蔷薇

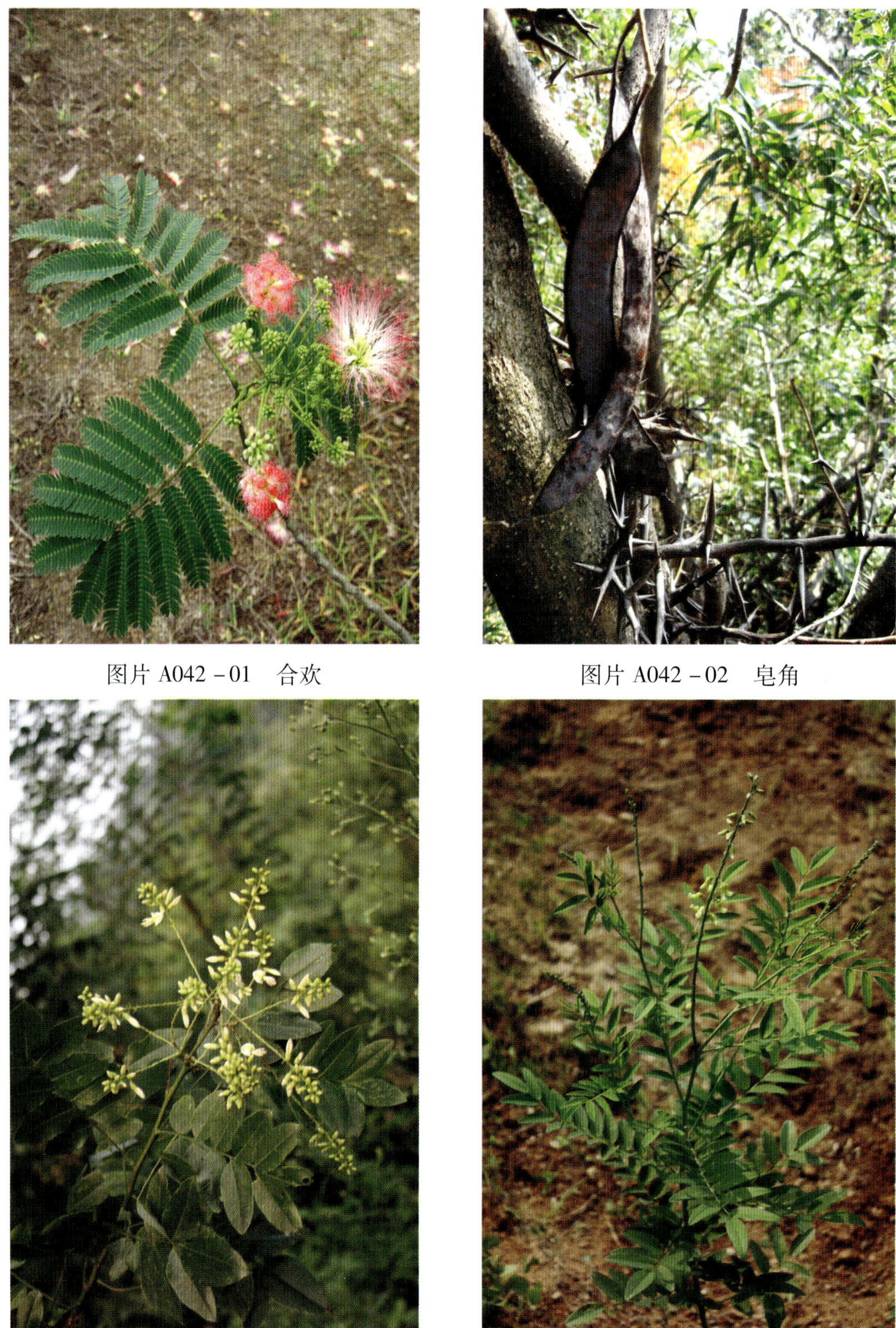

图片 A042－01　合欢

图片 A042－02　皂角

图片 A042－03　槐

图片 A042－04　苦参

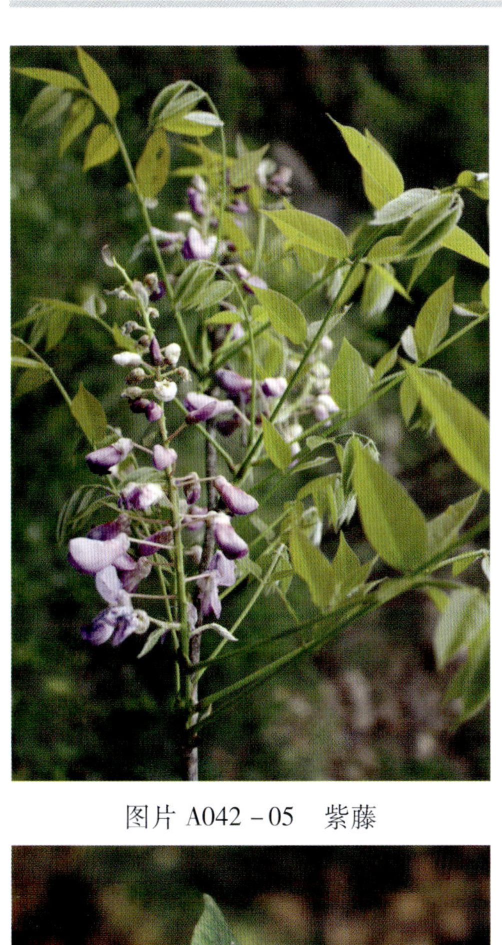

图片 A042－05 紫藤

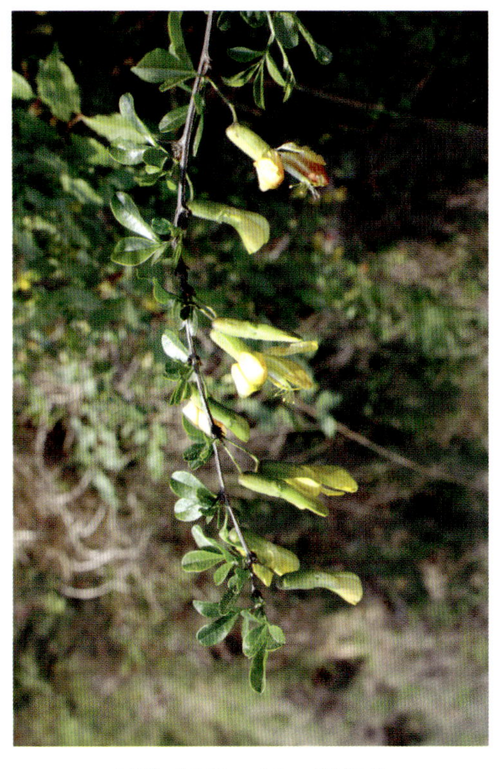

图片 A042－06 锦鸡儿

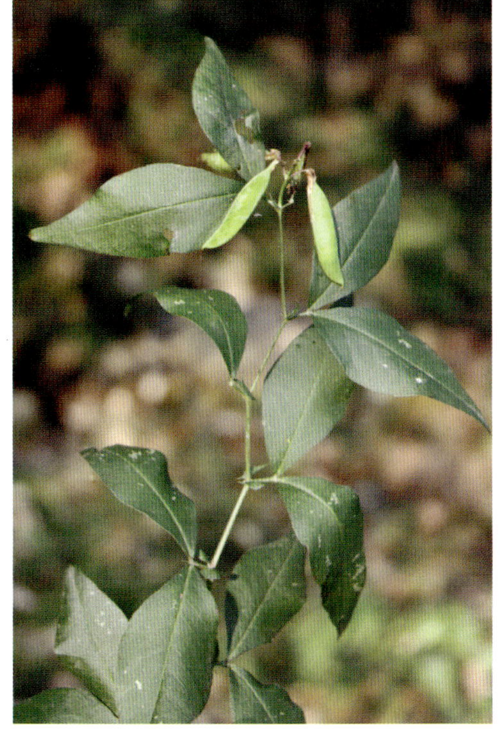

图片 A042－07 歪头菜

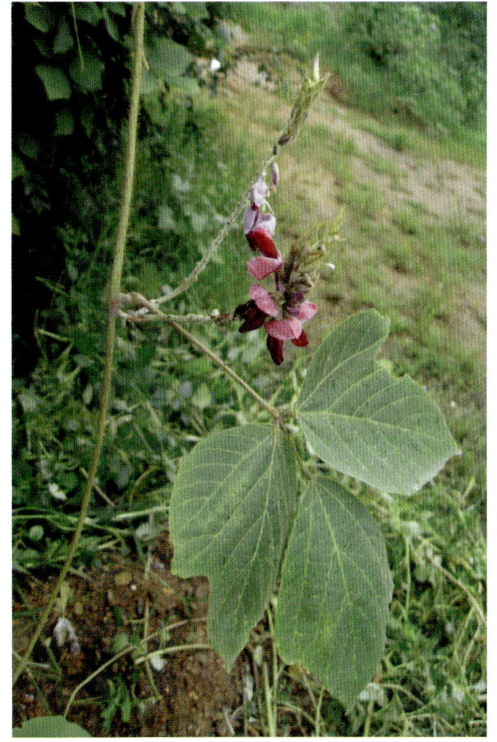

图片 A042－08 野葛

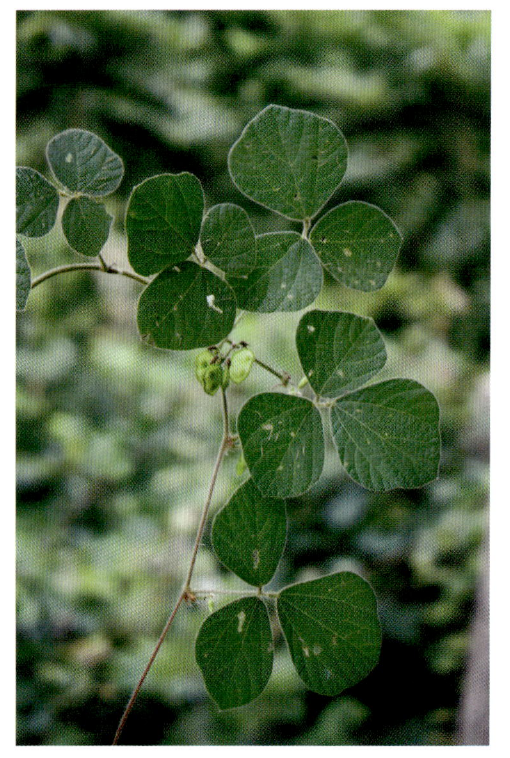

图片 A042－09　鹿藿

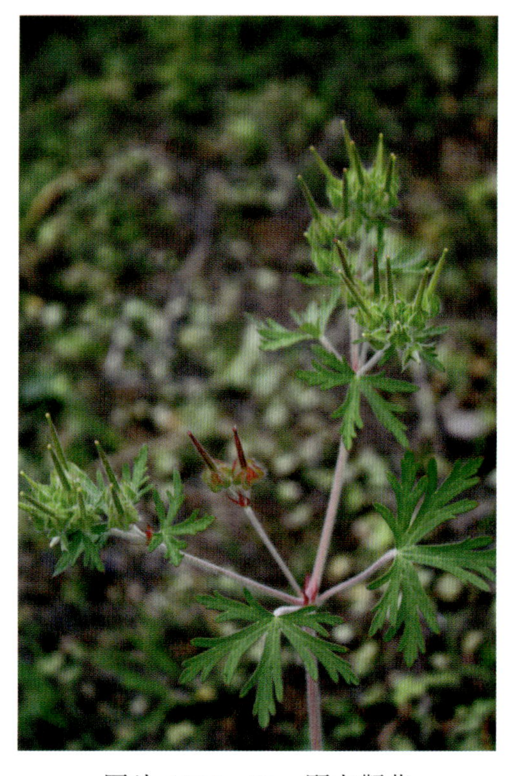

图片 A044－01　野老鹳草

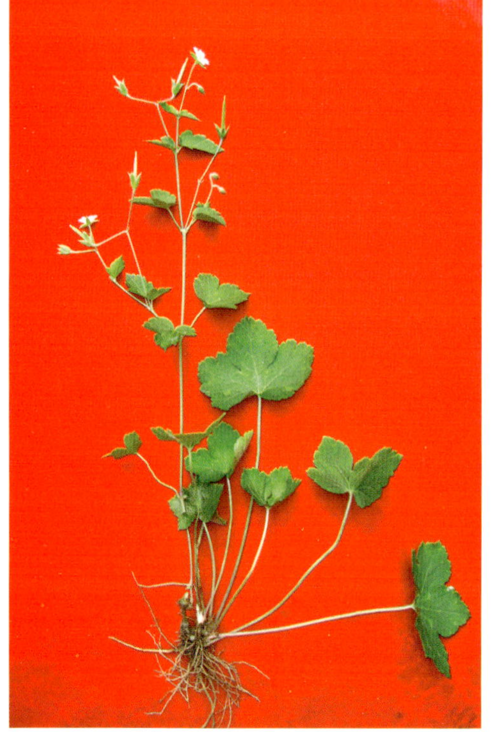

图片 A044－02　尼泊尔老鹳草

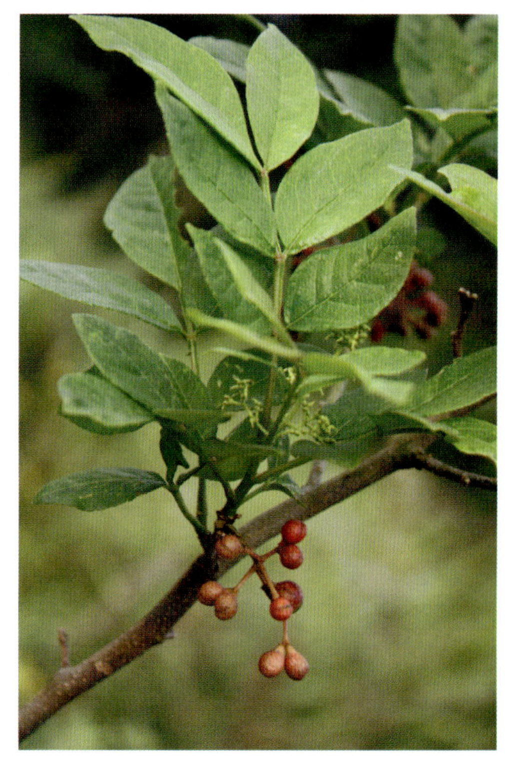

图片 A046－01　野花椒

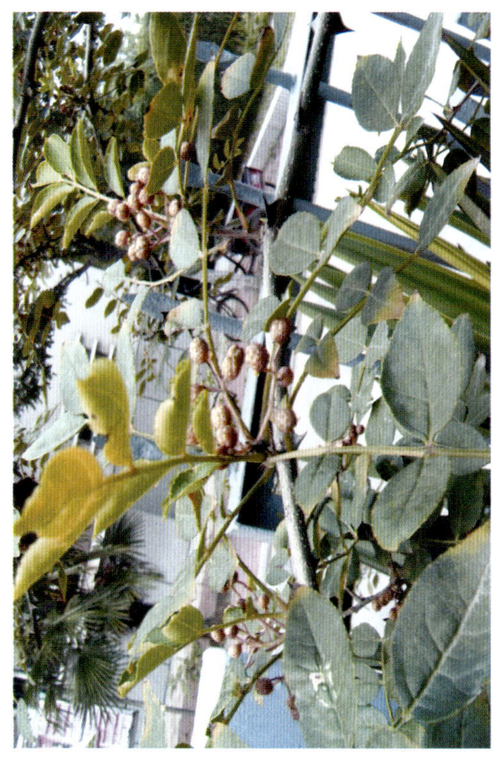

图片 A046－02　花椒

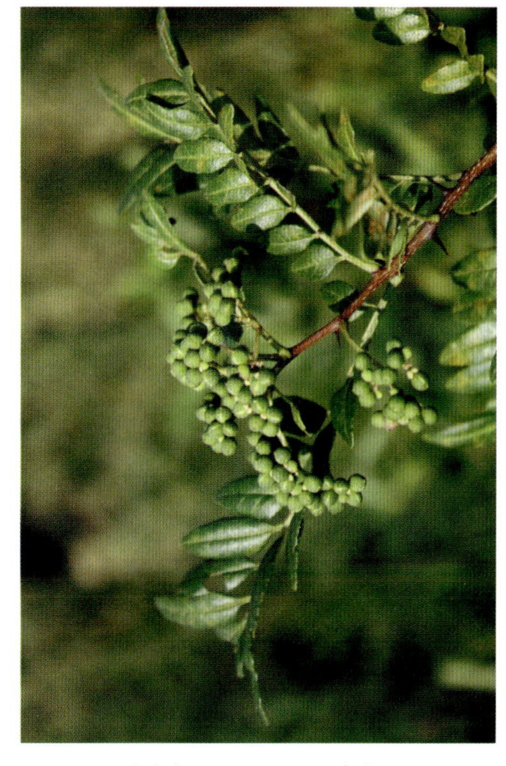

图片 A046－03　青椒

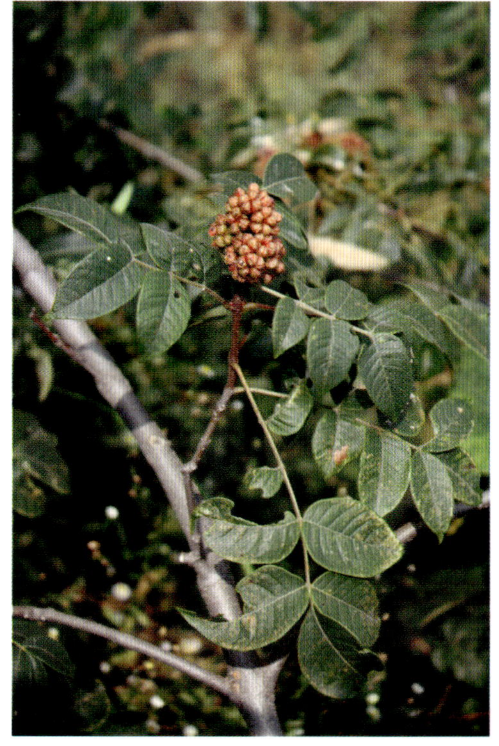

图片 A046－04　吴茱萸

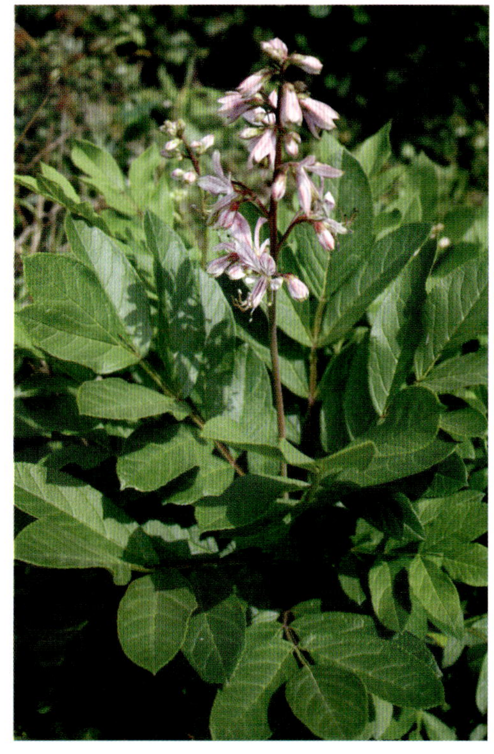

图片 A046－05　白鲜

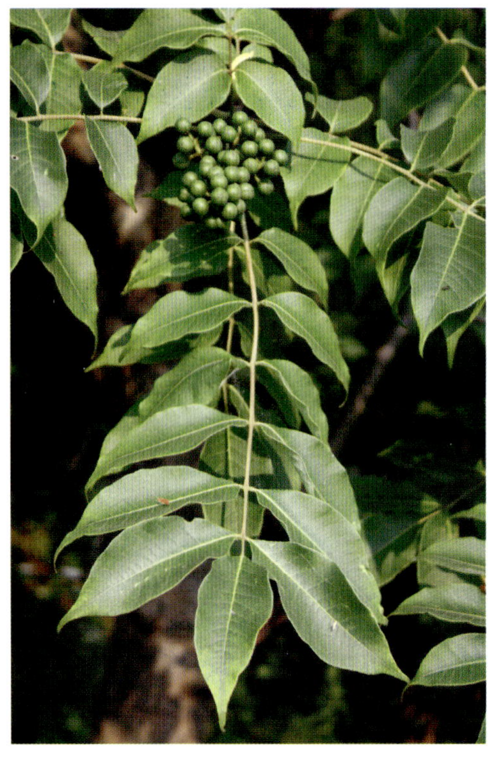
图片 A046－06　黄檗

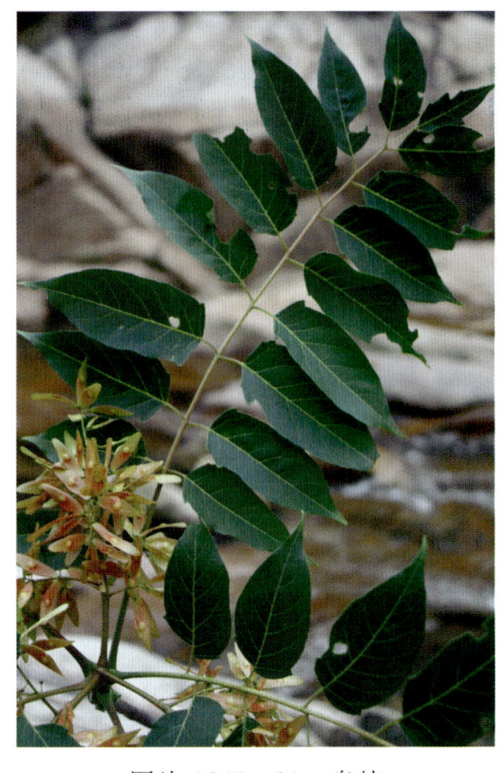
图片 A047－01　臭椿

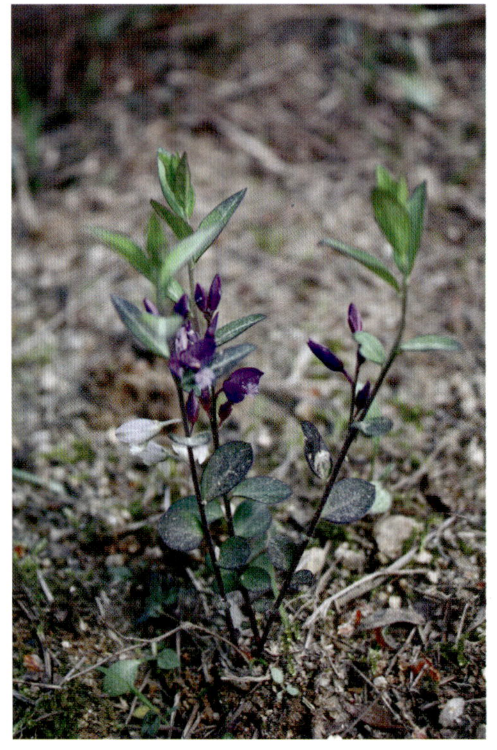
图片 A049－01 瓜子金

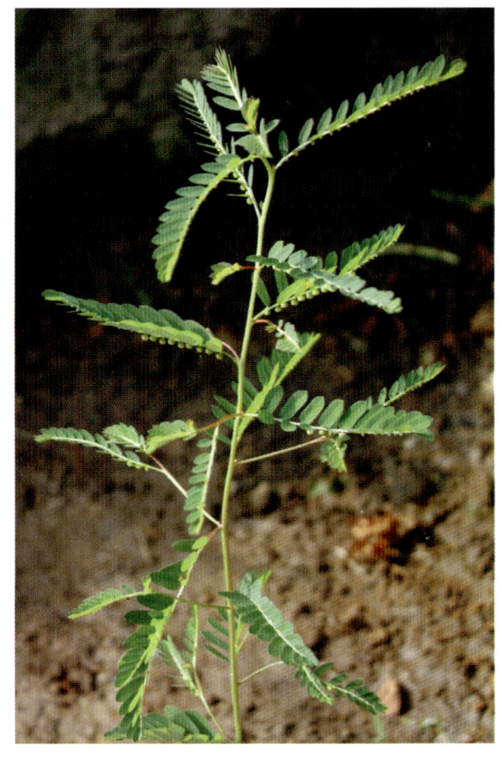
图片 A050－01　叶下株

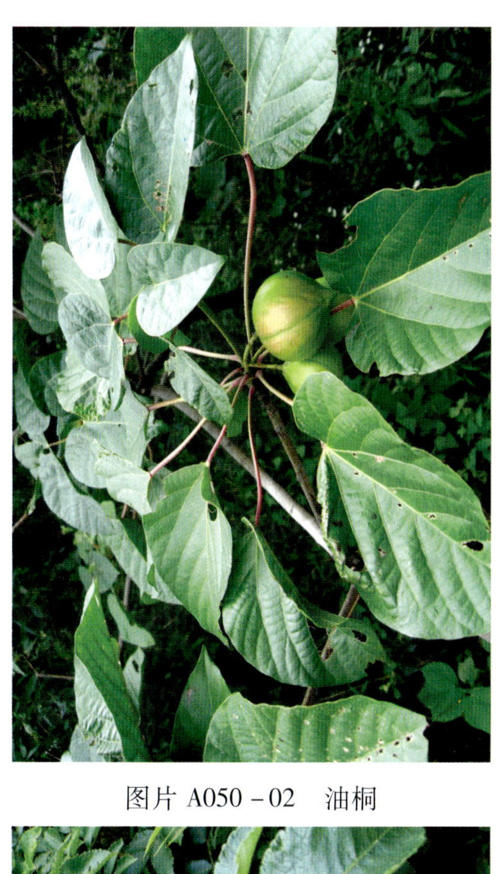

图片 A050－02　油桐

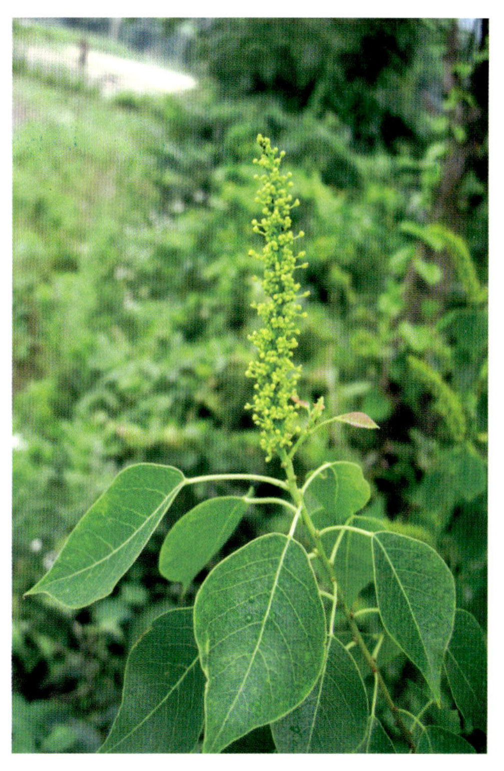

图片 A050－03　乌桕

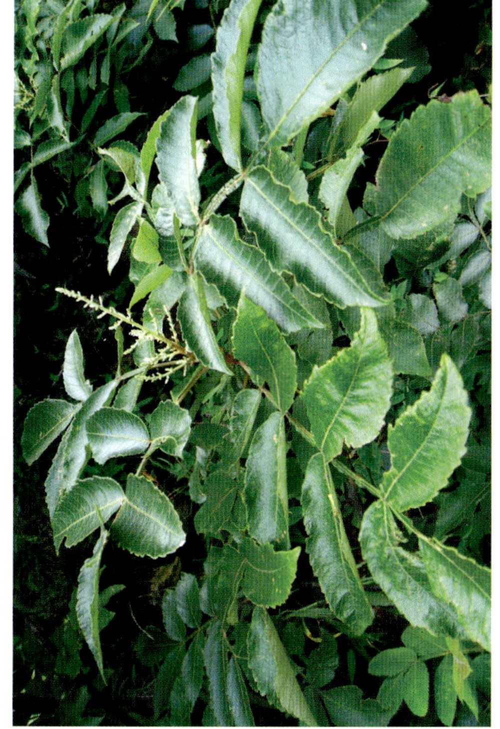

图片 A052－01　盐肤木

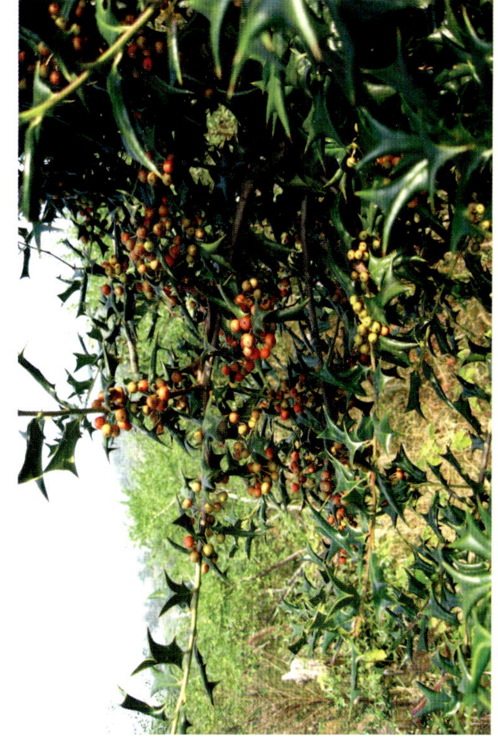

图片 A053－01 枸骨

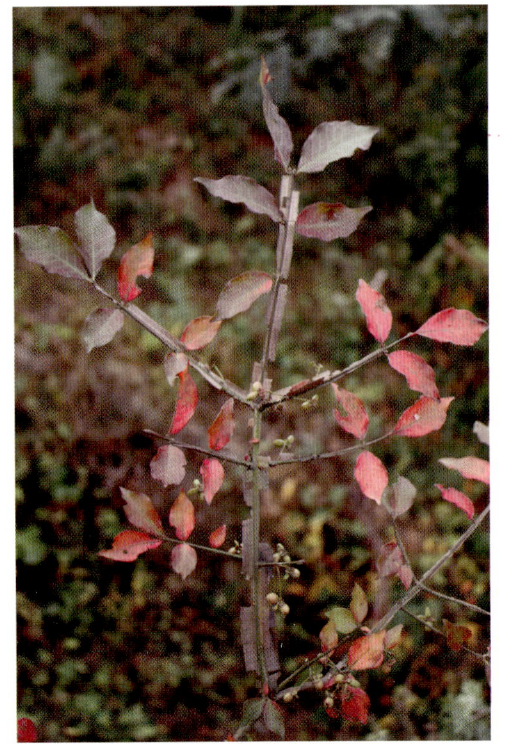
图片 A054 - 01　卫茅

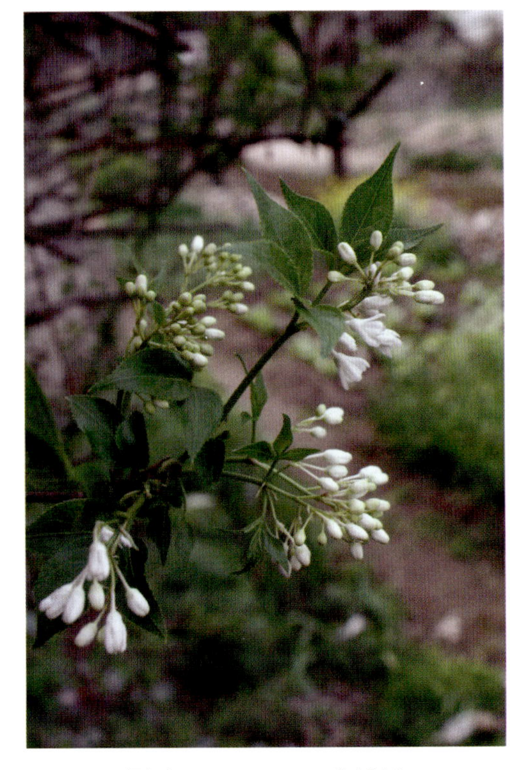
图片 A055 - 01　省沽油

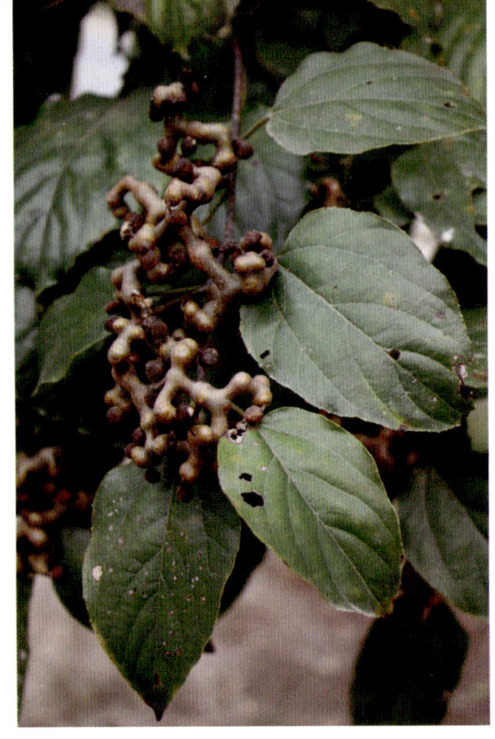
图片 A060 - 01　拐枣

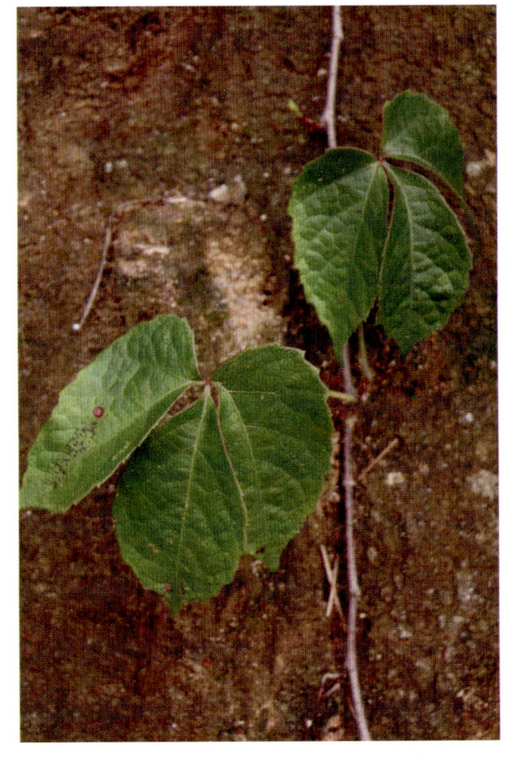
图片 A061 - 01　三叶爬山虎

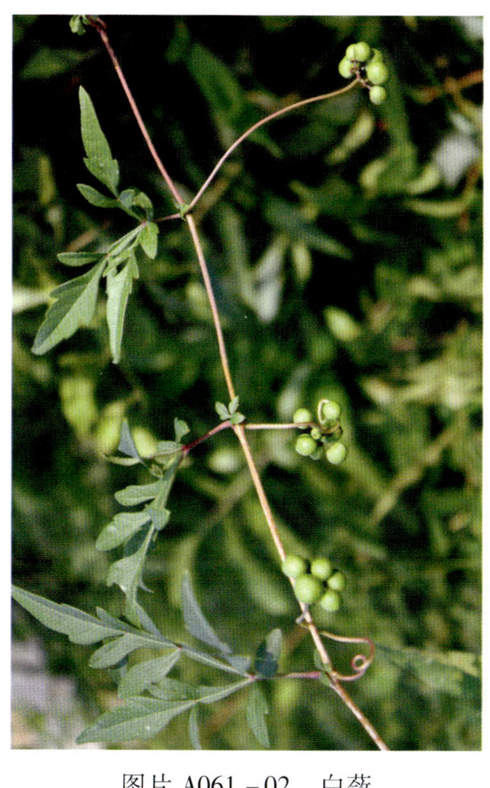
图片 A061－02　白蔹

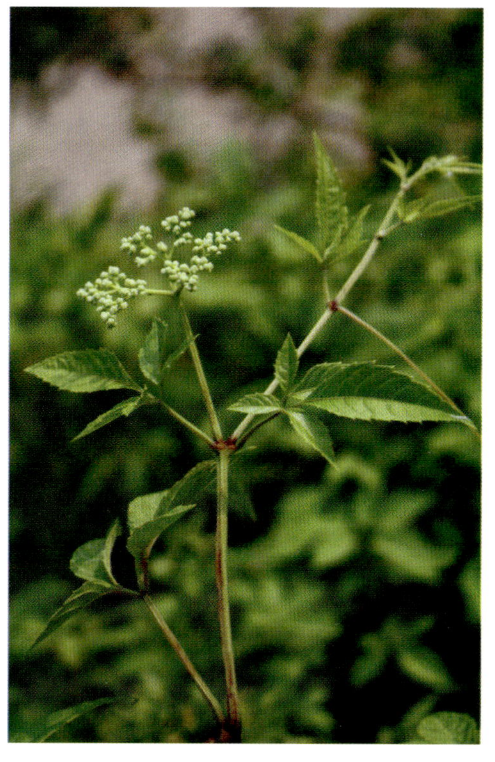
图片 A061－03　乌蔹莓

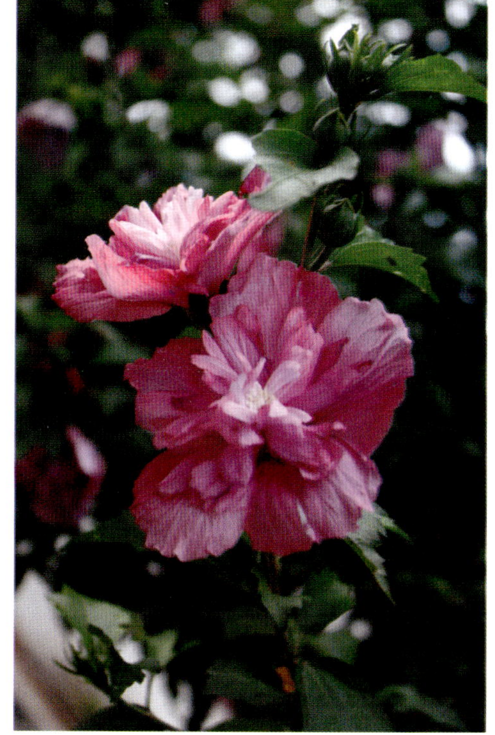
图片 A063－01　木槿

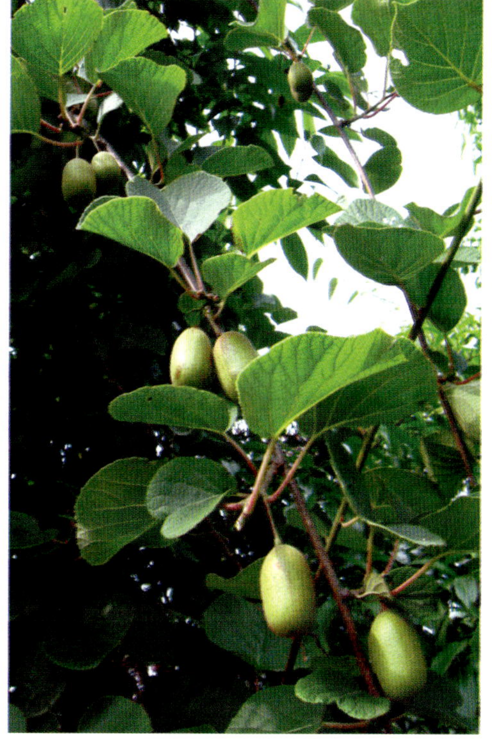
图片 A065－01　中华猕猴桃

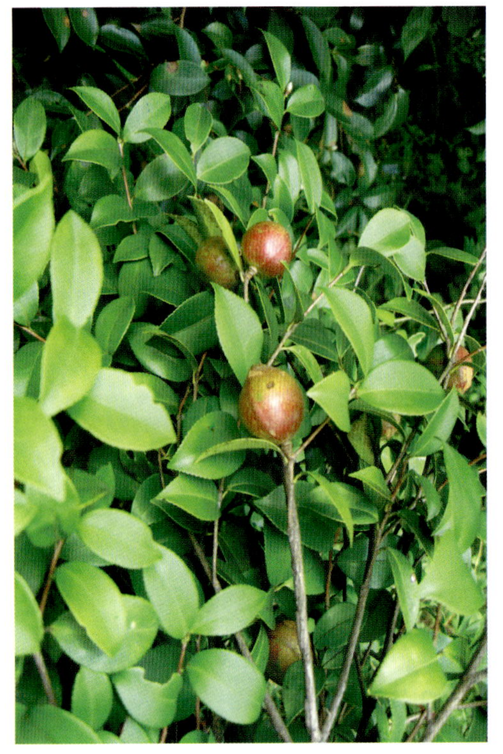

图片 A066－01　油茶

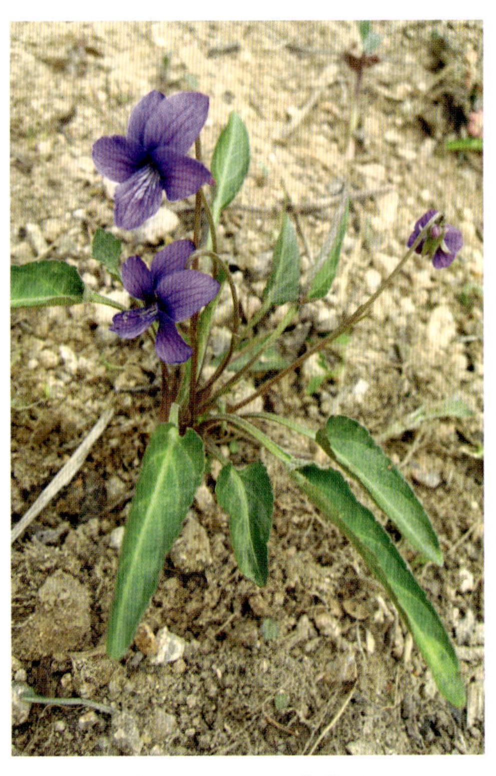

图片 A069－01　紫花地丁

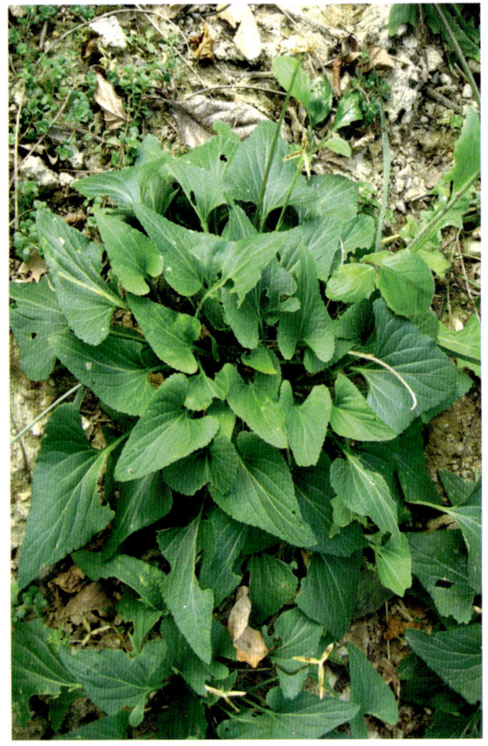

图片 A069－02　长萼堇菜

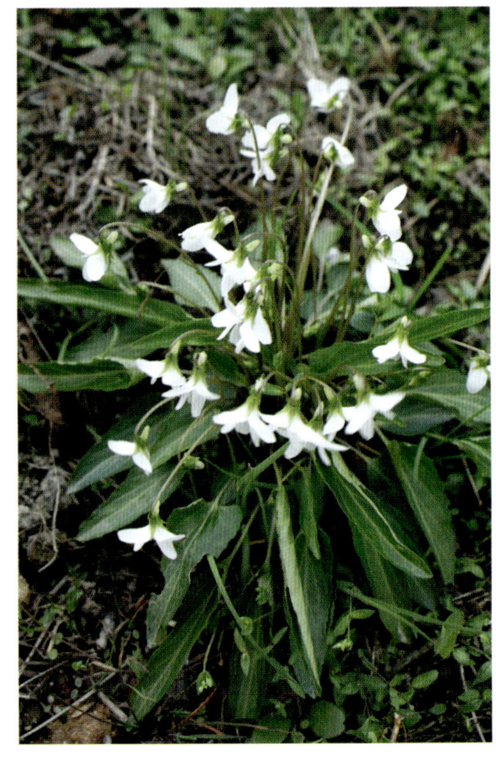

图片 A069－03　白花地丁

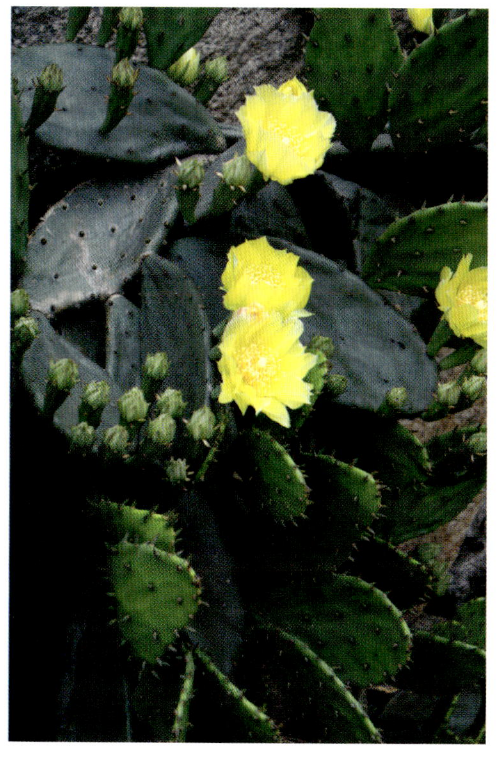

图片 A072－01　仙人掌

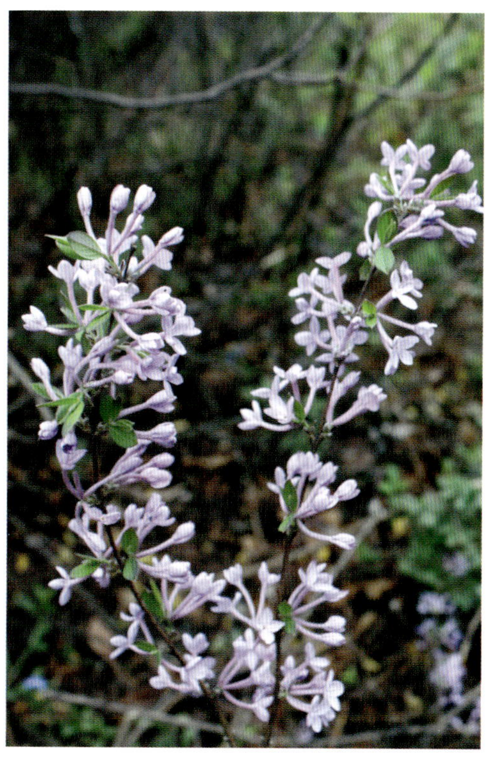

图片 A073－01　芫花

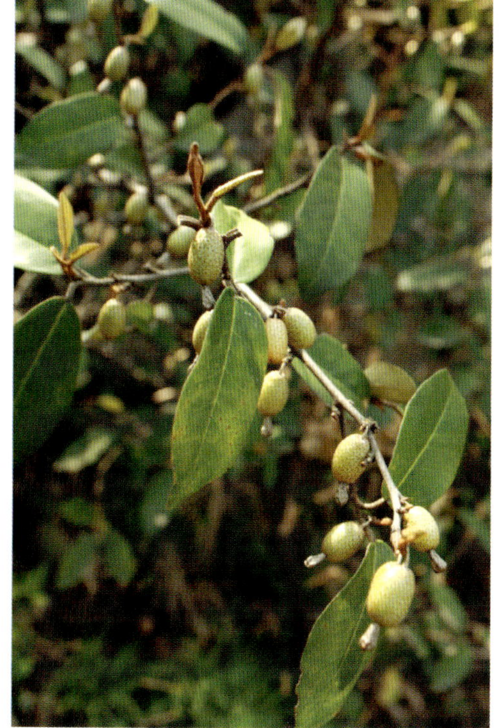

图片 A074－01　胡颓子

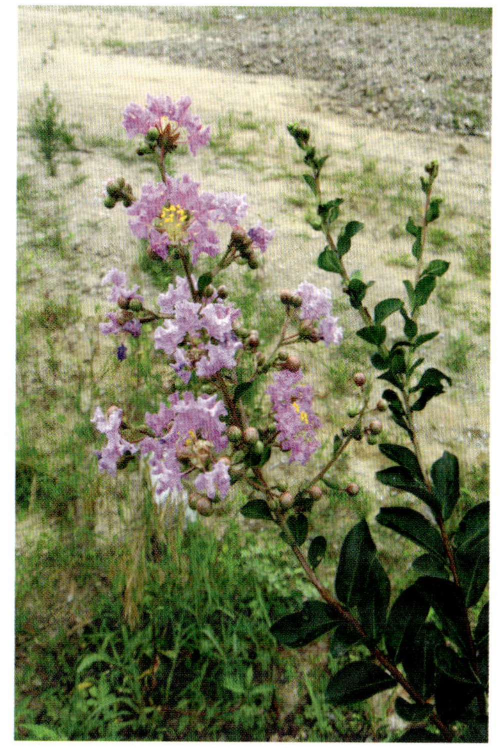

图片 A075－01　紫薇

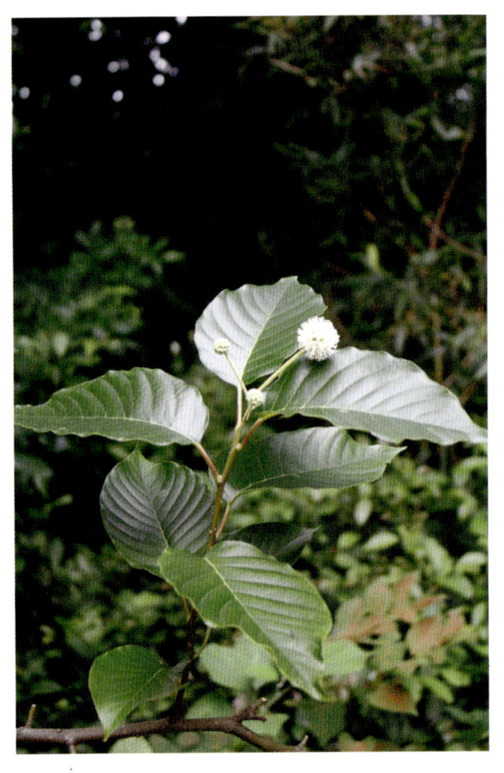
图片 A077－01　喜树

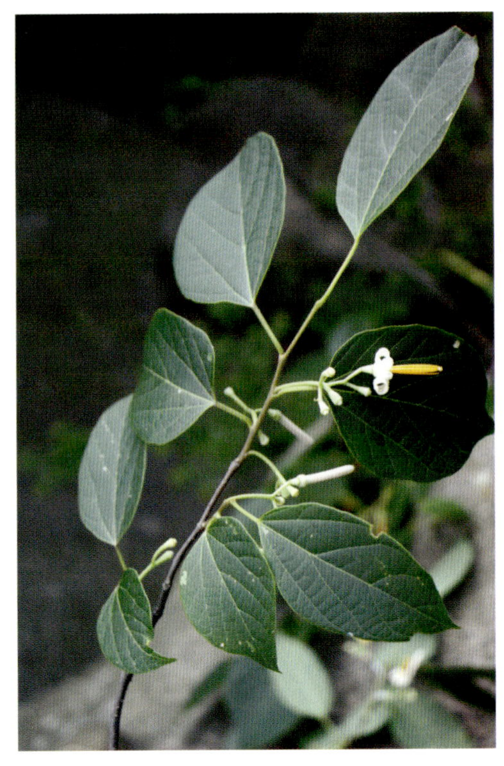
图片 A078－01　华瓜木

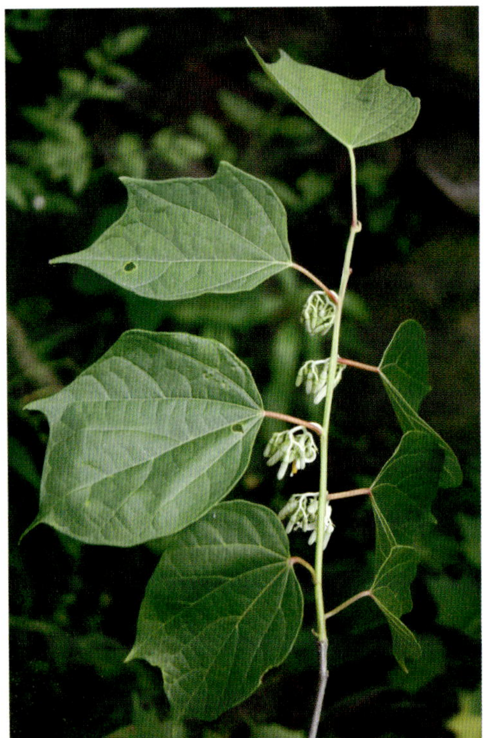
图片 A078－02　瓜木

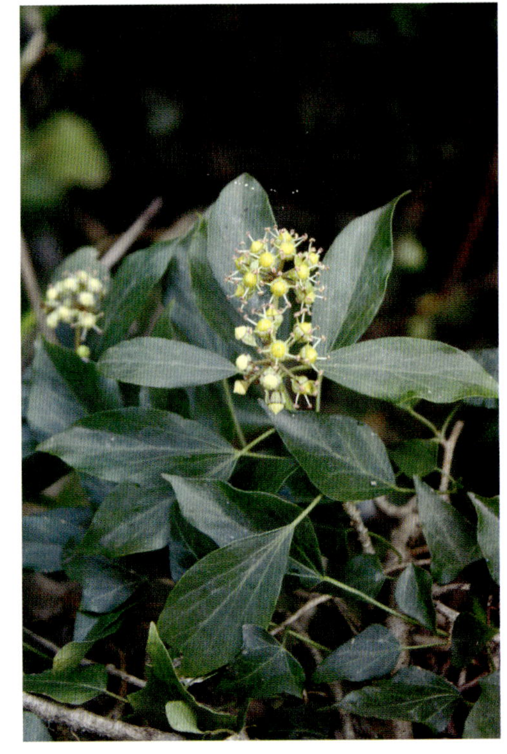
图片 A083－01　常春藤

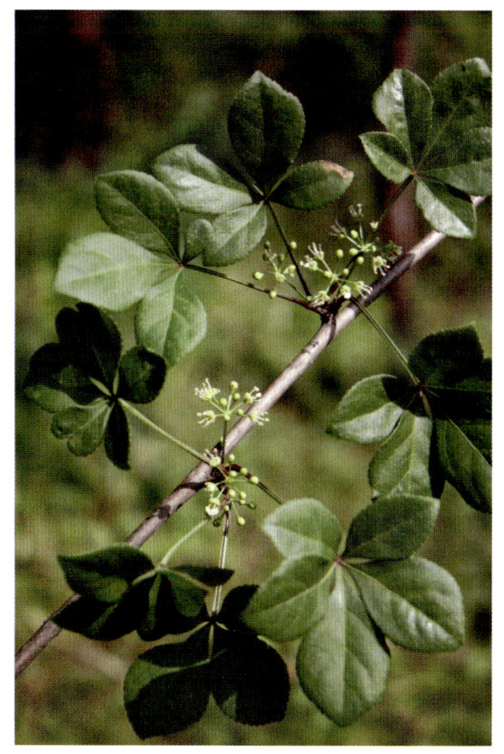

图片 A083－02　细柱五加

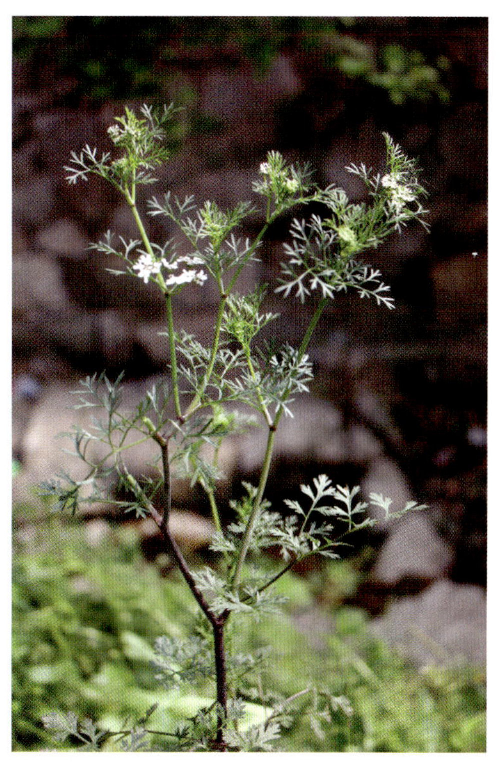

图片 A084－01　芫荽

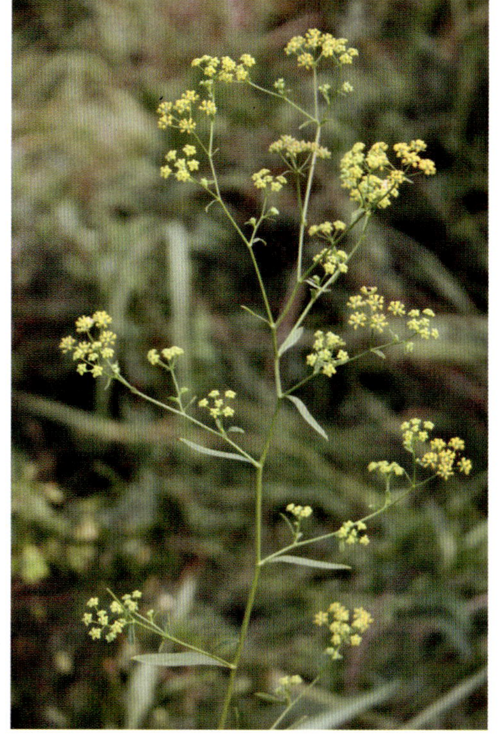

图片 A084－02　狭叶柴胡

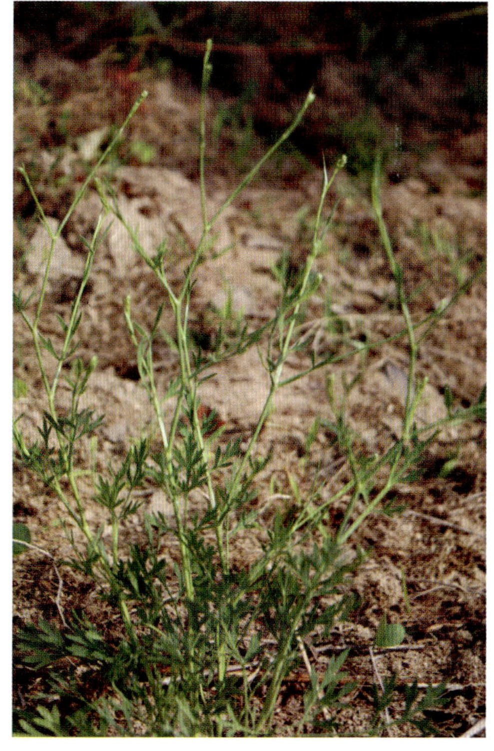

图片 A084－03　防风

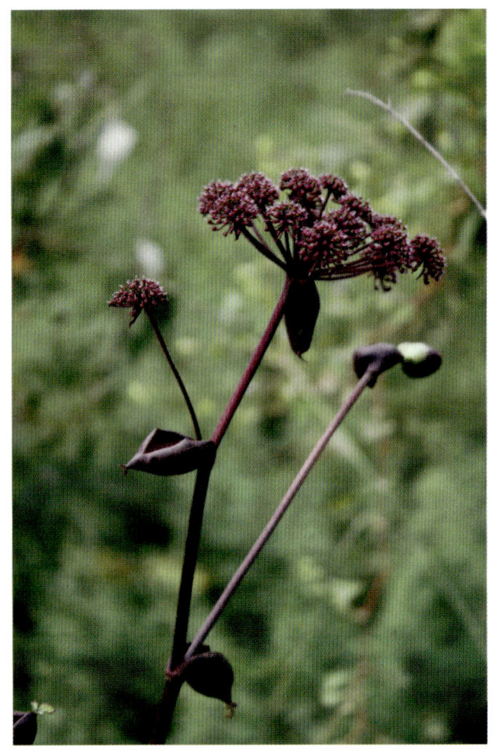
图片 A084－04　紫花前胡

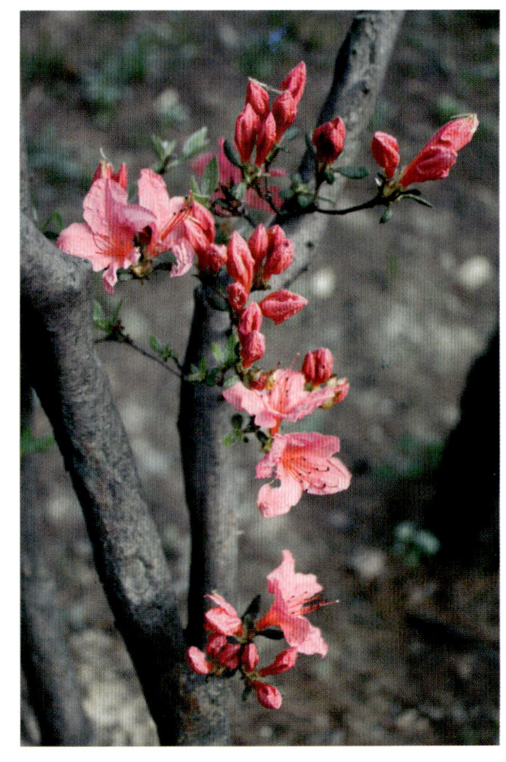
图片 A087－01　杜鹃

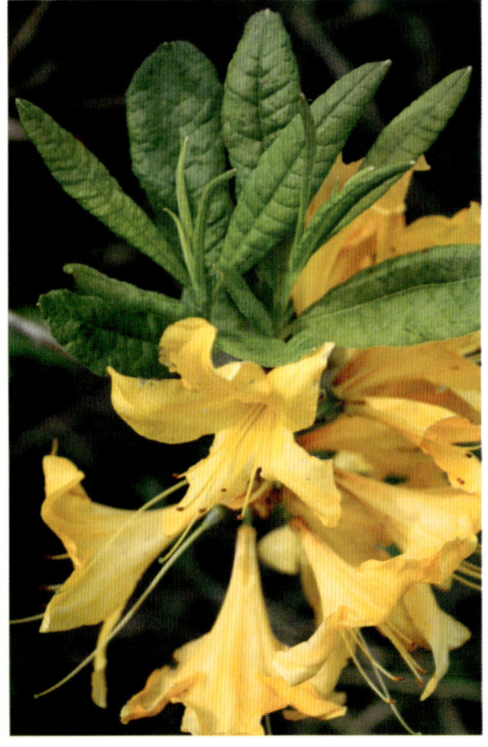
图片 A087－02　羊踯躅

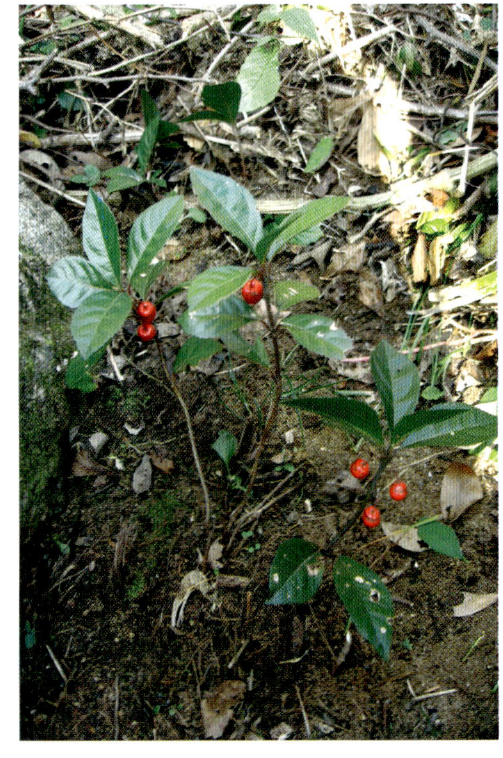
图片 A088－01　紫金牛

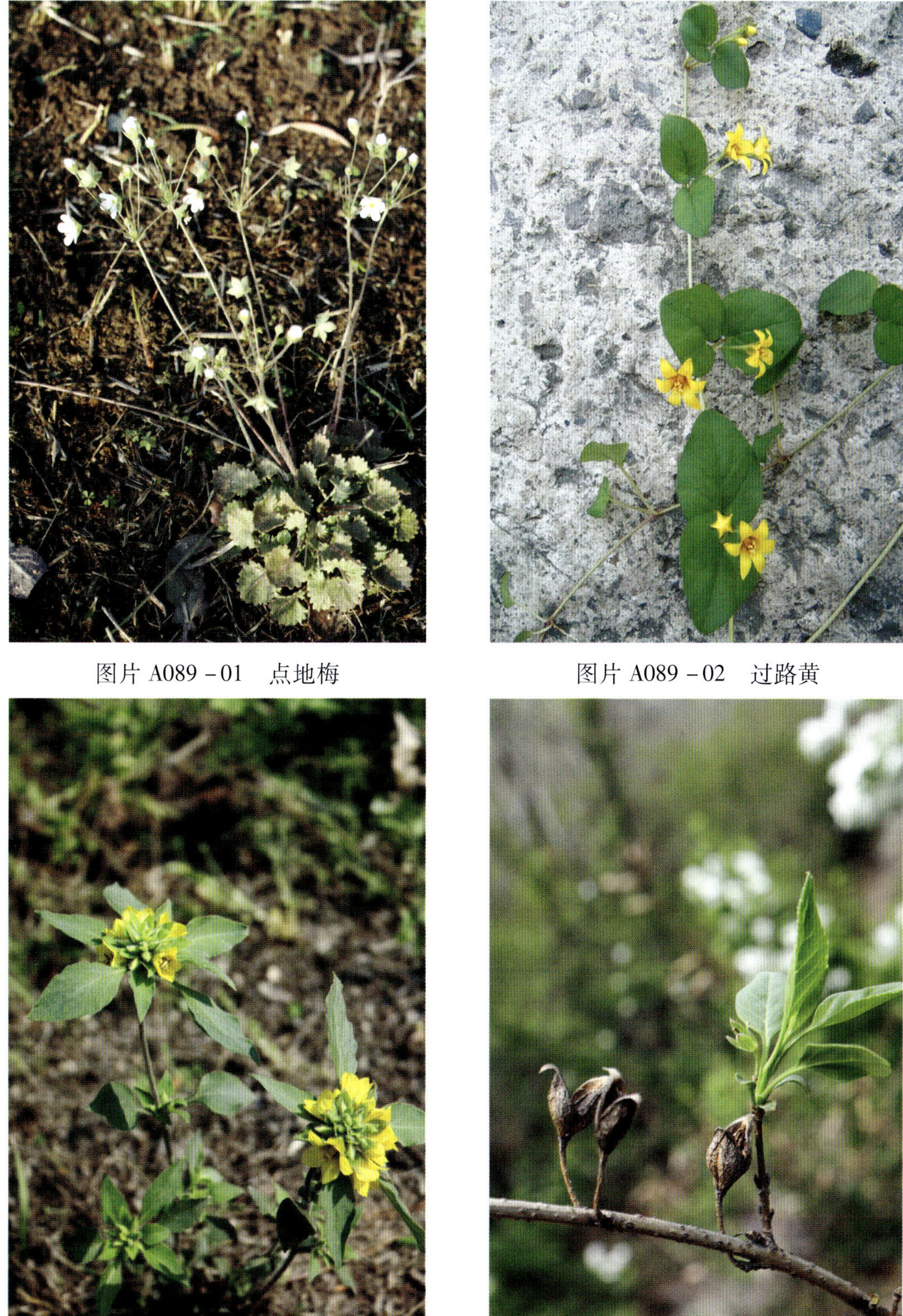

图片 A089－01　点地梅

图片 A089－02　过路黄

图片 A089－03　叶头过路黄

图片 A094－01　连翘

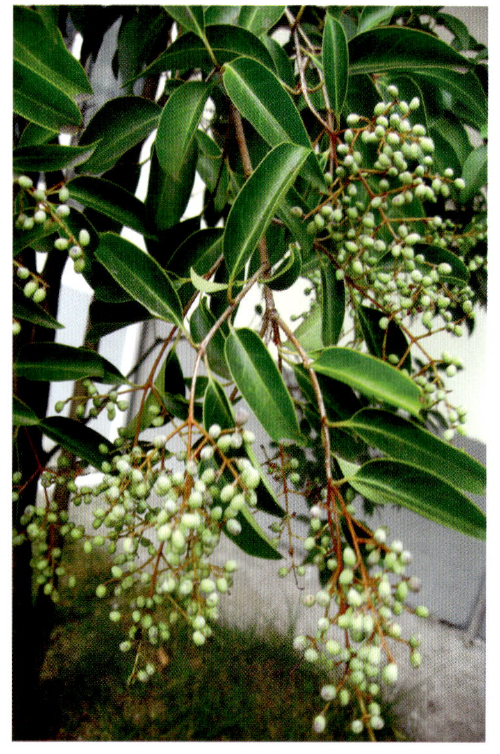
图片 A094－02　女贞

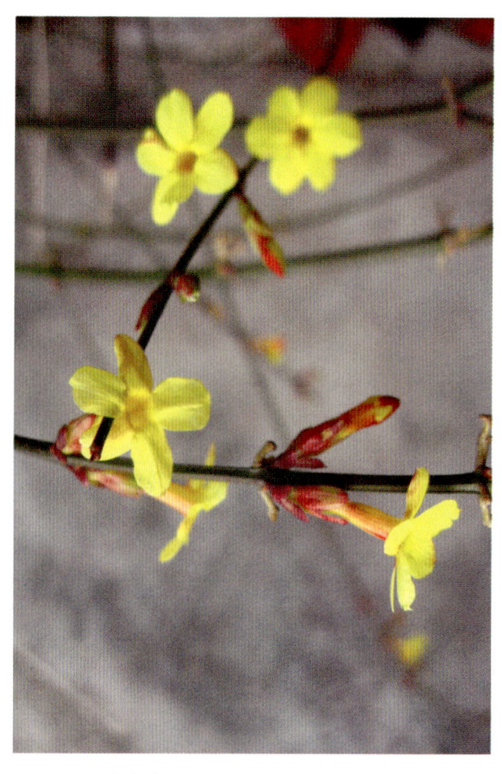
图片 A094－03　迎春花

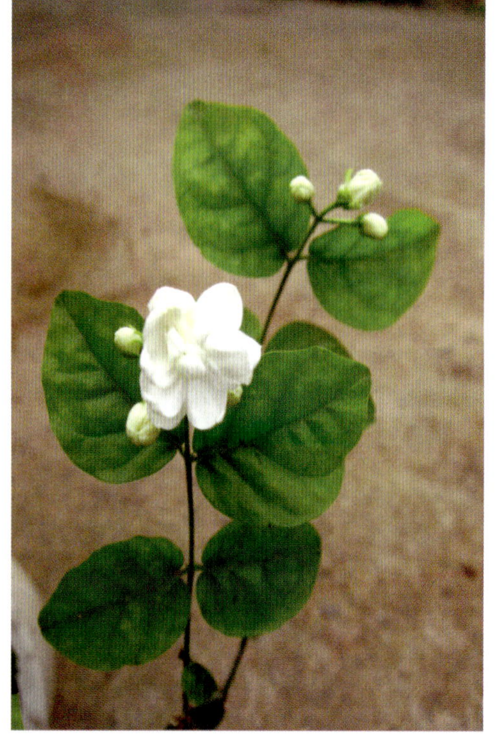
图片 A094－04　茉莉

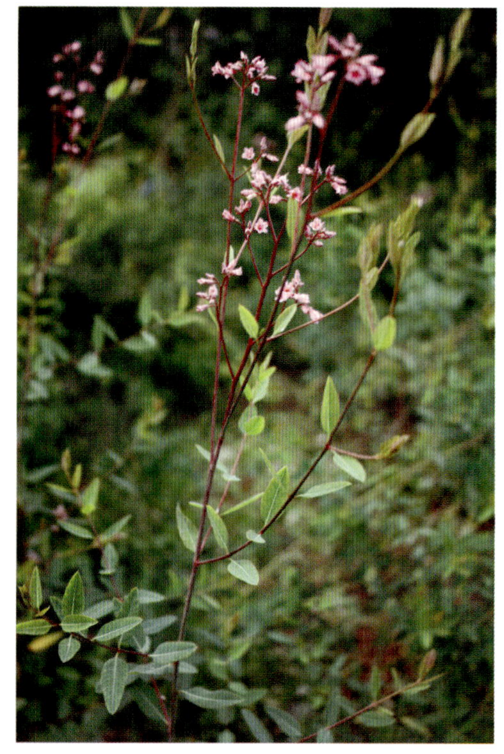
图片 A097－01　罗布麻

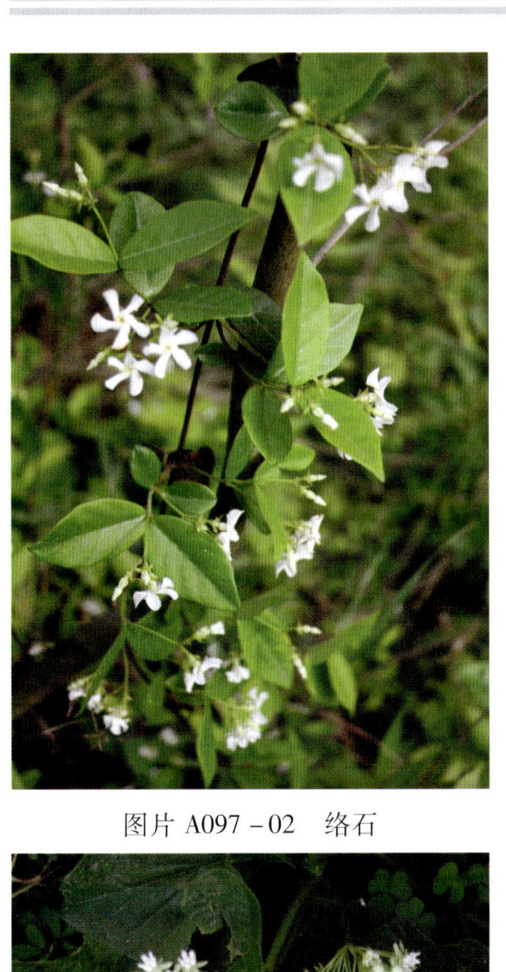

图片 A097-02　络石

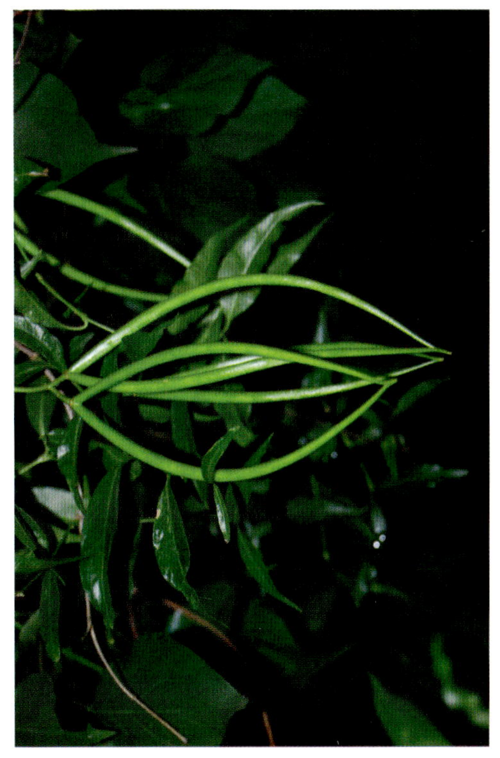

图片 A098-01　杠柳

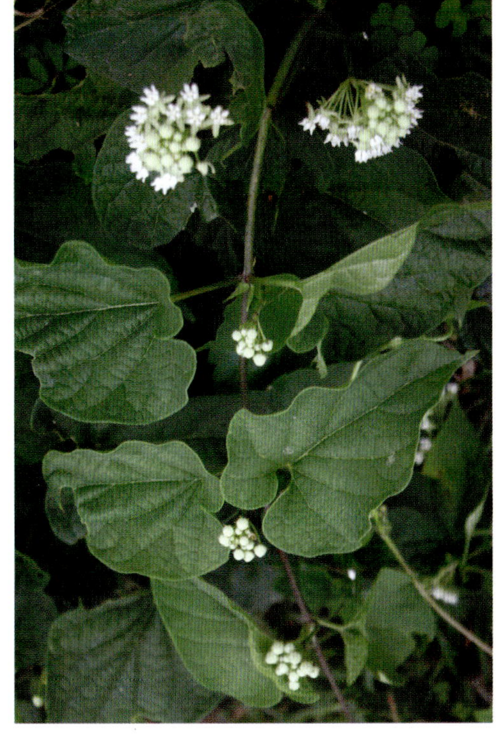

图片 A098-02　牛皮消

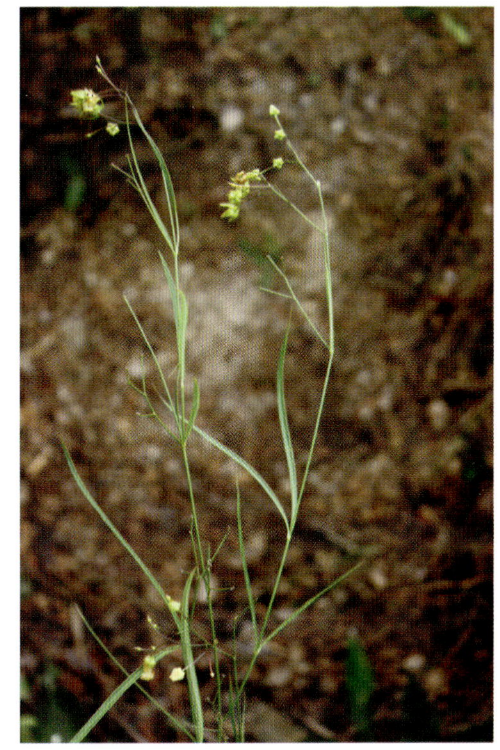

图片 A098-03　徐长卿

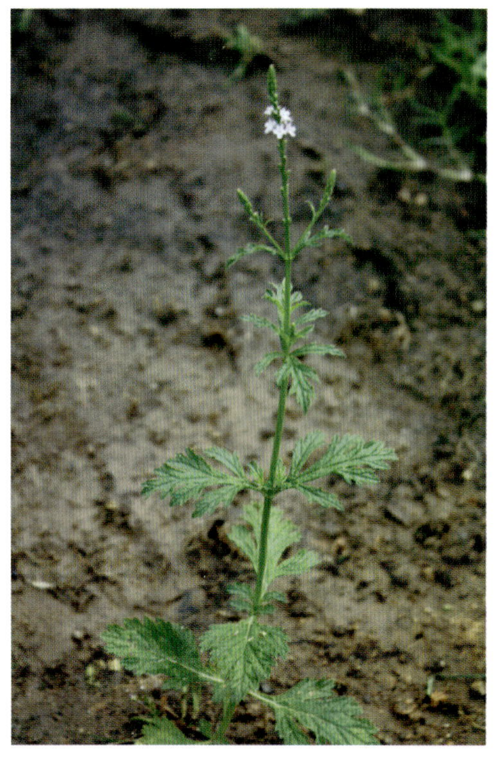

图片 A101-01　马鞭草

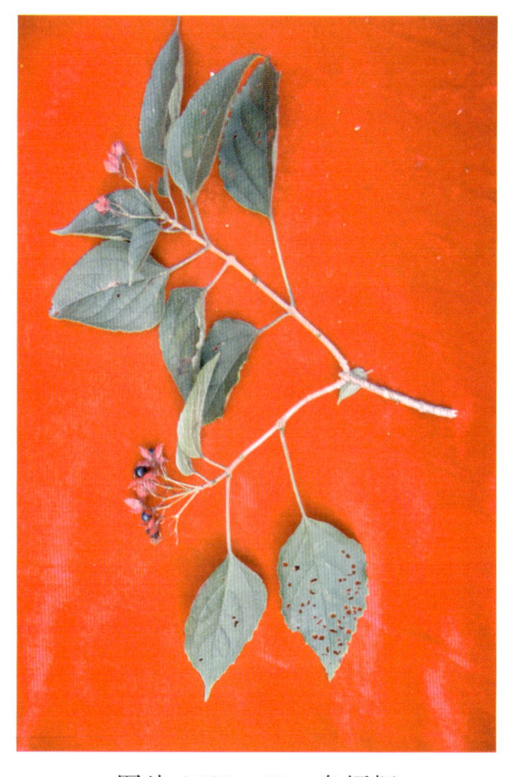

图片 A101-02　臭梧桐

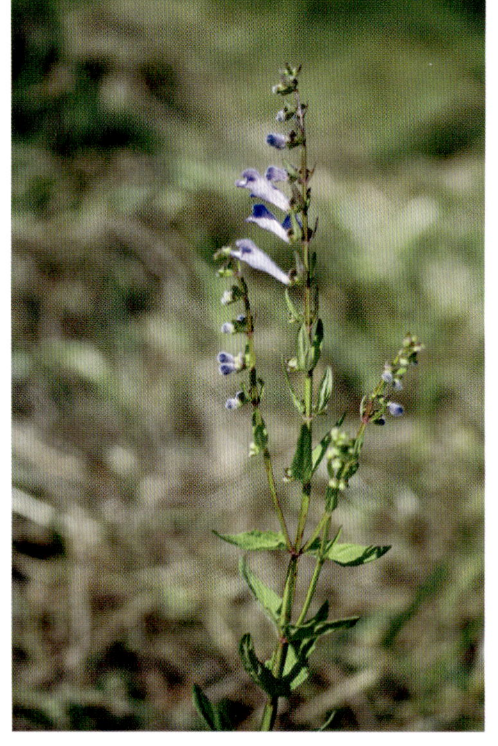

图片 A102-01　半枝莲

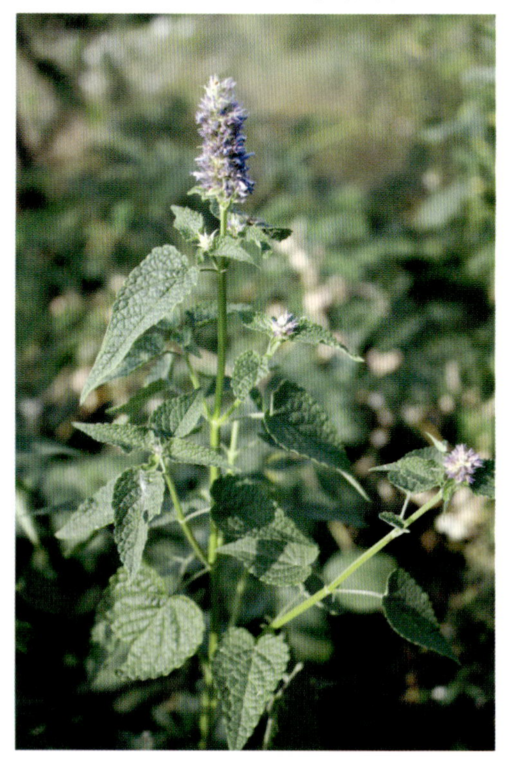

图片 A102-02　藿香

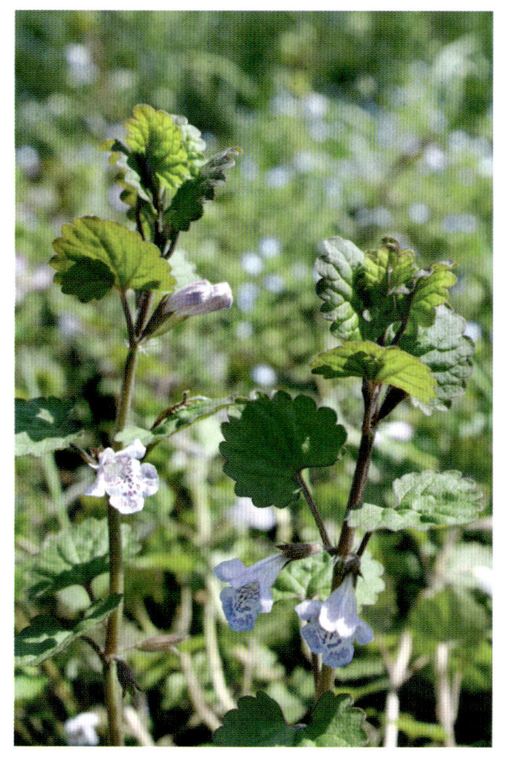

图片 A102－03　连钱草

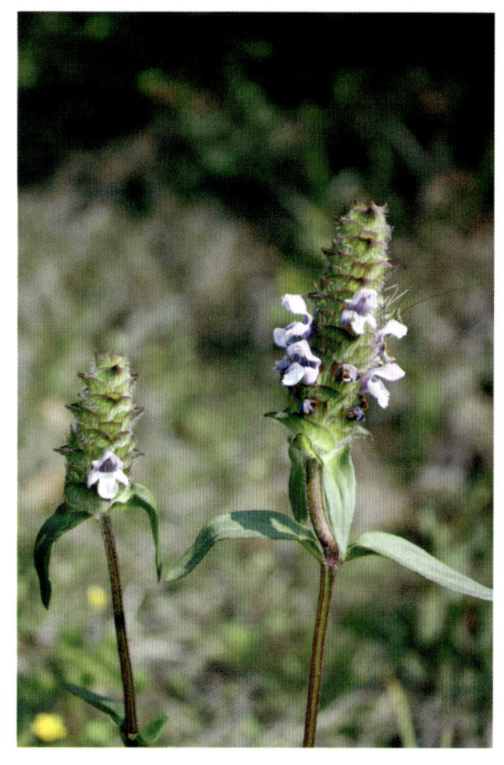

图片 A102－04　夏枯草

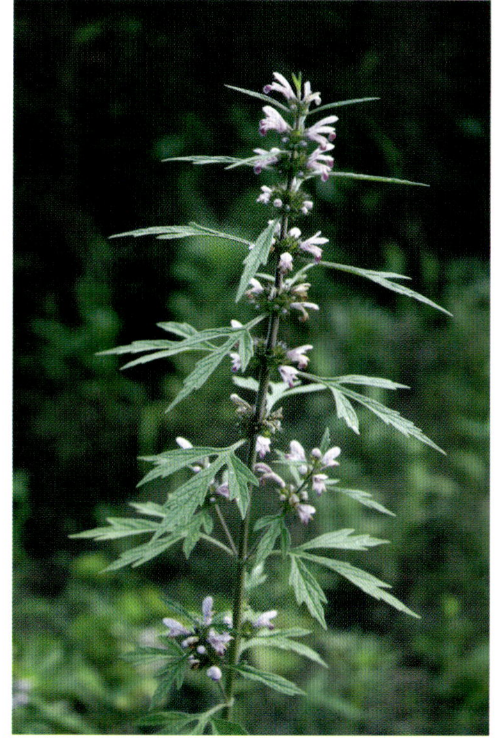

图片 A102－05　益母草

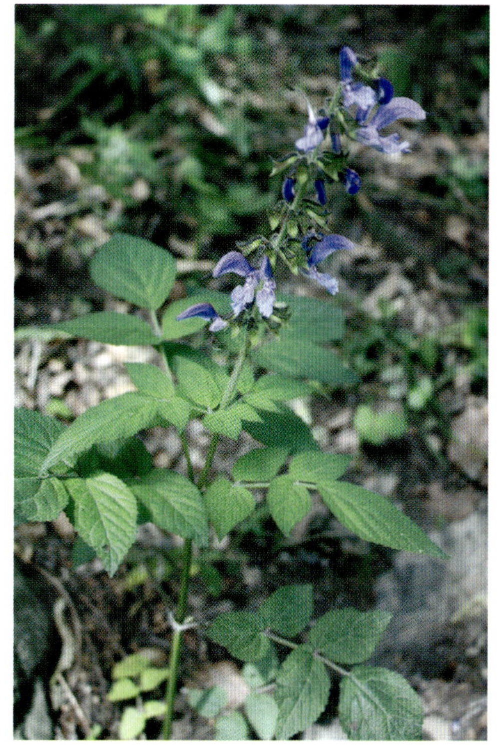

图片 A102－06　丹参

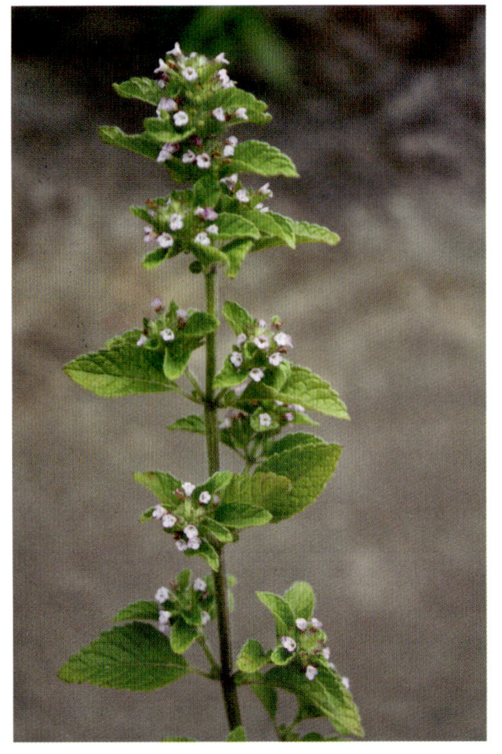

图片 A102－07　荫风轮

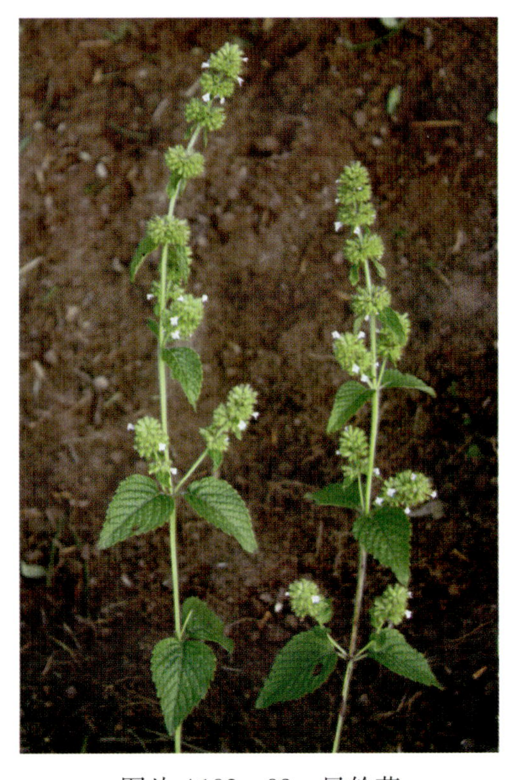

图片 A102－08　风轮菜

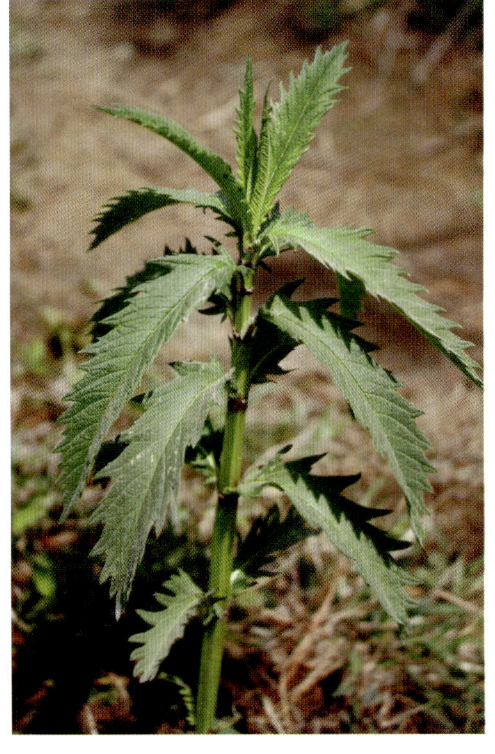

图片 A102－09　地瓜儿苗

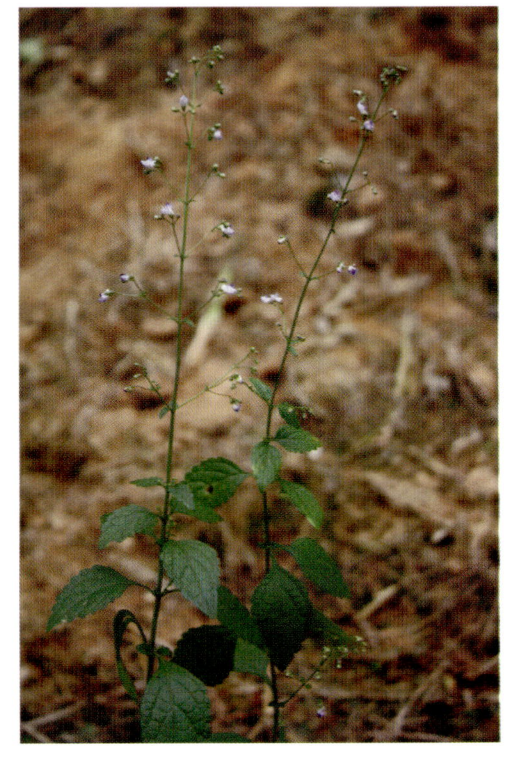

图片 A102－10　香茶菜

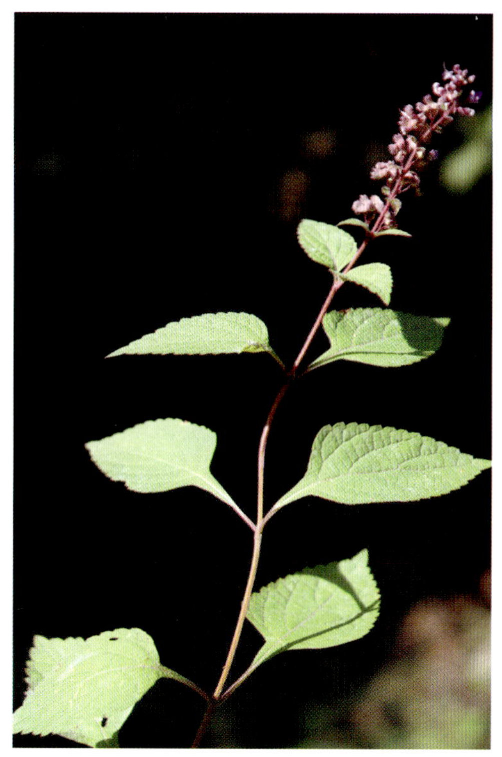

图片 A102－11　碎米桠

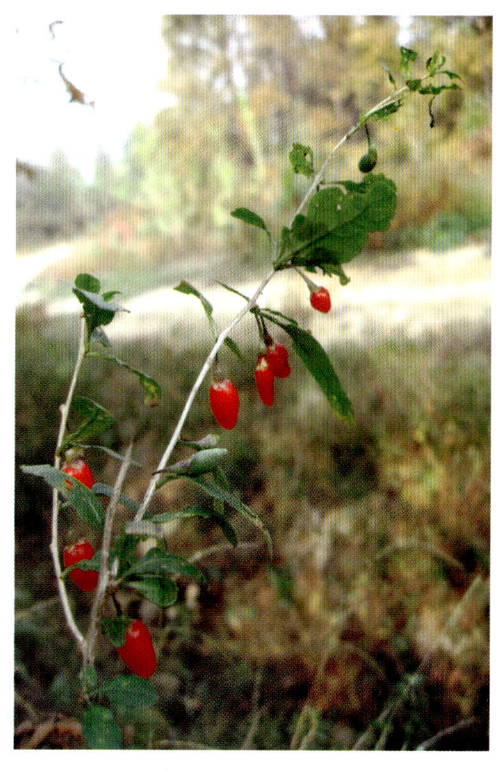

图片 A103－01　枸杞

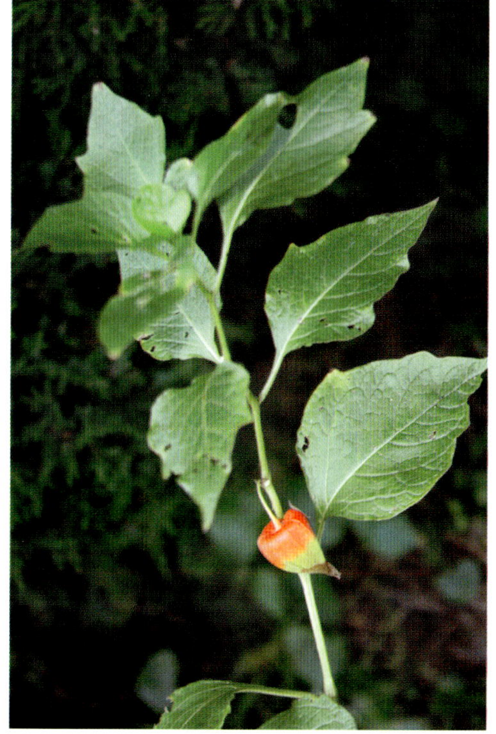

图片 A103－02　酸浆

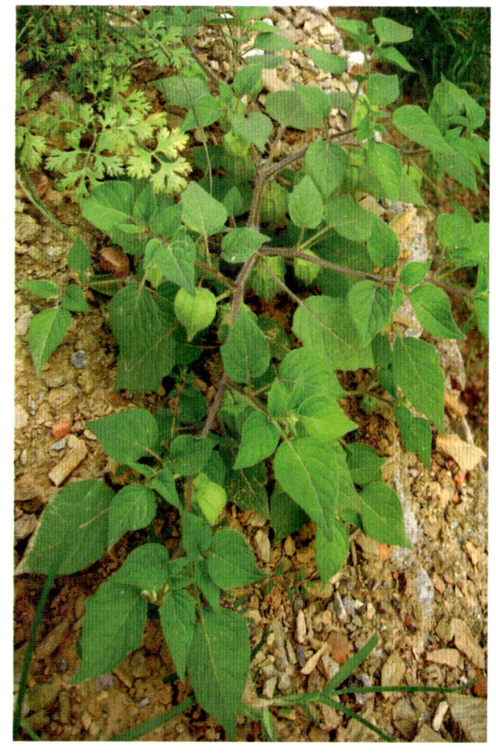

图片 A103－03　毛酸浆

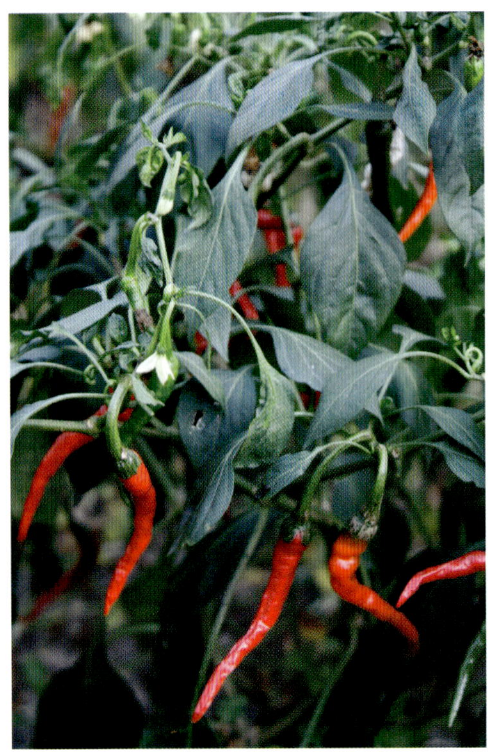
图片 A103－04　辣椒

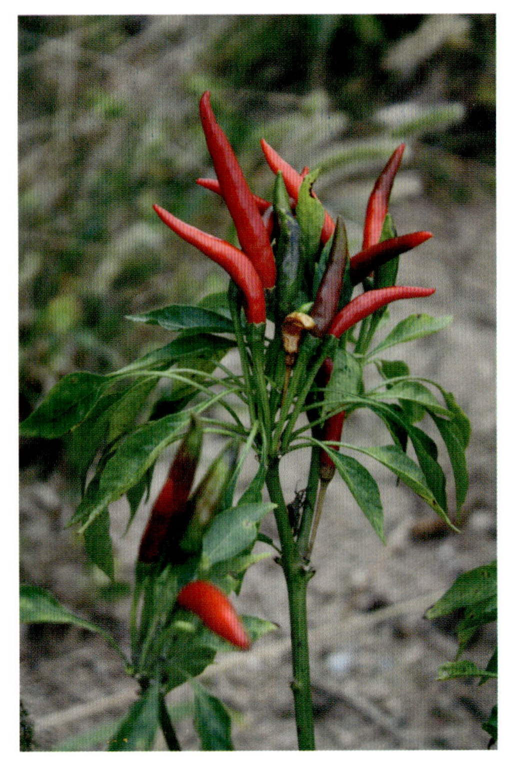
图片 A103－05　朝天椒

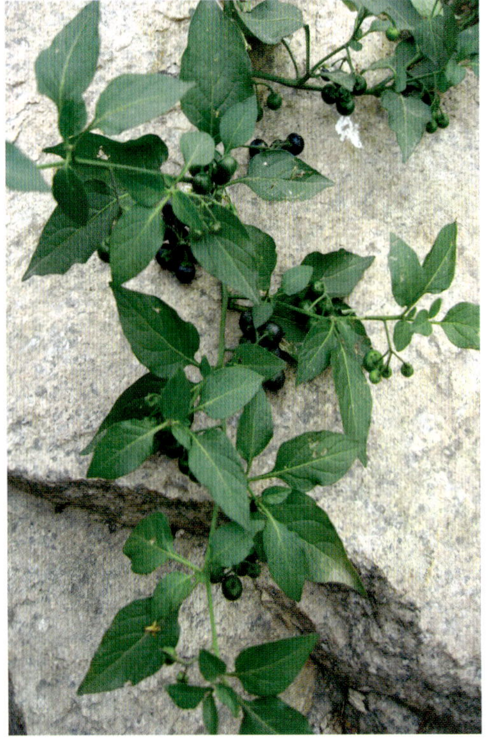
图片 A103－06　龙葵

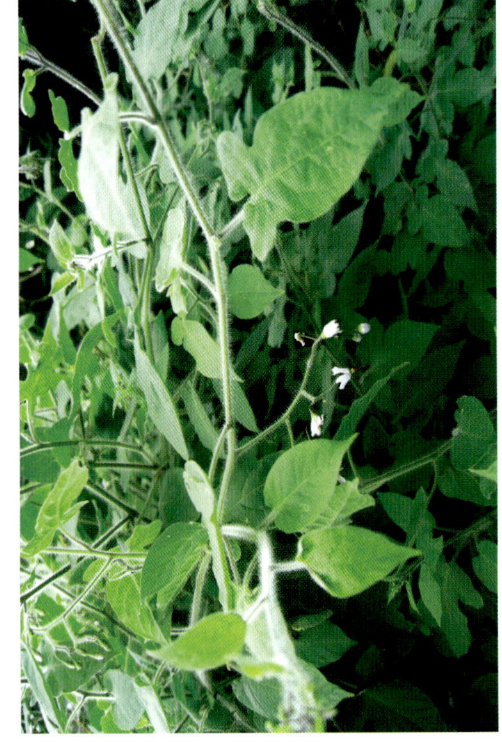
图片 A103－07　白英

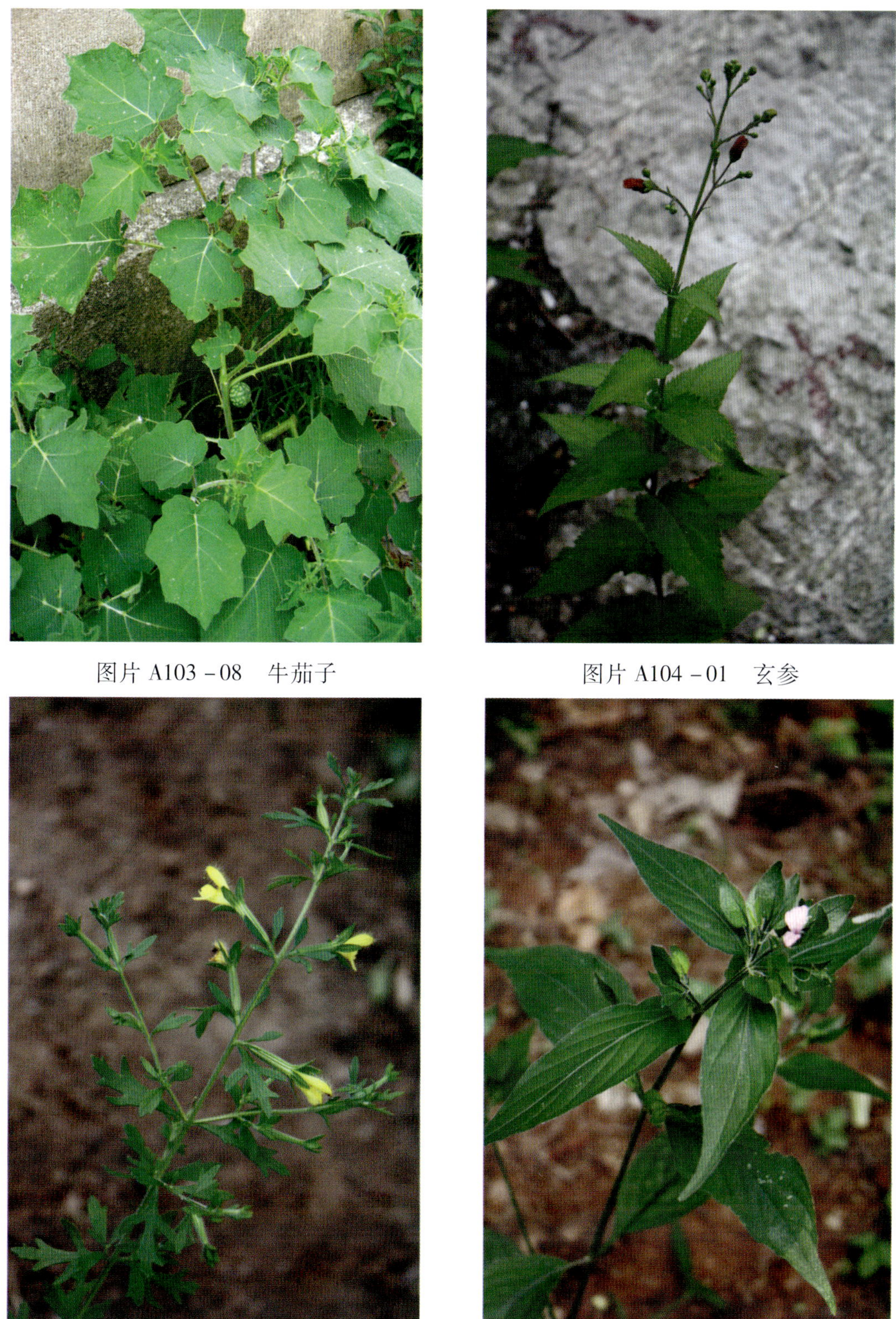

图片 A103-08 牛茄子

图片 A104-01 玄参

图片 A104-02 阴行草

图片 A109-01 九头狮子草

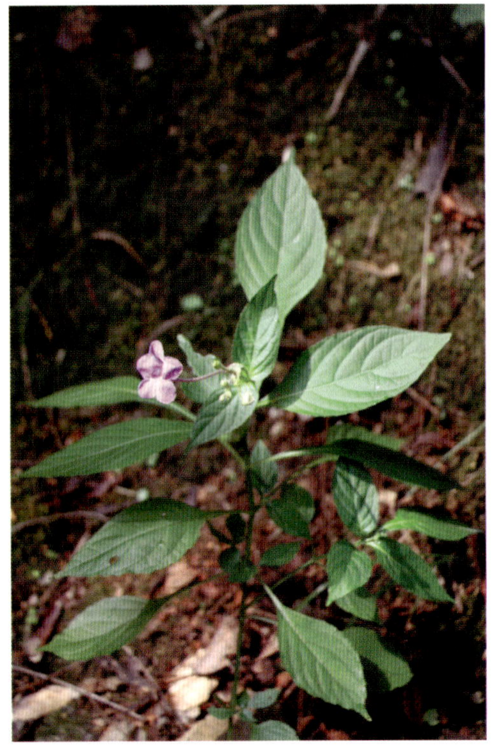

图片 A109 - 02　白接骨

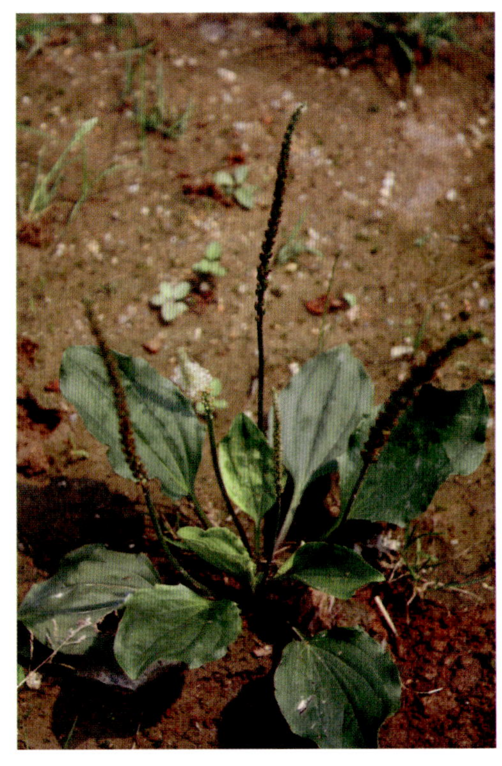

图片 A111 - 01　车前

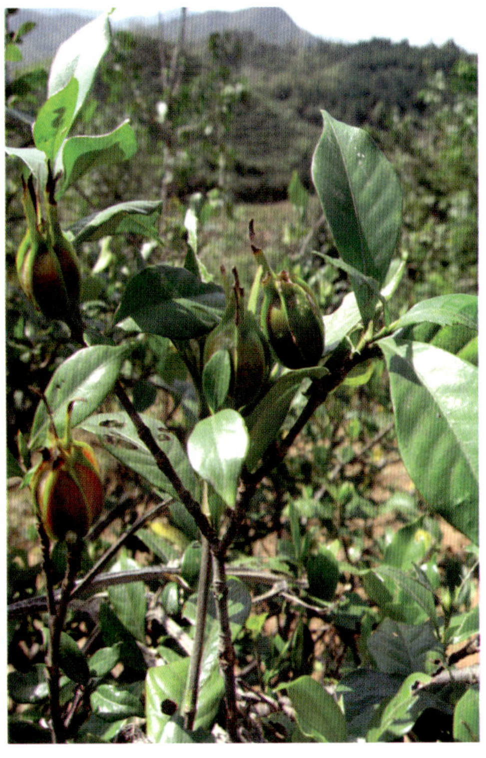

图片 A112 - 01　栀子

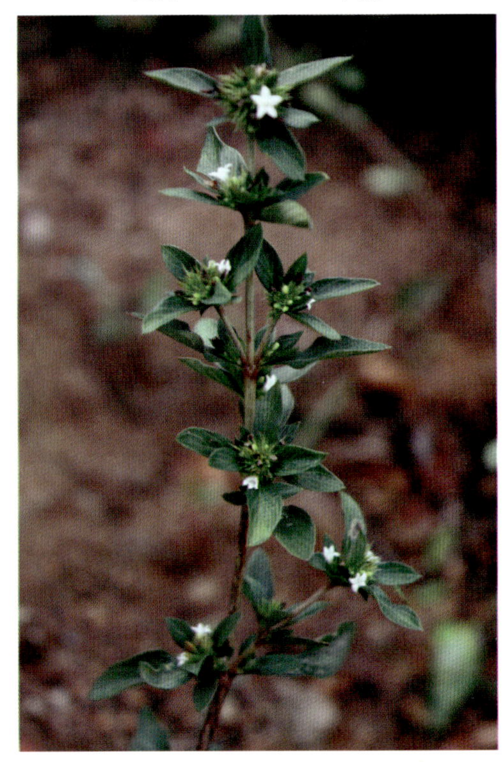

图片 A112 - 02　六月雪

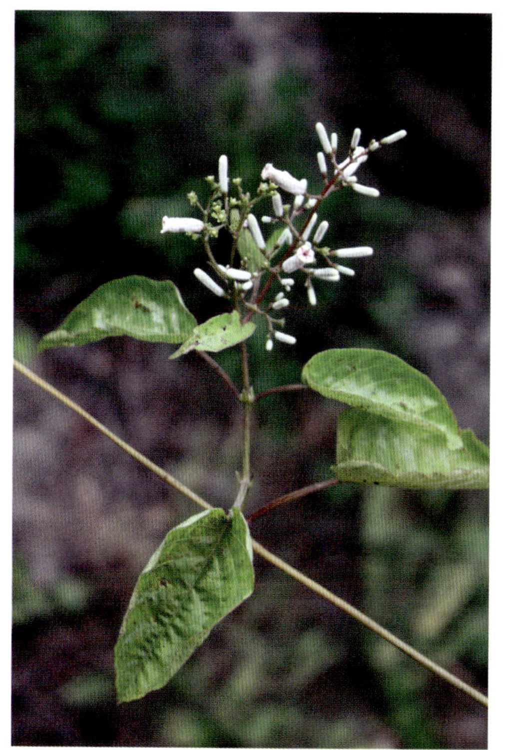

图片 A112－03 鸡矢藤

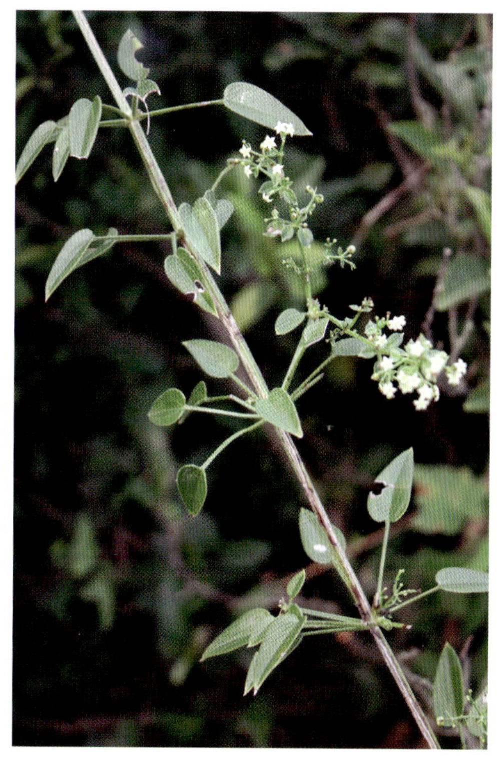

图片 A112－04 茜草

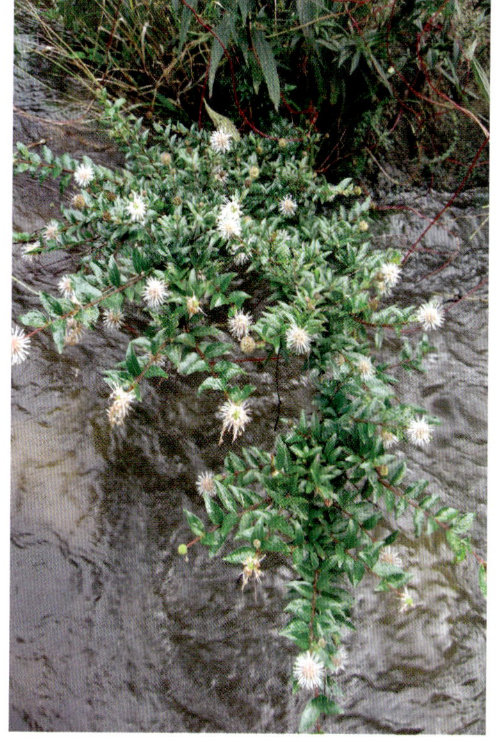

图片 A112－05 水杨梅

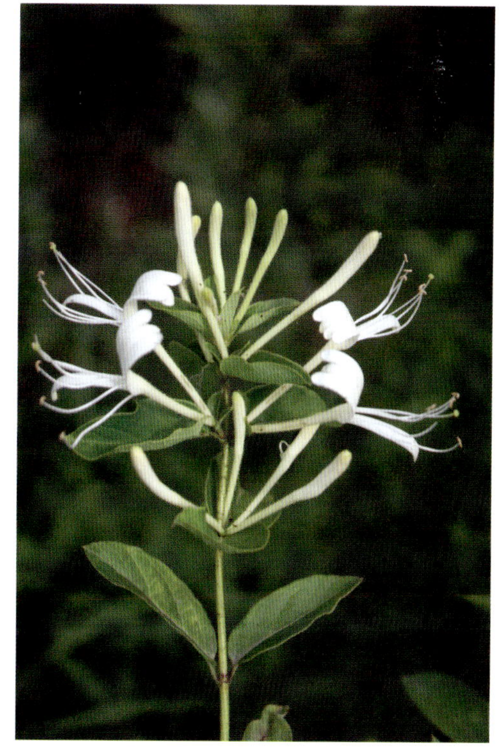

图片 A113－01 金银花

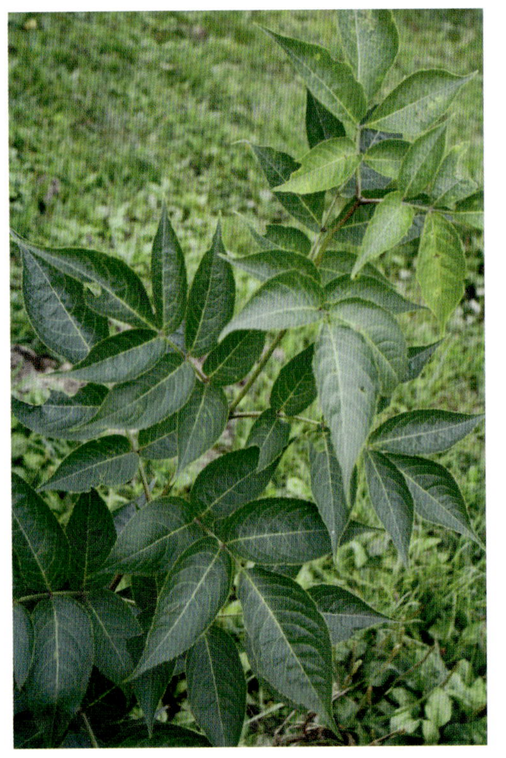
图片 A113－02　接骨木

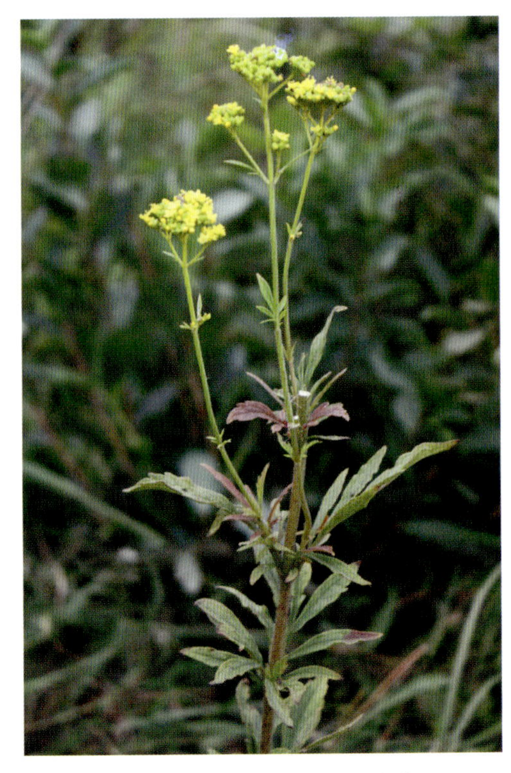
图片 A114－01　黄花败酱

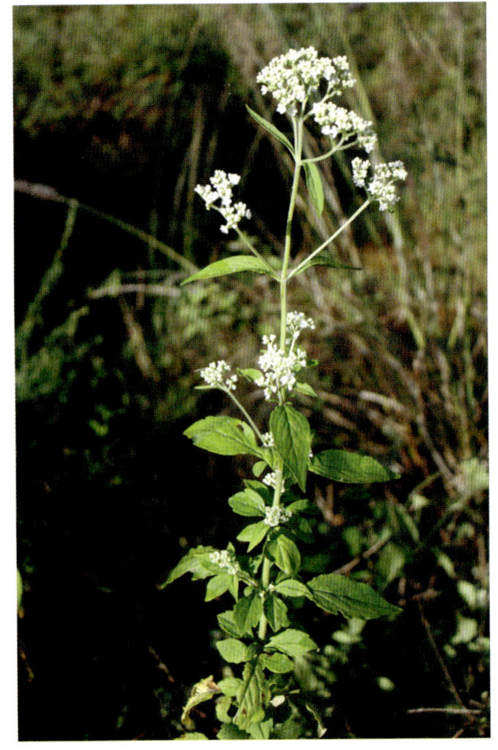
图片 A114－02　白花败酱

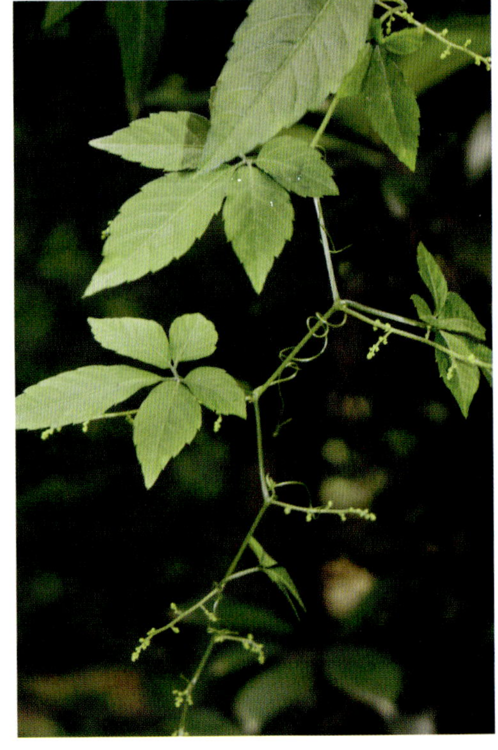
图片 A116－01　绞股蓝

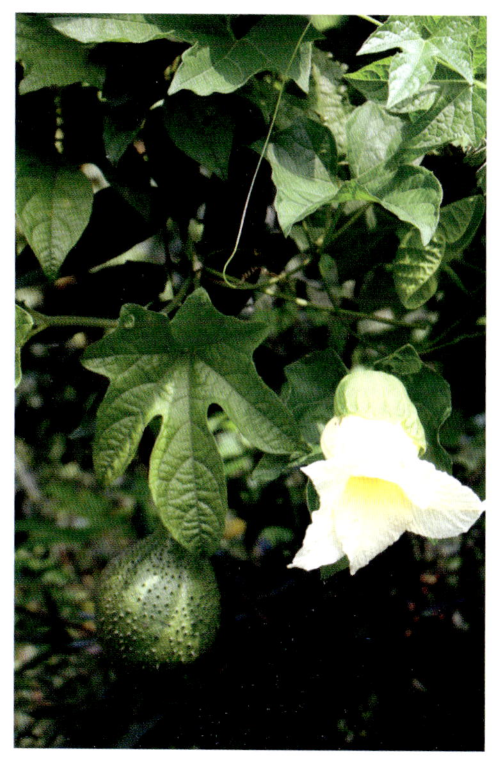

图片 A116－02　木鳖

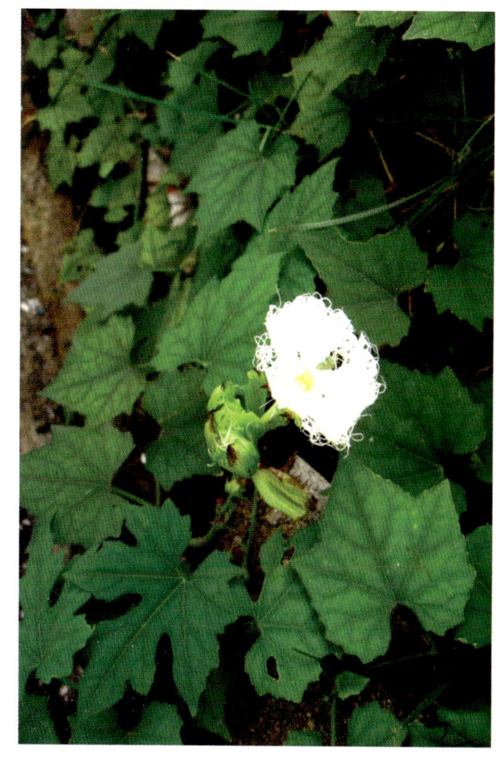

图片 A116－03　栝楼

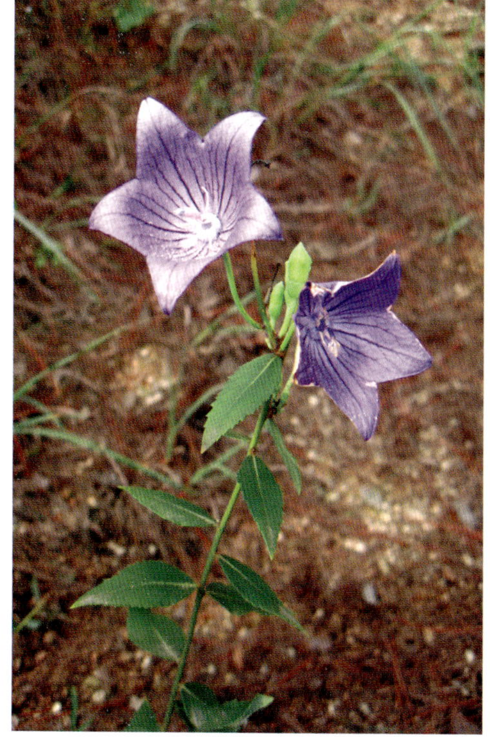

图片 A117－01　桔梗

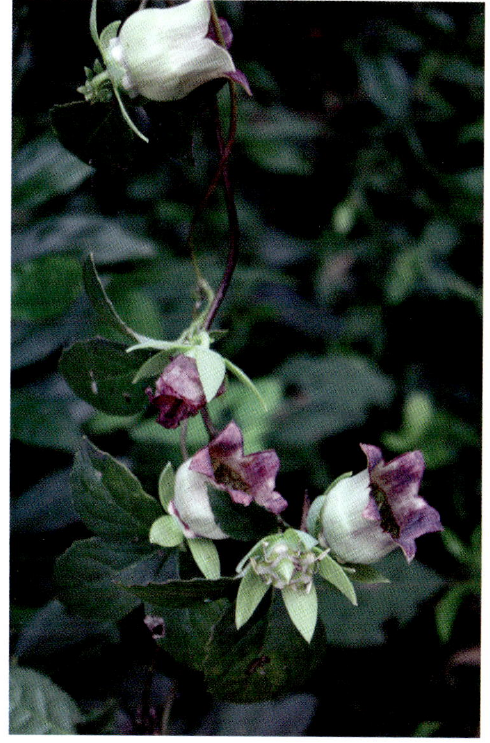

图片 A117－02　羊乳

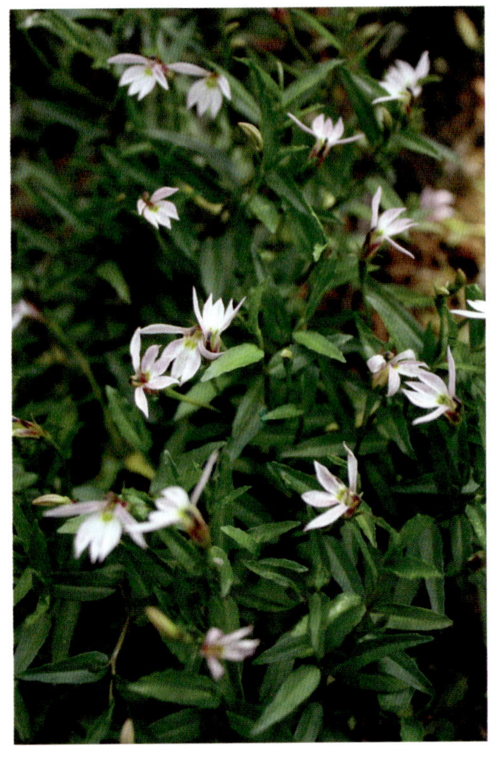

图片 A117 - 03　半边莲

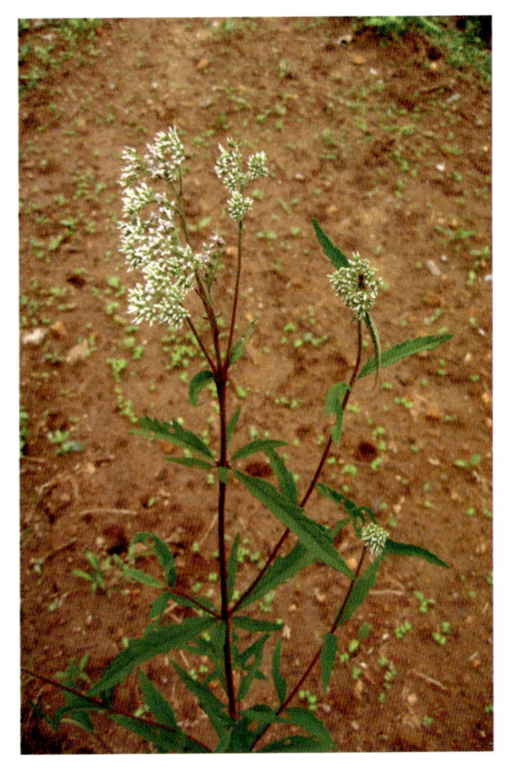

图片 A118 - 01　佩兰

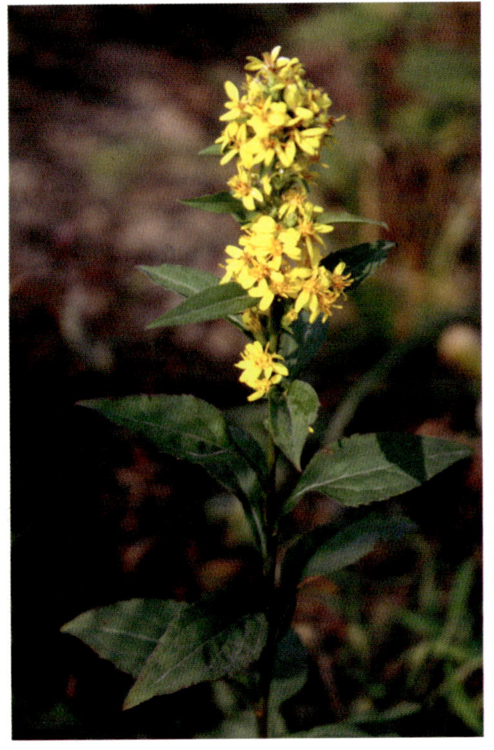

图片 A118 - 02　一枝黄花

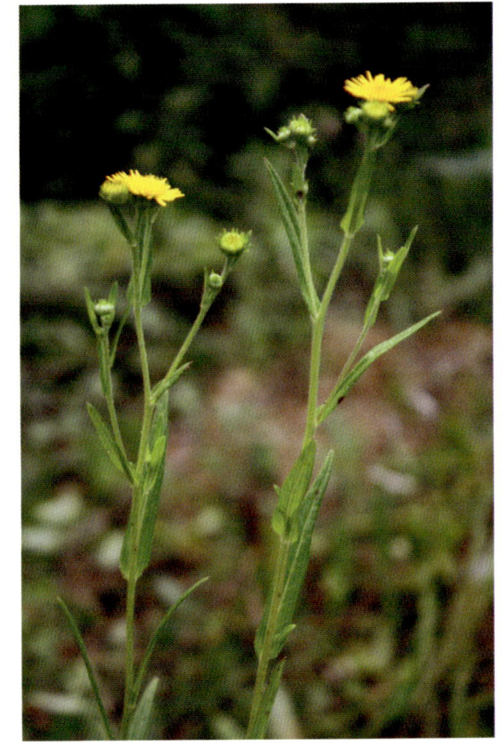

图片 A118 - 03　旋覆花

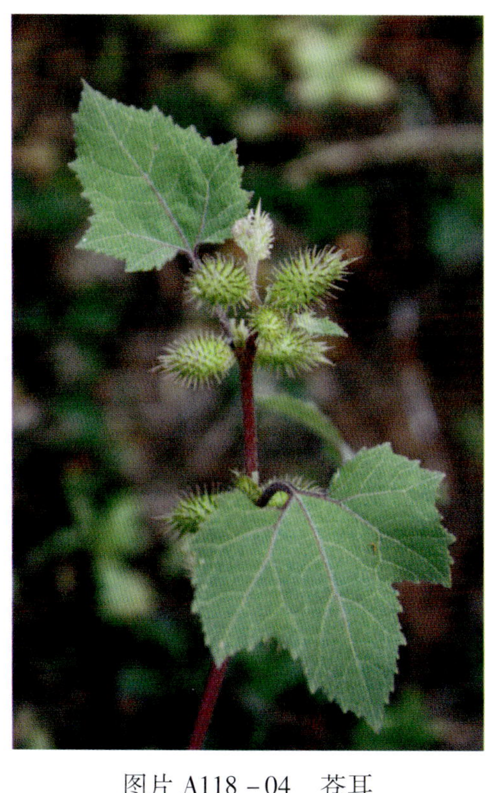
图片 A118－04　苍耳

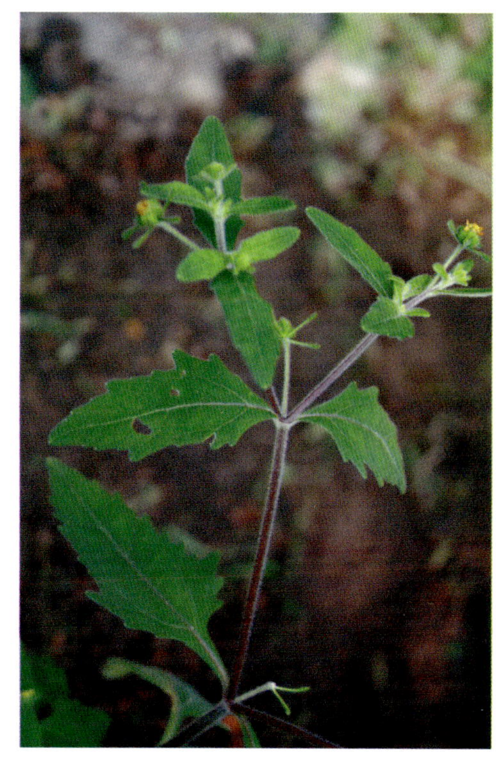
图片 A118－05　豨莶

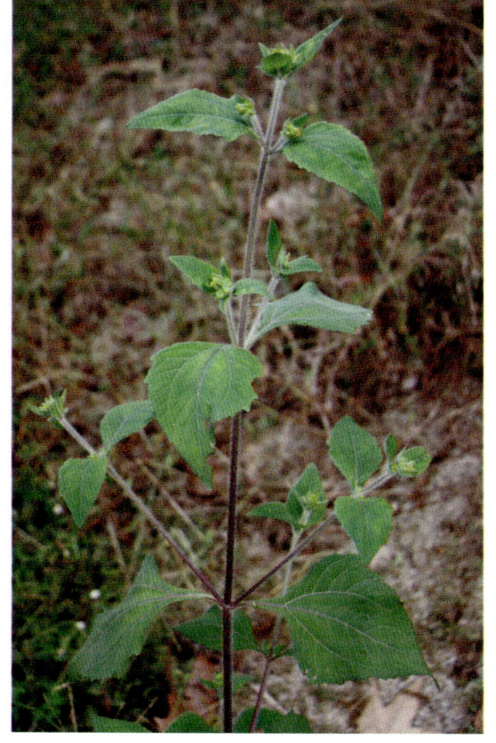
图片 A118－06　毛梗豨莶

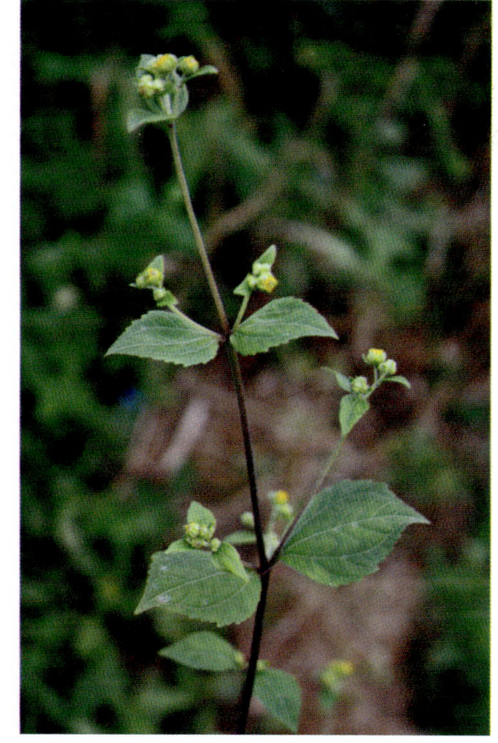
图片 A118－07　腺梗豨莶

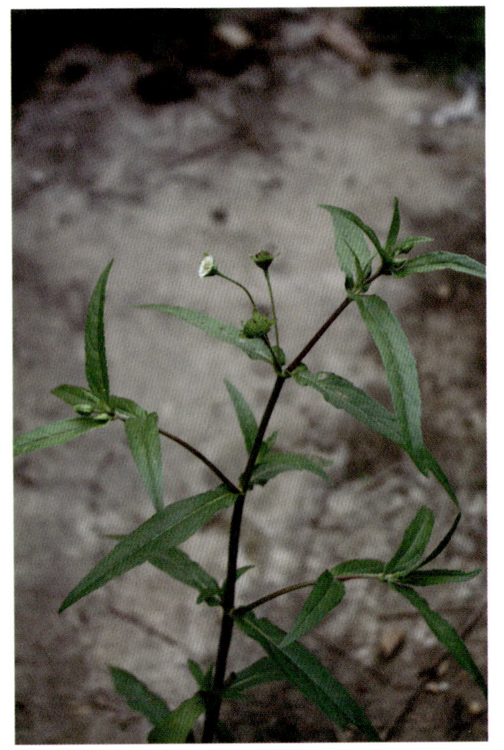

图片 A118 - 08　鳢肠

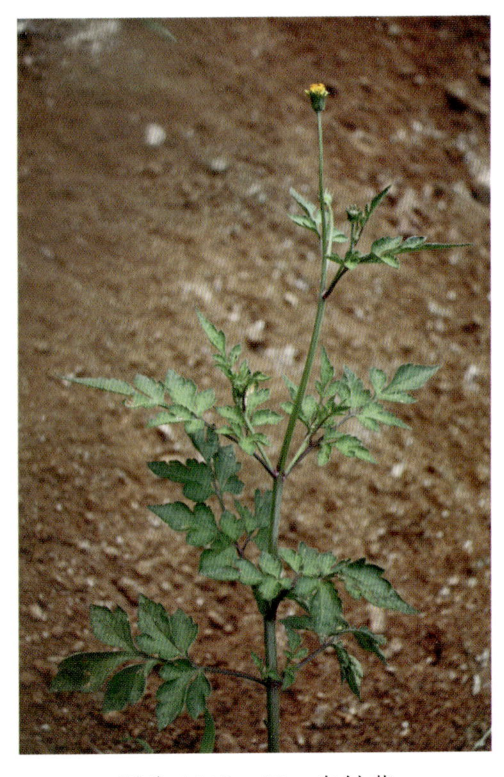

图片 A118 - 09　鬼针草

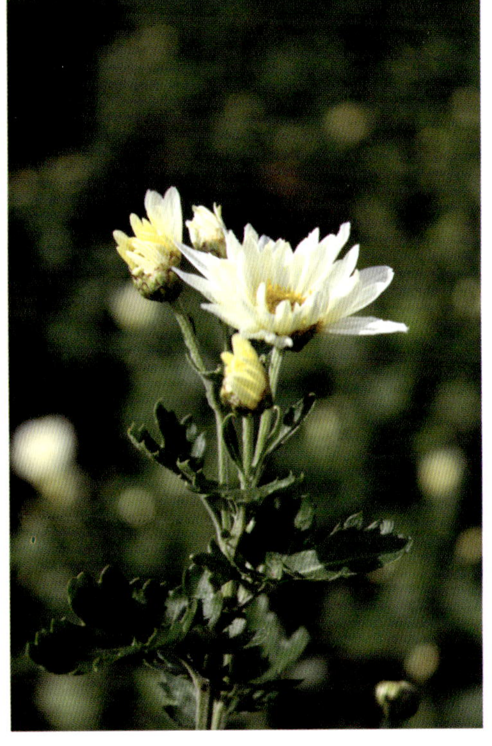

图片 A118 - 10　菊花

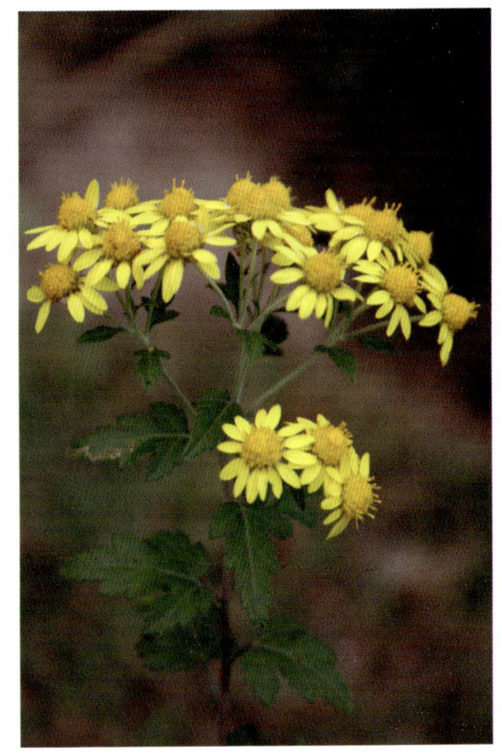

图片 A118 - 11　野菊

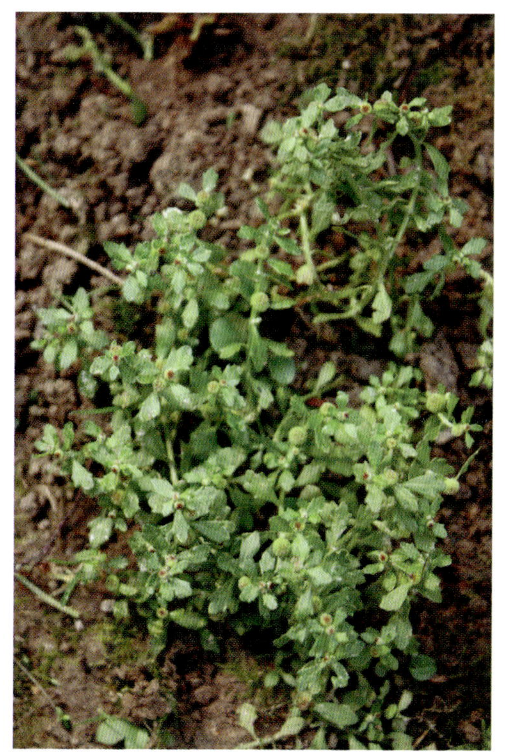

图片 A118 - 12　石胡荽

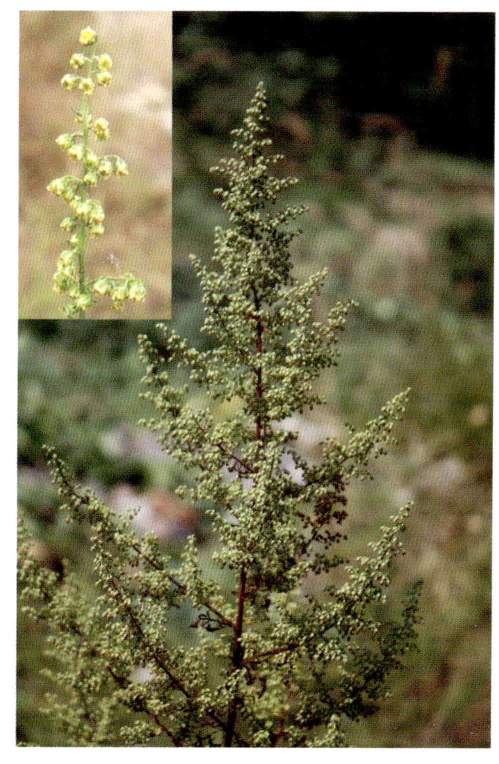

图片 A118 - 13　黄花蒿

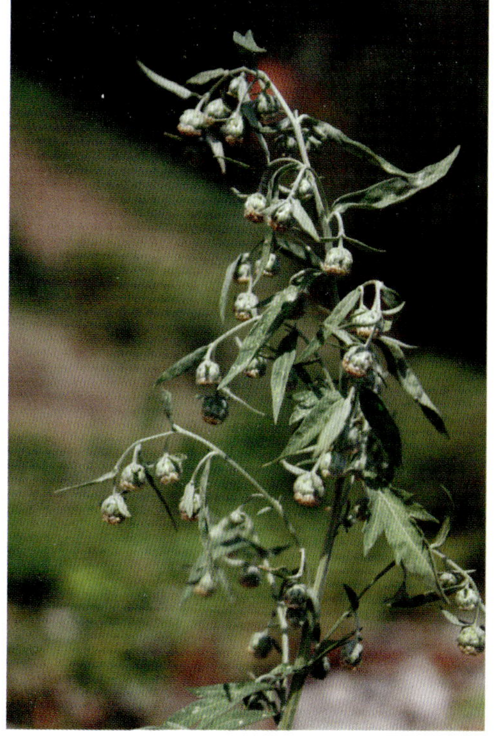

图片 A118 - 14　艾

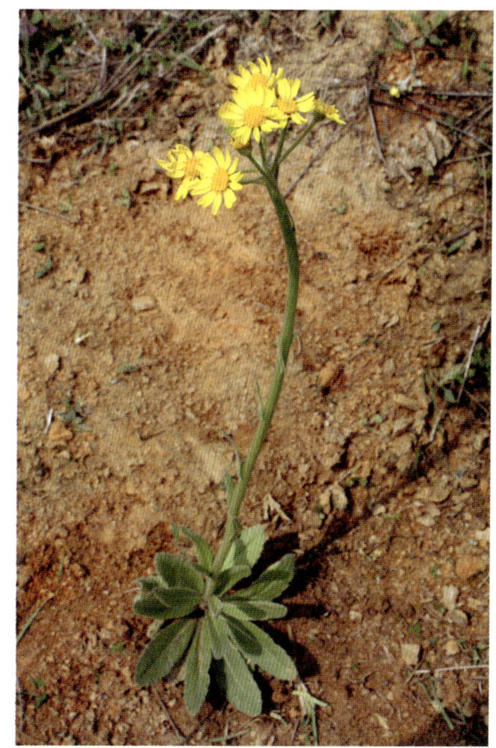

图片 A118 - 15　狗舌草

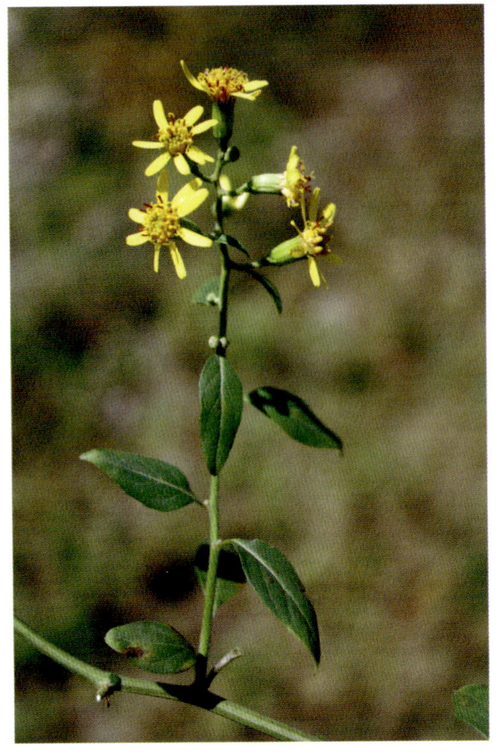

图片 A118－16　千里光

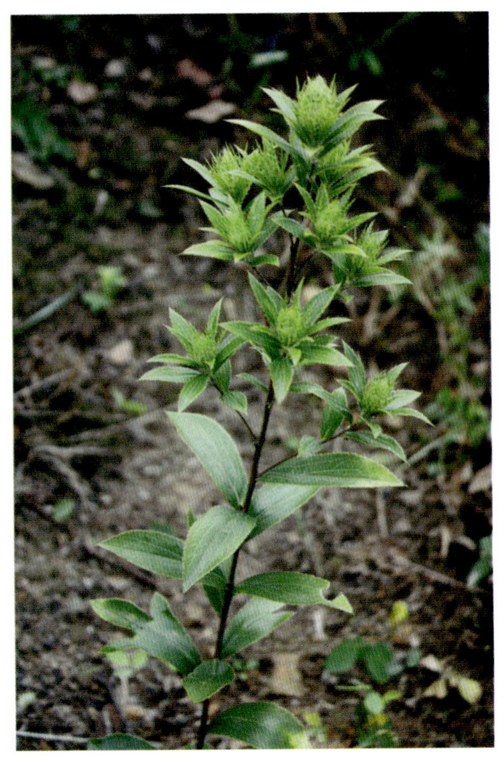

图片 A118－17　茅苍术

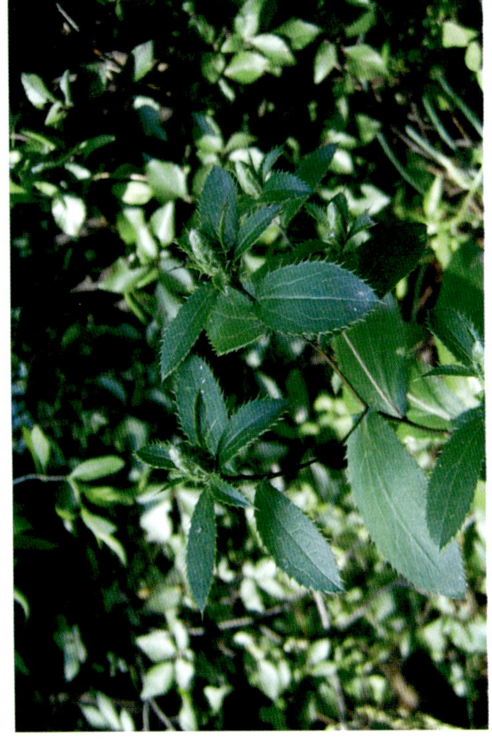

图片 A118－18　北苍术

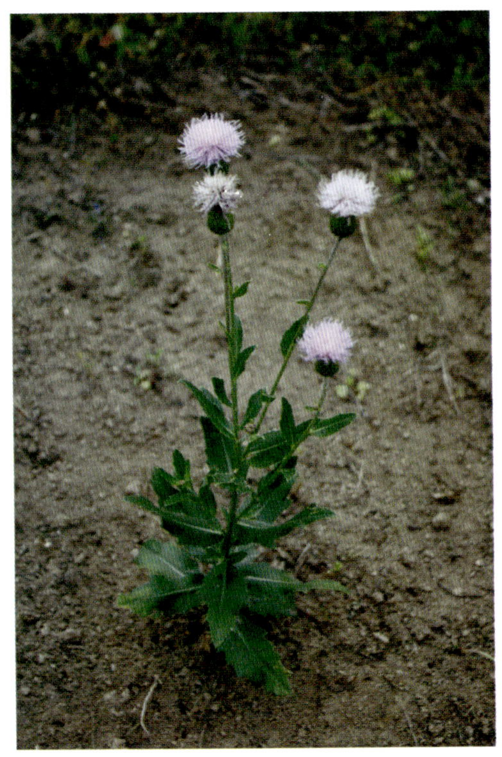

图片 A118－19　小蓟

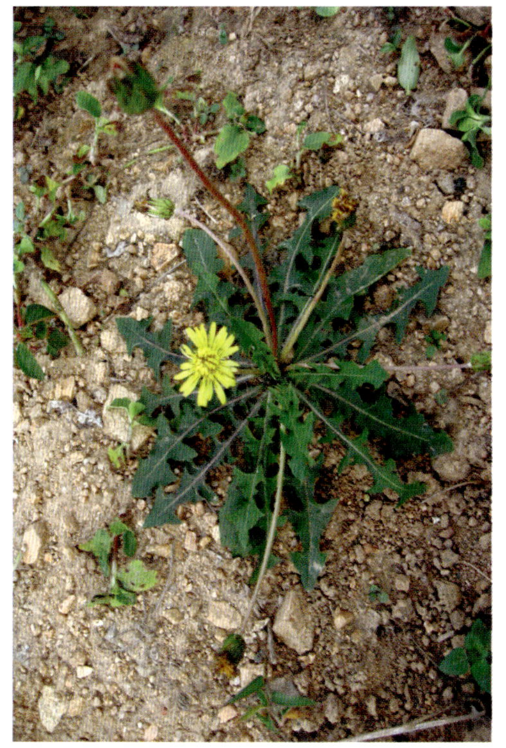

图片 A118－20　蒲公英

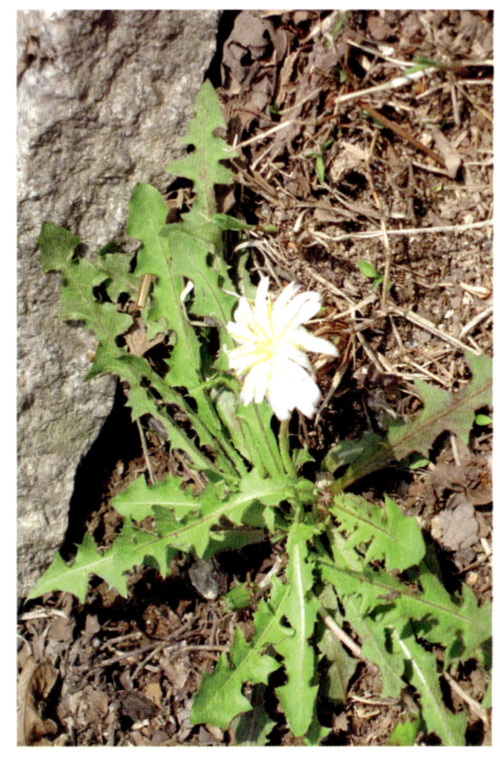

图片 A118－21　白花蒲公英

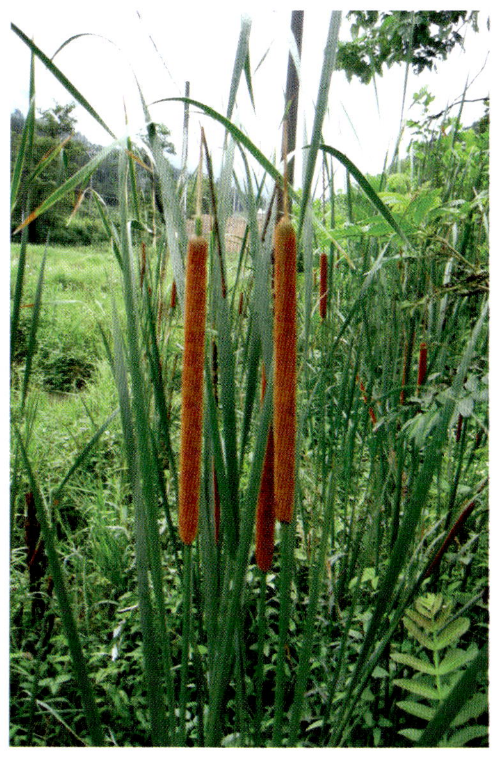

图片 A119－01　水烛香蒲

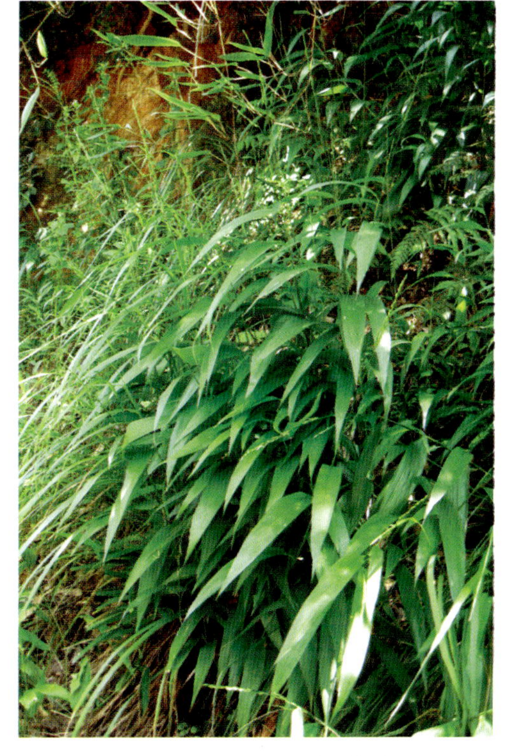

图片 A124－01　淡竹叶

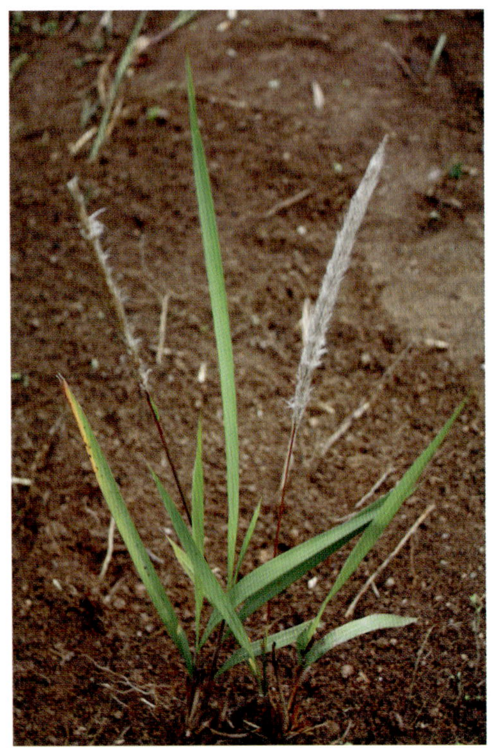
图片 A124－02　白茅

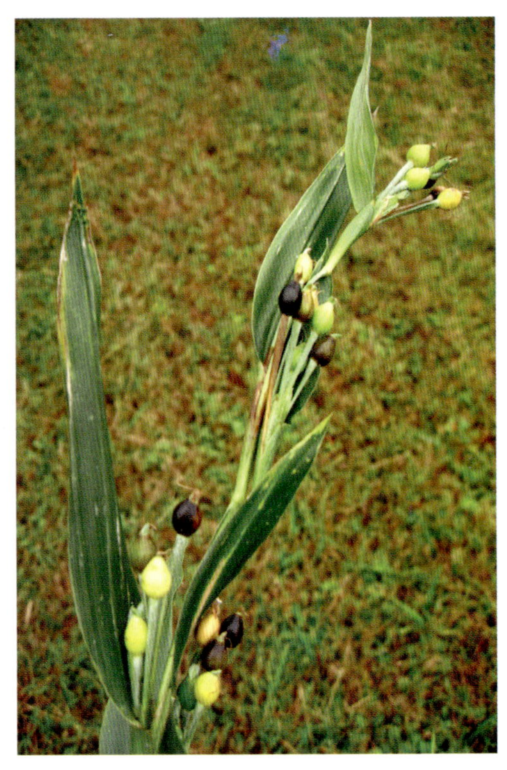
图片 A124－03　薏苡

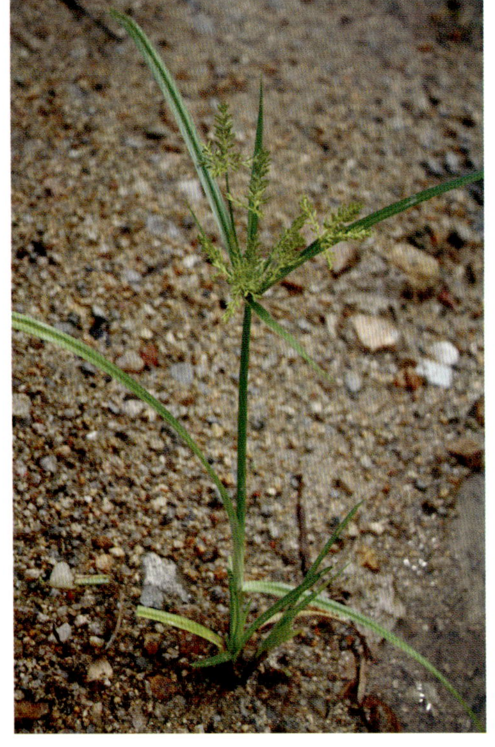
图片 A125－01　莎草

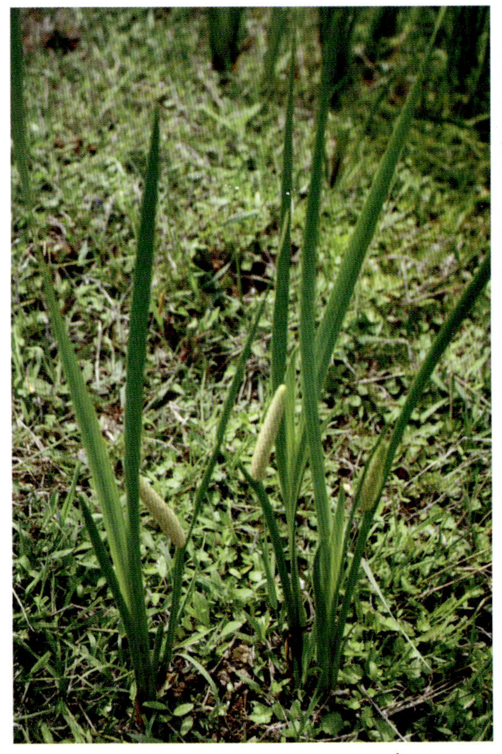
图片 A127－01　水菖蒲

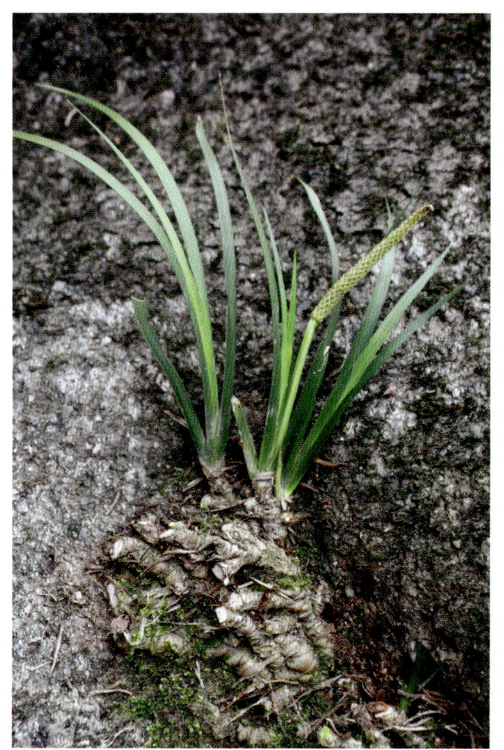

图片 A127－02　石菖蒲

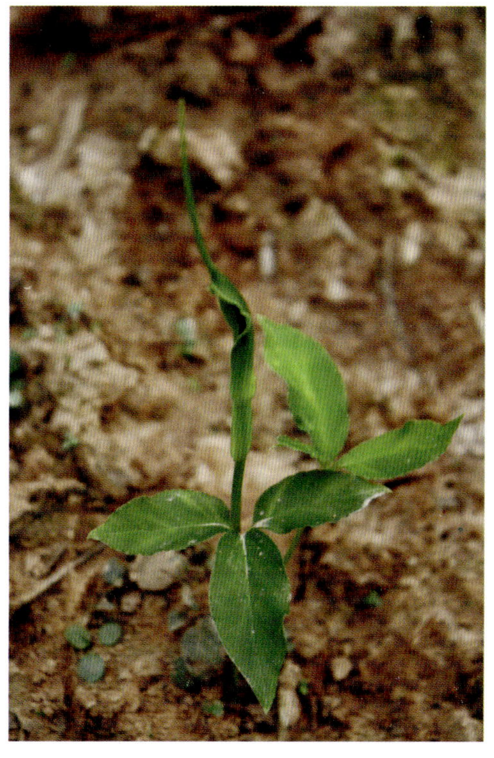

图片 A127－03　半夏

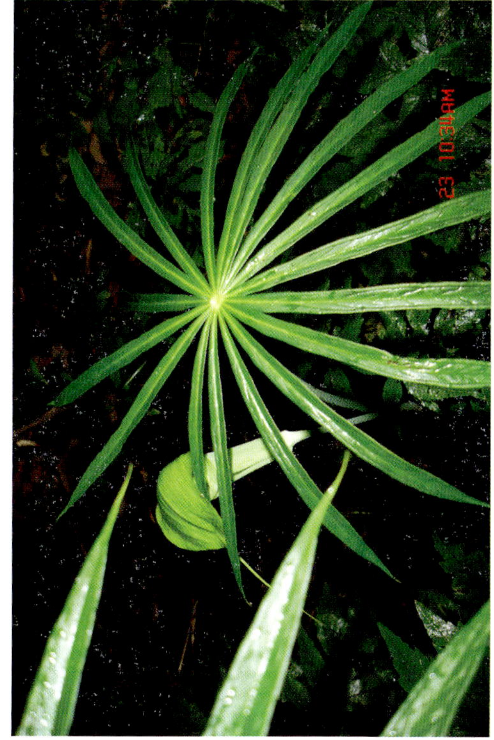

图片 A127－04 天南星

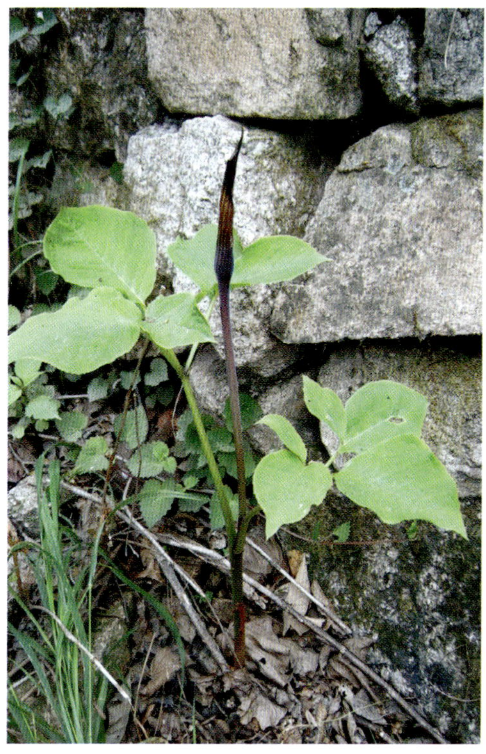

图片 A127－05　东北天南星

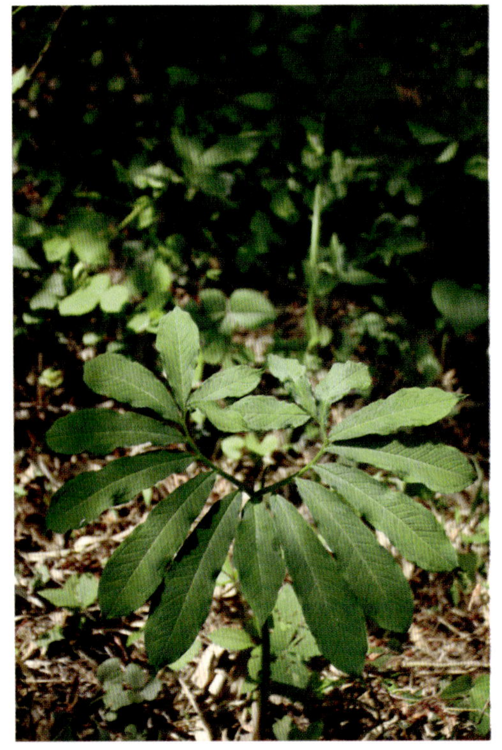
图片 A127－06　异叶天南星

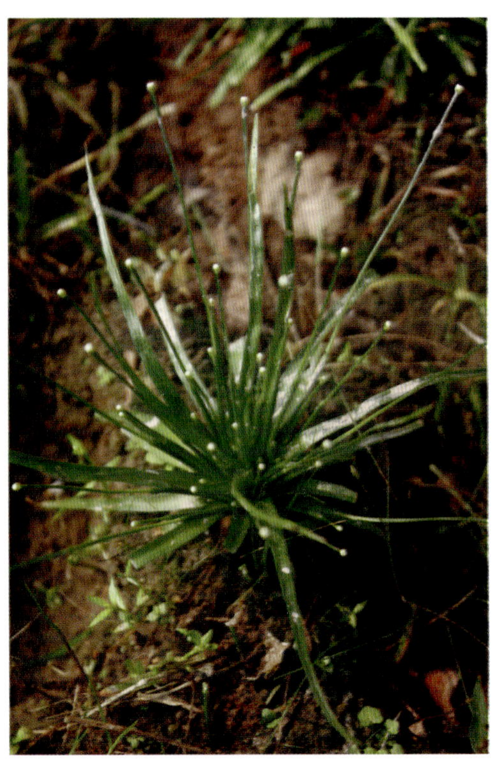
图片 A129－01　谷精草

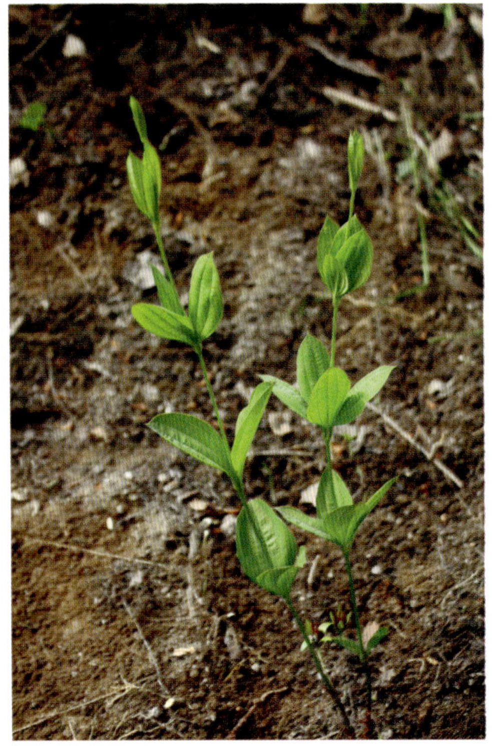
图片 A133－01　直立百部

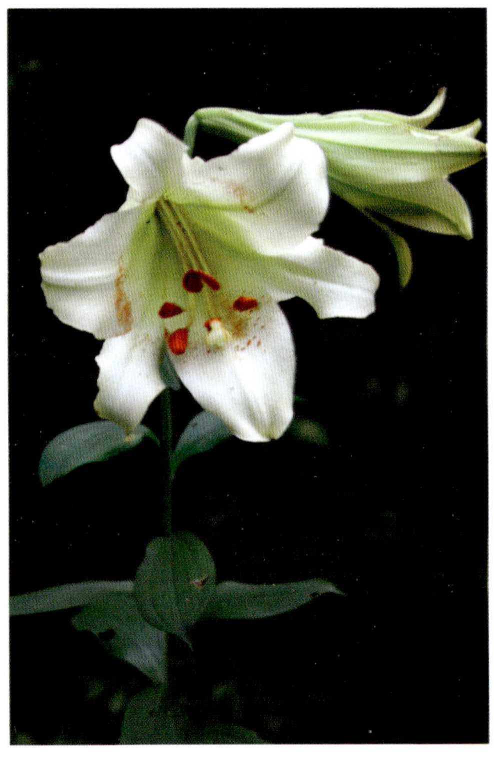
图片 A134－01　百合

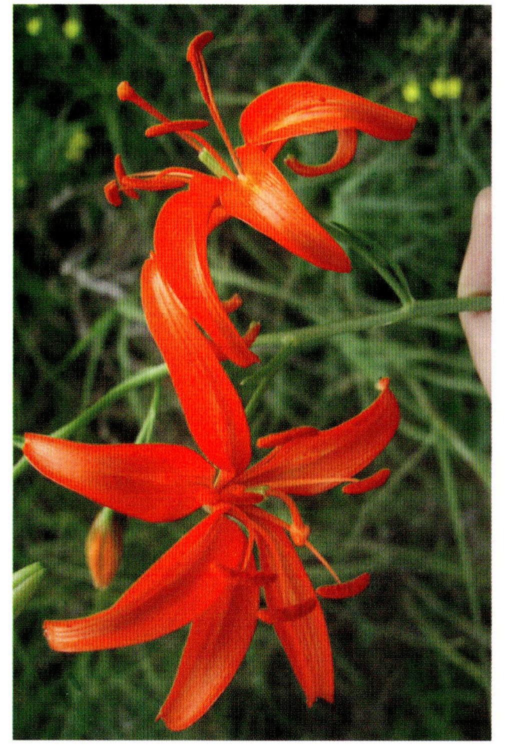

图片 A134－02　细叶百合

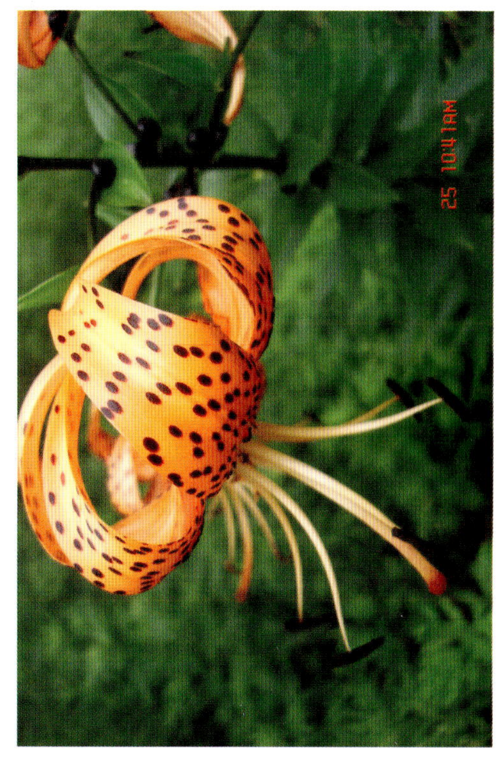

图片 A134－03　卷丹

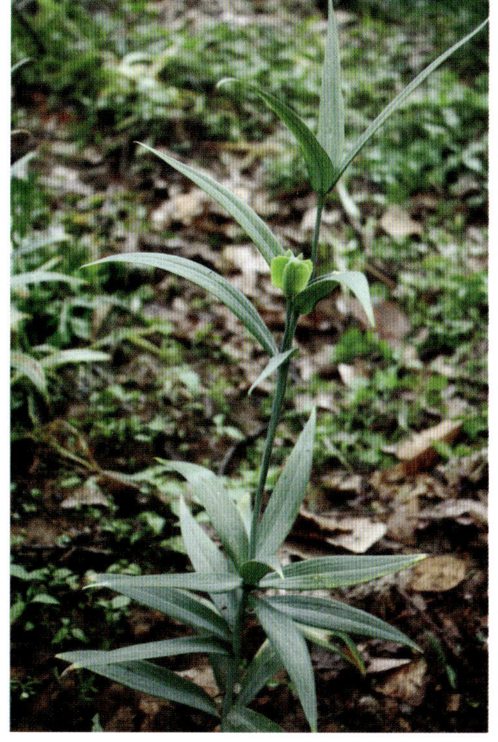

图片 A134－04　舞阳贝母

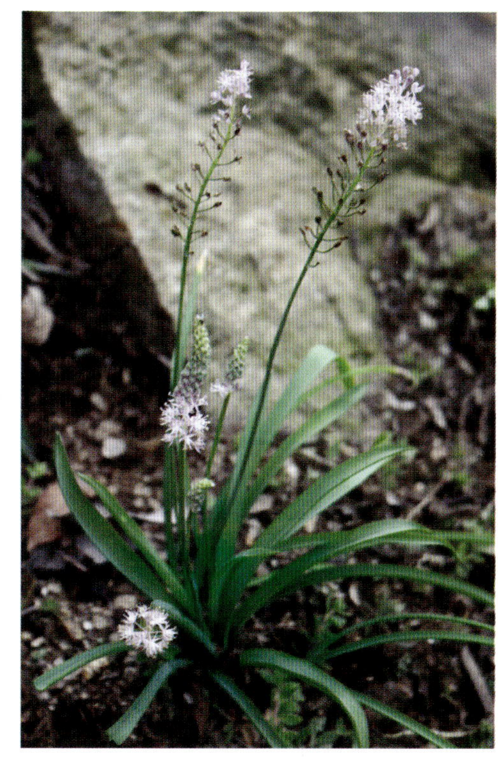

图片 A134－05　绵枣儿

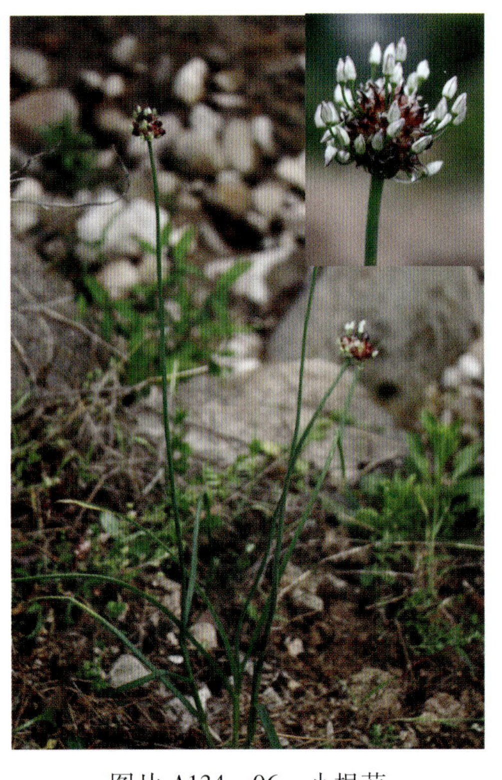
图片 A134 - 06　小根蒜

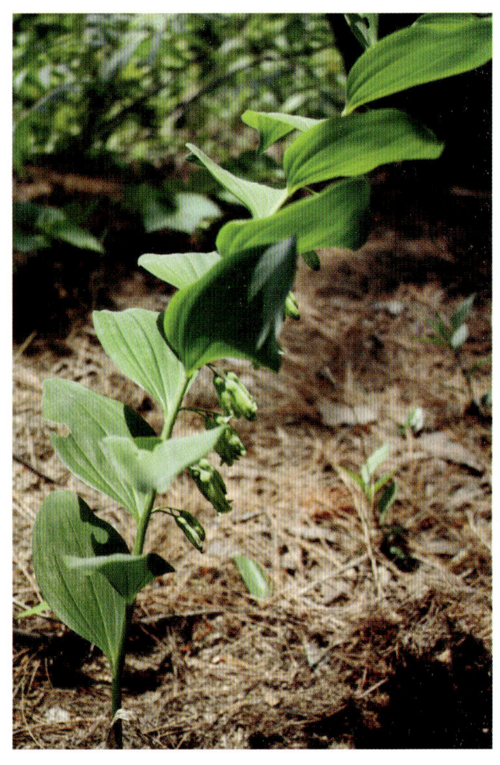
图片 A134 - 07　多花黄精

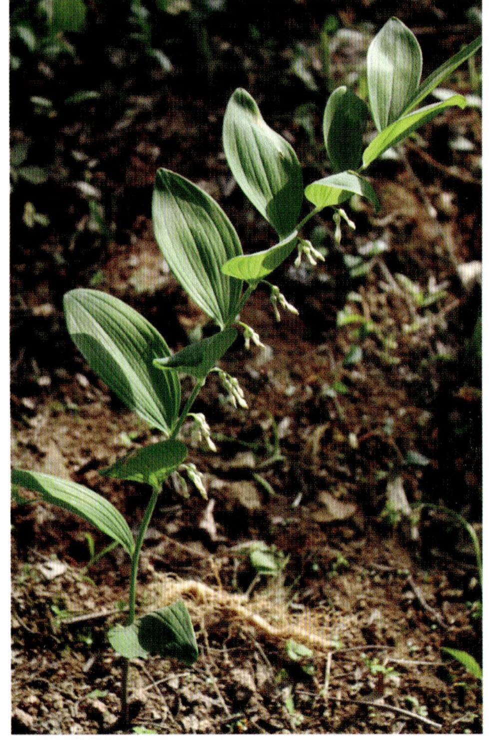
图片 A134 - 08　玉竹

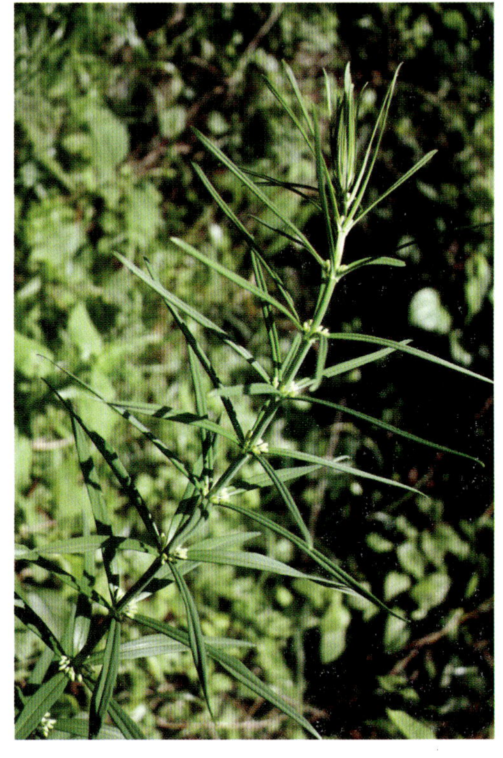
图片 A134 - 09　黄精

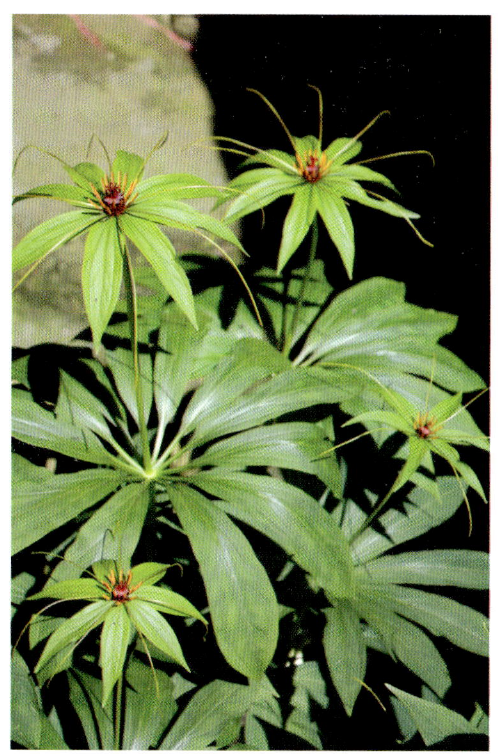

图片 A134 - 10　七叶一枝花

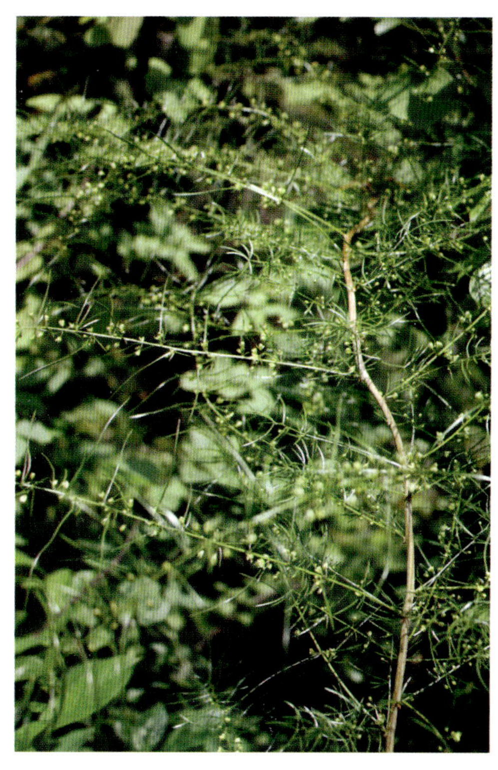

图片 A134 - 11　天门冬

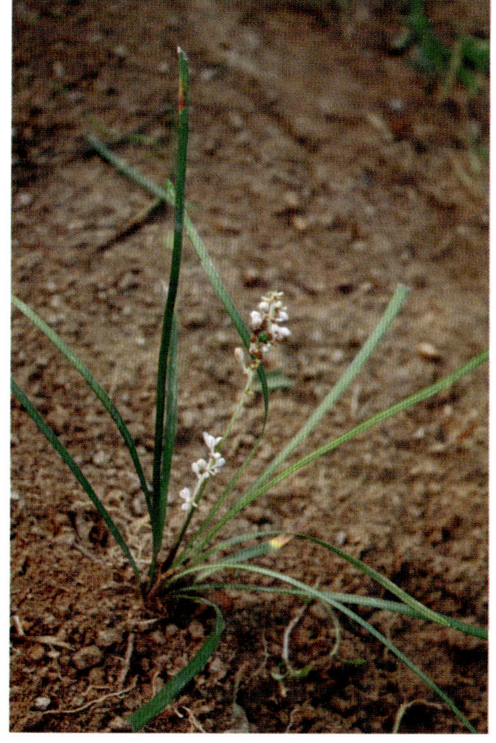

图片 A134 - 12　麦冬

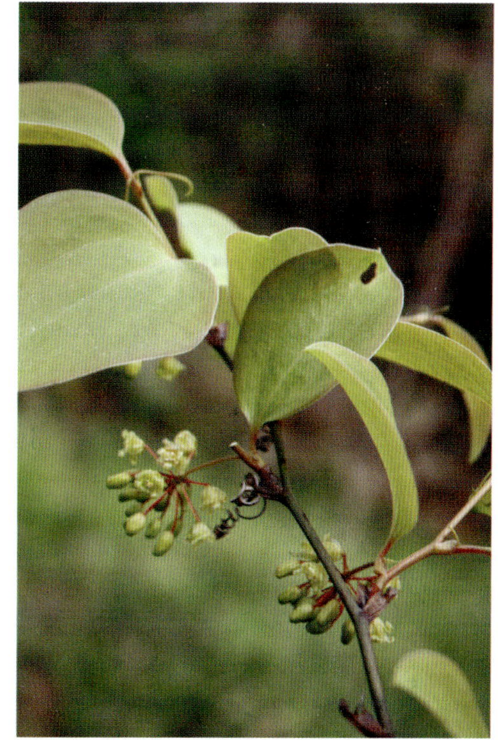

图片 A134 - 13　菝葜

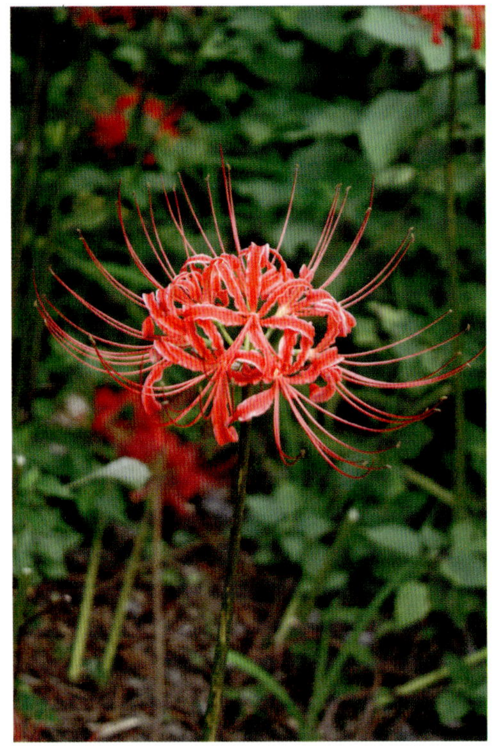
图片 A135 - 01　石蒜

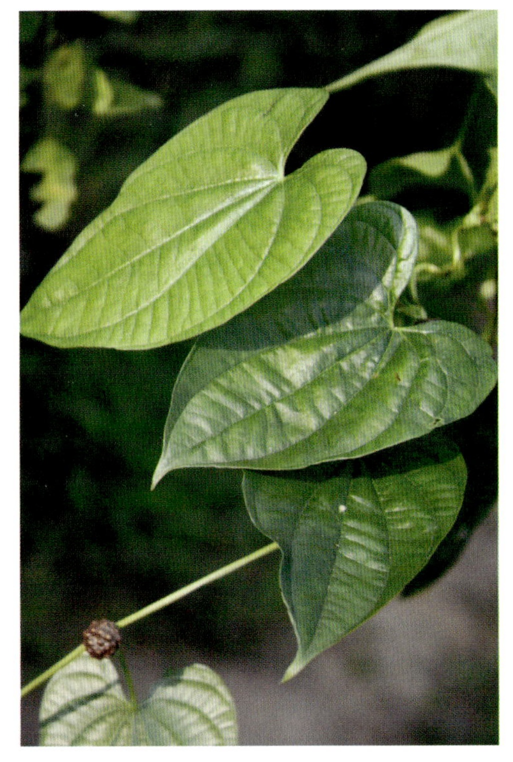
图片 A136 - 01　黄独

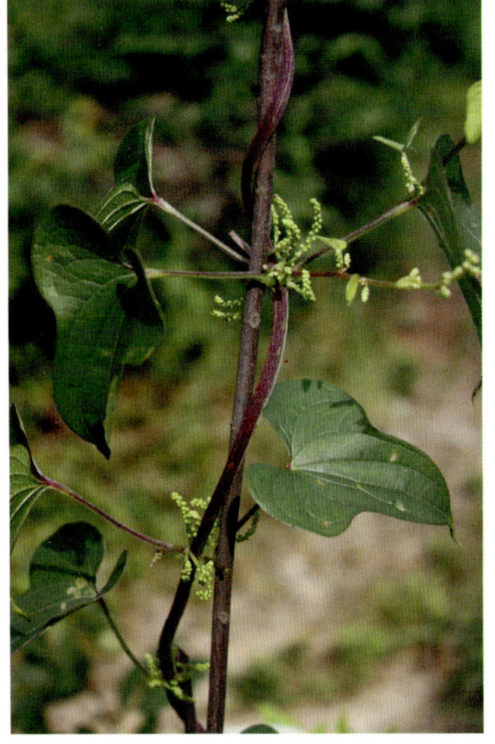
图片 A136 - 02　薯蓣

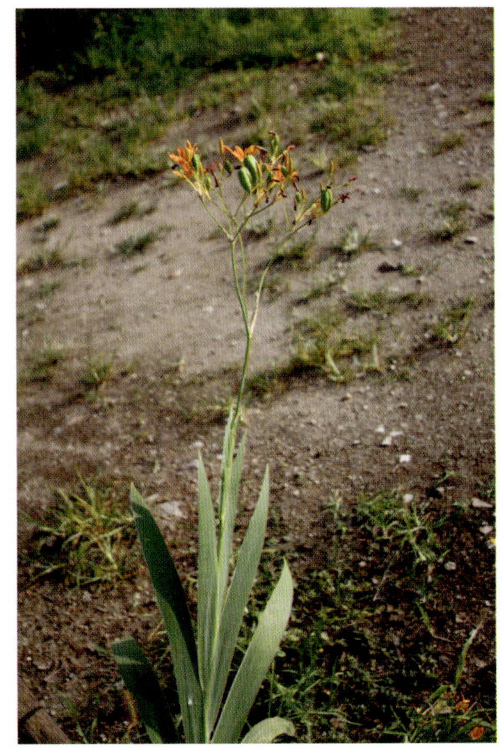
图片 A137 - 01　射干

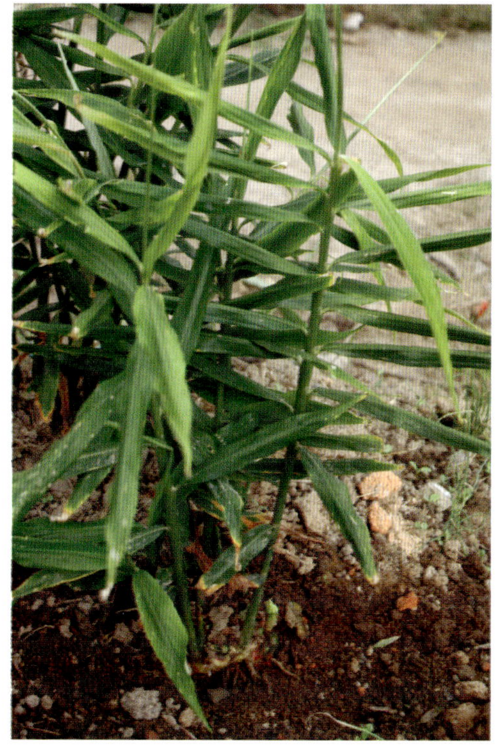

图片 A139－01　姜

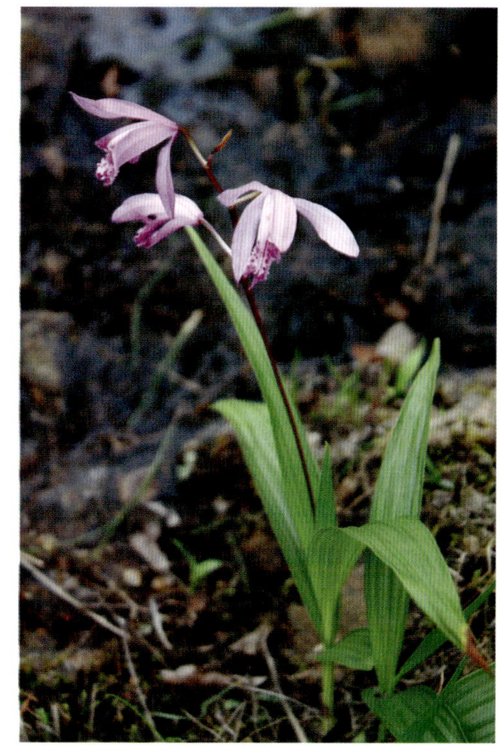

图片 A141－01　白及

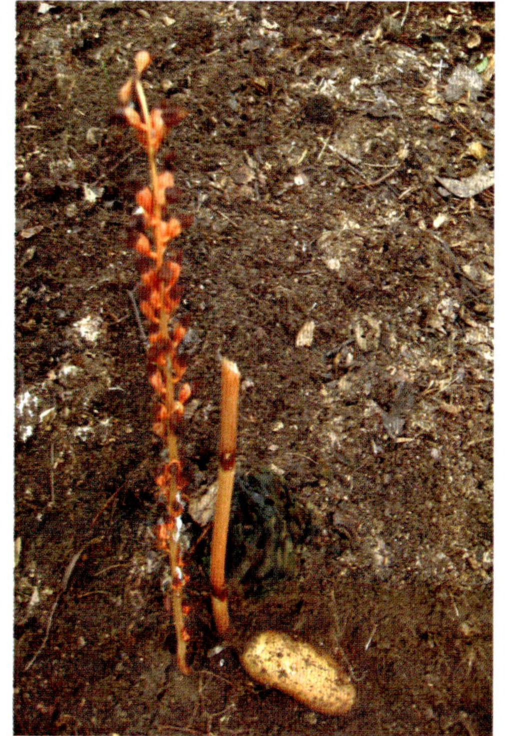

图片 A141－02　天麻

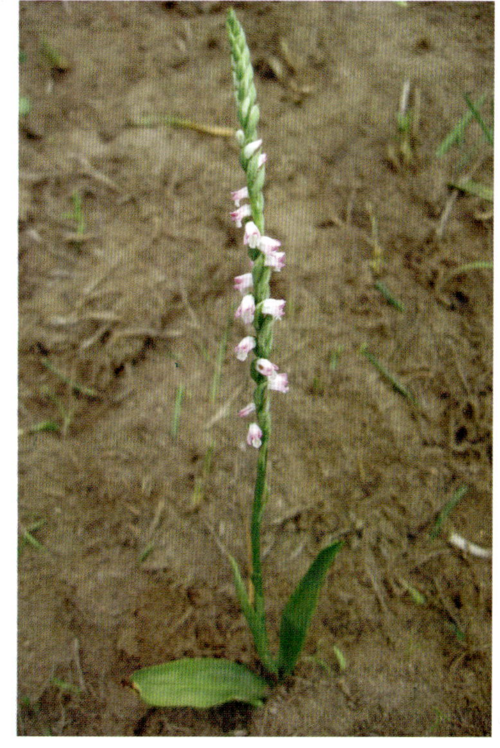

图片 A141－03　绶草

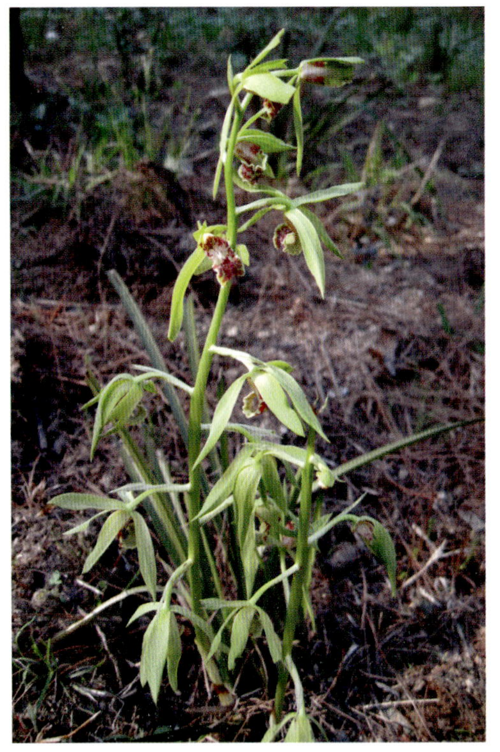

图片 A141 - 04　蕙兰

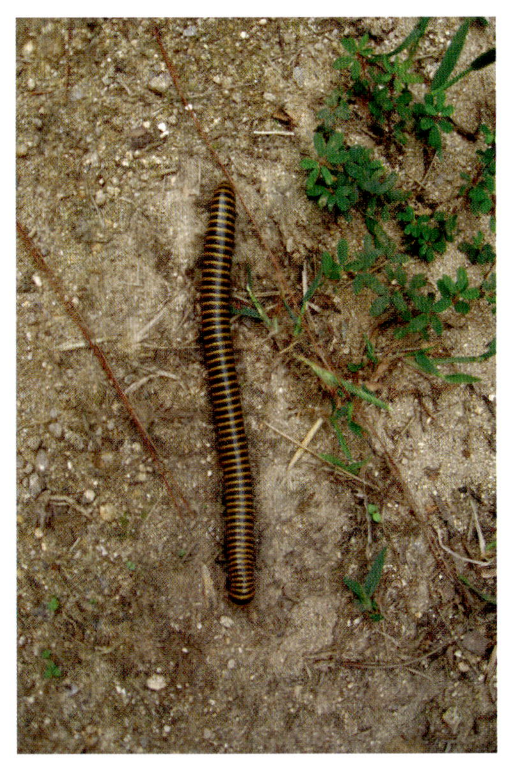

图片 ZAR01 - 01　约安巨马陆

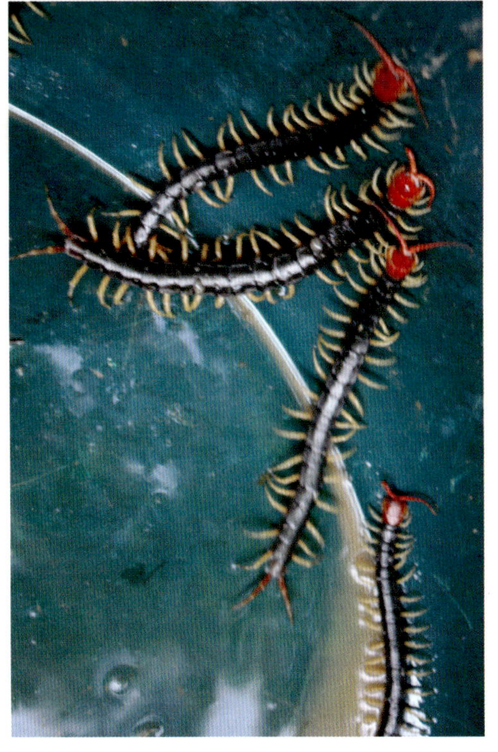

图片 ZAR02 - 01　蜈蚣

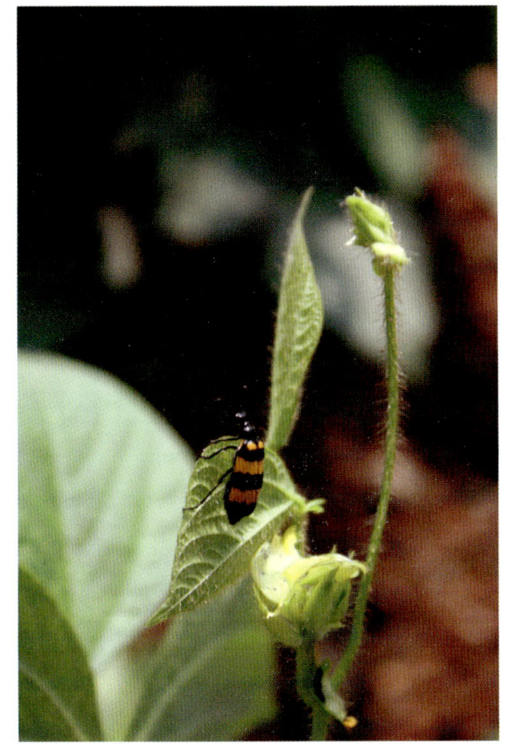

图片 ZAR17 - 01　南方大斑蝥

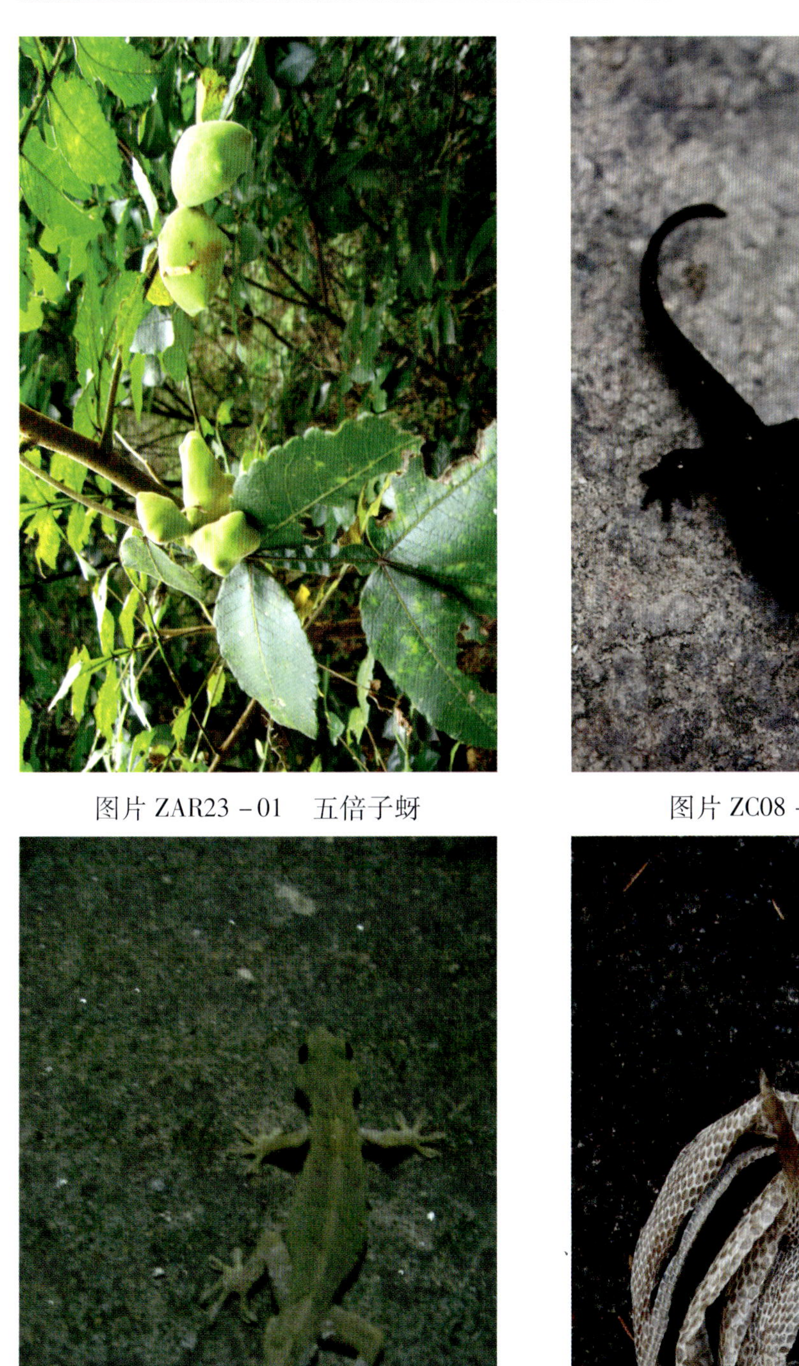

图片 ZAR23－01　五倍子蚜

图片 ZC08－01　山溪鲵

图片 ZC14－01　无蹼壁虎

图片 ZC16－01　蛇蜕